现代中医学

（上）

杨友军等◎主编

吉林科学技术出版社

图书在版编目（CIP）数据

现代中医学/ 杨友军，荆丰德，刘海青主编. -- 长春：吉林科学技术出版社，2016.8
ISBN 978-7-5578-1220-1

Ⅰ．①现… Ⅱ．①杨…②荆…③刘…Ⅲ．①中医学
Ⅳ．①R2

中国版本图书馆CIP数据核字(2016) 第203064号

现代中医学

XIANDAI ZHONGYI XUE

主　　编　杨友军　荆丰德　刘海青　萧改霄　郑鸿伟　任志珍
出 版 人　李　梁
责任编辑　孟　波
封面设计　长春创意广告图文制作有限责任公司
制　　版　长春创意广告图文制作有限责任公司
开　　本　787mm×1092mm　1/16
字　　数　740千字
印　　张　35
版　　次　2016年8月第1版
印　　次　2017年6月第1版第2次印刷

出　　版　吉林科学技术出版社
发　　行　吉林科学技术出版社
地　　址　长春市人民大街4646号
邮　　编　130021
发行部电话/传真　0431-85635177　85651759　85651628
　　　　　　　　　　85652585　85635176
储运部电话　0431-86059116
编辑部电话　0431-86037565
网　　址　www.jlstp.net
印　　刷　虎彩印艺股份有限公司

书　　号　ISBN 978-7-5578-1220-1
定　　价　140.00元

前　言

　　随着新世纪的来临，科学与人文的融合已成为时代的主题。生命科学需要系统复杂科学指导下的还原分析，医学科学以科学精神与成就体现人文关怀。中医药学是植根于中华民族优秀文化沃土之中的整体医学，是我国人民数千年与疾病作斗争的实践经验总结。在生命科学迅速发展的今天，崇尚回归自然成为当前的世界潮流，中医中药被越来越多的国家认可，其发展恰逢前所未有的良好机遇。所以，将中医临床医学辨证论治的精髓，以指南、规范与标准的形式固定下来，推进中医药事业的继承与创新，提高我国中医药的研究水平与临床疗效，加速中医药的现代化、国际化进程。

　　在编写过程中，秉承"勤学古训，博采众方"之原则，以"厚德济生"之精神，认真探求经典的医理药房，系统总结临床的思维与技能，努力做到继承与创新相结合，系统与特色相结合，全书从新的视角论述常见内科疾病的中医辨证论治与治疗。

　　在本书的编写过程中，全体编写人员本着高度负责的态度和精神，精心编撰，通力合作，力求本书的科学性、先进性和实用性。在内容取舍和章节安排上也会存在某些不当之处，恳请广大同行及读者提出宝贵的意见，以便我们可以共同进步。

《现代中医学》编委会

2016 年 8 月

目　　录

第一章　中医内科学基础

第一节　病因学

　　中医学的病因学说是在古代与巫斗争中逐渐发展起来的。春秋时期秦国著名的医生医和提出六气病因学说，指出因晦淫过度可以使人发生内热蛊惑之疾，可谓比较原始的病因学说。《内经》已经清楚认识到疾病与自然环境的关系，并且提供了防病的知识。这种预防思想的提出证实了当时对病因的认识已经相当深刻。《伤寒杂病论》把复杂的病因粗略地概括为三大类，已见病因学之端倪。该书指出："千般疢难，不越三条，一者，经络受邪入脏腑，为内所因也；二者，四肢九窍，血脉相传，壅塞不通，为外皮肤所中也；三者，房室、金刃、虫兽所伤。此以详之，病由都尽。"至隋代，巢氏《诸病源候论》被视为我国最早的病因病机学专着，书中对一些疾病病因、病理的描述比较详尽而科学。如对某些寄生虫病的感染，已明确指出与饮食有关，像寸白虫认为是吃了不熟的肉类所致；还指出，一些传染病是因感受外界的有害物质（乖戾之气）所致；某些病证的发生与人体的过敏体质有关，如接触生漆而生漆疮则与素质有关，等等。以后的医学著作对病证的论述中，常先论病因，然后再论脉证方药等，如《太平圣惠方》、《圣济总录》，说明病因已为人们重视。

　　至宋代，陈无择在仲景病因学的基础上，结合《内经》理论，对病因进行了深入研究，着成我国第一部病因学专着《三因极一病证方论》，系统地阐述了"三因学说"，指出：内因为七情，即喜、怒、忧、思、悲、恐、惊，所谓"七情动之，内伤脏腑，外形于肢体"；外因为六淫，即风、寒、暑、湿、燥、火，起于经络，发于脏腑，如伤寒、中暑、温疫等；不内外因为饮食饥饱、叫呼伤气、虫兽所伤、中毒、金疮、跌损压溺等。这种分类方法更符合临床实际，而且明确、具体。后世医家结合当时社会背景对发病的影响，对具体的病因不断有新的发挥，如李杲的"饮食劳倦"、朱丹溪的"郁"及"房劳"、吴又可的"戾气"、王孟英的"新感"与"伏气"等，但都未出三因之约。至今，三因学说仍被沿用。

一、六淫

　　六淫即风、寒、暑、湿、燥、火六种外感病邪的统称。六淫是外感病的主要致病因素，当人体内外环境失调时，感受六淫之邪即能发病。

（一）风

　　风性多动善变，流行最广，常因季节不同，随其气候变化，而有风温、风寒、风暑、风燥之异，又常与其他邪气结合为风湿、风火等，故古人称"风为百病之长"。感受风邪发病，轻者在上焦气分为伤风，重者在经络脏腑为"中风"。

（二）寒

寒为阴邪，性主收引。伤于体表者为伤寒，直接伤于里者为"中寒"。

（三）暑

暑是夏令的主气。暑热挟风伤表，邪在上焦。若在烈日下长途奔走或劳作等，感受暑热，称之为中暑，也叫中暍。中暑是热证，多因动而得之，阳主动，故也称阳暑。相反，暑令因静而得病，就称为阴暑。暑热多挟湿气，这是由于天热地湿郁蒸的结合，故古人治暑多兼治湿。

（四）湿

湿为重浊之邪，黏滞难化。若气候潮湿，涉水淋雨，居处潮湿，汗出沾衣等均可使湿邪侵袭人体。湿属阴性，与风邪结合为风湿，与寒邪结合为寒湿，与热邪结合为湿热。

（五）燥

燥为秋季主气，亦为火之余气。燥邪为病又有温燥、凉燥之分。初秋有夏热之余气，燥与温热结合侵犯人体，则多见温燥病证；深秋又有近冬之寒气，燥与寒邪结合侵犯人体，则多见凉燥病证。

（六）火

火（热）为阳盛所生，火与热只是程度不同，多由外感温热邪气所化，古人有"五气化火"之说，凡风、寒、暑、湿、燥五气均可转化为火。

另外，疫疠之邪亦为外来致病因素之一。疫是互相染易，不问老少，病状相似，即传染之意；疠是指自然界一种毒戾之气，危害人体更大，不同于普通的六淫之邪。

感染六淫之邪立即发病，称为"新感"。感染六淫之邪不立即发病，经过一个时期方出现病证，称为"伏邪"。新感与伏邪相对，主要是从症状的表里、轻重和传变的迟速加以区别。

六淫致病，可以是单一的，更多的时候是相兼为病，如风寒或风寒湿等。而六淫之邪侵入人体后，在一定条件下往往发生转化，如寒邪郁而化热、温热化燥等。临证时又当审证求因，辨证论治。

二、七情

七情即喜、怒、忧、思、悲、恐、惊七种情志变化。七情过激，可使人体气机紊乱，脏腑阴阳气血失调，导致疾病的发生。《内经》指出："怒则气上，喜则气缓，悲则气消，恐则气下，思则气结。"又指出："喜伤心，怒伤肝，思伤脾，忧伤肺，恐伤肾。"但此仅说明七情致病的一般规律，不能绝对化。七情引起的病变，最初是气的变化，而气血相关，故病情进一步发展则影响到血。

七情致病，与刺激因素的强弱以及患者的体质和敏感性有一定的关系。另外，已病之人情志的异常波动，常可使病情加重或急剧恶化。

三、饮食

饮食是人体营养的主要来源，若饮食不节或不洁、偏嗜等常能使脾胃纳化失调而致病。伤食，多成肠胃病，即《内经》所说"饮食自倍，肠胃乃伤"。伤食还可聚湿、凝痰、化热、生虫或变生他证。饮食所伤的特点与社会状况、经济水平有密切关系，临证中值得重视。

四、内生五邪

内生五邪即内风、内寒、内湿、内燥、内火（内热）的统称，是脏腑功能失调所产生的病理产物，同时又是致病因素。

（一）内风

多由肝阳、阴虚、痰火过甚所变生而成，常导致眩晕、抽搐、昏厥、麻木、角弓反张等。

（二）内寒

多由气虚、阳虚而产生，如心阳虚、肺气虚、脾阳虚、肾阳虚等均可变生相应的病证，称其为虚寒，常导致脘腹隐痛、腹泻、肢冷、脉微等。

（三）内湿

嗜食膏粱厚味，或过食生冷瓜果、甜腻食物，或外湿入里，均可使脾气不运，湿浊内生。常导致胸闷脘痞、纳呆泛呕、尿少便溏、面浮肢肿等。

（四）内燥

热病之后，津血耗伤，或过服温热之品，或汗、吐、下法克伐太过，也能伤津亡液，燥证易起。常导致皮肤干燥、口唇燥裂、目中干涩、鼻孔燥热、渴饮善饥、咽干噎膈、大便不畅，甚则酿成痿躄、劳嗽、痉病等。

（五）内火

可区分为实火与虚火两类。实火多由五脏功能亢进所生，称为"五志之火"，常导致口疮、心烦、不寐、目赤、口苦、头昏胀痛、腹痛、便秘、吐血、咽痛、咳血、痰黄、溲赤、遗精、淋证等。虚火多由阴血亏损所生，常导致潮热盗汗、颧红耳鸣、虚烦不眠等。

五、痰饮

痰饮主要是肺、脾、肾功能失调，水液代谢障碍所变生。古人有"水泛为痰"、"水沸为痰"之说。痰黏稠而饮清稀，痰无处不到，症状多端，而饮则易停留空腔或组织疏松之处。痰其性多属阳，而饮其性多属阴，但二者又可互相转化。

六、瘀血

凡血脉中血液流行不畅、停滞，或离经之血停积体内，称之瘀血。多由气滞、气虚、血热、阴血不足、阳气不振以及外伤等产生。常导致疼痛如刺、固定不移，肿块，肌肤甲错，唇舌青紫，瘀斑瘀点等。

七、劳逸太过

劳指劳累，逸指安逸。过度劳累或过度安逸均可致病。劳包括劳力过度，劳神过度，房劳过度。逸包括长期既不劳动，也不运动，致使人体气血不畅，脾胃功能减弱，《内经》所说"久卧伤气"就是此意。

八、外伤

包括枪弹伤、金刃伤、跌打损伤、持重努伤、烧烫伤、冻伤、虫兽伤、食物中毒或药物中毒等，这些因素不仅能引起外科病证，而且能使脏腑功能失调，导致内科病证。

六淫之邪属于外因；七情、饮食、内生五邪、痰饮、瘀血属于内因；劳逸太过、外伤属于不内外因。

··（杨友军）

第二节　病机学

《内经》奠定了中医学理论的基础。对人体的生理、病理已有相当深刻的论述，为后世病理学的发展创造了条件。《伤寒杂病论》对病理学作出了创造性的发挥，提出"六经辨伤寒，脏腑辨杂病"的方法，开创了六经辨证和脏腑辨证的先导。以后医家又将六经辨证运用于杂病，脏腑辨证也日趋深化和发展，特别是金元四大家从不同的方面作了深入的阐述。由于历代医学的不断努力，脏腑辨证逐渐完善，而且对脏腑变化的病理产物如气、血、风、火、痰、湿、瘀血等的认识，也日益深刻，并经过不断整理与充实，日趋系统和完整。明清温病学说的发展，提出和完善了卫气营血辨证和三焦辨证的具体内容，亦形成完整的病机学说。从实践中人们认识到中医学丰富的病机学说，在不同类型的疾病中应用，如六经、卫气营血、三焦多用于外感病，而脏腑、气血、风火痰湿等多用于内伤病，但两者也是可以互相影响，互相渗透的。后世逐步认识到，诸多辨证方法都可以统一到脏腑生理、病机上来，诚然，这项工作还有待进一步去探索，它必将促进病机学的不断发展。

一、脏腑病机、病证的基本概念

脏腑病机，是探讨疾病发生演变过程中脏腑功能活动病理变化的机制。脏腑病证，是脏腑病理变化反映于临床的不同证候。

从脏腑病理生理学理解，心主血脉，血脉充足则面色红润光泽；又主神明，主宰情志思维活动；舌为心之苗，又为心窍，心与小肠互为表里，故心热常反映出舌尖色红，而移热于小肠，则见舌疮心烦、小溲短赤。心包为心之外卫，保护心主，故外邪内侵，则心包代心受邪为病。肺主气，司呼吸，外合皮毛，开窍于鼻，主一身之治节，且肺为娇脏，不耐寒热，故外感诸病，常先犯肺卫为患。肺与大肠互为表里，大肠职司传导，有赖肺气之肃降而排泄通调；反之，大肠积滞不通，也能影响肺气肃降。脾胃为后天之本，气血生化之源，主受纳、腐熟、运化水谷。脾有统血功能，四肢肌肉亦为脾所主。脾性升清，胃宜通降，两者功能一旦失健，必将影响水谷之纳化，出现一系列胃肠病变。肝性刚强，喜疏泄条达、藏血，濡养筋与爪甲，开窍于目，其经脉络胆，会巅，绕阴器。胆附于肝，互为表里。若肝阳亢盛，则胆火亦旺，可见面红、目赤、头痛诸症；肝血不足，则胆气亦衰，而现头晕、目涩、视力减退及雀盲等症。肾为水火之脏，命门附于两肾，内寄真阴真阳，主藏精，有温润五脏的功能。为人体精髓之源泉，故称先天之本。脑健、骨坚、发荣、耳聪、齿固，是为肾气充实；生育、发育、月事为肾所司，亦反映肾气盈亏。肾与膀胱互为表里，膀胱为州都之官，主藏津液，其气化赖肾气之开阖。所以肾脏有病，就会出现骨不坚、脑不健、发不荣、耳不聪、齿不固，甚至发育迟缓，月事中断，胎产障碍；气化失职，并可为喘逆、肿满、癃闭、遗尿诸证。

　　因为脏腑是构成人体的一个密切联系的整体，五脏之间有生克乘侮，脏之与腑又互为表里，所以在疾病演变过程中，反映出来的病理变化和证候，就极为错综复杂；尤其是病机的演变发展，虚实寒热的参合更迭，都是辨证施治的关键，若能明确脏腑病机的基本概念，就能由浅入深，分辨各种内科杂病的不同证候，分清病情主次、病性虚实、病理转化，从而运用理、法、方、药，一线贯通，为临床实践和深入钻研打下良好基础。

　　兹分别就心与小肠、肺与大肠、脾与胃、肝与胆、肾与膀胱等脏腑的生理、病理、病证范围、证候分类以及辨证论治要点分述如下。至于心包为心之外卫，三焦是脏腑的外腑，前者附入于心，后者基本上包括了脏腑的病机、病证，故不列专题讨论。

　　（一）肺（附：大肠）

　　1. 生理：肺位于胸中，上连气道，喉为门户，开窍于鼻，合称肺系。肺在体为皮毛，其经脉下络大肠，互为表里。肺主气属卫，为宗气出入之所，司呼吸，为气机出入升降之通道。助心主治节，合皮毛而煦泽皮肤，故《素问》说："肺者，相傅之官，治节出焉。"肺又为水之上源，通调水道而下输膀胱。

　　2. 病机：肺生气，所以，肺之病理表现主要为气机出入升降的失常。因肺为娇脏，不耐寒热，又为呼吸之孔道，所以外感及肺痨之病邪，常先犯肺。又肺气贯百脉而通他脏，故他脏有病，或内伤为病，也常累及于肺。

　　肺的病证，可分为虚实两大类。虚证又有阴虚、气虚之分；阴虚多系津液消耗、肺失濡养所致；气虚多为久病亏耗，或被他脏之病所累。实证则多由痰浊水湿内聚、寒邪外束或邪热乘肺所致。

　　3. 病证：范围肺系的疾病，临床上常见者有感冒、咳嗽、哮喘、肺痈、肺痨、咳血、失音、衄血、胸痛等。

　　4. 证候分类

　　（1）虚证

　　1）阴虚肺燥：①病机概要：外感燥邪或肺痨邪毒，或久咳伤肺，气血亏损，以致肺阴不足，虚热内生，耗灼肺金。②主要脉证：咳呛气逆，痰少质黏，咳吐不利；痰中带血，或为血丝，或见血块；潮热盗汗，午后颧红，心烦少寐；口干咽燥，声音嘶哑；舌红少苔，脉细数。③治疗：滋阴润肺，用百合固金汤之类。

2）肺气亏虚：①病机概要：劳伤过度，病后元气未复，或久咳伤肺，致肺气亏虚，失其温煦。②主要脉证：咳而短气，痰液清稀，倦怠懒言，声音低怯；面色㿠白，畏风形寒，或有自汗；舌淡苔薄白，脉虚弱。③治疗：补益肺气，用补肺汤之类。

另外，临床上肺气虚与肺阴虚往往同时出现，称之气阴两虚，证候及治法、方药也应相兼并行。

（2）实证

1）风寒束肺：①病机概要：风寒外束，肺气不宣，或寒饮内阻，肺失肃降。②主要脉证：风寒在表，则恶寒发热，头痛身楚，无汗，鼻塞流涕，咳嗽痰稀薄，苔薄白，脉浮紧。寒饮内阻，则咳嗽频剧，气急身重，痰黏色白量多，发热恶寒，苔白滑，脉浮紧。③治疗：发散风寒，用三拗汤；或散寒化饮，用小青龙汤之类。

2）风热袭肺：①病机概要：风热上受，肺失宣肃。②主要脉证：恶风，发热汗出，鼻流浊涕，咳声洪亮，咯痰黄稠，大便干结，小便黄赤。苔薄黄，脉浮数。③治疗：疏风清热肃肺，用桑菊饮。

3）风燥伤肺：①病机概要：风燥伤肺，肺失润降。②主要脉证：咳嗽痰少，或带血丝，咳时胸部隐痛，口干而渴，唇燥咽痛。或兼鼻塞，头痛，恶寒发热。舌质红，脉细数。多发于秋季。③治疗：温燥宜疏风清肺，润燥止咳，用桑杏汤；凉燥宜疏风散寒，润燥止咳，用杏苏散。

4）痰浊阻肺：①病机概要：形寒饮冷，水饮痰浊内聚，阻塞肺气，气机不得升降。②主要脉证：咳嗽气喘，喉中痰鸣，痰多黏稠；胸胁支满疼痛，倚息不得卧；苔腻色白，脉滑。③治疗：化痰降气，涤痰去壅，用三子养亲汤。

5）痰热蕴肺：①病机概要：痰蕴化热，肺气失于肃降。②主要脉证：咳嗽气粗，痰黄质稠量多，咯吐不爽，或有腥味，或吐血痰，胸胁胀满，咳时痛着，或有身热，口干欲饮。舌苔薄黄而腻，脉滑数。③治疗：清热化痰肃肺，用清金化痰汤。

6）气火犯肺：①病机概要：气郁化火，或木火刑金，气机升降失司。②主要脉证：咳呛气逆，咳甚咯血，面赤咽干，常感痰滞咽喉，咯之难出，胸胁胀痛，口干且苦。舌苔薄黄少津，脉来弦数。③治疗：清肺降火平肝，用泻白散。

7）痰瘀阻肺：①病机概要：痰浊瘀血，壅阻于肺，治节无权，气机失于升降。②主要脉证：咳嗽痰多，色白或黄，质稠，喉间痰鸣，喘息不能平卧，胸部膨满，憋闷如塞，面色灰白而暗，心悸不宁，唇甲发绀。舌质暗，或暗紫，苔腻或浊腻，脉结滑。③治疗：涤痰祛瘀，泻肺平喘，用涤痰汤合桃仁红花煎。

（3）兼证

1）脾虚及肺：纳呆便溏，咳嗽痰多，倦怠乏力，甚则面足浮肿，苔白，脉濡弱。治以培土生金，用四君子汤之类。

2）肺肾两亏：咳嗽夜剧，腰腿酸软，动则气促，骨蒸潮热，盗汗遗精，舌红苔少，脉细数。治以滋阴养肺，用生脉散之类。

5. 证治要点

（1）肺主气，味宜辛，用药辛苦温可以开泄肺气，辛酸可以敛肺益气。肺主治节，肺病日久，心血阻滞，也应气血兼顾。

（2）肺为娇脏，清虚而处高位，选药宜轻清，不宜重浊，正所谓"治上焦如羽，非轻不举"。又，治疗肺气之病，大法当用肃降。

（3）肺主气为娇脏，故治疗肺之虚证，补肺不宜温燥，润肺切忌滋腻。

（4）肺之病证，可以通过脏腑关系做间接治疗，如虚证可用补脾（补母）、滋肾（补子）的治法，而实证可用泻肝的治法。肺又主通调水道，为水之上源，治肺可以利尿，即提壶揭盖法。

（5）肺与大肠互为表里，所以肺经实证、热证可泻大肠，使肺热从大肠下泄而气得清肃。因肺气虚致大肠津液不布而便秘者，则用滋养肺气之法，以通润大肠。

（6）肺经病证，从病因上分析，可分外感、内伤，辨证则不外虚、实两类，其中又有寒、热、痰之别，医者应掌握这些要领，灵活辨治。

附：大肠

1. 生理：大肠包括回肠和广肠（直肠）。回肠上接阑门，下接广肠，广肠下端为魄门（肛门），其经脉络肺。大肠司传送糟粕以排出。正如《素问》所说："大肠者，传导之官，变化出焉。"

2. 病机：因大肠为"传导之官"，所以大肠的病理主要反映在大便异常方面，特别是大便秘结。一切热证，均可灼伤津液而便秘；肺脏清肃之气不能下降，也能发生便秘；肾水不足，肠中津液缺乏，也能造成大便秘结。此外，因大肠属于脾胃系统，故凡脾胃虚弱，运化失健，也可影响大肠，而致传导功能失常。

3. 证候分类

（1）寒证：腹痛肠鸣，大便溏泄，溲清，脉缓，舌苔白滑。治以散寒止痛，用胃苓汤合良附丸之类。

（2）热证：口燥唇焦，大便秘结，或便腐臭，肛门灼热肿痛，小便短赤，苔黄燥，脉数。治以通便泻热，用凉膈散之类。若症见下利赤白或脓血，里急后重，发热身重，脉滑数，舌苔黄腻，为湿热痢疾。治以清热利湿，用芍药汤或白头翁汤之类。

（3）虚证：久痢泻泄，肛门下脱，四肢欠温，舌淡苔薄，脉细数。治以厚肠固摄，用真人养脏汤之类。

（4）实证：腹痛拒按，或发热、呕逆、便秘，或便而不爽，苔黄，脉沉实。治以清热导滞，用承气汤之类。

（二）心（附：小肠）

1. 生理：心居胸中，心包围护其外，与小肠互为表里，在体为脉，其经脉下络小肠，舌为心之窍。心主血脉，故为人体生命活动的中心；又主神明，故为情志思维活动之中枢。汗为血之液，故汗出与心有密切关系。

2. 病机：因为心之生理功能主要为主血脉和神明，因此在病理条件下，反映在临床上的证候就离不开血脉运行的障碍和情志思维活动的异常。又心包为心之外卫，故温邪逆传，多为心包所受；而心本脏之病多起于内伤，如禀赋不足，脏气虚弱，或病后失调以及思虑过度伤及心脾，都是导致心阴虚或心阳虚的病因。心阴虚的主要病机为心血亏耗，心阳虚的主要病机是心气不足，两者皆能表现为心神不宁。若思虑太过，气机郁结，津液凝聚，生痰化火，痰火上扰，或气滞脉中，瘀血阻络，或饮邪阻遏心阳，均可出现心之热证和实证。

3. 病证范围：主要有心悸、心痛、健忘、失眠、遗精、癫狂、昏迷、气喘、吐血、衄血、舌疮、尿血等。

4. 证候分类

（1）虚证

1）心气虚：①病机概要：化源不充或心气过耗，心气不足，胸中宗气运转无力。②主要脉证：心悸气短，动则为甚，自汗，面色㿠白，神疲乏力，胸部闷痛。舌淡红，苔薄白，脉细弱。③治疗：益气养心，用养心汤。

2）心阳虚：①病机概要：为思虑伤神，劳心过度，心气不足所致。②主要脉证：心悸、气喘、心痛、舌苔淡白、脉细弱或虚大无力等，为心阳虚之主症。心悸的特点为心中空虚，惕惕而动，动则尤甚。气喘的表现为阵阵发作，气短而息促，行动尤甚；心痛系暴作，并现肢冷，脉疾数而散乱，甚则手足唇鼻青紫晦暗，或面色白，自汗，形寒等症参见。③治疗：温心阳，益心气，用桂枝加附子汤或参附汤之类。

3）心血虚：①病机概要：思虑劳倦太过，心血暗伤，心神失养。②主要脉证：心悸怔忡，虽静卧亦不减轻，健忘，失眠多梦，面色㿠白无华，头晕目眩，神疲乏力。舌质淡红，脉细弱或结代。③治疗：养血宁心，用归脾汤。

4）心阴虚：①病机概要：思虑劳心过度，或热病后期，以致营血亏虚，阴精暗耗，阴不敛阳，心阳浮越。②主要脉证：心悸、心痛、少寐、心嘈、舌质淡红、苔少或舌尖干赤等为心阴虚之主症。其心悸、心痛的特点为心悸而烦，隐隐作痛，惊惕不安。少寐多伴梦扰不宁，心嘈乃心中灼热似饥。此外，或见健忘、梦遗、盗汗、多疑善虑等症。③治疗：滋阴养心安神，用天王补心丹或朱砂安神丸之类。

另外，心之气血两虚、气阴两虚或阴阳两虚，也多互见，临证时当兼顾互用。

（2）实证

1）心火炽盛：①病机概要：心思过用或肝火移心，或胃火扰心、心火内炽。②主要脉证：心悸阵作，烦热躁动不安，寐多恶梦，面赤目红，口干苦，喜凉饮，口舌糜烂肿痛，小便黄赤灼热。舌尖红绛，苔黄或起芒刺，脉数有力。③治疗：清心泻火，用朱砂安神丸或导赤散之类。

2）痰迷心窍：①病机概要：思则气结，津液凝聚为痰，或脾不健运，湿痰内蕴，蕴久化火，痰热内扰，甚则上蒙心包，神不守舍。②主要脉证：心悸、癫狂、不寐、舌质红赤或干裂、苔黄、脉滑数为其主症。其心悸为时时动悸，胸中躁动烦热。癫狂的特点为神志痴呆，语无论次，甚则哭笑无常，如癫如狂。不寐多见恶梦纷纭，躁扰难寝。或见面赤，口渴喜冷饮，吐血，衄血，小便热赤，溲血淋痛等症。③治疗：清心豁痰，用黄连温胆汤或礞石滚痰丸。

3）痰阻心脉：①病机概要：饮食不节，痰浊滋生，闭阻心脉，气血行涩。②主要脉证：胸中窒闷而痛，或胸痛反射至肩背，咳喘，痰多，气短，形体偏胖。苔浊腻，脉滑。③治疗：通阳泄浊，豁痰宣痹，用栝蒌薤白半夏汤。

4）心血瘀阻：①病机概要：情志不遂，气机郁结，气滞血瘀，心脉痹阻。②主要脉证：心悸，胸闷而痛，多为钝痛或绞痛，痛引肩背或背膂内侧，口唇及指甲发绀。舌质暗红，或见紫斑点，脉细涩，或三五不调，或促结。③治疗：活血通脉，用丹参饮或血府逐瘀汤之类。

5）水饮凌心：①病机概要：水湿内停，积久成饮，停于胸中，阻遏心阳。②主要脉证：心悸、眩晕、呕吐、舌苔白腻、脉滑或沉紧为主症。本证之心悸为悸而胸闷，气机不畅。眩晕多伴泛恶欲吐，呕吐皆为痰涎。有时兼见畏寒、痞满、肠鸣。③治疗：温阳化饮，用苓桂术甘汤。

6）热陷心包：①病机概要：温病之人，失治误治，邪热内传，逆传心包。②主要脉证：高热烦躁，神昏谵语，直视狂乱，面赤，斑疹，口渴。舌质红绛，苔黄，脉数。③治疗：清心开窍，用安宫牛黄丸。

（3）兼证

1）心脾两虚：面色萎黄，食少倦怠，气短神怯，健忘，怔忡，少寐，妇女月经不调，脉细软无力，苔白舌淡。治宜补益心脾，用归脾汤之类。

2）心肾不交：虚烦不眠，夜寐梦遗，潮热盗汗，咽干，目眩，耳鸣，腰酸腿软，夜间尿多，舌红无苔，脉虚数。治宜交通心肾，用黄连阿胶汤或交泰丸之类。

3）痰瘀互结：心烦不寐，多梦善惊，纳呆泛呕，头晕目眩，胸脘痞闷，胸中刺痛，胸痛彻背，舌质紫暗或有瘀斑，苔腻，脉滑。治宜化痰祛瘀，用温胆汤合丹参饮之类。

4）热移小肠：详见小肠实热。

5. 证治要点

（1）心气不足和心血亏耗为鉴别心阳虚和心阴虚的主要病机。

（2）临证时若遇有阴阳两虚、气血俱亏者，应两者兼治。如炙甘草汤之阴阳并调、十全大补汤之气血双补。

（3）心阳虚与饮邪阻遏心阳两证，与脾阳不运也有关系，治疗还应温运脾阳、健脾养心。

（4）心阴虚与痰火内扰两证，与肝经的虚实也有关系，前者是血亏木失荣，后者是火旺木被焚，治疗时应联系整体处理。

（5）痰瘀同源于心火，也可同源于心脾两虚，故痰瘀互阻之证可以同现。治疗时则宜消痰与祛瘀兼施，或补益心脾以化痰祛瘀。

（6）虚证一般均可佐用安神宁心之品，如酸枣仁、柏子仁、茯神、龙眼肉等。实证均可使用镇静开窍之品，如龙齿、牡蛎、郁金、菖蒲、琥珀等。

（7）小肠病由于心移热者，均为实证，治宜清心火，导热下行。小肠本腑之病，多与脾、胃、大肠相关，临证时应联系互参。

附：小肠

1. 生理：小肠上接幽门，与胃相通，下连大肠，两者相合处为阑门，其经脉络心。小肠受盛胃中水谷，主转输清浊，清者输于各部，浊者渗入膀胱，下注大肠。

2. 病机：小肠之病，多因饮食失节，损伤脾胃下传而引起。小肠与心互为表里，故心亦移热于小肠。一旦小肠为病，其病理表现主要为浊清不分，转输障碍，症见小便不利、大便泄泻，临床上可分为虚寒、实热、气痛三证。

3. 证候分类

（1）小肠虚寒：小腹隐痛喜按，肠鸣溏泻，小便频数不爽，舌淡苔薄白，脉细而缓。治以温通小肠，用吴茱萸散之类。

（2）小肠实热：心烦口疮，咽痛耳聋，小便赤涩，或茎中痛，脐腹作胀，矢气后稍快，舌红苔黄，脉滑数。治以清利实热，用导赤散或凉膈散之类。

（三）脾（附：胃）

1. 生理：脾与胃以膜相连，位于腹内，互为表里，脾胃为仓廪之官，在体为肉，开窍于口，腐熟水谷，脾主运化，输布水谷精微，升清降浊，共为生化之源，五脏六腑、四肢百骸皆赖以养。脾又有益气、统血、主肌肉四眩等重要生理功能，故古人合称脾胃为"后天之本"。

2. 病机：脾胃的功能主要为受纳和运化，其病理因素多系饥饱劳倦所伤，影响水谷的消化吸收，使脾胃之受纳、转输、传导等功能失调。脾经之病，不外虚实、寒热等方面。如脾阳虚衰，中气不足属虚证；寒湿困脾，湿热内蕴属寒证。因脾虚不运则水湿不化，故脾病多与湿有关，而见本虚标实证候。而且，脾虚也常影响到他脏，出现兼证。

3. 病证范围：临床常见的脾胃病证有泄泻、霍乱、黄疸、胃脘痛、呕吐、呃逆、水肿、鼓胀、痰饮、吐血、便血、崩漏等。

4. 证候分类

（1）虚证

1）脾阳虚衰：①病机概要：胃病日久，饮食生冷肥甘，或过用寒凉药物，及年高体弱或病后失养，脾阳不足，运化无权。②主要脉证：面黄少华、脘冷或泛吐清水、腹胀、食入运迟、喜热饮、便溏、溲清、舌淡、苔白、脉濡弱为其主症。或见肌肉消瘦、四肢不温、少气懒言等。③治疗：温运中阳，用理中汤之类。

2）中气不足：①病机概要：素体气虚，或因病久耗伤脾胃之气，升清降浊无权。②主要脉证：纳运不健、声低气短、四肢乏力、肠鸣腹胀、大便溏薄而便意频、舌淡、苔薄白、脉缓或濡细等为其主症。或见肌肉消瘦、动则气坠于腰腹、脱肛等症。③治疗：健脾益气，用四君子汤之类；中气下陷者，治以益气升阳，用补中益气汤。

（2）实证

1）寒湿困脾：①病机概要：涉水淋雨，坐卧湿地，或内湿素盛，中阳被遏，脾失运化。②主要脉证：饮食不香，中脘饱闷，口甜而黏，头身重困，便不实或泄泻，舌苔白腻，脉濡细。③治疗：运脾化湿，用胃苓汤之类。

2）湿热内蕴：①病机概要：因感外邪，或素嗜酒酪，损伤脾胃，脾失健运，湿停化热，湿热交阻，隧道不通，胆液不循常道而外溢，熏染肌肤。②主要脉证：脘胁痞胀，不思饮食，身重体困，面目身黄，皮肤发痒，小便色赤不利，苔黄而腻，脉濡数。或见口渴、口苦、便溏、发热等症。③治疗：清热利湿，用茵陈蒿汤、四苓散之类。

（3）兼证

1）脾胃不和：胃脘痞满，隐痛绵绵，食入难化，嗳气作呃，恶心呕吐，大便不实或便次增多，脉细，苔薄白。治以益气运中、调和脾胃，用半夏泻心汤之类。

2）脾肾阳虚：少气懒言，怯寒肢冷，自汗，大便溏泻或五更泄泻，腰膝酸软，舌淡，苔薄白，脉沉细。治以健脾温肾，用理中汤合四神丸之类。

3）脾湿犯肺：咳吐痰涎，胸闷气短，胃纳不佳，苔白微腻，脉滑。治以燥湿化痰，用二陈汤或平胃散之类。

4）心脾两虚：见心病兼证。

5）肝脾不和：见肝病兼证。

5. 证治要点

（1）脾病的虚证与实证是相对的。脾虚失运，水湿潴留，多属本虚标实，临证必须注意。一般轻证，当先健脾，化其水湿。标实之证，则应攻补兼施。

（2）脾病与湿的关系非常密切，无论虚实寒热诸证，均可出现湿之兼证，如寒证的寒湿困脾，热证的湿热内蕴，实证的水湿内停，虚证的脾不运湿。故治疗时当结合病情，参以燥湿、利湿、逐水、化湿之品，湿去则脾运自复。

（3）脾与胃的病理可相对地来看，古人认为"实则阳明，虚则太阴"，所以脾病多虚多寒，胃病多实多热。

（4）以脏腑整体观念分析，脾不但与胃肠有关，其病理演变与其他脏腑也有关，如脾病日久不愈，常影响他脏；同样，他脏有病，也常传于脾。所以，治脾能使其他脏腑疾病转归良好，而治疗其他脏腑也有助于脾病的恢复。

附：胃

1. 生理：胃在膈下，上连食管，下通小肠，其经脉络脾。胃之上口为贲门，下口为幽门；贲门部又名上脘，幽门部又名下脘，其间为中脘，三部共称胃脘。胃主受纳、腐熟水谷，脾主运输水谷之精微，故脾胃表里相合，共司升清降浊。《灵枢》称"胃者，太仓也"。

2. 病机：胃为水谷之海，凡饮食不节，饥饱失常，或冷热不适，都能影响胃的功能，发生病变。胃为燥土，故性喜润恶燥，所以一般以食结郁热、口渴便秘等燥热之证皆属于胃。又胃主受纳，所以临床常以呕吐为胃病之主症。

3. 证候分类

（1）胃寒：胃脘胀满疼痛，绵绵不止，喜热喜按，泛吐清水，呕吐呃逆，苔白滑，脉迟。治以温胃散寒，用良附丸之类。

（2）胃热：口渴思冷饮，消谷善饥，呕吐嘈杂，或食入即吐，口臭，牙龈肿痛、腐烂或出血，舌红苔黄少津，脉滑数。治以清胃泻火，用清胃散之类。

（3）胃虚：胃脘痞满，食不化，时作嗳气，大便不实，脉软弱，苔少。治以益气健脾，用四君子汤之类。

（4）胃实：食滞胃脘，脘腹胀满，大便不爽，口臭嗳腐，或呕吐，舌苔薄黄，脉滑。治以消导化滞，用保和丸之类。

（5）胃气壅滞：脘中作胀疼痛，嗳气倒饱，不思饮食，苔薄白，脉弦。治以和胃通降，用香苏散之类。

（6）胃络瘀阻：脘痛如刺，固定不移，拒按，夜间痛甚，或有呕血、便血史，舌暗或有瘀斑，脉弦。治以活血祛瘀，用丹参饮或失笑散之类。

（四）肝（附：胆）

1. 生理：肝在胁下，胆附其中。肝在体为筋，开窍于目，其经脉连目系，交于巅。肝主血液之贮藏调节，目得其养而视明。肝又司全身筋骨关节之屈伸，其性刚强，喜条达而恶抑郁，凡精神情志功能之调节，与肝气有密切关系。

2. 病机：肝病的病理表现，也可概括为虚实两证，而以实证为多见。因肝为刚脏，主藏血，体阴而用阳，由于情志所伤，致肝气不得疏泄，郁而化火，火动则阳失潜藏，阳亢则风自内生，风火相煽，上升巅顶，或横窜经络，以致血不归藏，随气火而并走于上，这就是肝风发生的病机。根据其病情轻重之不同，又可分为肝气郁结、肝火上炎、肝阳妄动等实热证候。若肾阴亏虚，精不化血，肝失濡养，则成肝阴不足、虚阳上扰的虚证。外寒入侵，滞留于肝脉，亦属肝之实证。

3. 病证范围：肝与胆的病理变化，反映于临床上，主要有中风、眩晕、头痛、痉、痫、昏厥、积聚、耳鸣、疝、吐血、衄血、惊恐、不寐、麻木、颤震等病证。

4. 证候分类

（1）实证

1）肝气郁结：①病机概要：郁怒伤肝，木失条达，肝气横逆，疏泄无权，气机阻滞不畅，为痛为聚；血行瘀阻，经脉痹塞，为癖为积。②主要脉证：胁痛、呕逆、腹痛则泻、便后不爽、积聚、苔薄、脉弦等为其主症。其胁痛为气闷不舒，流窜作痛，不得转侧。呕逆为气逆吐酸，或呕出黄绿苦水。腹痛则泻，泻后不爽之特点，时有少腹作痛不适，泻后不减，每因情志不遂而发。积聚之部位在胁下，癖积或左或右，或聚散无常，时觉胀痛或刺痛。此外，尚可出现易怒、食欲不振等症。③治疗：疏肝理气，破积散聚，用柴胡疏肝散或越鞠丸之类。

2）瘀血阻络：①病机概要：肝藏血，主疏泄，气滞日久，而致血瘀，阻于肝络。②主要脉证：胁肋刺痛，固定不移，或有外伤史；甚则胁下积块，舌暗有瘀斑，脉弦。③治疗：活血化瘀，散结通络，用血府逐瘀汤或化积丸之类。

3）肝经湿热：①病机概要：感受湿热之邪，客于肝经；或中焦湿热，土壅木郁。②主要脉证：胁肋闷痛或绞痛，口中黏苦，恶心纳呆，或黄疸，或寒热往来，舌红苔黄腻，脉弦滑或弦数。③治疗：清热化湿或清利湿热，用龙胆泻肝汤或茵陈蒿汤之类。

4）肝火上炎：①病机概要：肝胆疏泄无权，气郁化火，火随气窜，或火性炎上，上扰巅顶。②主要脉证：胁痛、呕吐、眩晕、头痛、狂怒、耳聋、耳鸣、目赤、吐衄、舌边光红、苔黄或干腻、脉弦数等为其主症。其胁痛为灼痛而烦；呕吐苦水或黄水；眩晕、头痛为头晕不支，自觉筋脉跳动，额热而痛，痛若刀劈，或为胀痛；耳鸣、耳聋均为暴作，鸣声如潮，阵作阵平，按之不减；目赤为眼结膜发红，暴痛或肿；吐衄亦为骤然暴作，血涌量多，冲口而出。此外，尚可见小便热涩黄赤、面赤而热、口苦而干等。③治疗：清泄肝胆，用天麻钩藤饮或当归芦荟丸之类。

5）肝阳妄动：①病机概要：肝气化火，阳气暴张，火随气窜，横逆络道，血随气升，上冲巅顶。②主要脉证：昏厥、痉挛、麻木、眩晕、头痛、脉弦、舌体歪斜颤动、舌质红、苔薄黄等为其主症，其昏厥为卒然晕仆，不省人事，或抽搐，或吐涎；痉挛表现为项强，四肢挛急，不能屈伸，角弓反张；麻木为手足面唇等部有如蚁行感；眩晕、头痛为头眩眼花，行走飘浮，头部抽掣作痛，此外，或在昏厥之后，出现口眼歪斜、语言謇涩、半身不遂等症。③治疗：平肝息风，用羚羊钩藤汤之类。

6）寒滞肝脉：①病机概要：外感寒邪入侵厥阴肝经，肝气失宣，络气痹阻。②主要脉证：少腹胀痛、睾丸坠胀或阴囊收缩、舌润滑、苔白、脉沉弦或迟为其主症。少腹胀痛，常牵及睾丸偏坠剧痛，受寒则甚，得热而缓；阴囊收缩为寒滞厥阴致少腹之脉收引，故多与少腹痛胀同时并见，此外，或见形态虚怯、蜷缩等症。③治疗：温经暖肝，用暖肝煎之类。

（2）虚证

1）病机概要：肝为刚脏，赖肾水以滋养，肾阴不足，精不化血，血不养肝，则肝阴不足，肝阳上亢。

2）主要脉证：眩晕头痛、耳鸣耳胁痛、麻木震颤、雀目、舌质红干少津、苔少、弦细数等为主症。其眩晕、头痛为头目昏眩欲倒、不欲视人，昏而胀痛，绵绵不停；耳鸣、耳聋系逐渐而起，鸣声低微，经常不已，按之可减；麻木为肢体不仁之感，抚之觉快；胁痛多为隐痛，拂之则减；震颤为肢体筋肉瞤动，或自觉或他觉发抖动摇，甚者四肢筋挛拘急；雀目为两目干涩，入夜视力大减，或成夜盲。此外，尚可见面部烘热、午后颧红、口燥咽干、少寐多梦等症。

3）治疗：柔肝滋肾，育阴潜阳，用一贯煎或大补阴煎之类。

（3）兼证

1）肝气犯胃：胸脘痞闷时痛，两胁走窜，食入不化，嗳气吐酸，舌苔薄黄，脉弦。治以泄肝和胃，用四逆散合左金丸之类。

2）肝脾不和：不思饮食，腹胀肠鸣，便溏，舌苔白腻，脉弦缓。治以调和肝脾，用逍遥散之类。

3）肝胆不宁：虚烦不眠，或恶梦惊恐，触事易惊或善恐，短气乏力，目视不明，口苦。苔薄白，脉弦细。治以养肝清胆宁神，用酸枣仁汤之类。若属痰热扰动，苔腻而黄，脉弦滑者，用黄连瘟胆汤。

4）肝肾阴虚：面色憔悴，两颧嫩红，头眩目干，腰膝酸软，咽喉干痛，盗汗，五心烦热或大便干涩，男子遗精，女子经水不调或带下，舌红无苔，脉细。治以滋阴降火，用杞菊地黄丸之类。

5）肝火犯肺：胸胁刺痛，咳嗽阵作，咳吐鲜血，性急善怒，烦热，口苦，头眩目赤，苔薄舌红，脉弦数。治以清肝泻肺，用黛蛤散或泻白散之类。

5. 证治要点

（1）肝脏体阴用阳，疏肝时不忘育阴。

（2）肝为刚脏，属春木而主风，性喜升发，故肝病多见肝阳偏亢的证候。肝之寒证，仅见寒凝少腹厥阴肝经证候。

（3）在肝病的实证中，肝气郁结、肝火上炎、肝阳妄动三者同出一源，多由情志郁结，肝气有余，化火上冲，致阴血不足而妄动。三者关系极为密切，不能截然分割，临床应掌握主次，随证论治。

（4）肝阳妄动属危重之证，有上冲巅顶和横窜经络之别。上冲者宜息风潜阳，横窜者当和络息风，挟痰则兼以涤痰。

（5）实证久延，易耗伤肝阴，形成本虚标实证，临床颇常见，辨证时须予注意。

（6）肝病虚证，多因肾阴不足，精不化血，以致肝阴不足，阳亢上扰，应与实证对照，详细鉴别。其病机与肾阴亏乏有极为密切的关系，故临床多取肝肾并治之法。

附：胆

1. 生理：胆附于肝，内藏清汁，其经脉络肝。胆中所藏为清净之汁，与其他传化之腑所盛之浊质不同，故《千金要方》又称之为"中清之腑"。所以，胆既属六腑，又属奇恒之腑。胆性则直，豪壮果断，所以《素问》说："胆者，中正之官，决断出焉。"

2. 病机：胆因寄附于肝，禀春生之气，其性则直，故在病理情况下，多现阳亢火旺之证。火热可灼津成痰，故胆病又多兼痰证。痰火郁遏，常扰心脾，故辨证施治之时，既要泻胆化痰，又要清心安神。

3. 证候分类

（1）胆虚证：头晕欲呕，易惊少寐，视物模糊，舌苔薄滑，脉弦细。治以养心神，和胆胃，用酸枣仁汤之类。

（2）胆实证：目眩耳鸣，头晕，胸满胁痛，口苦，呕吐苦水，心烦易怒，寐少梦多，或往来寒热，脉弦数实，舌红苔黄。治以清胆泻热，用龙胆泻肝汤之类。若心烦易怒，躁扰不宁，少寐多梦，痰黏纳少，苔腻而黄，脉弦滑者，治以清化痰热，用黄连温胆汤之类。

（五）肾（附：膀胱）

1. 生理：肾左右各一，命门附焉，内藏元阴元阳，为水火之脏，其经脉络膀胱，互为表里。肾在体为骨，开窍于耳。肾的生理功能：主藏精，为生殖发育之源；主五液，以维持水液代谢平衡；主骨生髓；听力乃肾气所充。肾的生理功能极为重要，故古人称"肾为先天之本"，实为生命之根。

2. 病机：肾为先天之本，藏真阴而寓元阳，为水火之脏，只宜固藏，不易泄漏，所以肾多虚证，其病因多为劳倦淫欲过度，久病失养，致肾气耗伤。临床表现为阴虚、阳虚两大类型：阳虚包括肾气不固、肾不纳气、肾阳不足和肾虚水泛；阴虚包括肾阴亏虚和阴虚火旺。又肾与膀胱互为表里，肾气不化直接影响膀胱气化，故膀胱虚证也是肾虚的病理表现。

3．证候分类

（1）阳虚

1）肾气不固：①病机概要：肾阳素亏，劳损过度，久病失养，肾气亏耗，失其封藏固摄之权。②主要脉证：面色淡白，腰脊酸软，听力减退，小便频数色清，甚则失禁，滑精早泄，尿后余沥，舌淡苔薄白，脉细弱。③治疗：固摄肾气，用大补元煎之类。

2）肾不纳气：①病机概要：劳伤肾气，或久病气虚，气不归元，肾失摄纳之权。②主要脉证：短气喘逆，动则尤甚，咳逆汗出，小便常随咳嗽而出，甚则痰鸣，面浮色白，舌淡苔薄，脉虚弱。③治疗：纳气归肾，用人参胡桃汤或参蛤散之类。

3）肾阳不足：①病机概要：禀赋薄弱，久病不愈，或房劳伤肾，下元亏损，命门火衰。②主要脉证：面色淡白，腰酸腿软，阳痿，头昏耳鸣，形寒尿频，舌淡苔白，脉沉弱。③治疗：温补肾阳，用右归丸或金匮肾气丸之类。

4）肾虚水泛：①病机概要：禀赋素虚，久病失调，肾阳亏耗，不能温化水液，致水邪泛滥而上逆，或外溢肌肤。②主要脉证：水溢肌肤，则为周身浮肿，下肢尤甚，按之如泥，腰腹胀满，尿少；水泛为痰，则咳逆上气，痰多稀薄，动则喘息。舌淡苔白，脉沉迟。③治疗：温阳化水，用真武汤或济生肾气丸之类。

（2）阴虚

1）肾阴亏虚：①病机概要：酒色思虑过度，或久病之后，真阴耗伤。②主要脉证：形体虚弱，头昏耳鸣，少寐健忘，腰酸腿软，或有遗精，口干，舌红少苔，脉细。③治疗：滋养肾阴，用六味地黄汤或左归丸之类。

2）阴虚火旺：①病机概要：欲念妄动，或热病后耗伤肾阴，阴虚生内热，水亏则火浮。②主要脉证：颧红唇赤，潮热盗汗，腰脊酸痛，虚烦不寐，阳盛梦遗，口咽干痛，或呛咳，小便黄，大便秘，舌红苔少，脉细数。③治疗：滋阴降火，用知柏地黄汤之类。

（3）兼证

1）肾虚土衰：大便溏泄，完谷不化，滑泻难禁，腹胀少食，神疲形寒，肢软无力，舌淡苔薄，脉沉迟。治以补火生土，用四神丸之类。

2）肾水凌心：心悸不宁，水肿，胸腹胀满，咳嗽短气，不能平卧，唇甲青紫，四肢厥冷，舌淡苔薄，脉虚数。治以温化水气，用真武汤之类。

4．证治要点

（1）一般而论，肾无表证和实证。肾之热，属于阴虚之变；肾之寒，为阳虚之化。临床必须掌握。

（2）肾虚之证，一般分为阴虚、阳虚两类。总的治则是"培其不足，不可伐其有余"。阴虚证治忌辛燥、苦寒，宜甘润壮水以补阴配阳，使虚火降而阳归于阴，所谓"壮水之主，以制阳光，阳虚证治忌凉润、辛散，宜甘温益气以补阳配阴，使阴霾散而从于阳，所谓"益火之源，以消阴翳"。至于阴阳俱虚、精气两亏证，治当阴阳双补。

（3）肾阴虚者，往往导致相火偏旺，此为阴虚生内热之变，治则滋阴为主，参以清泻相火、肾阳虚者，在温肾补火的原则下，必须佐以填精益髓、血肉有情之品，资其化生之源。

（4）肾与膀胱互为表里，膀胱病变属虚寒者，多由肾阳虚衰、气化失职所致，当以温肾化气为主。而实热癃闭之证，可由他脏移热所致，也可因膀胱本脏湿热壅结而成，治当清利通窍为主。

（5）肾与其他脏腑的关系非常密切，如肾阴不足，可致水不涵木，肝阳上亢；或子盗母气，耗伤肺阴；或水不上承，心肾不交。而肾阳亏虚，又易形成火不生土，脾阳衰弱。上述病证，通过治肾参治他脏，对病情恢复有很重要的意义。

附：膀胱

1. 生理：膀胱位于少腹，其经脉络肾。生理功能主要为贮存津液，化气行水，故《素问》说："膀胱者，州都之官，津液藏焉，气化则能出矣。"小便之源为津液，津液之余入膀胱，气化则为小便。

2. 病机：膀胱有化气行水功能，故病理变化主要表现为气化无权，癃闭，小便不利、频数、失禁等。肾主水液，与膀胱互为表里，肾气不化必影响膀胱气化，此为膀胱虚证的主要病机。至于膀胱实热证，系由他脏移热或本腑湿热壅结而成。

3. 证候分类

（1）虚寒：小便频数、淋漓不尽，或遗尿，舌淡苔润，脉沉细。治以固摄肾气，用桑螵蛸散之类。

（2）实热：小便短赤不利，尿色黄赤，或浑浊不清，尿时茎中热痛，甚则淋沥不畅，或见脓血砂石，舌红苔黄，脉数。治以清利湿热，用八正散之类。

二、气血病机、病证的基本概念

气和血，是人体生命活动的动力和源泉，它既是脏腑功能的反映，又是脏腑活动的产物，人体病理变化无不涉及气血，所以认识和分析气血的病机、病证，就能更深入地探讨脏腑病理变化，对指导临床实践有重要意义。

（一）气

1. 生理：气的来源，一为禀受先天父母之赐，称为元气，入藏于肾；其二源于后天水谷之气，此气承脾胃之输布，充泽于五脏，就成为各脏之气。两气相合，即成为人体生命活动的动力，正如《灵枢》谓"真气者，所受于天，与谷气并而充身者也"。

人体之气，包括元气、宗气、营气、卫气及五脏之气。元气乃先天精气所化，发源于肾，借三焦之道通达全身，以推动五脏六腑的功能活动。宗气为水谷之气与自然界之清气相合而成，客于胸中，出喉咙而司呼吸，贯心脉以行气血。营气亦由水谷所化，源于脾胃，为营运于脉中之精气，内注五脏六腑，外营四肢百骸。卫气同营气，生于水谷，源于脾胃，所不同者，乃运行于脉外，循皮肤之中、分肉之间，以温养肌肉皮肤，其主要功能为保卫体表，抵御外邪入侵。五脏之气，则指五脏功能的具体表现，有关内容已如前述，不再重复。

2. 病机：由上所述，气的活动范围较为广泛，因此，疾病之发生演变与气的关系极为密切，即《素问》所谓"百病皆生于气"。

气病的病因，不外外感及内伤。外感疾病中，风寒外束，则致肺气失宣，而为咳嗽；

寒与气结，是为疝为瘕；风热上乘内炽，肺气失于肃降，而见咳吐黄痰，鼻翼煽动；邪热内扰心包，心气逆乱，故有神昏惊厥之证；湿浊阻遏气机，在肺则气机壅塞而喘逆吐涎，在脾则清气不升而见泄泻节了二内伤之病，则不外乎：怒则气上，喜则气缓，悲则气消，恐则气下，劳则气耗，思则气结。说明劳倦、饮食和情志所伤亦与气病的发生有一定关系。

综上所述，外感、内伤均可引起气病，由于病因、病机的不同，其病理变化所反映出来的证候亦有区别。

气病与脏腑的关系非常密切，气来源于脾肾，升降出入治节于肺，升发疏泄于肝，统血贯脉而周行于心，故脏腑一旦受病，就会直接或间接地反映出气的病理变化，出现不同的气病证候。如肺气不宣，则为喘咳；肺气不足，则神倦气短；心气逆乱，则心神被扰而昏迷癫狂；气血亏耗，则心气不足而心悸怔忡。脾胃不和，则胃气上逆而泛恶呕吐；脾失运化，则胃气虚衰而纳呆泄泻，生湿生痰。肝气郁结，则化火上炎，肝阳暴张而上扰神明；肝气虚则胆亦虚，而头晕心悸，胆怯肢麻。肾气虚弱，固摄失权则遗泄；肾气不纳，故动则喘息；气不化水，而水泛为痰为肿。

气病虽有虚实之分，然多见于升降出入之变。升降出入为气机运动的基本形式。亦是脏腑功能活动的基本表现，如心火下降，肾水上济；肝性升发，肺主肃降；脾主升清，胃主降浊；肺主呼气，肾主纳气。其中，脾胃为气机升降之枢纽，肝肺为气机升降之道路，心肾为气机升降之动力。心肺胃之气以降为顺，肝脾肾之气以升为健。脏腑协调，维持气机升降出入。病理情况下，脏腑功能失调，进而影响气机之升降出入，因此为病。

3. 气病证候：上面已经提到，气病的病理与脏腑直接相关，因此，气病的证候也包括在脏腑的不同证候之中，具体内容也如前述。现仅将气病概括为虚买两证分述如下。

（1）气虚：凡因劳伤过度，久病失养而耗伤元气者，皆属气虚。其主要表现为少气懒言，语声低微，自汗，心悸怔忡，头晕耳鸣，倦怠乏力，食少，小便清或频，脉虚弱或虚大等。此外，气虚易下陷，久病阳亦虚，故脱肛及子宫脱出等，亦属气虚范畴。

（2）气实：气实证多由痰火、食滞、湿热、郁结等所致，或外感治疗不当而引起。其主要表现有胸闷脘痞，痰多喘满，气粗，腹胀，大便秘结，脉搏弦滑或数实等。此外，气实易化火，故有"气有余便是火"之说。

4. 气病的治疗：治疗气病的基本原则是气虚宜补气，气实宜理气、行气、降气。气虚者，其补气主要是补肺、肾、脾之气，因脾胃为元气生化之源，脾胃虚衰则元气不足，其他脏腑亦因元气不足而虚弱，如李杲说脾胃之气既伤，元气亦不能充，而诸病之所由生也。"肺为脾之子，脾气不足，最易导致肺气出入升降失常，加重病情的发展。肾为先天之本，主藏精气，又为气化之司，故肾气不足，则可引起一系列水液气化失调的病证。因此，气病的治疗，一般是根据气虚的不同病机，以补肺脾肾之气为主。补脾胃气虚，常用四君子汤、补中益气汤；补肺气常用补肺汤；补肾气常用大补元煎、金匮肾气丸等。如果出现兼有痰火等虚中挟实证候，则须根据情况，分清主次，视其轻重缓急进行处理。

至于气实证，主要因气郁、气滞、气逆以及外邪侵犯所致，与肝、肺、脾三脏关系较为密切，故多采用泄肝、理脾、宣肺、降逆、散寒、化结等法。一般气实之证多较复杂，故当分别其与脏腑的关系，针对治疗。如肺气郁阻者宜开，胃气积滞者宜导，肝火上逆者宜降，肝气郁结者宜疏，胆气壅滞者宜和，肝胆火盛者宜泄，气滞而痛者宜调。如湿、食、痰、火夹杂为患，则当分清轻重缓急进行调治。

（二）血

1. 生理：血来源于水谷之精气，通过脾胃的生化输布，注之于脉，化而为血。另外，血与肾的关系也极为密切，精血互生，故有"肾为水脏，主藏精而化血"之说。血的功能主要是充润营养全身：目之视，足之步，掌之握，指之摄，皮肤的感觉，五脏六腑功能之协调，无不赖血液营养。

血液所以能循行脉中，周流不息，除了与"心主血脉"的功能有直接联系外，与气的功能亦密切相关。因血属阴，赖阳气以运行，气行则血行，气滞则血瘀，气脱则血失，故有"血随气行，气为血帅"之说。

2. 病机：血病的表现一般分为出血、血瘀、血虚，三者的病因病理既有区别，又有联系。如出血既是血虚的病因，又可能是瘀血的病机，当出血蓄积于内而为瘀者，就是这种联系的反映。现将三者的病理分述如下。

（1）出血：正常情况下，血液循行于脉中，若脉络受伤，血溢脉外，即为出血。从上而出，称为上溢，如咳血、吐血、衄血等；从下而出，称为下溢，如便血、尿血、崩漏等。

出血之病机，大多由火引起，亦有因气之不足，血无所依而导致者。因此，归纳出血的病机，不外风、火、燥、热损伤脉络；过食酒酪辛辣动火之品，或肥厚甘甜蓄积为患；七情因素之激扰，五志之火内燔；素有血病，复因恣情纵欲，耗伤肾阴，虚火伤络；以及跌打损伤，强力负重等。

（2）瘀血：凡离经之血未出体外，停滞于内，或脉中之血为邪气或痰火或湿热所阻，均能成瘀。其病机可归纳为邪毒和营，或外阻脉道；出血后处理不当，余血内留；产后恶露不下；挫伤脉络，以及其他气病、血病等。

（3）血虚：主要由于失血过多或生血不足两个方面。如吐血、衄血、产后以及外伤性出血等，血失过多，新血未生；或因脾胃素弱，水谷之精微不能化生营血；以及久病不愈，肠中虫积，营血消耗等，均能使脏腑百脉失养，而出现一系列血虚的病理反应。

3. 血病证候

（1）出血：多以出血之部位或器官而分证，如咳嗽咯痰而出者，为肺系之出血；随食物呕吐而出者，为胃之出血；随大小便而出者，为便血、尿血；由鼻窍而出者，是为衄血；女子月事过多或经血频频者，是为崩漏。此外，尚有从龈、耳、目、肌肤等处出血者。其临床症状，则根据其病因、病机及出血部位各有不同，有关内容，均分述于各论血证诸篇中。

（2）瘀血：主要表现为疼痛，部位随瘀血所在而定，痛处不移，状若针刺，得寒温不移，常兼痞闷，胀满，自觉烦热，眼睑乌黑，唇色枯萎，皮肤紫斑，或有血丝红缕，甚则甲错，舌质暗，或见瘀斑，脉细涩。

（3）血虚：面色苍白，唇舌、爪甲色淡无华，头眩晕，心悸怔忡，气微而短，疲倦乏力，或手足发麻，脉细。

4. 血病的治疗：血病的治疗，主要根据上述证候，血虚者补血，出血则止血，血瘀者宜活血化瘀。

（1）出血：凡由火热引起出血者，以泻热止血为主法。如肝胆火热内炽出血，用龙胆泻肝汤之类；血热妄动出血，用犀角地黄汤之类；胃火内炽出血，用《金匮》泻心汤之类；阴虚火旺咯血，用沙参麦冬汤之类；肠风下血，用槐花散之类；热在下焦尿血，用小蓟饮子之类；如因脾不统血或气不摄血致出血者，法当益气摄血，可用归脾汤或补中益气汤之类。

（2）瘀血：瘀血的治疗，视病情而定。如瘀血内结，可行血破瘀，用桃仁承气汤或抵挡之类，如瘀血阻滞，可行气活血，或活血化瘀，用血府逐瘀汤之类；因寒滞经脉而血瘀者，可温经活血，用温经汤之类；因正虚无力推动血行而瘀者，又当扶正祛瘀同用。

（3）血虚：主要是补气养血，用人参养荣汤或十全大补汤。妇人血虚，多用四物汤或当归补血汤之类。若精血双亏，则应佐以益肾填精之品。

三、风火湿痰病机、病证的基本概念

风、火、湿（痰），既是六淫之气，又是脏腑病理变化产物，也是脏腑疾病的临床表现。因此，又是直接或间接致病的内外因素。

（一）风

风有内外之分。外风为六淫病毒之一；内风系人体阳气所化，多呈现火热炽盛、肝阳偏亢或阴血亏虚所引起的一系列气血逆乱的证候。

1. 风证特点

（1）外风：病起急骤，身热而渴，或兼咳嗽，肢体酸痛，或骨节红肿，游走不定，或皮肤出现风疹作痒，或口歪舌强等。

（2）内风：多系肝阳肝风、阴血亏虚所产生，或因情志、起居、饮食失节而诱发，根据病情轻重不同，多有头目眩晕，抽搐震颤，癫狂，或卒中，口眼歪斜，语言謇涩，半身不遂等。

2. 风证病机

（1）外风：风为六淫之首，四季皆能伤人，经口鼻或肌表而入。经口鼻而入者，多先犯肺系；经肌表而入者，多始自经络，正虚邪盛则内传脏腑。此两者感受途径又可同时兼有。

风邪为病，很少单独袭人，往往兼邪同犯或随时气而发病。如冬多兼寒；天气由寒转暖，则多与温邪病毒入侵而为温病；时令多湿，或居处潮湿，则兼湿为患；也有风、寒、湿同时感受而致病者。风为阳邪，其性善行速变，故侵犯经络骨节，其痛多游走流窜而无定处。挟热者为风热，风热上受多犯头面咽喉；若兼湿，湿性下流，故多犯下肢。风气刚劲，常卒然伤人，留滞经络，出现口歪舌强、肢体拘急挛痛等证。

（2）内风：内风系自内而生，产生内风的病机如下。

1）热极生风：风热极之证，必灼伤津液，消灼营血；营血既伤，心肝受病，邪热上扰，可出现惊厥神昏证候，此即所谓"热极生风"的病机。

2）肝风内动：肝脏内寄相火，体阴用阳，赖肾水以滋之。肾水不足，肝失所养，体弱用强，则肝火偏亢而上炎；风自火升，血随气逆，横窜络道，上窜巅顶，直扰神明，可出现眩晕、抽搐，或卒中、不省人事等证候，此即"肝风内动"和"诸风掉眩皆属于肝"的病机。

3）血虚生风：肝为藏血之脏，其性刚强，赖血以濡养。血虚则肝阴不足，肝阳偏亢，风自内生，也会出现瘛疭、眩晕、痉厥等证。

由前述可知，内风为病，多与心、肝、肾三脏有关，病本在肝肾，病标则在心。此外，内风与痰也有一定关系，如内有痰火郁结，则更易生风；反之，肝风内动，痰浊随之上逆，易出现卒中。

3. 风证的辨证论治

（1）外风

1）风寒：如感冒伤风，症见头项强痛，恶寒或发热无汗，鼻塞，苔薄白，脉浮紧等。治以疏风散寒，用葱豉汤或荆防败毒散之类。

2）风热：风热外感，多犯上焦，见头胀，咽喉肿痛，发热不恶寒，或少汗恶风，目赤胀痛羞明，咳吐黄痰，也可见头面红肿痛，乳蛾，鼻渊；如风热伤络，则为咳血，小便色黄，脉洪数等。治以疏风清热，用桑菊饮或银翘散之类。

3）风湿：风湿为患，表现为肌表经络的证候可为头痛而重，骨节疼痛，走窜不定，湿疹、水疱等；表现为肠胃的证候则为肠鸣腹痛，泄泻，清稀如水等治以散风化湿，表现为肠胃的证候则为肠鸣腹痛，泄泻，清稀如水等。治以散风化湿在肌表经络者用羌活胜湿汤之类，在肠胃可用藿香正气散之类。

（2）内风：病情轻者，主要表现为头目眩晕，心绪不宁，手足颤动；重者可突然出现昏迷，口眼歪斜，角弓反张，半身不遂等症。热极生风，必兼热盛症状；虚风内动，必兼肝肾阴虚、肝阳上亢的症状血虚生风，必兼血虚内燥症状。

内风的治疗，凡热极生风者，宜平肝息风，用羚羊钩藤汤之类，酌情可加用安宫牛黄丸、至宝丹、紫雪丹；如虚阳妄动者，宜滋阴潜阳，用大定风珠汤之类；血虚生风者，宜养阴息风，用加减复脉汤之类。

（二）火

火为热之甚。火既是六淫病邪之一，亦可由疾病过程中产生。有虚实之分，实证多因直接感受火热，或他邪化火而成；虚火则是脏腑病理变化反映于临床的一种病症，多由气血失调，精血亏耗而成。

1. 火证特点：火系热之甚，其性上炎，故火证与热证相似，但比热证更重。其主要特点如下。

（1）实火：多由外感所致，病势急速，病程短，多有壮热，面红耳赤，口渴心烦，喜冷饮，甚者狂躁，谵语，昏迷，小便短赤，大便秘结，唇焦，苔黄燥或起刺，脉洪数等。

（2）虚火：多因内伤而起，病势缓慢，病程长，症见潮热盗汗，午后颧红，虚烦失眠，目干咽燥，干咳无淡，或痰中带血，耳鸣健忘，腰酸遗精，舌质红绛少津或光剥无苔，脉细数。

2．火证病机：在生理状态下，人体脏腑活动赖水谷之营养，从而生火生热以为用；反过来，人体又赖此火热之能以腐熟水谷、化生精气而维持生命，这种火称之为"少火"。病理状态下，精血耗伤，脏腑功能失常，阴阳失其相对平衡，因脏腑阳偏亢所生之火称为"壮火"，是反常之邪火，能伤人正气而致病，即《内经》所谓"壮火食气，少火生气"。言少火为正常之火，物赖以生；壮火为反常之火，物因以耗。

火的病机，不外内伤、外感两个方面。凡感受六淫之邪而为火证者，可因直接感受火热所起，亦可由他邪演化而生。因感受火热之邪而出现火热证者，乃由火热灼伤津液营血，内损脏腑所致。因感他邪而为火证者，则是渐趋化热，由热化火，如寒之化火，必须由寒化热，热极而后生火；湿之化火，必须与热相结，或湿蕴化热，湿热极盛而成痰火。一般认为，这种由外感引起的火，多属实火，反映于临床就是实火证候。

内伤亦可生火，如劳伤过度，情志抑郁，淫欲妄动，均可影响脏腑正常生理功能，使气血失调，或久病失养，精血亏耗，均可导致内火的发生，而出现火证。这种因内伤所致之火，多属虚火，反映于临床多是虚火证候。

3．火证的辨证论治：辨火之证，首别虚实。虚者宜补宜滋，浮者宜引宜敛，实者宜清易泻。由于受病的脏腑不同，虚实有别，必须详细辨证。

（1）实火

1）心火炽盛：主症为面红耳赤，五心烦热，口燥唇裂，舌碎糜破。甚者喜笑无常，谵语，神昏，吐血等。治以清泻心火，用泻心汤之类。

2）肝胆火盛：主症为胁痛耳聋，少寐多梦，头昏目赤，口苦，筋痿，或淋浊、溺血等。治以清泄肝胆，用龙胆泻肝汤之类。

3）肺火壅盛：主症为气粗鼻煽，咳吐稠痰，烦渴欲饮，大便燥结，或鼻血、咳血等，治以清肃肺热，用《千金》苇茎汤或泻白散之类。

4）胃火炽盛：主症为烦渴引饮，牙龈腐烂而痛或出血，呕吐嘈杂，消谷善饥等。治以清泻胃热，用清胃散之类。

5）大肠火热：大便秘结不通，或暴泻黄赤，肛门灼热等。治以泻下积热，用大承气汤之类。

6）小肠火热：主症为少腹坠痛，血淋热浊等。治以清心降火，用导赤散之类。

7）脾火内炽：主症为口舌干燥，烦渴易饥等。治以清脾泻火，用泻黄散之类。

8）膀胱有火：主症为癃闭淋沥，遗溺浑浊，尿血腹痛等。治以清利火热，用八正散之类。

9）火热入心，蒙蔽清窍：主症为神昏，谵语，抽搐等。治以清心开窍，用安宫牛黄丸、至宝丹之类。

（2）虚火

1）肾虚火动：主症为虚热骨蒸及其他阴虚证候。治以滋阴降火，用知柏地黄丸之类，骨蒸者用清骨散之类。

2）脾胃虚火：主症为渴喜热次，懒言恶食等治以甘温除热，用补中益气汤或黄芪建中汤之类。

（三）湿

湿有内外之分。外湿为六淫之一，常先伤于下。湿留体内或从热化，结为湿热，或从寒化，聚为寒湿，或致泄泻，或为水肿。内湿为病理产物，与脾的病理变化有密切关系。

1. 湿证特点：湿为阴邪，得温则化，得阳则宣。但湿邪性黏腻而滞，故不易速去，常反复经久不已。

（1）外湿：外湿起病，与气候环境有关，如阴雨连绵，或久处雾露潮湿，均易发生湿病；又脾胃素弱，也容易感受外湿。其临床表现多有身重体酸，关节疼痛，甚者屈伸不利，难以转侧，其痛常限于一处不移，苔白微腻，脉濡缓等。

（2）内湿：内湿之证，皆与脾胃有关，故以脾胃症状为主，如口淡乏味而腻，食欲不振，或食而不多，胸脘痞闷，嗳气泄泻，肢软无力，头痛身重，苔白厚而腻，脉濡弱等。

2. 湿证病机：湿的形成及其病机有外来与内生之别。外湿乃外来之邪，多由肌肤体表侵入，浅则伤入皮肉筋脉，或流注关节，甚则可入脏腑。湿邪伤人，常兼寒、热与风。湿邪侵入人体，可从阴化寒，亦可从阳化热，视人体脏腑功能的不同、禀赋之强弱以及治疗失当而转化。如肾阳素虚者易从寒化，胃热之人易从热化；过用寒凉易于寒化，妄加温燥易于热化。

内湿的形成，多因饮食不节，如恣食生冷酒醴肥甘，或饥饱失时，损伤脾胃；脾伤则运化功能失常，致津液不得运化敷布，故湿从内生，聚而为患，或为泄泻，或为肿满，或为饮邪。此即《内经》"诸湿肿满，皆属于脾"的病机。在内湿基础上，更容易感受外湿，两者互相影响，可出现各种不同的湿证。

3. 湿证的辨证论治

（1）外湿

1）寒湿：全身疼痛，以关节痛为重，行动不便，无汗，便溏，或见四肢浮肿，苔白腻，脉濡缓。治以蠲痹通络，用蠲痹汤之类。

2）风湿：见风证辨证论治。

3）湿热：发热心烦，口渴自汗，四肢关节肿痛，胸满黄疸，小便黄赤，舌苔黄腻，脉濡数。治以清热化湿，如苍术白虎汤之类；以关节肿痛为主者，用桂枝白虎汤之类；以黄疸为主者，用茵陈五苓散之类。

4）暑湿：呕吐泄泻，发热汗出，胸闷腹满，不思饮食，苔白滑，脉虚濡。治以芳香化湿，用藿香正气散之类。

（2）内湿

1）湿浊困脾：肢体无力，困倦疲惫，脘闷饱胀，大便溏稀，或见呕逆，脉濡，苔白滑而腻。治以理脾除湿，用胃苓汤之类。

2）湿从热化：湿热蕴于心经，则口舌生疮糜烂。湿热注于下焦，或为痢疾，或为淋浊、血尿、癃闭，或为带下。湿热浸淫肌肤，则为痦疾；流注关节，则红肿疼痛。治疗可参照火证，酌加除湿之品。皮肤湿热所致的疥癣疹疮，可用解毒化湿法，如苦参汤或蛇床子散之类。

（四）痰

痰和饮，都是病理变化的产物，是水液停集反映于临床的两种不同证候。古人谓"积水成饮，饮凝成痰"。水、饮、痰三者的区别即稠浊者为痰，清稀者为饮，更清者为水。痰饮之产生，与脾、肺、肾三脏关系最为密切。

1. 痰和饮的特点：从发病部位而言，饮多见于胸腹四肢，故与脾胃关系较为密切。痰之为病，全身各处均可出现，与五脏之病均有关系。张景岳说："饮惟停积肠胃，而痰则无处不到。水谷不化而停为饮者，其病全由脾胃；无处不到而化为痰者，凡五脏之伤，皆能致之。"现将痰与饮的临床表现分述如下。

（1）痰之主症：胸部痞闷，胁肋胀痛，咳嗽痰多，恶心呕吐，腹泻，心悸，眩晕，癫狂，皮肤麻木，关节痛或肿胀，皮下结节或结肿，溃破流脓，久不收口，苔白滑或厚，脉滑。

（2）饮之主症：临床症状多随饮停部位而异。如见呕吐，肠鸣辘辘，是为痰饮，饮在肠胃；如咳唾引胁下作痛，心下痞硬，则为悬饮，饮停胸胁；如体重而肿，为溢饮，饮在四肢；如喘咳气逆，不能平卧，为支饮，饮在膈上。

2. 痰和饮的病机：人体在生理状态下，水谷之精气得脾之健运，肺之调节，肾之煦蒸，三焦之气化，或化为血，或化为津液，以营养全身；或变为汗，或变为气，或变为溺，而排出体外。而在病理状态下，脏腑失却正常生化输布功能，合游溢之水谷精气，遇阴寒聚而为水为饮，得火气之煎熬变津成痰。脾虚，中阳不振，运化失职，水谷精气敷布失常，则可聚而成饮成痰；阴虚生热，或肝郁化火，火热上炎，灼熬津液，因而生痰；风寒犯肺，气机郁闭，或化热化燥，蒸灼肺津而成痰。痰迷心窍则神昏癫痫，犯肺则咳嗽痰多，留滞中焦而肠鸣腹泻，流窜肌肉盘骨而为瘰疬痰核。饮在肌肉，溢而为肿；留胁则咳唾引胁而痛，心下痞硬；居膈上则咳喘不能平卧，下注肠中则辘辘有声。

3. 痰和饮的辨证论治

（1）痰证

1）风痰咳嗽：即一般伤风有表证咳嗽，治以宣肺化痰，用杏苏散之类。

2）痰湿犯肺：咳嗽痰多，色白质稀，治以燥湿化痰，用二陈汤之类。

3）痰热伏肺：肺有伏热，痰黏而黄，治以清热化痰，用清金化痰汤之类。

4）痰蒙心窍：卒然昏仆，痰涎壅塞，治以化痰开窍，用稀涎散之类。

5）痰核瘰疬：项下痰核瘰疬，治以消痰散结，用消核散之类。

6）痰气相搏：气为痰滞，痰因气结，痰涎壅塞，喘咳气急，胸膈噎塞，治以降气化痰，用半夏厚朴汤之类。

（2）饮证

1）痰饮：症见咳嗽心悸，思水不欲饮，肠中水声辘辘，呕吐清水，胸腹胀满，苔白，脉弦滑。治以温化痰饮，用苓桂术甘汤之类。

2）悬饮：饮在胁，咳唾引痛，心下痞硬，发热汗出，苔白或腻，脉弦。治以攻逐水饮，用十枣汤之类。

3）溢饮：干呕发热而渴，面目四肢浮肿，身体疼重，苔白或微黄，脉浮而散。治以发汗逐饮，用大青龙汤或小青龙汤之类。

4）支饮：咳逆倚息，短气不能平卧，身体微肿，脉弦细，苔白。治以泻肺逐饮，用葶苈大枣泻肺汤之类。

四、六经病机、病证的基本概念

张仲景在继承《内经》、《难经》等古代医学知识的基础上，创立了六经辨证论治的体系，运用于外感病。六经辨证是对风寒外感病发展不同阶段、六经不同证候的概括，即太阳病、阳明病、少阳病、太阴病、少阴病、厥阴病；二是表明了风寒邪气所在部位与转化及其发展变化的一般规律，即太阳病—阳明病—少阳病—太阴病—少阴病—厥阴病，显示病情由表及里、由浅入深的六个阶段。外感病的临床表现，是各脏腑经络受到以风寒为主的邪气侵袭后所引起的病理反映，掌握和运用这种规律，是非常必要的。一则由于邪气性质的差异，二则由于脏腑、经络属性有阴阳，部位有浅深；加之人体禀赋有强弱，年龄有老幼，故病情演变就会再现寒、热、虚、实的不同，辨证时，就需要在原有基础上灵活运用。

六经辨证的基本内容概括如下。

（一）太阳病

太阳病主表，为外感病初起，风寒侵袭肌表之证。

1．提纲：太阳之为病，脉浮，头项强痛而恶寒。

2．病机：风寒袭击，营卫失和，则为经证；经证不解，内传膀胱，则为腑证；邪入气分为蓄水证，邪入血分为蓄血证。

3．证治

（1）经证：分中风、伤寒两证。

1）中风证：恶风发热，汗出，头项强痛，脉浮缓。又称表虚证。治宜调和营卫，以桂枝汤为主方。

2）伤寒证：恶寒发热，无汗，头痛身痛，项背强，脉浮紧。又称表实证。治宜辛温解表，以麻黄汤为主方。

（2）腑证：分蓄水证、蓄血证。

1）蓄水证：恶风发热，小便不利，烦渴喜饮，饮入则吐，脉浮。治宜解表利水，以五苓散为主方。

2）蓄血证：恶风发热，少腹硬满，小便自利，神志错乱，甚则发狂，脉沉细。治宜破血逐瘀，以桃核承气汤为主方。

（二）阳明病

阳明病主里，为风寒之邪由表入里、由寒化热而致邪热炽盛之证。

1. 提纲：阳明之为病，胃家实是也。

2. 病机：寒邪由表入里化热，热蕴胃肠，倘若未见肠中有燥屎则称为经证，若已见肠中有燥屎停积则称为腑证。

3. 证治

（1）经证：高热，汗自出，不恶寒，反恶热，烦渴引饮，脉洪大而数，舌苔黄燥。治宜清热泄火，白虎汤为主方。

（2）腑证：腹满而痛，大便秘结，潮热谵语，脉沉实。治宜泻热通腑，以诸承气汤为主方。

（三）少阳病

少阳病，主半表半里，为病邪已脱离太阳之表，而尚未进入阳明之里。

1. 提纲：少阳之为病，口苦，咽干，目眩。

2. 病机：病邪由表内传，或由里外传，或起于本经而停留于表里之间，正邪相争，枢机不运，升降不利。

3. 证治：少阳证为往来寒热，胸胁苦满，默默不欲饮食，心烦喜呕，口苦，咽干，目眩等。治宜和解少阳，以小柴胡汤为主方。若太阳少阳合病，则兼见头痛、身痛、汗出等，治宜和解疏表，以柴胡桂枝汤为主方。若少阳阳明合病，则兼见脘腹胀满、痞硬，大便或秘结或下利，治宜和解通里，以大柴胡汤为主方。

（四）太阴病

太阴病主脾阳虚衰。为病邪由三阳转变而来，或直接侵入，损伤脾胃，导致脾阳不振。本病为邪入于阴的早期阶段。

1. 提纲：太阴之为病，腹满而吐，食不下，自利益甚，时腹自痛，若下之，必胸下结硬。

2. 病机：寒邪由表入里，损伤脾胃，脾阳不振，运化无权。

3. 证治：太阴病为腹满而痛，下利，食不下而吐，治宜温中健脾，以理中汤为主方。若太阴病兼有表证，则宜根据证情缓急，相应采用先解表，后温里，或表里兼顾之法。

（五）少阴病

少阴病主心肾虚衰，为病邪传入少阴，损伤心肾，导致心肾之阴阳虚衰。本病可由他经传变而来，或直中而病，为病情危重的后期阶段。

1. 提纲：少阴之为病，脉微细，但欲寐。

2. 病机：病邪深入伤及心肾，或致阳气耗伤则内生虚寒，或致阴血亏损则内生虚热。少阴病，属虚寒者多，而属虚热者少。

3. 证治

（1）少阴虚寒证为畏寒身蜷，四肢厥逆，精神萎靡而欲睡，脉微细，或下利清谷，小便清长。治宜回阳救逆，以四逆汤为主方。

（2）少阴虚热证为心烦，不得眠，口燥咽干，舌红少苔，脉细数等。治宜育阴清热，以黄连阿胶汤为主方。

（3）少阴水泛证为心下悸，头眩，筋肉跳动，全身颤抖，有欲倒于地之势，甚则浮肿，小便不利，或四肢沉重疼痛，或下利，或腹痛等，治宜温阳行水，以真武汤为主方。

（4）少阴病兼证为或兼见太阳证，或兼见阳明证，治宜两者兼顾，分别用助阳解表的麻黄附子细辛汤，或急下存阴的大承气汤。

（六）厥阴病

厥阴病主寒热错杂。为伤寒后期，病邪入里，使人体气血津液和脏腑功能遭到严重损伤，病情复杂，常表现为寒热互见，阴阳错杂。

1. 提纲：厥阴之为病，消渴，气上撞心，心中疼热，饥而不欲食，食则吐蛔，下之利不止。

2. 病机：病邪损伤气血津液，脏腑功能发生障碍，而致阴阳失调，导致内外或上下寒热错杂之证。

3. 证治

（1）寒热错杂证为时心烦，得食而呕，甚则吐，或见吐利，治宜寒温并用，以乌梅丸为主方。

（2）厥阴寒证为干呕，吐涎沫，头痛，手足厥冷，脉细欲绝等，治宜养血通脉，温经散寒，以当归四逆加吴茱萸生姜汤为主方。

（3）厥阴热证为热利，下重，口干欲饮水，脉数，治宜清热利浊解毒，以白头翁汤为主方。

五、卫气营血病机、病证的基本概念

卫气营血病机，是探讨温热病发生演变过程中，按病变的浅深轻重而分成卫、气、营、血四个阶段的变化机制。叶天士在《温热篇》指出："大凡看法，卫之后方言气，营之后方言血。"概括了温热病邪气传变规律。卫气营血病证，是温邪传至卫、气、营、血各阶段反映于临床的不同证候，即包括卫分证候、气分证候、营分证候、血分证候。它们的一般变化规律是卫分—气分—营分—血分，病变由浅入深，由轻转重。反之，由营、血传至卫、气，是病变由深出浅，由重转轻。

（一）卫分证

卫分证主要见于温热病初起。温邪从口鼻或皮毛而入，侵犯肺卫。

1. 主症：发热，微恶风寒，头痛，无汗或少汗，咳嗽，口渴，舌边尖红，苔薄白，脉浮数等。

2. 病机：温邪上受或侵袭肌表，肺卫失于宣肃。

3．证治

（1）风温卫分证：症同主症，治宜辛凉解表，以银翘散为主方。

（2）秋燥卫分证：症见恶寒发热，头痛无汗，咽干唇燥，鼻干，干咳，舌苔薄白而干，脉浮细。秋燥有凉燥与温燥之分。凉燥治宜散寒解表、宣肺润燥，以杏苏散为主方；热燥治宜辛凉解表、宣肺润燥，以桑菊饮为主方。

（3）暑温、湿温之卫分证：可参考三焦病机之上焦证。

（二）气分证

气分证主要见于温邪由卫分入里化热，病变部位有胃、脾、肠、胆、胸膈等，其中以热盛阳明较为常见。

1．主症：壮热，不恶寒但恶热，汗多，渴欲冷饮，舌苔黄燥，脉洪大。

2．病机：邪入阳明气分，正邪剧烈抗争，津液耗伤。

3．证治

（1）热积肺胃：症见主症，治宜清热生津，以白虎汤为主方。若兼见汗出过多而伤津耗气，可用人参白虎汤为治。若兼见痰黄而稠，胸痛气喘，可用麻杏石甘汤加清化痰热药治疗。若兼见大便秘结或泻下黄臭稀水，腹痛拒按，可用调胃承气汤为治；再有伤阴之证，可用增液承气汤为治。

（2）里热夹湿证：可参考三焦病机之中焦证。

（三）营分证

营分证多由卫分、气分传来，也有起病即为营分证者，是温热病的严重阶段。

1．主症：身热夜甚或身灼热，渴不欲饮或反不渴，心烦不寐，时有谵语，舌质红绛，脉细数。

2．病机：温热之邪入里，热势内盛，损伤营阴，或热扰心神，或热极生风。

3．证治：热灼营阴，症见如主症，或斑疹隐隐，舌绛无苔。治宜清营泄热，以清营汤为主方。

（1）热入心包：症见高热，神昏，谵语，或四肢厥冷，抽搐。治宜清心开窍，以清营汤送服安宫牛黄丸或局方至宝丹。

（2）热极生风：症见高热，躁扰不宁，抽搐，或四肢拘急，项强，角弓反张，舌颤，舌红或绛，脉弦数，治宜清热息风，以白虎汤加羚羊角、钩藤之类。

（四）血分证

血分证多从营分发展而来，也有由卫分、气分直入血分的，个别情况也有起病即现血分证者，是温热病的危重阶段。

1．主症：吐血，衄血，便血，溺血，斑疹密布，身热，或低热，手足心热，口干舌燥，齿枯唇焦，躁扰不宁，或神昏谵语，舌质红绛或光红如镜，或手足抽搐，痉厥。

2．病机：热盛迫血，热瘀交结，阴液被灼，虚风内动。

3．证治

（1）热在血分：症见如主症。治宜清热凉血解毒，以犀角地黄汤为主方。

（2）气血两燔：症见壮热口渴，心烦躁扰，甚或昏狂谵妄，吐血，衄血，肌肤发斑，舌绛，苔黄燥，脉数。治宜清气凉血化斑，以化斑汤为主方。若热毒充片表里上下，内侵脏腑，外窜经络，症见寒战高热，大渴饮冷，头痛如劈，烦躁谵妄，神昏，出血等；治宜清气凉血，泻火解毒，以清瘟败毒饮为主方。

（3）血热动风：症见壮热神昏，头晕胀痛，手足抽搐，颈项强直，角弓反张，舌干绛，脉弦数，治宜凉肝息风，以羚羊钩藤汤为主方。

（4）血热伤阴：因邪气的强弱和阴液耗伤程度不同，表现有异。治疗总离不开清热凉血和滋阴增液两法，具体运用时酌情取舍。

六、三焦病机、病证的基本概念

吴鞠通根据历代文献对三焦的论述和三焦病变的辨证方法，创立了三焦辨证，以此作为外感温病的辨证纲领。三焦病机是探讨湿温病发生演变过程中，病变浅深轻重发展的不同阶段、三类不同证候的概括。即上焦湿热证候、中焦湿热证候、下焦湿热证候。其次标明了湿热邪气所在部位及湿热病发展变化的一般规律。即上焦证—中焦证候—下焦证候，显示湿热病由上到下，向纵深发展的三个阶段。《温病条辨》指出："凡病温热，始于上焦，在于太阴，肺病逆传，则为心包；上焦病不治，则传中焦，脾与胃也；中焦病不治，则传下焦，肝与肾也，始于上焦，张于下焦。"这种分类辨证方法，难与卫气营血或六经严格区别。从临床实践中认识到：只有湿热病多表现为湿热弥漫上、中、下三焦或留滞于其中一二个部位，因此，后世学者提出以三焦辨证作为湿热病的辨证纲领最为适宜。现将三焦湿热证候分述如下。

（一）上焦湿热证候

是湿热邪气侵袭人体的初起。是湿热邪气自口鼻而入，侵袭于肺，导致肺气不宣，肃降失司，卫外功能失常及水液代谢障碍的一类证候。它以恶寒、发热、身热不扬、头身重痛、脉濡等为其主要特点。同时由于湿困脾胃，又可兼见胸闷脘痞、纳呆不饥等症状。上焦湿热证候，除肺的病变外，还可见湿热酿痰、蒙蔽心包之证，其临床表现以表情淡漠、神识痴呆、时昏时醒为主要特点。

治疗应选辛温宣透，芳香化湿之法。正如吴鞠通所说："治上焦如羽，非轻不举。"湿热酿痰、蒙蔽心包之证，治应选化湿清热、芳香开窍之法。

（二）中焦湿热证候

是湿热邪气郁阻脾胃，导致脾胃的运化功能障碍、气机升降失常的一类证候。由于湿邪与热邪轻重程度不同，中焦湿热证候可以分为湿重于热、热重于湿和湿热并重三种类型。在此阶段，由于湿邪困阻，肺气不宣，其寒热模糊、头重身痛等上焦见证亦可同时存在。

湿重于热，是以湿为主，湿浊困脾，多以身体重楚、脘痞不饥、口淡不渴、大便溏滞不爽、苔腻、脉濡为主要特点。

热重于湿，多见于暑湿病，以里热为主，又挟湿邪，症见高热，心烦，口渴，脘腹胀满，舌红，苔黄腻，脉濡数。

治疗应以燥湿为法，以祛除湿邪，调整脾胃功能，使之恢复升降平衡。湿重于热，治宜辛温开郁，苦温燥湿；热重于湿，治宜苦寒清热燥湿。正如吴鞠通所说："治中焦如衡，非平不安。"

（三）下焦湿热证候

是湿热邪气下注膀胱或小肠、大肠，导致水液代谢障碍、饮食传导功能失常的一类证候。它以小便不利或大便不畅为主要临床特点。在此阶段，由于水湿困阻，脾胃运化失司，中焦见证也可同时存在。

下焦湿热证候的治疗，主要针对病变部位，采用相应的方法。膀胱湿热证候，治当通利小便为法；大肠湿热证候，治当导滞通腑。湿重于热者，治宜辛温宣化与健脾利湿相合，以宣化湿浊，通利大肠；热重于湿者，治宜选用苦寒通下燥湿与行气消导之品相配，以清除大肠湿热。正如吴鞠通所说："治下焦如权，非重不沉。"

···（荆丰德）

第三节 分类学

中医内科学所包含的疾病，随着医疗实践的不断深入和历代医家的积累和整理而与日俱增。为了方便学习、研究与临床应用，探讨内科疾病分类的必要性早就引起人们的普遍重视。《金匮要略》一书中，已经作了有益的探索，如痉、湿、暍三者皆是从太阳开始，来自外感的病证，故合为一篇利于鉴别；消渴、小便不利、淋病均属小便异常症状，故列为一篇论述；呕、吐、哕、下利又都是胃肠疾病，合在一起讨论，易于辨证施治。尽管粗糙，但在疾病分类方面的探索却是有益的。《诸病源候论》是我国现存第一部证候学专着，其以"候"类述，共1739则，可见书中证候分类之细，该书把风病、虚劳病、伤寒、温病、热病、时气病等作为全身性疾病，然后再按证候特征或脏腑生理系统进行分类。此种分类，实有过繁之感。《千金方》则由博返约，初步进行归纳，将风病、伤寒、脚气、消渴、水肿等作为全身性疾病，其他疾病则归入肝脏、胆腑、心脏、小肠腑、脾脏、胃腑、肺脏、大肠腑、肾脏、膀胱腑等脏腑门中。《太平惠民和剂局方》虽是宋代的一种成药处方配本，但此书按病分类，在疾病分类方面也作了一些尝试。如将内科病分为诸风、伤风、诸气、痰饮、诸虚、痼冷、积热、泻痢、杂病等。宋代陈无择《三因极一病证方论》，试图按三因将疾病分类，但就某些病证之中，又包含了内因、外因、不内外因等不同证治，所以也说明此法分类尚未达到尽善之地。《明医杂着》将当时常见内科病证分题讨论，如对发热、劳瘵、泄泻、痢、疟、咳、痰饮、喘胀、饮食过伤、头痛、小便不禁、阳痿、梦遗、暑病等的证治，加以论述，重点突出。

张从正《三法六门》把疾病按病因分为风、寒、暑、湿、燥、火、内伤、外伤、内积、外积共十门，这对后世《医门法律》影响颇大，是书将前六者及诸杂证分门别类，着成一书。《医学纲目》则按脏腑分部加以分类。如肝胆部，论述中风、癫痫、痉厥等病；小肠部，论述心痛、胸痛、谵妄等病；脾胃部，论述内伤饮食，诸痰、诸痞等病；

肺大肠部，论述咳嗽、喘急等病；肾膀胱部，论述耳鸣、耳聋、骨病、牙痛等；伤寒部，论述伤寒病为主，兼及温病、暑病、温疫等，也可以看出著者在分类学上所下的苦心，价值较大。《证因脉治》将所论病证，每一"症"又以外感、内伤分类，可以说是以外感、内伤对疾病分类的雏形。《证治汇补》将内科杂病分为八门。提纲门：列中风、伤风、中寒、暑、湿、燥、火等证；内因门：列气、血、痰、郁证及虚损劳倦等；外体门：列发热、恶寒、汗病、疟等；上窍门：列眩晕、头痛、五官等病；胸膈门：列咳嗽、喘、哮、呕吐、反胃等；腹胁门：列心病、腹痛、霍乱等；腰膝门：列痿躄、疝、脚气等；下窍门：列泄泻、痢、便血、淋、遗精等，探讨了按部分类的方法。《医学实在易》以表证、里证、寒证、热证、实证、虚证分类讨论疾病的证治。

纵观历代医家对内科疾病的分类，尚未统一看法。为了便于指导临床，寻找一个比较合理的分类法是十分必要的。中华人民共和国成立后，也进行了探讨，认为以病因、病机变化为纲对内科疾病加以分类，较为合适。以病因为纲，可将内科疾病分为外感疾病和内伤疾病两大类。外感疾病，是由外感六淫等邪气所致；内伤疾病是由情志刺激、饮食劳倦、起居失常以及脏腑功能失调所产生的病机产物，如气血津液输布失常所生之痰浊、瘀血等引发。诚然，这两类疾病也是可以互相转化的。一些外感疾病可变为内伤疾病，内伤疾病使正气亏虚也易感受外邪，在病程的某一阶段可以变成外感疾病。按病机变化为纲可将内科疾病分为热病与杂病两大类。热病包括一切有热证而以六经、三焦、卫气营血为发生病机改变的病证；杂病包括以脏腑功能失调为主而产生的病证。

病因分类，突出了病因的特殊性，便于临床辨证求因、审因论治。病机分类反映了疾病病机变化的内在联系，且助于掌握疾病发生发展的规律。因为病机主要是脏腑功能失调造成的，故可以进一步按五脏六腑进行分类。

病机分类法是在病因分类法的基础上进行的，是对病因分类的补充。因此，临床上可把这两类分类法结合起来，称之为外感热病与内伤杂病。

（一）外感热病的分类

外感热病，根据感受邪气的不同可分为伤寒与温病，温病又可分为温热病与湿热病。温热病包括了风温、春温、冬温、秋燥、温毒、温疫等；湿热病包括了湿温、伏暑、暑温等。按发病特点，温病又可分为新感温病与伏气温病两类，如风温、冬温、暑温、秋燥属新感温病，春温伏暑则属伏气温病。

（二）内伤杂病的分类

内伤杂病分类的理论基础是脏象学说。人体是一个以脏腑为中心的有机整体，外联四肢百骸、五官九窍，以气血津液为物质基础，以经络为通路。因此，内伤杂病虽多，但其病机变化始终不离脏腑功能紊乱、经络通路障碍、气血津液生成运行输布失常。故内伤杂病的分类，则必须按照不同脏腑生理病理变化而分为肺系病证、心系病证、肝系病证、肾系病证、经络病证、气血病证和津液病证等所属病证。

现将内科常见病分类如下。

1. 外感病证：感冒、霍乱、疟疾。

2. 内伤病证

（1）肺系病证：咳嗽、喘证、哮病、肺痈、肺痿、肺胀、肺痨。

（2）脾胃病证：胃痛（附吐酸、嘈杂）、呕吐、呃逆、噎膈、腹痛、泄泻、痢疾、便秘、虫证。

（3）肝系病证：眩晕、中风、胁痛、黄疸、鼓胀、痉证

（4）心系病证：心悸、胸痛、失眠、多寐、癫狂、痫病。

（5）肾系病证：水肿、淋证、癃闭、阳痿、遗精、腰痛、耳鸣、耳聋。

（6）经络病证：痹病、痿病、头痛。

（7）气血津液病证：汗证、消渴、痰饮、积聚、内伤发热、虚劳、瘿病、血证、厥证、郁病。

$$\cdots\cdots\cdots\cdots\cdots\cdots\cdots\cdots\cdots\cdots\cdots\cdots\cdots\cdots\cdots\cdots\cdots\cdots\text{（杨友军）}$$

第四节　治疗学

中医内科学的治疗学，其理论是严谨的，其方法是多样的。内容包括治疗原则和治疗方法。治疗原则可概括为整体论治、治病求本、动中施治等；治疗方法可概括为内治法和外治法两大类，其中各含有许多具体的方法。

成书时间较《内经》还早的《五十二病方》，即记载了汤液、醪醴等内治法和药浴、烟熏、蒸汽、熏法、熨法、砭法、灸法、按摩法等外治法。《金匮要略》一书中的中药剂型已有汤剂、丸剂、散剂、酒剂、洗剂、熏剂、滴耳剂、吹鼻剂、灌鼻剂、软膏剂、肛门栓剂、阴道栓剂等。《伤寒论》还对服药法进行了深入的探讨。《理瀹骈文》对外治法作了比较全面的总结。所有关于治疗方法的改进，都旨在提高治疗效果、方便给药途径和减少毒副作用。

中药和方剂是内科治疗的主要手段，《神农本草经》收载药物 365 种，至《本草纲目》载药已达 1892 种。以后又经历代医家的努力，新的中药不断被发现和应用于临床，特别是中华人民共和国成立以来，医药学进入了一个崭新的阶段，使用的中药已达 5000 种。另外，中药炮制方法的进步，也更增强了药效，减轻了毒性。南北朝刘宋时期的《雷公炮炙论》，记载的炮炙方法有蒸、煮、炒、焙、炙、炮、煅、浸、水飞等 17 种具体方法。之后，加工炮炙法不断增加，特别是中华人民共和国成立后，在剂型改革方面做了许多新的尝试，如片剂、冲剂、针剂等，更有利于临床应用。

方剂的组成是在中医药的理论指导下产生和发展的，《内经》为组方原则规定了君、臣、佐、使四项内容。成无己根据《内经》之旨，依病情轻重、病位上下、病势缓急、药味奇偶等，提出 7 方，即大、小、缓、急、奇、偶、复等 7 种类型的方剂。后《伤寒明理论》又按方剂的功效而确定 10 个分类，即宣、通、补、泻、轻、重、滑、湿、燥、湿，其具体功效为宣剂可决壅，通剂可祛滞，补剂可扶弱，泄剂可去闭，轻剂可祛实，重剂可镇怯，滑剂可去着，涩剂可固脱，燥剂可怯湿，湿剂可润燥。以后医家又不断

补充，《医方集解》将方剂分类增至 21 种之多，即补养、发表、涌吐、攻里、表里、和解、理气、理血、祛风、祛寒、清暑、利湿、润燥、泻火、除痰、消导、收湿、杀虫、明目、痈疡、经产，并附急救良方，这种分类法，有利于临床应用，且与中药分类也有联系，故为医家所欢迎。《医学心悟》遂在此基础上经过综合、归纳，结合病性而以八法概括之，即汗、吐、下、温、清、补、消、和，实为从繁就简、提纲挈领之分类法，故为后世医家所沿用。

方剂的产生和发展也是以提高临床疗效为基础的，《五十二病方》收载医方 280 多个，至宋代《太平圣惠方》广泛收集了前代方书和当代民间验方，集方达 16834 首，后《圣济总录》已逾 20000 首。《普济方》是我国现存最大的一部方书，载方已达 61730 首，可见中医方剂之宏丰。为了便于临床作用，对方剂进行筛选是必不可少的工作，《校正太平惠民和剂局方》曾根据当时临床需要，选列 297 首，后世的《医方集解》、《汤头歌诀》、《时方歌括》等书也都为了实用、诵读、记忆方便作了新的探索，因此也具有很大的参考价值。

一、治疗原则

治疗原则，即治疗疾病的法则。它是按照整体观念和辨证论治精神制定的，对治疗过程中的立法、处方、用药等具有指导意义。其内容可概括为整体论治、治病求本、动中施治、医护结合和八法运用等。

（一）整体论治

由于人体的脏腑、经络以及形体诸窍构成一个完整的有机体，同时又与自然界保持密切联系。因此，人体任何局部的疾病往往影响到全身，治疗时单纯治疗局部是不够的，更应该注意整体，从调机整体达到治疗局部病变的目的。再者，治疗中还应该结合天时、地机、体质等因素通盘考虑，采取因时、因地、因人制宜的方法，才能获得更好的效果。

（二）治病求本

治病求本，是指对发病的根本原因予以治疗。本和标是相对而言的，如就正邪而言，正气是本，邪气是标；就疾病先后而言，旧病、原发病是本，新病、续发病是标。通过辨证分析能够认识疾病的本质，看出标与本，从而确定相应的治疗方法。运用治病求本这一法则，必须掌握正治与反治、治标与治本、扶正与祛邪以及预防为主等项内容。

1. 正治与反治

（1）正治：是逆其证候性质而治的一种治疗法则，又称逆治。正治法适用于疾病的征象与本质相一致的病证。

（2）反治：是顺从疾病假象而治的一轴治疗法则：又称从治。如"热因热用"治疗真寒假热证，"寒因寒用"治疗真热假寒证，"塞因塞用"治疗真虚假实证，"通因通用"治疗真实假虚证等。

2. 治标与治本：病变中常有主次标本的不同，治疗时也宜有先后缓急的区别，一般采取"急则治其标，缓则治其本"及标本并重则标本同治的原则。

（1）急则治其标：在疾病的过程中，当标病甚急，如不及时解决，则危及患者生命或影响疾病的治疗，必须抓紧时间，抓住病机，尽快解决标病。

（2）缓则治其本：在标病缓解之后或无明显危重证候的情况下，可以针对发病的根本原因或原发疾病进行治疗。此原则是对慢性病或急性病的根本原因或原发疾病进行治疗。所以，此原则对慢性病或急性病的恢复期有重要意义。

（3）标本兼顾：标病本病并重之时，必须两者兼顾，而不能舍本治标或舍标治本，如益气解表法或表里双解法等。

标本的治疗法则，既有原则性，又有灵活性，但最终目的在于抓住疾病的主要矛盾，做到治病求本。

3. 扶正与祛邪：疾病的发生发展，就是正气与邪气相互斗争的过程，而治疗疾病就是扶助正气，祛除邪气，从而使病情逐渐好转，终至痊愈。

（1）扶正：即是扶助正气，增强体质，提高机体抗病能力。此法则适用于疾病过程中，以正气虚为主要矛盾而邪气不盛的虚证。

（2）祛邪：即是用泻实之法祛除病邪，从而达到邪去正安。此法则适用于以邪气盛为主要矛盾而正气不衰的实证。

在具体运用扶正、祛邪法则时，还有先扶正后祛邪、先祛邪后扶正或扶正与祛邪兼用之别。先扶正后祛邪适用于正虚邪实而以正虚为主的情况，正气不耐攻邪，则当先扶正，待正气恢复后再攻其邪；先祛邪后扶正适用于正虚邪实，而正气尚能耐攻，或祛邪同时扶正反会助邪的情况，故先祛邪气，邪退正虚时再予扶正；扶正与祛邪兼用适用于正虚邪实，两者兼用则扶正不留邪，祛邪又不会伤正。

4. 预防为主：预防，是指采用一定的措施，防止疾病的发生与发展。其内容包括未病先防和既病防变两个方面。

（1）未病先防：疾病的发生既然取决于正邪两个方面，因此，增强机体正气则使邪不可干。正气的维护和增强主要依靠调摄精神，使情绪安定，气机调畅；锻炼身体，使体质增强，气血旺盛；保持生活起居的规律，养精蓄锐，以应付不断变化的不良刺激和损伤；另外，药物预防和人工免疫以及讲究卫生，防止环境、水源和食物污染也很重要。

（2）既病防变：若疾病已经发生，则应早期诊断，早期治疗，以防止疾病发展和转变。

（三）动中施治

疾病发生以后，则有好转或加重的变化，因此，必须用发展的观点、动态的观点进行观察和处理。在临证过程中，不仅需要掌握常法、主方，而且应该随病情的变化进行治法乃至方药的加减增损，不至于治疗疾病用一法一方守到底。

无论外感病或内伤病，都有一定的阶段性，既要熟悉某一阶段的特点，又要知道其转化的规律，从而能够知常达变，随证施治。

（四）医护结合

疾病的治疗效果与调护有极为密切的关系，因此，在治疗疾病过程中，加强精神、饮食起居、服药等方面的护理，至关重要。在临床上，根据不同疾病的特点，在辨证施治的同时，采取必要的护理措施，可以提高疗效。

二、八法运用

八法，指临床上常用的汗、吐、下、和、温、清、补、消八种治法。

（一）汗法

本法是开泄肌腠，逐邪外出的一种治法。

1. 适用范围：汗法除适用于一般外感初期外，还适用于水肿和疮疡病的初期以及斑疹将透的阶段。

2. 具体运用

（1）表实证：辛温发汗，辛凉发汗。

（2）虚人表证：滋阴发汗，助阳发汗

3. 注意和禁忌

（1）凡剧烈吐下之后，以及淋家、疮家、亡血家等，原则上都在禁汗之列。

（2）发汗应以汗出邪祛为度，不宜过量，以防汗出过多，损伤阳气，用量应因时、因地、因人制宜。

（3）凡用发汗剂时，必须告诉患者，服药后要避风寒，暂禁油腻厚味。

（二）吐法

是引导病邪或有毒物质，使之从口涌吐而出的一种治法。

1. 适用范围：吐法适用于痰涎壅盛，食积胃脘不化，恶心欲呕，或误食毒物尚留胃中等疾病。

2. 具体运用：多用于病情严重急迫，必须迅速呕出之实证。根据病情不同，可分别采用药物或非药物吐法。

3. 注意和禁忌

（1）凡病情危笃，老弱气衰者；诸失血者；诸喘息不安者；妊娠或产后，原则上都列为禁忌。

（2）凡服用吐剂，一般以一吐为快，不宜反复使用。

（3）凡用催吐剂时，应告诉患者，在吐后稍侯方可进食。宜先进糜粥，禁食生冷硬物，且要慎避风寒。

（三）下法

是攻逐体内积滞、通泄大便的一种治法。

1. 适用范围：常用于邪在肠胃，燥屎内结，热结于里，以及水结、蓄血、痰滞、虫积等疾病。

2. 具体运用：下法主要用于里实证，因证候不同，可分别为寒下、温下、逐下、润下、通瘀、攻痰、驱虫等具体治法。

3. 注意和禁忌

（1）凡邪在表或邪在半表半里一般不可下；阳明病腑未实不可下；年高津枯便秘，

或素体虚弱、阳气衰微而大便艰难者，不宜用峻下法。妇女妊娠或行经期间，皆应慎用。

（2）下法应以邪去为度，不宜过量，以防正气受伤。并告诉患者，如大便已通，或痰、瘀、虫积、水邪已去，则停服下剂。故《素问·六元正纪大论》有"大积大聚，其可犯也，衰其大半而止"之戒。

（四）和法

是一方面祛邪，一方面扶正，达到祛邪而不伤正的一种和解治法。

1. 适用范围：此法运用范围很广，如少阳证、太阳少阳及少阳阳明合病，肝胃不和，肝郁所致的月经不调，肝木乘土的腹痛泄泻等。

2. 具体运用：适用于病在半表半里，或表里同病而汗、吐、下法又不能用的情况。具体治法有和而兼汗、和而兼下、和而兼温、和而兼消、和而兼补等。

3. 注意和禁忌：凡病邪在表未入少阳者、邪已入里之实证以及虚寒证，原则上都列为禁忌。

（五）温法

温法是祛除寒邪和补益阳气的一种治法，其主要作用在于回阳救逆，温中散寒，从而达到补益阳气而祛邪治病的目的。

1. 适用范围：温法适用于寒邪留滞或由热证转变为寒证的疾病。

2. 具体运用：温法主要用于里寒证，包括回阳救逆和温中散寒。

3. 注意和禁忌：凡热伏于里，热重厥深，形成真热假寒者；内热火炽而见吐血、衄血、便血者；素体阴虚，舌质红、咽喉干燥者，挟热下利，神昏气衰，形瘦面黑，状如槁木，阴液虚脱者，原则上都列为禁忌。

（六）清法

清法是治疗一般热证的一种方法，有退热降火、保津除烦止渴的作用。

1. 适用范围：凡热证，不论热在气分或营血，内伤或外感，只要里热炽盛，皆可用清法治疗。

2. 具体运用：因为热有在气分、在营血的不同，故具体治法包括：辛凉清热，苦寒清热，清营透热，咸寒清热，养阴清热和清热开窍等。

3. 注意和禁忌：表邪未解，阳气被郁而发热者禁用；体质素虚，脏腑虚寒者禁用；因气虚血虚而引起的虚热慎用。阴盛格阳的真寒假热证和命门火衰的虚阳上浮者，皆不可误用。

（七）补法

是补益人体阴阳气血之不足，或补益某一脏之虚损的一种治法。

1. 适用范围：适用于正气不足、体力虚弱的患者，如气虚、血虚、阴虚、阳虚以及正气虚弱而无力逐邪者。

2. 具体应用：补法首先要照顾脾肾，因这两脏为先后天之本。一般可分为补气、补血、补阴、补阳四大法。

3. 注意和禁忌：凡实证表现为虚证假象者禁补；在运用补剂时，为了防止因虚不受补而发生气滞，应在补药中少佐理气药。

（八）消法

包括消散和消破两个内容，其作用与下法相似而又有不同。消法适用于食滞停积或慢性癥瘕积聚而又不宜攻下者，以渐消缓散的方法来达到治疗目的。

1. 适用范围：适用于气、血、痰、食所形成的积聚凝滞等疾病。

2. 具体运用：针对病因、病证、病机的不同，有消坚、磨积、行气、利水、消瘀、消食导滞、消痰化饮、消水散肿等具体治法。

3. 注意和禁忌

（1）气滞中满的腹胀及土衰不能制水的肿满禁用。

（2）阴虚热病见口渴不食，或因脾虚而有腹胀泻泄者禁用。

（3）脾虚生痰或肾虚水泛为痰者禁用。

（4）妇人血枯而月经停闭者禁用。

以上八法，在临床上有单独运用的，也有随病情的变化而互相配合使用的。因为单纯某一治法，多是对病情发展的某一阶段，或针对某些突出证候所采取的措施，往往很难适应病情的变化，所以通常多是八法配合利用，如汗下并用、温清并用、攻补兼施、消补并用等。

三、治疗方法

（一）内治法

1. 汤：把药物加水煎成，去渣，取汁内服，吸收较快，易于发挥作用，涂除邪气时多用。

2. 散：药物研成粉末为散，粗末加水煎服，细末直接冲服，亦可外用。

3. 丸：药物研成细末，用蜜或水，或糊，或药汁、蜂蜡等拌和，制成圆球形的大小不等的药丸，分别称蜜丸、水丸、药汁丸、蜡丸等。服用方便，吸收较缓慢，药力较持久。

4. 膏：分内服与外用两种。内服膏剂，又叫膏滋，是把药物和水煎熬，滤滓，加入冰糖、蜂蜜等，熬成稠厚的膏，可长期服用，具有滋补调养作用。

5. 丹：依方精制的成药，一般为粉末状或颗粒状。分内服和外用两种。内服如紫雪丹、至宝丹、玉枢丹等。

6. 酒：古称酒醴，现称药酒，药物浸入酒内，经过一段时间，或隔汤煎煮，滤去渣，取液服。借酒力以助发散通络。

7. 注射液：药物经过提取加工，制成水剂或油剂，装瓶密封，供肌内或静脉注射用。吸收快，发挥作用迅速，且不需经口服，适用于抢救及不能口服者。

（二）外治法

1. 贴：药粉用油，或醋，或蜂蜜，或蛋清等，调成膏状，摊于纸或布上，粘置于患处。如治鼓胀等用白芥子、苏子、香附、萝卜子、山楂各等量，炒研细面调匀，入七宝膏，贴脐上。

2. 涂：药粉用油或醋等调成糊状，直接涂于皮肤。如用活蜗牛10个，与面捣涂颈部，治虚火上炎咽痛。

3. 敷：较涂法用药多，面积大，药层厚。如治痰喘用生南星末或白芥子末适量，姜汁调敷足心。

4. 熨：将药物炒热或煎热，置于体表患处，来回移动，如霍乱以食盐炒熨胸背为治。

5. 熏：将药物煎汤用热气熏，或将药物点燃用烟熏。如伤寒不汗，用紫苏煎浓汤，熏头面及腿弯。

6. 浸：将患处放入药液中浸泡，如小便不通，用黄酒 1000 毫升浸足。

7. 洗：药物煎煮后，洗浴局部或全身。治风瘫，用蓖麻仁 40 粒，桃、柳、桑、槐、椿枝各 200 克，加茄根 100 克，水 5000 毫升，煎洗患肢。

8. 擦：将药物调成糊状，在皮肤或患处来回涂抹。用靛花磨鹿角涂患处治疗痄腮等。

9. 蒸：将药物置于器皿中或房中，蒸之，患者置其中吸入或熏蒸。如治外感阳虚不作汗，用黄芪、防风各一两蒸全身。

10. 扑法：将药粉扑撒在患处上，有拍打之意。如用敛汗粉扑患处，治疗自汗。

11. 吹：将药粉吹入鼻、耳、咽等处。如发黄用瓜蒂解黄散吹鼻或棉裹塞鼻，各窍出黄水而愈，但勿深入。

12. 塞：将药末塞入耳、鼻、肛门或阴道内。如久泻用乌梅塞肛门内。

13. 填法：将药末填入脐中，用布或膏药盖住。如五倍子研细，津调填脐治疗遗精。若填入阴道或肛门又称纳法。

14. 导法：将药物塞入肛门，导便下行。如用蜜和盐熬导肛，治疗津枯便秘。

以上就内科临床常用的内治法和外治法作一简要介绍，正确使用积极推广这些方法，定会提高治疗的效果。

∴∴∴∴∴∴∴∴∴∴∴∴∴∴∴∴∴∴∴∴∴∴∴∴∴∴∴∴∴∴∴∴∴∴∴　（刘志勇）

第二章　肺病病因病理概述

第一节　常见病因

凡能破坏机体相对平衡状态而导致疾病发生的原因，即称为病因。呼吸病临床基本病因系指能够引起各种肺病的常见病因。中医病因学除研究任何可能作为致病原因的自然、社会和心理因素外，常依据临床表现，进行逻辑分析，以"审证求因"，而肺病的中医病因认识亦不外乎这一特点。

一、风寒

（一）风

风，四季皆有，但以春天为主，故为春之主气，系由气温或气压变化引起大气流动而形成。正常情况下称之为风气，反常或逢人体虚者而致病者则谓之风邪。《素问·风论》云"风者善行而数变"，概括说明了风的基本特点是轻扬善动，急骤多变，故凡临床表现与风的特点相合，或发病前确与风的袭扰有关者，均可视为风邪致病。"风邪上受，易犯肺卫"，说明风邪致病与肺病的形成关系较为密切。

风邪四时皆可伤人，常为六淫、杂气致病之先导，故有"风为百病之长"之说。常具体表现为风邪每易与他邪相合，如寒、湿、热诸邪多依附风邪侵犯人体，故临床常风寒、风热等相兼之证。若风寒犯表则见恶寒发热，无汗不渴，头身疼痛，咳嗽痰稀，鼻塞流涕，苔白脉紧等症。若风热侵袭则见发热微恶风寒，有汗口渴，咽喉肿痛，咳嗽痰稠，鼻涕黄稠，苔黄脉数等症。肺病中因风寒或风热兼邪为病因最为常见，如急性上呼吸道感染、急性咽喉炎、急性扁桃体炎、各种肺炎、各种鼻炎等。

风邪之性属阳，具有易袭肺卫、轻扬开泄的致病特点。风为邪，其性清扬，具有升发、向上、向外、主动等特征，故属阳邪。以其同类相求则阳邪易伤阳位，故最易侵袭人体头面、肺卫、肌表、阳经等在上在表之部位。又因其性升发、轻扬向外，故易致腠理开泄，卫阳失司而津液外泄。所以，肺病因风邪而致者尤其多见，临床常表现为头项强痛、鼻塞流涕、头面微肿、喉肿咽痛、淅淅恶风、翕翕发热、潇潇汗出等症状。

此外，风性善行数变及风性动摇振掉的致病特点，亦可表现在肺病的某些急症或变证之中。如肺炎链球菌肺炎、金黄色葡萄球菌肺炎大多起病急骤，入里迅速，甚者可直陷心包，而见神昏、烦脱、循环衰竭等危重症。

（二）寒

寒为冬令主气，系指自然界气温偏低而言。寒气本为自然界正常气温现象，然一旦气温骤降、寒冷太过，超出人体对自然的适应能力；或天时应暖而反寒，或偶处高寒之地，或贪凉饮冷，且又适值人体正气偏虚，即可导致人体感寒病生，如此便谓之寒邪。所谓"形寒饮冷伤肺"，即是说寒邪最易致肺系病的发生。寒邪有内外之分，外寒系指由口鼻、肌表而入者，常称之为"伤寒"；内寒是指人体机能状态低下，阳气失却温煦的病理反映。

寒与热相较而言，则热为阳而寒为阴，且寒邪凝滞收引、澄澈清冷，与水同类，故属阴邪。阴邪伤人，阳气御之，而阳气在抗御外来之寒邪的同时，必然造成自身的耗损，故说寒邪易伤人阳气。如外寒袭表，卫阳被遏，则见恶寒、发热、无汗等症。若过度饮食寒凉，必损伤脾肺之阳气，而症见咳嗽痰白而稀，或背部恶寒，即所谓"阴盛则阳病"。外寒伤人阳气，若失于调治，必致人体阳气日损而终成内寒之证。而平素阳气不足之人则又易为外寒所伤。又寒邪耗伤阳气，阳气失于温胞或运化无力，水液代谢失常，可致水湿、痰饮内停之证丛生。

寒性收引凝滞、主痛，系指寒气具有使水或物体凝结收缩的特性。如水得寒而为冰，物体遇寒则收缩等。寒邪若伤人亦常表现为这一特点。正常情况下，气血的运行有赖阳气的推动和温煦作用，故有"血得温则行，得寒则凝"之训。如寒邪伤表，毛窍收敛，腠理闭塞，卫阳郁遏，临床可见恶寒发热、无汗脉紧等症。又寒邪伤人，若凝滞血脉，致血行不畅，筋脉挛急，而临床表现为各种痛症。就肺病而言，主要表现为外感的头身痛及胸痛等，如上呼吸道感染、肺炎链球菌肺炎等。

寒性澄澈清冷，其致病则表现为排泄物清冷稀薄。诸如痰液清稀或涕稀如水，不为外感风寒，便是肺卫阳虚。咳痰稀薄，或为外寒束肺，或肺脏虚寒，肺病因外寒或内寒而致者较为多见，如过敏性鼻炎、慢性支气管炎、支气管哮喘、阻塞性肺气肿、慢性肺源性心脏病、某些慢性咽炎（虚寒喉痹）等。

二、湿热

（一）湿

湿为长夏主气，系指空气中湿度偏重而言。虽以长夏之季易感，然若天气阴雨连绵、地域卑下、久居水湿、或水上作业、或涉水淋雨等，亦可致湿邪伤人为病。湿邪亦有内外之分。一般而言，湿邪致肺病，以内湿为主，如脾湿生痰，凡肺之痰饮皆与之相关。

湿与水同类，其形有质，且重着黏滞趋下，故属阴邪。湿性黏腻滞着，易壅遏气机，在肺病中可表现为胸部痞闷、头重如裹、痰黏不易咯出、鼻涕黏腻不爽等。湿为阴邪，最易困阻脾阳，脾阳失运，水湿停聚，成痰成饮，表现于肺则为痰多、饮停胸胁，如慢性支气管炎、胸膜腔积液等。脾失健运，水湿内渍，泛溢肌肤，可见面浮肢肿、双下肢凹陷性水肿等，如肺源性心脏病合并心衰等。湿性重浊，意指沉重重着、秽浊浑浊，肺病中主要表现痰液、鼻涕稠浊或秽浊，如肺痈之咳痰如米粥、急性鼻炎及肥厚性鼻炎等鼻涕稠浊。

（二）热

热为夏令之主气，即自然界气温偏高。虽于夏季易感，然若春温而热、秋凉而温燥、冬寒而反温，亦可致热邪感人生病。或有素嗜辛辣烟酒，或痰湿、瘀血积久化热，均可形成内热之证。各种肺炎、急性鼻炎、咽喉炎、扁桃体炎、急性气管或支气管炎等因热邪所致者甚为多见。

热与寒相较而言，其性躁动向上，故属阳邪。火热之性燔灼，且热蒸于内而迫津外泄，必致阴液耗伤，所谓"阳胜则阴病"。津液外泄而气随液耗，或津液既亏而气无以化生，均可导致正气虚损。临床上火热之邪为病，除表现为发热或高热、恶热等一派热象外，往往伴见咽干、口舌干燥、喜饮、尿赤、便秘及少气懒言、倦怠乏力等气阴两伤之证。各种急性发热性肺病，如肺炎链球菌肺炎、葡萄球菌肺炎、军团菌肺炎、肺脓肿等，其疾病进展过程中常会出现因热邪而致之气阴两虚证。

火热之性炎上，既指临床所见之热势弛张、向外发散（如发热、灼热、燥热）等征象，亦指火热之邪具有向上升腾、致病肿痛的特点。如急性扁桃体炎、急性咽喉炎等，即系由火性炎上的特点所致。

心令主夏，其气为热，心主血，故火热之邪每易伤人营血，迫血妄行，而见咯血之症，如肺结核、支气管扩张咯血等。热邪不仅可以迫血妄行，而且可以腐败血肉而为痈脓，如肺病中的肺脓肿、脓胸、化脓性扁桃体炎。

温热之邪为病还具有发病急骤、传变迅速、变化多端的临床特点。临床表现为邪在卫分时间短暂，很快即传入气分，甚或直犯营血，灼伤营阴，扰乱心神。如肺炎链球菌肺炎，初起恶寒发热，很快即高热不恶寒，甚则病情迅速恶化而出现烦躁、嗜睡、意识模糊、面色苍白等阳脱危象。

三、秋燥

燥为秋季主气。系指空气中湿度小而言。若于秋冬感邪生病，则多系燥邪所致。凡秋初夏热之气犹未尽退，且久晴无雨，秋阳以暴，多为燥与热相合客犯人体，其病则属温燥。凡深秋近冬之际，秋风肃杀，燥邪常与寒邪合犯人体，其病便是凉燥。

燥胜则干，易伤津液。燥与湿相对而言，燥言空气中含水分不足，而湿则正好相反，系指空气中含水汽有余。燥既为水分不足，实与干涩同义，干涩枯涸必然易伤机体之津液，津液亏损，皮毛肌肤失于濡润，脏腑孔窍无以滋养，则表现出干涩、干燥、津液不足的症状和体征，如皮肤干涩、鼻干咽燥、口唇燥裂、舌干少津、小便短少、大便干结等。

燥为秋令主气，其气与肺相通。肺为"娇脏"，其性喜润恶燥，且燥邪伤人多从口鼻而入，故燥邪最易伤肺。燥邪伤肺，致肺燥津伤，使肺之宣发肃降功能失职，从而见干咳少痰、或痰黏难咯、或痰中带血，以及喘息胸满等症，如发生于秋季之上呼吸道感染、支气管炎、支气管扩张等。

四、虫蛊（瘵虫）

虫蛊概言之即指寄生虫，或分而言之则"虫"为寄生虫，而"蛊"即蛊毒，多因摄食为寄生虫所污染之食物，或接触含蛊毒之疫水而感染。如肺吸虫病，即因生食或半生食含有肺吸虫活囊蚴的蟹、沼虾、水生昆虫等而感染，临床可见咳嗽、胸痛、咯棕红色果酱样痰等症状。而肺血吸虫病，则是因皮肤接触疫水所致。此外，肺、胸膜阿米巴病及卡氏肺囊虫病等，亦因寄生虫感染所致。

瘵虫在《千金方》则称之为"肺虫"，后世亦有称之为"瘵虫"者。其作为病因概念与现代医学之结核杆菌相当。主要引起肺结核及肺外结核病症。临床表现为潮热、盗汗、消瘦、咳嗽、咯血等症状。

瘵虫具有明显的传染性。唐以前将此所致之病证，称之为"尸注"或"传尸"，其意以为此病具有较强的传染性，多为直接接触病人而被传染，如"或问病吊丧而得，或朝走暮游而逢"；亦有"死后复传旁人，乃至灭门者"。虽然如此，然因生活条件落后、居住拥挤、营养不良、医学知识贫乏等，亦为本病发生传染的重要因素。瘵虫在肺病中主要导致肺结核（肺痨）。

五、吸烟

现代医学认为吸烟可抑制肺的防御功能，在吸烟者中下呼吸道感染比较多。吸一支烟所形成的烟雾，其中含有20多种化学物质，如烟碱（尼古丁）、一氧化碳、丙烯醛、氰化物等，对呼吸系统有刺激和毒性损坏作用。实验证明，吸烟可影响呼吸系统的非特异性和特异性防御机制，增加对肺部感染的易感性，并阻碍其对吸入颗粒的处理。临床上吸烟可成为上呼吸道感染、气管和支气管炎、COPD等病诱发和加重的重要因素。

已经公认，吸烟是肺癌的重要危险因素。无论是国内还是国外流行病学的报告中，都说明80%～90%的男性肺癌与吸烟有关。有认为吸烟量越大患肺癌的危险性越高，如英国报告每日吸40支者肺癌的死亡率比不吸烟者增高30倍，每日吸15支者增高15倍，每日吸8支者增高10倍。此外，被动吸烟与肺癌亦有一定关系。

六、情志

情志作为致病因素之一，在肺系疾病中并无直接致病之可能。就中医理论而言，肺志为悲，所谓"悲哀太甚则伤肺"。这是因为悲哀太过，易耗伤肺气，而临床表现为叹息饮泣、气短懒言、精神萎靡、意志消沉等。由于悲哀太过，可能降低肺的防御机能，从而使肺的易感性增加，致使某些呼吸病复发、加重或影响康复。

七、劳倦

正常的劳动和体力锻炼，有助于气血流通，增强体质；必要的休息，可以消除疲劳，恢复体力和脑力，不会使人致病。只有长时间的过度劳累，包括体力劳动、脑力劳动及房劳过度，或过度安逸，才能成为致病因素而使人发病。劳倦或谓过劳，主要包括劳力、劳心、房劳三个方面。劳力过度系指形体劳作的量及强度超过了机体能力所能适应和承受的范围，如繁劳、负重、久立、远行等。"劳则气耗"，形劳过度易致脾肺之气耗伤，出现体倦困乏、少气懒言、喘息汗出等。然无论形劳、心劳、房劳，均非作为引起肺病的直接原因，往往是因形劳伤气、心劳耗血、房劳竭精，以致气血精液因劳成损，劳损日久而成疾。如肺结核、慢性支气管炎、肺气肿、肺心病等，可因劳倦太过而诱发或加重。

八、痰饮

痰饮属继发性致病因素之一，即是因病而形成的病理产物，积于体内而又引起各种病证。痰饮主要因人体水液代谢失常所致。肺、脾、肾、三焦等脏腑功能的协调正常，是体内水液代谢生理状态得以维持的基本保证。凡外感六淫、内伤七情、饮食失宜、劳倦太过以及感染疫毒虫蛊等，均可致肺、脾、肾、三焦等脏腑生理功能失常而使痰饮形成。

痰饮形成后，轻者可随脏腑功能的恢复而自行化解消除，重者停积体内而导致各种病证的发生。一般又有痰和饮之分，所谓"清稀者为饮，稠浊者为痰"。饮指蓄积停聚体内而未被气化和排泄的水湿之浊者。饮邪为患可遍及全身，亦可停蓄一处。若停蓄积聚于一处，必致气机受碍，或使阳气郁遏不得生发。如肺系病中的悬饮（各种原因所致之胸膜腔积液），临床可见胸胁胀满疼痛，以胁下部位为主，呼吸、咳唾、转侧时疼痛加重，气短息促等。若饮停于肺，则症见咳喘胸满、不能平卧、呼吸困难、痰白如沫量多、久咳可出现面目浮肿等。痰系指饮邪内积停蓄日久又为火热炼灼而较稠浊者。有混行于气血之间，遍及全身无处不到者，或称之为"无形之痰"；亦有专指积存于肺而咳唾之可出者，或谓"有形之痰"。后者肺系病中尤为多见，如痰热壅肺之急性肺炎、痰浊阻肺之气管炎、寒痰闭肺之支气管哮喘等。

九、瘀血

瘀血系指脉道不畅，血质污浊，血流缓涩，血液瘀积而言。多种内外因素和各种疾病的病理过程均可导致瘀血的形成，瘀血形成并停积体内可致各种病证的发生，故瘀血亦属继发性致病因素之范畴。

血液的运行有赖气之推动，若气机不畅或气虚无力推动，则可致血瘀。脉为血之府，血液能否正常运行，取决于脉道的通畅无阻，若寒凝经脉、痰湿壅阻脉道等，亦可致血液瘀滞。肺主一身之气，肺气正常则血行无碍；又肺朝百脉，全身脉道能否通畅，亦与肺的功能正常密切相关，可见肺系疾病与瘀血的关系密不可分。如肺之脉络瘀滞，可致肺的宣肃功能失常，而见咳嗽、喘气、胸痛、咯血等；若肺脉痰阻日久化热，则见低热或潮热；若寒滞肺络，血不周行，而爪甲口唇青紫可见；若脉道阻络，以致血溢脉外，可见咯血。

十、空气污染（粉尘）

空气污染系现代都市生活中的一种有害人体健康的因素，而在古代或偏远山区农村则其影响甚微，故传统中医病因学很少论及。大气是人类生存的重要环境之一，大气空气的正常是保持人体机能正常和保证健康的必要条件。由于人类的生活和生产活动而排放各种气体、烟雾、粉尘，可使大气遭受污染。若当这些排放物超过了大气的自净能力，达到一定的限度，就会危及人类的生活和健康，尤其对肺病的影响最为突出。现代医学认为环境中的颗粒、有害化学烟雾的吸入均可抑制呼吸系统的防御机制。许多有害气体，如二氧化氮、二氧化硫等能引起肺泡巨噬细胞功能障碍，其抑制肺部杀菌能力与气体的浓度成正比。其机制可能是减低肺泡巨噬细胞的数目，降低吞噬能力和胞内溶菌酶的活性，以及抑制巨噬细胞的代谢等。一般认为，一些慢性呼吸道疾病，如慢性支气管炎、支气管哮喘和肺气肿的发病和加重，均与污染大气的化学物质有着密切关系。此外，许多污染大气的化学物质都有致癌作用，如汽车废气中的氮氧化物与烯烃作用，可生成致癌性较强的硝化烯烃。

粉尘系指矿物性粉尘。受害者多与其所从事职业密切相关，如矿工、水泥工人等。若吸入粉尘的主要成分是游离二氧化硅，亦即由石英所产生的病变，便形成硅肺。如吸入粉尘的主要成分是硅酸盐，亦即结合状态的二氧化硅，可引起与硅肺不完全相同的病变，谓之硅酸盐肺。硅酸盐的种类很多，常见的有石棉、滑石、云母、长石、高岭土、硅藻土等，以石棉最为重要。水泥工人的尘肺亦属硅酸盐肺；煤矿工人长期吸入煤尘和石英粉尘，引起煤和二氧比硅的混合性尘肺（即煤硅肺）。

（徐霄鹏）

第二节　病理特点

病理又称病机，系指疾病发生、发展、变化的机理。中医学认为任何疾病都有共同的病理基础，亦即基本病机，如正邪斗争、阴阳失调、升降失常等。肺病除基本病机外，临床还具有如下病机特点。

一、肺为娇脏，外邪易侵

肺位最高故称华盖，肺叶娇嫩而有娇脏之名。因其为华盖，且主皮毛而开窍于鼻，凡外邪袭入，不从皮毛而客，必由鼻窍而入，故六淫外邪最易侵袭肺卫。又肺为清轻之地，最不耐外邪（包括六淫、毒气、烟雾、粉尘等）之侵扰，如人稍遇刺激性气味或烟雾，即发生咳嗽或呛咳，这是肺为娇脏的又一明证。以六淫外邪为例，凡风寒、风热、风湿、燥邪皆可犯肺，若风寒束表致肺卫失宣，则见恶寒发热、头身疼痛、咳嗽、鼻塞流涕等；若风热犯肺致肺失宣肃，其症便见恶寒发热、咽喉疼痛或肿痛、口渴有汗、咳嗽痰黄等；若燥邪犯肺则最易损伤肺津，除见发热微恶风寒外，还可见咽干鼻燥、干咳无痰或痰黏难咯，甚或喘息胸痛；若就温热邪气而言，亦有"温邪上受，首先犯肺"之说，以其风温邪热犯肺，外则卫气郁阻，皮毛开合不利，而内则肺气不宣，肃降失职，故见发热微恶寒、咳嗽或胸痛等肺卫失宣之证，如急性支气管炎、肺炎链球菌肺炎、病毒性肺炎等与风温有关。

二、易虚易实，易寒易热

肺主一身之气，为宗气生成之所，宗气走息道而助呼吸，且能贯心脉而行气血。脾胃所化的营卫之气和肺所吸入之清气相结合，才能发挥濡养五脏六腑、四肢百骸之作用，故人体中营养物质的生成和输布，均有赖肺主气功能的正常。若咳喘既久、形劳太过或脾胃化源不足，均易引起肺气虚弱之证，然肺气既虚，必宗气生成不足，宗气虚则一身之气也虚，且无以主司呼吸，症见气短不足以息、遇劳加剧、咳声不扬、咳痰无力、声低息微、神疲乏力等，如慢性支气管炎、肺气肿、肺心病、肺结核等。肺性喜濡润而恶燥，故其阴津最易为伤，凡劳损久咳、邪热久恋、燥邪所伤、内火郁积等皆可耗伤或灼伤肺阴。然肺阴既亏，常必致阴虚火旺，而火旺又反耗肺阴，故呼吸病中肺阴亏虚之证尤为常见，临床除见干咳无痰、或痰少而黏、或痰中带血、口干咽燥、声音嘶哑等症外，还可见一派虚火内炽之象，如午后潮热、颧红盗汗、五心烦热、脉细数等，如肺结核、肺癌等常见此证。肺病以肺之气阴虚多见，而肺脏虚寒证亦可见，这是因为肺易受寒邪所侵，加之又易成气虚之证，寒邪伤人易损阳气，而气虚日久亦易发展成阳气不足之虚寒证。肺脏虚寒证除见气虚表现外，主要兼见形寒肢冷、鼻涕清稀如水、咳嗽痰液稀薄等，如肺痿即以肺脏虚寒为基本病理变化。

肺主宣发肃降，无宣发则无以肃降，失于肃降则宣发不能，两者相反相成。若外邪束表犯肺，肺失宣肃，其气闭郁而不得宣散，则可致风寒或风热在表之邪入里从火热而化，成肺热壅盛之实证。然痰郁闭肺，久而化火；或素嗜辛辣烟酒热物，火热郁积于肺等，亦可形成火热郁肺之实证。由于邪热壅肺致肺之宣肃无权、气逆于上，故临床见喘息气粗、痰黄质稠、壮热口渴、咽喉肿痛、或张口抬肩、或鼻翼煽动等，如急性支气管炎、急性肺炎、急性咽喉炎及扁桃体炎等。若火灼肺络，还可见咯血，如支气管扩张等。或火热炽盛，肺络瘀阻，热壅血瘀，蕴酿成痈；症见胸部隐痛、咳唾脓血或咳痰腥臭如米粥，如肺脓肿。肺病易成实证的另一面，即是常易成痰浊阻肺和饮停胸胁之实证。肺主肃降的另一意义，就是通调水道，水道通调则肺内清中之浊可下输膀胱，若肺失肃降，水道不得通调则清中之浊不能下输，必积于肺中便成痰成饮；痰浊阻肺，气道不畅，则见咳喘、气促、痰多等症，多见于急性支气管炎、支气管哮喘、肺炎等肺病；若饮停胸胁，气机受阻，症见胸胁胀满疼痛、动则加剧等，如渗出性胸膜炎。

肺为娇脏不仅体现为外邪易侵，亦表现在肺系病易形成寒证、热证的病理特点上。风寒易侵而外寒之证易见，肺气易虚则内寒之证易成；肺气易郁闭不宣，外邪易入里化热；又痰浊瘀血郁积，亦易从热化。故言肺病具有易寒易热的病理特点。

三、宣降失常，气易上逆

宣降失常是肺病的基本病理变化，而肺气上逆则是这一病理变化的必然结果。临床常表现为咳、喘、哮等症。肺主气除表现在宗气的生成方面外，还体现在对气机升降的调节，而气机的升降则以宣发肃降为基本形式。又肺司呼吸亦与宣发肃降的功能密切相关，宣之则呼，肃之则吸，故宣肃正常则呼吸平稳。凡外邪束肺，痰饮、瘀血、粉尘、虫蛊阻肺，皆可致肺气闭郁而使肺气失宣；若脏气受损，纳气功能减退，则可致肺失肃降。肺失宣发与肺失肃降往往同时并见，很难截然分开，然两者均可产生肺气上逆的病理结果。临床上凡肺气上逆表现为咳嗽声宏、喘息气粗、哮吼或伴外感表证等肺气郁闭之实证，可认为系由肺气失宣所致；若肺气上逆表现为咳声不扬、气短息微、动则气促等肾不纳气虚证，则视为肺失肃降。肺失宣肃还可影响肺参与水液代谢的能力。肺的宣发功能失常，营卫气血不能正常输布，不仅可致肺卫功能下降，还可导致水液泛溢肌肤，而见面浮肢肿之症。若肺的肃降失司，则不能正常通调水道，致水液（清中之浊）停留肺中而成痰饮，从而引起各种肺系病证。

四、虚实夹杂，痰瘀易结

肺病不仅易虚易实，而且具有易形成虚实夹杂证的病理特点。如肺卫功能低下者，易为外邪所侵，外寒闭肺，可致肺气不足；而肺气不足，既可聚湿生痰成饮，又可使血行不畅，而成血瘀之证。外感邪热入里或痰饮血化热，易耗伤肺津；而肺之津液不足，虚火内炽，则可煎熬津液而成痰等。肺朝百脉，主生成宗气，宗气贯心脉而行气血，若外邪、痰饮、虫毒、粉尘等闭郁肺气，致肺生成宗气能力下降，则不能正常推动血液的运行，而使肺部血液发生瘀积。由于在病理上，肺为"贮痰之器"，痰性黏腻，每易与瘀积相互交结，而成痰瘀交阻之证。各种急慢性肺部病证均具有这一病理特点，而其中尤以肺癌、肺心病等最为突出。

···（徐霄鹏）

第三节　肺病基本证候

肺病证有虚实之分，虚证多见气虚、阴虚；实证多见风寒燥热等邪气侵袭或痰湿瘀血阻肺所致。

一、风寒束肺证

风寒束肺证，是指感受风寒，肺气被束，失于宣畅，出现咳嗽，且兼见风寒表证的证候。

（一）临床表现

咳嗽痰稀色白，鼻塞流清涕，微微恶寒，轻度发热，无汗，舌苔白，脉浮紧。

（二）辨证分析

本证有风寒之邪侵袭肌表，或内舍于肺，致肺卫失宣而成。由于感受风寒，使肺气束郁，不得宣降而致气不得降，逆而为咳；寒为阴邪，阴寒凝滞津液，不能正常输布，故痰液稀薄而色白；鼻为肺窍，肺气失宣，鼻窍通气不畅致鼻塞而流清涕；肺主气属卫，邪客肺卫，卫气被遏，运行失畅，卫表失于正常温煦则恶寒；邪遏肌表，正气奋起抗邪则发热；邪遏卫表，腠理、毛窍郁闭则无汗。

本证病因为风寒，病位在肺与卫之间。由于肺与皮毛相合，所以易兼风寒表证，故本证与单纯风寒表证的临床表现很相似，但辨证要点各有侧重。本证在肺，以咳嗽为主，兼见表证，而表证的症状较轻，也可不见表证；风寒表证，病位在表，以恶寒发热症状为主，由于表被邪闭，会影响肺的宣发而产生咳嗽症状，但比较这两者之间，风寒表证可转化为风寒束肺证，也可因邪重，两方同时受邪，从而分不出孰轻孰重。

二、风热犯肺证

风热犯肺证，是指风热之邪侵袭于肺，肺卫受邪，肺失宣肃，出现咳嗽，且兼见风热表证为主的证候。

（一）临床表现

咳嗽痰稠色黄，鼻塞流黄浊涕，发热恶风，口干咽痛，舌尖红，苔薄黄，脉浮数。

（二）辨证分析

本证是感受风热外邪而起。风热袭肺，肺气被壅，失于清肃则引起咳嗽；风热阳邪灼液炼津为痰，故痰质稠色黄。由于肺与卫表相合，风热之邪往往袭于肺而逗留于肺卫之间，每兼肺卫失宣之风热表证。肺卫受邪，卫气奋起抗争，则发热；风热为阳邪，阳热袭表则腠理开泄，故恶风；肺卫失宣，鼻窍不利而鼻塞不通；若津液为风热之邪熏灼则流黄浊涕；风热上扰，熏灼咽喉则咽喉不利，甚者咽痛；津液耗伤则口干；肺位上焦，舌尖常候上焦病变，肺为风热侵袭，所以舌红，舌尖尤着，苔黄；脉浮数乃风热在肺卫之证的常见脉象。

本证的病因为风热，病位在肺与卫分之间，由于肺与卫表相合，所以往往兼见风热之里证。正因为如此，本证与风热表证的临床表现较近似，主要是病位重心不同。本证在肺，以咳嗽为主兼表证，但表证的症状较轻，也可不见表证症状。风热表证，病位在表，以发热、恶风、咽痛为主，也会深入而影响肺的宣发，产生咳嗽症状，但较轻。风热表证可转化为风热犯肺证，也可因邪重而使两证的症状都很明显，而分不出孰轻孰重。

三、燥邪犯肺证

燥邪犯肺证，是由于感受燥邪，侵犯肺卫所表现的证候。本证病因为风燥之邪，病位在肺与卫之间，由于燥邪有凉燥、温燥之区别，故其兼有的表证也有偏凉和偏温的区别。

（一）临床表现

干咳无痰或痰少而黏，不易咯出，唇、舌、咽、鼻干燥欠润，或身热恶寒，或胸痛咯血，舌红苔白或黄，脉数。

（二）辨证分析

燥邪犯肺证，常见于秋冬季节，因秋冬气候干燥之故。燥犯人体，首先耗伤人之津液，所以燥邪犯肺起病即有津伤现象。由于肺津受耗，肺失滋润，清肃失职，故为干咳、或痰极少而黏、难以咯出；气道乏液濡润，故唇、舌、咽、鼻均觉干燥。肺气通于卫，燥邪逗留于肺卫之间，故往往兼有发热恶寒的卫分症状。凉燥之表证为恶寒重、发热轻，虽似风寒表证，但燥象明显；温燥之表证为发热重、恶寒轻，虽似风热表证，但燥象出现较早。

此外，燥邪每易化火，灼伤肺络，而见痰中夹血丝，甚则胸痛咯血。津伤燥热内生，故舌质多红、苔黄；邪偏卫表则苔白；燥邪犯肺虽有津伤，但全身津伤不着，因此脉仍反映表证之脉，而不一定见细涩脉。

四、寒邪客肺证

寒邪客肺证，是由于寒邪内客于肺，肺失宣降或寒饮犯肺，出现咳喘突发，伴见寒象为主的证候。

（一）临床表现

急性发作的咳嗽气喘，痰稀色白，或形寒肢冷，舌淡苔白，脉迟缓。

（二）辨证分析

本证多由于感受寒邪，内客于肺，或寒饮犯肺，均可阻遏肺气宣降，肺气上逆而为咳嗽气喘；寒为阴邪，阴寒凝滞津液，所以痰色稀白；寒邪困遏阳气，不能宣发于表，遏阻四肢，肌肤失于温煦故形寒肢冷。

本证为寒邪侵袭于肺所表现的病证，它与风寒束肺证都是临床常见证型，需详细分辨。从病因讲，风寒束肺，所受之邪风、寒并重，寒邪客肺和寒饮犯肺则以寒为主；从病位看，前者重在肺，但逗留于肺卫之间，而后者全部在肺；发病都是呈急性发病状态，前者势缓，后者势骤，因此，咳嗽之症前者轻而后者剧，后者咳剧伴喘；从兼症来说，前者多见恶寒、发热、无汗之风寒表证，后者虽亦可见形寒肢冷之症，但病机是为阳气被寒所遏的寒实证。此外，前者苔脉表现同风寒表证，后者苔脉呈短暂的阴寒凝滞征象。然临床尚有风寒表证与寒饮内阻并见之外寒里饮证，出现咳喘频剧、痰多而稀、恶寒无汗、形寒肢冷等症，此乃外寒引动里饮，肺失宣降所致。

五、肺热壅盛证

肺热壅盛证，是由于热邪内壅于肺，肺失宣降，出现咳、喘和以里实热证为主的证候。多因外感温热之邪，或风寒之邪入里从阳化热，内壅于肺所致。

（一）临床表现

急性发作的咳嗽，痰稠色黄，气喘息粗，壮热口渴，烦躁不安，甚则鼻翼煽动，衄、咯血，或胸痛，咳吐脓血腥臭痰，大便干结，小便短赤，舌红苔黄，脉滑数。

（二）辨证分析

本证是因感受热邪，使肺失清肃引起的病证。其发作呈急性过程，来势较迅猛，证情较重，不但可引起"肺痈"，甚至可热闭昏厥。因为热壅于里，必蒸腾于外而现壮热、肌肤灼热；热灼津伤而患者需引水自救而口渴欲饮；热扰心神，而致心烦躁扰，甚则昏迷不省人事。若治疗不及时，则热壅越重，气道越闭，呼吸困难，甚则出现鼻翼煽动；热伤血络，迫血妄行，可致鼻衄、咯血；若肺热久壅，使血肉腐败而成脓血，甚者咳吐腥臭脓血痰。由于里热炽盛，津液耗伤，而肺又与大肠相表里，大肠液亏失于濡润，使大便干结；热耗津液，化源不足，则小便短赤；舌红苔黄，脉滑数为里热或痰热证的苔脉。

风热犯肺证与肺热壅盛证，二者均有咳嗽、痰稠色黄的主症表现，都属外感热病范畴，但病变性质、病情轻重，以及预后转归等方面都有不同。前者邪在肺系，伴见风热表证，病情较轻，预后佳；后者热邪壅肺，病在里，伴见一系列里热证，病情重，病程长，若能及时正确治疗，预后亦佳。

六、痰浊阻肺证

痰浊阻肺证，是痰湿偏盛，痰浊阻滞于肺，肺失宣降，出现咳嗽、气喘和湿浊征象为主的证候。

（一）临床表现

咳嗽痰多，质黏色白，易咯，并多伴胸闷，呕恶，纳差，身重肢困，大便稀溏，苔白腻，脉滑。

（二）辨证分析

本证常因咳喘日久，肺不布津，聚而为痰；或脾虚运化失职，湿聚为痰，上渍于肺；或感受寒湿之邪所致。究其原因，或是由风寒、寒湿等外邪侵袭肺脏，使肺失宣降，肺不布津，水湿停聚而为痰湿，痰湿反过来又进一步阻遏肺之宣降；或是由脾气亏虚，津液运化输布失常，水湿凝聚而成痰湿，上渍于肺；或是因久咳伤肺，肺虚而输布水液功能失常，聚为痰湿。本证由外感急性发作者属实，由内伤慢性发作者多属本虚标实，因此在治疗时必须注意标本缓急。

确定本证时，要区别寒邪客肺病证。重点要抓住：一是痰的性质，二是全身伴有“湿困”症状。其痰由水湿所聚，虽黏腻色白而量多易咯；其质既不像寒痰那样清稀，又不像燥痰那样稠黏，其量虽多，又不及寒饮之量多；其色白如鸡子清，又不若清水。由于湿痰困阻肺脏，使肺气不利而胸闷，甚则气喘痰鸣；若影响脾气运化，可使胸闷加重，而兼呕恶、身重肢困、纳差、大便溏薄；由于痰湿盛则现苔白腻，脉滑之象。

七、肝火犯肺证

肝火犯肺证，是由于肝火上逆犯肺，出现咳嗽、或咯血、胸胁灼痛、易怒等为主的临床证候。

（一）临床表现

胸胁灼痛，急躁易怒，头晕目赤，烦热口苦，咳嗽阵作，痰黏量少色黄，甚则咯血，舌红苔薄黄，脉弦数。

（二）辨证分析

本证多由郁怒伤肝，气郁化火，或邪热蕴结肝经，上逆犯肺，致使肺失清肃而成。其症状特点是，肺经与肝经症状同为实证、热证。肝主升发，肺主肃降，升降相宜，气机调畅；肝脉贯膈上肺，肝气升发太过，气火上逆，循经犯肺，而成肝火犯肺证。肝经气火内郁，热壅气滞，则胸胁灼痛；肝性失疏，故急躁易怒；肝火上炎，可见头晕目赤；气火内郁，则胸中烦热；热蒸胆气上溢，故口苦；气火循经犯肺，肺受火灼，清肃之令不行，气机上逆，则为咳嗽；津为火灼，炼液成痰，故痰黄黏量少；火灼肺络，络伤血溢，则为咯血；舌红苔薄黄，脉弦数为肝经实火内炽之征。

八、肺气虚证

肺气虚证，是指肺气不足，出现咳喘无力、少气短息及全身机能活动减弱为主的临床证候。主要有两方面：一是肺的主气，司呼吸功能减退所表现的咳嗽、气喘、乏力等；一是由肺气虚影响卫气虚，卫外不固而易患感冒等。

（一）临床表现

咳喘无力，少气不足以息，动则益甚，痰液清稀，声音低怯，面色淡白，神疲体倦，或有自汗，畏风，易于感冒，舌淡，苔白，脉虚。

（二）辨证分析

本证多由长期咳喘致肺气耗损，或脾肾气虚，气之化生不足，使肺功能活动之力减弱所表现的证候。

肺气虚证，临床上较为常见。因肺为娇脏，凡外感六淫，内伤七情，都可影响肺的宣降功能而产生咳喘等症。若咳喘久延不愈或反复发作，必耗伤肺气；或其他脏腑气虚，累及于肺而致肺气虚。肺气不足则咳嗽气喘而声低乏力，甚则少气不足以息；动则气耗，故活动则少气之感必加剧。肺主通调水道，在水液代谢中是重要一环，当肺气不足，输布水液功能减退，水液停聚于肺，随肺气而上逆，则出现清稀痰；泛滥肌肤则为头面浮肿；喉为发音器官，赖肺气以充养，肺气旺则声壮有力，肺气虚则声音低怯。面色淡白，神疲体倦，舌淡苔白，是气虚常见的全身症状。肺主气属卫，外合皮毛，肺气足则卫气强，腠理密，邪不易袭；肺气虚则卫表不固，腠理不密，易被外邪侵袭，故自汗出、畏风。

九、肺阴虚证

肺阴虚证，是指肺的阴液不足，出现干咳或痰少而黏、口燥咽干和阴虚内热为主的临床证候。

（一）临床表现

咳嗽无痰或痰少而黏，不易咳出，口干咽燥，形体消瘦，午后潮热，五心烦热，盗汗，颧红，甚则痰中带血，声音嘶哑，舌红少津，脉细数。

（二）辨证分析

本证多因热病后期，耗伤肺阴；或因痨虫蚀肺，燥热之邪伤肺，灼伤肺阴；或因久咳久喘，耗伤肺之阴液而成。肺主清肃，性喜柔润，凡外感、内伤两方面的原因，均可使肺阴耗损，肺失滋润，必致咳嗽呈干咳、少痰、痰黏难咯。另一方面，由于阴液耗损，阴不制阳，内热丛生，阴精亏损，不能濡养机体则形体消瘦；虚热内扰则全身低热、五心烦热、午后潮热；虚火上炎则颧红；热扰营阴则盗汗；阴虚内热耗津则痰少而黏；若内热严重，灼伤肺络，则痰中带血；若喉失阴津濡润，并为虚火所蒸，则声音嘶哑；舌红少津，脉细数，皆为阴虚内热之象。

十、心肺气虚证

心肺气虚证，是由于心肺两脏气虚，出现心悸、咳喘和气虚证为主的证候。

（一）临床表现

心悸咳喘，气短乏力，动则尤甚，胸闷，痰液清稀，面色㿠白，头晕神疲，自汗声怯，舌淡苔白，脉沉弱或结代。

（二）辨证分析

本证多因久病咳喘耗伤肺气，波及于心；或禀赋不足，年高体弱，劳倦太过等因素引起。肺主气司呼吸，肺吸入的自然界清气和脾传输而来的水谷精气，聚于胸中而成宗气，宗气积于胸中，出于喉咙，以贯心脉，行气血，而心主血脉，故心肺的机能有赖于宗气的推动作用。肺气虚弱，宗气生成不足，可使心气亦虚。反之，心气先虚，宗气耗散，亦能致肺气不足。心气不足，不能养心，则见心悸；肺气虚弱，肃降无权，气机上逆，为咳喘。气虚则气短乏力，动则耗气，故喘息亦甚；肺气虚，呼吸机能减弱，则胸闷不舒；不能输布精微，水液停聚为痰，故痰液清稀；气虚全身机能活动减弱，肌肤脑髓供养不足，则面色㿠白、头晕神疲；卫外不固则自汗；宗气不足故声怯；气虚则血弱，不能上荣舌体，见舌淡苔白；血脉气血运行无力或心脉之气不续，则脉沉弱或结代。

十一、肺脾气虚证

肺脾气虚证，是由于肺脾两脏气虚，出现咳喘、短气、纳少、腹胀、便溏等，以及以气虚为主的证候。

（一）临床表现

久咳不止，气短而喘，痰多稀白，食欲不振，腹胀便溏，声低懒言，疲倦乏力，面色㿠白，甚则面浮足肿，舌淡苔白，脉细弱。

（二）辨证分析

本证多由久病咳喘，耗伤肺气，子病及母，致肺虚及脾，或饮食不节，劳倦伤脾，痰湿内生，脾不能输精于肺所致。肺主气，久咳不止，肺气受损，欲咳嗽气短而喘；气虚水津不布，聚湿生痰，则痰多稀白；脾气虚运化失健，则见食欲不振、腹胀便溏；气虚使全身机能活动减退，故声低懒言、疲倦乏力；气血运行无力，肌肤失于充养，则面色㿠白；脾虚水湿运滞，渗于肌肤，则面浮足肿；舌淡苔白，脉细弱为气虚之征。

十二、肺肾阴虚证

肺肾阴虚证，是肺肾两脏阴液不足，虚热内扰，出现久咳痰血、腰膝酸软、遗精等症和以阴虚为主的证候。

（一）临床表现

咳嗽痰少，或痰中带血，口燥咽干，或声音嘶哑，形体消瘦，腰膝酸软，骨蒸潮热，颧红盗汗，男子遗精，女子月经不调，舌红少苔，脉细数。

（二）辨证分析

本证多因久咳肺阴受损，肺虚及肾；或久病肾阴亏虚，或房室太过，阴精亏损，阴液不能上承；或虚火灼肺，从而形成肺肾阴虚。肺属金，肾属水，肺精敷布以滋肾，肾精上滋以养肺，若两者阴精受损，在肺则清肃失职，而呈咳嗽痰少；在肾则腰膝失于滋养而腰膝酸软；阴精既亏，内热必生，故呈形体消瘦、口燥咽干、骨蒸潮热、颧红、盗汗、舌红少苔、脉细数等一派阴虚内热现象。此外，内热灼伤肺络，络损血溢，则常见痰中带血；虚火熏灼会厌，则声嘶哑；火扰精室则遗精频甚；阴血不足，冲任失充则经少；火热伤络，血溢则成崩漏等月经紊乱不调之象。

....（徐霄鹏）

第四节　肺病辨证要点

辨证就是运用中医的基本理论和诊断方法，对疾病进行诊察、分析，进而获得有关疾病病因病机的过程。全面分析病情，掌握病证的基本特点和变化规律，以及弄清辨证与辨病的关系，是辨证过程中必须遵循的基本要求。中医辨证方法有多种，如病因辨证、脏腑辨证、经络辨证、气血津液辨证、六经辨证、卫气营血辨证等。肺病除按以上方法进行辨证外，尚需掌握如下辨证要点。

一、分清新病久病

肺病的辨证，首先宜分清是新病，还是久病，或为新感宿疾并见。如咳嗽一证，若因于外感，多是新病，常于感冒风寒、风热、燥邪之后，突然起病，往往病史尚短，临床多伴鼻塞流涕、喷嚏、咽痒或恶风寒、发热、周身酸楚等症。若因内伤而致者，多是宿疾，起病潜隐缓慢，反复发作，病史较长，临床可伴有脾脏之病状，如少气乏力、纳差便溏等。又如哮证，其病之宿根是痰浊内伏，常因外感或饮食失宜而诱发。辨此证时，既要注意感受外邪或饮食不当的一面，又要充分考虑其病本于痰浊内伏。因而治疗时就应于发作期以祛邪兼顾涤痰化浊为主，而缓解期则应注意增强肺脾肾三脏之功能，以使痰浊不得复生。此外，尚有外寒内饮之实喘证，其病亦因素有水饮停肺，复因外邪引动内饮而发。其症除喘息、咳嗽、痰多稀薄如水状外，多并见恶寒、发热、无汗等外感表证。分清病之新久，不仅能提高辨证准确率，而且也能有效地制定治疗方案。

二、辨别脏腑传变

肺病只是人体大系统中的一个子系统的病变。肺作为人体五大系统之一，与其他四大系统在生理和病理上密不可分。

心与肺同居上焦，共同维持人体气血运行、输布的正常。当肺部发生病变，必然会在一定程度上影响心的正常功能。如肺气虚或肺失肃降，影响心血的运行，即可出现胸闷、心率改变，甚则唇青、舌紫等瘀血的病理表现。

肺与脾的关系，主要体现在对水液代谢的维持。若肺病失于宣肃，不能正常通调水道，则可使脾的运化功能失常，可见纳食不化、食后腹胀、便溏等。或因子病犯母，而于肺病中见腹痛、食欲不振、呕吐、便秘或腹泻，如肺炎球菌肺炎。且咽喉为水谷、呼吸之气之道路，常为脾（胃）、肺共同管辖之所，故肺系咽喉病证常与二脏密切相关。

肺与肾既共同参与水液代谢，同时共同主司呼吸。肾虽为水脏，然肺乃"水之上源"，肾主水功能有赖肺宣发肃降和通调水道功能的正常，若肺失宣肃，通调水道失职，必累及于肾，而致尿少、水肿。肺虽主司呼吸，然其吸气的功能需赖肾主纳气之职相助，即所谓"肺为气之主，肾为气之根"。若肺气久虚，日久及肾，致肾不纳气，可见动则气喘之证，如肺气肿、肺心病之后期。

肺与肝主要表现在气机的调节方面，若肝升太过或肺降不及，则多致气火上逆，症见咳逆上气，甚或咯血等。若肺失清肃，燥热内盛，亦可影响肝疏泄条达之职，临床主要表现为咳嗽时并见胸胁牵引胀痛，如胸膜炎（悬饮）。

三、审察病势进退

病势进退是任何疾病在发生发展过程中共有的基本规律，即：起病—高峰—恢复或死亡。疾病由起病向高峰期发展，或于高峰期继续恶化，即为病进；若疾病自高峰期日趋向善，或由危转重，由重转轻，即为病退。在肺病临床中，认真审察病势的进退，是能否正确地进行辨证论治的重要环节。某些急性肺炎、急性支气管炎的发生发展，就表现为初起在肺卫，而症见恶寒发热、咳嗽咽痛等表证，继之表邪入里而表现为发热不恶寒、大汗出、口渴甚、脉洪大等热邪闭肺之证。此时可呈现两种趋势，若邪势尚不甚，加之治疗得当，病情便可日趋向善，即为病退；若邪热太甚，或治疗不得当，即可发展成危重症，如休克型肺炎便是病进。又如肺痈，临床常据其发生发展的必然趋势，分为初期、成痈期、溃脓期、恢复期。明确疾病的这一发展趋势，对于制定治疗方案、防止疾病恶化有重要意义。如以肺炎为例，一般来说，很难将病势扼杀在肺卫阶段，亦即在治疗上切勿希冀像治疗感冒那样，一汗可解；相反若误用发汗解表之剂，不仅可加速表邪入里之势，而且还可能因过汗而使病情恶化。即使于肺卫阶段使用辛凉解表之剂，亦不可能使邪不传里，故初期治疗就应卫气同治，不宜一味治表。若就肺痈而言更是如此。因此，认真审察病势的进退，就能在一定程度上提高辨证施治的水平。

四、明辨标本缓急

明辨病证之标本缓急，既是辨证过程中的重要内容，也是决定治疗先后或治法逆从的肺病辨证要点前提条件。所谓标，系指疾病表现于外的各种征象；所谓本，意即疾病的内在本质。在某些具体问题上，也可认为标指疾病矛盾的次要方面，本即为疾病矛盾的主要方面。前者如咳嗽症状是标，风寒或风热犯肺是本；后者如阴虚火旺之肺痨，阴虚是矛盾的主要方面为本，而火旺是矛盾的次要方面是标。故治疗时祛散风寒则咳嗽可止，滋养阴液则火旺能除。然临床上往往标本兼顾，即祛散风寒的同时予以宣肺止咳或止咳化痰，滋阴养液之中并用退虚火之品。

　　缓急系指疾病所呈现的态势，缓言病势缓慢，急即病势急骤。前者变化少而缓，后者变化多而速。如慢性支气管炎、慢性鼻炎等，起病隐潜、发展变化慢。而各种肺炎，尤其是肺炎球菌肺炎，起病急骤，发展变化快，甚至突然发生休克（厥脱证）。治疗上缓则治其本，如慢性支气管炎的治疗，就应从病因着手。急则治其标，如肺炎球菌肺炎休克，当急救其休克，后治其病因。然缓急标本只是相对而言，即：缓当图本，未尝不可兼顾标；而急宜治标，岂可不必顾本。临证当随机应变，总以具体情况具体对待为原则。

（徐霄鹏）

第五节　肺病的中医治法

　　肺位最高，不耐寒热，外邪侵袭，肺脏首当其冲，因而各种外感病证，初起之病位每常在肺；肺病日久（如久咳不愈），又易累及他脏（如及脾及肾），以致出现多种复杂的病理证候。治疗即应随机应变，采用相适宜的方法以治之。

　　治则，即治疗疾病的基本法则。肺系疾病之治虽然比较复杂，不仅要治肺，亦常要治脾或益肾或宁心，然临床上专治肺之法，则主要有以下十二个方面。

一、宣肺

　　肺主宣发，外合皮毛。肺的宣发作用能使卫气津液敷布于肌表乃至全身，从而使之能够抗御外邪，启闭汗孔，调节体温，润泽皮毛。若是外邪束表，每致肺气失宣，卫气敷布不及，不足以抗邪外达则恶寒发热、头身疼痛；肺气郁滞而易咳逆；津液布散失调又常产生水肿、咳痰等等。治当宣通肺气，常用麻黄、生姜、桔梗、前胡、苏叶、薄荷、牛蒡子诸药组方。由于肺气不宣与各种表证往往同时并存，因而治疗亦是宣肺与解表同施并举。如风寒束表、肺气不宣者，每用麻黄汤发汗解表，宣肺平喘，或用荆防败毒散解表宣肺，疏风祛湿；风热犯肺、肺卫失宣者，则用桑菊饮、银翘散疏散风热，宣肺止咳；风客玄府，肺气不宣，水行皮里，而为浮肿，是谓风水，其属风热为患，予越婢加术汤，方中重用麻黄、生姜宣肺散水，石膏清热，白术利水，甘草、大枣和中，只待宣发正常，津液得以布散，水肿诸症自可渐除。若系风寒所致，则宜去石膏加苏叶、荆芥、防风等辛温发散之品。

　　由上可知，所谓宣肺主要是指恢复肺的宣发功能。通过宣肺，一般可以起到以下三个方面的作用：①肺气宣畅，卫气到达肌表则能抗邪外出；②宣肺可以散水消肿；

③宣肺可使气机畅达，从而起到止咳平喘的治疗效果。

二、降肺

肺主肃降，若是肺失清肃，气不得降，必然产生咳喘、胸闷等肺气上逆之候。法宜肃降肺气，止咳平喘。临证每用苏子、杏仁、厚朴、半夏、紫菀、款冬花、旋覆花、莱菔子诸药组方。苏子降气汤、定喘汤、三子养亲汤以及仲景之射干麻黄汤、桂枝加厚朴杏子汤等均系降肺之常用方。

应当指出，宣发与肃降是肺脏生理功能相辅相成的两个方面。宣发失常，气机不畅，每致肺气不降；肺失清肃（如慢性咳喘），又常引起宣发异常（卫气不能布达肌表而易感冒）。故临证运用宣肺法时，常加杏仁、半夏等味以降肺气；使用降肺方时，亦常增麻黄、生姜等药助肺宣发，如苏子降气汤中加生姜、前胡，定喘汤中用麻黄即属此例。

三、清肺

清肺即清泻肺热，乃根据"热者寒之"，针对邪热壅肺、肺失和降之证而设。邪热壅盛，阻滞于肺，必见发热汗出、咳嗽气喘、痰黄黏稠、胸闷胸痛、舌红苔黄、脉象洪数等症。治当清肺泻热，祛邪外达。常以黄芩、栀子、生石膏、蒲公英、银花、连翘、鱼腥草、穿心莲、野菊花、紫花地丁等组方。代表方如麻杏石甘汤、清气化痰汤、清金化痰汤等。

若是热毒炽盛，损伤肺络，瘀热内蕴，蓄为痈脓而成肺痈，则伴咳吐脓血，其味腥臭难闻。此时须用千金苇茎汤加银花、连翘、蒲公英、鱼腥草、瓜蒌皮等清热解毒，化瘀排脓，此亦属于清肺之法。

四、温肺

温肺即温补肺阳之法，乃是针对肺中之阳不足、寒饮停滞于内而设者。前人虽少有肺阳虚之说，然临床确实有之。该证的形成，多因肺气虚久累及肺阳，或因肾阳亏乏无以温肺，或因肺阳本虚、外寒引动内饮而触发并加重，或因反复感寒而使肺阳渐伤。其见症总以痰涎清稀量多或白如泡沫、畏寒肢冷、咳喘无力、甚或虚浮、易致感冒、脉沉为主候。治当温补肺阳，散寒化饮，药用干姜、细辛、桂枝、白芥子、桂心、附片、巴戟天（后三味乃通过补肾阳以温肺）。由于肺阳虚每由多种因素所致，故临证很少单独运用温肺一法，大都配合化痰平喘、补肺益气、疏散外寒、温肾纳气诸法治之，常用苓甘五味姜辛加半夏杏仁汤、甘草干姜汤、肾气丸、小青龙汤、黄芪四君子汤加干姜细辛等方。

这里还须明确，所谓肺气虚常反映出较单纯之机能衰退征象，故当用党参、黄芪等补益肺气；而肺阳虚必见一派虚冷征象，则宜用干姜、细辛等温阳散寒。然肺阳虚的形成多因气虚日久发展而来，其关系犹如脾阳虚多因脾气虚发展而来、肾阳虚多因肾气虚发展而来一样，因而温肺阳时，每加益肺气药。

五、通肺

通肺即通过通导积滞以达到治疗肺脏疾病的方法。因肺与大肠互为表里，功能联系十分密切。肺气肃降，津液下行有助于大肠传导糟粕；大肠传导下行亦有利于肺气清肃下降。如果邪热壅遏于肺，津液因之被灼，无以下濡大肠，使传导失职，腑气不通；或是实热燥屎内结大肠，上干于肺，影响肺气肃降而产生咳逆气促等症。若实热燥屎不去，则咳喘诸症难以消除，故当视病情选用大、小承气汤荡涤热结，导滞通腑，肺之肃降功能方可恢复，若能兼清肺热则收效更好。

另外，久病虚喘，阴盛阳衰，亦易致使阴寒与糟粕凝结大肠，此时则须以温通寒积之法治疗，常用《金匮》大黄附子汤加味。一旦腑气得通，咳喘必见好转，而后再以扶止固本或降气化痰法治之。

六、泻肺

泻肺即是峻泻肺内伏热痰浊之法，乃根据"实者泻之"，针对痰热浊唾内伏于肺而又不易清涤之证而设。常用桑白皮、葶苈子、皂荚、甘遂、大戟、芫花等组方。临证时，凡肺中伏热，经久不愈，症见咳嗽痰黄、皮肤蒸热、发热常在日晡加重、舌红苔黄者，宜以泻白散加味泻肺除热，平喘止咳；痰浊壅盛，阻滞肺系，气道不畅而胸闷咳喘、痰稠难出、呼吸急促，甚或一身面目浮肿者，仅以化痰降逆之剂尚嫌药力不足，唯用葶苈大枣泻肺汤峻泻痰浊，方与病机合拍；饮停胸胁谓之悬饮，宜用十枣汤泻肺逐饮；痰浊胶固，实难咳出，若痰壅气闭而危及生命之时，治当泻肺涤痰除垢，《金匮》皂荚丸速速与之为要。

泻肺之法多用于邪盛而正不衰之实证。

七、润肺

润肺即所谓清润肺燥之法，乃根据"燥者润之"，针对外燥犯肺而设。燥邪系秋季之主气，每从口鼻而入，最易伤及肺系，而见口鼻干燥、干咳少痰、声音嘶哑、皮肤干燥等候。治宜清燥润肺止咳，当以甘寒濡润之品，如沙参、麦冬、梨皮、甜杏仁、浙贝母、天花粉、知母等。一般来说，初秋多为温燥，宜用桑杏汤加减，外以清宣燥邪，内以凉润肺金；深秋多为凉燥，则用杏苏散化裁，功可清宣凉燥，止咳润肺又兼化痰。

若系温燥伤肺，气津俱伤而无表证者，临证又多用清燥救肺汤加减以治之。

八、补肺

补肺即是补益肺气，根据"虚则补之"，针对肺气不足而设。每以神疲少气、面色无华、咳喘无力、动则尤甚为主候，治当补肺益气，常用黄芪、党参、太子参、白术、茯苓、炙甘草等药组方，代表方如黄芪四君子汤、补肺汤，临证时应根据病因病机灵活选方。如脾虚土不生金，痰湿停滞，宜用六君子汤"培土生金"；肺虚宗气生成不足，无以"下贯心脉以行气血"，易使心血瘀阻，治宜益气活血，可用桃红八珍汤加减；肺气虚弱，卫外功能减弱而易感冒、自汗，则须用玉屏风散益气固表等等，皆视病情而定。

九、养肺

养肺即滋阴养肺之法，乃针对肺阴不足而设。肺为娇脏，不耐寒热，寒则肺阳易伤，热则阴津易灼。阴虚必使火旺，使得阴津再伤。干咳少痰、形瘦气弱、口干咽燥、甚或午后潮热、五心烦热、盗汗颧赤、舌红少津是其常见证候。常用沙参、麦冬、百合、百部、玉竹、生地、山药、鳖甲、知母、地骨皮等药滋养肺阴，又清虚热。临证选方，滋阴养肺为主宜用沙参麦冬汤加味、滋阴降火为主多用百合固金汤化裁、肺肾阴虚常用麦味地黄汤增损、肺胃阴亏则宜麦门冬汤加减治之。

润肺与养肺两法，虽都选用甘寒濡润之品，然前者主治外燥为患，并多与轻宣之药同用，以祛邪为主；后者则主治肺阴不足，常与降火之药并施，以扶正为主。因病因病机不同，故治法有别。

十、敛肺

敛肺即收敛肺气之法，乃根据"散者收之"，针对久病虚喘、肺气欲散之证而设。咳嗽既久，正气大伤，肺气耗散不收，每见咳喘、气促、倦怠、汗多、畏寒、或口干面赤、脉弱。如此肺气大伤，耗散不收之时，须急收敛肺气，常用五味子、黄芪、人参、诃子、罂粟壳、白果仁、乌梅等药。临证多以生脉散为主方，再视病情随证增减药物。又如肺气虚、肺阳虚、肾不纳气等证，常常兼有肺气耗散之候，此时若无明显痰湿之象，可用补肺汤、苓甘五味姜辛汤、七味都气丸等诸方。方中均用五味子，以收敛耗散之气。

补肺与敛肺，前法适用于一般之肺气虚者，后者则用于肺气大伤欲散之时。

十一、化痰

化痰一法，乃是针对痰湿停聚于肺而设。无论外感六淫，还是其他因素，均可导致肺之宣降功能失调，于是津停为之痰湿，痰湿又作为继发性的致病因素而使病情加重，使得咳喘痰涎等症经久不愈。

化痰的药物很多，由于形成痰湿阻肺的原因较为复杂，因而运用化痰法时，必须针对病机，密切配合其他治法，方能奏效。如属寒痰，常选半夏、莱菔子、白芥子、紫菀、款冬花等药，方如苏子降气汤、三子养亲汤、苓甘五味姜辛汤；热痰则选瓜蒌、贝母、海蛤粉、桑白皮等味，方如清金化痰汤、小陷胸汤、定喘汤。另外，燥湿化痰之二陈汤，益气化痰之六君子汤，润燥化痰之贝母瓜蒌散，解表化痰之止嗽散等皆系常用之方。若痰湿一去，则宣降正常，咳嗽气喘等症随之消除，因而凡系化痰之药，均具有止咳平喘的功效。

十二、止血

止血即制止肺络溢血，谓止血之法。咯血的成因甚为复杂，临证必须审因论治，倘若一见血出，便用止血之剂，则易产生"闭门留寇"之弊，甚至加重出血。例如属阴虚火旺、灼伤肺络而咯血鲜红者，宜用百合固金汤加炒栀子、白及、地榆等滋阴降火以止血；肝郁化火，木火刑金，或见痰中带血，或咳吐大量鲜红纯血，常用泻白散合黛蛤散加黄芩、栀子、龙胆草清肝泻火，凉血止血；痰热壅肺，热伤肺络，每见痰中带血如铁锈色样，则用麻杏石甘汤加鱼腥草、黄芩、蒲公英、紫花地丁等清热化痰以止血；大量咯血不止，当急治其标，可用十灰散先止血。一旦病情缓解，再议治本之法；大量咯血，阴不敛阳，当益气回阳救逆，用独参汤或参附汤。

此外，止咳平喘亦应属治肺大法之列，而此法实际上已分述于各法之中，故不赘述。

综上所述，中医治肺有法可效，有方可循，凡肺之所生病者，皆可依法治之，随法选用方药。然疾病的发生发展往往是极其复杂的病理过程，单纯运用某一治法，常常不易达到预期效果，因而临证多是两法或数法联合运用，如此方能治病中的，事半功倍。

附：论"通法"在肺系疾病治疗中的运用

（一）通法的理论基础

肺脏素有"华盖"之称，其主要生理功能为主气司呼吸，主宣降，通调水道；与六腑中大肠相为表里，在体为皮，其华在毛，在窍为鼻。《素问·阴阳应象大论》认为"天气通于肺"，即说明肺的基本功能就来源于与自然界的气体交换的通畅。而肺主气的功能更关乎全身之气尤其是宗气的生成，是气机调节的基础，是全身气血津液运行的根源。肺脏有病，即是出现了肺气不利、通调失畅、宣降不能、气血不行、水谷精微布散失常等病理变化，临床可见咳、痰、喘、肿、小便不利、呼吸困难、毛发失养、大便秘结等诸多症状，究其缘由，皆是由气机不通所致，治疗大法也就当以"通"为先。具体到临床，则当随证变通，但仍以"通"为宗旨。

（二）通法的临床运用

1. 开鼻通窍，利咽润喉　中医认为，肺开窍于鼻，鼻窍开通有利于肺气宣畅。从现代医学角度看，鼻腔分泌物会由咽喉流入气管而引发或加重肺部的疾病，如一部分久治不愈的咳嗽就是由于鼻后滴漏综合征引起；支气管扩张、慢性支气管炎的患者常可见慢性鼻炎或鼻窦炎等。另外，哮喘病人也多见过敏性鼻炎，即使在哮喘缓解期，过敏性鼻炎也往往是困扰患者的一个问题。因此，主张在肺系疾病的诊疗中重视肺之窍的检查和治疗。临诊中，常带一个小电筒，随时观察患者的鼻黏膜、鼻中隔以及咽喉的情况，处方用药时则根据检查结果及病情，酌情选用相关药物，同步或分阶段治疗鼻咽疾患。临诊喜用路路通、辛夷、黄芩、菖蒲、牛蒡子等通鼻窍；板蓝根、西青果、玉蝴蝶等利咽喉，多有良效。

2. 祛风解表，宣通肺气　肺系疾病由外邪而致者，"风"为其首。所谓"风者，百病之始也"（《素问·骨空论》）。风邪致病多从皮毛而入，内舍于肺，而致腠理失和，肺失宣降；症见恶寒发热、咳嗽、气急等；治以祛风解表，宣通肺气。治疗以宣导透邪为主，需把握病机，贵在及时；并应中病即止，不可过剂。治疗中，强调处方要精、剂量要小、药味要轻，主张分清病情缓急轻重，寒热虚实，确切辨证，药尽其用。其中，"药味从轻"全因肺叶清轻，处于上焦，外邪致病，肺气失宣，唯投辛散轻扬之品始可药达病所。处方用药当轻而上浮、行走上焦、通利气道为要，慎选药性厚重、苦寒之品。常选荆芥、防风、桑叶等祛风达邪；金银花、连翘、黄芩、佛耳草等清肺；麻黄、蔓荆子、杏仁等宣肺平喘。

3. 健脾化痰，肃清气道　肺金清虚，不容一物，如有痰浊内阻，壅于肺系，一旦季节更替，调摄失宜，引动宿痰，则上壅于肺，致清肃失司，气道乏畅，咳嗽、气喘作矣。中医素有"脾为生痰之源，肺为贮痰之器"的说法，作为后天之本，仓廪之官，脾胃收纳水谷，化生精微，濡养五脏，实为五脏之枢纽。无论外感还是内伤，若亦伤及脾胃健运，则水谷不化，津液失司，聚湿生痰，与肺失宣肃互为因果，终致脾困肺郁，母子同病，而咳喘益深。此时，若再施苦寒，脾伤更甚，痰湿愈重，更有从寒从热转化，使病情越发复杂难愈。此类情况在慢性支气管炎、哮喘、慢性咳嗽中屡见不鲜，尤其不少患者不辨病症，一旦咳喘便自行施用大量抗菌药物，外邪未去却苦寒伤脾，症见咳嗽久治不愈、咳痰量多，兼有胃纳呆滞、脘腹胀满、大便不实或泄泻；又苔现白腻或黄腻，脉细濡等等。《临证指南医案》言"亦犹低洼湿处，必得烈日晒之"，脾既为湿之源，却又为湿之制，痰湿阻肺，脾运不振，法当澄本清源，健脾生金，运化痰湿，宣肃气道，攻补兼施，母子并治方可奏效。另外，汤药入口亦需脾胃运化，肺气输布才可起效，否则处方再切亦无用矣。由此，临诊处方重护脾胃，处方之时，喜用二陈汤、平胃散以温燥化湿、健脾化痰，与叶天士"若脾阳不运，湿滞中焦者，用术、朴、姜、半之属，以温运之"之观点如出一辙。方中经常苍术、白术同用，青皮、陈皮同用。白术偏长于健脾化湿，苍术偏长于燥湿健脾；白术柔而苍术刚。青皮破积导滞，疏泻肝气；陈皮理气健脾，燥湿化痰；青皮焊而陈皮缓。两组药相伍，补中有泄，泄中有补；补不助湿，燥不伤津。若再以辛热的吴茱萸相佐，则取《本草纲目》"茱萸，辛热能散能温，苦热能燥能坚，故所治之证，皆取其散寒温中，燥湿解郁之功而已"之意。临床上对脾胃虚寒，痰涎壅肺者，每每用之，甚有奇效。此外，还常以焦六曲、谷芽、麦芽、鸡内金等药护养胃气来助脾升清。

4. 解郁疏肝，疏理气机　在呼吸系统疾病中，尤其是病期较长反复发作的患者，经常有肝郁气滞的临床见证，所谓"五脏六腑皆令人咳，非独肺也"。咳嗽一证，尤其是久咳者，虽病因各异，兼证不一，但揆其要，无不由于肝木郁滞以致气流通受阻，影响到肺的宣肃，咳嗽由是而起，为治之道，贵在疏肝解郁。通过长期的临证积累，提出"止咳不独治肺，重在治肝"的学术观点。肺主降而肝主升，二者互相协调，对于全身气机的调畅是一个重要的环节，而且肝经之别支由下而上贯膈注肺，循经而舒启肺气，使肺气宣降有序，故肝气郁积或升发太过，都会导致肺气宣肃失常。这类久咳患者除咳嗽见证外，往往有口干、舌红、咽痒、胸闷、心烦、头晕易怒等肝气郁结之症，此时投以常规的宣肺止咳之品往往不能奏效，所以治疗上应重在治肝。而临证常见其郁有三：气郁、湿郁、热郁。治疗上则采用在疏肝解郁的基础上，配合调气、化湿、清热等法，屡试屡效。创制柴胡清肺饮疏散肝气郁滞，解痉止咳。同时，又将古方金铃子散变通用于久咳，以顺气宽胸，使很多患者摆脱了咳嗽的折磨。其经验是选用柴胡配前胡，以柴胡疏散少阳郁热，转动少阳枢机；配前胡宣达肺气，润肺化痰，并可防柴胡燥烈伤津。而临诊时还可根据病情配合平地木、川朴等品平肝清热利湿以增强疗效。具体诊疗还需根据辨证，灵活化裁：如兼风邪，可与荆芥、防风、羌独活配伍，取荆防败毒散之意；兼表虚及营卫不和者，可与桂枝、白芍配伍，取柴胡桂枝汤之意；兼痰热内结者，可与黄芩、枳实配伍，取大柴胡汤之意；兼肝气郁结甚者，可与枳壳、香附、青陈皮配伍，取柴胡疏肝散之意。

5. 实则泄腑，肃通大便 《灵枢·本输》曰"肺合大肠，大肠者，传导之腑"，而"肺咳不已，则大肠受之"（《素问·咳论》）。历来"六腑以通为用"，大便不通则腑气不畅，脏气不舒，肺气失于宣肃，气逆喘促难以平息。同样，气急喘息亦可耗伤津液，加重便秘。因此，对于老年患者来说，慢性肺系疾病合并便秘十分常见，此时通畅大便，可以降火保津，不至火郁灼津成痰，加重肺阴肺津亏损，同时有助于排痰及通利气机。就如《灵枢集注·卷五》"大肠为肺之腑而主大便，邪痹于大肠，故上则为气喘争"和《素灵微蕴》"肺与大肠表里同气，肺气化精，滋灌大肠，则肠滑便易"所说，肺气宣发和腑气通利是相辅相成的。用药时并不喜用大黄、番泻叶等泻腑之品，尤其是慢性或习惯性便秘的老年患者，常以柏子仁、枳壳、枳实、瓜蒌仁、天门冬、麦门冬等生津润肠，推动肠道运行；而宣肺平喘药从现代药理来说，对支气管平滑肌和肠道的肌群都有作用，使蠕动增强，可以增加大便次数，使大便质地变软，却没有腹痛腹泻等不适。

6. 通利水道，消肿平喘 慢性支气管炎、哮喘等在疾病后期多出现浮肿，同时喘促明显，称之为"喘肿"。此时肺脾肾俱虚，论喘论肿均为三脏亏虚，使水液不得生化，气机无以摄纳所致。大胆引入现代医学对肺心病水肿研究成果，提出利水是治疗"喘肿"的基本原则，运用利水药减轻动静脉的阻力，使静脉回流畅通，肺动脉高压降低，从而使水肿、咳喘、胸闷等一系列临床症状得到缓解。所谓利水平喘，是既清利体表颜面及肢体的水肿，又清利肺中之水饮，水清饮除，则气道通畅，喘息亦得平。再通过健脾益肾等培本之法，提高机体免疫功能，预防呼吸道反复感染，防止疾病进一步加重。常根据临床辨证采用宣肺通阳利水法、温阳化饮利水法、疏肝清肺利水法、健脾纳肾利水法，从肺、脾、肝、肾入手，利水祛邪而不伤正。临证多用车前草、猪苓、茯苓、防风、防己、陈葫芦等。曾诊治一名女性肺心病患者，下肢浮肿长期用利尿剂无效，就诊时由家属搀入病室，下肢肿至大腿，生活完全不能自理。运用三焦合治，经过宣肺健脾、益肾利水辨证治疗两周后，浮肿逐渐消退，调理九周后已经能够自己就诊。

综上所述，将"通法"灵活运用于肺系疾病的诊疗中已取得了良好的疗效。究其根本，乃源于肺为清虚之体，凡肺系见症多由气机不通而起之故。

（徐霄鹏）

第三章 常见肺系疾病

第一节 感 冒

一、概述

感冒亦称伤风、冒风，是因感受风邪或者时行病毒而引起的以鼻塞、流涕、喷嚏、恶寒、发热、头痛、脉浮等为主要临床症状的一种外感疾病。一般病程 3～7 天，在整个病程中很少传变。其中病情较重，并在一个时期内广泛流行，证候多相类似者，为感受时行病毒所致，称作时行感冒。

感冒为常见多发病，其发病之广，个体重复发病率之高，是其他任何疾病都无法与之相比的。一年四季均可发病，但以冬春季为多。病情轻重不一，轻者虽可不药而愈，重者却会影响工作和生活，甚至可危及小儿、老人及体弱者的生命，尤其是时行感冒暴发时，迅速流行，感染者众多，症状严重，甚至导致死亡，造成严重后果。而且，感冒也是咳嗽、喘证、水肿、痹病等多种疾病发作和加重的因素，故须积极防治。中医药对普通感冒和时行感冒均有良好疗效。现代医学的普通感冒、上呼吸道感染相当于中医感冒，流行性感冒相当于时行感冒，可参考本节辨证论治。

二、病因病机

感冒是由于风邪乘人体御邪能力不足之时，侵袭肺卫皮毛所致。

当气候骤然变化，寒暖失常之时，风邪最易侵袭人体。风为六淫之首，但在不同季节，往往挟四时当令之气而入侵。春季挟温，夏季挟暑，秋季挟燥，冬季挟寒，长夏挟湿。另外在四时之中，又有"非其时而有其气"的气候失常之时，风邪亦能合此非时之邪侵入人体而致感冒"甚至引起时行感冒。由此可见，引起感冒的原因，虽然以风邪为主，但常有所兼夹。就临床所见，以风寒、风热两种证候最为多见。此外，时令之暑、湿、燥邪亦能合风邪而为病，故又有夹暑、夹湿、夹燥等不同的兼证。

风邪是否侵袭人体致病及兼夹其他何种病邪还与人体御邪能力的强弱及素体禀赋体质有密切关系。如果素体亏虚，正气不足，御邪能力减退，或调摄失宜，劳逸不当，正气亏耗，腠理疏松，卫外不固，则易为外邪所客，内外相因而为病。且依其人之禀赋不同而夹邪不同，如素体阳虚，则易感受风寒；阴虚者易感受风热、燥热；痰湿偏盛者，则易感受外湿等。故清·李用粹《证治汇补·伤风》说："有平昔元气虚弱，表疏腠松，略有不慎，即显风症者。此表里两因之虚症也。"这些论述，说明感冒除风邪侵袭之外，还与素体亏虚和禀赋不同有关。且由于体质之不同，可引起对感受外邪之差异。

风邪入侵的途径为肺系卫表，其病变部位也常局限于肺卫。故清·沈金鳌《杂病源流犀烛·感冒源流》指出："风邪袭入，不论何处感受，必内归于肺。"肺主气，司呼吸，气道为出入升降的通路，其系在喉，开窍于鼻，外合皮毛，职司卫外，性属娇脏，不耐邪侵。若卫阳被遏，营卫失和，邪正相争，可出现恶寒、发热等卫表之证。外邪犯肺，气道受阻，肺气失于宣肃，则见咳嗽、鼻塞等肺系之证。而时行感冒，因其感受时邪较重，故全身症状比较明显。另外，体质较强者，一般病邪仅侵袭于肺卫，多以表证为主，治疗较易，收效较快；若年老体弱者，抗邪能力较差，或者感染时邪疫毒，外邪壅盛，病邪也可由表及里，变生他症。

三、诊断与鉴别诊断

（一）诊断

（1）根据气候突然变化，起居不慎，感受风寒等病史；或时行感冒正流行之际。

（2）典型症状：鼻塞、流涕、喷嚏、恶风寒、发热、头痛、身痛乏力、脉浮等。

（3）发病特点：病程较短，多数为3～7日，如症状迁延可能有传变，季节性明显，虽四时皆可发生，但以冬春季节冷暖交替时较易发生。另外时行感冒的特殊性，即发病具有流行性，同一时间集中发病，症状相似，起病突然，恶寒发热，全身酸痛，头痛乏力等症状均较普通感冒为重等特点。

（二）鉴别诊断

感冒应与以下病证相鉴别。

1. 鼻渊：鼻渊与感冒均可有鼻塞、流涕、头痛等症状，但鼻渊一般无恶寒发热，而感冒兼见恶寒、发热、脉浮等外感表证；鼻渊病程漫长，反复发作，不易断根，感冒一般病程短暂，治疗后症状可较快消失。

2. 风温：风温初起症状与感冒颇为相似，但风温病势急骤，寒战高热，热势难退，虽得汗出后热势稍减，但旋即复起，咳嗽胸痛，身痛乏力，头痛较剧，较易传变入里而出现神昏、惊厥、谵妄等症，如治疗不当，可产生严重后果。而感冒一般发热不高，病势轻，较少传变，病程短，预后良好。

四、辨证分析

感冒的病位常局限于肺卫，极少传变，多属实证，一般病程为3～7天，如时行感冒，则多呈流行性，同一地区可同时有许多人发病，症状较重。如感冒反复发作，肺气不足，可出现气短、形寒、出汗等症；体质素虚，复感外邪，多为本虚标实之证。其辨证要点首先为辨风寒风热，寒热性质截然不同，治疗方法迥异，所以首先要辨别偏于风寒还是风热，风寒感冒以恶寒重，发热轻，鼻流清涕为特征；风热感冒以恶寒轻，发热重，鼻流黄浊涕伴有口渴，咽痛为特征，其中口渴，咽痛与否常为辨别寒热的主要依据。其次辨常人感冒与虚人感冒，普通人感冒后，症状较明显，但易康复。平素体虚之人感冒之后，缠绵不已，经久不愈或反复感冒。在临床上还应区分是气虚还是阴虚。气虚感冒者，兼有倦怠乏力，气短懒言，身痛无汗，或恶寒甚，咳嗽无力，脉浮弱等症。阴虚感冒者，兼有身微热，手足心发热，心烦口干，少汗，干咳少痰，舌红，脉细数。最后辨普通感冒与时行感冒，普通感冒呈散发性发病，肺卫症状明显，但病情较轻，全身症状不重，少有传变；时行感冒呈流行性发病，传染性强，肺系症状较轻而全身症状显著，症状较重，且可以发生传变，入里化热，合并他病。

（一）风寒感冒

1. 症状：鼻塞流清涕，喷嚏，咽痒，咳嗽，无痰或者稀薄痰，恶寒发热，无汗，头痛，身痛，舌苔薄白，脉浮。如夹湿则身热不扬，头重如裹，或者胸闷，恶心，口淡，纳呆，苔腻。

2. 病机分析：风寒感冒主要由于风寒外袭，肺气失宣所致。肺主呼吸，开窍于鼻，气道为呼吸出入通路，由于外邪袭肺，窍道不利，故出现鼻塞声重、喷嚏、流清涕、喉痒咳嗽等症状；肺与皮毛相合，风寒客于皮毛，寒为阴邪，其气凝闭，卫外之阳被遏，营卫失和，故见发热无汗，头痛骨楚等症，苔白脉浮，乃邪客于表，脉紧为寒盛之象，发热时邪正相争可见浮数之脉。如风寒夹湿邪客于皮毛，湿性黏腻重着，则恶寒而身热不扬，头胀如裹，肢体酸疼而重；如脾胃有湿，复感风寒之邪，内外合邪，可见风寒表证外，又兼胸闷、泛恶、纳呆、苔腻等湿困中焦之象。

（二）风热感冒

1. 症状：发热，微恶风寒，或有汗出，头痛，鼻塞涕浊，咳痰黄稠，口干欲饮，咽喉焮红疼痛，苔薄黄，脉滑数。如夹暑则见身热汗出不解，心烦口渴，尿赤，苔黄腻。

2. 病机分析：风为阳邪，阳从热化，风热邪气郁于肌表，腠理不密，故见发热恶风，有汗不解；风热上受，肺失清肃，则头痛、鼻塞、涕浊、咳痰黄稠；风热熏蒸于清道，窍道不利，则咽痛渴饮；苔薄黄，脉浮数，均系风热客于皮毛之象。夏令感冒，夹当令之暑邪为患，如暑热熏蒸，则身热甚壮，有汗而热势不解，心烦口渴，小便短亦，苔黄腻，脉濡数；如暑湿偏重，可见头胀如蒙，胸闷，泛恶，纳呆，口淡而黏。

（三）表寒里热

1. 症状：发热恶寒，无汗，头痛，肢体酸痛，鼻塞声重，咽喉疼痛，咳嗽，痰黏稠或黄白相兼。舌边尖红、苔薄白或薄黄，脉浮数。

2. 病机分析：素体热盛，或肺有痰火，复感风寒之邪，则热蕴于里，寒客于表，形成表寒里热，即所谓"寒包火"之证，故既见发热恶寒，无汗，头痛，骨楚之风寒表证；又见咽痛，痰稠，舌红，苔黄等里热之证。

（四）气虚感冒

1. 症状：恶寒发热，或热势不盛，但觉时时形寒、自汗，头痛鼻塞，咳嗽，痰白，语声低怯，气短，倦怠，苔白，脉浮无力。

2. 病机分析：素体气虚，往往最易感邪。因气虚则表卫不固，腠理疏松，稍遇气候变化，辄感风寒之邪，所以时时形寒者，乃气虚感邪。

常见之特征。一般气虚之体，感受风寒之邪偏多，故见恶寒发热，头痛鼻塞，苔白等风寒表证。语音低怯，气短，倦怠，均为肺气亏虚之象。

（五）阳虚感冒

1. 症状：阵阵恶寒，甚则蜷缩寒战，或稍兼发热，无汗或自汗，汗出则恶寒更甚，头痛，骨节酸冷疼痛，面色㿠白，语言低微，四肢不温，舌质淡胖，苔白，脉沉细无力。

2. 病机分析：阳气不足之人，最易感受风寒邪气，以老年人较为常见。一般恶寒重，发热轻，如患者阳虚汗出较多，阳气耗散，则恶寒更甚，此乃阳虚感冒之特征。其所以脉不浮而反沉细者，为阳气虚惫，不能温煦血脉，以致鼓动无力之故。

（六）血虚感冒

1. 症状：头痛，身热，微寒，无汗或汗少，面色不华，唇淡，指甲苍白，心悸，头晕，舌淡，苔白，脉细，或浮而无力，或脉象结代。

2. 病机分析：素体血虚，或失血之后，或产后血亏，除见普通表证外，并见血虚之证。由于血虚，汗源不足，一般无汗或汗少。血虚感冒，数日不愈，往往心悸、眩晕更甚，甚至出现脉象结代，此乃虚体感邪，耗伤阴血所致。

（七）阴虚感冒

1. 症状：发热，微恶风寒，无汗或微汗，或寐中盗汗，头痛，心烦，口干咽燥，手足心热，干咳少痰，或痰中带血丝，舌质红，脉细数。

2. 病机分析：阴虚之体，肺有燥热，感邪之后，常见偏于风热之证，在感冒时其阴虚之象更为明显。此乃发热出汗，易伤阴液之故。如肺阴素虚，肺气失于清肃，咳嗽伤络，可见痰中带血。

五、治疗

（一）治疗原则

1. 解表达邪：感冒由外邪客于肌表引起，应遵循《素问》"其在皮者，汗而发之"之意，采用辛散解表的法则，祛除外邪，邪去则正安，感冒亦愈。解表之法应根据所感外邪寒热暑湿的不同，而分别选用辛温、辛凉、清暑解表法。时行感冒的病邪以时行病毒为主，解表达邪又很重视清热解毒。

2. 宣通肺气：感冒的病机之一是肺失宣肃，因此宣通肺气有助于使肺的宣肃功能恢复正常，肺主皮毛，宣肺又能协助解表，宣肺与解表相互联系，又协同发挥作用。

3. 照顾兼证：虚人感冒应扶正祛邪，不可专事发散，以免过汗伤正。病邪累及胃肠者，又应辅以化湿、和胃、理气等法治疗，照顾其兼证。

（二）治法方药

1. 风寒感冒

（1）治法：辛温解表，宣肺散寒。

（2）方药：葱豉汤，荆防败毒散。前者辛温通阳散寒，可用于轻证；后者乃辛温发汗之剂，其中荆芥、防风、羌活、独活等为驱散风寒之要药，对恶寒无汗、肢体疼痛者，用之最宜，配以前胡、桔梗等旨在宣肺止咳，如鼻塞重者，可加苍耳子。如受凉冒雨，风寒夹湿邪入侵，而见头胀如裹，肢体酸重，可改用羌活胜湿汤，以散风祛湿。

综观全方，以风药为主，使汗出而风湿之邪俱去，盖取风能胜湿之义也。如素体脾运不健，内湿偏胜，复感风寒之邪，可加苍术、厚朴、半夏、陈皮以运脾燥湿。

2. 风热感冒

（1）治法：辛凉解表，祛风清热。

（2）方药：银翘散、桑菊饮。两方均为辛凉之剂，前者用银花、连翘、薄荷之辛凉，配荆芥之辛温，退热作用较强，佐以牛蒡子、桔梗、甘草清肺利咽，对风热感冒咽喉疼痛者，尤为适宜。后者作用较弱，可用于风热感冒之轻证。

如夏令感冒，兼受暑邪，每多夹湿夹热。如属暑热熏蒸，除出现风热本证外，兼见身热，有汗不解，心烦，口渴欲饮，小便短，苔黄腻，脉濡数。可以新加香薷饮配用藿香、佩兰、薏苡仁、六一散，以解表清暑退热，使暑热从汗外泄，湿从小便下行。如属暑湿偏重，头胀如蒙，胸闷泛恶，苔白腻，脉濡滑，可用藿香正气散，以清暑利湿，芳香化浊。

3. 表寒里热

（1）治法：疏风宣肺，散寒清热。

（2）方药：麻杏石甘汤加味。本病因肺有蕴热，复感风寒，乃内热外寒之证。故用麻黄配羌活解表散寒，杏仁、石膏、甘草配鱼腥草以宣肺清热。如外寒较甚，恶寒，骨节疼痛，加苏叶、桂枝以祛风散寒；如里热较甚，咽喉，焮红疼痛，可加板蓝根、黄芩以清热解毒；如大便秘结，身热不退，苔腻，脉滑实而数，乃表里俱实之证，可改用防风通圣散，以表里双解。

4. 气虚感冒

（1）治法：益气解表，调和营卫。

（2）方药：参苏饮、黄芪桂枝五物汤。前者用人参、茯苓等益气扶正，苏叶、葛根等疏风祛邪，前胡、桔梗、半夏宣肺化痰，适用于气虚感冒而见气短、神疲、恶寒咳嗽之症。后者用黄芪为君，以益气固表；用桂枝、芍药、生姜、大枣，以调和营卫，适用于气虚感冒而见恶风、肢体酸楚之症。

如气虚而见自汗、形寒、易感风邪者，平素可常服玉屏风散以益气固表，增强卫外功能，以防感冒复发。

5. 阳虚感冒

（1）治法：温阳解表。

（2）方药：桂枝加附子汤。阳虚之体，感受风寒，宜温里散寒以托邪外出。本方用附子助阳以驱寒，桂枝汤通阳以祛风，使阳气充沛，腠理温煦，则风寒之邪，自能从外而解。如大便溏泻，腹中隐痛，加炮姜、肉桂温运中阳以止泻。

6. 血虚感冒

（1）治法：补血解表。

（2）方药：葱白七味饮加减。本方所以用葱白为君，不仅因本品有辛温解表作用，且取其具有温通血脉之力，对血虚感冒，尤为适宜。方中用葱白、豆豉、葛根、生姜解表的同时，又配合地黄、麦冬以滋阴养血。如恶寒重，可加黄芪、防风、荆芥；

如热重，可加银花、连翘。如血虚感邪，血液运行不畅，脉络痹阻，而见脉象结代者，可加桂枝、红花、丹参以通阳活血宣痹。

7. 阴虚感冒

（1）治法：滋阴解表。

（2）方药：加减葳蕤汤化裁。本方以玉竹为主，取其滋阴生津之功，以奏资助汗源之效；葱白、豆豉、桔梗、薄荷、白薇等解表宣肺退热，发汗而不峻；甘草、大枣甘润和中而不腻。如心烦口渴较甚，可加黄连、竹叶、天花粉以清热生津除烦；如咳嗽咽干，咳痰不爽，可加牛蒡子、射干、瓜蒌皮以利咽化痰；如咳嗽胸痛，痰中带血，可加鲜茅根、生蒲黄、藕节以清肺凉血化瘀。

虚证感冒，虽以气虚、阳虚、血虚、阴虚进行分类，但临床上还可见气阴两亏、气血不足、阴阳兼虚等，只要细审症状，自能辨认不误。

六、小结

感冒是感受风邪为代表的六淫、时邪病毒，侵犯肺卫，以恶寒发热、头身疼痛、鼻塞流涕、喷嚏咳嗽、全身不适为临床特征的常见外感病证，四季皆有，以冬春季为多。其病位在于肺，多数属于实证。如虚体感邪，则成为本虚标实之证。病机为卫表不和，肺失宣肃，感冒实证以风寒、风热为主，并有夹湿、夹暑、夹燥、夹食等不同兼证，虚证则有气虚、阳虚、血虚、阴虚之分。治疗以解表宣肺为原则，但应分清虚实及风寒、风热与暑湿及兼夹病邪的不同，风寒感冒宜辛温解表，风热感冒宜辛凉解表；表实无汗者，用辛散之剂；表虚出汗者，用疏解之剂；虚证感冒，宜扶正祛邪；时邪病毒又当以清热解毒为治疗重点。一般来说，各种感冒在寒热虚实之间，皆可互相转化。正确的煎药、饮食等调护，有助感冒的迅速康复。

感冒的预防很重要，尤其是对有时行感冒流行趋势的地区，更应尽早采取措施，以免成蔓延之势。

···（徐霄鹏）

第二节 喘 证

喘证是由肺失宣降，肺气上逆，或肺肾出纳失常而致肺气壅塞，以呼吸困难，甚至张口抬肩、鼻翼煽动、不能平卧等为主要临床表现的病证。喘证作为一个症状，可出现在多种急、慢性疾病过程中，当喘成为这些疾病某一阶段的主症时，即称作喘证。

关于喘证，《内经》论述较多，记载了喘的名称、症状表现和病因病机。如《灵枢·五阅五使》说："故肺病者，喘息鼻张。"《灵枢·本藏》说："肺高者上气，肩息咳。"指出喘以呼吸急促、鼻煽、抬肩为特征。《内经》认为喘证以肺、肾为主要病变脏器，如《素问·藏气法时论》说："肺病者，喘咳逆气，肩背痛，汗出……虚则少气不能报息……肾病者，腹大胫肿，喘咳身重。"《灵枢·经脉》亦说："肺手太阴之脉……是动则病肺胀满膨膨而喘咳";"肾足少阴之脉……是动则病饥不欲食，咳唾则有血，喝喝而喘。"此外，《素问·痹论》云心痹者，脉不通，烦则心下鼓，暴上气而喘。"《素问·经脉别论》亦云："有所坠恐，喘出于肝。"提示喘虽以肺、肾为主，亦涉及他脏。在病因上有外感、内伤之分，病机亦有虚实之别。如《灵枢·五邪》指出："邪在肺，则病皮肤痛，寒热，上气喘，汗出，喘动肩背。"《素问·举痛论》又说："劳则喘息汗出。"《金匮要略·肺痿肺痈咳嗽上气病脉证治》中之"上气"即指喘息不能平卧，其中包括"喉中作水鸡声"的哮病和"咳而上气"的肺胀等病，并列射干麻黄汤、葶苈大枣泻肺汤等方治疗。金元以后，诸多医家充实了内伤诸因致喘的证治。如《丹溪心法·喘》说六淫七情之所感伤，饱食动作，脏气不和，呼吸之息，不得宣畅而为喘急。亦有脾肾俱虚体弱之人，皆能发喘。"认识到六淫、七情、饮食所伤、体质虚弱皆为喘证的病因。明代张景岳把喘证归纳成虚实两证，作为喘证的辨证纲领，《景岳全书·喘促》说实喘者有邪，邪气实也；虚喘者无邪，元气虚也。"清代叶天士明确指出实喘、虚喘之病位所在，《临证指南医案·喘》说："在肺为实，在肾为虚。"当然，在肺者亦有虚证。《类证治裁·喘症》则进一步提出"喘由外感者治肺，由内伤者治肾"的治疗原则，但也不尽然，内伤治肺者亦不少。这些观点至今对喘证的临床辨治仍具有重要的指导意义。

西医学中的喘息型支气管炎、各型肺炎、慢性阻塞性肺气肿、心源性哮喘、重症肺结核、肺不张、硅肺、成人呼吸窘迫综合征、睡眠期呼吸暂停综合征以及癔症等疾病出现以喘为主的临床表现时，可参考本篇辨证论治。

一、病因病机

喘证由多种疾病引起，病因较为复杂，但归纳起来，不外外感与内伤两端。外感为六淫侵袭，内伤由饮食、情志，或劳欲、久病所致。病机性质有虚实两方面，有邪者为实，因邪壅于肺，宣降失司所致；无邪者属虚，因肺不主气，肾失摄纳而成。

（一）外邪侵袭

外邪之中以风寒、风热邪气为主，此为实喘之重要病因，如《景岳全书·喘促》说："实喘之证，以邪实在肺也，肺之实邪，非风寒则火邪耳。"风寒侵袭肺卫，未能及时表散，内则壅遏肺气，外而郁闭皮毛，使肺气失于宣降，或风热犯肺，失于疏散，邪热壅肺，甚则热蒸液聚成痰，清肃失司，以致肺气上逆作喘。也有外寒未解，内已化热，或肺热素盛，寒邪外束，热不得泄，为寒所郁，则肺失宣降，气逆而喘者。

（二）饮食不当

恣食肥甘厚味，饮食生冷，或酒食伤中，致脾失健运，蕴生痰浊，上干于肺，壅阻肺气，气机不利，升降失常，发为喘促。若痰湿郁久化热，或肺热素盛，痰与热结，致痰热交阻，肺失清肃，肺气上逆而喘促。《仁斋直指附遗方论·喘嗽》所言："惟夫邪气伏藏，凝涎浮涌，呼不得呼，吸不得吸，于是上气促急。"即指痰浊壅盛之喘证而言。痰浊内蕴，常因外感诱发，可致痰浊与风寒、邪热等内外合邪为患。

（三）情志失调

情志不遂，忧思气结，肝失调达，气失疏泄，肺气闭阻，或郁怒伤肝，肝气上逆乘肺，肺失肃降，升多降少，气逆而喘。此即《医学入门·喘》所言："惊忧气郁，惕惕闷闷，引息鼻张气喘，呼吸急促而无痰声者。"另外，忧思伤脾，或郁怒伤肝，肝气横逆乘脾，脾失健运，蕴生痰浊，痰浊干肺，也可引起喘证。

（四）久病劳欲

久病肺弱，咳伤肺气，或中气虚弱，肺气失于充养，肺之气阴不足，则气失所主而发生喘促，故《证治准绳·喘》说："肺虚则少气而喘。"肺气不足，失于治理调节心血，血行不畅，致气虚血瘀，可加重喘促。若肺病日久，肺之气阴亏耗，不能下荫于肾，则肺虚及肾，或劳欲伤肾，精气内夺，伤及真元，根本不固，则气失摄纳，上出于肺，出多入少，逆气上奔而为喘。此即《医贯·喘》所说："真元损耗，喘出于肾气之上奔……乃气不归元也。"若肾阳虚衰，肾不主水，水邪泛滥，凌心射肺，肺气上逆，心阳不振亦致喘促。

喘证的病变部位主要在肺和肾，与肝、脾、心有关。肺主气，司呼吸，外合皮毛，为五脏之华盖，若外邪袭肺，或他脏病气犯肺，皆可使肺失宣降，呼吸不利，气逆而喘；肺虚气失所主，或肺气亏耗不足以息皆致喘促。他若脾失健运，痰浊扰肺以及中气虚弱，或肝气逆乘，或心血不畅等而致喘者均与肺有关。肾主纳气，为气之根，与肺协同以维持正常呼吸，如肾元不固，摄纳失常，气不归元，则气逆于肺而为喘。

喘证的病机性质有虚实之分，但在病情发展的不同阶段，虚实之间常互相转化，可出现虚实夹杂之错综局面。一般实喘在肺，乃外邪、痰浊、肝郁气逆，邪壅肺气而致宣降不利；虚喘责之肺、肾，为精气不足，气阴亏耗而致肺肾出纳失常，尤以气虚为主。临床常见上实下虚并见，或正虚邪实，虚实夹杂之证。如肺虚不主气，见气短难续，若肺病及脾，子盗母气，则脾气亦虚，脾虚失运，聚湿生痰，上渍于肺，肺气壅塞，气津失布，血行不利，可形成痰浊血瘀，乃因虚致实，邪实正虚互见，以邪实为主；若迁延不愈，损及肾元，肾失摄纳，而成痰瘀伏肺而肾虚之候；若肾阳虚衰，水无所主，水邪泛滥，又可上凌心肺。

本证的严重阶段，不但肺肾俱虚，在孤阳欲脱之时，可病及于心。因心脉上通于肺，肺朝百脉，肺气治理调节心血的运行，宗气赖呼吸之气以生而贯心肺，肾脉上络于心，心肾既济，心阳又根于命门之火，故心脏阳气之盛衰，与先天肾气及后天呼吸之气密切相关。故肺肾俱虚，肺虚不助心主治节，宗气生成不足，肾阳无以温煦心阳，可导致心气、心阳衰惫，鼓动血脉无力，血行瘀滞，见面色、唇舌、指甲青紫，甚则喘汗致脱，出现亡阴、亡阳之危笃病情。

二、诊断

（1）以喘促气短，呼吸困难，甚至张口抬肩，鼻翼煽动，不能平卧，或口唇青紫为典型临床表现。

（2）多有慢性咳嗽、哮病、肺痨、心悸等疾病史，每遇外感、情志刺激及劳累而诱发。

三、相关检查

（1）两肺可闻及干、湿啰音。

（2）血常规、胸部 X 线片、心电图检查等有助于诊断。

四、鉴别诊断

（一）气短

喘证与气短同为呼吸异常，但喘证是以呼吸困难，张口抬肩，甚至不能平卧为特征；气短即少气，呼吸微弱而喘促，或短气不足以息，似喘而无声，尚可平卧。如《证治汇补·喘病》说："若夫少气不足以息，呼吸不相接续，出多入少，名曰气短，气短者，气微力弱，非若喘症之气粗奔迫也。"

（二）肺胀

喘证与肺胀均可出现喘促、呼吸困难表现，喘证因邪壅于肺，宣降失司，或肺不主气，肾失摄纳而成，以喘促气短，呼吸困难，甚至张口抬肩，鼻翼煽动，不能平卧为主要表现，可见于多种急慢性疾病过程中。肺胀为多种慢性肺部疾病长期反复发作，迁延不愈而成，临床除喘促、呼吸困难外，尚具有咳嗽、咯痰、胸部膨满、憋闷如塞等特征，喘促仅是肺胀的一个症状。但喘证日久可发展为肺胀。

五、辨证论治

（一）辨证要点

1. 辨虚实：《景岳全书·喘促》说："气喘之病，最为危候，治失其要，鲜不误人，欲辨之者，亦惟二证而已。所谓二证者，一曰实喘，一曰虚喘也。"足见辨虚实之重要性。实喘由外邪侵袭，内伤饮食、情志所致，症见呼吸深长有余，呼出为快，气粗声高，伴有痰鸣咳嗽，脉数有力。因于外感者，发病急骤，病程短，多有表证；因于内伤者，病程多久，反复发作，外无表证。虚喘多由久病迁延，或劳欲损伤所致，病程较长，常反复发作，症见呼吸短促难续，深吸为快，气怯声低，少有痰鸣咳嗽，脉微弱或浮大中空，病势徐缓，时轻时重，遇劳则甚。肺虚者操劳后则喘，肾虚者静息时亦苦气息喘促，动则尤甚，若心气虚衰，可见喘息持续不已。

2. 辨寒热：属寒者其痰清稀如水或痰白有沫，面色青灰，口不渴或渴喜热饮，或四肢不温，小便清冷，或恶寒无汗，全身酸楚，舌质淡，苔白滑，脉浮紧或弦迟。属热者症见痰色黄、黏稠或色白而黏，咯吐不利，身热面赤，口渴饮冷，便干尿黄，或颧红唇赤，烦热，或发热微恶风，汗出，舌质红或干红，苔黄腻或黄燥，或少苔，脉滑数或浮数或细数。

3. 辨病位：即辨别喘证病变之在肺在肾。一般感受外邪、痰浊阻肺、肝气乘肺等所致之肺气壅滞，失于宣降，气逆而喘者，病变为实，肺位在肺；而久病劳欲，肺肾出纳失常而致喘者，病变多属虚，或虚实夹杂，病位在肺肾两脏。临证应结合辨虚实、辨寒热，综合分析临床表现，进一步明确病变脏腑。

（二）治疗原则

喘证的治疗以虚实为纲，实喘乃外邪、痰浊、肝郁气逆，邪壅肺气而致宣降不利而成，治在肺，法以祛邪利气，应区别寒、热、痰、气之不同而分别采用温宣、清肃、祛痰，降气等法。虚喘乃精气不足，气阴亏耗而致肺肾出纳失常，治在肺肾，以肾为主，法以培补摄纳，针对脏腑病机，采用补肺、纳肾、温阳、益气、养阴、固脱等法。虚实夹杂，下虚上实者，当祛邪与扶正并举，但要分清主次，权衡标本，有所侧重，辨证选方用药。

（三）分证论治

1. 实喘

（1）风寒闭肺

1）主症：喘息，呼吸气促，胸部胀闷。

2）兼次症：咳嗽，痰多稀薄色白，头痛，鼻塞，喷嚏，流清涕，无汗，恶寒，或伴发热，口不渴。

3）舌脉：苔薄白而滑；脉浮紧。

4）分析：外感风寒，内合于肺，寒邪闭肺，肺郁不宣，肺气上逆，故喘咳，胸部闷胀。寒邪伤肺，凝液成痰，则痰多稀薄色白。风寒束表，皮毛闭塞，卫阳被郁，故见恶寒发热、无汗。寒邪凝滞，经气不利，则头痛。肺气不宣，窍道不利，则鼻塞、喷嚏、流涕。苔薄白而滑，脉浮紧为风寒在表之征。

5）治法：宣肺散寒。

6）方药：麻黄汤。方中麻黄、桂枝宣肺散寒解表；杏仁、甘草化痰利气。若表证不重，可去桂枝，即为宣肺平喘之三拗汤，麻黄可用炙麻黄；喘重者，加苏子、前胡降气平喘；痰多者，加半夏、橘红、瓜蒌或制南星、白芥子燥湿化痰；胸胀闷者，加枳壳、桔梗、苏梗宽胸理气；若得汗而喘不平，可用桂枝加厚朴杏子汤和营卫，宣肺气；若寒饮内伏，复感外寒引发者，可用小青龙汤发表温里化饮。

（2）表寒里热

1）主症：喘逆上气，胸胀或痛，息粗，鼻煽。

2）兼次症：咳而不爽，咯痰黏稠，形寒，身热，烦闷，身痛，有汗或无汗，口渴，溲黄，便干。

3）舌脉：舌质红，苔薄白或黄；脉浮数或滑。

4）分析：外感寒邪束表，肺有郁热，或表寒未解，内已化热，热郁于肺，肺气上逆，故喘逆，息粗，鼻煽，胸部胀痛，咳而不爽，咯痰黏稠。里热内盛，故身热，烦闷，汗出。热伤津液，则口渴，溲黄，便干。寒邪束表，则见形寒，身痛，无汗。舌质红，苔薄白或黄，脉浮数或滑为里热表寒之征。

5）治法：散寒泄热，宣肺平喘。

6）方药：麻杏石甘汤。方中重用辛寒之生石膏清泄肺热，麻黄辛温解表，宣肺平喘，共奏清里解表，宣肺平喘之效；杏仁苦降肺气而平喘咳；甘草调和诸药。若表寒较甚者，可加苏叶、荆芥、防风、生姜等助解表散寒；痰热较盛者，可加黄芩、桑白皮、瓜蒌、枇杷叶以助清热化痰之力；若胸满喘甚，痰多，便秘者，可加葶苈子、大黄以通腑泄肺；津伤渴甚者，可加天花粉、麦冬、沙参、芦根等养阴生津。

（3）痰热遏肺

1）主症：喘咳气涌，胸部胀痛。

2）兼次症：痰多黏稠色黄，或痰中带血，或目睛胀突，胸中烦热，身热，面红，有汗，咽干，渴喜冷饮，尿赤，或便秘。

3）舌脉：舌质红，苔黄或黄腻；脉滑数。

4）分析：本证多由外邪入里化热，或痰浊化热而成。邪热壅肺，灼津成痰，痰热郁遏肺气，肃降无权，故见喘咳气涌，胸部胀痛，痰黏稠色黄；热伤肺络则见痰中带血；痰热郁蒸，故见烦热，目睛胀突，身热，汗出，面红，尿赤；热伤阴津，则见咽干，渴喜冷饮；便秘为肺热腑气不通之象。舌质红，苔黄或黄腻，脉滑数皆痰热内盛之征。

5）治法：清泄痰热。

6）方药：桑白皮汤。方中用桑白皮、黄芩、黄连、栀子清泻肺热；贝母、杏仁、苏子、半夏降气化痰。身热甚者，加石膏、知母清肺热；痰多黏稠者，加海蛤粉、瓜蒌、枇杷叶清化痰热；痰涌便秘，喘不能卧者，加葶苈子、大黄、芒硝涤痰通腑；口渴咽干者，加天花粉、麦冬、玄参、芦根等养阴生津；痰有腥味者，防痰热蕴毒成痈，加鱼腥草、金荞麦根、蒲公英、冬瓜子等清热解毒，化痰泄浊；痰中带血者，加白茅根、茜草、侧柏叶等凉血止血。

（4）痰浊阻肺

1）主症：喘而胸满闷窒，甚则胸盈仰息。

2）兼次症：咳嗽痰多黏腻色白，咯吐不利；或脘闷，呕恶，纳呆，口黏不渴。

3）舌脉：舌质淡，苔厚腻色白；脉滑。

4）分析：本证多由脾失健运，积湿成痰，痰浊干肺而成。痰浊壅肺，气机不畅，肃降失职，肺气上逆，故喘满闷窒，胸盈仰息，痰多色白黏腻；痰湿蕴中，脾胃不和，故见脘闷，呕恶，纳呆，口黏不渴。舌质淡，苔厚腻色白，脉滑为痰浊内阻之征。

5）治法：化痰降逆。

6）方药：二陈汤合三子养亲汤。方中半夏、陈皮、茯苓、甘草燥湿化痰；苏子、白芥子、莱菔子化痰降气平喘。可加苍术、厚朴等燥湿理脾行气，以助化痰降逆。若痰浊壅盛，气喘难平者，加皂荚、葶苈子涤痰除壅以平喘；兼便秘者，加大黄荡涤痰浊。若痰浊挟瘀，见喘促气逆，喉间痰鸣，面唇暗紫，舌质紫暗，苔浊腻者，可用涤痰汤，加桃仁、红花、赤芍、水蛭等，或配用桂枝茯苓丸涤痰祛瘀；若痰色转黄，苔黄者，加石膏、黄芩、枇杷叶等清化痰热；脘闷，呕恶，纳呆者，可加蔻仁、砂仁、竹茹、神曲、焦山楂等芳香化浊，和胃降逆。若平素脾胃虚弱者可服用六君子汤调理。

（5）肝气乘肺

1）主症：每遇情志刺激而诱发，突然呼吸短促，息粗气憋。

2）兼次症：胸闷胸痛，咽中如窒，但喉中痰声不着；平素常多忧思抑郁，或失眠，心悸，或不思饮食，大便不爽，或心烦易怒，面红目赤。

3）舌脉：舌质正常或质红，苔薄白或薄黄；脉弦或弦而数。

4）分析：郁怒伤肝，肝气冲逆乘肺，肺气不降，则喘促气憋，咽中如窒。肝肺络气不和，则胸闷胸痛。心肝气郁则失眠，心悸。肝郁脾胃不和则不思饮食，大便不爽。苔薄白，脉弦为肝气郁结之征。心烦易怒，面红目赤，舌红，苔薄黄，脉弦带数乃肝郁化火之象。

5）治法：开郁降气平喘。

6）方药：五磨饮子。方中用沉香为主药，温而不燥，行而不泄，既降逆气，又纳肾气，使气不复上逆；槟榔破气降逆，乌药理气顺降，共助沉香以降逆平喘；木香、枳实疏肝理气开郁。若咽中窒塞明显者，可合用半夏厚朴汤以开郁行气，化痰散结；若肝郁化火，烦躁易怒，面红目赤，舌质红，脉数者，加龙胆草、黄芩、夏枯草、栀子等清肝泻火；若纳差，大便不爽者，可加枳实、白芍、焦槟榔、焦三仙以柔肝和胃；若气滞腹胀，大便秘结者，则可加大黄以降气通腑，即六磨汤之义；伴心悸，失眠者，可加夜交藤、合欢皮、酸枣仁、远志等宁心安神。平素可服用逍遥散疏肝解郁，并对患者做好心理疏导，使其心情开朗，配合治疗。

（6）水凌心肺

1）主症：喘咳气逆，倚息难以平卧。

2）兼次症：咯痰稀白，心悸，面目肢体浮肿，小便量少，怯寒肢冷，或面色晦暗，唇甲青紫。

3）舌脉：舌淡胖或胖黯或有瘀斑、瘀点，舌下青筋显露，苔白滑；脉沉细或带涩。

4）分析：本证由久病劳欲，肾阳衰弱，水气泛滥，凌心犯肺而成。水邪干肺，肺失宣降，故见喘咳气逆，倚息难以平卧，咯痰稀白。水气凌心，心阳受损，则见心悸。阳虚水泛则面目肢体浮肿。肾阳虚气化不利，则小便量少。阳虚肢体失于温煦，故怯寒肢冷。阳虚血脉失于温煦而凝滞则面色晦暗，唇甲青紫，舌胖黯或瘀斑、瘀点，舌下青筋显露，脉涩。舌淡胖，苔白滑，脉沉细为阳虚之征。

5）治法：温阳利水，泻壅平喘。

6）方药：真武汤合葶苈大枣泻肺汤。前方温阳利水，方中附子温肾通阳，茯苓、白术、生姜健脾利水，芍药活血化瘀；后方泻肺除壅，方中葶苈子涤痰除壅泻肺，大枣扶助正气，防攻伐伤正。可加用桂枝、黄芪、防己、万年青根等温肾益气行水；浮肿甚者，可合用五皮饮利水消肿；痰饮凌心，心阳不振，血脉瘀阻，面唇、爪甲青紫，舌胖暗青紫者，酌加丹参、红花、桃仁、川芎、泽兰、益母草等活血化瘀。

2. 虚喘

（1）肺气虚

1）主症：喘促短气，气怯声低，喉有鼾声。

2）兼次症：咳声低弱，痰吐稀薄，自汗畏风，极易感冒；或咳呛痰少质黏，烦热口干，咽喉不利，面色潮红；或兼食少，食后腹胀不舒，便溏或食后即便，肌肉瘦削，痰多。

3）舌脉：舌质淡红或舌红苔剥；脉软弱或细数。

4）分析：肺虚气失所主，故喘促短气，气怯声低，喉有鼾声。肺气不足则咳声低弱。气不化津故咯痰稀白。肺虚卫外不固，则自汗，畏风，易感冒。子盗母气而脾虚不运，则见食少，食后腹胀不舒，便溏或食后即便，肌肉瘦削，痰多。若兼肺阴不足，虚火上炎则见呛咳痰少质黏，烦热，咽喉不利，面色潮红。舌质淡红，脉软弱为肺气虚弱之象；舌红苔剥，脉细数为阴虚火旺之征。

5）治法：补肺益气。

6）方药：补肺汤合玉屏风散。方中用人参、黄芪补益肺气，白术、茯苓、甘草健脾补中助肺；黄芪、白术、防风益气护固表；五味子敛肺平喘；熟地补阴；紫菀、桑白皮化痰清利肺气。若咯痰清稀量较多，胸闷气逆，可去桑白皮，加干姜、半夏、厚朴、陈皮温肺化饮，利气平喘；若寒痰内盛，加钟乳石、苏子、款冬花等温肺化痰定喘。若伴咳呛痰少质黏，烦热口干，咽喉不利，面潮红，舌红苔剥，脉细数者，为气阴两虚，可用补肺汤合生脉散加沙参、玉竹、百合等益气养阴。痰黏难出者，可加川贝母、瓜蒌、杏仁、梨皮等润肺化痰。若肺脾同病，伴食少便溏，食后腹胀，痰多，消瘦者，当肺脾同治，补土生金，可用六君子汤合补肺汤加减。若中气下陷者，当益气升陷，用补中益气汤加减。若合并肾虚，可加沉香、紫石英、灵磁石、胡桃肉等补肾纳气。

（2）肾气虚

1）主症：喘促日久，气息短促，呼多吸少，动则尤甚，气不得续。

2）兼次症：形瘦神惫，小便常因咳甚而失禁，或尿后余沥，面青唇紫，汗出肢冷，跗肿；或干咳，面红烦躁，口咽干燥，足冷，汗出如油。

3）舌脉：舌淡苔薄或黑润，或舌红少津；脉微细或沉弱，或脉细数。

4）分析：久病肺虚及肾，气失摄纳，故见喘促日久，气息短促，呼多吸少，动则尤甚，气不得续。肾虚精气耗损，形神失养，故形瘦神惫。肾气不固，膀胱失约，故小便常因咳甚而失禁，尿后余沥。阳虚卫外不固，则汗出。阳气虚弱，肢体、血脉失于温煦，则肢冷，面青唇紫。阳虚气不化水，则跗肿。舌淡苔薄、黑润，脉微细或沉弱皆肾阳衰弱之征。若真阴衰竭，阴不敛阳，阳气浮越，则见干咳，面红烦躁，口咽干燥，足冷，汗出如油。舌红少津，脉细数，为阴虚阳浮之象。

5）治法：补肾纳气。

6）方药：金匮肾气丸合参蛤散。前方温补肾阳，方中肉桂、附子温补肾阳，鼓舞肾气；六味地黄丸滋补肾阴，乃阴中求阳之意。后方以人参、蛤蚧大补元气，补肺益肾，纳气定喘。若冲气上逆，脐下筑动，气从少腹上奔者，可酌加淫羊藿、胡桃仁、补骨脂、磁石、紫石英、沉香等温肾纳气，镇摄平喘。若兼标实，痰浊壅肺，喘咳痰多，气急胸闷，苔腻，此为"上实下虚"之候，治宜化痰降逆，温肾纳气，用苏子降气汤加减。肾虚喘促，多兼血瘀，如见面唇、爪甲青紫，舌质暗，舌下青筋显露等，可酌加桃仁、红花、川芎、泽兰、丹参等活血化瘀。若肾阴虚，见喘咳，口咽干燥，颧红唇赤，舌红少苔，脉细或细数者，可用七味都气丸合生脉散滋阴纳气。

（3）喘脱

1）主症：喘逆剧甚，张口抬肩，鼻翼煽动，端坐不能平卧，稍动则喘剧欲绝。

2）兼次症：心慌动悸，烦躁不安，肢厥，面青唇紫，汗出如珠。

3）舌脉：舌淡无华或干瘦枯萎，少苔或无苔；脉浮大无根，或见歇止，或模糊不清。

4）分析：本证多由肺肾虚极，累及心阳，阳气外脱而成。肺肾衰竭，气失所主，气不归根，则喘逆剧甚，张口抬肩，鼻翼煽动，端坐不能平卧，稍动则喘剧欲绝。心阳虚脱，虚阳躁动，则心慌动悸，烦躁不安。阳脱血脉失于温运，则肢厥，面青唇紫。阳脱阴液外泄则汗出如珠。舌淡无华或干瘦枯萎，少苔或无苔，脉浮大无根，或见歇止，或模糊不清，皆为阳脱阴竭之征。

5）治法：扶阳固脱，镇摄肾气。

6）方药：参附汤加紫石英、灵磁石、沉香、蛤蚧等。方中用人参、附子扶助正气，回阳固脱；紫石英、灵磁石、沉香镇摄肾气，纳气定喘；蛤蚧温肾阳，散阴寒，降逆气，定虚喘。若呼吸微弱，间断难续，或叹气样呼吸，汗出如洗，烦躁内热，口干颧红，舌红无苔，或光绛而紫赤，脉细微而数，或散或疾，为气阴两竭之危证，治应益气救阴防脱，可用生脉散加生地、山茱萸，共奏补气益阴防脱之功。若汗多不敛者，加龙骨、牡蛎以敛汗固脱。若出现阴竭阳脱者，加附子、肉桂急救回阳。因喘脱病情危急，可用参附注射液、参附青注射液、生脉注射液等静脉滴注救急。

六、转归预后

喘证病因多端，病情复杂，一般实喘由于邪气壅阻，治疗较易，祛邪利气则愈。虚喘为气衰失其摄纳，根本不固，补之未必即效，且易感邪诱致反复发作，往往喘甚而致喘脱，故难治。正如《医宗必读·喘》所说："治实者攻之即效，无所难也。治虚者补之未必即效，须悠久成功，其间转折进退，良非易也。"

虚喘证的证候之间存在着一定的联系，虚与实、寒与热常发生转化，形成虚实转化、寒热相兼。如实喘中的风寒闭肺证，若风寒失于表散，入里化热，可出现表寒里热证；痰浊阻肺证，若痰郁化热，可呈现痰热遏肺证。虚喘中的肾阳虚衰，水气不化，既可上凌心肺，又可损及心阳，引起心肾阳衰，肺气欲绝的喘脱证。虚实错杂在喘证中也极为常见，如喘证在反复发作过程中，每见邪气尚实而正气已虚，表现肺实肾虚之"上实下虚"证。喘证总的发展倾向是由实转虚。喘证反复发作，日久不愈，使肺脏受损，肺燥津伤，或肺气虚冷，可转化为肺痿；若肺、脾、肾三脏受损，还可向肺胀转化。

七、临证要点

（1）临证所见，喘证之虚证恒多。无论以肺虚为主，还是以肾虚为主，肺肾两脏皆虚者不少见，临证应根据肺、肾虚弱之多寡适当兼顾，方可取得良效。此外，肺或肾虚证之中，既有气虚，也有阴虚，不能一味以益气固摄而忽略滋补阴精。

（2）瘀血是喘证常见病机，临证应重视。无论实喘还是虚喘，都易造成瘀血的形成而使喘证的病理机制复杂化，临证适时加用活血化瘀法可以提高疗效。

（3）早期治疗。有病早治是防止疾病进一步发展的重要措施，喘证一旦由实转虚，则治疗更为棘手。

………………………………………………………（徐霄鹏）

第三节　哮　病

一、概述

哮病是由于宿痰伏肺，感受外邪或饮食不当而诱发，以致痰阻气道，肺失肃降，痰气搏击所引起的发作性痰鸣气喘疾患。发作时以喉中哮鸣有声，呼吸气促困难，甚至喘息不能平卧为主要表现。

由于哮必兼喘，所以哮病又称作哮喘；亦有称之为哮吼或齁喘者。哮病是内科常见病证之一，在我国北方更为多见。

西医的支气管哮喘和哮喘型支气管炎以及其他原因引起的哮喘（如肺气肿、支气管扩张、慢性气管炎、风湿性心脏病、嗜酸性粒细胞增多症等疾病)与本篇证候相类者，均可参考本篇进行辨证论治。

二、病因病机

哮病的发生，为宿痰内伏于肺，每因外感、饮食、情志、劳倦等诱因而引触，以致痰阻气道，肺失肃降，肺气上逆，痰气搏击而发出痰鸣气喘声。

（1）外邪侵袭外感风寒或风热之邪，失于表散，邪蕴于肺，壅阻肺气，气不布津，聚液生痰。他如吸入风媒花粉、烟尘、异味气体等，影响肺气的宣发，以致津液凝痰，亦为哮病的常见病因。

（2）饮食不当具有特异体质的人，常因饮食不当，误食自己不能食的食物，如海膻鱼蟹虾等发物，而致脾失健运，饮食不归正化，痰浊内生而病哮。

（3）体虚及病后体质不强，有因家族禀赋而病哮者，如《临证指南医案·哮》指出有"幼稚天哮"。部分哮病患者因幼年患麻疹、顿咳，或反复感冒，咳嗽日久等病，以致肺气亏虚，气不化津，痰饮内生；或病后阴虚火旺，热蒸液聚，痰热胶固而病哮。体质不强多以肾虚为主，而病后所致者多以肺脾虚为主。

上述各种病因，既是引起本病的重要原因，亦为每次发作的诱因，如气候变化、饮食不当、情志失调、劳累过度等俱可诱发，其中尤以气候因素为主。哮病的病理因素以痰为主，丹溪云："哮病专主于痰。"

痰的产生，由于上述病因影响及肺、脾、肾，肺不能布散津液，脾不能运化精微，肾不能蒸化水液，以致津液凝聚成痰，伏藏于肺，成为发病的潜在"夙根"，因各种诱因而引发。

哮病发作的基本病理变化为"伏痰"遇感引触，邪气触动停积之痰，痰随气升，气因痰阻，痰气壅塞于气道，气道狭窄挛急，通畅不利，肺气宣降失常而喘促，痰气相互搏击而致痰鸣有声。由此可知，哮病发作时的病理环节为痰阻气闭，以邪实为主。由于病因不同，体质差异，又有寒哮、热哮之分。哮因寒诱发，素体阳虚，痰从寒化，属寒痰为患则发为寒哮；若因热邪诱发，素体阳盛，痰从热化，属痰热为患则发为热哮。或由痰热内郁，风寒外束，则为寒包火证。寒痰内郁化热，寒哮亦可转化为热哮。

若哮病反复发作，寒痰伤及脾肾之阳，痰热伤及肺肾之阴，则可从实转虚。于是，肺虚不能主气，气不布津，则痰浊内蕴，并因肺不主皮毛，卫外不固，而更易受外邪的侵袭诱发；脾虚不能转输水津上归于肺，反而积湿生痰；肾虚精气亏乏，摄纳失常，则阳虚水泛为痰，或阴虚虚火灼津生痰，因肺、脾、肾虚所生之痰上贮于肺，影响肺之宣发肃降功能。可见，哮病为本虚标实之病，标实为痰浊，本虚为肺脾肾虚。因痰浊而导致肺、脾、肾虚衰；肺、脾、肾虚衰又促使痰浊生成，使伏痰益固，且正虚降低了机体抗御诱因的能力。本虚与标实互为因果，相互影响，故本病难以速愈和根治。发作时以标实为主，表现为痰鸣气喘；在间歇期以肺、脾、肾等脏器虚弱为主，表现为短气、疲乏，常有轻度哮症。若哮病大发作，或发作呈持续状态，邪实与正虚错综并见，肺肾两虚而痰浊又复壅盛，严重者因不能治理调节心血的运行，命门之火不能上济于心，则心阳亦同时受累，甚至发生"喘脱"危候。

三、诊断与鉴别诊断

（一）诊断

1. 病史　哮病大多起病于童稚之时，以后可因感冒、气候变化、疲劳、饮食不当、起居失宜等诱因引动而发作，常数年、数十年反复发作不愈。

2. 临床表现　哮病以呼吸迫促，喉间痰鸣有声以及咳嗽、咳痰、胸闷为特点，但发作和缓解期表现不同。

（1）哮喘发作时的表现：常突然发作，或先有寒热、喷嚏、鼻痒、咽痒、咳嗽或胸闷、恶心呕吐、腹胀、情绪不宁等症状而后出现哮喘并逐渐加重。患者呼吸困难，呼气延长，往往不能平卧，伴有哮鸣，咳嗽，痰多呈黏液样或稀水样，咯吐不利，如能咯出黏痰，痰鸣气喘可得暂时平息，而移时复作。哮喘严重时，甚至张口出气，两肩高耸，心跳心慌，额部冷汗淋漓，面唇紫黑，睛突，烦躁不安，痛苦异常。每次发作可持续数分钟、数小时或数日不等。

（2）哮喘缓解期的表现：哮病在缓解期，可有轻度咳嗽、咳痰、呼吸紧迫感等表现，但也有毫无症状者；病程日久，反复发作者，平时亦可见气喘、咳嗽、咳痰，呼吸时喉间有声，以及自汗畏风、神疲形瘦、腰痛、浮肿等症状。

3. 发病特点　哮病的发作，常有明显的季节性。一般发于秋初或冬令者居多，其次是春季，至夏季则缓解。但也有常年反复发作者。其发病一般与禀赋有关，询问家族中有无哮病患者，可资佐证。

（二）鉴别诊断

哮病应与喘证鉴别，喘证以气息喘急迫促为主要表现，多并发于多种急、慢性疾病病程中。而哮病是一个独立的疾病；除了气息喘促之外，以在发作时喉中哮鸣如水鸡声为其特点。"喘以气息言，哮以声响言"，二者以此为辨。实喘中的痰喘，也可能出现气息喘促、哮鸣有声，有类于哮病，但不若哮病有反复发作的特点，不难鉴别。

四、辨证分析

本病辨证要点首先要辨冷哮、热哮，哮病在发作期主要表现为实证，但有寒热之别，寒证内外皆寒，谓之冷哮，其症喉中如水鸡声，咳痰清稀，或色白如泡沫，口不渴，舌质淡，苔白滑，脉象浮紧；热证痰火壅盛，谓之热哮，其症喉中痰声如拽锯，胸高气粗，咳痰黄稠胶黏，咯吐不利，口渴喜饮，舌质红，舌苔黄腻，脉象滑数。其次辨肺、脾、肾之虚，哮病在缓解期可表现为虚证，但有肺虚、脾虚、肾虚之异。肺气虚者，症见自汗畏风，少气乏力；脾气虚者，症见食少、便溏、痰多；肾气虚者，症见腰痛耳鸣，动则喘甚，乏力俱当加以辨别，分清主次。

（一）发作期

1. 冷哮

（1）症状：初起恶寒，发热，头痛，无汗，咳嗽，呼吸紧迫感，喉痒、鼻痒或身痒，鼻流清涕如水样；继则喘促加剧，喉中痰鸣如水鸡声，咳吐稀痰，不得平卧，胸膈满闷如窒，面色苍白或青灰，背冷，口不渴，或渴喜热饮；舌质淡，苔白滑，脉浮紧。也有一开始就突然发作，咳喘哮鸣皆呈，而兼见恶寒发热头痛等表证者。

（2）病机分析：感受风寒，或坐卧寒湿，或进食生冷，或气候突变，新邪引动在里之伏痰，壅于气道，痰气相搏，故呼吸迫促，哮鸣有声。恶寒、发热、头痛、无汗、鼻痒、喉痒，皆风寒束表之征；咳吐稀痰，背部冰冷，面色苍白或青灰，为寒痰在里之象。痰气阻于气道，肺失清肃宣发，气机不得流通，故胸闷如窒，不能平卧；中外皆寒，故不渴；渴者，非津液之虚，而是痰气交阻，津液不升，故虽渴而不思饮，即饮亦喜饮热汤。苔白滑、脉浮紧，亦外有风寒，里有寒痰之象。

2. 热哮

（1）症状：发热，头痛，有汗，气促胸高，喉中哮鸣，声若拽锯，张口抬肩，不能平卧，痰色黄而胶黏浓稠，呛咳不利，胸闷，烦躁不安，面赤，口渴喜饮，大便秘结；舌质红，苔黄腻或滑，脉滑数。

（2）病机分析：肥甘厚味，酿痰积热，熏灼肺胃，引动宿痰，窒塞关隘，使肺失清肃下行之常，故胸高气粗，痰喘哮鸣；痰火壅盛，故胸闷烦躁，痰黄黏稠难出，咳呛不已；痰火内蒸，则汗出，身热，头痛，口渴饮冷，大便秘结；舌红、苔黄，脉滑数，亦皆痰热内盛之象。

（二）缓解期

1. 肺虚

（1）症状：气短声低，动则尤甚，或喉中有轻度哮鸣声，咳痰清稀色白，面色㿠白，常自汗畏风，易感冒，每因劳倦、气候变化等诱发哮病，舌淡苔白，脉细弱或虚大。

（2）病机分析：哮病反复发作，正气日伤，咳喘既耗肺气，脾虚母气亏虚，土不生金，而肺气更虚，皮毛不固，则自汗畏风，藩篱空疏，外邪易侵；舌淡苔白脉细弱皆肺气虚之征。

2. 脾虚

（1）症状：平素痰多气短，倦怠无力，面色萎黄，食少便溏，或食油腻易于腹泻，每因饮食不当则易诱发哮病，舌质淡，苔薄腻或白滑，脉细弱。

（2）病机分析：久病伤正，正气耗散，脾气亏虚不能输布水谷精微，水湿停聚故痰多气短，倦怠无力，食少便溏，饮食不当引动伏邪故食后诱发，舌苔脉象亦为脾虚湿聚之征。

3. 肾虚

（1）症状：咳嗽短气，自汗畏风，动则气促，腰膝酸软，脑转耳鸣，盗汗遗精，舌淡脉弱。

（2）病机分析：肺为气之主，肾为气之根；久病不已，穷必及肾。咳嗽、短气、自汗、畏风，为肺气不足；动则气喘，腰痛耳鸣，为肾气不纳，肾精亏乏的表现。

（三）哮病危证

阳气暴脱

1. 症状：哮病发作过程中，陡见吐泻，肉润筋惕，神气怯倦，面色青紫，汗出如油，四肢厥冷，脉微欲绝，舌色青暗，苔白滑。

2. 病机分析：哮病屡发，正气日虚，或因内外皆寒，格阳外越，或凉下太过，克伐真阳，而致阳气暴脱的危证。阳气浮于外，阴邪盛于内，故吐泻不止，汗出如油，神倦气怯，肢厥脉微，种种败象悉呈。

五、治疗

（一）治疗原则

《丹溪治法心要·喘》云："未发以扶正气为要，已发以攻邪为主。"故发作时治标，平时治本是本病的治疗原则。发作时痰阻气道为主，故治以祛邪治标，豁痰利气，但应分清痰之寒热，寒痰则温化宣肺，热痰则清化肃肺，表证明显者兼以解表。平时正虚为主，故治以扶正固本，但应分清脏腑阴阳，阳气虚者予以温补，阴虚者予以滋养，肺虚者补肺，脾虚者健脾，肾虚者益肾，以冀减轻、减少或控制其发作。至于病深日久，发时虚实兼见者，不可拘泥于祛邪治标，当标本兼顾，攻补兼施，寒热错杂者，当温清并用。

（二）治法方药

1. 发作期

（1）冷哮

1）治法：宣肺散寒，豁痰平喘。

2）方药：射干麻黄汤。本方用射干、麻黄宣肺平喘，豁痰利咽；细辛、半夏、生姜温肺蠲饮降逆；紫菀、款冬花、甘草化痰止咳；五味子收敛肺气；大枣和中。痰涌喘逆不能平卧者，加葶苈子、苏子、杏仁泻肺降逆平喘。若表寒里饮，寒象较甚者，可用小青龙汤解表化痰，温肺平喘。若痰稠胶固难出，哮喘持续难平者，加猪牙皂、白芥子豁痰利窍以平喘。冷哮久发可合冷哮丸温肺化痰，或紫金丹开关劫痰。

如经过治疗后，哮喘未完全平复，可用苏子降气汤消痰理气；继用六君子汤作丸常服，或服六君子汤加肉桂、紫苏、五味子、木香、桑白皮、生姜，温肺畅气，健脾化痰，以善其后。

（2）热哮

1）治法：宣肺清热，涤痰利气。

2）方药：越婢加半夏汤。方用麻黄、石膏，开肺泄热；半夏、生姜，化痰降逆；大枣、甘草，甘缓和中。痰稠而黏者，去甘草、大枣，合苇茎汤（苇茎、冬瓜子均需用大量），竹沥、川贝母、全瓜蒌、鱼腥草、海浮石、桑白皮等清化热痰药物，亦可酌加。哮喘较剧者，加杏仁、地龙。

厚味积热，痰热化火，或热哮当盛夏而发，面赤、身热、汗出、口渴饮冷，脉洪大者，用白虎汤泻火清金为主，加黛蛤散、黄芩、全瓜蒌、川贝母、枳壳、滑石、桑白皮、苇茎。痰火熏灼，津液消烁，舌苔黄燥，大便秘结者，用礞石滚痰丸坠下痰热，或三化汤，或大承气汤合小陷胸汤以通腑泻热，腑气得通，痰垢得下，其喘自平。如服药后哮喘渐平，而痰热留恋于肺，气急、咳嗽、痰黄者，用定喘汤以清化之。如肺阴伤者，去麻黄，酌加沙参、麦冬、玉竹、百合之类以润肺保金。若哮病发作时寒与热俱不显著，但哮鸣喘咳甚剧，胸高气满，但坐不得卧，痰涎壅盛，喉如拽锯，咳痰黏腻难出，舌苔厚浊，脉滑实者，此为痰阻气壅，痰气壅盛之实证，当涤痰除壅，降气利窍以平喘逆，用三子养亲汤加葶苈子、厚朴、杏仁，另吞皂荚丸以利气涤痰，必要时可加大黄、芒硝以通腑泻实。

2. 缓解期

（1）肺虚

1）治法：补肺固卫。

2）方药：玉屏风散。方中黄芪益气固表；白术健脾补肺；防风屏蔽御邪。若怕冷畏风明显，加桂枝、白芍、姜、枣调和营卫。阳虚甚者，加附子助黄芪温阳益气。若气阴两虚，咳呛，痰少质黏，口咽干，舌质红者，可用生脉散加北沙参、玉竹、黄芪等益气养阴。

（2）脾虚

1）治法：健脾化痰。

2）方药：六君子汤。方中党参、茯苓、白术、甘草补气健脾；陈皮、半夏理气化痰。若形寒肢冷便溏者，可加干姜、桂枝以温脾化饮，甚者加附子以振奋脾阳。脾肺两虚者，可与玉屏风散配合应用。

（3）肾虚

1）治法：补肾摄纳。

2）方药：金匮肾气丸或七味都气丸。前方偏于温肾助阳，后方偏于益肾纳气。阳虚明显者，肾气丸加补骨脂、淫羊藿、鹿角片；阴虚明显者，七味都气丸加麦冬、当归、龟板胶。肾虚不能纳气者，胡桃肉、冬虫夏草、紫石英等补肾纳气之品随证加入，喘甚时予人参蛤蚧散。有痰者，酌加苏子、半夏、橘红、贝母等以化痰止咳。

若平时无明显症状，可用平补肺肾之剂，如党参、黄芪、五味子、胡桃肉、冬虫夏草、紫河车之类，并可酌配化痰之品。

3. 哮病危证

阳气暴脱

1）治法：回阳救脱。

2）方药：四逆汤加人参。方用附子、干姜迅化浊阴以回阳；人参、炙甘草益气固脱。面色青紫，舌紫者，加桃仁、红花活血化瘀。阳气津液两脱者，宜回阳固阴，益气生脉，用陶氏回阳急救汤。方用人参、附子、肉桂、干姜、炙甘草以回阳，麦冬、五味子以固阴，并借麝香之香窜以醒脑通窍。

六、小结

哮病是一种发作性的痰鸣气喘疾病，以喉中哮鸣有声，呼吸急促困难为临床特征。病理因素以痰为主，痰伏于内，因感引发。发作时，痰阻气道，痰气相搏，肺气失于肃降，表现为邪实之证；反复久发，气阴耗损，肺、脾、肾渐虚，则在平时表现为正虚之证，大发作时可见邪实正虚的错杂表现。故辨治原则是根据疾病的新久，已发未发，区别邪正缓急，虚实主次治疗。发时治标，缓则治本。发时以祛邪利肺为主，但要注意证候的寒热，以及寒热相兼，寒热转化，是否虚实错杂等情况，进行治法、方药的调整。未发时以扶正为主，但要注意气阴之异，肺、脾、肾之殊，在抓住重点的基础上，适当兼顾。其中尤以补肾最为重要，因肾为先天之本，五脏之根，精气充足则根本得固。补肺可加强卫外功能，防止外邪入侵。

补脾可杜绝生痰之源。因此治本可以减轻、减少或控制哮病发作。哮病的预防，在于增强体质，增强抗邪能力，减少宿痰的产生和避免触发因素对患者的侵袭，以减少发作机会。

························（徐霄鹏）

第四节 肺 痈

肺痈是由于风热毒邪壅滞于肺，热壅血瘀，血败肉腐，以致肺叶生疮，形成脓疡的一种以咳嗽、胸痛、发热、咯吐腥臭浊痰，甚则脓血相兼为主要临床表现的病证，属内痈之一。此即《金匮要略·肺痿肺痈咳嗽上气病脉证治》所云："痈者，壅也，如土之壅而不通，为热聚而肺溃也。"

《金匮要略》首先提出肺痈病名，并列有专篇进行论述。《金匮要略·肺痿肺痈咳嗽上气病脉证治》有"咳而胸满振寒，脉数，咽干不渴，时出浊唾腥臭，久久吐脓如米粥者，为肺痈"的记载。对本病的诊断，古有倡用验痰法、验口味法，如《医灯续焰·肺痈脉证》记载"咳嗽有臭痰，吐在水中，沉者是痈脓，浮者是痰"；《张氏医通·肺痈》说（肺痈）初起，疑似未真，以生大豆绞浆饮之，不觉腥气，便是真候。"对于病因，《金匮要略·肺痿肺痈咳嗽上气病脉证治》认为本病起因于外感，风热伤肺，以致气血凝滞，而成痈脓；提出"始萌可救，脓成则死"的预后判断，以强调早期治疗的重要性，同时还指出未成脓者治以泻肺，用葶苈大枣泻肺汤；成脓者治以排脓，用桔梗汤。后世各家又在实践中不断加以补充，如唐代《千金方》提出用苇茎汤清热排脓治疗本病；明代陈实功《外科正宗·肺痈论》根据本病病机演变及证候表现，提出初起在表者宜散风清肺，已有里热者宜降火扶阴，成脓者宜平肺排脓，脓溃正虚者宜补肺健脾等治疗原则；《类证治裁·肺痿肺痈》认为"肺痈由热蒸肺窍，至咳吐臭痰，胸胁刺痛，呼吸不利，治在利气疏痰，降火排脓"；《杂病源流犀烛》力主"清热涤痰"为原则；《医门法律》倡议"以清肺热，救肺气"为要法。历代医家在临床症状的观察，吉凶预后的判断，治疗原则的确立，以及治疗方药的扩充等方面，都有较为全面的论述。

西医学的多种原因引起的肺组织化脓症，如肺脓肿、化脓性肺炎、肺坏疽，以及支气管扩张、支气管囊肿、肺结核空洞等伴化脓感染而表现肺痈证候者，均可参照本篇辨证论治。

一、病因病机

本病的发生与机体内在因素有密切关系，是在肺经痰热素盛或正气内虚的基础上，外感风热毒邪，内外合邪所致。

（一）外因

风热上受，或风寒袭肺，未得及时表散，内蕴不解，郁而化热，在肺经痰热素盛或正气内虚的基础上，自口鼻或皮毛侵犯于肺，肺脏受邪热熏灼，肺气失于清肃，肺络阻滞，以致热壅血瘀，蕴毒化脓而成痈。

（二）内因

先天肺经痰热素盛，原有肺系其他痼疾；或中毒、溺水、昏迷不醒，导致正虚无力驱邪，均是发病的内在原因。

归纳言之，本病的病位在肺。本病的主要病机为邪热郁肺，蒸液成痰，痰热壅阻肺络，血滞为瘀，而致痰热与瘀血互结，蕴酿成痈，血败肉腐化脓，肺络损伤，脓疡内溃外泄。热壅血瘀是成痈化脓的病理基础。其病机属性主要表现为邪盛的实热证候，脓疡溃后可见阴伤气耗之象。

肺痈的病机演变过程，根据病情的发展而表现为初期、成痈期、溃脓期、恢复期四个阶段。初期风热（寒）侵袭卫表，内郁于肺，肺卫同病，蓄热内蒸，热伤肺气，肺失清肃；成痈期则邪热壅肺，炼液成痰，热伤血脉，热壅血瘀，蕴酿成痈而形成痰热瘀毒蕴肺；溃脓期则痰热瘀阻，壅塞肺络，热盛肉腐，血败化脓，肺损络伤，脓疡溃破；溃泄之后，邪毒渐尽，病情趋向好转，进入恢复期，此时因肺体损伤，可见邪去正虚，阴伤气耗的病机过程，继则正气逐渐恢复，痈疡渐告愈合。若溃后脓毒不尽，邪恋正虚，则病情迁延，日久不愈，而转成慢性。若脓溃后流入胸腔，是为恶候。

二、诊断

（1）发病急骤，常突然寒战高热、胸痛咳嗽，咯吐黏浊痰，继则咳痰量多如脓，有腥味，或脓血相兼。

（2）往往在原有肺系其他痼疾，或有中毒、溺水、昏迷不醒等病史前提下，复感外邪而发。

三、相关检查

（1）胸部 X 线摄片、纤维支气管镜检查等有助于诊断。

（2）痰和血的病原体检查有助于确定病原体的诊断。

四、鉴别诊断

（一）风温

风温初起多表现为发热、恶寒、咳嗽、气急、胸痛等，与肺痈初期较难鉴别。但风温经正确及时治疗，一般邪在气分而解，多在 1 星期内身热下降，病情向愈。如病经 1 星期，身热不退或更盛，或退而复升，咯吐浊痰，喉中腥味明显，应考虑有肺痈的可能，必要时通过胸部 X 线摄片等检查有助于诊断。

（二）肺痿

两者同为肺中有热，但肺痈为风热犯肺，热壅血瘀，肺叶生疮，病程短而发病急，形体多实，消瘦不明显，咳吐脓血腥臭，脉数实；肺痿为气阴亏损，虚热灼津，或肺气虚冷，以致肺叶痿弱不用，病程长而发病缓，形体多虚，肌肉消瘦，咳唾涎沫，脉数虚。两者实虚有别。另一方面，若肺痈久延不愈，误治失治，痰热塞结上焦，熏灼肺阴，也可转成肺痿。

（三）辨证要点

1. 辨病期：根据病程的不同阶段和临床表现，辨证可分为初期、成痈期、溃脓期、恢复期四个阶段。通过了解痰的量、色、质、味的变化及临床表现，辨其病程所属：初期痰白或黄，量少，质黏，无特殊气味，出现恶寒、发热、咳嗽等肺卫表证；成痈期痰呈黄绿色，量多，质黏稠，有腥臭，出现高热、振寒、咳嗽、气急、胸痛等痰热瘀毒蕴肺的证候；溃脓期表现为排出大量腥臭脓痰或脓血痰，质如米粥，气味腥臭异常；恢复期痰色较黄，量减少，其质清稀，臭味渐轻，若正气逐渐恢复，痈疡渐告愈合。若溃后脓毒不尽，邪恋正虚，则病情迁延。

2. 辨证候顺逆：溃脓期是病情顺和逆的转折点。顺证为溃后声音清朗，脓血稀而渐少，臭味转淡，饮食知味，胸胁少痛，身体不热，脉缓滑；逆证为溃后音哑无力，脓血如败卤，腥味异常，气喘鼻煽，胸痛，食少，身热不退，颧红，指甲青紫，脉弦涩或弦急，为肺叶腐败之恶候。

（四）治疗原则

肺痈属实热证，治疗以清热祛邪为基本原则。具体处理可根据病期分期：脓未成应着重清肺消痈；脓已成应排脓解毒；但清肺要贯穿始终。

（五）分证论治

1. 初期

（1）主症：恶寒发热，咳嗽，胸痛，咳时尤甚。

（2）兼次症：咯吐白色黏痰，痰量由少渐多，呼吸不利，口干鼻燥。

（3）舌脉：舌质淡红，苔薄黄或薄白少津；浮数而滑。

（4）分析：风热侵袭，卫表受邪，正邪交争，故恶寒发热；邪热犯肺，肺失宣降，则咳嗽，胸痛，咳时尤甚，呼吸不利；风热灼伤津液，故咯吐白色黏痰，痰量不多，口干鼻燥；苔薄黄或薄白少津，脉浮数而滑，均属风热在表，肺热邪甚之象。

（5）治法：疏散风热，清肺散邪。

（6）方药：银翘散加减。本方为辛凉解表之剂，功能疏散风热，轻宣肺气。药用金银花、连翘、竹叶、芦根以疏风清热；桔梗、甘草、牛蒡子轻宣肺气，化痰止咳；荆芥、豆豉、薄荷疏风解表，透热外出。内热转甚，身热较重，咯痰黄，口渴者，加生石膏、炒黄芩以清肺热，酌加鱼腥草增强清热解毒之力；咳甚痰多加杏仁、川贝母、前胡、桑白皮、枇杷叶肃肺化痰；胸痛，呼吸不利，加瓜蒌皮、广郁金以利气宽胸；若头痛者，可加菊花、桑叶以疏散风热，清利头目；燥热伤津者，可加麦冬、天花粉以润肺生津。

2. 成痈期

（1）主症：身热转甚，胸满作痛，咳吐黄稠痰，或黄绿色痰，自觉喉间有腥味。

（2）兼次症：咳嗽气急，口干咽燥，烦躁不安，转侧不利，汗出身热不解。

（3）舌脉：舌质红，苔黄腻；滑数有力。

（4）分析：邪热入里，热毒内盛，正邪交争，故身热转甚，时时振寒，壮热；热壅血瘀，蕴酿成痈，肺络不和，气血瘀滞，则胸满作痛，转侧不利；热毒壅肺，肺气上逆，失于肃降，则咳嗽气急；痰浊瘀热熏蒸成痈，则咯吐黄浊痰，喉中有腥味。邪热蒸迫津液，则汗出；热毒内滞，上扰于心，故烦躁不安；热入血分，耗液伤津，故口干咽燥而渴不多饮。苔黄腻，脉滑数，为痰热蕴结在肺之候。

（5）治法：清热解毒，化瘀消痈。

（6）方药：千金苇茎汤合如金解毒散。方中芦根性甘寒轻浮，善清肺热，其茎中空专利肺窍，善治肺痈；冬瓜仁清热化痰，利湿排脓，能清上澈下，肃降肺气；薏苡仁上清肺热而排脓，下利膀胱而渗湿；桃仁祛瘀散结、润肺滑肠，与冬瓜仁配合可泻湿热从大便而解；桔梗宣肺祛痰；黄芩、黄连、黄柏、山栀子清热解毒泻火。热毒内盛者，加金银花、连翘、鱼腥草、鹿衔草、蒲公英等以清热解毒；痰热郁肺，咯痰黄稠，可加桑白皮、瓜蒌、射干、海蛤壳以清化痰热；热毒瘀结，痰味异臭者，可加服犀黄丸以解毒化瘀；胸闷喘满、咳唾浊痰量多者，宜加瓜蒌、桑白皮、葶苈子以泻肺去壅；便秘者，加大黄、枳实以荡涤积热；胸痛甚者，加枳壳、丹参、延胡索、郁金以活血化瘀，理气止痛。

3. 溃脓期

（1）主症：咯吐大量脓血痰，或如米粥，腥臭异常。

（2）兼次症：身热，面赤，烦渴喜饮，有时咯血，胸中烦满而痛，甚则气喘不能卧。

（3）舌脉：舌质红，苔黄腻；脉滑数或数实。

（4）分析：血败肉腐，痈脓内溃外泄，故咯吐大量脓痰，或如米粥，腥臭；热毒瘀结，肺络损伤，故有时咯血；脓毒蕴肺，肺气不利，故胸中烦满而痛，气喘；热毒内蒸，故身热，面赤，烦渴。舌质红，苔黄腻，脉滑数或数实均为热毒壅盛之象。

（5）治法：排脓解毒。

（6）方药：加味桔梗汤。方中用桔梗宣肺祛痰，排脓散结，用量宜大；金银花、生甘草清热解毒；贝母、薏苡仁、橘红化痰散结排脓；葶苈子泻肺除壅；白及去腐逐瘀，凉血止血。可另加黄芩、鱼腥草、野荞麦根、败酱草、蒲公英，以增强清热解毒排脓之功；脓出不畅者，加用皂角以透脓，亦可口服竹沥液；气虚无力排脓者，可加生黄芪以扶正托脓；咯血者，加白茅根、藕节、丹参、侧柏叶等凉血止血。

4. 恢复期

（1）主症：身热渐退，咳嗽减轻，咯吐脓血渐少，臭味亦减，痰液转为清稀。

（2）兼次症：精神渐振，食欲改善，或见胸胁隐痛，难以久卧，气短乏力，自汗，盗汗，低热，午后潮热，心烦，口干咽燥，面色不华，形瘦神疲。

（3）舌脉：舌质红或淡红，苔薄；脉细或细数无力。

（4）分析：脓溃之后，邪毒已去，故热降咳轻，脓痰日少，痰转清稀，神振纳佳，但因肺损络伤，溃处未敛，故胸胁隐痛，难以久卧；肺气亏虚则气短乏力，自汗；肺阴耗伤，虚热内灼则盗汗，低热，潮热，心烦，口干咽燥；正气未复，故面色不华，形瘦神疲；气阴两伤故舌质红或淡红，脉细或细数无力。

（5）治法：益气养阴清肺

（6）方药：沙参清肺汤合竹叶石膏汤。方中用黄芪、太子参、粳米、北沙参、麦冬等益气养阴；石膏清肺泄热；桔梗、薏苡仁、冬瓜仁、半夏等排脓祛痰消痈；白及、合欢皮祛腐消痈止血。溃处不敛者，可加阿胶、白蔹；脾虚食少便溏者，配白术、山药、茯苓以补益脾气；如有低热，可酌配功劳叶、青蒿、白薇、地骨皮；若邪恋正虚，咯痰腥臭脓浊，反复迁延，日久不净，当扶正祛邪，治以益气养阴，排脓解毒，酌加鱼腥草、败酱草、野荞麦根等清热解毒消痈。

五、转归预后

肺痈转归预后与热毒的轻重，正气的强弱，诊治是否及时，辨证是否准确等因素有关。若能够早期确诊，及时治疗，在初期就可以截断病势的发展而不致成痈；在成痈期尤为关键，若在此期得到部分消散，则病情较轻，疗程较短，预后良好。对于体质虚弱或素体肺有郁热者，注意防其病情迁延不愈或发生变证。大部分患者经初期、成痈期而进入溃脓期，此期为病情顺逆的转折点，其关键在于脓液能否通畅排出。若脓得畅泄，症状减轻为顺证；痰腥臭异常，脓血不净，症状加重为逆证。极少数患者可能出现大量脓血，应注意其是否阻塞气道，避免突然窒息。若脓溃后流入胸腔，为严重的危候。

六、临证要点

（1）应重视"有脓必排"的原则。在溃脓期，脓液是否能畅利排出，是治疗成败的关键，当选桔梗为排脓的主药，且用量宜大。必要时配合体位引流，但引流方法不当，反而有害。

（2）补肺重在清养。肺痈病久，正气受损，脓液瘀血为人体精气阴血所化，大量排出，更伤正气，治当补肺扶正。但本病为热毒所伤，正损以阴伤气耗为主，补肺应重在清养，不可滥用温补，以免伤阴助热，加重病情。

（3）在肺痈的治疗病程中，应保持大便通畅，因肺与大肠相表里，大便通可不致腑热上攻，以利肺气宣降，热毒之邪得从大便而解。

（4）防止发生大咯血。本病在成痈溃脓时，若病灶部位有较大的肺络损伤，要警惕患者大咯血的可能，一方面准备支气管镜，以便气道被咯血阻塞时进行插管抽吸血液，防止窒息。另一方面，观察血压变化，注意出现气随血脱的危象，当按照"血证"治疗，采取相应的急救措施。

（5）对有明显痰液阻塞征象患者防止发生窒息。必要时可经纤维支气管镜冲洗吸引；对有异物者需要支气管镜摘除异物。痈脓破溃流入胸腔，可形成脓胸的恶候，表现为持续高热，咳嗽胸痛，呼吸困难，脉细而数，其预后较差。当予大剂清热解毒排脓，必要时可作胸腔穿刺引流。

（6）分清病程的长短，如迁延转为慢性，内科治疗效果不佳，病程在 3 个月以上，有手术指征者，可转外科处理。

....（徐霄鹏）

第五节　肺　痨

肺痨是由于正气不足，感染痨虫，侵蚀肺脏所致的具有传染性的一种慢性虚弱性疾患，以咳嗽、咯血、潮热、盗汗及身体逐渐消瘦为其主要临床特征。因痨虫蚀肺，劳损在肺，故称肺痨。

肺痨之疾，历代医家命名甚多，概而言之有以其具有传染性而命名的，如"尸注"、"虫疰"、"劳疰"、"传尸"、"鬼疰"等，《三因极一病证方论》言："以疰者，注也，病自上注下，与前人相似，故曰疰"；有根据症状特点而命名者，如《外台秘要》称"骨蒸"、《儒门事亲》谓"劳嗽"等，而《三因极一病证方论》的"痨瘵"称谓则沿用直至晚清，因病损在肺较常见故一般多称肺痨。

历代医籍对本病的论述甚详，早在《内经》，对本病的临床特点即有较具体的记载，如《素问·玉机真脏论》云："大骨枯槁，大肉陷下，胸中气满，喘息不便，内痛引肩项，身热，脱肉……肩髓内消。"《灵枢·玉版》篇云咳，脱形，身热，脉小以疾。"均生动地描述了肺痨的主症及其慢性消耗表现。华佗《中藏经·传尸》的"传尸者……问病吊丧而得，或朝走暮游而逢……中此病死之气，染而为疾"，已认识到本病具有传染的特点，认为因与患者直接接触而得病。唐代王焘《外台秘要·传尸》则进一步说明了本病的危害："传尸之候……莫问老少男女，皆有斯疾……不解疗者，乃至灭门。"唐宋时期，并确立了本病的病因、病位、病机和治则。如唐代孙思邈《千金方》认为"劳热生虫在肺"，首先提出了病邪为"虫"，有别于一般的六淫之邪，把"尸注"列入肺脏病篇，明确病位主要在肺。王焘《外台秘要》提出"生肺虫，在肺为病"，都认识到肺痨是由特殊的"肺虫"引起的。病机症状方面宋代许叔微《普济本事方·诸虫尸鬼注》提出本病"肺虫居肺叶之内，蚀人肺系，故成瘵疾，咯血声嘶"。《三因极一病证方论》、《济生方》则都提出了"痨瘵"的病名，明确地将肺痨从一般虚劳和其他疾病中独立出来，更肯定其病因"内非七情所伤，外非四气所袭"、"多由虫啮"的病机。肺痨病理性质以阴虚为主，如《医门法律》曰："阴虚者，十常八九；阳虚者，十之一二。"至元代朱丹溪倡"痨瘵至乎阴虚"之说，更突出强调了阴虚是其基本病理特点。

至于肺痨的病机演变，一是阴虚致肺热，此乃由于阴虚阳亢所致。如《傅青主男科》曰："劳症者，阴虚阳亢也。"《医林绳墨》云阴常不足，阳常有余，任意所为，随任所发，而成痨瘵者多矣。"进而阴虚日渐，虚火内灼，炼液成痰则可致阴虚火旺证。如《红炉点雪》曰："夫痰火者，痨瘵之病名。病之最酷者也，然以病之先后言，则火为痰之本，痰为火之标，而其阴虚，则又为致火致痰之本矣，阴虚火动者，盖以一言而括进病之标本也。"故阴虚肺热、阴虚火旺是肺痨的病机重点。《杂病广要》曰："虚劳之病，大端不过于阳虚阴虚。"劳指出了肺痨日久，阴损及阳，阴阳两虚，病势可进入晚期，病情较重。

葛可久《十药神书》收载了治痨十方，为我国现存的第一部治痨专着，明代《医学入门》归纳了肺痨常见的咳嗽、咯血、潮热、盗汗、遗精、腹泻等六大主症，为临床提出了诊断依据。《医学正传》则提出了"杀虫"和"补虚"的两大治疗原则，至此使肺痨的病因、病机、症状、治则、治法、方药已趋于完善。

根据本病临床表现及其传染特点，肺痨与西医学的肺结核基本相同，故凡诊断肺结核者可参照本篇辨证论治。

一、病因病机

肺痨的致病因素，不外内外两端。外因系指传染痨虫，内因则为正气虚弱，两者相互为因，痨虫传染是不可或缺的外因，正虚是发病的基础。痨虫蚀肺后，聚津成痰，蕴而化热，耗损肺阴，进而演变发展，可致阴虚火旺，或导致气阴两虚，甚则阴损及阳。

（一）感染"痨虫"

痨虫感染是引起本病的主要病因，而传染途径是经口鼻、经气管到肺脏，本病具有传染性。当与患者直接接触，问病看护或与患者同室寝眠、朝夕相处，就可能致痨虫侵入人体为害。痨虫侵袭肺脏，腐蚀肺叶，肺体受损，耗伤肺阴，肺失滋润，清肃失调而发生肺痨咳嗽；肺津失布，蕴而化痰，痰热痰火灼津，则咳嗽咳痰质黏，如损伤肺中络脉，血溢脉外则咯血；阴虚火旺，迫津外泄，则潮热、盗汗。《三因极一病证方论·痨瘵诸证》指出："诸证虽曰不同，其根多有虫。"明确提出痨虫传染是形成本病的唯一因素。

（二）正气虚弱

禀赋不足，或后天嗜欲无度，酒色不节，忧思劳倦，损伤脏腑，或大病久病之后失于调治，如麻疹、外感久咳及产后等，耗伤气血精液，或居无定所，阴暗潮湿，营养不良，体虚不复，均可致正气亏虚，抗病力弱，使痨虫乘虚袭人，侵蚀肺体而发病。《古今医统·痨瘵》云："凡人平素保养元气，爱惜精血，瘵不可得而传，惟夫纵欲多淫，苦不自觉，精血内耗，邪气外乘。"并提出"气虚血痿，最不可入痨瘵之门……皆能乘虚而染触"即是此意。

总之，本病病因是感染痨虫为患，而正虚是发病的关键。正气旺盛，虽然感染痨虫但不一定发病，正气虚弱则易感染致病。另一方面感染痨虫后，正气的强弱不仅决定了病情的轻重，又决定病变的转归，这也是有别于其他疾病的特点。本病的病位在肺。肺主气，司呼吸，受气于天，吸清呼浊。若肺脏本体虚弱，卫外不固，或因其他脏腑病变损伤肺脏，导致肺虚，则"痨虫"极易犯肺，侵蚀肺脏而发病。病机性质以阴虚为主，故临床上多见干咳、咽燥，以及咽痛声嘶等肺系症状。由于脏腑之间有互相资生和制约的关系，肺脏亏虚日久，必然会影响其他脏腑，其中与脾肾关系最为密切，同时也可涉及心肝。脾为肺之母，肺虚耗夺母气以自养，则致脾虚；脾虚不能化水谷为精微而上输以养肺，则肺脏益弱，故易致肺脾同病，土不生金，肺阴虚与脾气虚两候同时出现，症见神疲懒言、四肢乏力、食少便溏、身体消瘦等脾虚症状。肺肾相生，肾为肺之子，肺阴虚肾失滋生之源，或肾阴虚相火灼金，上耗母气，则可致肺肾两虚，相火内炽，常伴见骨蒸、潮热、咯血、男子遗精、女子月经不调等症状。若肺虚不能治肝，肾虚不能养肝，肝火偏旺，上逆侮肺，可见性急善怒，胁肋掣痛，并加重咳嗽、咯血。如肺虚心火乘客，肾虚水不济火，可伴见虚烦不寐、盗汗等症，甚则肺虚不能佐心治节血脉之运行，而致气虚血瘀，出现气短、心慌、唇紫等症。概括而言，初起肺体受损，肺阴耗伤，肺失滋润，病位在肺，继而肺脾同病，导致气阴两伤，或肺肾同病，而致阴虚火旺。后期脾肺肾三脏皆损，阴损及阳，元气耗伤，阴阳两虚。

二、诊断

（1）咳嗽、咯血、潮热、盗汗、身体明显消瘦为典型表现。不典型者诸症可以不必具见，初起仅有咳嗽、疲乏无力，身体逐渐消瘦，食欲不振，偶或痰中夹有血丝等。

（2）常有与肺痨患者的长期接触史，或流动人口，居无定所者。

三、相关检查

（1）肺部病灶部位呼吸音减弱，或闻及支气管呼吸音及湿啰音。

（2）X线胸片、胸部CT、痰和肺泡灌洗液涂片或培养结核菌、血沉、结核菌素试验等检查有助于诊断。

四、鉴别诊断

（一）虚劳

肺痨与虚劳同属于虚损类疾病的范围，病程较长。古医籍中有将肺痨归属于虚劳者，但肺痨具有传染性，是一个独立的慢性传染性疾患，后将其单独命名；虚劳是由于脏腑亏损，元气虚弱而致的多种慢性疾病虚损证候的总称，不具传染性。肺痨病位主要在肺，病机主在阴虚；而虚劳五脏并重，以脾肾为主，病机以气血阴阳亏虚为要。肺痨是由正气亏虚，痨虫蚀肺所致，有其发生发展及演变规律，以咳嗽、咯血、潮热、盗汗为特征；而虚劳缘由内伤亏损，为多脏气血阴阳亏虚，临床特征表现多样，病情多重。

（二）肺痿

肺痿是肺部多种慢性疾患后期转归而成，如肺痈、肺痨、久嗽、久喘等导致肺叶痿弱不用，俱可成痿，临床以咳吐浊唾涎沫为主症，不具传染性；而肺痨是以咳嗽、咳血、潮热、盗汗为特征，由传染痨虫所致具有传染性，但少数肺痨后期迁延不复肺叶痿弱可以转为肺痿。

（三）肺痈

肺痨和肺痈都有咳嗽、发热、汗出。但肺痈是肺叶生疮，形成脓疡，临床以咳嗽、胸痛、咯吐腥臭浊痰，甚至脓血相兼为主要特征的一种疾病，发热较高，为急性病，病程较短，病机是热壅血瘀，属实热证；而肺痨的临床特点是有咳嗽、咳血、潮热、盗汗四大主症，起病缓慢，病程较长，为慢性病，病机是以肺阴亏虚为主，具有传染性。

（四）肺癌

肺癌与肺痨都有咳嗽、咯血、胸痛、发热、消瘦等症状。但肺痨多发于中青年，以体虚宿痰者好发；而肺癌则好发于40岁以上的中老年男性，多有吸烟史，表现为呛咳、顽固性干咳，持续不愈，渐进加重，或反复咯血，或顽固性胸痛、发热，伴进行性消瘦、疲乏等。肺痨经抗痨治疗有效，肺癌经抗痨治疗则病情继续恶化。此外，借助西医诊断方法，亦有助于两者的鉴别。

五、辨证论治

（一）辨证要点

1. 辨病机属性：本病的辨证，须按病机属性，结合脏腑病机进行，故宜区别痰热、阴虚、阴虚火旺、气阴（阳）亏虚的不同，掌握与肺与脾肾的关系。临床一般以痰热蕴肺、肺阴亏虚为主为先，如进一步演变发展，则表现为阴虚火旺，或气阴耗伤，甚或阴阳两虚。病变主脏在肺，以阴虚为主，阴虚火旺者常肺肾两虚，并涉及心肝；气阴耗伤者多肺脾同病；久延病重，由气及阳，阴阳两虚者属肺脾肾三脏皆损。

2. 辨病情轻重：一般初起病情多轻，咳嗽少痰，偶或痰中有血丝，咽干或有低热，疲乏无力，逐渐消瘦；继而咳嗽加剧，干咳少痰或痰多，时有咳血，甚则咯血量多，胸闷气促，午后发热，后期或有形寒，两颧红赤，唇红口干，盗汗失眠，心烦易怒，男子梦遗失精，女子月经不调或停闭，如病重而未能及时治疗，可出现音哑气喘，大便溏泄，肢体浮肿，面唇发紫，甚至大骨枯槁，大肉陷下，骨髓内消，肌肤甲错等症。

3. 辨证候顺逆：肺痨顺证表现为虽肺阴亏虚但元气未衰，胃气未伤，饮食如恒，虚能受补，咳嗽日减，脉来有根，无气短不续，无大热或低热转轻，无痰壅咯血，消瘦不着。逆证表现为骨蒸发热，持续不解；胃气大伤，食少纳呆，便溏肢肿；大量咯血，反复发作，短气不续，动则大汗，大肉脱陷，声音低微；虚不受补，脉来浮大无根，或细而数疾。

（二）治疗原则

补虚培元和治痨杀虫是肺痨的基本治疗原则。正如《医学正传·劳极》所提出的"一则杀其虫，以绝其根本，一则补其虚，以复其真元"为其两大治则。根据患者体质强弱而分别主次，但尤需重视补虚培元，增强正气，以提高抗痨杀虫的能力。调补脏腑重点在肺，并应重视脏腑整体关系，同时兼顾补脾益肾。治疗大法应根据"主乎阴虚"的病机特点，以滋阴为主，火旺者兼以降火，如合并气虚、阳虚见证者，又当同时兼以益气或温阳。杀虫主要是针对病因治疗，选用具有抗痨杀虫作用的中草药。

（三）分证论治

1. 肺阴亏损

（1）主症：干咳，或咳少量黏痰，咳声短促，或痰中有时带血，如丝如点，色鲜红。

（2）兼次症：午后自觉手足心热，皮肤干灼，咽干口燥，或有盗汗，胸闷乏力，大便秘结。

（3）舌脉：舌边尖红，苔薄少津；脉细或兼数。

（4）分析：痨虫蚀肺，损伤肺阴，阴虚肺燥，肺失滋润，清肃失调故干咳少痰，咳声短促，胸闷乏力；肺损络伤，故痰中带血如丝如点，色鲜红；阴虚生热，虚热内灼，故手足心热，皮肤灼热；阴虚津少，无以上承则口燥咽干，皮肤干燥；舌红，苔薄少津，脉细或兼数，为阴虚有热之象。

（5）治法：滋阴润肺，清热杀虫。

（6）方药：月华丸加减。本方功在补虚杀虫，养阴止咳，化痰止血，是治疗肺痨的基本方。方中沙参、麦冬、天冬、生地、熟地滋阴润肺；百部、川贝母润肺止咳；阿胶、三七止血和营；桑叶、菊花清肃肺热；山药、茯苓甘淡健脾益气，培土生金，以资生化之源。可加百合、玉竹滋补肺阴。

若咳嗽频而痰少质黏者，可酌加甜杏仁、贝母、海蛤壳、竹茹以润肺化痰止咳；痰中带血较多者，宜加白及、仙鹤草、白茅根、藕节等以凉血止血；若低热不退，可配银柴胡、地骨皮、功劳叶、胡黄连等以清退虚热，兼以杀虫；若久咳不已，声音嘶哑者，于前方中加诃子皮、木蝴蝶、凤凰衣等以养肺利咽，开音止咳。

临床上有部分肺痨患者早期仅有咳嗽或咯血，经CT或胸片、痰检等诊断肺结核而阴虚症状不明显者，可以清热化痰，凉血止血为治，并可参照咳嗽或咯血篇有关证型诊治。

2. 阴虚火旺

（1）主症：咳呛气急，痰少质黏，反复咯血，量多鲜红。

（2）兼次症：五心烦热，两颧红赤，心烦口渴，骨蒸潮热，盗汗量多，形体消瘦，或吐痰黄稠量多，或急躁易怒，胸胁掣痛，失眠多梦，或男子遗精，女子月经不调。

（3）舌脉：舌红绛而干，苔薄黄或剥；脉细数。

（4）分析：肺虚及肾，肺肾阴伤，虚火内迫，气失润降而上逆，故咳呛、气急；虚火灼津，炼液成痰，故痰少质黏；若火盛热壅痰蕴，则咳痰黄稠量多；虚火伤络，迫血妄行故反复咯血，色鲜量多；肺肾阴虚，君相火旺，故午后潮热、颧红骨蒸、五心烦热；营阴夜行于外，虚火迫津外泄故盗汗；肾阴亏虚，肝失所养，心肝火盛故性急易怒、失眠多梦；肝经布两胁穿膈入肺，肝肺络脉失养，则胸胁掣痛；相火偏旺，扰动精室则梦遗失精；阴血亏耗，冲任失养则月经不调；阴精亏损，不能充养身体则形体日瘦；舌红绛而干，苔黄或剥，脉细数，乃阴虚火旺之征。

（5）治法：补益肺肾，滋阴降火。

（6）方药：百合固金汤合秦艽鳖甲散加减。百合固金汤功能滋养肺肾，用于阴虚阳浮，肾虚肺燥，咳痰带血，烦热咽干者。本方用百合、麦冬、玄参、生地滋阴润肺生津，当归、白芍、熟地养血柔肝，桔梗、贝母、甘草清热化痰止咳。秦艽鳖甲散滋阴清热除蒸，用于阴虚骨蒸，潮热盗汗等证。方中秦艽、青蒿、柴胡（用银柴胡）、地骨皮退热除蒸，鳖甲、知母、乌梅、当归滋阴清热，另加百部、白及止血杀虫。若火旺较甚，热象明显者，当增入胡黄连、黄芩苦寒泻火、坚阴清热；若咳痰黄稠量多，酌加桑白皮、竹茹、海蛤壳、鱼腥草等以清热化痰；咯血较著者，加丹皮、藕节、紫珠草、醋制大黄等，或配合十灰散以凉血止血；盗汗较着，酌加五味子、瘪桃干、糯稻根、浮小麦、煅龙骨、煅牡蛎等敛阴止汗；胸胁掣痛者，加川楝子、广郁金等以和络止痛；烦躁不寐加酸枣仁、夜交藤、龙齿宁心安神；若遗精频繁，加黄柏、山茱萸、金樱子泻火涩精。服本方碍脾腻胃者可酌加佛手、香橼醒脾理气。

3. 气阴耗伤

（1）主症：咳嗽无力，偶痰中夹血，血色淡红，气短声低。

（2）兼次症：神疲倦怠，食少纳呆，面色萎黄，午后潮热但热势不着，盗汗颧红，身体消瘦。

（3）舌脉：舌质嫩红，边有齿印，苔薄，或有剥苔；脉细弱而数。

（4）分析：本证为肺脾同病，阴伤及气，清肃失司，肺不主气则咳嗽无力；气阴两虚，肺虚络损则痰中夹血，虚火不着故血色淡红；肺阴不足，阴虚内热，则午后潮热、盗汗、颧红；子盗母气，脾气亏损，肺脾两虚，宗气不足，故气短声低，神疲倦怠，面色萎黄；脾虚失运，故食少纳呆，聚湿成痰，则咳痰色白；舌质嫩红，边有齿印，脉细弱而数，苔薄或剥为肺脾同病，气阴两虚之象。

（5）治法：养阴润肺，益气健脾。

（6）方药：保真汤加减。本方功能补气养阴，兼清虚热。药用太子参、黄芪、白术、茯苓补益肺脾之气，麦冬、天冬、生地黄、五味子滋养润肺之阴，当归、白芍、熟地滋补阴血；陈皮理气运脾；知母、黄柏、地骨皮、柴胡滋阴清热。并可加百部、冬虫夏草、白及以补肺杀虫；若咳嗽痰白者，可加姜半夏、橘红等燥湿化痰；咳嗽痰稀量多，可加白前、紫菀、款冬、苏子温润止咳；咯血色红量多者加白及、仙鹤草、地榆等凉血止血药，色淡红者，可加山茱萸、阿胶、仙鹤草、参三七等，配合补气药，共奏补气摄血之功；若骨蒸盗汗者，酌加鳖甲、牡蛎、五味子、地骨皮、银柴胡等以益阴除蒸敛汗；如纳少腹胀，大便溏薄者，加扁豆、薏苡仁、莲肉、山药、谷芽等甘淡健脾之品，并去知母、黄柏苦寒伤中及地黄、当归、阿胶等滋腻碍胃之品。

4. 阴阳两虚

（1）主症：咳逆喘息少气，痰中或夹血丝，血色暗淡，形体羸弱，劳热骨蒸，面浮肢肿。

（2）兼次症：潮热，形寒，自汗，盗汗，声嘶或失音，心悸，唇紫，肢冷，或见五更泄泻，口舌生糜，大肉尽脱，男子滑精阳痿，女子经少、经闭。

（3）舌脉：舌质嫩红少津，或淡胖边有齿痕；脉微细而数，或虚大无力。

（4）分析：久病不愈，阴伤及阳，则成阴阳俱损，肺、脾、肾多脏同病之证，为本病晚期证候，病情较为严重。精气虚损，无以充养形体，故形体羸弱，大肉尽脱；肺虚失降，肾虚不纳，则咳逆、喘息、少气；肺虚失润，金破不鸣故声嘶或失音；肺肾阴虚，虚火内盛，则劳热骨蒸、潮热盗汗；虚火上炎则口舌生糜；脾肾两虚，水失运化，外溢于肌肤则面浮肢肿；病及于心，心失所养，血行不畅故心慌、唇紫；"阳虚生外寒"则自汗、肢冷、形寒；脾肾两虚，肾虚不能温煦脾土，则五更泄泻；精亏失养，命门火衰，故男子滑精阳痿；精血不足，冲任失充，故女子经少、经闭；舌质嫩红少津，或淡胖边有齿痕，脉微细而数，或虚大无力，乃阴阳俱衰之象。

（5）治法：温补脾肾，滋阴养血。

（6）方药：补天大造丸加减。本方功在温养精气，培补阴阳，用于肺痨五脏俱伤，真气亏损之证。方中人参、黄芪、白术、山药、茯苓补益肺脾之气；枸杞子、熟地、白芍、龟甲培补肺肾之阴；鹿角胶、紫河车、当归滋补精血以助阳气；酸枣仁、远志宁心安神。另可加百合、麦冬、阿胶、山茱萸滋补肺肾；若肾虚气逆喘息者，配冬虫夏草、蛤蚧、紫石英、诃子摄纳肾气；心悸者加柏子仁、龙齿、丹参，镇心安神；见五更泄泻，配煨肉蔻、补骨脂补火暖土，并去地黄、阿胶等滋腻碍脾之品。阳虚血瘀唇紫水停肢肿者，加红花、泽兰、益母草、北五加皮温阳化瘀行水，咳血不止加云南白药。总之阴阳两虚证是气阴耗伤的进一步发展，因下损及肾，阴伤及阳而致，病情深重，当注意温养精气，以培根本。

六、转归预后

肺痨的转归预后主要取决于患者正气的盛衰、病情的轻重和治疗是否及时。若肺损不着，正气尚盛，或诊断及时，早期治疗，可逐渐康复；若邪盛正虚，正不胜邪，或误诊失治，邪气壅盛，或耐药药损，病情可加重，甚至恶化，由肺虚渐及脾、肾、心、肝，由阴及气及阳，形成五脏皆损。若正气亏虚，正邪相持，可致病情慢性迁延。从证候而言，初期主要为阴虚肺燥，若失治误治，一则向气阴耗伤转化，久治不愈阴损及阳，可成阴阳两虚，此时多属晚期证候；另有少数阴虚火旺者，伤及肺络，大量咯血可骤生气阴欲脱危候，预后不良。正如《明医杂著》说："此病治之于早则易，若到肌肉消灼，沉困着床，脉沉伏细数，则难为矣。"

七、临证要点

（一）早期诊断，坚持治疗

肺痨作为传染病，已纳入国家定点免费基本治疗的范畴，早期诊断，及时治疗对于本病的康复至关重要，病之早期或病情轻不典型者可能不会诸症俱全，应及时作相关检查，避免误诊漏诊，同时宜持之以恒坚持治疗。

（二）重视"培土生金"，补脾助肺

因脾为生化之源，为肺之母，脾上输水谷精微以养肺，由肺再布散全身，"痨虫"蚀肺，除直接耗伤肺阴外，肺虚耗夺母气以自养易致脾虚，而伴见疲乏、食少、便溏等脾虚症状；脾虚不能化水谷为精微上输以养肺，则肺更虚，互为因果，终致肺脾同病，故治疗上除养阴润肺外，当重视补脾助肺，"培土生金"，以畅化源。除非火盛，否则即使肺阴亏损之证，亦当在甘寒滋阴的同时，兼伍甘淡实脾之药，帮助脾胃对滋阴药的运化吸收，并慎用地黄、阿胶等滋腻药以免纯阴滋腻碍脾。但补脾用药不宜香燥，以免耗气、劫液、动血，药以山药、黄精、茯苓、白术、扁豆、莲肉、薏苡仁、谷芽、橘白等甘淡甘平之品为宜。

（三）忌苦寒太过伤阴败胃

本病虽可具火旺之证，但其本在于阴虚，由阴虚阳气失敛而致君相火旺，故当以甘寒养阴为主，壮水之主以制阳光，适当佐以清火，不宜单独使用。即使火象明显者，亦只宜暂予清降，中病即减，不可徒持苦寒逆折，过量或久用，以免苦燥伤阴，寒凉败胃伤脾，促使正气更虚，向气阴耗伤或阴阳两虚转化演变。

（四）掌握虚中夹实的特殊性

本病虽属慢性虚弱疾病，但因感染"痨虫"致病，阴虚会导致火旺，并产生痰热、痰湿、瘀血等病理产物，故治疗不可拘泥于补虚，要根据补虚不忘治实的原则，辨证论治，分别处理。如阴虚导致火旺者，当在滋阴的基础上参以降火；痰热内郁者，当重视清化痰热，配合黄芩、知母、桑白皮、海蛤壳等；痰湿内生者，当在补益肺脾之气的同时，参以理气化痰之品，配合法半夏、橘红、茯苓、薏苡仁之类。如因瘀阻肺络，络损不复，以致咳血反复难止者，当祛瘀止血，药用参三七、血余炭、花蕊石、醋大黄等品，凡此等等临床不能囿于补虚一法，必须辨证治疗，补虚不忘治实。

（五）在辨证基础上配合抗痨杀虫药物

肺痨的治则之一是抗痨杀虫，现一般均首选抗结核西药治之，但根据药理实验结果分析和临床验证，许多中草药也有不同程度的抗痨杀菌作用，如百部、白及、黄连、

大蒜、冬虫夏草、功劳叶、葎草、猫爪草等，均可在辨证的基础上结合辨病，适当选用，特别是对抗结核菌耐药者更应重视中药治疗，对于提高疗效，减轻症状，及减轻抗结核药副作用确有很大的帮助。

$$\cdots\cdots（徐霄鹏）$$

第六节　肺　胀

一、概述

肺胀是指多种慢性肺系疾病反复发作，迁延不愈，肺脾肾三脏虚损，从而导致肺管不利，气道不畅，肺气壅滞，胸膺胀满等病理改变，以喘息气促，咳嗽咳痰，胸部膨满，胸闷如塞，或唇甲紫绀，心悸浮肿，甚至出现昏迷，喘脱为临床特征的病证。肺胀是中医内科常见病、多发病，病程缠绵，经久难愈。如现代医学的慢性阻塞性肺病，肺源性心脏病，老年性肺气肿等，均可参照本病辨证施治。

二、病因病机

本病的发生，多因长期慢性咳喘气逆，反复发作，五脏功能失调，久病肺虚，气血津液运行输布失常，日久成痰成瘀，每因复感外邪诱使本病发作加剧。主要病因病机有以下几种。

（一）感受外邪

肺胀多见于内伤久咳、久喘、久哮、肺痨等肺系慢性疾患，迁延失治，逐步发展所致，是慢性肺系疾患的一种归宿。因六淫既可导致久咳、久喘、久哮、支饮等病证的发生，又可诱发加重这些病证，反复乘袭，使它们反复迁延难愈，导致病机的转化，逐渐演化成肺胀。故感受外邪应为肺胀的病因。

（二）年老体虚

肺胀以年老患者为多，年老体虚，肺肾俱不足，体虚不能卫外是六淫反复乘袭的基础，感邪后正不胜邪而病益重，反复罹病而正更虚，如是循环不已，促使肺胀形成。病变首先在肺，继则影响脾、肾，后期病及心、肝。因肺主气，开窍于鼻，外合皮毛，主表卫外，故外邪从口鼻、皮毛入侵，每多首先犯肺，导致肺气宣降不利，上逆而为咳，升降失常则为喘，久则肺虚，主气功能失常。若肺病及脾，子盗母气，脾失健运，则可导致肺脾两虚。肺为气之主，肾为气之根，肺伤及肾，肾气衰惫，摄纳无权，则气短不续，动则益甚。且肾主水，肾阳衰微，则气不化水，水邪泛溢则肿。肺与心脉相通，肺气辅佐心脏运行血脉，肺虚治节失职，则血行涩滞，循环不利，血瘀肺脉，肺气更加壅塞，造成气虚血滞，血滞气郁，由肺及心的恶性后果，临床可见心悸、紫绀、水肿、舌质暗紫等症。心阳根于命门真火，肾阳不振，进一步导致心肾阳衰，可呈现喘脱危候。

（三）痰瘀互结

肺胀的病理因素主要有痰浊、水饮、瘀血、气虚、气滞，它们互为影响，兼见同病。痰饮的产生，初由肺气郁滞，脾失健运，津液不归正化而成，渐因肺虚不能布津，脾虚不能转输，肾虚不能蒸化，痰浊潴留益甚。痰、饮、湿（浊）同属津液停积而成。滞塞气机，阻塞气道，肺不能吸清呼浊，肺气胀满不能敛降，故胸部膨膨胀满，憋闷如塞。痰浊水饮亦可损伤正气和妨碍血脉运行，痰阻则瘀结；瘀血的产生，又与肺、肾气虚，气不行血及痰浊壅阻，血涩不利有关。瘀血形成，痰瘀互结又加重痰、气滞塞胸中，成为肺胀的重要病理环节。故多见唇暗舌紫，手足青黑，痰涎壅盛等证候。

三、诊断与鉴别诊断

（一）诊断

肺胀的诊断，主要通过病史、诱因、临床症状来确定。

1. 病史：有慢性肺系疾患多年，反复发作，病情时轻时重，缠绵不愈，多见于老年人。

2. 发病诱因：多因复感风寒等外邪而发病，有明显的外感诱因。

3. 临床症状：主要表现为咳、喘、痰、肿四项主症。咳，就是长期咳嗽，反复发作，日久不愈；喘，就是咳时气短不续，呼多吸少，可闻喘鸣之声；痰，就是咳喘之时，并见痰涎壅盛，可闻痰鸣之声；月中，就是胸中胀满，并见四肢或颜面浮肿。外感未解者，可兼见寒热；若气病及血，则可见唇暗舌紫，手足青黑晦暗；严重者可并发闭证、脱证。

（二）鉴别诊断

肺胀、哮病、喘证均以咳而上气、喘满为主症，需要加以鉴别。肺胀：是多种慢性肺系疾病日久渐积而成，除咳喘外，尚有心悸、唇甲紫绀，胸腹胀满，肢体浮肿等症。哮病是呈反复发作的一个疾病，以喉中哮鸣有声为特征；喘证则是多种急慢性疾病的一个症状，以呼吸气粗困难为主要表现，后两者均不出现面身浮肿。但哮与喘证日久不愈又可发展为肺胀，肺胀因外感诱发，病情加重时还可表现为痰饮病中的"支饮"证。

四、辨证分析

肺胀的本质是标实本虚，要分清标本主次，虚实轻重。一般感邪发作时偏于标实，平时偏于本虚。标实为痰浊、瘀血，早期痰浊为主，渐而痰瘀并重，并可兼见气滞、水饮错杂为患。后期痰瘀壅盛，正气虚衰，本虚与标实并重。

（一）风寒内饮

（1）症状　咳逆喘满不得卧，气短气急，咳痰白稀，呈泡沫状，胸部膨满，恶寒，周身酸楚，或有口干不欲饮，面色青暗，舌体胖大，舌质暗淡，舌苔白滑，脉浮紧。

（2）病机分析　素有脾肾阳虚，水饮内停，复感风寒之邪，寒饮相搏，上射于肺，气滞于胸，故见咳逆喘满不得卧，胸部膨满，气短气急；因外感风寒之邪，故见咳痰白稀，呈泡沫状，恶寒，周身酸楚；脾失转输，津液不能上承，故有口干；胃中水饮伏留，故不欲饮；外寒犯肺，故而舌苔白滑，脉浮紧；寒饮停肺，气滞血瘀，故见面色青暗，舌体胖大，舌质暗淡。

（二）痰热郁肺

（1）症状　咳逆喘息气粗，痰黄或白，黏稠难咯，胸满烦躁，目胀睛突，或发热汗出，或微恶寒，溲黄便干，口渴欲饮，舌质暗红，苔黄或黄腻，脉滑数。

（2）病机分析　痰浊化热，痰热蕴肺，加之感受外邪，外邪与痰热相搏，故见咳逆，痰黄或白，黏稠难咯；肺失清肃，肺气上逆故见喘息气粗，胸满烦躁，目胀睛突；外感风热，故见发热汗出，微恶寒；郁热伤津，故有口渴欲饮，尿黄，便干。舌质暗红，苔黄或黄腻，脉滑数，均是痰热壅盛之象。

（三）痰蒙神窍

（1）症状　咳逆喘促日重，咳痰不爽，表情淡漠，嗜睡，甚或意识朦胧，谵妄，烦躁不安，入夜尤甚，昏迷，撮空理线，或肢体困动，抽搐，舌质暗红或淡紫，或紫绛，苔白腻或黄腻，脉细滑数。

（2）病机分析　五脏俱虚，痰瘀阻肺，肺气不降，肾气不纳，故见咳逆喘促日重，咳痰不爽；痰迷心窍，蒙蔽神机，故见表情淡漠，嗜睡，甚或意识朦胧，谵妄，烦躁不安，入夜尤甚，昏迷，撮空理线；肝风内动，故有肢体困动，抽搐；痰浊内蕴，脏腑虚损，神机失用之象。

（四）肺肾两虚

（1）症状　呼吸浅短难续，咳声低怯，胸满短气，甚则张口抬肩，倚息不能平卧，咳嗽，痰如白沫，咯吐不利，心慌，形寒汗出，面色晦暗，舌淡或暗紫，苔白润，脉沉细无力

（2）病机分析　肺主气、肾纳气，肺为气主，肾为气根，肺肾两虚故而呼吸浅短难续，咳声低怯，胸满短气，甚则张口抬肩，倚息不能平卧；肺肾气虚，气虚不能布津，津凝为痰，故有咳嗽，痰白如沫，咯吐不利；心肺气虚，阳不外达，故见心慌，形寒汗出；肺肾气虚，肺失治节，不能帅血，血液瘀滞，故见面色晦暗，舌淡、脉沉细无力，均乃肺肾两虚之象。

（五）阳虚水泛

（1）症状　面浮，下肢肿，甚或一身悉肿，脘痞腹胀，或腹满有水，尿少，心悸，喘咳不能平卧，咳痰清稀，怕冷，面唇青紫，舌胖质暗，苔白滑，脉沉虚数或结代。

（2）病机分析　阳气亏虚，气不化水，水邪泛滥，故而面浮，下肢浮肿，甚则一身尽肿；脾阳虚衰，运化无力，不能输布水液，故有脘痞腹胀，或腹满有水；水饮凌心射肺，故见心悸，喘咳不能平卧；水气内停，化为饮邪，可见咳痰清稀；阳虚有寒，寒水内盛，故见尿少，怕冷；面唇青紫，舌胖质暗，苔白滑，脉结代或沉虚数为阳虚血瘀水停之象。

五、治疗

（一）治疗原则

根据标本虚实，基本原则为祛邪扶正。标实者祛邪，或祛邪宣肺（辛温、辛凉），或降气化痰（温化、清化）或温阳利水（通阳、淡渗）或开窍、息风、止血；本虚者扶正，

根据脏腑阴阳的虚损不同，分别以补养心肺，益肾健脾，或气阴兼调，或阴阳兼顾。正气欲脱时则应扶正固脱，救阴回阳。祛邪与扶正只有主次之分，一般相辅为用。

（二）治法方药

1. 风寒内饮

（1）治法 温肺散寒，降逆涤痰。

（2）方药 小青龙汤。方中麻黄、桂枝、干姜、细辛温肺散寒化饮；半夏、甘草祛痰降逆；佐白芍、五味子收敛肺气，使散中有收。若咳而上气，喉中如有水鸡声，表寒不著者，可用射干麻黄汤。若饮郁化热，烦躁而喘，脉浮，用小青龙加石膏汤兼清郁热。

2. 痰热郁肺

（1）治法 清肺泄热，降逆平喘。

（2）方药 清气化痰丸或越婢加半夏汤加减。前方清肺化痰，用于痰热壅肺，喘急胸满，咳吐黄痰，或黏白稠厚者；后方清肺泄热，用于饮热郁肺，外有表邪，喘咳上气，目如脱状，身热，脉浮大者。痰鸣喘息，不得平卧，加射干、葶苈子泻肺平喘；痰热伤津，口干舌燥加天花粉、知母、芦根以生津润燥；痰热壅肺，腑气不通，胸满喘逆，大便秘结者加大黄、芒硝通腑泄热。

3. 痰蒙神窍

（1）治法 涤痰、开窍、息风。

（2）方药 涤痰汤合安宫牛黄丸或至宝丹。本方涤痰开窍，息风止痉，用于痰迷心窍，风痰内盛，神识昏蒙或嗜睡，痰多，肢体抽搐。若痰热内盛，身热，烦躁，谵语，神昏，舌红苔黄者，加黄芩、桑白皮、葶苈子、天竺黄、竹沥以清热化痰。热结大肠，腑气不通者，加大黄、芒硝，或用凉膈散或增液承气汤通腑泄热。若痰热引动肝风而有抽搐者，加钩藤、全蝎、羚羊角粉凉肝息风。唇甲紫绀，瘀血明显者，加红花、桃仁、水蛭活血祛瘀。如热伤血络，见皮肤黏膜出血、咯血、便血色鲜者，配清热凉血止血药，如水牛角、生地、丹皮、紫珠草；如血色晦暗，肢冷，舌淡胖，脉沉微，为阳虚不统，气不摄血者，配温经摄血药，如炮姜、侧柏炭、童便或黄土汤、柏叶汤。

4. 肺肾两虚

（1）治法 补肺纳肾，降气平喘。

（2）方药 补虚汤合参蛤散加减。方中用人参、黄芪、茯苓、甘草补益肺脾之气；蛤蚧、五味子补肺纳肾；干姜、半夏温肺化饮；厚朴、陈皮行气消痰，降逆平喘。还可加桃仁、川芎、水蛭活血化瘀。若肺虚有寒，怕冷，舌质淡，加桂枝、细辛温阳散寒。兼阴伤，低热，舌红苔少，加麦冬、玉竹、知母养阴清热，如见面色苍白，冷汗淋漓，四肢厥冷，血压下降，脉微欲绝等喘脱危象者，急加参附汤送服蛤蚧粉或黑锡丹补气纳肾，回阳固脱。另参附、生脉、参麦、参附青注射液也可酌情选用。

5. 阳虚水泛

（1）治法 温阳化饮利水。

（2）方药 真武汤合五苓散。方中用附子、桂枝温阳化气以行水；茯苓、白术、猪苓、泽泻、生姜健脾利水；白芍敛阴和阳。还可加红花、赤芍、泽兰、益母草、北五加皮行瘀利水。水肿势剧，上渍心肺，心悸喘满，倚息不得卧，咳吐白色泡沫痰涎者，加沉香、黑白丑、椒目、葶苈子行气逐水。

六、小结

肺胀是慢性肺系疾病迁延，反复感邪，以致胸中烦闷胀满，肺气不能宣降，气壅于胸，滞留于肺的慢性病变。病位在肺，继则影响脾肾，后期及心肝。病理性质属本虚标实。本虚多为气虚、气阴两虚，后期发展为阳虚；标实为气滞、痰浊、水饮、瘀血，并贯穿于肺胀之始终。由于标本虚实常相兼夹，又互为影响，故成为迁延难愈，日渐加重的病证。若病情加重，还可出现阳虚水泛、痰蒙神窍、痰热动风、气不摄血、内闭外脱等危重证候。治疗上应祛邪扶正，标本兼顾。感邪时偏于邪实，急者祛邪治标为主，平时偏于正虚，缓者以扶正治本为主，常在祛邪宣肺、降气化痰、温阳行水、活血化瘀、补益肺气、健脾化痰、补肾纳气、滋补阴阳诸法中灵活施治，病危时还须采用开窍、息风、止血、扶正固脱、救阴回阳等法以救急。急则治标，缓则治本，标本兼顾应贯穿于本病治疗的全过程。

（徐霄鹏）

第七节 肺 痿

一、概述

肺痿是由于咳喘日久不愈，肺气受损，津液耗伤，以致肺叶萎弱不用，临床以咳吐浊唾涎沫、气短、反复发作为特点，为肺脏的慢性虚损性疾患。《金匮要略·肺痿肺痈咳嗽上气病》说："痿者萎也，如草木之萎而不荣。"用形象比喻的方法以释其义。现代医学中的某些肺部慢性的、肺实质的病变，如肺不张、肺纤维化、肺硬化、硅肺等，可参照本病的辨证施治。

二、病因病机

本病的发生，多因久咳不愈，演变而成，故其发病与肺部其他疾患有密切关系。肺不伤则不痿，如肺痈、肺痨、哮喘等疾日久伤肺，肺热津伤，肺叶萎弱不用均可转化为肺痿。长期慢性咳喘气逆，反复发作，五脏功能失调，久病肺虚，肺气虚冷，气血津液运行输布失常，日久成痰成瘀，每因复感外邪诱使本病发作加剧。其病变机理不外于肺虚津气失于濡养，肺叶萎弱不用所致。

（一）肺燥津伤

主要是肺有燥热，津液耗伤，如肺痨久嗽，耗伤阴津，虚热内伤，肺痈热毒灼伤阴液，消渴津液耗伤，热病邪热伤津。或由于误治（汗、吐、利、下等）消亡津液，以致热壅上焦，灼伤肺液，变生涎沫，肺失濡养，日渐枯萎。

（二）肺气虚冷

大病久病之后，如内伤久咳久喘等，耗伤气阴，日久伤阳，以致肺气虚冷；或虚热肺痿，阴伤及阳，以致肺虚有寒；这些原因均可导致肺气虚冷，气不化津，津成为涎；肺气虚冷，则不能温摄津液，肺失濡养，渐成虚寒肺痿。

由此可见，肺痿有虚热、虚寒之分，阴伤、气耗均可导致肺痿，热则灼伤肺阴，冷则气阻津液不输。

三、诊断与鉴别诊断

（一）诊断

1. 发病特点　有慢性肺系疾患多年，如内伤久咳，或因痰热久嗽，或肺痨久嗽，或肺痈日久，或冷哮咳喘久延不愈，以致耗伤肺中津气而成。

2. 临床症状　以咳吐浊唾涎沫、气短为主要表现。虚热者痰黏难咯，甚则咳血；虚寒者咳吐涎沫、痰清稀量多。

（二）鉴别诊断

肺痿主要和肺痈相鉴别。肺痿以咳吐浊唾涎沫、气短为主症，而肺痈以咳则胸痛，吐痰腥臭，甚则咳吐脓血为主症；两者虽均为肺中有热，但肺痿属虚，肺痈属实；如《医门法律·肺痈肺痿门》中说："肺痈者，肺气壅而不通也；肺痿者，肺气萎而不振也。"肺痈发病急，形体不瘦，肺痿发病缓，病程长，形体消瘦。肺痿和肺痈二者有轻重因果关系，肺痈失治久延，可以转化成肺痿。

肺痿还要与肺痨相鉴别。肺痨为痨虫蚀肺所致，以咳嗽、咯血、潮热、盗汗为主症，具传染性。肺痨后期也可转化为肺痿。

四、辨证分析

肺痿一证，首当辨虚热与虚寒，虚热肺痿是阴液不足，虚热内生；虚寒肺痿则是阳气耗伤，肺中虚冷。虚热证多易于火逆上气，常伴咳逆喘息；虚寒则常见上不制下，小便频数或遗尿。虚热肺痿后期阴伤及阳，出现寒热夹杂，应细辨是以阴虚内热为主，还是气伤虚冷为主，施治方可中的。另外，应辨兼证之不同，肺痿主要病变在肺，肺阴不足可同时有肾阴不足，出现潮热盗汗、腰膝酸软、手足心热等；或兼有脾气虚损，出现大便溏、乏力、纳差、腹胀等，需细辨之。

（一）虚热证

1. 症状　咳吐浊唾涎沫，其质较黏稠，不易咯出，或咳痰带血，咳声不扬，甚则音哑，气息喘促，口渴咽干，午后潮热，形体消瘦，皮毛干枯，舌红而干，脉虚数。兼有肾阴不足，出现潮热盗汗、腰膝酸软、手足心热等；兼心阴不足者，可见心悸虚烦，健忘失眠，多梦少寐等。

2. 病机分析　肺阴亏虚，虚火内炽，灼伤津液，故见咳吐浊唾涎沫，其质较黏稠；阴虚肺燥，咳伤肺络，故咳痰带血；肺失滋润，宣降失职，肺气上逆，故见气息喘促；肺津不足，金破不鸣，则咳声不扬，甚则音哑；阴亏津伤，津不上承，故见午后潮热，口渴咽干；阴血枯竭，外不能荣皮毛，内不能濡脏腑，故而皮毛干枯，形体消瘦；舌红而干，脉虚数，乃是阴虚火盛，肺津不足之象。

（二）虚寒证

1. 症状　咯吐涎沫，其质清稀量多，口不渴，短气不足以息，头眩，神疲乏力，食少，形寒肢冷，面白虚浮，小便数，或遗尿，舌质淡，脉虚弱。兼脾气虚损，出现大便溏、神疲乏力、纳差腹胀；兼肾气不足者，腰腿无力，阳痿早泄，咳则遗尿等。

2. 病机分析　肺气虚寒，气不化津，津反为涎，故而咯吐涎沫，其质清稀量多；肺虚有寒则口不渴；肺气亏虚则短气不足以息；肺脾虚寒，故见形寒肢冷，面白虚浮；肺虚不能通调水道，上虚不能制下，膀胱失约，小便数，或遗尿；肺气虚寒，故而舌质淡，脉虚弱。

五、治疗

（一）治疗原则

根据肺痿辨证，治疗采取补虚生津为原则。虚热证以清热生津，以润其枯；虚寒者温肺益气而摄涎沫，或兼以解表、疏风、散寒、清热。

（二）治法方药

1. 虚热证

（1）治法　滋阴清热，润肺生津。

（2）方药　麦门冬汤合清燥救肺汤加减。前方润肺生津，降逆下气，用于咳嗽气逆，咽喉干燥不利，咳痰黏浊不爽；后方养阴润肺，清金降火，用于阴虚燥火内盛，干咳痰少，咽痒气逆。太子参、甘草、大枣、粳米能益气生津，甘缓补中；桑叶、石膏用以清泄肺经燥热；阿胶、麦冬、胡麻仁滋肺养阴；杏仁、半夏、枇杷叶化痰止咳，下气降逆。若虚烦，咳呛，呕逆等火盛者，去大枣，加竹茹、竹叶；咳吐浊黏痰，口干欲饮者加天花粉、知母、贝母；津伤甚者加沙参、玉竹；潮热者加银柴胡、地骨皮。

2. 虚寒证

（1）治法　温肺益气。

（2）方药　甘草干姜汤或生姜甘草汤加减。前方辛甘合用，甘以滋液，辛以散寒；后方补脾助肺，益气生津。甘草、干姜温补肺脾；人参、白术、茯苓、大枣能甘温补脾，益气生津。若肺虚失约，唾沫多而尿频者加益智仁；肾虚不能纳气，喘息短气者加钟乳石、五味子，另吞服蛤蚧粉。

此外，虚热肺痿后期阴伤及阳，出现寒热夹杂，当以寒热平调，温清并用为法，可用麻黄升麻汤加减，以麻、升发浮热，当归、桂、姜以散其寒，知母、黄芩清其上热，茯苓、白术以补脾，以白芍敛逆气，玉竹、麦冬、石膏、甘草润肺清热。

六、小结

肺痿是肺叶萎弱不用的肺部慢性虚损性疾患，临床以咳吐浊唾涎沫、气短为主症。本病发病机理主要是肺热津伤，肺叶萎弱不用，或肺气虚冷，气不化津，津液输布失常，肺失濡养，日渐肺叶枯萎而成。临床辨证有虚热与虚寒，虚热肺痿后期阴伤及阳，出现寒热夹杂，应细辨寒热主次。治疗总以补虚生津为则，虚热者滋阴清热，润肺生津，虚寒者当以温肺益气为主，一般来说，临床以虚热证多见，但久延伤及气阳，可转化成虚寒证，出现寒热夹杂，当温清并用，平调寒热，尤其是注意保护津液，重视调理脾、肾。脾胃乃后天之本，肺金之母，培土有助于生金；肾为气之根，主摄纳，温肾有助于补上而制下。不可妄投燥热之品以助火伤津，亦忌苦寒滋腻之品伤脾胃，切勿使用峻下攻逐之剂，犯虚虚之戒。

（徐霄鹏）

第八节　咳　嗽

　　咳嗽是指肺失宣降，肺气上逆作声，咯吐痰液而言，为肺病的主要证候之一。分别言之，有声无痰为咳，有痰无声为嗽，一般多为痰声并见，难以截然分开，故以咳嗽并称。

　　咳嗽病名最早见于《内经》，该书对咳嗽的成因、症状、证候分类、病理转归及治疗等问题作了较系统的论述。如《素问·宣明五气论》说："五气所病……肺为咳"已指出咳嗽病证的病位在肺。对咳嗽病因的认识，《素问·咳论》指出咳嗽系由"皮毛先受邪气，邪气以从其合也"；"五脏六腑，皆令人咳，非独肺也"；五脏六腑之咳"皆聚于胃，关于肺"。这些说明外邪犯肺可以致咳，其他脏腑受邪，功能失调而影响于肺者亦可致咳。所以，咳嗽不只限于肺，也不离乎肺，并依据咳嗽的不同表现，将其分为肺、肝、心、脾、肾、胃、大肠、小肠、胆、膀胱、三焦诸咳，认为五脏之咳，日久不愈，则以脏腑表里关系相传于六腑，从而确立了以脏腑分类的方法，为后世医家对咳嗽病证的研究奠定了理论基础。隋·巢元方《诸病源候论·咳嗽候》有十咳之称，除五脏咳外，尚有风咳、寒咳、胆咳、厥阴咳等，虽然体现了辨证思想，但名目繁多，临床难以掌握。明·张介宾执简驭繁，将咳嗽分为外感、内伤两大类。《景岳全书·咳嗽》指出："咳嗽一证，窃见诸家立论太繁，皆不得其要，多致后人临证莫知所从，所以治难得效。以余观之，则咳嗽之要，止唯二证。何为二证？一曰外感，一曰内伤而尽之矣……但于二者之中当辨阴阳，当分虚实耳。"至此，咳嗽的辨证分类渐趋成熟，切合临床实用。

　　咳嗽的治法方药历代均有论述，如汉代张仲景治虚火咳逆的麦门冬汤，至今仍为临床所应用。后世在张仲景的基础上，对咳嗽的治法方药提出了许多新的见解。如《景岳全书·咳嗽》指出："外感之邪多有余，若实中有虚，则宜兼补以散之。内伤之病多不足，若虚中夹实，亦当兼清以润之"，提出外感咳嗽宜"辛温"发散为主，内伤咳嗽宜"甘平养阴"为主的治疗原则，丰富了辨证论治的内容。虞抟《医学正传》中强调治咳必须重视调畅气机，认为"欲治咳嗽者，当以治痰为先。治痰者，必以顺气为主，是以南星、半夏胜其痰，而咳嗽自愈；枳壳、橘红利其气，而痰饮自降"，补充了咳嗽的治疗内容。清·喻昌《医门法律》论述了燥的病机及其伤肺为病而致咳嗽的证治，创立温润、凉润治咳之法；针对新久咳嗽治疗中常见的问题，提出"凡邪盛咳频，断不可用劫涩药。咳久势衰，其势不锐，方可涩之"等六条治咳之禁，对后世颇多启迪。叶天士《临证指南医案·咳嗽》指出："若因于风者，辛平解之。因于寒者，辛温散之。因于暑者，为熏蒸之气，清肃必伤，当与微辛微凉，苦降甘淡……若因于湿者，有兼风、兼寒、兼热之不同，大抵以理肺治胃为主。若因秋燥，则嘉言喻氏之议最精。若因于火者，即温热之邪，亦以甘寒为主……至于内因为病，不可不逐一分之。有刚亢之威，木叩而金鸣者，当清金制木，佐以柔肝和络。若土虚而不生金，真气无所禀摄者，有甘凉、甘温二法，合乎阴土阳土以配刚柔为用也。又因水虚痰泛，元海竭而诸气上冲者，则有金水双收，阴阳并补之治，或大剂滋填镇摄，保固先天一气元精。"这些论述，皆为治疗咳嗽的基本规律，至今对临床仍有参考价值。

咳嗽既是独立的病证，又是肺系多种疾病的一个症状。除现代医学中急、慢性支气管炎以咳嗽为主症特点外，支气管扩张症、慢性咽炎及其他中医病证如肺痈、肺痿、风温、肺痨等兼见咳嗽者，均可参考本节辨证施治。部分慢性咳嗽经久反复，可发展至喘，称为咳喘，多表现为寒饮伏肺或肺气虚寒的证候，属痰饮病中的"支饮"或"喘证"，当参阅有关章节辨证施治。

一、病因

（一）外感六淫

外感咳嗽为六淫之邪，从口鼻或皮毛而入，侵袭肺系，或因吸入烟尘、异味气体，肺气被郁，肺失宣降。多因起居不慎，寒温失宜；或过度疲劳，肺的卫外功能减退或失调，以致在天气冷热失常，气候突变的情况下，外邪客于肺而致咳嗽。故《河间六书·咳嗽论》谓"寒、暑、燥、湿、风、火六气，皆令人咳"，即是此意。由于四时主气不同，因而人体所感受的致病外邪亦有区别。风为六淫之首，其他外邪多随风邪侵袭人体，所以外感咳嗽常以风为先导，或夹寒，或夹热，或夹燥，表现为风寒、风热、风燥相合为病。张景岳曾倡"六气皆令人咳，风寒为主"，认为以风邪夹寒者居多。

（二）内邪干肺

内伤咳嗽总由脏腑功能失调、内邪干肺所致，可分他脏病变涉及于肺和肺脏自病两端。他脏及肺由于饮食不调者，可因嗜烟好酒，烟酒辛温燥烈，熏灼肺胃；或因过食肥甘辛辣炙煿，酿湿生痰；或因平素脾运不健，饮食精微不归正化，变生痰浊，肺脉连胃，痰邪上干，乃生咳嗽；或由情志不遂，郁怒伤肝，肝失条达，气机不畅，日久气郁化火，因肝脉布胁而上注于肺，故气火循经犯肺，发为咳嗽。肺脏自病者，常因肺系疾病迁延不愈，阴伤气耗，肺的主气功能失常，以致肃降无权，肺气上逆作咳。

二、病机

咳嗽的病变主脏在肺，与肝、脾有关，久则及肾。主要病机为邪犯于肺，肺气上逆，冲激声门而发为咳嗽。诚如《医学心悟》所说："肺体属金，譬若钟然，钟非叩不鸣，风、寒、暑、湿、燥、火六淫之邪，自外击之则鸣；劳欲情志，饮食炙煿之火，自内攻之则亦鸣。"《医学三字经·咳嗽》篇亦说："肺为脏腑之华盖，呼之则虚，吸之则满，只受得本脏之正气，受不得外来之客气，客气干之则呛而咳矣；只受得脏腑之清气，受不得脏腑之病气，病气干之，亦呛而咳矣。"提示咳嗽是内外病邪犯肺，肺脏祛邪外达的一种病理反应。

外感咳嗽属于邪实，为六淫外邪犯肺，肺气壅遏不畅所致。因于风寒者，肺气失宣，津液凝滞；因于风热者，肺气不清，热蒸液聚为痰；因于风燥者，燥邪灼津生痰，肺气失于润降，则发为咳嗽。若外邪未能及时解散，还可发生演变转化，如风寒久郁化热、风热灼津化燥、肺热蒸液成痰等。

内伤咳嗽，病理因素主要为"痰"与"火"。而痰有寒热之别，火有虚实之分。痰火可互为因果，痰可郁而化火（热），火能炼液灼津为痰。多由脏腑功能失调，内邪上干于肺所致。常反复发作，迁延日久，脏气多虚，故属邪实与正虚并见。虚实之间尚有先后主次的不同。

（一）他脏有病而及肺者，多因实致虚

如肝火犯肺者，每见气火炼液为痰，灼伤肺津；痰湿犯肺者，多因湿困中焦，水谷不能化为精微上输以养肺，反而聚生痰浊，上干于肺，久延则肺脾气虚，气不化津，痰浊更易滋生，此即"脾为生痰之源，肺为贮痰之器"的道理；甚则病及于肾，以致肺虚不能生气，肾虚不能纳气，由咳致喘；如痰湿蕴肺，遇外感引触，痰从热化，则易耗伤肺阴。

（二）肺脏自病者，多因虚致实

如肺阴不足每致阴虚火炎，灼津为痰；肺气亏虚，气不化津，津聚成痰，甚则痰从寒化为饮。

外感咳嗽与内伤咳嗽可相互为病。外感咳嗽如迁延失治，邪伤肺气，更易反复感邪，而致咳嗽屡作，肺脏益伤，逐渐转为内伤咳嗽。内伤咳嗽，肺脏有病，卫外不强，易受外邪引发或加重，在气候转冷时尤为明显。久则肺脏虚弱，阴伤气耗，由实转虚。咳嗽虽有外感、内伤之分，但两者又可互为因果。

影响本病转归及预后的因素较多，首应求因识病，还当区别病之新久、体质的强弱、病邪的性质、病情轻重等。一般而言，外感咳嗽其病尚浅而易治，但燥与湿二者较易缠绵。因湿困脾，久则脾虚而致湿生痰，转为内伤之痰湿咳嗽；燥伤肺津，久则肺阴亏耗，成为内伤阴虚肺燥之咳嗽，故方书有"燥咳每成痨"之说。内伤咳嗽多呈慢性反复发作过程，其病较深，治疗难取速效。痰湿咳嗽之部分老年患者，由于反复发作，肺脾两伤，可出现痰从寒化为饮，病延及肾的转归，表现为"寒饮伏肺"或"肺气虚寒"证候，成为痰饮咳喘。至于肺阴亏虚咳嗽，虽然初起轻微，但如延误失治，则往往逐渐加重，成为劳损。部分患者病情逐渐加重，甚至累及于心，最终导致肺、脾、肾诸脏皆虚，痰浊、水饮、气滞、血瘀互结而演变成为肺胀。

三、类证鉴别

咳嗽辨证，首当区分外感与内伤，治疗应分清邪正虚实。外感咳嗽多是新病，起病急，病程短，常伴有肺卫表证，属于邪实，治以祛邪利肺。内伤咳嗽多为久病，常反复发作，病程短，可伴见他脏形证，多属邪实正虚。治当祛邪止咳，扶正补虚，标本兼顾，分清虚实主次。

四、辨证要点

（一）咳嗽特点的辨别

包括时间、节律、性质、声音，以及加重的有关因素。咳嗽时作，白天多于夜间，咳而急剧，声重，或咽痒则咳作者，多为外感风寒、风热或风燥引起；若咳声嘶哑，病势急而病程短者，为外感风寒、风热或风燥，病势缓而病程长者为阴虚或气虚；咳声粗浊者多为风热或痰热伤津所致；早晨咳嗽，阵发加剧，咳嗽连声重浊，痰出咳减者，多为痰湿或痰热咳嗽；午后、黄昏咳嗽加重，或夜间有单声咳嗽，咳声轻微短促者，多属肺燥阴虚；夜卧咳嗽加剧，持续不已，少气或伴气喘者，为久咳致喘的虚寒证；咳而声低气怯者属虚，洪亮有力者属实；饮食肥甘、生冷而加重者多属痰湿；情志郁怒而加重者因于气火；劳累、受凉后加重者多为痰湿、虚寒。

（二）咳痰特点的辨别

包括痰的色、质、量、味等。咳而少痰的多属燥热、气火、阴虚；痰多的常属湿痰、痰热、痰寒；痰白而稀薄的属风、属寒；痰黄而稠者属热；痰白质黏者属阴虚、燥热；痰白清稀，透明呈泡沫样的属虚、属寒；咯吐血痰，多为肺热或阴虚；如脓血相兼的，为痰热瘀结成痈之候；咳嗽，咯吐粉红色泡沫痰，咳而气喘，呼吸困难者，多属心肺阳虚，气不主血；咳痰有热腥味或腥臭味的为痰热；味甜者属痰湿，味咸者属肾虚。

（三）咳嗽与咳喘的辨别

咳嗽仅以咳嗽为主要临床表现，不伴喘证；咳喘则咳而伴喘，常因咳嗽反复发作，由咳致喘，临床以咳喘并作为特点。

五、临证经验

（一）肺鼻同治

中医学对鼻部疾病与肺脏的关系早有认识，《灵枢·五阅五使》云："鼻者，肺之官也。"《灵枢·脉度》又云："故肺气通于鼻，肺和则鼻能知臭香矣。"说明了肺与鼻在生理上关系密切。而两者在病理上也相互影响，《灵枢·本神》云："肺气虚则鼻塞不利，少气，实则喘喝，胸盈仰息。"全身循经于鼻部的经络有手阳明大肠经、足阳明胃经、手太阳小肠经、足太阳膀胱经、手少阳三焦经、足少阳胆经、手少阴心经，可见鼻部和各个脏器的关系都十分密切。临床治疗重视鼻部疾病对呼吸道的影响，临诊时手电筒和听诊器应是必备的检查工具，除了望面色、望舌及舌苔外，总是要望鼻，提出治咳不仅治肺，当肺鼻同治，因而积累了大量诊治鼻源性咳嗽的经验。

1. 祛风开窍　现代医学证实上呼吸道黏膜和下呼吸道黏膜在过敏性疾病中经常具有相似的病理表现，临床上也常见过敏性哮喘合并过敏性鼻炎的病例。呼吸道原本就是一个整体，在过敏性哮喘和过敏性鼻炎病程中，气道都有肿胀渗出，主张两者共同治疗。患者临床表现为鼻痒、喷嚏、咳嗽、痰液清稀、疾病时作时止，符合风邪致病多行善变的特性，因此以祛风开窍为主，药用蔓荆子、嫩射干、炙紫菀、路路通、炙款冬、蝉衣、辛夷、麻黄、苍耳子、辛夷等。黄芩、辛夷、路路通则是治疗鼻炎的常用配伍，临床用于治疗过敏性鼻炎和慢性鼻炎都取得了比较理想的效果。其中黄芩清肺及上焦之热；辛夷宣肺通窍，抗变态反应性炎症；路路通活血通窍；结合蝉衣和苍耳子加强祛风作用。

2. 清肺通鼻 慢性支气管炎、支气管扩张临床常见反复咳嗽、咯吐痰液或黄或白，迁延难愈，而很多病人又往往同时有头痛、鼻塞、流涕以及嗅觉下降等鼻炎表现。患慢性鼻炎或副鼻窦炎时，鼻腔炎性分泌物长期下流进入气道，即使控制了肺部感染，但如果鼻炎继续存在，气道慢性炎症仍然会反复发作加剧。治疗中不仅需要止咳化痰，更需积极诊治慢性鼻炎。处方中常用辛夷、路路通、藿香、川芎等开窍通络，与清肺热之鹿衔草、黄芩、连翘、开金锁、江剪刀草等配合。同时配以青陈皮、姜半夏、芡实、怀山药等健脾，海浮石、昆布咸寒软坚逐痰而获得良效。

（二）活血利咽

咽源性咳嗽为临床上的常见病和多发病，是指咽喉部疾病所造成的咳嗽，其主要症状以咽痒如蚁行及异物阻塞咽喉之不适感而致咳嗽为主，表现为咽喉作痒即咳、不痒不咳，咳的起点在声门之上，多为阵发性咳嗽，以干咳为主，少数患者可于一阵咳嗽后吐出少许白痰；多白天发作，夜间睡眠时极少咳嗽，甚至不咳。咽源性咳嗽，中医并无此名。历代专家认为咽喉痒，干咳无痰属"燥咳"。故临诊必查咽喉，认为此为咽炎，当区分急性、慢性之不同，其治也异。

1. 清利咽喉 咽源性咳嗽的急性期，在临床上发病的内因责之于气虚，使卫外不固，易受外邪侵扰；外因则是感受六淫之邪或因环境污染而受废气、粉尘刺激。咽喉为肺脏、气道之门户，致敏性高，外邪侵之，首袭咽喉，虽经治疗，故余邪未清。余邪滞留，咽喉失养，肺失宣降为本病的主要病机。

临床见咽喉痒、干咳无痰，可有恶风、发热等风热表证，查体咽部充血、咽后壁滤泡增生、舌淡红、苔薄黄、脉弦。根据中医辨证论治的观点，结合病人的体质，治疗本病只有在清利咽喉的前提下，再辅以宣肺止咳，才能收到较好的效果。常用木蝴蝶清咽利喉止咳；蝉衣、黛蛤散、橘红善治喉痒咳嗽；蝉衣能止咳嗽，特别是喉痒之咳，能迅速止喉痒而愈咳嗽。射干、桔梗等清热利咽，浙贝化痰散结，其中桔梗更具开提肺气，欲降先升的舟楫之力，协同诸药，达到升降相因、宣肺开郁之目的；百部润肺善治久咳，现代药理研究认为它能"通过降低呼吸中枢的兴奋性，抑制咳嗽反射而止咳"；甘草调和诸药，与桔梗合用则加强利咽作用。

2. 理气活血，解郁散结 此法多用于慢性咽炎，表现为平素咽干咽痒、咽部不适、如物梗阻、吞之不下、吐之不出，或有胸闷，或有胸前区板滞感，情志变化时加重。体证：咽部黏膜呈暗红色，腭扁桃体、舌根部淋巴滤泡表面有慢性充血点，舌淡红边有瘀点，苔薄白或薄黄，脉弦涩。气滞日久则血行不畅，津液停聚，痰瘀互结，使肺失宣降。久病成瘀，久瘀必虚，所以对经年不愈的顽咳，应从瘀从痰施治，方选柴胡疏肝散加赤芍、桃仁、红花、丹参活血祛瘀，杏仁、苏子、法夏、僵蚕等化痰降气，百部润肺止咳，以促进机体气血运行为主旨，使病变部位得气血润养，从而瘀得散，痰得化，逆乱的气机得以平顺。

（三）宣达开肺

咳嗽的机理在于肺失宣降，且以肺气失宣为主。《诸病源候论》说："肺主气，气得温则宣和，得寒则否涩，虚则气不足而为寒所迫，并聚上肺间，不得宣发，故令咳而短气也。"咳嗽有外感、内伤之分。外感咳嗽，不论风寒、风热、风燥侵袭，均因邪束卫表，肺失宣发，气机不利，呼吸不畅而咳嗽，除伴寒热表证外，多出现咽痒、鼻塞、流涕，或胸闷不适，且多咳而不畅，以肺气不宣为主要病机。因此，外感咳嗽的治疗必以宣肺为主，解表散邪为辅。基于上述认识，治疗应重视顺应肺的生理特性，调理肺的宣发肃降功能，故宣达开肺止咳为其常用之法。运用宣肺法必须辨证，灵活采用，或宣而温之，或宣而清之，或宣而润之，或宣而补之。临床应用以温宣与凉宣为常用两法。

1. 辛温宣化法　适用于治疗外感风寒，皮毛束闭，肺气不宣所致的咳嗽，常兼有头痛、身痛、恶寒、发热、无汗、咳吐白痰、脉浮等。常用方剂如杏苏散加减，药用杏仁、苏叶、桔梗、枳壳、前胡、半夏、陈皮、茯苓、炙甘草等；或用止嗽散加减，药用荆芥、白前、桔梗、甘草、百部、陈皮、紫菀、生姜等。

2. 辛凉宣肺法　适用于感冒风温、风热，温邪袭肺，肺气失宣所致的咳嗽，常兼有微恶风寒、发热、口渴、脉浮数等。常用方剂如桑菊饮加减，药用桑叶、菊花、薄荷、杏仁、桔梗、甘草、连翘、芦根等；或加减银翘散，药用金银花、连翘、桔梗、薄荷、荆芥穗、牛蒡子、浙贝母、杏仁、淡豆豉、生甘草等。

（四）肃肺泻火

肺主秋令，有肃降功能，喜清虚和降，苦气上逆。如《素问·脏气法时论》说："肺苦气上逆，急食苦以泻之。"苦即有降下之意。肺中如有逆气、痰浊、逆火、瘀血等阻滞气道脉络，导致肺失清肃，气逆不降而生咳嗽，治宜肃肺。《丹溪心法附余》中曾说："肺为华盖，凡饥饱劳役、喜怒、忧恐，与夫饮醇醪，食厚味，则火升痰上而伤于肺，亦作咳嗽，宜降火豁痰之剂，则火降痰消而咳止也。"临床常见痰浊、逆火为患，常用肃肺泻火、泻肺清热之法治之。

1. 肃肺化痰　适用于肺气膹郁，痰浊不降，肺失肃降而致的气逆咳喘诸症。常用方如苏子降气汤加减，药用苏子、厚朴、陈皮、半夏曲、前胡、沉香、当归、甘草、生姜等。

2. 泻肺清热　适用于肺热咳嗽，甚则气急欲喘，皮肤蒸热，日晡尤甚，舌红苔黄，脉细数。方用泻白散加减。此方主治肺有伏火郁热之证。肺主气，宜清肃下降，若肺有郁热，则气逆不降而为咳喘；肺合皮毛，外主肌表，肺热则皮肤蒸热，此热不属外感，乃伏热渐伤阴分所致，故热以午后为甚。方用桑白皮泻肺以清郁热为主，辅以地骨皮泻肺中伏火，兼退虚热。炙甘草、粳米养胃和中以扶肺气，共为佐使。四药合用，共奏泻肺清热、止咳平喘之功。本方之特点，既不是清透肺热以治其标，也不是滋阴润肺以治其本，而是清泻肺中伏火以消郁热。

（五）和胃降逆

《素问·咳论》谓："五脏六腑皆令人咳，非独肺也。"手太阴肺经起于中焦，环循胃口，上行而达肺中。《灵枢·营卫生会篇》曰："以受气于谷，谷入于胃，以传于肺，五脏六腑，皆以受气。"其阐明了肺胃之间的密切关系。就其生理特点而言，肺胃之气，同司下降，其气以降为和为顺。若胃失和降，气逆于上，肺气不利而随之上逆，咳嗽喘息遂作。正如《素问·咳论》谓："胃咳之状，咳而呕……此皆聚于胃，关于肺。"痰热停滞于胃，胃气不和，必沿手太阴肺经上逆，波及气道，使肺气上逆而引起咳嗽、咳痰，伴有腹胀、嗳气、舌苔黄腻、脉滑等。临床最为典型的是胃食道反流患者，胃酸上逆，刺激气道而咳嗽。治疗时应以和胃降逆为大法，辅以宣降肺气、止咳化痰之品。临床常以半夏降逆和胃止呕，陈皮理气和中化痰，旋覆花、代赭石降逆和胃，海螵蛸制酸止痛，取黄连厚胃肠功效，并监制温热之品，前胡、桔梗清热利咽，浙贝母、百部、紫菀、款冬花理气化痰，清热止咳，黄芩清肺热，生竹前、竹沥等清化胃中痰热，每获良效。

（六）健脾化痰

适用于因脾虚痰湿内生，痰浊阻肺所致咳嗽痰多、胸脘痞闷、食欲不振、口干不欲饮、大便溏薄、舌苔白腻、脉弦滑的病证。

痰这一病理因素贯穿于肺系疾病的全过程，痰阻气道，肺失宣降而见咳嗽、咳痰、胸闷、气急。因此，无论咳嗽是否伴有咳痰均应化痰，化痰便能止咳。"肺为贮痰之器，脾为生痰之源"，脾肺气虚或久咳伤及肺气，子病及母，脾受累则脾气亦虚，两者均易生痰。因而，化痰应当立足于健脾，脾健则痰无以生；再则脾为后天之本，脾旺则气血化生有源，机体抗病能力增强。正如叶天士云："脾宜升则健。"故治痰法，实脾土，燥脾湿，杜其生痰之源，是治其本也。健脾，即使中宫得运，脾复健运之常则痰湿自化。若发作期痰浊壅盛者，常见咯白痰、痰量多，每以枳桔二陈汤或蒌杏橘贝汤燥湿化痰，务使痰湿之标急得驱，痰祛则嗽止，而咳嗽气喘可以得缓。若缓解期，痰不甚者，中气虚馁，则健脾为主，常以六君子汤加减。脾土为肺金之母，故健运脾气，实蕴虚则补其母之意，并取培土生金之功。常选用二陈汤、平胃散等温化寒痰，天竺黄、生竹茹、竹沥、半夏等清化热痰，可加入炒白术、扁豆等健脾化痰之品，以绝痰源。健脾之妙，不在补脾而在运脾，运脾首在理气，正如戴原礼所说"善治痰者不治痰而治气，气顺则一身之津液亦随气而顺矣"。故在健脾的同时加入陈皮、佛手、绿梅花等行气之品，以达理气化痰的目的，而最终能使脾健气顺，痰消咳止。

（七）温肺化饮

肺居上焦，外合皮毛，主气，司呼吸。又肺为娇脏，不耐寒热，居于高位，易受寒邪所袭，肺气失宣，不能散布水津，以致津液凝聚而成痰，伏藏于肺，成为致病的特殊内在因素。正如《医心方》中说："若有本性非热，遇诸冷缘而得嗽，触冷便发，遇热即可，此是冷嗽也。"《杂病广要》说："伤冷咳嗽，身不憎寒发热，得之脾胃受寒，传入于肺，遂成寒嗽，嗽甚则吐白沫而多呕。此当先用温药，温其脾胃。"辨证重点在于咳痰白而稀，痰白属寒，质稀为饮。此病虽然发于盛夏，只要辨证准确，盛夏投之此药，温肺化饮同样有效。正如《金匮要略》云："病痰饮者，当以温药和之。"《外台秘要》说："冷嗽者，年衰力弱，体气虚微，如复寝食伤冷，故成冷嗽。此亦但将息以温，兼进温药，则当平复。"临床常以辛热之干姜温肺，配伍辛散之细辛、温燥之半夏为主。干姜辛热，为"脏寒之要药也"；细辛辛温，其性走窜开滞而散；半夏温燥，能"消痰下肺气"。此三者，一温一散一燥，温肺化饮功着，为治疗寒饮停肺之要药。

（八）清肝降火

足厥阴肝经布于胁肋，上注于肺。肝与肺，二者在生理上是制约与被制约的关系。在正常情况下，肺主气之降，肝主气之升，二者各司其职，则升降有序、机体健康。一方面，现代人因生活、工作压力大，遇到不平之事易致气郁而血瘀、痰阻、食滞、湿留、热结，引起诸郁化火犯肺咳嗽；另一方面，肺系疾病反复迁延不愈，可因怒、忧、思、悲、恐等情志不畅而气郁化火。治疗应清肺平肝、解郁降火，适用于肝火灼肺，症见干咳、咯血、或痰中带血、颊赤心烦、胸胁疼痛、急躁易怒、舌红、脉弦等。所见干咳、咯血、或痰中带血，病变虽表现在肺，而病本在肝，治病必求其本，故用直折肝火之法治之，则使肝火平熄，肺得安宁。常用山栀子、青黛、黄芩等清肝泻火药为主，配伍瓜蒌、海浮石、海蛤壳等清热化痰药，方投黛蛤散或《丹溪心法》咳血方（青黛、山栀子、瓜蒌仁、诃子、海浮石）加减。临证中还常加镇肝息风之品，如牡蛎、石决明、钩藤、天麻等。一方面应"解木郁之火"，使金免火刑；另一方面则应"镇补和阳息风"，使肝无生火动风之变。

（九）润下通肺，补益助便

中医学认为，肺与大肠是通过经脉的络属而构成表里关系，肺气的肃降，有助于大肠传导功能的发挥；大肠传导功能正常，则有助于肺的肃降。唐宗海在《医经精义·脏腑之官》中论述大肠传导作用时说："大肠之所以能传导者，以其为肺之腑。肺气下达，故能传导。"这种生理上的密切联系，是二者病理上相互作用、相互影响的基础。正如《素问·咳论》曰："肺咳不已，则大肠受之。大肠咳状，咳而遗失。"《灵枢·四时气》曰："腹中常鸣，气上冲胸，喘不能久立，邪在大肠。"《证因脉治·卷三》曰："肺气不清，下遗大肠，则腹乃胀。"《黄帝内经灵枢集注·卷五》曰："大肠为肺之腑而主大便，邪痹于大肠，故上则为气喘争……故大肠之病，亦能上逆而反遗于肺。"

临床上常见慢支伴有阴津不足的肠道燥结证，多因肺津不能下布于肠，或素体肠道津亏所致。主要表现为干咳，腹部常感闷胀不适，便秘，舌尖红，脉细数。辨证为燥伤肺肠，腑气不通。治拟润下通便为主，兼润肺燥。方用麻子仁丸加减，药用麻子仁、大黄、桃仁、瓜蒌仁、青皮、陈皮、杏仁、柏子仁、桑叶、生甘草等。肠燥津亏，大便不行，腑气不通，则肺气难降。故治疗此类患者，首先要解决便难一症。便难不除，单纯治肺，常常效果不理想。应叮嘱病人保持大便通畅，病人或药或食，便通即可，在此基础上再论治咳喘，方收显效。血虚加当归养血通便；腰酸加苁蓉、杜仲补肾润下。

（十）益气养阴

虚者补之，损者益之。肺脏虚损，以气、阴二者最为多见，其一为补益肺气法。肺主气，司呼吸，肺朝百脉，若因内外诸因而致肺之功能失调，肺主气一职失司，则诸症见矣。肺气虚弱，可见神疲气短、咳嗽无力，解大便时虽有便意而临厕努挣，尤其以慢性肺病及老年患者多见。补肺气善用黄芪，正如《金匮要略·血痹虚劳病脉证治》篇："虚劳里急，诸不足，黄芪建中汤主之。"该方以黄芪补肺益气，以小建中汤取培土生金之意，体现了补益肺气法在虚劳亏损诸证中的应用。其二为补益肺阴法，肺喜润而恶燥，肺金必须时时得到津液之滋养，故善用麦门冬汤补益肺阴。《金匮要略·肺痿肺痈咳嗽上气病脉证治》篇："大逆上气，咽喉不利，止逆下气者，麦门冬汤主之。"方中重用麦冬养阴以生津液，合人参、甘草、粳米、大枣滋养肺胃，配半夏降逆和中，使胃津上输于肺，阴津充足，则肺金得濡，而诸症自愈。

（十一）化瘀止咳

久咳之因较为复杂，但以寒邪久羁，宿痰作祟，肺气耗伤，阴虚痨恋最为多见。咳嗽之症初起多在气分，由于失治或误治，邪气内侵，耗伤正气，殃及肺络，致使气血凝滞；寒邪久羁，易致气血凝滞；阴虚肺燥，水枯舟停，津涸血瘀；宿痰作祟，痰湿黏滞，气滞血瘀；肺气不足，气不行血，气虚血停。正如《丹溪心法》云："肺胀而咳，或左或右，不得眠，此痰夹瘀血，碍气而病。"唐容川曰："盖人身之道，不可塞滞，内有瘀血，则阻碍气道，不得升降，是以壅而为咳。"

在治疗上虽主张辨证论治，但反对一味地宣散、温燥、酸敛与填补，而是在宣肺散寒、化痰燥湿、益气敛肺、滋阴润肺中佐以活血化瘀之品，使祛邪时宣散有序、温燥有节、气血流通、后援充沛、无伤气耗血之虑；补益时能益气敛肺而不留邪，滋阴润肺而不碍胃。常在辨证止咳方剂的基础上，随证之寒、热、虚、实选加当归、红花、川芎、丹参、郁金、赤芍、丹皮、穿山甲、桃仁、地龙等活血化瘀之品，使气血畅通，肺络宣达，痰浊随之而化，可达通瘀止咳之功，疗效显著。尤其善用桃仁，认为其不仅能止咳平喘，又具活血化瘀、润肠通便之功。由于气血关系密切，慢性咳嗽往往因为日久造成的肺气逆乱，引起血络不畅；肺气逆乱又会引起大肠腑气失于通畅，大肠腑气通畅失司又反过来加重肺气上逆，使咳嗽加重。所以，在止咳方药中加入桃仁，既润肠通便利腑气，又活血逐瘀通血脉，共奏止咳平喘降气之功。

（十二）收敛肺气

适用于咳嗽日久，肺气耗散之证。临床除了运用宣肺、清肺、润肺、化痰止咳之剂外，还加用诃子、乌梅、五味子等酸敛收涩之剂，每获显效。临证中对于咳嗽频频，痰涌白沫者，选用酸敛收涩之剂。对此，有医家顾虑，恐闭门留寇之弊，但只要配伍得当，特别是宣肺散邪之剂过多时，加用收涩药，并无大碍。这个可从经方中得到佐证，如小青龙汤、射干麻黄汤、苓干五味姜辛汤等著名方剂中，仲景除了用疏风散寒、温肺化饮、温化寒痰等法外，每加用五味子收敛肺气，以佐制肺气宣发太过，起到相辅相成的作用。敛，谓收敛肺气；散，谓驱散寒邪。宜散而敛，则寒邪被敛；宜敛而散，则肺气易泄。两者均会贻误病情，故临证宜把握敛散时机，多用于以下两种情况：

（1）在邪去气虚之际，用乌梅、诃子、五味子之类收敛肺气而取效；

（2）宣肺散邪之剂过多时，加用收涩药，以防肺气耗散。

（徐霄鹏）

第四章　常见心系疾病

第一节　概　论

　　心系疾病的病因多与饮食不节，情志不调，劳逸失度，外邪入侵，禀赋异常有关。随着社会生产力提高，生活水平提高，心理竞争压力增大，疾病谱与病因病机发生了明显变化。比如过于安逸，久坐不动；饮食过量，而不是营养不足；情志应激、紧张等，加之抗生素广泛使用，使得以往发病率比较高的心痹（风湿性心脏病）逐年减少，而胸痹心痛（冠心病）发病增加。各种致病因素和心系疾病增加导致心衰病、心悸等病增加是必然结果。心主神明，不寐病属心所主，可以是独立疾病，也可以见于心系疾病的伴随症状。心主血脉，是指心气推动和调控心脏的搏动和脉管的舒缩，使脉道通利，血液通畅。心、脉、血三者密切相连，五脏相关。在各种病因（外因、内因）作用下，产生标实的病邪如瘀血、痰浊、气滞、寒凝、热壅、外邪入侵，或（和）心之气血阴阳亏虚、脏腑功能失调，促成了心系疾病的发生。其基本病理是心血瘀阻。心属火，阳中之阳。心血遇寒邪则凝结于心脉，遇热邪则煎熬于心脉。心之阳气衰微，则阴寒之邪（痰浊、水饮、寒邪）痹阻心脉。至于五脏相关，比如心气虚，或肝气郁结，则脉道涩滞，心脉瘀阻；脾胃气虚，痰浊内生，痹阻心脉；肾水不济心火，则心火亢盛；肺气胀满，不能相傅治节，痰蒙心窍，心血瘀阻。心系疾病有急慢之分，可以呈急性起病，也可以慢性起病，或慢性过程中突然加重，或者恶化。心系疾病有顺逆之分，症状轻微、发作短暂，服药易于改善，为顺；突发则神志淡漠、或不清或烦躁、喘促不得平卧、冷汗淋漓、四肢厥逆，脉微欲绝，为逆，顷刻之间可致死。真心痛一证，现代中西医结合救治，已经明显降低了死亡率。心系疾病"火性上炎"的特点，也有心脑并病。中医心系疾病相当于西医学心血管系统疾病和部分神经内科、精神科疾病。

一、四诊枢要

（一）望诊

　　望神、色、形态、舌，以推测心病证的证候。

　　1. 望神　要区分得神、失神和假神。神气不足，多为虚证表现。神疲，健忘，动作迟缓，嗜睡，多属心脾两亏、肾阳不足。神志异常可以有嗜睡，淡漠，昏仆，昏迷，疯狂怒骂、喃喃自语表现，病因各异。涉及神志改变，多为急、危重、疑难之候，当谨慎鉴别分析病因。

2. 望色 区分常色与病色，牢记五色主病。面色青灰，口唇青紫，多属心阳不振、心血瘀阻。面唇紫绀，胸痛而汗出，要结合舌象苔象，舌红苔黄厚者，属热瘀证；舌淡苔薄白者，属寒瘀证。突然苍白、伴冷汗淋漓，多为阳气暴脱。颧紫黯色，多为心痹。心病额面见黑色，多为逆证。面目红赤，多为肝阳上亢，或阴虚阳亢。

3. 望形态 胖而能食，脾虚有痰。瘦削者，多为阴虚。劳则气喘，多为气虚血瘀。喘不得平卧，多为阳气虚兼血瘀，或水饮凌心。颈脉动甚，或卧则颈脉怒张，多为心阳虚衰，水气凌心。

4. 望舌 舌红，多为心火、热盛。舌红绛，属热壅、火毒。舌青紫，多为瘀血。舌淡胖齿印，多为脾虚。舌下络脉青紫曲张，为气滞血瘀。苔黄厚腻或黄厚干，一律责之痰热。无苔，主热病伤阴，或气阴亏耗，或胃气将绝。

（二）问诊

除了问诊规定的一般内容，要重点抓住主要症状性质、特点（有时包括部位）以及持续的时间。围绕主诉询问起病时情况，有无诱因与病因，发病经过包含诊疗经过，用药情况。除主要症状及伴随症状，结合中医"十问歌"，进行系统症状问诊，问诊包括有鉴别诊断意义的阳性症状和阴性症状，包括对中医证候鉴别分析的问诊。如发作性胸痛，考虑"厥心痛"，问诊要点包括胸痛的部位、性质特点、发作持续时间、诱发因素和缓解方式，还要对可能引起胸痛，胸脘部疼痛的其他疾病进行排除性症状问诊，还要进行中医证候鉴别问诊。家族史问诊对禀赋异常有参考意义。既往史、个人生活方式，饮食嗜好等方面的问诊对病因病机分析、证型诊断有重要参考价值。

（三）闻诊

1. 听声音 呻吟而扪心护腹，多是心膈间病，肺、胃、食道、肝胆、胰之病也需鉴别。心系疾病并喘症，呼吸困难，短促急迫，甚则张口抬肩，不能平卧，有虚实之分。实者发作急骤，气粗声高，以呼为快，形体壮实，脉实有力，多为痰瘀互结、热壅血瘀、气滞血瘀；虚者发病徐缓，喘声低微，息短不续，引长息为快，属心肾虚损，气不摄纳。夜间咳甚，多为肾水亏，天亮咳甚，多为脾虚。情绪抑郁，善太息，为肝气郁结之象。

2. 嗅气味 口中烟味，多为火热内蕴。口气秽臭，多为痰热蕴结。口气秽臭，口干苦，便秘，属实热内积。汗多无味，肺脾气虚；汗多奇臭，多为脾胃湿热。身体气味，若有尿臊味，并发喘促，属尿毒内攻，水饮凌心，心肾同病；若有烂苹果气味，兼心悸、胸痛，属消渴重症合并胸痹心痛。

（四）切诊

1. 脉诊 病脉根据脉搏之强弱、浮沉、快慢，分虚实之类；根据节律是否整齐分为整齐性与紊乱性脉律，整齐性脉律又有过快、过缓之分；根据心率快慢分为快速性脉率，缓慢性脉率。弦、滑、实，数、紧、浮脉，多见于实证。细、弱、微、迟、虚、沉，多见于虚证。涩、散、结代脉，多属血瘀。促脉、疾脉，可见于大实，也见于虚候。结脉、代脉、促脉，共性是基础脉律整齐，止无定数为结；止有定数为代；数而时有一止，止无定数为促。

2. 按诊　分触、摸、按三类。重点按虚里、腹部、肢体。按虚里动微不显者，宗气内虚；动而应衣，为太过，是宗气外泄之象。右胁下扪及肿大肝脏，多为气滞血瘀或气虚血瘀。腹胀叩之空响，为气胀，属虚满；腹胀按之充实感，压痛，叩之声重浊，为实满。腹胀如囊裹水，触之波动感，是为水臌。下肢皮肤按之凹陷，为水停，多属心肾阳虚水泛。

二、检查要点

望、闻、问、切，加上西医学的"查"，有助于心系疾病辨病与辨证。

（一）体格检查

对有明确或者怀疑心系疾病患者，全面仔细的体格检查将获得重要的有助于诊断的信息资料。注意体格检查的基本内容和顺序，基本手法。运用视、触、叩、听的西医体格检查方法，重点对心脏、胸部及相关系统进行检查。听诊是最基本、最实用的技术。听诊时环境应安静，医生精神要高度集中，仔细而认真听取心率、心律、心音，听取和鉴别杂音的部位、性质、特点、时相、传导方向，有时可使病人改变体位或者在病情许可条件下，适当运动或药物试验，使杂音听得更清楚。中医古代强调的"三部九候"检查，现代西医心血管医学依然重视诸如颈动脉、桡动脉、足背动脉的检查。双上肢、有时包括双下肢的血压测定有重要诊断价值。

（二）理化检查

常用检查包括血液常规，生化，免疫，心电图，活动平板心电图，24 小时动态心电图，24 小时动态血压，彩色多普勒超声心动图，胸部 X 线检查，多排螺旋 CT，磁共振成像，放射性核素心肌灌注显像（心脏 ECT），食管心电生理检查，直立倾斜试验。有创检查技术有：冠脉造影术，左、右心导管检查技术，心包穿刺技术，心内膜心肌活检术，心内心电生理检查，血管内超声检查术。临床上，根据不同病情需要、医院的实际条件选择检查。如对于急性冠脉综合征，心肌标志物快速测定具有核心诊断价值；对于急性心力衰竭，或者慢性心衰急性加重，BNP 或 NT-proBNP 就具有重要鉴别诊断价值。冠脉造影术是冠心病诊断的金标准。随着代谢性疾病增加，注意排查代谢性疾病引起心脏病，如心房纤颤，可由多种原因引起，也可是特发性，临床需要检测甲状腺功能；如诊断冠心病，2/3 病人合并糖尿病或 IGT，若空腹血糖正常，要注意检查 HbAlc、OGTT 等。

三、辨治思路

心主血脉，又主神明，依据心的生理功能和病机变化特点，临床上将心悸、胸痹心痛、心衰、不寐等病归属为心系病证。心之本脏病多因情志所伤、禀赋不足、年老体虚、久病失养所致，证候特征主要表现为心脉血液运行障碍和情志思维活动异常，主要证候包括心气虚证、心阳虚证、心血虚证、心阴虚证、心阳虚脱证等虚证，及心火亢盛证、心脉瘀阻证、痰蒙心神证、痰火扰神证、热壅血瘀、痰瘀互结等实证。临床上，心系疾病多呈虚实夹杂。

心系病证常可引起其他脏腑功能失调，同时，其他脏腑的病变，也可影响心的功能，此又称五脏相关。临床上常相兼为病，如心脾两虚证、心肾不交证、心肾阳虚证、心肺气虚证、心肝血虚证等。临床需要用整体观指导辨证论治。

心系疾病实证的治疗，宜祛邪以损其有余，兼用重镇安神。心火亢盛者，宜清心安神；心脉瘀阻者，宜化瘀通络；痰蒙心窍者，宜涤痰开窍；痰火扰神者，宜泻火涤痰；热壅血瘀者，宜清热活血。虚性病证，当补其不足，兼以养心安神。心气虚、心阳虚者，宜益心气、温心阳；心血虚、心阴虚者，宜滋心阴，养心血；心阳暴脱者，回阳救逆。以上诸法，可以标本同治，补虚注意阴中求阳，阳中求阴；治标可以考虑攻补兼施，清补结合，寒温并用，脏腑兼顾。不可千篇一律，墨守成规。

心系疾病要区分急慢（急缓）。急性阶段，多急骤起病，病情危重，死亡率高，必须及时抢救治疗，必要时中西医结合治疗。对于急性心系病，合并厥证或厥脱，紧急按压或针刺入中穴，开通静脉通道，使用醒脑静注射液、生脉注射液、参附注射液。对于急性厥心痛发作，急舌下含服麝香保心丸、复方丹参滴丸、速效救心丸等，静脉滴注活血类注射剂如丹参注射液、香丹注射液、血塞通注射液、红花黄色素等。对于慢性胸痹心痛病防治，讲求成本效益比，强调长期服药、终身服药，治疗目标是减少心脏病事件发作，减少住院次数，减少死亡率。根据虚实变化，常用活血化瘀类、益气活血类、涤痰活血类、涤痰活血开窍类、清热活血类、补益类中成药长期口服。

对于急性真心痛，需早期诊断，开展早期再灌注治疗，中西医结合治疗。中医以活血化瘀法为基本法，辨证联合其他疗法。早期使用扶正法，预防厥脱之发生。无论直接 PCI，还是择期 PCI 病人，都要在围手术期使用，手术后长期坚持中医药干预。因为支架解决的是局部血管问题，解决不了整条血管问题，更解决不了全身血管问题。这需要用中医治未病、整体观理念和辨证论治的措施来应对。

……（杨友军）

第二节　心悸病

一、临床诊断

（1）自觉心中悸动不安，心搏异常，或快或慢，或跳动过重，或忽跳忽止，呈阵发性或持续性，神情紧张，心慌不安，不能自主；可见数、促、结、代、缓、沉、迟等脉象。

（2）伴有胸闷不舒，易激动，心烦寐差，颤抖乏力，头晕等症。中老年患者，可伴有心胸疼痛，甚则喘促，汗出肢冷，严重者可发生晕厥、猝死。

（3）常由情志刺激、劳倦、饮酒、饱食，饱食、喝浓茶、咖啡等因素而诱发。

心电图是检测心律失常有效、可靠、方便的方法，必要时可行动态心电图、食管心房调搏、阿托品试验等检查。临床配合测量血压、胸部 X 线片、超声心动图等检查更有助于明确诊断。

二、病证鉴别

（一）心悸与胸痹心痛鉴别，见表4-2-1。

表4-2-1　心悸与胸痹心痛鉴别要点

	心　悸	胸痹心痛
主症	自觉心中悸动不安、不能自主	胸痛、胸闷
兼症	可兼见胸闷、胸痛	可兼见心慌不安
脉象	数、促、结、代、缓、沉、迟	或见结代脉

（二）心悸与奔豚鉴别，见表4-2-2。

表4-2-2　心悸与奔豚鉴别要点

	心　悸	奔　豚
起病特点	惊悸怔忡系心中剧烈跳动，发自于心	奔豚乃上下冲逆，发自小腹
主症	自觉心中悸动不安、不能自主、脉结或代	心胸躁动不安

（三）心悸与卑惵鉴别，见表4-2-3。

表4-2-3　心悸与卑惵鉴别要点

	心　悸	卑　惵
起病特点	有时坐卧不安，但不避人，无情志异常	心中常有所怯，爱处暗室，或倚门后，见人则惊壁，似失志状
主症	自觉心中悸动不安，缘于心跳	胸中不适，缘于痞塞
脉象	数、促、结、代、缓、沉、迟	一般无促、结、代、疾、迟等脉象出现

（四）惊悸与怔忡鉴别，见表4-2-4。

表4-2-4　惊悸与怔忡鉴别要点

	惊　悸	怔　忡
起病特点	实证居多，病来虽速，但病情较轻	虚证居多，或虚中夹实，病来虽渐，病情较重
病因病机	多与情绪因素有关，可由骤遇惊恐，忧思恼怒，悲哀过极过度紧张诱发	多由久病体虚，心脏受损所致，无精神等因素亦可发作
主症	心悸呈阵发性，时作时止	持续心悸，心中警惕，不能自控

三、病机转化

心悸多因体虚劳倦、七情所伤、感受外邪及药食不当等，以致正气不足，心神失养；或邪滞心脉，心神不宁。心悸病位在心，但与肝、脾、肾、肺四脏密切相关；病性有虚实两端。虚者为气、血、阴、阳亏损，心失所养；实者多由痰火扰心、水饮凌心或心血瘀阻。虚实之间可以相互夹杂或转化。实证日久，病邪伤正，可分别兼见气、血、阴、阳之亏损；而虚证也可因虚致实，兼见实证表现。临床上阴虚者常兼火盛或痰热；阳虚者易夹水饮、痰湿；气血不足者，易见气滞、血瘀、痰浊，见图4-2-1。

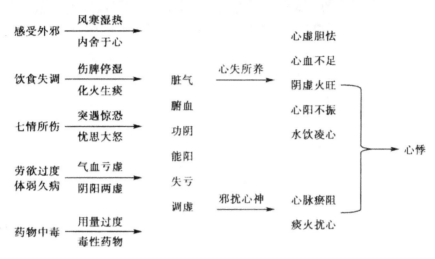

图4-2-1 病机转化示意图

四、辨证论治

（一）治则治法

心悸的治疗应根据辨证的虚实。虚证分别予以补气、养血、滋阴、温阳；实证则应祛痰、化饮、清火、行瘀。但本病以虚实错杂为多见，当相应兼顾。由于心悸均有心神不宁的病理特点，故应酌情配以宁心安神之法。

总之，益气养血、滋阴温阳、化痰涤饮、活血化瘀及养心安神，为治疗惊悸怔忡的主要治则。

（二）分证论治

心悸者首应分辨虚实，虚者系指脏腑气血阴阳亏虚，实者多指痰饮、瘀血、火邪上扰。心悸的病位在心，心脏病变可以导致其他脏腑功能失调或亏损，其他脏腑病变亦可以直接或间接影响及心。故临床亦应分清心脏与他脏的病变情况，有利于决定治疗的先后缓急。见表4-2-5。

表4-2-5 心悸分证论治简表

证候	治法	推荐方	常用加减
心虚胆怯	镇惊定志 养心安神	安神定志丸	心血不足，加阿胶、首乌、龙眼肉；心气郁结加柴胡、郁金、合欢皮、绿萼梅；气滞夹湿，加泽泻、白术、茯苓
心血不足	补血养心 益气安神	归脾汤	自汗盗汗，加麻黄根、煅龙骨、煅牡蛎、糯稻根；纳呆腹胀，加陈皮、麦芽、神曲、山楂、鸡内金、枳壳；失眠多梦，加合欢皮、夜交藤、柏子仁
阴虚火旺	滋阴清火 养心安神	天王补心丹 合朱砂安神丸	肾阴亏虚，虚火妄动，加龟板、熟地黄、知母、黄柏；阴虚有瘀热加赤芍、牡丹皮、桃仁、红花、郁金

续表

证候	治法	推荐方	常用加减
心阳不振	温补心阳安神定悸	桂枝甘草龙骨牡蛎汤合参附汤	水饮内停，加葶苈子、五加皮、车前子、泽泻；夹瘀血，加丹参、赤芍、川芎、桃仁、红花；阴伤，加麦冬、枸杞、玉竹、五味子
水饮凌心	振奋心阳化气行水宁心安神	苓桂术甘汤	恶心呕吐，加半夏、陈皮、生姜；咳喘胸闷，加杏仁、前胡、桔梗、葶苈子、五加皮、防己；瘀血，加当归、川芎、刘寄奴、泽兰、益母草
心脉瘀阻	活血化瘀理气通络	桃仁红花煎合桂枝甘草龙骨牡蛎汤	气滞血瘀，加柴胡、枳壳；胸部窒闷，加沉香、檀香、降香；胸痛，加乳香、五灵脂、蒲黄、三七
痰火扰心	清热化痰宁心安神	黄连温胆汤	大便秘结，加生大黄；心悸重，加珍珠母、石决明、磁石；火邪伤阴，加麦冬、玉竹、天冬、生地黄

（三）临证备要

在辨证论治基础上酌情加用经现代药理研究有抗心律失常作用的中草药，可进一步提高疗效，如快速型心律失常加用益母草、苦参、莲子心、延胡索等；缓慢型心律失常加用麻黄、细辛、熟附子、桂枝等。功能性心律失常，多为肝气郁结所致，特别是因情志而发病，当在辨证基础上加郁金、佛手、香附、柴胡、枳壳、合欢皮等疏肝解郁之品，往往取得良好效果。根据中医"久病必虚"、"久病入络"的理论，心悸日久当补益与通络并用。临证如出现严重心律失常，如室上性心动过速、快速心房纤颤、Ⅲ度房室传导阻滞、室性心动过速、严重心动过缓、病态窦房结综合征等，导致较严重的血流动力学异常者，当及时运用中、西医两法加以处理。

（四）其他疗法

1. 中成药

（1）珍合灵片：养心安神。用于治疗心悸、失眠。

（2）宁心宝胶囊：补益肺气，宁心安神。治疗心悸肺肾气虚证。

（3）稳心颗粒：益气养阴，活血化瘀。用于治疗心悸气阴两虚，心脉瘀阻证。

（4）参松养心胶囊：益气养阴，活血通络，清心安神。用于治疗心悸气阴两虚，心络瘀阻证。

2. 针灸

（1）体针：主穴选郄门、神门、心俞、巨阙。

（2）耳针：选交感、神门、心、耳背心。毫针刺，每日1次，每次留针30分钟，10次为一个疗程。或用揿针埋藏或王不留行贴压，每3～5日更换1次。

（3）穴位注射：选心俞、脾俞、肾俞、肝俞、内关、神门、足三里、三阴交。药用复方当归注射液，或复方丹参注射液，或维生素B12，每次选2～3穴，每穴注射0.5～1ml，隔日注射1次。

五、名医经验

（一）邓铁涛

从心脾相关立论。认为脾胃损伤，一方面使气血津液生化乏源，中气衰弱则心气亦因之不足，心气不足则无力推动血运，致脉道迟滞不畅，气虚不能自护则心悸动而不宁。气虚日久，可致心阳虚弱，阳虚则寒邪易乘；津血不足则不能上奉心脉，使心血虚少，久则脉络瘀阻；另一方面，脾主运化，脾胃损伤则运化迟滞，氤氲生湿，湿浊弥漫，上蒙胸阳，致胸阳不展，心悸胸闷、气短乃作；湿浊凝聚为痰，痰浊上犯，阻滞胸阳，闭涩心脉，则心悸胸痹疼痛乃生。因实致虚，因虚致实，患者多虚实夹杂。治疗上运用调脾护心、补气除痰法。脾为后天之本，气血生化之源，脾主升运，能升腾清阳，从根本上起到益气养心之效，故强调补益心气重在健脾。此外，脾胃健运，则湿不聚、痰难成，亦为除痰奠定基础。除痰法是治心悸的一种通法，乃针对标实而设，通过除痰可以通阳，有利于心阳的恢复，此有寓补于通之意。

（二）路志正

认为中焦失调乃导致心悸的主要原因，提出"治疗心悸者必调中焦"的学术观点。脾胃位居中焦，为后天之本，气血生化之源。若脾胃虚弱，化源不足，可使气血不足，心失所养，心神不宁，发为心悸；中焦运化失司，蕴湿成痰，痰湿阻滞经脉，或痰饮上凌于心，或痰浊蕴结，日久化火，痰火扰心，均可致心悸不宁；若情志不遂，郁怒伤肝，肝气横逆犯脾，气机逆乱影响及心，亦可导致心悸。治疗心悸要从中焦着手，调理脾胃治疗心悸常用以下方法：健脾益气、补血养心，用于心脾两虚、气血不足、心神失养之证，常用归脾汤、炙甘草汤加减。健脾和胃、温胆宁心，用于心胆气虚之证，常用温胆汤加减化裁。清热化痰、降浊清心，用于痰热扰心之证。疏肝解郁、化瘀通心，用于痰瘀阻滞之证。清泻阳明、和胃安心，用于阳明郁热之证。

（三）颜德馨

认为瘀血是导致心悸的基本病机，并倡导"气血失衡"致心悸的理论。若外感六淫，寒热之邪伤劫血液，或情志不和，波及血行，或生活失节，血阻脉中，均会致瘀血内潜，心血不畅，血流不通，脉道不利，血脉受阻，扰动心神，神不清明，则发惊悸、怔忡。一般而言，惊悸为轻，怔忡为重，从惊悸发展到怔忡，其病机就是由瘀致虚，由实转虚的演变过程。早期，心血不通，瘀阻气道，心气不行，全身气机受阻，气滞血凝而致悸；中期，瘀阻血道，气滞津停，津液不化，停痰伏饮，积于胸中，干扰阳位，心悸发展为痰瘀交阻型；后期，心中气血痰饮瘀滞心脉日久，血无以生气，必致心气虚弱。心气虚则心阳无以温煦，心阳不振，血脉不得鼓动，心悸进一步呈现为虚中夹瘀，虚实并见。治疗上，擅用活血化瘀法，并常配以疏肝、益气、温阳、化痰、安神等。常用对药有桂枝配甘草，麻黄配附子、细辛，苦参与万年青。

（杨友军）

第三节 心衰病

一、临床诊断

（一）疾病诊断

1. 临床表现　主要症状为气短、喘息、乏力、心悸，慢性稳定期患者上述症状可不典型，而急性加重者常表现为原有症状的进一步加重或突发严重气短、端坐呼吸、喘息不止、烦躁不安、气促、脉促等。根据不同证候，临床常可兼见倦怠懒言，活动易劳累，自汗，语声低微等气虚症状；随着疾病进展，或可出现口渴、咽干、五心烦热等阴虚症状，严重者可出现怕冷或喜温，胃脘、腹、腰、肢体冷感，冷汗出等阳虚症状，更甚者出现冷汗淋漓、四肢厥逆等脱证。此外，心衰病患者常伴有面色口唇紫黯或咳嗽、咯痰或胸、腹、肢体胀满、面浮、肢肿或小便短少等表现。

2. 心衰病病程较长，常见于中老年人，患者多具有原发心血管疾病病史，如冠心病、高血压、风湿性心脏病、心肌炎、心肌病等。

3. 急性发病前多有诱因，如劳累、心脏前/后负荷增加、感染、心律失常（如心房颤动伴快速心室反应）等。

4. 常规检查

（1）心脏超声：有助于对心脏结构及功能进行判定、区别舒张功能不全和收缩功能不全、估测肺动脉压。其中左室射血分数（LVEF）可反映左室射血功能，心衰病患者均应测量。

（2）心电图：可作为既往心肌梗死、心肌损害、心室肥厚及心律失常等情况的辅助判断。

（3）实验室检查：血常规、尿液分析、血生化（包括钠、钾、钙、血尿素氮、肌酐、肝酶和胆红素、血清铁/总铁结合力）、空腹血糖和糖化血红蛋白、血脂及甲状腺功能等应列为常规检查。

（4）生物学标志物：①血浆 B 型利钠肽（BNP）或 N 末端 B 型利钠肽原（NT-proB-NP）测定可用于疑诊心衰病患者的诊断和鉴别诊断，BNP ＜ 35pg/ml，NT-proBNP ＜ 125Pg/ml 时不支持心衰病诊断。②心肌损伤标志物：心脏肌钙蛋白（cTn）可用于诊断原发病如急性心肌梗死、心肌炎，也可以对心衰病患者作进一步的危险分层。

（5）胸部 X 线：可提供心脏增大、肺淤血、肺水肿及原有肺部疾病的信息。

结合以上临床表现、病史及相关理化检查，尤其是心脏超声和血浆利钠肽即可诊断。

（二）病期诊断

心衰病根据起病缓急可分为代偿阶段的慢性稳定期与失代偿的急性加重期。

1. 慢性稳定期　发病缓，病程长，症状可不明显。

2. 急性加重期　起病急，病程短，症状明显，急性加重期可在慢性稳定期基础上表现为症状逐渐加重，也可突然起病表现为严重气短、端坐呼吸、喘息不止、烦躁不安、气促、脉促等，甚则突发变症。

二、病证鉴别

（一）心衰病需与喘证、水肿、痰饮鉴别，见表 4-3-1。

表 4-3-1　心衰病与喘证、水肿、痰饮鉴别要点

	心衰病	喘证	水肿	痰饮
基本病机	气虚运血无力，血瘀血行迟滞，痰浊阻滞、水饮泛溢	邪壅肺气，宣降不利；肺肾亏虚，气失摄纳	肺失通调，脾失转运，肾失开阖，三焦气化不利	三焦气化失宣，水饮停积
主症	气短、喘息、乏力、心净、面色或口唇紫黯	喘促短气、呼吸困难，甚至张口抬肩，鼻翼扇动，不能平卧	眼睑或足胫肿胀，重者全身皆肿，腹大胀满，气喘不能平卧，小便短少	心下满闷、胸胁饱满，咳逆倚息，呕吐清水痰涎
兼症	口渴、咽干、盗汗或畏寒、肢冷、冷汗或咳嗽、咯痰、胸满、腹胀、面浮、肢肿、小便不利等	咳嗽、咯痰、胸部胀满	身体困重、腰酸膝冷、面色㿠白	眩冒、口渴不欲饮水、腹满、胃肠沥沥有声

（二）心衰病慢性稳定期与急性加重期的鉴别，见表 4-3-2。

表 4-3-2　心衰病慢性稳定期与急性加重期的鉴别要点

	慢性稳定期	急性加重期
病机	本虚明显，标实不甚	标实邪盛，本虚不支，甚至阴竭阳脱
症状	气短、喘息、乏力、心悸，常伴有倦怠乏力、语声低微或口渴、咽干、五心烦热，严重者伴有怕冷或喜温、胃脘、腹、腰、肢体冷感，冷汗出或面色及口唇紫黯，咳嗽咯痰、胸满腹胀、面浮肢肿、小便不利	动辄气短、乏力明显，甚则喘息不支、不能平卧、烦躁不安、频繁咳嗽并咯出大量粉红色泡沫样血痰等，严重者面色苍白、冷汗淋漓，身凉肢厥、神倦息微
脉象	脉沉、细、迟或虚无力，或结代，或脉弱	脉促或脉微欲绝

（三）心衰病不同证型的鉴别，见表 4-3-3。

表 4-3-3　心衰病不同证型的鉴别要点

	气虚血瘀或兼痰饮	气阴两虚血瘀或兼痰饮	阳气亏虚血瘀或兼痰饮
主症		气短、喘息、乏力、心悸	
次症	倦怠懒言，活动易劳累，自汗，语声低微，面色或口舌紫黯	口渴、咽干，盗汗，手足心热，面色或口唇紫黯	怕冷或喜温，胃脘、腹、腰、肢体冷感，冷汗，面色或口唇紫黯
舌象	舌质紫黯（或有瘀斑、瘀点或舌下脉络迂曲青紫），舌体不胖不瘦，苔白	舌质黯红或紫黯（或有瘀斑、瘀点或舌下脉络迂曲青紫），舌体瘦，少苔，或无苔，或剥苔，或有裂纹	舌质紫黯（或有瘀斑、瘀点或舌下脉络迂曲青紫），舌体胖大，或有齿痕
脉象	脉沉、细或虚无力	脉细数无力或结代	脉细、沉、迟无力
兼症	咳嗽、咯痰；胸满、腹胀；	面浮、肢肿；小便不利；舌苔润滑，或腻，滑脉	

三、病机转化

中医学认为，心衰病属本虚标实、虚实夹杂之证。本虚以气虚为主，常兼有阴虚、阳虚；标实以血瘀为主，常兼痰浊、水饮等，每因劳累、外感等因素诱发加重，本虚和标实的消长决定了心衰病的发展演变，治疗调护是否得当影响心衰病的预后。心衰慢性稳定期本虚明显，标实不甚；急性加重期多标实邪盛，本虚不支，甚至阴竭阳脱；二者常呈动态转化。

心衰病最基本证候特征可用气虚血瘀统驭，随着疾病的进展，气虚可逐步发展为阴虚、阳虚、阴阳两虚，而同时夹杂着瘀血、痰浊、水饮的恶性加重及互为因果。心气亏虚为心衰病发病的始动因素，"心主身之血脉"、"心藏血脉之气"，心气是推动血液循脉运行的原动力，气虚渐而及阴虚、阳虚、阴阳两虚。气阴两虚，阴津亏耗，血行迟滞，久而为瘀或阳虚行血无力，温化失司，瘀留脉中；气虚、阳虚，不能温运水湿，停而为饮成痰。把握这样的本虚标实证候特征，有利于规范辨证，便于临床应用及研究。见图4-3-1。

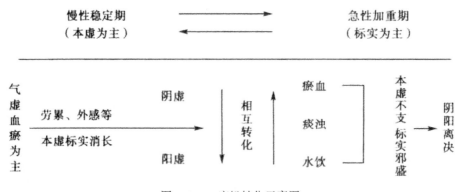

图 4-3-1　病机转化示意图

四、辨证论治

（一）治则治法

心衰病是一种进展性的病症，因不同阶段病理机制的特点有所差别，治疗上也应当有所侧重。

在代偿阶段的慢性稳定期应以益气、养阴或温阳固本调养，酌情兼以活血化瘀、化痰利水治标；失代偿的急性加重期常需住院治疗，既要积极顾护气阴或气阳治本，更需加强活血、利水、化痰、解表、清热治标，必要时需急救回阳固脱。

总之，在治疗上，益气、养阴、温阳、活血、利水、化痰为中医治疗心衰的基本治疗方法，同时中医始终秉承"未病先防"、"已病防变"的理念，既注重把疾病看成一个整体，又强调治疗时应注重个体化原则。

（二）分证论治

心衰病中医基本证型可概括为气虚血瘀、气阴两虚血瘀、阳气亏虚血瘀，各证均可兼见痰、饮，各证型主症均可见气短、乏力、心悸。针对代偿阶段的慢性稳定期或失代偿的急性加重期的心衰病患者，均可参考以下分型进行论治，根据实际情况可酌情进行加减。详见表4-3-4。

表4-3-4　心衰病分证论治简表

证　候	治　法	推荐方	常用加减
气虚血瘀或兼痰饮	益气活血或兼以化痰利水	保元汤合血府逐瘀汤	气虚甚者，黄芪加量或加党参、白术等；血瘀甚者加丹参、三七、地龙等；兼痰浊者，加瓜蒌、薤白、半夏、陈皮、杏仁等；兼水饮者，加葶苈子、茯苓皮、泽泻、车前子（草）、大腹皮、五加皮等
气阴两虚血瘀或兼痰饮	益气养阴活血或兼以化痰利水	生脉散合血府逐瘀汤	阴虚甚者，可将人参换用太子参、西洋参，或加玉竹、黄精等
阳气亏虚血瘀或兼痰饮	益气温阳活血或兼以化痰利水	真武汤合血府逐瘀汤	阳虚甚者，可加桂枝、仙灵脾等

（三）临证备要

因发病缓急不同，患者的病机演变亦不同，因此，在把握分证论治原则的基础上，不同时期的心衰病患者在中药用药上应当有所区别。

在代偿的慢性稳定期，患者病情较平稳，用药上可选择中成药为主长期口服，偏气虚者可应用芪参益气滴丸，或麝香保心丸，或脑心通胶囊，或通心络胶囊等；气阴两虚者可选用补益强心片，或生脉胶囊等；阳气亏虚者可选用芪苈强心胶囊，或参附强心丸，或心宝丸等；血瘀明显者可加用血府逐瘀胶囊等。必要时可加用汤剂随证调整方药。

失代偿的急性加重期，患者常需急诊或住院治疗，考虑静脉制剂起效快速、使用便捷，而汤药可灵活加减、随症变通的特点，经常先予静脉制剂，偏气虚或阴虚者给予生脉注射液（或注射用益气复脉注射液）或参麦注射液等；偏阳虚者给予参附注射液，兼血瘀者可给予丹红注射液等。然后酌情加用中药汤剂，具体用药时，应抓主症、顾次症、调兼症。

此外，在临证治疗心衰病时还应注意以下问题：

明辨标本缓急：治疗本病时，一般遵循急则治其标，缓则治其本原则。如患者在本虚基础上感受外邪，出现痰饮壅肺，肺失宣降，咳嗽、水肿迅速加重等情况，不治标则难以治本；又若心衰病急性发作，阳气暴脱，冷汗淋漓，四肢厥逆，口唇发绀，脉微欲绝者，当急投回阳固脱之法。

论治"谨守病机"：心衰病处于不断发展的过程中，其气血阴阳的偏胜偏衰随着疾病的发展或治疗用药的不当而不断变化，治疗时应把握整体、注重个体特点，灵活辨证。如心阳亏虚，水饮不化，经过温阳利水治疗后，可能会出现气阴两伤、阴血不足，这时在温阳的同时应配以益气养阴之药。或长期应用活血化瘀药物可能伤及气血，因此，化瘀的同时不忘扶正。又如临床对于心衰病的治疗，往往是中西药并用，服用利尿剂后，患者水肿改善，不能误以为患者无水饮的症状，另一方面也当注意利尿伤阴，应重视补阴，在化裁用药上应考虑周全。所以在治疗该病时，应抓住本质，随症施治，切忌刻板教条。

（四）常见变证的治疗

1. 咳喘　若心衰病患者突发气促，伴咳喘不能平卧，小便量少，应考虑心衰病急性发作，常需结合西药治疗；若患者咳嗽间作，咳咯黄痰，应考虑肺感染，积极控制感染以防心衰病加重。

2. 脱证　若心衰病患者阳气暴脱，冷汗淋漓，四肢厥逆，口唇发绀，脉微欲绝时，此类患者往往需要急诊或住院积极抢救，在西药治疗的基础上可静脉注射参附注射液或参麦注射液或生脉注射液，汤药可选用参附龙骨牡蛎汤加味等。

（五）其他疗法

1. 饮食起居　心衰病患者正气已虚，若复感虚邪之风，则易两虚相得，从而诱发急性加重，故应慎起居，避寒暑，顺应四时变化，预防外感。《素问·生气通天论》中指出，"味过于咸，大骨气劳，短肌，心气抑"，"多食咸，则脉凝泣而色变"，"味过于甘，心气喘满"，故在饮食方面，不可过咸、少食肥甘厚腻之品，以免加重血瘀、痰饮、水停等标实之证。此外，心衰病患者还应保持大便通畅，以免用力排便加重心脏负荷，平时可适当食用通导大便之品。

2. 运动疗法　心衰病慢性稳定期患者应当适当锻炼身体，建议气功、太极拳、八段锦等运动，不但能促进气血周流，增强抗病能力，而且能锻炼心脏，提高心脏储备力，起到治本作用。然而劳则气耗，可致心气更虚，故应强调合理适当的运动，以患者自觉舒适为度，并循序渐进，不断提高患者运动耐量，促进心功能康复。运动时注意防外感、避风寒；饮食宜清淡，不宜过咸，以免凝涩血脉，加重心脏负担。

3. 情志调护　《灵枢·口问》云："悲哀愁忧则心动，心动则五脏六腑皆摇。"心衰病患者心气本虚，营血运行不利，若七情不畅，便可进一步影响气机，损及心气，加重病情。因此，在给予其他调护方法的同时，应根据患者不同的心理特点，加强对患者的心理疏导，告知情绪对疾病的不良影响，教会患者自我心理调节，帮助患者树立战胜疾病的信心，使患者气和志达，营卫通利，从而延缓疾病进展。

五、名医经验

（一）邓铁涛

强调心衰病病机为"五脏皆致心衰，非独心也"，"本虚标实，以心阳亏虚为本，瘀血水停为标"，治疗上主张"阴阳分治，以温补阳气为上"，代表方为暖心方（红参、熟附子、薏苡仁、橘红等）与养心方（生晒参、麦冬、法半夏、茯苓、三七等）。前者重在温心阳，后者重在养心阴，分别用于阳气亏虚和气阴两虚的患者。在用药方面强调温补阳气，补气除用参、芪、术、草之外，尤喜用五爪龙，且用量多在30g以上，取其性甘温，具补气、祛痰、除湿、平喘的作用。此外，还提出"心衰从脾论治"的学术观点，认为心脾功能失调是导致痰瘀病理产物的重要因素。治疗注重标本兼治，裁以益气化浊行瘀之法，方用温胆汤加减，并喜用参苓白术散或补中益气汤加五爪龙、人参、田七或丹参加陈皮研末长期服用，长期调护心脾。

（二）陈可冀

以"虚"、"瘀"、"水"统领病机，认为心衰病的最根本中医病机为内虚，早期心气心阳亏虚，兼肺气亏虚，随病情发展及病机变化，导致血运无力，血流迟缓瘀滞导致瘀血内停；中期脾阳受损，运化失司，复加肺气亏虚，水道失调，水湿内停；后期病久及肾，肾阳虚衰，膀胱气化不利，水液代谢紊乱，水饮泛滥。分型论治：气虚血瘀型，方用加味保元汤。在保元汤（人参、黄芪、甘草、肉桂）基础上添加丹参、川芎、赤芍，名为加味保元汤，再结合引起心衰之原发病的不同及兼症之区别加减应用。中阳亏虚、水饮内停型，方用苓桂术甘汤加味；肾阳虚衰、水饮泛滥型，方用真武汤化裁。同时指出中医治疗心衰病的过程中，调畅气机也是需要重视的环节。肺与大肠相表里，对于心衰病兼有便秘者，腑气不通，一可影响肺气升降，使水液代谢更为不利；二可加重肠道血液循环障碍，影响毒性代谢产物排泄。临证常采用降肺润肠、理气通腑的方法，药用大黄、枳壳、瓜蒌仁、杏仁、当归、肉苁蓉等，用之通腑以降肺气，活血化瘀以推陈致新，促进肠道血液循环。

⋯⋯⋯⋯⋯⋯⋯⋯⋯⋯⋯⋯⋯⋯⋯⋯⋯⋯⋯⋯⋯⋯⋯⋯⋯⋯⋯⋯⋯（杨友军）

第四节　心　痛

一、概述

心痛是由于正气亏虚、痰浊、瘀血、气滞、寒凝而引起心脉痹阻不畅，临床以膻中或左胸部发作性憋闷、疼痛为主要表现的一种病证。轻者偶发短暂轻微的胸部沉闷或隐痛，或为发作性膻中或左胸含糊不清的不适感；重者疼痛剧烈，或呈压榨样绞痛。常伴有心悸，气短，呼吸不畅，甚至喘促，惊恐不安，面色苍白，冷汗自出等。多由劳累，饱餐，寒冷及情绪激动而诱发，亦可无明显诱因或安静时发病。现代医学的冠心病心绞痛及其他如心包炎等疾病引起的心前区疼痛，均可参照本节内容治疗。

二、病因病机

心痛的病位在心，但其发病与心、肾、肝、脾诸脏的盛衰有关，可有心气、心阳、心血、心阴不足，或在肝、肾、脾失调的基础上，兼有痰浊、血瘀、气滞、寒凝等病变，总属本虚标实之病证。

（一）寒邪犯心

素体心气不足或心阳不振，复因寒邪侵及，两虚相得，气寒凝胸中，胸阳失展，心脉痹阻。《素问·调经论》曰："寒气积于胸中而不泻，不泻则温气去，寒独留则血凝泣，凝则脉不通"。故患者常易于气候突变，特别是遇寒冷时，猝然发生心痛。

（二）七情内伤

由于忧思恼怒，心肝之气郁滞，血脉运行不畅，而致心痛。《薛氏医案》认为肝气通于心气，肝气滞则心气乏。所以，七情太过，是引发心痛的常见原因。

（三）饮食失节

恣食膏粱厚味，或饥饱无常，日久损伤脾胃，运化失司，饮食不能生化气血，聚湿生痰，上犯心胸清旷之区，清阳不展，气机不畅，心脉闭阻，遂致心痛。痰浊留恋日久，则可成痰瘀交阻之证，病情转顽。

（四）气血不足

劳倦内伤或久病之后脾胃虚弱，气血乏生化之源，以致心脏气血不足，即所谓心脾两虚之证；或失血之后，血脉不充，心失所养。心气虚可进而导致心阳不足，阳气亏虚，鼓动无力，清阳失展，血气行滞，发为心痛。心脏阴血亏乏，心脉失于濡养，拘急而痛。此外，心气心血不足也可由七情所致，"喜伤心"，思虑过度、劳伤心脾等，皆是此例。

（五）肝肾亏虚

年老体衰或心阴心阳不足，久而及肾。肾阳不足，不能鼓舞心阳，心阳不振，血脉失于温运，痹阻不畅，发为心痛；肾阴不足，则水不涵木，又不能济于心，因而心肝火旺，更致阴血耗伤，心脉失于濡养，而致心痛，而心阴不足，心火燔炽下及肾水，又可进一步耗伤肾阴。同时心肾阳虚，阴寒痰饮乘于阳位，阻滞心脉，而作心痹，即仲景"阳微阴弦"之谓，这也是心痛的重要病机之一。

总之，心痛的病因病机较为复杂，归纳起来，其本虚可有阳虚、气虚、阴虚、血虚，且又多阴损及阳，阳损及阴，而见气阴不足、气血两亏、阴阳两虚，甚或阳微阴竭，心阳外越；其邪也有痰、饮、气滞、血瘀之不同，同时又有兼寒、兼热的区别。而痰浊可以引起或加重气滞、血瘀，痰瘀可以互结；阴虚与痰热常常互见，痰热也易于伤阴；阳虚与寒痰、寒饮常常互见，寒痰、寒饮又易损伤阳气等等，复杂多变，临床必须根据证候变化，详察细辨。

三、诊断与鉴别诊断

（一）诊断

依据以下临床特点，可资诊断。

（1）本证的临床表现以膻中及左胸膺疼痛，突然发作或发作有时为特点。疼痛有闷痛、隐痛、刺痛、灼痛等不同，有的可引及咽、肩背、臂、心窝等部位。

（2）本证每卒然发生，或发作有时，经久不瘥。且常兼见胸闷、气短、心悸等症。

（3）七情、气候变化、饮食劳倦等因素常可诱发本证。

（二）鉴别诊断

本证须与下列病证鉴别。

1. **胃脘痛** 多因长期饮食失节，饥饱劳倦，情志郁结，或外感寒邪，或素体阳虚，脾胃虚寒所致。但其疼痛的发生，多在食后或饥饿之时，部位主要在胃脘部，多有胃脘或闷或胀，或呕吐吞酸，或不食，或便难，或泻痢，或面浮黄、四肢倦怠等症，与胃经本病掺杂而见。而心痛则少，有此类症状，多兼见胸闷，气短，心悸等症。

2. **胸痛** 凡歧骨之上的疼痛称为胸痛，可由心肺两脏的病变所引起。胸痛之因于肺者，其疼痛特点多呈持续不解，常与咳嗽或呼吸有关，而且多有咳唾，发热或吐痰等。心痛的范围较局限，且短气、心悸多与心痛同时出现，心痛缓解，短气、心悸等亦随之而解。

3. 结胸　发病原因多由太阳病攻下太早以致表热内陷，与胸中原有水饮互结而成。胸胁有触痛者为"水结胸"；心窝部至少腹硬痛拒按，便秘，午后微热者为"实热结胸"。结胸虽有痛，但其特点为触痛，或痛拒按，与心痛不同，且其伴随症亦与心痛相异。

4. 胸痞　胸痞指胸部满闷而不痛。多由湿浊上壅，痰凝气滞，胸阳不展所致，心痛亦有胸闷，但因胸痞无痛，故易于鉴别。

四、辨证分析

心痛一证多突然发生，忽作忽止，迁延反复。日久之后，正气益虚，加之失治或治疗不当，或不善调摄，每致病情加重，甚至受某种因素刺激而猝然发生真心痛，严重者可危及生命。

辨心痛的性质：心痛有闷痛、刺痛、绞痛、灼痛之别，临床中须结合伴随症状，辨明心痛的属性。

辨心痛的轻重顺逆：如发作的次数；每次发作的持续时间；发作的部位固定与否；证候的虚实；病程的长短。

（一）实证

1. 寒凝心脉

（1）症状　猝然心痛如绞，形寒，天时寒冷或迎寒风则心痛易作或加剧，甚则手足不温，冷汗出，短气心悸，心痛彻背，背痛彻心，脉紧，苔薄白。

（2）病机分析　诸阳受气于胸中，心阳不振，复受寒邪，以致阴寒盛于心胸，阳气失展，寒凝心脉，营血运行失畅，发为本证。心脉不通故心痛彻背；寒为阴邪，本已心阳不振，感寒则阴寒益盛，故易作心痛；阳气失展，营血运行不畅，故见心悸气短，手足不温，冷汗出等症，苔白脉紧为阴寒之候。本证候的辨证关键在心痛较剧，遇寒易作，苔白脉紧。

2. 气滞心胸

（1）症状　心胸满闷，隐痛阵阵，痛无定处，时欲太息，遇情怀不畅则诱发、加剧，或可兼有脘胀，得嗳气、矢气则舒等症，苔薄或薄腻，脉细弦。

（2）病机分析　情志抑郁，气滞上焦，胸阳失展，血脉不和，故胸闷隐痛，时欲太息；气走无着，故痛无定处；肝气郁结，木失条达，每易横逆犯及中焦，故有时可兼有脾胃气滞之症。若见口干、心烦易怒、面颊时红等，为气郁化热之象。本证候的主症是胸闷隐痛，痛无定处，脉弦，为临床所常见，正如清·沈金鳌《杂病源流犀烛·心病源流》云："心痛之不同如此，总之七情之由作心痛。"

3. 痰浊闭阻

（1）症状　可分为痰饮、痰浊、痰火、风痰等不同证候。痰饮者，胸闷重而心痛轻，遇阴天易作，咳唾痰涎，苔白腻或白滑，脉滑；兼湿者，可见口黏、恶心、纳呆、倦怠，或便软等症。痰浊者，胸闷而兼心痛时作，痰黏，苔白腻或干，或淡黄腻，脉滑；若痰稠，色或黄，大便偏干，苔腻或干，或黄腻，则为痰热。痰火者，胸闷、心胸时作灼痛，痰黄稠厚，心烦，口干，大便干或秘，苔黄腻，脉滑数。风痰者，胸闷时痛，并见舌謇偏瘫，眩晕，手足颤抖麻木之症，苔腻，脉弦滑。

（2）病机分析　痰为阴邪，其性黏滞，停于心胸，则窒塞阳气，络脉阻滞，酿成是证。痰饮多兼寒，故其痰清稀，遇阴天易作；"脾为生痰之源"，脾虚运化无权，既能生痰，又多兼湿。浊者，厚浊之义，故病痰浊者，其胸闷心痛可比痰饮者重。痰浊蕴久，则可生热，见痰稠、便干、苔黄腻等痰热之象。痰之兼有郁火或阴虚火旺者，可为痰火之证，伤于络脉则灼痛，扰乱神明则心烦，热伤津液则口干、便秘。阳亢风动，与痰相并而为风痰，闭阻络脉而为偏瘫、麻木，风邪入络而见舌謇、颤抖，扰于心胸则为闷痛。

4. 瘀血痹闭

（1）症状　心胸疼痛较剧，如刺如绞，痛有定处，伴有胸闷，日久不愈，或可由暴怒而致心胸剧痛。苔薄，舌暗红、紫暗或有瘀斑，或舌下血脉青紫，脉弦涩或结代。

（2）病机分析　因于寒凝、热结、痰阻、气滞、气虚等因素，皆可致血脉郁滞而为瘀血。血瘀停着不散，心脉不通，故作疼痛如刺如绞，且痛处不移。血为气母，瘀血痹阻，则气机不运，而见胸闷；暴怒则肝气上逆，气与瘀交阻，闭塞心脉，故作猝然剧痛；痛则脉弦，舌紫暗、瘀斑，均瘀血之候，瘀血蓄积，心阳阻遏则脉涩或结代。由于致瘀原因有别，故又有寒凝血瘀、热结血瘀、气滞血瘀、痰瘀互结、气虚血瘀等不同，临床辨证应将各有关证候与本证候互相参照，以资鉴别。此外，尚要提及的是，无论何因所引起之心痛，即使临床中血瘀的证候不明显，但由于"心主血脉"，在辨证时，对病程短者，应考虑其伴有血脉涩滞的一面；对病程长者，则应顾及其伴有瘀痹心脉的一面。

（二）虚证

1. 心气不足

（1）症状　心胸阵阵隐痛，胸闷气短，动则喘息，心悸且慌，倦怠乏力，或懒言，面色白，或易汗出，舌淡红胖，有齿痕，苔薄，脉虚细缓或结代。

（2）病机分析　思虑伤神，劳心过度，损伤心气。盖气为血帅，心气不足，胸阳不振，则运血无力，血滞心脉，故发心痛、胸闷、短气、喘息，心气鼓动无力，则心悸且慌，脉虚细缓结代；汗为心之液，气虚不摄，故易自汗；动则耗气故心气不足诸证，易由动而诱发。若兼见食少乏力，腹胀便溏，或食后易作心痛且慌、气短等，为心脾气虚之证。

2. 心阴不足

（1）症状　心胸疼痛时作，或灼痛，或兼胸闷，心悸怔忡，心烦不寐，头晕，盗汗口干，大便不爽，或有面红升火之象，舌红少津，苔薄或剥，脉细数，或结代。

（2）病机分析　素体阴虚，或思虑劳心过度，耗伤营阴，或火热、痰火灼伤心阴，以致心阴亏虚，心失所养，虚火内炽，营阴涸涩，心脉不畅，而心胸灼痛，心悸怔忡，脉细数或结代；阴不敛阳，心神不宁，故心烦不寐，或有面红升火之象；心火伤津，则口干，大便不爽，舌红而剥；汗为心液，阴虚火劫，逼液外泄而盗汗；虚火上扰，则为眩晕。若素有肝肾阴亏，或心阴亏虚日久，下汲肾阴，以致肾阴不足，不能上济于心，阴虚火旺加重，可更见眩晕耳鸣，五心烦热，颧红升火，舌光绛少津等症；若心肾真阴亏竭，阴阳之气不相顺接，则可发生心痛增剧，烦躁不安，气短喘息，手足不温，脉微细等厥逆之症。

此外，临床又多见阴伤及气与气阴两虚之证，若本证兼见嗜睡、乏力等症，为阴伤及气；若见胸闷痛，心悸且慌，气短乏力，心烦口干，舌红胖苔薄，或淡红胖少苔，脉虚细带数，内热不甚明显，则为气阴两虚。另有心脾血虚证，由失血之后，心血不足，或思虑伤脾，脾乏生化所致，可见心悸不安，心胸隐痛阵作，头晕目眩，多梦健忘，面色不华，饮食无味，体倦神疲，舌淡苔薄，脉象细弱，皆血虚失荣之故。血为阴类，常称阴血，然心阴虚与心血不足的临床表现尚有区别，不可不辨。

3. 心阳亏虚

（1）症状　心悸动而痛，胸闷，神倦怯寒，遇冷则心痛加剧，气短，动则更甚，四肢欠温，自汗，苔白或腻，舌质淡胖，脉虚细迟或结代。

（2）病机分析　素体阳气不足，或心气不足发展而为阳气亏虚，或寒湿饮邪损伤心阳，均可罹致本证。心阳亏虚，失于温振鼓动，故心悸动而胸闷，神倦气短，脉虚细迟或结代；阳虚则生内寒，寒凝心脉，不通则痛，故见心痛，遇冷加剧；阳气不达于四肢，不充于肌表，故四肢欠温而畏寒；舌淡胖，苔白或腻，为阳虚寒胜之象。若肾阳素亏，不能温煦心阳，或心阳不能下交于肾，日久均可成为心肾阳虚之证。心肾阳虚，命门火衰，阳不化阴，阴寒弥漫胸中，饮邪痹阻心脉，以致心胸剧痛，胸脘满闷，四肢不温而汗出；肾不纳气，肺气上逆，或阳虚，饮邪上凌心肺，则见喘息不得卧。甚则可出现气喘而鼻煽，张口抬肩，四肢逆冷青紫，大汗淋漓，尿少，水肿，烦躁或神识不清，唇舌紫暗，脉微细欲绝等阳气外脱的危重证候。

此外，若本证候兼见腹胀便溏，食少乏力，夜尿频多，腰膝酸软等症，为心阳不足兼脾肾阳虚，其舌苔淡白，脉多沉细无力。

由上可见，心痛的临床表现十分复杂而多变。且上述各种证候也不是孤立的，常可几种虚实证候相兼出现，而各证候之间也可相互转化，临床辨证须灵活掌握，不可拘泥。

五、治疗

（一）治疗原则

本病的治疗原则总不外"补"、"通"二义。实证者，当以"通脉"为主，当度其寒凝、热结、气滞、痰阻、血瘀等不同而分别给予温通、清热、疏利、化痰、导瘀等法；虚证者，权衡心脏阴阳气血之不足，有否兼肝、脾、肾等脏之亏虚，调阴阳、补不足，纠正有关脏腑之偏衰。

在治疗上尤须审度证候之虚实偏重，抑或虚实并重，而予补中寓通、通中寓补、通补兼施等法，此时未可一味浪补，或一味猛攻，总以祛邪而不伤正，扶正而不碍邪为要务。同时，在心痛特别是真心痛的治疗中，防脱防厥是减少死亡的关键。必须辨清证情的顺逆，一旦见到有厥脱迹象者，即应于厥脱之先，投以防治厥脱的药物，以阻止其进一步恶化。若俟厥脱见证明显，始治其厥脱，则必然被动，颇难应手。

（二）治法方药

1. 寒凝心脉

（1）治法　祛寒活血，宣痹通阳。

（2）方药　当归四逆汤。方以桂枝、细辛温散寒邪，通阳止痛；当归、芍药养血活血，芍药与甘草相配，能缓急止痛；通草入经通脉；大枣养脾和营，共成祛寒活血，通阳止痛之功。若疼痛发作较剧而彻背者，可进一步应用乌头赤石脂丸。方以乌头雄烈刚燥，散寒通络止痛；附子、干姜温阳以逐寒；蜀椒温经下气而开其郁；因恐过于大开大散，故用赤石脂入心经固涩而收阳气也。若痛剧而见四肢不温，冷汗出等症者，可即予含化苏合香丸，芳香化浊，温开通窍，每能获瞬即止痛之效。同时，由于寒邪易伤阳，而阳虚又易生阴寒之邪，故临床如见有阳虚之象，宜与温补阳气之剂合用，以取温阳散寒之功，若一味辛散寒邪，则有耗伤阳气之虞。

2. 气滞心胸

（1）治法　疏调气机，理脾和血。

（2）方药　柴胡疏肝饮。本方由四逆散（枳实改枳壳）加香附、川芎组成。四逆散能疏肝理气而解胸胁气机郁滞，其中柴胡与枳壳相配可升降气机；白芍与甘草同用可缓急舒挛止痛；加香附以增强理气解郁之功；川芎为气中血药，盖载气者血也，故以活血而助调气。如胸闷心痛较明显，为气滞血瘀之象，可合失笑散，以增强活血行瘀，散结止痛之功。若兼有脾胃气滞之症，可予逍遥散，疏肝行气，理脾和血；苔腻者为兼脾湿，合丹参饮，调气行瘀、化湿畅中。二方共奏疏调气机，理脾止痛之效。气郁日久而化热者，可予丹栀逍遥散以疏理清热，见有大便秘结者，可适当配合应用当归龙荟丸，以泻郁火。

3. 痰浊闭阻

（1）治法　温化痰饮，或化痰清热，或泻火逐痰，或息风化痰等法为主，佐以宣痹通阳。

（2）方药　痰饮者以瓜蒌薤白半夏汤或枳实薤白桂枝汤，合苓甘五味姜辛汤去五味子治疗。瓜蒌、薤白化痰通阳，行气止痛；半夏、厚朴、枳实，辛苦温行气而破痰结；桂枝温阳化气通脉；茯苓、甘草健脾利水化饮；干姜、细辛温阳化饮，散寒止痛。痰饮之为心痛，常兼有心肾阳虚，治疗亦须顾及，方药参见"心阳不足"项。痰浊者，用温胆汤，方以二陈汤的半夏、茯苓、橘红、甘草化痰理气；竹茹、枳实清泄痰热，可加入瓜蒌以助通阳宣痹之力。痰浊化热者，可用黄连温胆汤加郁金，清热而解痰郁血滞；痰火为患，则更加海浮石、海蛤壳化痰火之胶结；若心烦不寐，可合朱砂安神丸清心宁神；痰火耗伤阴津则加生地、麦冬、玄参之属；大便秘结加生大黄或礞石滚痰丸。证属风痰，选用涤痰汤，方在温胆汤的基础上加胆星、菖蒲化痰息风通窍；人参益气补虚，斟酌而用；其他如天竺黄、竹沥、生姜汁、僵蚕、地龙、天麻等清热化痰息风之品也可选用。

由于痰性黏腻，阻于心胸，易于窒阳气、滞血运，甚至痰瘀互结，故于祛痰的同时，还宜适当配合应用活血行瘀之品，如丹参、当归、益母草、泽兰叶、桃仁、红花、赤芍、丹皮等。若痰闭心脉，猝然剧痛，因于痰浊者用苏合香丸；因于痰热、痰火、风痰者用行军散，以取即刻启闭、化浊、止痛之效。

4. 瘀血癖闭

（1）治法　活血化瘀，通脉止痛。

（2）方药　血府逐瘀汤。本方基本上是由桃红四物汤合四逆散加牛膝、桔梗而成。当归、川芎、桃仁、红花、赤芍活血祛瘀而通血脉；柴胡、桔梗与枳壳、牛膝同伍，一升一降，调畅气机，开胸通阳，行气而助活血；生地一味，既有"凉血消瘀"之功，且又能养阴而滋血燥。诸药共成祛瘀通脉，行气止痛之剂。若心痛较剧，可加乳香、没药，或合失笑散，以增强祛瘀定痛的效果。

5. 心气不足

（1）治法　补养心气而振胸阳。

（2）方药　保元汤合甘麦大枣汤加减。方以人参、黄芪大补元气，以扶心气；甘草炙用，甘温益气，通经脉，利血气而治心悸；肉桂辛热补阳，散寒而治心痛，又能纳气归肾，而缓短气、喘息之症，或可以桂枝易肉桂，《本经疏证》谓桂枝有通阳、行瘀之功，故可用以治疗心气不足，血滞心脉之证；生姜可以除去不用，加丹参或当归，养血行瘀；甘麦大枣汤益心气，宁心神，甘润缓急。若胸闷明显而伴心痛者，可加旋覆花、红花，以补中下气，宽胸活血。凡心气不足，兼有气滞、血瘀、痰浊者，补心气的药应先择和平轻补之品，视服药后的反应，再考虑是否加重补气之力，而活血理气化痰总应以不伤心气为准绳，破气、破血、泻痰之品应慎用或不用。心脾气虚之证，可用养心汤。此方在保元汤（去生姜）的基础上，加茯苓、茯神、远志、半夏曲，健脾和胃，补心安神；柏子仁、枣仁、五味子，养心而敛心气；当归、川芎，行气活血，全方有补养心脾以生气血之功。

6. 心阴不足

（1）治法　滋阴养心，活血清热。

（2）方药　天王补心丹。本方以生地、玄参、天冬、麦冬，滋水养阴而泻虚火；人参、炙甘草、茯苓，益心气，也寓有从阳引阴之意；柏子仁、枣仁、远志、五味子，养心安神，化阴敛汗；丹参、当归身，养心活血而通心脉；桔梗、辰砂为引使之品，全方能使心阴复，虚火平，血脉利而使心胸灼痛得解。若阴不敛阳，虚火内扰心神，心烦不寐，舌光红少津者，可予酸枣仁汤清热除烦安神。不效者，可再予黄连阿胶汤，滋阴清火宁神。若脉结代，心悸怔忡之症明显者，用炙甘草汤，方中生地用量独重，配以阿胶、麦冬、麻仁滋阴补血，以养心阴；人参、大枣补气益胃，资脉之本源；桂枝、生姜以行心阳；入酒煎煮，与生地相得，其滋阴活血复脉之力益着，即"地黄得酒良"

之谓。诸药同用，使阴血得充，阴阳调和，心脉通畅，则心悸、脉结代得以恢复。心肾阴虚者，可合左归饮补益肾阴，或河车大造丸滋肾养阴清热；心痛甚者，宜兼行血通脉，应择丹皮、芍药、丹参、益母草、郁金、凌霄花等性凉、微寒的活血之品。

7. 心阳亏虚

（1）治法　补益阳气，温振心阳。

（2）方药　人参汤。本方由人参、甘草、干姜、白术四味组成，《金匮要略》用本方治胸中阳微，正气虚寒之胸痹，以温补其阳而逐其寒，另可加桂枝、茯苓，温阳化气，助逐阴寒之力，振奋心阳。若心肾阳虚，可合肾气丸，以附子、桂枝（后世多用肉桂）补水中之火；以六味地黄丸壮水之主，从阴引阳，合为温补肾阳之剂，两方合用则温补心肾而消阴翳。若心肾阳虚而兼水饮上凌心肺，喘促水肿者，可与真武汤合用。真武汤以附子之辛热，温补肾阳而驱寒邪，且与芍药同用，能入阴破结，敛阴和阳；茯苓、白术健脾利水；生姜温散水气。两方合用则可温补心肾而化寒饮。阳虚寒凝心脉，心痛较明显者，可选择加入鹿角片、川椒、吴茱萸、荜茇、良姜、细辛、川乌、赤石脂等品。若因寒凝而兼气血滞涩者，可选用薤白、沉香、檀香、降香、香附、鸡血藤、泽兰、川芎、桃仁、红花、延胡索、乳香、没药等偏于温性的理气活血药。如突然心胸剧痛，四肢不温而汗出者，宜即含服苏合香丸，温开心脉，痛减即止，不宜多服久服，以免耗散阳气。

六、小结

心痛的病位在心，病机表现为本虚标实。其急性发作期以标实表现为主，或寒凝心脉；或气滞心胸；或痰浊闭阻；或瘀血痹阻。缓解期多表现为本虚，或心气不足；或心阴亏损；或心阳不振。但胸痹心痛多表现为虚实夹杂，如寒凝心脉，既可表现为寒凝气滞血瘀，又可见阳虚感寒或寒伤阳气；气滞心胸可兼见气郁化火或脾胃气滞；痰浊闭阻，可见化热，化火，化风，又可痰瘀交阻；瘀血痹阻有由气虚，阳虚，阴虚所致，又有由气滞，寒凝，痰浊致瘀；心气不足可兼气滞，血瘀，痰浊，又有心脾两虚，气阴两虚之别；心阴亏损可兼阴虚火旺，阴阳两虚，心肾阴虚，阴虚阳亢，或兼痰火，气滞等；心阳不振可兼心肾阳虚，水饮内停上凌心肺，阳虚欲脱等。因此，临床治疗本病必须严密观察病情，灵活掌握，辨证论治，不可执一方绳治本病，也不可执一方绳治本病的某一证候。

（任志珍）

第五节　不　寐

一、概述

不寐，即失眠，是由于心神失养或不安而引起经常不能获得正常睡眠为特征的一类病证。主要表现为睡眠时间、深度的不足以及不能消除疲劳，恢复体力与精力，轻者入睡困难，或寐而不酣，时寐时醒，或醒后不能再寐，重则彻夜不寐。由于睡眠时间的不足或睡眠不熟，醒后常见神疲乏力，头晕头痛，心悸健忘及心神不宁等。现代医学中的神经官能症、高血压、脑动脉硬化、更年期综合征等，凡有失眠表现者，均可参照本节内容辨证治疗。

二、病因病机

不寐的病因病机大致可分为外感和内伤两方面。由外感病引起者，主要见于各种热病过程中；由内伤引起者，则多由于情志不舒、心脾两虚、阴虚火旺、心肾不交、痰热内扰、胃气不和所引起。一般来说，因外感所致的不寐，实证较多；因内伤所致的不寐，以虚证为主。

（一）情志所伤

情志之伤，影响五脏，都有可能使人发生不寐，其中以心、肝、脾三脏关系最为密切。肝气郁结，肝郁化火，邪火扰动心神，神不安而不寐。或由五志过极，心火内炽，心神扰动而不寐。或由思虑太过，损伤心脾，心血暗耗，神不守舍，脾虚生化乏源，营血亏虚，不能奉养心神。

（二）心肾不交

心主火，肾主水，心火下降，肾水上升，水火既济，心肾交通，睡眠才能正常。由于各种原因（如先天不足、房劳过度等），而致肾阴亏损，肾水不足，不能上济于心阴；或心阳衰弱，心火不能下温肾水，均能导致不寐。

（三）血虚肝旺

清·唐容川《血证论·卧寐》说："肝病不寐者，肝藏魂，入寐则魂游于目，寐则魂反于肝。若阳浮于外，魂不入肝，则不寐，其证并不烦躁，清睡而不得寐，宜敛其阳魂，使入于肝"，说明肝病不寐的原因是由于血虚肝旺，魂不守舍。暴怒伤肝，或肝受邪后而致不寐者，均属同一病机。

（四）心虚胆怯

平时心气素虚者，遇事易惊，善恐，心神不安，终日惕惕，酿成不寐。若胆气素虚，决断失司，不能果断处事，忧虑重重，影响心神不宁，亦可导致不寐。

（五）痰热内扰

唐容川《血证论·卧寐》中说："肝经有痰，扰其魂而不得寐者，温胆汤加枣仁治之"。《类证治裁·不寐》中说："由胆火郁热，口苦、心烦，温胆汤加丹皮、栀子、钩藤、桑叶"。《景岳全书·卷十八·不寐》引徐东皋语："痰火扰乱，心神不宁，思虑过伤，火炽痰郁而致不眠者多矣"。说明痰热内扰，也是引起不寐的一个病机。

（六）胃气不和

饮食不节，宿食停滞，或肠中有燥屎，均能影响胃气不和，升降失常，以致睡卧不安，而成不寐。

综上所述，失眠的病因虽多，但其主要病机不外心胆脾肾的阴阳失调，气血失和，以致心神失养或心神不安。失眠实证多由心火炽盛，肝郁化火，痰热内扰，引起心神不安所致。失眠虚证多由心脾两虚，心虚胆怯，阴虚火旺，引起心神失养所致。但失眠久病可表现为虚实兼夹，或为瘀血所致，故清代王清任用血府逐瘀汤治疗。

三、诊断与鉴别诊断

凡以失眠或不易入睡，或睡而易醒为主要临床表现者，均可诊断为不寐。

四、辨证分析

不寐的主要病位在心，由于心神失养或不安，神不守舍而失眠，且与肝、脾、胆、胃、肾的阴阳气血失调相关。

不寐当辨虚实：虚证多属阴血不足，心失所养；实证为火盛扰心。

（一）心脾两虚

1. 症状　患者不易入睡，或睡中多梦，易醒，醒后再难入睡，或兼见心悸、心慌、神疲、乏力、口淡无味，或食后腹胀，不思饮食，面色萎黄，舌质淡，舌苔薄白，脉象缓弱等症状。患者目前或既往有崩漏、月经过多、贫血、大手术等病史。此种不寐临床上比较多见。

2. 病机分析　由于心脾两虚，营血不足，不能奉养心神，致使心神不安，而生失眠、多梦、醒后不易入睡；血虚不能上荣于面，所以面色少华而萎黄；心悸、心慌、神疲、乏力均为气血不足之象；脾气虚则饮食无味，脾不健运则食后腹胀，胃气虚弱则不思饮食，或饮食减少；舌淡，脉缓弱，均为气虚、血少之征。

（二）阴虚火旺

1. 症状　心烦，失眠，入睡困难，同时兼有手足心发热，盗汗，口渴，咽干，或口舌糜烂，舌质红，或仅舌尖红，少苔，脉象细数。

2. 病机分析　心阴不足，阴虚生内热，心神为热所扰，所以心烦、失眠、手足心发热；阴虚津液不能内守，所以盗汗；心阴不足，则虚火上炎，所以口渴、咽干，口舌糜烂；舌质红，脉象细数，为阴虚火旺之征，舌尖红为心火内炽。

（三）心肾不交

1. 症状　心烦不寐，头晕耳鸣，烦热盗汗，咽干，精神萎靡，健忘，腰膝酸软；男子滑精阳痿，女子月经不调。舌尖红，苔少，脉细数。

2. 病机分析　心主火在上；肾主水在下，在正常情况下，心火下降，肾水上升，水火既济，得以维持人体水火、阴阳之平衡。水亏于下，火炎于上，水不得上济，火不得下降，心肾无以交通，故心烦不寐，盗汗，咽干，舌红，脉数，头晕耳鸣，腰膝酸软，均为肾精亏损之象。

（四）肝郁血虚

1. 症状　难以入睡，即使入睡，也多梦易惊，或胸胁胀满，善叹息，平时性情急躁易怒，舌红，苔白或黄，脉弦数。

2. 病机分析　郁怒伤肝，肝气郁结，郁而化热，郁热内扰魂不守舍，所以不能入睡，或通宵不眠，即使入睡，也多梦易惊悸；肝失疏泄，则胸胁胀满，急躁易怒，善叹息；舌红苔黄、脉弦数为肝郁化火之象。

（五）心虚胆怯

1. 症状　虚烦不得眠，入睡后又易惊醒，终日惕惕，心神不安，胆怯恐惧，遇事易惊；并有心悸、气短、自汗等症状。舌质正常或淡，脉弦细。

2. 病机分析　心气虚则心神不安，终日惕惕，虚烦不眠，眠后易惊醒，心悸、气短、自汗；胆气虚则遇事易惊，胆怯恐惧；舌质淡，脉弦细，为心胆气虚、血虚的表现。

（六）痰热内扰

1. 症状　失眠，心烦，口苦，目眩，头重，胸闷，恶心，嗳气，痰多，舌质偏红，舌苔黄腻，脉象滑数。

2. 病机分析　肝胆之经有热、有痰，则口苦、目眩；痰火内盛，扰乱心神，所以心烦、失眠；痰瘀郁阻气机所以头重、胸闷、恶心、嗳气；舌质红，舌苔黄腻，脉象滑数，为痰热之象。

（七）胃气不和

1. 症状　失眠而兼食滞不化的症状，如脘腹胀满或胀痛，时有恶心或呕吐，嗳腐吞酸，大便异臭，或便秘，腹痛，舌苔黄腻或黄糙，脉弦滑或滑数。

2. 病机分析　饮食不节，胃有食滞未化，胃气不和，升降失常，故脘腹胀痛、恶心、呕吐、嗳腐吞酸以致不能安睡，即所谓："胃不和则卧不安"；热结大肠，大便秘结，腑气不通，所以腹胀、腹痛；舌苔黄腻或黄燥，脉弦滑或滑数，均系胃肠积热的征象。

五、治疗

（一）治疗原则

实证宜泻其有余，如疏肝解郁，降火涤痰，消导和中；虚证宜补其不足，如益气养血，健脾补肝益肾。在泻实补虚的基础上安神定志，如养血安神，镇惊安神，清心安神。配合精神治疗，消除紧张焦虑，保持精神舒畅。

（二）治法方药

1. 心脾两虚

（1）治法　补益心脾，养血安神。

（2）方药　归脾汤。方中人参、黄芪补心脾之气，当归、龙眼肉养心脾之血，白术、木香、陈皮健脾畅中，茯神、酸枣仁、远志养心安神。脾虚便溏者，宜温脾安神，选用景岳寿脾煎。方中以人参、白术、山药、干姜温脾；炒枣仁、远志、莲肉、炙甘草安神。偏于气虚者，可选用六君子汤加炒枣仁、黄芪；偏于血虚者，养血安神，可选用茯冲散。

2. 阴虚火旺

（1）治法　滋阴降火，清心安神。

（2）方药　常用黄连阿胶汤。方中以黄连、黄芩降火；生地、白芍、阿胶、鸡子黄滋阴，而收清心安神之功。此外，朱砂安神丸、天王补心丹亦可酌情选用。

3. 心肾不交

（1）治法　交通心肾。

（2）方药　交泰丸。方中黄连清心降火，少佐肉桂，以引火归原。适用于心火偏旺者。若以心阴虚为主者，可用天王补心丹；如以肾阴虚为主者，可用六味地黄丸加夜交藤、酸枣仁、合欢皮、茯神之类。

4. 肝郁血虚

（1）治法　疏肝养血安神。

（2）方药　酸枣仁汤加柴胡。方中酸枣仁养肝血、安心神；川芎调畅气血，疏达肝气；茯苓、甘草宁心；知母清热除烦；酌加柴胡以加强疏肝的作用。肝郁化火者，可用丹栀逍遥散加忍冬藤、夜交藤、珍珠母、柏子仁之类。

5. 心虚胆怯

（1）治法　益气镇惊，安神定志。

（2）方药　可选用安神定志丸加炒枣仁、夜交藤，牡蛎。亦可选用温胆汤加党参、远志、五味子、炒酸枣仁，心虚胆怯，昼夜不睡，证情重者，可选用高枕无忧散。

6. 痰热内扰

（1）治法　化痰清热，养心安神。

（2）方药　温胆汤。方中半夏、陈皮、竹茹化痰降逆，茯苓健脾化痰，枳实理气和胃降逆，加黄连、山栀清心泻火。本方为清热化痰降气常用之方剂。若心悸动甚，惊惕不安，加珍珠母、朱砂以镇惊定志。若经久不寐，或彻夜不寐，大便秘结者，用礞石滚痰丸降火泻热，逐痰安神。若不寐伴胸闷嗳气，脘腹胀满，大便不爽，苔腻，脉滑，用半夏秫米汤和胃健脾，以决渎壅塞，交通阴阳，和胃降气；若宿食积滞较甚，见有嗳腐吞酸，脘腹胀痛，可加保和丸消导和中安神。

7. 胃气不和

（1）治法　和胃化滞。

（2）方药　轻证可用保和丸或越鞠丸加山楂、麦芽、莱菔子。重证者宜用调胃承气汤，胃气和，腑气通即止，不可久服。如积滞已消，而胃气未和，仍不能入睡者，用半夏秫米汤，以和胃气。

六、小结

失眠多为情志所伤，久病体虚，饮食不节，劳逸失度等引起阴阳失调，阳不入阴而发病。病位主要在心，涉及肝、胆、脾、胃、肾，病性有虚有实，且虚多实少。其实证者，多因肝郁化火，痰热内扰，胃气不和引起心神不安所致，恰当清肝泻火，清化痰热，和胃化滞佐以安神宁心，常用龙胆泻肝汤，温胆汤，保和丸等。其虚证者，多由阴虚火旺，心脾两虚，心肾不交，心虚胆怯引起心神失养所致，治当滋阴降火，补益心脾，交通心肾，安神定志，佐以养心安神，常用六味地黄丸合黄连阿胶汤，归脾汤，交泰丸、安神定志丸合酸枣仁汤等。

（荆丰德）

第五章　常见脾胃系疾病

第一节　胃　痛

一、概述

胃痛，又称胃脘痛，是由于胃气阻滞，胃络瘀阻，胃失所养，不通则痛导致的以上腹胃脘部近心窝处发生疼痛为主症的一种病证，可呈持续性，也可阵发性发作，常伴见脘闷、纳呆、嗳气、大便不调等。现代医学中的急、慢性胃炎，胃、十二指肠溃疡病，胃癌，胃神经官能症等可参照本病的辨证施治。

二、病因病机

（一）寒邪客胃

寒属阴邪，其性凝滞收引。胃脘上部以口与外界相通，气候寒冷，寒邪由口吸入，或脘腹受凉，寒邪直中，内客于胃，或服药苦寒太过，或寒食伤中，致使寒凝气滞，胃气失和，胃气阻滞，不通则痛。正如《素问·举痛论篇》所说："寒气客于肠胃之间，膜原之下，血不得散，小络急引，故痛。"

（二）饮食伤胃

胃主受纳腐熟水谷，其气以和降为顺，故胃痛的发生与饮食不节关系最为密切。若饮食不节，暴饮暴食，损伤脾胃，饮食停滞，致使胃气失和，胃中气机阻滞，不通则痛；或五味过极，辛辣无度，或恣食肥甘厚味，或饮酒如浆，则伤脾碍胃，蕴湿生热，阻滞气机，以致胃气阻滞，不通则痛，皆可导致胃痛。

（三）肝气犯胃

脾胃的受纳运化，中焦气机的升降，有赖于肝之疏泄，《素问·宝命全角论篇》所说的"土得木而达"即是这个意思。所以病理上就会出现木旺克土，或土虚木乘之变。忧思恼怒，情志不遂，肝失疏泄，肝郁气滞，横逆犯胃，以致胃气失和，胃气阻滞，即可发为胃痛。所以《杂病源流犀烛·胃病源流》谓："胃痛，邪干胃脘病也……唯肝气相乘为尤甚，以木性暴，且正克也肝郁日久，又可化火生热，邪热犯胃，导致肝胃郁热而痛。若肝失疏泄，气机不畅，血行瘀滞，又可形成血瘀，兼见瘀血胃痛。胆与肝相表里，皆属木。胆之通降，有助于脾之运化及胃之和降。《灵枢·四时气》曰："邪在胆，逆在胃。"若胆病失于疏泄，胆腑通降失常，胆气不降，逆行犯胃，致胃气失和，肝胆胃气机阻滞，也可发生胃痛。

（四）脾胃虚弱

脾与胃相表里，同居中焦，共奏受纳运化水谷之功。脾气主升，胃气主降，胃之受纳腐熟，赖脾之运化升清，所以胃病常累及于脾，脾病常累及于胃。若素体不足，或劳倦过度，或饮食所伤，或过服寒凉药物，或久病脾胃受损，均可引起脾胃虚弱，中焦虚寒，致使胃失温养，发生胃痛。若是热病伤阴，或胃热火郁，灼伤胃阴，或久服香燥理气之品，耗伤胃阴，胃失濡养，也可引起胃痛。肾为先天之本，阴阳之根，脾胃之阳，全赖肾阳之温煦；脾胃之阴，全赖肾阴之滋养。若肾阳不足，火不暖土，可致脾阳虚，而成脾肾阳虚，胃失温养之胃痛；若肾阴亏虚，肾水不能上济胃阴，可致胃阴虚，而成胃肾阴虚，胃失濡养之胃痛。

此外，若气滞日久，血行瘀滞，或久痛入络，胃络受阻，或胃出血后，离经之血未除，以致瘀血内停，胃络阻滞不通，均可引起瘀血胃痛。《临证指南医案·胃脘痛》论述："胃痛久而屡发，必有凝痰聚瘀。"若脾阳不足，失于健运，湿邪内生，聚湿成痰成饮，蓄留胃脘，又可致痰饮胃痛。

本病病因，初则多由外邪、饮食、情志不遂所致，病因多单一，病机也单纯，常见寒邪客胃、饮食停滞、肝气犯胃、肝胃郁热、脾胃湿热等证候，表现为实证；久则常见由实转虚，如寒邪日久损伤脾阳，热邪日久耗伤胃阴，多见脾胃虚寒、胃阴不足等证候，则属虚证。因实致虚，或因虚致实，皆可形成虚实并见证，如胃热兼有阴虚，脾胃阳虚兼见内寒，以及兼夹瘀、食、气滞、痰饮等。本病的病位在胃，与肝脾关系密切，也与胆肾有关。基本病机为胃气阻滞，胃络瘀阻，胃失所养，不通则痛。

三、诊断与鉴别诊断

（一）诊断

（1）胃脘部疼痛，常伴有食欲不振，痞闷或胀满，恶心呕吐，吞酸嘈杂等。

（2）发病常与情志不遂、饮食不节、劳累、受寒等因素有关。

（3）起病或急或缓，常有反复发作的病史。

（二）鉴别诊断

1. 胃痞　与胃痛部位同在心下，但胃痞是指心下痞塞，胸膈满闷，触之无形，按之不痛的病证。胃痛以痛为主，胃痞以满为患，且病及胸膈，不难区别。

2. 真心痛　心居胸中，其痛常及心下，出现胃痛的表现，应高度警惕，防止与胃痛相混。典型真心痛为当胸而痛，其痛多刺痛、剧痛，且痛引肩背，常有气短、汗出等，病情较急，如《灵枢·厥病》曰："真心痛，手足青至节，心痛甚，旦发夕死，夕发旦死。"老年人既往无胃痛病史，而突发胃痛者，当注意真心痛的发生。胃痛部位在胃脘，病势不急，多为隐痛、胀痛等，常有反复发作史。

3. 胁痛　肝气犯胃所致的胃痛常攻撑连胁，应与胁痛鉴别。胃痛，以胃脘部疼痛为主，伴有食少、恶心、呕吐、泛酸、嘈杂等。胁痛以胁肋疼痛为主，伴胸闷、喜长叹息等。在病位和兼症上有明显区别。

4. 腹痛　与胃痛均为腹部疼痛，但腹痛是以胃脘以下、耻骨毛际以上部位的疼痛为主。其疼痛部位不难区别。但胃处腹中，与肠相连，有时腹痛可以伴有胃痛症状，胃痛又常兼有腹痛表现，这时应从起病及主要病位加以区分。

四、辨证分析

首先当辨急缓：凡胃痛暴作者，多因外感寒邪，或恣食生冷，或暴饮暴食，以致寒伤中阳，积滞不化，胃失和降，不通则痛；凡胃痛渐发，常由肝郁气滞，木旺乘土，或脾胃虚弱，木壅土郁，而致肝胃不和，气滞血瘀，不通则痛。

其次辨寒热：寒性凝滞收引，故寒邪犯胃之疼痛，多胃痛暴作，疼痛剧烈而拒按，并有喜暖恶凉，苔白，脉弦紧等特点。脾胃阳虚之虚寒胃痛，多隐隐作痛，喜温喜按，遇冷加剧，四肢不温，舌淡苔薄，脉弱。热结火郁，胃气失和之胃痛，多为灼痛，痛势急迫，伴烦渴喜饮，喜冷恶热，便秘溲赤，舌红苔黄少津，脉弦数。

再者辨虚实：胃痛且胀，大便秘结不通者多属实；痛而不胀，大便溏薄者多属虚；喜凉者多实，喜温者多虚；拒按者多实，喜按者多虚；食后痛甚者多实，饥而痛增者多虚；痛剧固定不移者多实，痛缓无定处者多虚；新病体壮者多实，久病体虚者多虚；脉实者多实，脉虚者多虚。

最后辨脏腑：胃痛主要病变在胃，但由于胃与肝脾在生理、病理上的相互联系，所以在辨证时应弄清与胃痛相关病变脏腑的关系。如肝气犯胃，肝胃郁热，则常兼见胸胁胀满，心烦易怒，嗳气频作，发病与情志有关等肝气郁滞的表现。如脾气虚弱，中阳不振，则兼见神疲乏力，大便溏薄，四肢不温，食少纳呆等脾胃虚寒之征象等。另外，有时亦与胆、肾等脏腑有关，当随证辨之。

（一）寒邪客胃

1. 症状　胃痛暴作，恶寒喜暖，得温痛减，遇寒加重，口淡不渴，或喜热饮，舌红苔薄白，脉弦紧。

2. 病机分析　寒主收引，寒邪内客于胃，则阳气被寒邪所遏而不得舒展，致气机阻滞，故胃痛暴作。寒邪得阳则散，遇阴则凝，所以得温则痛减，遇寒则痛增。胃无热邪，故口淡不渴。热能胜寒，故喜热饮。苔薄白属寒，脉弦主痛。辨证以胃痛暴作，恶寒喜温为特点。

（二）饮食停滞

1. 症状　胃脘疼痛，胀满拒按，嗳腐吞酸，或呕吐不消化食物，其味腐臭，吐后痛减，不思饮食，大便不爽，得矢气及便后稍舒，舌红苔厚腻，脉滑。

2. 病机分析　暴食多饮，饮停食滞，致胃中气机阻塞，故胃痛胺腹胀满。健运失司，腐熟无权，谷浊之气不得下行而上逆，所以嗳腐吞酸，吐不消化食物。宿食上越，矢气则腐浊下排，故吐食或矢气痛减。胃中饮食停滞，导致肠道传导受阻，故大便不爽。苔厚腻为食滞之象，脉滑数为宿食之征。辨证以脘腹胀满、不消化食物，嗳腐吞酸或吐酸为要点。

（三）肝气犯胃

1. 症状　胃脘胀满，攻撑作痛，脘痛连胁，胸闷嗳气，喜长叹息，大便不畅，得嗳气，矢气则舒，遇烦恼郁怒则痛作或痛甚，舌边红苔薄白，脉弦。

2.病机分析　肝主疏泄而喜条达，若情志不舒，则肝气郁结不得疏泄，横逆犯胃而作痛。胁乃肝之分野，而气多走窜游移，故疼痛攻撑连胁。气机不利，肝胃气逆，故脘胀嗳气，气滞肠道传导失常，故大便不畅。如情志不和，则肝郁更甚，气结得加，故每因情志不畅而痛作。病在气分而湿浊不甚，故苔多薄白。病在里而肝主痛，故见脉沉弦。辨证以胃痛胀闷，攻撑连胁为特点。

（四）肝胃郁热

1.症状　胃脘灼痛，痛势急迫，心烦易怒，泛酸嘈杂，口干口苦，舌红苔黄，脉弦数。

2.病机分析　肝气郁结、日久化热，邪热犯胃，故胃脘灼痛，病热急迫，肝胃郁热，逆而上冲，故烦躁易怒，泛酸嘈杂，肝胆互为表里，肝热夹胆汁上乘，故口苦口干，舌红，苔黄为里热之象，脉见弦数，乃肝胃郁热之征。辨证以胃脘灼痛势急，烦怒，口干口苦为特点。

（五）瘀血停滞

1.症状　胃脘疼痛，如针刺、似刀割，痛有定处，按之痛甚，痛时持久，食后加剧，入夜尤甚，或见吐血、黑便，舌质紫暗或有瘀斑，脉涩。

2.病机分析　气为血帅，气滞日久，则导致血瘀内停，由于瘀血有形，故痛有定处而拒按。瘀停之处，脉络壅塞而不通，故痛如针刺。进食则触动其瘀，故食后痛甚。若瘀停于胃者，则多见呕血；瘀停于肠者，则多见便黑；瘀停于胃肠者，则呕血与便黑同时并见。血瘀则舌少滋荣，故舌色紫暗。血瘀则血行不通，故脉来艰滞而涩。辨证以痛有定处，或有针刺感为其特点。

（六）湿热中阻

1.症状　胃脘疼痛，嘈杂灼热，口干口苦，渴不欲饮，头重如裹，身重肢倦，纳呆恶心，小溲色黄，大便不畅，舌苔黄腻，脉象滑数。

2.病机分析　外感湿热，或嗜食肥甘酒酪，酿成湿热，湿热内蕴，气机阻滞不畅，故胃脘疼痛、灼热。脾胃表里相关，肝、胃木、土相克，脾健运失司，肝胃湿热，谷浊之气逆而上浊，故胃中嘈杂口苦，口干，湿为阴邪，阻遏气机，故头重如裹，渴不欲饮，肢倦、纳呆、苔黄腻，脉滑数乃湿遏阻中焦之象。

（七）胃阴亏虚

1.症状　胃脘隐隐灼痛，似饥而不欲食，口燥咽干，五心烦热，消瘦乏力，口渴思饮，大便干结，舌红少津，脉细数。

2.病机分析　胃痛日久，郁热伤阴，胃失濡养，故见胃痛隐隐。阴虚津少，无以上承，则口燥咽干，阴虚液耗，无以下溉，则肠道失润而大便干结。舌红少津，为阴虚液耗之象。脉象细数，乃阴虚内热之证。辨证以胃痛隐隐，口燥咽干，舌红为特点。

（八）脾胃虚寒

1.症状　胃痛隐隐，绵绵不休，喜温喜按，空腹痛甚，得食则缓，劳累或受凉后发作或加重，泛吐清水，神疲纳呆，四肢倦怠，手足不温，大便溏薄，舌淡苔白，脉虚弱。

2. 病机分析　脾胃虚寒，病属正虚，故胃痛隐隐。寒得温而散，气得按而行，所以喜温喜按。脾虚中寒，水不运化而上逆，故泛吐清水。脾胃虚寒，则受纳运化失常，故食纳较差。胃虚得食，则产热助正以抗邪，所以进食痛止。脾主肌肉而健运四旁，中阳不振，则健运无权，肌肉筋脉皆失其温养，所以疲乏手足不温。脾虚生湿下渗肠间，故大便溏薄。舌淡脉虚弱或迟缓，皆为脾胃虚寒，中气不足之象。辨证以胃痛隐隐，喜温喜按为其特点。

五、治疗

（一）治疗原则

胃脘痛发病的基本病理是脾胃纳运升降失常，气血瘀阻不畅，即所谓"不通则痛"。治疗上多用通法，使气血调畅，纳运复常，则其痛自已。但当辨虚实寒热，分别施治。如寒凝者当散寒行气；食积者当消积导滞；气滞者当疏肝理气；肝郁化火者当疏肝泄热；血瘀者当活血化瘀；阳气虚者当温阳益气；阴津亏者当养阴益胃。此外，由于胃痛多兼气滞，所以常用辛香理气药，一般应中病即止，不可过剂，更不宜长服，以免耗气伤阴。使用苦寒、攻下之剂，既要注意其适应证，又要掌握好剂量，也不宜久用。

（二）治法方药

1. 寒邪客胃

（1）治法　温胃散寒，理气止痛。

（2）方药　良附丸。方中高良姜温胃散寒，香附行气止痛。若寒重者可加吴茱萸、干姜；气滞重者可加木香、陈皮；若见寒热身痛等表寒证者，加柴胡、生姜或加香苏散疏风散寒；若兼见胸脘痞闷不舒，嗳气呕吐等寒挟食滞者，可加枳壳、神曲、鸡内金、半夏以消食导滞，温胃降逆；若郁久化热，寒热错杂，可用半夏泻心汤，辛开苦降，寒热并调；若胃寒较者，可局部温熨，或服生姜红糖汤即可止痛散寒。

2. 饮食停滞

（1）治法　消食导滞，和胃止痛。

（2）方药　保和丸。方中山楂、神曲、莱菔子消食导滞，健胃下气；半夏、陈皮、茯苓健脾和胃，化湿理气；连翘散结清热；共奏消食和胃之效。若脘腹胀甚者，可加枳壳、厚朴、槟榔行气消滞；若食积化热者，可加黄芩、黄连清热泻火；若大便秘结，可合用小承气汤；若胃痛急剧而拒按，大便秘结，苔黄燥者，为食积化热成燥，可合用大承气汤通腑泄热，泻积导滞。还可辨证选用枳实导滞丸、木香槟榔丸等。

3. 肝气犯胃

（1）治法　疏肝理气，和胃止痛。

（2）方药　柴胡疏肝散。方中柴胡、白芍、川芎、香附疏肝解郁，陈皮、枳壳、甘草理气和中，共奏理气和胃止痛之效。若胀重可加青皮、郁金、木香助理气解郁之功；若痛甚者可加川楝子、延胡索理气止痛；嗳气频作者，可加半夏、旋覆花；亦可用沉香降气散降气散郁。另外还可选用越物丸、金铃子散等。

4. 肝胃郁热

（1）治法 疏肝理气，泄热和胃。

（2）方药 丹栀逍遥散。方中柴胡、当归、白芍解郁柔肝止痛，丹皮、栀子清泄肝热，白术、茯苓、甘草和中健胃。可加左金丸，以黄连清泄胃火，以吴茱萸辛散肝郁。肝体阴用阳，阴常不足，阳常有余，郁久化热，易伤肝阴，此时应忌刚用柔，慎用香燥之品，常选用当归、白芍、香橼、佛手等理气而不伤阴的解郁止痛药。若火热内盛，灼伤胃络，而见吐血，并出现脘腹灼痛痞满，心烦便秘，面赤舌红，脉弦数有力等症，此乃肝胃郁热，迫血妄行，可用《金匮要略》泻心汤，苦寒泄热，直折其火，使火降气顺，吐血自止。还可辨证选用化肝煎、滋水清肝饮等。

5. 瘀血停滞

（1）治法 活血化瘀，和胃止痛。

（2）方药 失笑散合丹参饮。方中五灵脂、蒲黄、丹参活血散瘀止痛，檀香、砂仁行气和胃。如痛甚可酌加延胡索、三棱、莪术，并可加理气之品，如枳壳、木香、郁金；若血瘀胃痛，伴吐血、黑便时，当辨寒热虚实，应参考血证有关内容辨证论治。

6. 湿热中阻

（1）治法 清热化湿，理气和胃。

（2）方药 清中汤。方中黄连、栀子清热化湿，半夏、茯苓、白豆蔻健脾祛湿，陈皮、甘草理气和胃。热盛便秘者加大黄、枳实；气滞腹胀者加厚朴、大腹皮。若寒热互结，干噫食臭，心下痞硬，可用半夏泻心汤。另外尚可选用温胆汤、三仁汤等。

7. 胃阴亏虚

（1）治法 滋阴益胃，和中止痛。

（2）方药 一贯煎合芍药甘草汤。方中沙参、麦冬、生地、枸杞子养阴益胃，当归、川楝子柔肝理气，芍药、甘草和中缓急止痛。若痛甚者可加香橼、佛手；若脘腹灼痛，嘈杂反酸，可酌加左金丸；若胃热偏盛，可加生石膏、知母、玉竹、芦根清胃泄热，或用清胃散；若日久肝肾阴虚可加山萸肉、玄参、丹参滋补肝肾。还可选用益胃汤、玉女煎等。

8. 脾胃虚寒

（1）治法 温中健脾，和胃止痛。

（2）方药 黄芪建中汤。方中黄芪补中益气，小建中汤温脾散寒，和中止痛。泛吐清水较重者，可加干姜、吴茱萸、半夏温胃化饮；如寒盛者可用大建中汤，或附子理中丸温中散寒；若脾虚湿盛者，可合二陈汤；若兼见腰膝酸软，头晕目眩，形寒肢冷等肾阳虚证者，可加附子、肉桂、巴戟天、仙茅，可合用肾气丸、右归丸之类助肾阳以温脾和胃。还可选用吴茱萸汤、厚朴温中汤等。

六、小结

胃痛多由外感寒邪、饮食所伤、情志不遂等病因而引起，起病之初多为单一病因，病变比较单纯。日久常多种病因相互作用，病情复杂，胃是本病的主要病变脏腑。发生胃痛的病因较多，病机演变亦较复杂，又常涉及多个脏腑。胃气失和，气机不利，胃失濡养是发生胃痛的主要病机，常与肝脾等脏腑有关。胃痛初期，病变脏腑单一，久则相互影响，由实转虚，虚实错杂，迁延不愈。临床上寒邪、食停、气滞、热郁、血瘀、湿阻等多属实证；脾胃虚寒、胃阴虚等多为虚证。且各证型之间，可合并出现，可相互转化，可由实转虚，可因虚致实，可虚实夹杂，可由寒化热，寒热错杂；可因气滞而血瘀；可由瘀血阻过气机而气滞。

（荆丰德）

第二节　腹　痛

一、概述

腹痛是指胃脘以下，耻骨毛际以上部位发生疼痛为主要表现的一种脾胃肠病证。疼痛部位又可分为脐腹、胁腹、小腹、少腹。疼痛性质可表现为隐痛、胀痛、冷痛、灼痛、绞痛、刺痛，但外无胀大之形，触之腹壁柔软，可有压之痛剧，其痛可呈持续性，亦可时缓时急，或常反复发作。疼痛发作或加重，常与饮食、情志、受凉、劳累等诱因有关，起病或缓或急，多伴有饮食、大便失常。腹痛是一个症状，现代医学的多种疾病，如急性胰腺炎、胃肠痉挛、神经官能症性腹痛等均可参照本节进行辨证论治。

二、病因病机

腹内有肝、胆、脾、肾、大肠、小肠、膀胱等诸多脏腑，并是足三阴、足少阳、手阳明、足阳明、冲、任、带等诸多经脉循行之处，因此，腹痛的病因病机也比较复杂。凡外邪入侵，饮食所伤，情志失调，跌打损伤，以及气血不足，阳气虚弱等原因，引起腹部脏腑气机不利，经脉气血阻滞，脏腑经络失养，均可发生腹痛。

（一）外感时邪，内传于里

六淫之邪，侵入腹中，均可引起腹痛。伤于风寒则寒凝气滞，经脉受阻，不通则痛；若伤于暑热，或寒邪不解，郁而化热，或湿热壅滞，以致传导失职，腑气不通而发生腹痛，"热气留于小肠，肠中痛，瘅热焦渴，则坚干不得出，故痛而闭不通矣。"

（二）饮食不节，肠胃受伤

暴饮暴食，损伤脾胃，饮食停滞；恣食肥甘、厚腻辛辣，酿生湿热，蕴蓄肠胃；误食馊腐，饮食不洁，或过食生冷，寒湿内停等，均可损伤脾胃，腑气通降不利而发生腹痛。

（三）情志失调，气滞血瘀

抑郁恼怒，肝失条达，气机不畅，气滞而痛；或忧思伤脾，或肝郁克脾，肝脾不和，气机不利，腑气通降不顺而发腹痛；或气滞日久，血行不畅，气滞血瘀，或跌扑损伤，络脉瘀阻，或腹部手术，血络受损，均可形成腹中瘀血，血瘀腹痛。

（四）阳气素虚，脏腑失煦

素体脾阳不振，或过服寒凉，损伤脾阳，寒湿内停，渐致脾阳衰惫，气血不足，不能温养脏腑，而致腹痛；甚至久病肾阳不足，肾失温煦，脏腑虚实，腹痛日久，迁延不愈。

总之，腹痛的成因，不外寒、热、虚、实、气、血等几方面，各因之间常相互联系，或相兼为病。如寒邪客久，郁而化热，可致郁热内结；气滞作痛，血行不畅，可成瘀血内阻；至于寒热并见，虚实夹杂，气滞血瘀者，亦属常见。因此应当详审见症，辨明其因，以确保正确的诊断，恰当的治疗。

腹痛的病机，仍不离"不通则痛"，外感寒热，内伤饮食、情志，以及虫积、跌仆等原因，皆可导致脏腑气机不利，气血运行不畅，经脉流通阻滞而出现实痛；气血不足，阳气虚弱，则脏腑经脉失于温养，气血运行无力而成虚痛。

三、诊断与鉴别诊断

（一）诊断

（1）以胃脘以下，耻骨毛际以上部位的疼痛为主要表现，腹壁按之柔软，可有压痛，但无肌紧张及反跳痛。

（2）常伴有腹胀，矢气，以及饮食、大便的异常等脾胃症状。

（3）起病多缓慢，腹痛的发作和加重，常与饮食、情志、受凉、劳累等诱因有关。

（二）鉴别诊断

1. 胃痛　胃处腹中，与肠相连，腹痛常伴有胃痛的症状，胃痛亦时有腹痛的表现，常需鉴别。胃痛部位在心下胃脘之处，常伴有恶心、嗳气等胃病见症，腹痛部位在胃脘以下，多伴有便秘、泄泻等肠病症状，当两症同时出现时，须辨明主症与兼症。

2. 与其他内科疾病中的腹痛症状鉴别　许多内科疾病常见腹痛的表现，但均以其本病特征为主，此时的腹痛只是该病的症状。如痢疾之腹痛，伴有里急后重，下痢赤白脓血；霍乱之腹痛，伴有吐泻交作；积聚之腹痛，以腹中包块为特征；臌胀之腹痛，以腹部外形胀大为特点等。而腹痛病证，当以腹部疼痛为主要表现。当然，有些腹部病证常以腹痛为初起见症，应特别注意。

四、辨证分析

首先当辨腹痛性质：腹痛拘急，疼痛暴作，痛无间断，坚满急痛，遇冷痛剧，得热则减者，为寒；腹痛急迫，痛处灼热，时轻时重，腹胀便秘，得凉痛减，痛在胳腹者，为热痛；腹痛胀满，时轻时重，痛处不定，攻撑作痛，得嗳气矢气则胀痛减轻者，为气滞痛；腹部刺痛，痛无休止，痛处不移，痛处拒按，入夜尤甚者，为血瘀痛；脘腹胀满，嗳气频作，嗳后稍舒，痛甚欲便，便后痛减者，为伤食痛；痛势急剧，痛时拒按，痛而有形，痛势不减，得食则甚者，为实痛；痛热绵绵，喜揉喜按，时缓时急，痛而无形，饥而痛增者，为虚痛。

其次辨腹痛急缓：突然发病，腹痛较剧，伴随症状明显者，多因外感时邪，饮食不节，蛔虫内扰等，属急性腹痛；发病缓慢，病程迁延，腹痛绵绵，痛热不甚，多由内伤情志，致脏腑虚弱，气血不足，属慢性腹痛。

最后辨腹痛部位：大腹疼痛，多为脾胃、大小肠受病；脐腹疼痛，多为虫积；胁腹、少腹疼痛，多为厥阴肝经受病；小腹疼痛，多为膀胱病变。

（一）寒实腹痛

1. 症状　腹痛较剧，大便不通，胁下偏痛，手足厥逆，舌红苔白，脉弦紧。

2. 病机分析　寒实内结，升降之机痞塞，阳气不通，故腹痛或胁下痛；手足厥逆，为阳气不能布达之象；大肠为传道之官，寒邪积滞阻结于内，传化失司，故大便秘结；舌白为寒；脉弦主痛，紧主寒。

（二）虚寒腹痛

1. 症状　腹中时痛或绵绵不休，喜得温按，按之则痛减，伴见面色无华，神疲，畏寒，气短等症，舌淡苔白，脉细无力。

2. 病机分析　中阳虚寒，络脉不和，故腹中时痛或绵绵不休；寒得温散则痛减，虚痛得按则松；中虚不运，化源不足，则面色无华，伴见气短神疲；中阳不足，卫外之阳亦虚，故形寒畏冷；舌淡苔白，脉来无力，均为虚寒之征。

（三）实热腹痛

1. 症状　腹部痞满胀痛，拒按，潮热，大便不通，并见口干引饮，手足濈然汗出，矢气频转，或下利清水，色纯青，腹部作痛，按之硬满，所下臭秽。苔焦黄起刺或焦黑燥热，脉沉实有力。

2. 病机分析　热结于内，腑气不通，不通则痛，故腹痛拒按，大便不通，矢气频转；实热积滞壅结肠胃，灼伤津液，故口干引饮，潮热，手足汗出；肠中实热积滞较甚，"热结旁流"，故下利清水。苔黄，脉沉实有力，均为实热之象。

（四）气滞腹痛

1. 症状　腹痛兼胀闷不舒，攻窜不定，痛引少腹，嗳气则舒，情绪急躁加剧，舌红苔白，脉弦。

2. 病机分析　气机郁滞，升降失司，故腹痛且胀；病在气分，忽聚忽散，故攻窜不定，痛引少腹；嗳气后使气机暂得疏通，故痛势稍减；若遇郁怒，肝气横逆，气聚为患，故痛势增重，脉弦为肝气不舒之象。

（五）瘀血腹痛

1. 症状　少腹积块疼痛，或有积块不疼痛，或疼痛无积块，痛处不移，舌质青紫，脉涩。

2. 病机分析　瘀血阻滞，阻碍气机，不通则痛，故无论积块之有无，而腹痛可见；瘀血入络，痹阻不移，故痛有定处，舌紫，脉涩，皆为瘀血之象。

（六）食滞腹痛

1. 症状　脘腹胀满疼痛，拒按，嗳腐吞酸，厌食呕恶，痛甚欲便，得大便痛减，或大便不通。舌苔厚腻，脉滑有力。

2. 病机分析　饮食不节或暴饮暴食，以致食积不化，肠胃壅滞，故腹痛、胀满拒按：胃失和降，浊气上逆，故厌食呕恶，嗳腐吞酸；食滞中阻欲得外泄，故得便痛减；传化失司，腑气不行，故大便不通。苔腻脉滑，均为食积内停之象。

五、治疗

（一）治疗原则

腹痛当分寒热虚实。实则攻之，虚则补之，热者寒之，寒者热之，滞者通之，积者散之。同时注意通补关系。"不通则痛"，为实证疼痛的病机，治当通利。除攻下法外，如温通、活血通络、理气散结等均属"通"的范畴。虚痛当补。

（二）治法方药

1. 寒实腹痛

（1）治法　温里散寒，理气止痛。

（2）方药　良附丸合正气天香散。方中高良姜、干姜、紫苏温中散寒，乌药、香附、陈皮理气止痛。若腹中雷鸣切痛，胸胁逆满，呕吐，为寒气上逆者，用附子粳米汤温中降逆；若腹中冷痛，周身疼痛，内外皆寒者，用乌头桂枝汤温里散寒；若少腹拘急冷痛，寒滞肝脉者，用暖肝煎暖肝散寒；若腹痛拘急，大便不通，寒实积聚者，用大黄附子汤以挥寒积；若脐中痛不可忍，喜温喜按者，为肾阳不足，寒邪内侵，用通脉四逆汤温通肾阳。

2. 虚寒腹痛

（1）治法　温中补虚，缓急止痛。

（2）方药　小建中汤。方中桂枝、饴糖、生姜、大枣温中补虚，芍药、甘草缓急止痛。尚可加黄芪、茯苓、人参、白术等帮助气健脾之力，加吴茱萸、干姜、川椒、乌药等助散寒理气之功；若产后或失血后，症见血虚者，可加当归养血止痛；食少，饭后腹胀者，可加谷麦芽、鸡内金健胃消食；大便溏薄者，可加芡实、山药健脾止泻；若寒偏重，症见形寒肢冷，肠鸣便稀，手足不温者，则用附子理中汤温中散寒止痛；腰酸膝软，夜尿增多者，加补骨脂、肉桂温补肾阳；若腹中大寒痛，呕吐肢冷者可用大建中汤温中散寒。

3. 实热腹痛

（1）治法　清热通腑。

（2）方药　大承气汤。方中大黄苦寒泄热，攻下燥屎；芒硝咸寒润燥，软坚散结；厚朴、枳实破气导滞，消痞除满，四味相合，有峻下热结之功。本方适宜热结肠中，或热偏盛者。若燥结不甚，大便溏滞不爽，苔黄腻，湿象较显者，可去芒硝，加栀子、黄芩、黄柏苦寒清热燥湿；若少阳阳明合病，两胁胀痛，大便秘结者，可用大柴胡汤；若兼食积者，可加莱菔子、山楂以消食导滞；病程迁延者，可加桃仁、赤芍以活血化瘀。

4. 气滞腹痛

（1）治法　疏肝解郁，理气止痛。

（2）方药　柴胡疏肝散。方中柴胡、枳壳、香附、陈皮疏肝理气，芍药、甘草缓急止痛，川芎行气活血。若气滞较重，胁肋胀痛者，加川楝子、郁金以助疏肝理气止痛之功；若痛引少腹睾丸者，加橘核、川楝子以理气散结止痛；若腹痛肠鸣，气滞腹泻者，可用痛泻要方以疏肝调脾，理气止痛；若少腹绞痛，阴囊寒疝者，可用天台乌药散以暖肝温经，理气止痛；肠胃气滞，腹胀肠鸣较着，矢气即减者，可用四逆散合五磨饮子疏肝理气降气，调中止痛。

5. 瘀血腹痛

（1）治法　活血化瘀。

（2）方药　少腹逐瘀汤。方中当归、川芎、赤芍等养血活血，蒲黄、五灵脂、没药、延胡索化瘀止痛，小茴香、肉桂、干姜温经止痛；若瘀热互结者，可去肉桂、干姜，加丹参、赤芍、丹皮等化瘀清热；若腹痛气滞明显者，加香附、柴胡以行气解郁；若腹部术后作痛，可加泽兰、红花、三棱、莪术，并合用四逆散以增破气化瘀之力；若跌仆损伤作痛，可加丹参、王不留行，或吞服三七粉、云南白药以活血化瘀；若少腹胀满刺痛，大便色黑，属下焦蓄血者，可用桃核承气汤活血化瘀，通腑泄热。

6. 食积腹痛

（1）治法　消食导滞。

（2）方药　枳实导滞丸。方中大黄、枳实、神曲消食导滞，黄芩、黄连、泽泻清热化湿，白术、茯苓健脾和胃尚可加木香、莱菔子、槟榔以助消食理气之力；若食滞较轻，脘腹胀闷者，可用保和丸消食化滞；若食积较重，也可用枳实导滞丸合保和丸化裁。

六、小结

腹痛可由多种病因引起，且相互兼杂，互为因果，共同致病，以寒热虚实为辨证纲领，以脏腑气机不利，经脉气血阻滞，脏腑经络失养为基本病机，以不通则痛为本。腹痛病位在腹，有脐腹、胁腹、小腹、少腹之分，病变脏腑涉及肝、脾、肾、膀胱、大小肠等，在辨证时应全面考虑病位、病机、脏腑、病因、经络等。腹痛的治疗原则总以"通"立法，并应根据寒热之轻重，虚实之多少，气血之浅深而辨证论治。

　　　　　　　　　　　　　　　　　　　　　　　　　　　　　　（刘志勇）

第三节　痞　满

一、临床诊断

（1）临床表现以胃脘痞塞，满闷不舒为主要症状，并有按之柔软，压之不痛，望无胀形的特点。

（2）起病缓慢，时轻时重，呈反复发作的慢性过程。

（3）发病常与饮食、情志、起居、寒温失调等诱因有关。

上消化道钡餐造影、胃液分析、纤维或电子胃镜检查、胃黏膜活检、B超、HP检测、奖便潜血试验等有助于本病的诊断。同时除外胃癌及肝胆胰疾病等其他病证中出现的痞满症状。应用上消化道钡餐造影检查可观察胃排空情况，有无胃下垂等；内镜检查以发现胃及十二指肠炎症、溃疡、糜烂、肿瘤等器质性病变。

二、病证鉴别

（一）痞满需与胃痛、鼓胀、胸痹鉴别，见表 5-3-1。

表 5-3-1　痞满与胃痛、鼓胀、胸痹的鉴别要点

	痞　满	胃　痛	鼓　胀	胸　痹
主症特点	自觉心下痞塞，胸膈胀满，触之无形，按之柔软，压之无痛	上腹胃脘部近心窝处疼痛	腹部胀大如鼓，皮色苍黄，脉络暴露	胸部疼痛，胸闷，短气，甚者胸痛彻背，喘息不得卧
病位	胃脘	胃脘	大腹	膻中或心前区
兼症	胸膈满闷，饮食减少，得食则胀，嗳气则舒	胀满，胃脘部压痛，嘈杂，泛酸，恶心呕吐	腹部胀满，按之腹皮绷急，乏力，纳差，尿少，出血	面色苍白、唇甲青紫、汗出肢冷
病机	中焦气机不利，脾胃升降失职	胃气郁滞，胃失和降	肝脾肾功能失调，气滞、血瘀、水停腹中	胸阳痹阻，心脉瘀阻，心脉失养
病理性质	虚、实或虚实夹杂	虚、实或虚实夹杂	本虚标实	本虚标实

（二）痞满需辨虚实，见表 5-3-2。

表 5-3-2　痞满辨虚实

	虚	实
病因病机	脾胃气虚，无力运化，或胃阴不足，失于濡养	外邪所犯，食滞内停，痰湿中阻，湿热内蕴，气机失调
主症	痞满不能食，或食少不化，大便溏薄，痞满时减，喜揉喜按	痞满能食，大便闭结痞满不减，按之满甚
舌象	舌淡苔白	舌红苔黄厚腻
脉象	脉虚无力	脉实有力

（三）痞满需辨寒热，见表 5-3-3。

表 5-3-3　痞满辨寒热

	寒	热
临床表现	痞满绵绵，得热则舒，口淡不渴，渴不欲饮痞满急迫，渴喜冷饮	
舌象	舌淡苔白	舌红苔黄
脉象	脉沉	脉数

三、病机转化

痞满以中焦气机不利，脾胃升降失职为基本病机。病位主要在胃，与肝、脾关系

密切。痞满的成因有虚实之分，实证由外邪入里，食滞内停，痰湿中阻，气机阻滞所致；虚由脾胃虚弱，中虚不运引起。

痞满病机转化主要有以下几种：一是虚实转化，实邪所以内阻，多为中虚不运，升降无力，反之，中焦转运无力，最易招致实邪的侵扰，两者常常互为因果。二是寒热转化，寒热之间可相互转化，亦可形成寒热错杂之证。三是各种病邪之间的转化，如食积、痰阻可致气滞，气滞日久，还可深入血分，形成复合或兼夹证候。

痞满日久不愈，气血运行不畅，脉络瘀滞，血络损伤，可见吐血、黑便，亦可产生胃痛、积聚或噎膈等变证。见图5-3-1。

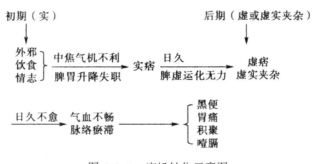

图 5-3-1　病机转化示意图

四、辨证论治

（一）治则治法

以调理脾胃升降、行气消痞除满为基本原则。治疗时宜标本兼顾，实者泻之，分别采用消食导滞，除湿化痰，理气解郁，清热祛湿等法；虚则补之，采用健脾益胃，补中益气，或养阴益胃等法。应注意：

（1）痞满常为虚实夹杂之候，治疗时常补消并用。

（2）痞满以中焦气机阻滞为本，在审因论治的同时，应辅以理气通导之剂，但不可过用香燥，以免耗伤津液，对于虚证，尤当慎重。

（3）病久见瘀血内停之征象时，可结合活血化瘀之品。

（二）分证论治

痞满有虚实之异，有邪者为实，无邪者为虚，因此首当辨别邪之有无。如伤寒表邪未解，邪气内陷，阻遏中焦所成之痞属有邪；食饮无度，积谷难消，阻滞胃脘所成之宿属有邪；情志不遂，气机郁滞，升降失调而成之痞属有邪。若脾胃气虚，运化无力，升降失司所成之痞，则属虚证。

痞满需辨虚实寒热。若痞满不能食，或食少不化，大便溏薄者为虚；痞满能食，大便闭结者为实。痞满时减，喜揉喜按者为虚；痞满不减，按之满甚者为实。痞满急迫，渴喜冷饮，苔黄，脉数者为热；痞满绵绵，得热则舒，口淡不渴，苔白，脉沉者属寒。

痞满的分证论治详见表5-3-4。

表 5-3-4　痞满分证论治简表

证候	治法	推荐方	常用加减
饮食内停	消食和胃 行气消痞	保和丸	食积较重，脘腹胀满者，加枳实、厚朴；食积化热，大便秘结者，加大黄、槟榔
痰湿中阻	除湿化痰 理气和中	二陈平胃汤	可加前胡、桔梗、枳实以助化痰理气；口苦、苔黄者，可用黄连温胆汤
湿热阻胃	清热化湿 和胃消痞	泻心汤合连朴饮	恶心呕吐者，加竹茹、生姜、旋覆花；纳呆不食者，加鸡内金、谷芽、麦芽
肝胃不和	疏肝解郁 和胃消痞	越鞠丸合枳术丸	气郁明显，加柴胡、郁金、厚朴；郁而化火，口苦而干加黄连、黄芩
脾胃虚弱	补气健脾 升清降浊	补中益气汤	脾阳不振，手足不温，加附子、干姜；湿浊较甚，舌苔厚腻，加制半夏、茯苓
胃阴不足	养阴益胃 调中消痞	益胃汤	津伤较重，加石斛、花粉；腹胀较重，加枳壳、厚朴花；食滞者，加谷芽、麦芽；便秘者，加火麻仁、玄参

（三）临证备要

痞满以中焦气机阻滞为本，在辨证论治的同时，须辅以理气通导之剂，但不可过用香燥，以免耗伤津液。见瘀血内停之征象时，可配以活血化瘀之品。对脾胃虚弱出现的纳呆食少、稍食即胀满不适、胃脘痞塞可选黄芪益气、白术健脾使中州得健，运化有权，黄芪、白术用量均小，一防峻补气滞助热，二防壅滞中焦影响脾胃升降、运化。血瘀热毒必以气滞为先，可选用砂仁、枳实、木香行中焦之气，恢复脾胃升降，助瘀血行散，三药芳香醒脾，可增加纳食。瘀血是癌前病变的重要发病环节，可选用丹参、莪术化瘀生新，使新留之瘀血得化，宿瘀得去，络脉气血运行正常。针对热毒内蕴，可选用白花蛇舌草、蒲公英清热解毒又不至于太过寒凉，还可抑杀幽门螺杆菌。珍珠粉生肌护膜，制酸止血。脾胃气滞甚加炒莱菔子理气；病久肝郁加川楝子、香橼、佛手疏肝；热毒甚加半枝莲清热解毒；瘀血重加桃红理血；气虚甚加太子参益气；病久阴伤加沙参、麦冬养阴。

（四）常见变证的治疗

1. 呕血或黑便　痞满日久不愈，气血运行不畅，脉络瘀滞，血络损伤，可见吐血、黑便，应积极救治。胃热壅盛，吐血色红或紫黯，口臭，便秘，舌红，苔黄腻者，治以泻心汤合十灰散加减；吐血色红或紫黯，口苦胁痛，心烦易怒，寐少梦多，烦躁，舌质红绛，脉弦数者，以龙胆泻肝汤加减；若属气虚血溢，血色黯淡，神疲乏力，心悸气短，面色苍白，舌质淡，脉细弱者，以归脾汤加减治疗。

2. 积聚　痞满日久不愈，气血运行不畅，脉络瘀滞，亦可产生积聚或噎膈等变证。痰气交阻证，情志抑郁时则加重，呕吐痰涎，口干咽燥，大便艰涩，舌质红，苔薄腻，脉弦滑，可辨证选用四七汤、温胆汤、导痰汤等加减治疗；若属瘀血内结，痛有定处，形体消瘦，肌肤枯燥，面色黯黑，舌质紫黯，脉细涩者，可用血府逐瘀汤加减；伴有口干咽燥，渴喜冷饮，大便干结，五心烦热。形体消瘦，肌肤枯燥，舌质红而干，或带裂纹，脉弦细数，以沙参麦冬汤加减；若腹中胀满，大便不通，胃肠热盛，可用大黄甘草汤泻热存阴；若病情发展，阴损及阳，脾胃之阳气衰微，饮食不下，泛吐清涎，精神疲惫，面浮足肿、腹胀便溏，舌淡苔白，脉细弱，以补气运脾汤或补中益气汤加减。

（五）其他疗法

1. 中成药治疗

（1）香连丸：清热化湿，理气和中。适用于痞满湿热阻胃证。

（2）参苓白术散：补脾益气，化湿止泻。适用于痞满脾胃虚弱证。

（3）保和丸：消食导滞。适用于痞满饮食内停证。

2. 推拿疗法　患者仰卧位，双膝屈曲，医生立患者右侧，左手重叠在右手上，在胃脘部按顺时针、逆时针方向各按摩 50 ～ 100 次，再用振动法按上述顺序反复 5 次，然后按中脘、气海、天枢，再按足三里、阳陵泉、三阴交。

3. 敷贴法

（1）木香、乳香、没药、五灵脂、蒲黄各 10g，共为细末，取药末适量，以温开水调如糊状，分别涂于胃脘部处及脐部，外用纱布固定。适用于瘀血停滞型。

（2）玄明粉 6g、郁金 12g、栀子 9g、香附 10g、大黄 6g 和黄芩 9g，共研细末，以水调如膏状，外敷胃脘部，盖以纱布，胶布固定。适用于热邪蕴胃型。

4. 敷脐疗法

（1）人参、附子、肉桂、炮姜各适量，共研为细末，以温开水调如膏状敷脐，每日换药 1 次，10 次为 1 疗程。

（2）沉香 30g、白术 45g、食盐适量，前两味药研为极细粉末。先用 75% 酒精棉球消毒神阙，趁湿填入药粉。另将食盐炒热，布包外熨。每天换药 1 次，10 次为 1 疗程。

五、名医经验

（一）董建华

治疗痞满主用通降，慎用开破。伤寒所致痞满，治宜宣泄；杂病所致病满，治宜辛通。病机总为气滞中焦，通降失司所致，治疗必须着眼于"通"字，"六腑以通为用"。通则不滞，不为胀为满。而通之之法、各有不同。而用药宜分上焦、中焦、下焦和气滞所属脏腑，还要区别药性的寒热温凉，用之才能恰当。痞胀病在上中焦，则用柴胡、郁金、降香、绿萼梅、八月札、路路通等；胀在中焦，多选陈皮、香橼皮、佛手、枳壳；胀在下焦，多取芍药、槟榔、川楝子、小茴香等。病在肝经，多取柴胡、娑罗子等。病在脾胃经则陈皮、大腹皮等。

（二）沈舒文

以半夏、黄连配积实，消痞散结治痞满。在半夏泻心汤、枳术丸的基础上取其核心配伍衍化而来，治疗脾胃虚弱，寒热互结之痞满。取半夏、黄连、枳实，作为配伍组药之核心，用于治疗慢性萎缩性胃炎寒热互结，脾胃气滞之胃脘痞满。若病发于脾胃气虚，见胃脘痞满，不思饮食，倦怠乏力者，常配香砂六君子汤。

以小陷胸汤配苏梗，开结降气治食管炎。反流性食管炎若胸骨后不适，胃脘痞满，反流，口苦，为痰热互结，胃气逆阻，用小陷胸汤配苏梗形成配伍组药开痰结、降胃气治疗。若胸骨后有灼热感，口干不欲饮，为胃阴不足，自拟滋胃汤（太子参、麦冬、石斛）以润为降，反酸配刺猬皮制酸和胃。

（三）栗德林

痞满治疗过程中，病程比较长，发展比较慢，病情经常反复，所以寒热错杂比较多，而且慢性萎缩性胃炎，表现的痞满症状更为严重和顽固。临床用半夏泻心汤治疗痞满寒热错杂证以及萎缩性胃炎甚多。方用半夏泻心汤加减，出现痞满、腹胀较重的，加枳壳、厚朴、大腹皮、炒莱菔子；恶心呕吐的，加竹茹、旋覆花；中焦虚寒、畏寒腹痛的，加制附子和吴茱萸；对下利湿邪较重，苔厚腻的，加茯苓、车前子；脘痞纳呆或者纳差的，用焦三仙、鸡内金。创制了延参健胃胶囊（人参、半夏、黄连、干姜、延胡索、黄芩、甘草），有效地治疗慢性萎缩性胃炎。寒热互用以和其阴阳，苦辛并进以调其升降，补泻兼施以顾其虚实，是其配伍特点。寒去热清，升降复常，则痞满可除、呕利自愈。

$$\cdots\cdots（刘志勇）$$

第四节　呕　吐

一、临床诊断

（1）以呕吐宿食、痰涎、水液或黄绿色液体，或干呕而无物为主症，一日数次或数日一次不等，持续或反复发作。

（2）常伴有脘腹不适，恶心纳呆，泛酸嘈杂等胃失和降之表现。

（3）起病或急或缓，常先有恶心欲吐之感，多由饮食、情志、寒温不适、嗅到不良气味等因素而诱发，也有由服用药物、误食毒物等所致者。

临床上可行电子胃镜、上消化道钡餐检查了解胃及十二指肠黏膜及蠕动功能的改变。若呕吐不止，伴有腹胀、矢气减少或无大便，应做腹部透视及腹部B超，以排除肠梗阻。若面色萎黄，呕吐不止，伴有尿少、浮肿，应及时检查肾功能，以排除肾衰竭、尿毒症所致呕吐。若暴吐呈喷射状，应行头颅CT或MRI检查以排除颅内占位病变。伴腹痛者也可行腹部B超，必要时结合血常规、血尿淀粉酶检查了解胆囊及胰腺的情况。呕吐不止者，需监测电解质，防止出现电解质紊乱。育龄期妇女应查尿妊娠试验排除早孕反应。

二、病证鉴别

（一）呕吐与反胃、噎膈相鉴别，见表5-4-1。

表5-4-1　呕吐与反胃、噎膈鉴别要点

	呕 吐	反 胃	噎 膈
起病特点	实证呕吐起病较急，虚证呕吐无一定规律	大多起病缓慢，病情反复	大多起病隐匿，进行性加重

续表

	呕　吐	反　胃	噎　膈
病因病机	胃失和降，胃气上逆	脾胃虚寒，胃中无火，不能腐熟水谷	内伤所致痰、气、瘀交结，食管狭窄或津伤血耗，食管失于濡润，饮食难下
主症	饮食、痰涎、水液等胃内之物从胃中上涌，自口中吐出	朝食暮吐，暮食朝吐，终至完谷尽吐出而始感舒畅，吐物为不消化的隔夜宿食	进食梗噎不顺或食不得入，或食入即吐，甚则因噎废食
病位	胃	胃	食管或贲门

（二）呕吐物的鉴别，见表 5-4-2。

表 5-4-2　呕吐物的鉴别

	呕吐物性状和气味
饮食停滞	呕吐物酸腐量多，气味难闻
胆热犯胃	呕吐苦水或黄水
肝热犯胃	呕吐酸水或绿水
痰饮中阻	呕吐物为浊痰涎沫
胃气亏虚	呕吐清水，量少

三、病机转化

　　呕吐的病机为胃失和降、胃气上逆。病变脏腑在胃，涉及肝、脾，其病理表现不外虚实两类，实证因外邪、食滞、痰饮、肝气等原因，导致胃气郁滞，失于通降，气逆作呕；虚证为脾胃气阴亏虚，运化失常，不能和降，又有阳虚、阴虚之别。一般初病多实。若呕吐日久，损伤脾胃，脾胃虚弱，可由实转虚。亦有脾胃素虚，复因饮食所伤，而出现虚实夹杂之证。暴病呕吐一般多属邪实，治疗较易，预后良好。若呕吐不止，饮食难进，易生变证，预后不良。见图 5-4-1。

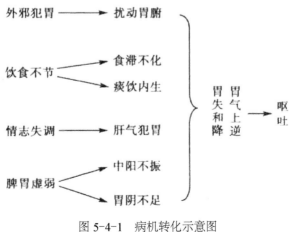

图 5-4-1　病机转化示意图

四、辨证论治

（一）治则治法

呕吐总的病机因胃气上逆所致，故治以和胃降逆为原则，结合具体证候辨证论治。偏于邪实者，治宜祛邪为主，邪去则呕吐自止，分别采用解表、消食、化痰、解郁等法。偏于正虚者，治宜扶正为主，正复则呕吐自愈，分别采用健运脾胃、益气养阴等法，辅以降逆止呕之药，最终实现正复、胃和、呕止之效。虚实兼夹者当审其标本缓急主次而治之。

（二）分证论治

呕吐分证论治应首辨虚实，实证呕吐多由外邪、饮食、情志所致，起病较急，病程较短，呕吐量多，甚则呕吐如喷，吐物多伴酸腐臭秽，或伴表证，脉实有力。虚证呕吐，常因脾胃虚寒、胃阴不足所致，起病缓慢，或见于病后，病程较长，吐物不多，酸臭不甚，呕吐无力，常伴有精神萎靡，倦怠乏力等虚弱证候，脉弱无力。其次要根据呕吐物特点辨别致病原因。呕吐的分证论治详见表5-4-3。

表5-4-3　呕吐分证论治简表

证候	治法	推荐方	常用加减
外邪犯胃	疏邪解表化浊和中	藿香正气散	脘胀嗳腐，加神曲、莱菔子；风邪偏重，寒热无汗者，加荆芥、防风
饮食停滞	消食导滞和胃止呕	保和丸	因肉食而吐者，重用山楂；因米食而吐者，加谷芽；因面食而吐者，重用莱菔子，加麦芽；因酒食而吐者，加蔻仁、葛花，重用神曲；因食鱼、蟹而吐者，加苏叶、生姜
痰饮内阻	温中祛痰和胃降逆	小半夏汤合苓桂术甘汤	脘闷不思饮食，加白蔻仁、砂仁；胸膈烦闷，口苦，失眠，恶心呕吐，可去桂枝，加黄连、陈皮
肝气犯胃	疏肝和胃降逆止呕	半夏厚朴汤合左金丸	心烦口渴，可加竹茹、黄芩、芦根；大便秘结者，可合用大柴胡汤
脾胃虚寒	温中健脾和胃降逆	理中汤	呕吐清水，四肢清冷，可加桂枝、附子；少气乏力，可合用补中益气汤
胃阴不足	滋阴养胃降逆止呕	麦门冬汤	五心烦热，加石斛、天花粉、知母养阴清热；便秘，加火麻仁、瓜蒌仁、白蜜

（三）临证备要

"止呕要药"——半夏　《金匮要略》治呕吐，有大小半夏汤。朱良春评价为："半夏生用止呕之功始着。"但在煎服方法上则需特别注意。半夏生用，入煎剂需单味先煎30分钟，至口尝无辣麻感后再下余药。若加入生姜同捣而后入药煎煮效果更好。

"食入即吐"专方——大黄甘草汤　《金匮要略·呕吐哕下利病脉证治》云："食入即吐者，大黄甘草汤主之。"方中仅用大黄9g、甘草6g两味药，治疗"食入即吐"之难治之症，每能收到很好的疗效。临床应用时重点抓住"食入即吐"这个主症，不必拘于热象之有无。

不可见吐止吐由于呕吐既是病态，又是祛除胃中病邪的保护性反应。因此遇到因伤食、停饮、积痰，或误吞毒物所致的欲吐不能吐或吐而未净者，应当因势利导，给予探吐，以助祛除病邪，不可一概采用止吐之法。

（四）常见变证的治疗

呕吐伴有呕血或伴有黑便时，应进一步检查，明确出血原因，可参照血证治疗。

（五）其他疗法

1. 中成药治疗

（1）藿香正气水：解表化湿，理气和中。适用于外感风寒、内伤湿滞所致的呕吐泄泻、发热恶寒、头痛身重、脘腹疼痛等症。

（2）越鞠保和丸：疏气解郁，和胃消食。适用于食积郁滞，湿浊内生，脘腹胀痛，呕吐，下痢等。

（3）香砂养胃丸：温中和胃。适用于胃阳不足，湿阻气滞所致不思饮食，呕吐酸水，胃脘满闷，四肢倦怠。

2. 针灸

（1）针刺或灸中脘、内关等穴。

（2）耳针可选胃、肝、交感、皮质下、神门等，用于神经性呕吐。

五、名医经验

徐景藩　胃病患者常出现呕吐，如由痰饮所致，其呕吐特点是：吐出多量液体，兼有未消化的食物，轻则数日一呕，重者每日呕吐。此由中焦阳气不振，水谷不归正化，水反为湿，湿停成饮。此症常见于胃、十二指肠球部溃疡而伴有幽门不完全性梗阻。凡有胃下垂者，尤易并发此疾。治疗常用小半夏汤合茯苓泽泻汤加减。茯苓和泽泻各用 20～30g。可加通草增强通利之功，加蜣螂以祛瘀通络，或再加红花活血以助其药力。一般服药数剂后，呕吐止而小溲增多，诸症亦随之而改善。治疗呕吐药物的煎服方法亦很重要。汤剂要浓煎，最好每剂药煎 2 次，合并浓缩成 150～200ml。待病人在吐后约 20～30 分钟温服，半小时内勿进食、勿饮水。服药后取右侧卧位，腰臀部稍垫高。如病人呕吐较频，可令其在服药前先嚼生姜片，舌上知辛辣后吐出姜渣，随即服药半匙，可防其吐出药液。或令病人嚼生姜，同时针刺内关穴。关于半夏与生姜二药，仲景治呕吐每以半夏为主要药物；生姜《千金方》誉之为治呕吐的"圣药"，半夏与生姜的药量多寡需根据病情，并参考配用药物的作用而确定。半夏煎煮时间宜长些。治呕吐用生姜一般为 10g，吐甚而胃寒盛者用 20～30g，煮时不宜过久，沸后 20 分钟即可。一般宜温服，如用量较大者，药宜稍冷服下。

（刘志勇）

第五节　噎　膈

一、临床诊断

（1）初起咽部或食管内有异物感，进食时有停滞感，继则咽下梗噎，甚至食不得入或食入即吐。

（2）常伴有胃脘不适，胸膈疼痛，甚则形体瘦，肌肤甲错，精神疲惫等。

（3）轻症患者主要为胸骨后不适，烧灼感或疼痛，食物通过有滞留感或轻度梗阻感，咽部干燥或有紧缩感。重症患者见持续性、进行性吞咽困难，咽下梗阻即吐，吐出黏液或白色泡沫黏痰，严重时伴有胸骨后或背部肩胛区持续性钝痛，进行性消瘦。

（4）病人常有情志不畅、酒食不节、年老肾虚等病史。

具备以上临床表现，结合起病形式、诱因、年龄即可诊断噎膈。结合影像学检查(上消化道钡餐 X 线或食管镜检) 可明确诊断。

上消化道钡餐 X 线检查可显示食管或贲门部痉挛、狭窄、肿瘤等病变。食管镜检作组织病理活检，或食管脱落细胞检查，可明确病变部位及性质。

二、病证鉴别

（一）噎膈需与反胃相鉴别，见表 5-5-1。

表 5-5-1　噎膈与反胃鉴别要点

	噎　膈	反　胃
基本病机	痰、气、瘀互结于食管，阻塞食管、胃脘	阳虚有寒，难于腐熟
症状	吞咽困难，初无呕吐，后期格拒，阻塞不下，食入即吐	饮食能顺利下咽到胃，但经久复出，朝食暮吐，暮食朝吐
病情	重	轻
预后	不良	良

（二）噎膈需与梅核气相鉴别，见表 5-5-2。

表 5-5-2　噎膈与梅核气鉴别要点

	噎　膈	梅核气
共同点	均有咽中梗塞不适的症状	
病因	有形之痰、气、瘀阻结于食管	无形之痰、气阻于咽喉
症状	饮食咽下梗塞，甚则食不得入	自觉咽中如有物梗阻，吐之不出，咽之不下，但饮食咽下顺利

三、病机转化

噎膈的发生，以饮食因素较为多见，与情志以及久病年老亦有关，致使气、痰、瘀互结，阻于食道，而使食管狭窄。病位在于食道，属胃气所主，故其病变脏腑关键在胃，又与肝、脾、肾有密切关系，因三脏与胃、食道皆有经络联系，脾为胃行其津液，若脾失健运，可聚湿生痰，阻于食道。胃气之和降，赖肝之条达，若肝失疏泄，则胃失和降，气机郁滞，甚则气滞血瘀，食管狭窄。中焦脾胃赖肾阴、肾阳的濡养和温煦，若肾阴不足，失于濡养，食管干涩，均可发为噎膈。病理性质总属本虚标实。病初以标实为主，为痰气交阻于食道胃腑，故吞咽时梗噎不顺，格塞难下；继则痰、气、瘀三者交互搏结，胃之通降阻塞，饮食难下；久则气郁化火，或瘀痰生热，伤阴耗液，病情由标实转为正虚，而以津亏热结为主。如阴津日益枯槁，胃失儒养；或阴损及阳，脾肾阳气衰败，痰气郁结倍甚，病人晚期，证情危重。见图5-5-1。

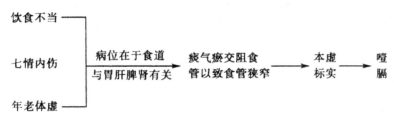

图 5-5-1　病机转化示意图

四、辨证论治

（一）治法

噎膈初起以标实为主，重在治标，以理气、化痰、消瘀为法，并可少佐滋阴养血润燥之品。后期以正虚为主，重在扶正，以滋阴养血，益气温阳为法，也可少佐理气、化痰、消瘀之药。在临床上还应注意治标当顾护津液，不可过用辛散香燥之品；治本应保护胃气，不宜多用滋腻之品。

（二）分证论治

噎膈属于"内科四大证"，临床上分痰气交阻、津亏热结、瘀血内结、气虚阳微四种证候。详见表5-5-3。

4-5-3　噎膈病分证论治简表

证候	治法	推荐方	常用加减
痰气交阻	开郁化痰润燥降气	启膈散	嗳气呕吐明显者，加旋覆花、代赭石；泛吐痰涎甚多者，加半夏、陈皮；大便不通者，加生大黄、莱菔子
津亏热结	滋养津液泻热散结	五汁安中饮合沙参麦冬汤	胃火炽盛，格拒不入，用黄芩、黄连、栀子、竹茹、枇杷叶、芦根、天花粉；肠腑失润，大便干结，坚如羊矢者，加火麻仁、全瓜蒌
瘀血内结	破结行瘀滋阴养血	通幽汤	瘀阻显著者，加三棱、莪术、炙穿山甲；呕吐痰涎加莱菔子、生姜汁；气虚加党参、黄芪
气虚阳微	温补脾肾益气回阳	补气运脾汤	呕吐不止者，加旋覆花、代赭石；阳伤及阴，口干咽燥，形体消瘦，大便干燥者，可加石斛、麦冬、沙参；肾阳虚明显，加鹿角胶、肉苁蓉

（三）临证备要

本病治疗，除根据具体病情立法用药外，还必须注意顾护津液及胃气。疾病初期，阴津未必不损，故治疗当顾护津液，辛散香燥之药不可多用，以免生变。后期津液枯槁，阴血亏损，法当滋阴补血。但滋腻之品亦不可过用，当顾护胃气，防滋腻太过，有碍于脾胃，胃气一绝，则诸药罔效。所以养阴，可选用沙参、麦冬、天花粉、玉竹等，慎用生地黄、熟地黄之辈，以防腻胃碍气，并配合生白术、生山药、木香、砂仁等健脾益气，芳香开胃。

早期诊断，确定病性，选择治法。噎膈的病变范围较广，故应及早做相关检查，明确疾病的性质。食管痉挛属于功能性疾病，治疗以调理气机、和胃降逆为主。食管炎、贲门炎属于炎症性疾病，治予理气和胃，清热解毒之法。食管癌、贲门癌则为恶性肿瘤，早期无转移及严重并发症，应积极采用手术治疗，配合中药益气扶正、化痰活血、解毒散结。因为疾病性质不同，治疗方法不同，预后转归也不同，须把握病性，采用相应的治疗方法，提高临床疗效。

（四）其他疗法

1. 中成药治疗

（1）噎膈丸：补益肺肾，润燥生津，通咽利膈。适用于津亏热结证。

（2）消癌平丸：益气破瘀，解毒散结。适用于瘀血内结证。

2. 针灸推拿

（1）针灸：适于噎膈各证型应用，起到理气、化痰、消瘀的作用。针对痰气交阻证患者，泻法针刺内关、肝俞、期门、丰隆、中脘、公孙以解郁顺气、和胃化痰，开利食道。津亏热结证患者需针用补法刺三阴交、阴陵泉、足三里、内庭、太溪、膻中以滋养津液、泻热散结。瘀血内结证针用泻法或平补平泻法针刺膈俞、血海、三阴交、足三里，服药即吐加内关。气虚阳微证补法针脾俞、肾俞治本，补脾益肾。灸气海、关元，补元气，助元阳。

（2）穴位注射：膈俞、足三里、太冲。选用生理盐水、阿托品、维生素等注射液，每次 2～3 穴，每穴 0.5～1ml，每日 1 次。或用少量抗癌药物。

3. 预后护理　因疼痛难忍，咽下困难者，可给服 1% 普鲁卡因溶液，每次 10ml（注意有无过敏反应），以缓解症状，便于进食。估计患者可能发展至滴水不下时，宜早日插入软胃管保证饮食入胃。饮食宜细软、多汁，可选用乳类、蛋类、肉糜、碎菜等，禁忌辛辣、煎烤及烟酒刺激之品。晚期患者可采用胃造瘘术，由胃瘘补给营养。

五、名医经验

（一）张泽生

认为噎膈之因多与忧思恼怒，酒食不节有关。其认为，纯用草木之品，难以见功，药饵外更须注意内观静养，忌辛辣，远烟酒，戒郁怒。噎膈属于气火偏甚者有之，属于阴凝者亦不少；亦有阴伤及阳者，多见于本证的后期。故对本证的辨治，应全面分析，权衡轻重为法。治疗噎膈，急者开其道，化痰、理气、行瘀、降火以治其标，缓则甘凉懦润，和胃降逆或甘温益气，斡旋中阳以治其本。正气尚强，攻其邪，正气虚弱，则功补兼施或攻补间用。

（二）董建华

善用通降法治疗食管炎、贲门失弛缓症、食管神经官能症等病变引起噎膈。其认为噎膈初期病机多由痰气交阻，食道不利，闭塞胸膈。治宜理气和胃，化痰降逆，开郁畅膈a常用药物有清半夏、陈皮、苏梗、香附、全瓜蒌、竹茹、枳壳、丁香、佛手等。湿热内结，日久化火生痰亦可致噎膈。治宜化痰降气，清热泻火。常用药物有瓜蒌、竹茹、海浮石、黄芩、山栀、芦根、橘皮、清半夏、枳壳等。其对噎膈病变过程认为是"必有瘀血顽痰逆气阻隔胃气"，临床症见吞咽梗阻，胸膈刺痛，痛处固定，呕吐痰涎，肌肤甲错，面色灰黯，舌黯青紫，脉细涩。治宜化瘀祛痰，力气散结，和胃通降。常用药物有海浮石、全瓜蒌、竹茹、丹参、赤芍、当归、旋覆花、苏梗、枳壳等。噎膈之证病位在食道，虽属胃气所主，但与肺脏有关，病理上肺胃受损，相互影响。痰气阻滞，郁久化热，肺胃热盛，闭阻胸膈，食道失润。临床上常从肺胃同治，清降并用治疗本型病证。

　　　　　　　　　　　　　　　　　　　　　　　　　　　　　　　　（荆丰德）

第六节　呃　逆

一、临床诊断

（1）以气逆上冲，喉间呃呃连声，声短而频，不能自止为主症，其呃声或高或低，或疏或密，间歇时间不定。

（2）常伴有胸膈痞闷，脘中不适，情绪不安等症状。

（3）多有受凉、饮食不调、情志不畅等诱发因素，起病多较急。

呃逆诊断以临床表现为主，诊断并不困难，但必要时可行胃肠钡剂 X 线透视、内镜检查、肝肾功能及 B 超、CT 检查，有助于进一步明确诊断。

二、病证鉴别

呃逆与干呕、嗳气相鉴别，见表 5-6-1。

表 5-6-1　呃逆与干呕、嗳气鉴别要点

	呃　逆	干　呕	嗳　气
主症特点	喉间呃呃连声，声短而频，不能自制	有声无物的呕吐	沉缓嗳气声，常伴酸腐气味，食后多发，即"饱食之气"
病因病机	胃气上逆动膈，喉间气逆，发出呃呃之声	胃气上逆冲咽而出，发出呕吐之声	胃气上逆冲咽，发出沉缓嗳气之声
病位	膈	胃肠	胃肠

三、病机转化

呃逆总由胃气上逆动膈而成。病位在膈，病变关键脏腑在胃，并与肺、肝、肾、脾有关。手太阴肺之经脉，还循胃口，上膈、贯肺，且膈位于肺、胃之间，肺胃气逆，可致膈间气机不利，逆气上出于喉间，而生呃逆；肺胃之气的和降尚有赖于肾气摄纳

功能的正常，若久病及肾，肾失摄纳，则肺胃之气不能顺降，上逆动膈发为呃逆；气机调畅与否还赖于肝之条达，若肝气怫郁，横逆犯胃，气逆动膈；或脾失健运，痰饮湿浊内停，胃气被遏，气逆动膈，均成呃逆。见图 5-6-1。

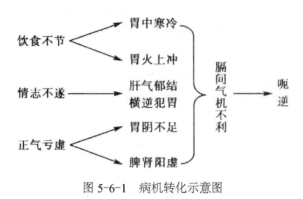

图 5-6-1　病机转化示意图

四、辨证论治

（一）治则治法

呃逆一证，以理气和胃、降逆平呃为基本治法。平呃要分清寒热虚实，分别施以祛寒、清热、补虚、泻实之法，并辅以降逆平呃之剂，以利膈间之气。对于重危病证中出现的呃逆，急当大补元气，救护胃气。

（二）分证论治

呃逆治疗要首辨虚实，再辨寒热；如呃逆声高，气涌有力，连续发作，多属实证；呃逆时断时续，气怯声低乏力，多属虚证。呃声洪亮，冲逆而出，多属热证；呃声沉缓有力，得寒则甚，得热则减，多属寒证。呃逆的分证论治详见表 5-6-2。

表 5-6-2　呃逆的分证论治简表

证候	治法	推荐方	常用加减
胃中寒冷	温中散寒降逆止呃	丁香散	寒气较重，脘腹胀痛，加吴茱萸、肉桂；寒凝食滞，脘闷嗳腐，加莱菔子、槟榔；气逆较甚，呃逆频作者，加刀豆子、旋覆花、代赭石
胃火上逆	清热和胃降逆止呃	竹叶石膏汤	便秘，加大黄、枳实、厚朴；胃气不虚，可去人参，加柿蒂、竹茹
气机郁滞	顺气解郁和胃降逆	五磨饮子	肝郁明显，加香附、郁金；心烦口苦，加栀子、黄连
脾胃阳虚	温补脾胃和中降逆	理中丸	寒甚者，加附子；呃声难续，气短乏力，中气大亏，可用补中益气汤；病久及肾，肾失摄纳，腰膝酸软，呃声难续者，可用金匮肾气丸、七味都气丸
胃阴不足	益气养阴和胃止呃	益胃汤合橘皮竹茹汤	咽喉不利，加石斛、芦根；神疲乏力，加西洋参、山药

（三）临证备要

治疗呃逆勿忘宣通肺气　手太阴之脉还循胃口，上膈，属肺。肺胃之气又同主于

 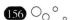

降，故两脏在功能上相互促进，在病理变化时亦互为影响。膈居肺胃之间，当致病因素乘袭肺胃之时，易使膈间之气不畅，而发呃逆。《内经》中早有取嚏使肺及膈间之气通，以助胃气复降的治法。《医部全录·呃门》陈梦雷注："阳明所受谷气，欲从肺而表达，肺气逆还于胃，气并相逆，复出于胃，故为哕。以草刺鼻，取嚏以通肺，肺气疏通，则谷气得以转输而哕逆止矣。"故治疗呃逆一定要注意治肺。

顽固性呃逆勿忘活血　呃逆一证，总由胃气上逆动膈而成，故临床治疗时总以理气、降气为法。但久病及瘀，由于气为血帅，久呃气机不畅日久，必影响血运而生瘀血。所以临床治疗久治不愈的顽固性呃逆，除理气和胃，降逆平呃之外，还需加以活血祛瘀，如逐瘀汤之属，亦可少佐通络之品，如地龙、蜈蚣等。

（四）常见变证的治疗

呃逆之证，轻重预后差别极大，偶然性呃逆，大都病情轻浅，只需简易治疗，可不药而愈。持续性呃逆，则服药可使渐平。若慢性虚弱性疾病，出现呃逆者，每为病势转向严重的表现。尤其是重病后期，正气甚虚，呃逆不止，呃声低微，气不得续，饮食不进，脉沉细伏，多属胃气将绝，元气欲脱的危候，极易生变，可参照脱证及时救治。

（五）其他疗法

1. 针灸按摩

（1）针刺足三里、内关、膈俞或指压攒竹穴。

（2）耳针可选胃、交感、神门等穴。

（3）按摩合谷、人迎、翳风、天突，任选一穴。

2. 外治法

（1）取嚏法：用胡椒粉刺激使打喷嚏。

（2）导引法：口含温开水，手指按塞耳鼻，然后吞咽温开水，稍等片刻放开手指，如一次不效，可行 2～3 次。

（3）深吸气后屏气法：患者深吸气后迅速用力屏气，然后缓缓呼气即可。此法可反复使用，多用于由精神刺激和进食过快引发者。

（4）按压眼球法：患者闭目，术者将双手梅指置于患者双侧眼球上，按顺时针方向适度揉压眼球上部，直到呃逆停止。青光眼、高度近视患者忌用，心脏病患者慎用。

五、名医经验

单兆伟　呃逆的病机主要为胃失和降、胃气上逆动膈。脾升胃降，升降相因，脾气不升可引起胃气不降，同样胃失和降亦可影响脾的功能。治疗呃逆，尤其是久治不愈的顽固性呃逆，应始终注意通降胃气，同时宜稍佐升提脾气之品。呃逆还与肺气的宣通有密切的联系，故常加入宣肺之桔梗、杏仁等宣通肺气，同时配伍代赭石、旋覆花、陈皮、厚朴花等，以降上逆之胃气。其中也寓"升"之意，如此降中有升，升降相因，则逆气可降。

（荆丰德）

第六章　常见肝胆疾病

第一节　中　风

中风又名卒中，是由于阴阳失调，气血逆乱，上犯于脑所引起的以突然昏仆，不省人事，半身不遂，口舌㖞斜，言语不利，偏身麻木为主要表现的一类病证。轻者可无昏仆而仅有半身不遂，口舌㖞斜，言语不利等症状。本病多见于中老年人，四季均可发病，但以冬春两季为高发季节，是一种发病率高，病死率高，致残率高，复发率高，严重危害中老年人健康的疾病。

《内经》没有中风病名，但载有与中风表现相关的不同名称，昏迷者称为"仆击"、"大厥"、"薄厥"，半身不遂者称为"偏枯"、"偏风"、"风痱"，言语不利者称为"瘖"，其论述与中风症状表现十分相似。汉代张仲景《金匮要略》首先提出"中风"之名，确立"内虚邪中"论，对其病因、病机、证候进行了系统论述。并根据病情轻重分中络、中经、中腑、中脏等四证，治疗上主张驱散风邪，补益正气。如《金匮要略·中风历节病脉证治》云："寸口脉浮而紧，紧则为寒，浮则为虚；寒虚相搏，邪在皮肤；浮者血虚，络脉空虚；贼邪不泄，或左或右；邪气反缓，正气即急，正气引邪，㖞僻不遂。邪在于络，肌肤不仁；邪在于经，即重不胜；邪入于腑，即不识人；邪入于脏，舌即难言，口吐涎。"其理论为后世对本病的发展和认识奠定了基础。

在病因学上，唐宋以前多以"内虚邪中"虚立论，因而在治疗上一般多采用疏风祛邪、补益正气为主。唐宋以后，众多医家对中风病的病因有了新的认识，多以"内风"立论，可谓是中风病因学说的一大突破。尤其是金元时代的学术争鸣，是中风病因学说的重要转折点。但对引起内风的原因，则各持己见。刘完素认为中风是由肾水不足，心火暴盛，水不制火所致。他在《河间六书·素问玄机原病式·火类》云："中风瘫痪者，非谓肝木之风实甚而卒中也，亦非外中于风尔，由乎将息失宜，而心火暴甚，肾水虚衰，不能制之，则阴虚阳实，而热气怫郁，心神昏冒，筋骨不用而卒倒无所知也。"李杲认为中风是形盛气衰，本气自病。如《医学发明·中风有三》云："中风者，非外来之风邪；乃本气自病也。凡人年逾四旬，多有此疾。"朱震亨则主张"湿痰生热"，如《丹溪心法·论中风》云："按《内经》已下，皆谓外中风邪……东南之人，多是湿土生痰，痰生热，热生风也。"王履从病因学角度将中风分为"真中风"和"类中风"两种，他在《医经溯洄集·中风辨》指出："因于风者，真中风也，因于火、因于气、因于湿者，类中风而非中风也。"明清以后，对中风的认识进一步深入，新的见解不断出现。"内风"致病的观点日趋形成，明代张景岳认为中风与外风无关，而提出"非风"

之说，立"内伤积损"的论点。他在《景岳全书·杂证谟·非风》云："非风一证，即时人所谓中风证也。此证多见卒倒，卒倒多由昏愦，本皆内伤积损颓败而然，原非外感风寒所致。"同代医家李中梓将中脏腑分为闭证与脱证。如《医宗必读·总论》云："凡中风昏倒……最要分别闭与脱二证明白。如牙关紧闭，两手握固，即是闭证……若口开心绝，手撒脾绝，眼合肝绝，遗尿肾绝，声如鼾肺绝，即是脱证。"仍为现在临床所用。清代叶天士创"肝阳化风"学说，如《临证指南医案·中风》云："内风乃身中阳气之变动，肝为风脏，固精血衰耗，水不涵木，木少滋荣，故肝阳偏亢，内风时起。治以滋液息风，濡养营络，补阴潜阳，如虎潜、固本、复脉之类是也。"王清任则以气虚血瘀立论，创补阳还五汤治疗中风偏瘫，至今仍为临床广为使用。晚清及近代医家张伯龙、张山雷、张锡纯等医家总结前人经验，进一步探讨发病机制，张锡纯倡导"衷中参西"，在对疾病的认识上接受不少西医思想。他在《医学衷中参西录》中指出中风有脑充血和脑贫血两种，并指出脑贫血与脑充血是相反的，认为本病乃肝阳化风，气血并逆，直冲犯脑所致，至此，对中风的病因病机的认识及其治疗日臻完善。

总之，中风的理论源于《内经》，成形于《金匮要略》，发展于金元时期，成熟于明清。近年来对中风病的预防、诊断、治疗、康复、护理等方面进行了探讨与研究，取得了较好的成效。

西医学的急性脑血管疾病出现中风表现者，可参照本篇辨证论治。

一、病因病机

中风的发生多由于在患者年老体衰，内伤积损的基础上，复因情志过极，饮食不节，劳欲过度，致使机体阴阳失调，气血逆乱，血瘀于上，瘀阻脑脉，血行阻滞，或血不循脑脉，血溢于脑，脑失濡养而形成本病；或阴亏于下，肝阳暴张，阳化风动，血随气逆，挟火挟痰，横窜经络，蒙蔽清窍，从而发生卒然昏仆，半身不遂等危重证候。

（一）年迈体弱，内伤积损

《内经》云："年四十而阴气自半，起居衰矣。"《杂病源流犀烛·中风源流》亦云："人至五六十岁，气血就衰，乃有中风之病。"至李东垣也指出："凡人年逾四旬，气衰之际，或忧喜忿怒，伤其正气，多有此疾，壮岁之时，无有也"说明年老正气衰弱是发病的主要因素，患病年龄多在40岁以后。年老气血亏虚，内伤积损，或纵欲伤精，或久病气血耗伤，或劳倦过度，使气血更衰，气虚则血行不畅，脑脉瘀阻；阴血虚则阴不制阳，风阳动越，挟气血痰火上冲于脑，豪蔽清窍而发病。

（二）情志过极，化火生风

《素问·生气通天论》云："大怒则形气绝，而血菀于上，使人薄厥。"《素问玄机原病式·火类》云："多因喜怒思恐悲五志有所过极而卒中者，由五志过极，皆为热甚故也。"七情失调，肝气郁滞，气血滞流，瘀阻脑脉；或素体阴虚，水不涵木，复因情志所伤，肝阳暴胀；或五志过极，心火暴盛，风火相煽，血随气逆，上扰元神，神明不用而发病。

（三）痰浊内生，化热生风

《素问·通评虚实论》说："仆击、偏枯……肥贵人则膏粱之疾也。"《丹溪心法·中风》也指出："湿土生痰，痰生热，热生风也。"《临证指南医案·中风》亦说："平昔酒肉，助热动风为病。"说明饮食不节也是发生中风的主要原因。如过食膏粱厚味，脾失健运，气不化津，反聚湿生痰，痰郁化热；或肝木素旺，木旺乘土，致脾不健运，内生痰湿；或肝火内热，炼津成痰，痰热互结，风阳夹痰而横窜经络，上蒙清窍，发为本病。

（四）气候骤变，气血阻滞

在年老体弱，气血亏虚，痰湿内聚，阴阳失调的基础上，由于气候骤变，外风入中，特别是冬春季节，寒使血凝，气血运行不畅，脑脉痹阻，元神失养而发病。

综上所述，中风病的病因是由于脏腑功能失调，正气虚弱，情志过极，劳倦内伤，饮食不节，气候骤变等几个方面致瘀血阻滞，痰热内生，心火亢盛，肝阳暴亢，风火相煽，气血逆乱，上冲于脑而形成本病。其病位在脑，与心、肝、脾、肾密切相关。其病机归纳起来不外虚（阴虚、气虚、血虚）、火（肝火、心火）、风（肝风）、痰（风痰、湿痰、热痰）、气（气逆）、瘀（血瘀）六端。此六端常相互影响，相互作用，合而为病。其病性为本虚标实，上盛下虚，在本为肝肾阴虚，气血虚弱；在标为风火相煽，痰湿壅盛，气逆血瘀。而阴阳失调，气血逆乱，上犯清窍为中风病基本病机。

二、诊断

（1）以半身不遂，口舌㖞斜，舌强言蹇，偏身麻木，甚则神志恍惚、迷蒙、神昏、昏愦为主症。

（2）发病急骤，有渐进发展过程，发病前多有头晕头痛，肢体麻木等先兆。

（3）常有年老体衰、劳倦内伤、嗜好烟酒、膏粱厚味等因素，每因恼怒、劳累、酗酒、气候骤变等诱发，年龄多在 40 岁以上。

三、相关检查

（1）头颅 CT、磁共振检查为首选，有助于诊断。

（2）必要时进行脑脊液、眼底检查。

四、鉴别诊断

（一）痫病

痫病为一发作性疾病，亦有卒然昏仆，不省人事之证候，但伴四肢抽搐，口吐涎沫，目睛上视，口中发出异样怪叫声，醒后如常人，无半身不遂，口舌㖞斜，言语不利等症，有反复发作史，每次发作症状相似，发病以青少年居多。

（二）厥证

厥证昏迷、不省人事的时间一般较短，多伴见面色苍白，四肢厥冷，一般移时苏醒，醒后无半身不遂，口舌㖞斜，失语等后遗症。

（三）痉证

痉证以四肢抽搐，项背强急，甚至角弓反张为特征，或见昏迷，但无口舌㖞斜，半身不遂，言语不利等症。

（四）口僻

口僻以口眼㖞斜，口角流涎，言语不清为主症，常伴外感表证或耳背疼痛，多由正气不足，风邪入中经络，气血痹阻所致，并无半身不遂，舌㖞斜之症。

（五）痿病

痿病有肢体瘫痪，活动无力，中风后半身不遂日久不能恢复者，亦可见肌肉瘦削，筋脉弛缓，两者区别在于痿病起病缓慢，以双下肢瘫痪或四肢瘫痪，或肌肉萎缩，或见筋惕肉；而中风肢体瘫痪多起病急骤，多以偏瘫为主，痿病起病时多无神昏，中风常有不同程度的神昏。

五、辨证论治

（一）辨证要点

1. 辨中经络与中脏腑　中风依有无神志障碍、病情轻重而分为中经络、中脏腑两大类。中经络者无神昏，意识清楚而仅见半身不遂，口舌㖞斜，言语不利，偏身麻木；中脏腑者突然昏仆，不省人事，或神志恍惚，迷蒙而伴见半身不遂，口舌㖞斜。中经络者病位浅，病情相对较轻，中脏腑者病位深，病情较重，但二者常可互相转变，临床要特别警惕中经络向中脏腑发展。

2. 辨分期　中风病的病程分为急性期、恢复期、后遗症期三个阶段。急性期指发病后2星期以内，中脏腑可至1个月；恢复期指发病2星期后或1个月至半年以内；后遗症期指发病半年以上者。根据不同病期，针对各期不同的病机特点，分别辨证施治及调护，有利于疗效的提高。

3. 辨闭证与脱证　中脏腑有闭证、脱证之分，闭证属实，乃邪气内闭清窍，症见神昏，牙关紧闭，口噤不开，两手握固，肢体强痉，大小便闭。闭证又当分阳闭与阴闭。阳闭者症见面赤身热，气粗口臭，躁扰不宁，舌苔黄腻，脉弦滑而数；阴闭者症见面白唇暗，静卧不烦，四肢不温，痰涎壅盛，舌苔白腻，脉沉滑缓。脱证属虚，乃阳气外脱，阴阳即将离决之候，症见昏愦无知，目合口开，鼻鼾息微，手撒肢软，二便自遗，汗出肢冷，脉微细欲绝。闭证多见于中风骤起，脱证则多由闭证恶化转变而成，病势危笃，预后凶险。

4. 辨病势顺逆　中风一病，起病急骤，病变迅速，变证多端，容易出现各种危重之候，临床应密切观察病情，随时掌握病势趋向，及时采取相应对策。中经络与中脏腑之间可相互转化，中脏腑者神志逐渐转清，半身不遂，口舌㖞斜等症有所改善，病情向中经络转化，病势为顺；中经络者若渐出现神志迷蒙或昏愦不知，为向中脏腑转化，病势为逆。对中脏腑患者应注意其神志及瞳神的变化，若神昏渐重，瞳神大小不等，甚至呕吐、项强，或见呃逆频频，或四肢抽搐不已，均为正虚而邪气深入，病势为逆；若见呕血证，戴阳证，或见背腹骤热而四肢厥逆者，为病向脱证发展，病势为逆，病情危重，预后极差。

（二）治疗原则

分急性期、恢复期、后遗症期三个阶段治疗。急性期标实症状突出，应以急则治其标，损其偏盛为原则，常用平肝息风，清热涤痰，化痰通腑，活血通络，醒神开窍等法。闭证治以祛邪开窍醒神，脱证治以益气回阳、扶正固脱。至于内闭外脱，又当醒神开窍、扶正固本兼用。恢复期的治疗应标本兼顾，急性期过后，病情暂趋稳定，此时既有标实的表现，又有本虚的表现，标实以风痰瘀血阻络为主，本虚以阴虚、气虚为主，多以益气活血、健脾化痰、滋阴降火息风为主。后遗症期多以本虚表现为主，正虚已现，以缓则治其本为原则，多以补益气血，滋补肝肾为法。对于瘫痪肢体、语言不利或失语的康复治疗，除昏迷患者外，提倡早期配合针灸、按摩及其他康复治疗。

（三）分证论治

1. 中经络

（1）肝阳暴亢

1）主症　半身不遂，肢体强痉，偏身麻木，口舌㖞斜，言语不利。

2）兼次症　眩晕头胀痛，面红目赤，心烦易怒，口苦咽干，便秘尿黄。

3）舌脉　舌红或绛，苔黄或燥；脉弦或弦数有力。

4）分析　素体肝旺，或情志不畅，肝郁化火，致肝阳骤亢，阳化风动，夹痰走窜经络，脉络瘀阻，致半身不遂，肢体强痉，偏身麻木，口舌㖞斜，言语不利；风阳上扰清窍，则见头晕头胀痛，面红目赤，肝火扰心则心烦易怒，肝经郁热则见口苦咽干，便秘尿黄；舌红或绛，苔黄或燥，脉弦或弦数有力，均为肝阳上亢、肝经实火之象。

5）治法　平肝潜阳，泻火息风。

6）方药　天麻钩藤饮。方中天麻、钩藤平肝息风；生石决明镇肝潜阳；川牛膝引血下行；黄芩、山栀子清肝泻火；杜仲、桑寄生补益肝肾；茯神、夜交藤养血安神；益母草活血利水。心燥，口干，五心烦热者属热盛伤津，可酌加女贞子、何首乌、生地黄、山茱萸以滋阴柔肝；心中烦热甚者加生石膏、龙齿以清热安神；痰多，言语不利较重者为痰阻清窍，可加胆南星、竹沥、石菖蒲等以清热化痰；若舌苔黄燥，大便干结不通，腹胀满者，为热盛腑实，宜加大黄、芒硝、枳实等以通腑泄热。

（2）风痰阻络

1）主症　半身不遂，口舌㖞斜，言语不利，肢体拘急或麻木。

2）兼次症　头晕目眩。

3）舌脉　舌质暗红，苔白腻或黄腻；脉弦滑。

4）分析　素体痰湿内盛，或嗜食肥甘厚味，致中焦失运，聚湿生痰，痰郁化热，热极生风，风痰互结流窜经络，血脉痹阻，气血不通故见半身不遂，口舌㖞斜，言语不利，风痰阻于经络，经络不畅，气血不濡经脉故肢体拘急或麻木；痰阻中焦，清阳不升，则见头晕目眩；舌苔白腻，脉弦滑，为痰湿内盛之象，痰湿化热见苔黄腻，舌质暗为兼有瘀血。

5）治法　化痰息风通络。

6）方药　化痰通络汤。方中半夏、茯苓、白术健脾燥湿；胆南星、天竺黄清热化痰；天麻平肝息风；香附疏肝理气；丹参活血化瘀；大黄通腑泄泻。全方合而有化痰息风通络之功。若眩晕甚者，可酌加全蝎、钩藤、菊花以平肝息风；若瘀血明显者，可加桃仁、红花 0、赤芍以活血化瘀；若烦躁不安，舌苔黄腻，脉滑数者，可加黄芩、栀子以清热泻火。

（3）痰热腑实

1）主症 半身不遂，言语不利，口舌㖞斜。

2）兼次症 腹胀便秘，口黏痰多，午后面红烦热。

3）舌脉 舌红，苔黄腻或黄燥；脉弦滑大。

4）分析 素体脾虚痰盛之人，加之饮食不节，更伤中气，水湿不化，聚湿为痰，痰湿壅滞，郁而化热，痰热互结而生风，流窜经络故见半身不遂，言语不利，口舌㖞斜；痰热熏灼肠道，大肠燥热，传化失司，腑气不通而腹胀便秘；痰浊中阻，清阳不升，痰湿内停，气不化津，故见口黏痰多。阳明实热则见午后面红烦热，舌红、苔黄腻或燥，脉弦滑大为痰热壅盛、阳明腑实之征象。

5）治法 通腑泄热化痰。

6）方药 星蒌承气汤。方中瓜蒌、胆南星清热化痰；生大黄、芒硝荡涤肠胃、通腑泄热。热象明显者，加山栀、黄芩；腑气通后，应治以清热化痰、活血通络；痰盛者可加竹沥、天竺黄、川贝母；兼见头晕头痛，目眩耳鸣者，可加天麻、钩藤、菊花、珍珠母、石决明以平肝息风潜阳；若口干舌燥，苔燥或少苔，年老体弱便秘伤津者，可加生地黄、玄参、麦冬以滋阴液。

（4）气虚血瘀

1）主症 半身不遂，肢体瘫软，偏身麻木，言语不利，口舌㖞斜。

2）兼次症 面色㿠白，气短乏力，心悸自汗，便溏，手足肿胀。

3）舌脉 舌质暗淡，苔薄白或白腻；脉细缓或细涩。

4）分析 年老体衰，元气亏虚，或久病久卧伤气，致气虚不能鼓动血脉运行，血行阻滞，脉络不畅而成气虚血瘀之证。瘀阻脑脉，则见半身不遂，肢体瘫软，言语不利，口舌㖞斜；血行不畅，经脉失养，故见偏身麻木，瘀血内停，气虚血不上荣故面色㿠白；心血瘀阻，心脉失养，故见心悸；气虚不摄，则自汗，短气乏力；舌质暗淡，脉细缓或细涩为气虚血瘀之象。

5）治法 益气活血通络。

6）方药 补阳还五汤。方中重用黄芪补气；桃仁、红花、川芎、归尾、赤芍、地龙等养血活血化瘀。本方亦适用于中风恢复期及后遗症期的治疗。气虚明显者加党参或人参；口角流涎，言语不利者加石菖蒲、远志以化痰利窍；心悸，喘息，失眠者为心气不足，加炙甘草、桂枝、酸枣仁、龙眼肉以温经通阳、养心安神；小便频数或失禁者，为气虚不摄，加桑螵蛸、金樱子、益智仁以温肾固摄；肢软无力，麻木者可加桑寄生、杜仲、牛膝、鸡血藤以补肝肾，强筋骨。

（5）阴虚风动

1）主症 半身不遂，口舌㖞斜，言语不利，肢体麻木。

2）兼次症 心烦失眠，眩晕耳鸣，手足拘挛或蠕动。

3）舌脉 舌质红绛或暗红，苔少无苔；脉弦细或弦细数。

4）分析　肝为刚脏，体阴而用阳，内寄相火，赖肾水不断濡养。肾阴素亏，或房劳过度，精血暗耗，或久病失养，耗伤真阴，皆令阴不足而阳有余，阴不制阳，相火妄动，虚风内生。虚风上扰，横窜经络，故见半身不遂，口舌㖞斜，言语不利；阴血不足，经脉失养，则肢体麻木，手足拘挛或蠕动；阴虚生内热，虚热内扰，则心烦失眠；肾精不足，脑髓不充，则头晕耳鸣；舌质红，苔少或无苔，脉弦细数为阴虚内热之象，舌暗为夹有瘀血之征。

5）治法　滋阴潜阳，镇肝息风。

6）方药　镇肝熄风汤。方中龙骨、牡蛎、代赭石镇肝潜阳；白芍、天冬、玄参、龟甲滋养肝肾之阴；重用牛膝并辅以川楝子以引血下行，合用茵陈、麦芽清肝舒郁；甘草调和诸药。合而有镇肝息风，滋阴潜阳之功。潮热盗汗，五心烦热者加黄柏、知母、地骨皮以清相火；腰膝酸软者加女贞子、旱莲草、枸杞子、杜仲、何首乌等以补益肝肾；兼痰热者加天竺黄、瓜蒌、胆南星以清热化痰；心烦不寐者可加珍珠母、夜交藤以镇心安神。

2. 中脏腑

（1）闭证

1）风火闭窍

①主症　突然昏仆，不省人事，半身不遂，肢体强痉，口舌㖞斜。

②兼次症　两目斜视或直视，面红目赤，口噤，项强，两手握固拘急，甚则抽搐。

③舌脉　舌红或绛，苔黄燥或焦黑；脉弦数。

④分析　阳闭证之一。患者素体肝旺，复加暴怒伤肝，或烦劳过度，肝阳暴张，阳化风动，气血逆乱，直冲犯脑，蒙蔽清窍，故见突然昏仆，不省人事，半身不遂，面红目赤，口舌㖞斜；内风扰动，故两目斜视或直视；肝主筋，风火相煽，则筋脉拘急，肢强、口噤、项强，两手握固，甚者可见抽搐；舌红或绛，苔黄燥，脉弦数为里热之象，邪热炽盛伤津，则可见舌苔焦黑。

⑤治法　清热息风，醒神开窍。

⑥方药　天麻钩藤饮配合紫雪丹或安宫牛黄丸鼻饲。天麻钩藤饮平肝息风潜阳，紫雪丹、安宫牛黄丸清热凉血，解毒开窍。合而有清热息风，醒神开窍之功。肝火盛者加龙胆草、黄连、夏枯草以清肝泻火；抽搐者加僵蚕、全蝎、蜈蚣以息风止痉；挟痰热者加天竺黄、竹沥、石菖蒲以清热涤痰；热盛迫血妄行，症见鼻衄，呕血者加生地黄、丹皮、大黄、水牛角以清热凉血止血；腹胀便秘者合大承气汤以通腑泄热。

2）痰火闭窍

①主症　突然昏仆，不省人事，半身不遂，肢体强痉拘急，口舌㖞斜。

②兼次症　鼻鼾痰鸣，痰多息促，身热，面红目赤，两目直视，或见抽搐，躁扰不宁，大便秘结。

③舌脉　舌质红或红绛，苔黄腻或黄厚干；脉滑数有力。

④分析　阳闭证之一。患者素体肥胖，饮食不节伤脾，痰湿内盛，日久痰湿郁而化热，复因劳累，五志过极等致心火炽盛，痰随火升，上逆闭阻清窍而发病。痰火闭窍，

故见突然昏仆，不省人事，半身不遂，肢体强痉拘急，口舌㖞斜，面红目赤，两目直视，甚则抽搐；痰火上扰，气道受阻故鼻鼾痰鸣，痰多息促；痰火扰心，则躁扰不宁；痰火熏蒸，则身热，面红目赤；痰火内结阳明，腑气不通，则大便秘结；舌质红，苔黄腻或黄厚干，脉滑数有力为痰火内盛之象。

⑤治法　清热涤痰，醒神开窍。

⑥方药　羚羊角汤配合至宝丹或安宫牛黄丸鼻饲。方中羚羊角为主药，配合菊花、夏枯草、蝉衣以清肝息风；石决明、龟甲、白芍滋阴潜阳；生地黄、丹皮清热凉血；白芍敛阴柔肝；柴胡、薄荷疏肝解郁。至宝丹、安宫牛黄丸有辛凉开窍醒脑之效，合而有清热息风，育阴潜阳，开窍醒神之功。痰热盛者加鲜竹沥汁、胆南星、猴枣散以清热化痰；火盛者加黄芩、山栀子、石膏以清热泻火；烦扰不宁者加石菖蒲、郁金、远志、珍珠母以化痰开窍、镇心安神；大便秘结，口臭，腹胀满，日晡潮热者合大承气汤以通腑泄热。

3）痰湿蒙窍

①主症　突然昏仆，不省人事，半身不遂，肢体瘫痪不收，口舌㖞斜。

②兼次症　痰涎涌盛，面色晦暗，四肢逆冷。

③舌脉　舌质暗淡，苔白腻；脉沉滑或缓。

④分析　此为阴闭证。患者素体脾气虚弱，水湿不运，湿聚为痰。或年老体衰，气不化津，致痰湿内生，复因劳累、过食辛辣烟酒及情志不调而引动痰湿，痰湿上犯，蒙蔽清窍，故见昏仆、不省人事；痰湿流窜经络，则半身不遂，口舌㖞斜；湿性黏滞重着，故见肢体瘫痪不收；痰湿之邪易伤阳气，易阻气机，阳气被郁，故见四肢逆冷，卫阳之气不充肌肤，故面色晦暗；舌质暗淡，苔白腻，脉沉滑或缓为阳气不足，湿痰内盛之征。

⑤治法　燥湿化痰，醒神开窍。

⑥方药　涤痰汤配合苏合香丸鼻饲。方中半夏、橘红、茯苓、竹茹化痰燥湿；胆南星、菖蒲豁痰开窍；枳实降气和中消痰；人参、茯苓、甘草健脾益气，杜绝生痰之源。苏合香丸则有辛香解郁开窍之功，合而有燥湿化痰，醒神开窍之效。舌暗瘀斑，脉涩者加桃仁、红花、丹参以活血化瘀；四肢厥冷者加制附子、桂枝、细辛以温阳散寒。

（2）脱证

1）元气衰败

①主症　突然昏仆，不省人事，汗多手撒肢冷，目合口张，肢体瘫软。

②兼次症　气息微弱，面色苍白，瞳神散大，二便失禁。

③舌脉　舌痿、舌质淡紫，苔白腻；脉脉微欲绝。

④分析　由于脏腑精气衰竭，阳浮于上，阴竭于下，阴阳离绝，正气将脱，心神颓败，故见突然昏仆，不省人事，目合口张，手撒，舌痿，二便失禁等危证。气息微弱，面色苍白，瞳神散大，汗多，肢冷，肢体瘫软，脉微欲绝均为阴精欲绝、阳气暴脱之征。

⑤治法　回阳救阴，益气固脱。

⑥方药　参附汤。方中人参大补元气，附子温肾壮阳，二者合用有益气回阳固脱

之功。汗出不止者加山茱萸、黄芪、煅龙骨、煅牡蛎、五味子以敛汗固脱；兼有瘀象者，加丹参、赤芍。

3. 后遗症

中风病经过急性期、恢复期的治疗后，部分患者不同程度留有后遗症，如半身不遂，言语不利，仍要抓紧时机，积极治疗，同时配合针灸、推拿按摩、活动锻炼，以提高疗效。

（1）半身不遂

1）主症　半身不遂，患肢瘫软不用，或肢体麻木，口舌㖞斜。

2）兼次症　少气懒言，纳差，自汗，面色萎黄，或患肢强痉而屈伸不利，或见患肢浮肿。

3）舌脉　舌质淡紫或紫暗，或有瘀斑，苔薄白或白腻；脉弦涩或脉细无力。

4）分析　中风后期，病久气血已伤，致气血亏虚，气虚血行无力，血脉痹阻而致半身不遂。气虚血瘀筋脉失养，故见患肢瘫软不用、麻木；阴亏血少，风阳内动则见肢体强痉屈伸不利；络道空虚，痰瘀内阻故见口舌㖞斜；气虚则少气懒言、纳差、自汗；气血不能上荣，则面色萎黄；舌淡紫或紫暗，或有瘀斑，脉弦涩为血瘀之象，脉细无力为气虚之征。

5）治法　益气活血，通经活络。

6）方药　补阳还五汤。方中重用黄芪以补气，配归尾、赤芍、桃仁、红花、川芎、地龙等养血活血、通经活络。若口舌㖞斜明显，加白附子、全蝎、僵蚕以祛风通络；患侧肢体浮肿者，可加茯苓、泽泻、防己等淡渗利湿；上肢偏废甚者，加桂枝、桑枝以通络；若下肢瘫软无力甚，兼见筋脉拘急，腰膝酸软，步履不坚者，为肝肾亏虚，可加桑寄生、川牛膝、川续断、鹿筋、杜仲等补益肝肾；若患侧肢体强痉拘挛、屈伸不利，兼见头晕头痛，目赤耳鸣，舌质红绛，苔薄黄，脉弦者，为肝阳上亢，当用镇肝熄风汤加减以平肝潜阳，息风通络。

针灸：治以疏通经脉，调和气血。以大肠、胃经俞穴为主，以膀胱、胆经俞穴为辅。常取穴位有肩髃、曲池、合谷、外关、内关、环跳、阳陵泉、足三里、三阴交、解溪、昆仑等，多采用补法或平补平泻法。

推拿：常用手法有推、按、捻、搓、拿、擦等，以患侧颜面部、背部、肢体为重点，常取穴有风池、肩井、天宗、肩髃、曲池、手三里、合谷、环跳、阳陵泉、委中、承山等。

（2）言语不利

1）主症　言语謇涩或失语。

2）兼次症　舌强，口舌㖞斜，口角流涎，肢体麻木，半身不遂。

3）舌脉　舌质暗，苔腻；脉滑。

4）分析　风痰瘀血阻滞舌本脉络故见舌强、言语不利，甚则失语；痰瘀阻络，气血运行不畅故肢体麻木，半身不遂；舌暗苔腻，脉滑为痰瘀之征。

5）治法　祛风化痰，宣窍通络。

6）方药 解语丹。方中天麻、白附子、天南星祛风化痰；全蝎、羌活搜风通络；远志、石菖蒲、木香行气化痰宣窍。可加丹参、红花、鸡血藤等活血通络。若言语不利兼见心悸气短，腰膝酸软，潮热盗汗者，为肾虚精气不能上承，可用地黄饮子加减。

针灸：治以祛风豁痰，通窍活络。常取穴位有内关、通里、廉泉、三阴交、哑门、风府、金津玉液等。

六、转归预后

中风患者的预后转归不尽相同，转归预后不完全决定于年龄的大小，主要取决于体质的强弱、正气的盛衰、邪气的浅深、发病时病情的轻重、诊治与康复是否及时、正确，调养是否得当等多种因素。中经络者，发病时病情轻，肢体偏瘫不重，言语障碍也较轻，未发生并发症，预后较好。如中经络在治疗过程中虽经积极治疗，瘫痪肢体或言语障碍逐渐加重，甚至发生意识障碍向中脏腑转化，预后较差。中脏腑者，经积极抢救治疗，瘫痪肢体或言语障碍逐渐恢复，向中经络转变，预后多较好。中脏腑者若出现呃逆频频，呕血，壮热，喘促，瞳神大小不等，或出现脱证证候者，病情危笃，预后不良。多次中风者预后亦较差。无论中经络或中脏腑，虽经救治，均终因脑髓受损，致病程迁延而成为中风后遗症，部分患者还可发展为痴呆症。

七、临证要点

（1）中风一病，首分中经络与中脏腑，临床应高度重视中经络向中脏腑转变。中脏腑者病情危重，急性期病情极不稳定，变证多端，短时间内可出现各种壶证，应密切观察病情变化，重点注意神志、瞳神、气息、脉象等变化，有无发热、呕血，并采取相应的应对措施。

（2）保持气道通畅。清醒的患者鼓励其咳痰，或勤吸痰，防止肺部感染、口腔感染等；特别是中脏腑者，如闻气道痰声辘辘，应定期或不定期吸痰，必要时行气道切开，以保证气道通畅。

（3）预防并发症的发生。中风病并发症较多，常影响预后转归，故应加强护理，预防并发症的发生。常见的并发症有压疮与消化道出血。应勤翻身，保持衣物、床单干燥平整，积极按摩受压的皮肤，改善局部气血运行，防止压疮发生。注意会阴部卫生以防感染，导尿并留置尿管患者，应积极进行膀胱冲洗，防尿路感染。上消化道出血常是中风重症的并发症，须高度警惕其发生，应勤测血压，密切注意血压变化及呕吐物的颜色，一旦发生应积极采取相应措施抢救治疗。

（4）保持腑气通畅。中风病急性期以邪实为主，如果实热不除，盘踞肠道，上扰清窍，神明不用，可使病情加重。痰热腑实证较突出者，以大承气汤通腑泻热，发病后未解大便者，首次应用大承气汤煎液至200毫升灌肠，大便下则停用。饮食要以清淡，多食瓜果、蔬菜为主，保持大便通畅。

（5）在分证论治的基础上，根据现代研究结果，凡属实热证者，无论中经络或中脏腑，均可用清开灵注射液或醒脑静注射液静脉滴注。缺血性中风可选用川芎嗪注射液、复方丹参注射液、灯盏细辛注射液、灯盏花素注射液、血塞通注射液、血栓通注射液、疏血通注射液等静脉滴注。若属脱证者，可根据阳气外脱与阴竭阳脱的不同，可分别选用参附注射液或生脉注射液静脉注射，继以参附注射液或生脉注射液静脉滴注。痰多化热者，可用鲜竹沥水，每次 20 毫升，每日 3 或 4 次，口服或鼻词。

（6）康复治疗。从中风急性期开始，应积极鼓励和辅导患者进行康复训练。早期多以被动运动为主，并进行肢体按摩，之后以自主运动为主，对言语謇涩或失语者，应指导其语言训练，康复治疗应做到耐心、循序渐进，可配合针灸、推拿、按摩、拔火罐、烫疗等综合治疗。

（7）预防中风发生与复发。中风病是一严重危害中老年人身体健康的高发病，积极预防，降低发病率，具有重要意义。对于中老年人，经常出现一过性头晕，肢麻肉惕者，多为中风先兆，应引起重视，及早诊治，以防发展为中风。对已有过中风病史的患者，仍应加强预防调摄，以防复发。

（8）中风患者如舌苔厚腻较长时间不去或红舌、绛舌不变，说明邪气未除，阴阳未平，应祛邪扶正，才能提高疗效。

（9）部分需使用脱水药的患者，容易出现津伤阴液不足，应注意体内水、电解质变化，保持阴阳平衡。

（10）注重情志护理，由于中风病发病突然，有失语、言语不利、肢体偏瘫或不用等症状休征的发生，生活失去自理能力，患者容易产生悲观失望情绪，往往影响治疗与预后，此时应注意疏导患者，让其配合治疗。

....（杨友军）

第二节　奔豚气

一、概述

奔豚气系指病自觉有气从少腹上冲胸脘、咽喉的一种病证。由于气冲如豚之奔突，故名奔豚气。多因七情所作，脏腑失和所致。现代医学中的神经官能症等有类似症状者，可参考本证辨证施治。

二、病因病机

奔豚气主要因忧思惊恐等情志因素损伤心肝肾之气，或气郁横逆而上冲，或气挟寒水而上逆引发本病。

（一）七情内伤

如突受惊恐，或忧思过度，均可损伤心神和肝肾之气。惊则气乱，恐则气下，忧思则气结而上逆。因肝肾二脏均居下焦，结甚之气，可循肝肾二经上冲胸腹、咽喉，引起奔豚。同时，心藏神，情志惊恐又多伤及心神。所以本病的病理，以心肝肾三脏关系最为密切。

（二）寒水上逆

下焦素有水寒之气，复因汗出过多，不慎感寒，外寒入侵，而汗后心阳不足，内寒乘虚上逆，以致气从少腹上冲，直至心下。

不论是七情内伤所致的气逆上冲，或寒水之气乘虚上逆，其上冲之理均与冲脉有联系，因冲脉起于下焦，循腹部至胸中，若下焦寒气随冲脉上逆，就可以发生奔豚；同样，如因惊恐或情志不遂，肝气循冲脉上逆，亦可发生本证。

三、诊断与鉴别诊断

（一）诊断

奔豚气的诊断要点：自觉有气从少腹上冲胸咽，发作时胸胁胀闷，头晕目眩，甚至昏倒；或脐下悸动，小腹冷痛，旋即有气从少腹上冲心胸，发作欲死。本病多突然发病，发作时间短暂，过后形如常人，常反复发作。

（二）鉴别诊断

奔豚气当与呃逆、嗳气、心悸相鉴别。

（1）嗳气、呃逆　嗳气与奔豚气均可见气上冲咽喉。但嗳气是因胃气郁阻，气逆于上，冲咽而发，发出的沉缓嗳气之声，多伴酸腐气味，食后多发，故又称"饱食之息"；呃逆为气逆上冲，喉间呃呃连声作响，声短而频，不能自止，常伴有胸脘嘈杂；而奔豚气则为气从少腹上冲胸咽，伴有胸闷气急，病在少腹。

（2）心悸　心悸与奔豚气均可见胸闷气急，心胸躁动不安。但心悸为心中悸动，发自于心；而奔豚气则发自于少腹，乃上下冲逆之征。

四、辨证分析

（一）肝肾气逆

1. 症状　自觉有气从少腹上冲咽喉，发作欲死，惊悸不宁，恶闻人声，或腹痛，喘逆，呕吐，烦渴，乍寒乍热，气还则止，常反复发作，舌苔白或黄，脉弦数。

2. 病机分析　足厥阴肝经之脉，抵少腹，挟胃，属肝络胆，上贯膈，布胁肋，循喉咙之后。足少阴肾经之脉，从肾上贯肝膈，入肺中，循喉咙，故见气冲胸咽及腹痛等症。肺气不降则喘逆，胃气不降则呕吐，津液不布则烦渴。气逆神动，故惊悸不宁。气逆于营卫，则营卫不和而乍寒乍热。如气得下行，则气平而病得暂止。

（二）寒水上逆

1. 症状　先有脐下悸动，旋即逆气上冲，心慌不安，形寒肢冷，苔白腻，脉弦紧。

2. 病机分析　汗后心阳不足，加之下焦素有水寒之气。乘心阳不足之际，水饮内动，以致腹内有上下跃动之感，而出现脐下悸动、心慌不安。由于阳不胜阴，故水寒上逆而发奔豚。阳衰寒盛，故形寒肢冷。苔白，脉弦紧，为寒水内盛之象。

五、治疗

（一）治疗原则

本病的病理是由下逆上，而有气、寒、水之别，气逆多由情志所引起，证候表现亦常有情志不宁之状，日久可以化热，而出现烦渴等症，治在心肝二脏。

寒水由于阴胜，又可由于阳衰，前者治宜逐寒利水；后者治宜温阳通阳。但气、寒、水三者又有密切联系，水因寒聚，而寒水之逆又无不因于气。故理气降逆尤为治疗本病的主要法则，可根据证候，结合使用。

（二）治法方药

1. 肝肾气逆

（1）治法　平肝降逆，理气和胃。

（2）方药　奔豚汤及旋覆代赭汤加减。奔豚汤中李根白皮性大寒，止心烦逆，降奔豚气；葛根、黄芩清热平肝；芍药、甘草缓急止痛；半夏、生姜和胃降逆；川芎、当归调肝养血。旋覆代赭汤中旋覆花下气消痰；代赭石重镇降逆；配伍人参、甘草、大枣扶脾益胃以治其虚；半夏、生姜降逆化痰以散结气，合用以奏扶正降逆之效。如胃气不虚，可去人参、甘草、大枣。

2. 寒水上逆

（1）治法　温阳行水，理气降逆。

（2）方药　内有水饮，而表现脐下悸动者，宜茯苓桂枝甘草大枣汤温化水饮，以防止奔豚的发作。茯苓桂枝甘草大枣汤是温阳降逆，培土制水的方剂，方中以茯苓、桂枝为主，通阳化水，以止逆气；甘草、大枣培土制水，从中焦以制其上逆。故本方能治疗脐下动悸，以防止奔豚发生。

兼有外感寒邪者，可用桂枝加桂汤以通阳散寒而降冲逆。桂枝加桂汤即桂枝汤加重桂枝用量，与姜、枣相配，以振奋心阳，降逆平冲。

如下焦有寒，肝气挟寒上逆旨，可用奔气汤或奔豚丸以祛寒降逆，温阳理气。奔气汤有温肝补虚，降逆止呕的作用。

六、小结

奔豚气是病人自我感觉有股气从少腹上冲胸咽，多由情志所伤引起，肝气随冲脉之气上逆而发病。治疗的重点在理气降逆。在临床辨证时要注意本病气、寒、水之别而施治。同时要注意生活调适，劳逸结合。

···（荆丰德）

第三节　积　聚

积聚是指正气亏虚，脏腑失和，气滞血瘀，引发腹内结块，或痛或胀的一种病证，古又称伏梁、肥气、痞气、息贲等。分别言之，积属有形，固定不移，痛有定处，病属血分，乃为脏病；聚属无形，包块聚散无常，痛无定处，病属气分，乃为腑病。因积与聚关系密切，故两者往往一并论述。

《内经》首先提出积聚的病名，并对其形成和治疗原则进行了探讨。如《灵枢·五变》篇说："人之善病肠中积聚者……如此则肠胃恶，恶则邪气留止，积聚乃伤。"《难经·五十五难》明确了积与聚在病机及临床表现上的区别，指出："积者五脏所生，聚者六腑所成也。积者，阴气也，其始发有常处，其痛不离其部，上下有所始终，左右有所穷处；聚者，阳气也，其始发无根本，上下无处留止，其痛无常处，谓之聚。故以是别知积聚也。"《金匮要略·五脏风寒积聚病脉证治》进一步说明："积者，脏病也，终不移；聚者，腑病也，发作有时，展转痛移，为可治。"《金匮要略·疟病脉证治》将疟疾引起的症瘕称为疟母，并以鳖甲煎丸治之，至今仍为治疗积聚的临床常用方剂。《证治准绳·积聚》在总结前人经验的基础上，提出了"治疗是病必分初、中、末三法"的主张。《景岳全书·积聚》认为积聚治疗"总其要不过四法，曰攻曰消曰散曰补，四者而已"，并创制了化铁丹、理阴煎等新方。《医宗必读·积聚》把攻补两大治法与积聚病程中初、中、末三期有机的结合起来，并指出治积不能急于求成，可以"屡攻屡补，以平为期"，颇受后世医家的重视。《医林改错》则强调了积聚与瘀血的关系，并且创制了膈下逐瘀汤等活血化瘀消积的方剂。此外，《千金方》、《外台秘要》、《医学入门》等医籍，在治疗上不但采用内服药物，而且还注意运用膏药外贴、药物外熨、针灸等综合疗法，使积聚的辨证论治内容益加丰富。

历代医籍中，积聚亦称为"症瘕"，如《金匮要略》将疟后形成的积块（疟母）称为"症瘕"；《诸病源候论·症瘕病诸候》指出："其病不动者，名为症；若病虽有结瘕而可推移者，名为瘕，瘕者假也。"《杂病广要·积聚》篇明确说明"症即积，瘕即聚"。此外，《诸病源候论》记载的"癖块"、《外台秘要》记载的"疝癖"、《丹溪心法》记载的"痞块"等，均可归入积聚的范围。

西医学中，凡多种原因引起的肝脾肿大、增生型肠结核、腹腔肿瘤等，多属"积"之范畴；胃肠功能紊乱、不完全性肠梗阻等原因所致的包块，则与"聚"关系密切。上述病症有类似积聚证候时，可参考本篇辨证论治。

一、病因病机

积聚的发生，多因情志失调，饮食所伤，寒邪内犯，及他病之后，肝脾受损，脏腑失和，气机阻滞，瘀血内结而成。

（一）情志失调

情志抑郁，恼怒伤肝，肝气不疏，脏腑失和，脉络受阻，血行不畅，气滞血瘀，日积月累，可形成积聚；忧思伤脾，脾失健运，日久营血运行不畅，也可形成积聚。如《金匮翼·积聚统论》篇说："凡忧思郁怒，久不能解者，多成此疾。"

（二）饮食不节

酒食不节，饥饱失宜，或恣食肥厚生冷，脾胃受损，运化失健，水谷精微不布，食滞湿浊凝聚成痰，或食滞、虫积与痰气交阻，气机壅结，则成聚证。如痰浊气血搏结，气滞血阻，脉络瘀塞，日久则可形成积证。《景岳全书·痢疾论积垢》说："饮食之滞，留蓄于中，或结聚成块，或胀满硬痛，不化不行，有所阻隔者，乃为之积。"

（三）感受寒邪

寒邪侵袭，脾阳不运，湿痰内聚，阻滞气机，气血瘀滞，积聚乃成。如《灵枢·

百病始生》说："积之始生，得寒乃生。"亦有外感寒邪，复因情志内伤，气因寒遏，脉络不畅，阴血凝聚而成积。如《灵枢·百病始生》说："卒然外中于寒，若内伤于忧怒，则气上逆，气上逆则六俞不通，温气不行，凝血蕴裹而不散，津液涩渗，着而不去，而积皆成矣。"以上说明，内外合邪可形成积聚。

（四）病后所致

黄疸病后，湿浊留恋，气血蕴结；或久疟不愈，湿痰释滞，脉络痹阻；或感染虫毒（血吸虫等），肝脾不和，气血凝滞；或久泻、久痢之后，脾气虚弱，营血运行涩滞，均可导致积聚的形成。

本病病因有寒邪、湿热、痰浊、食滞、虫积等，各种邪气往往交错夹杂，相互并见，导致气滞血瘀结成积聚。聚证可逐渐演变成积证，但积证亦可不经聚证而直接成积。本病的病机主要是气机阻滞，瘀血内结。比较而言，聚证以气滞为主，积证以血瘀为主。积聚病位主要在于肝脾胃肠。肝主疏泄，司藏血；脾主运化，司统血。如肝气不畅，脾运失职，肝脾不调，胃肠失和，气血涩滞，壅塞不通，形成腹内结块，导致积聚。

本病初起，气滞血瘀，邪气壅实，正气未虚，病机性质多属实；积聚日久，病势较深，正气耗伤，可转为虚实夹杂之证。病至后期，气血衰少，体质羸弱，则往往转以正虚为主。以上所谓虚实，仅是相对而言，积聚的形成总与正气不足有关。如《素问·经脉别论》说："勇者气行则已，怯者着而为病也。"凡正气充盛，则血脉流畅，纵有外邪入侵，鲜见成积为聚；若正气不充，气血运行迟缓，复受外邪侵袭，则易气滞、血瘀、痰凝而形成积聚。

二、诊断

（1）腹腔内有可扪及的包块。如包块质软，聚散无常，痛无定处者为聚证；包块质硬，固定不移，痛有定处者为积证。

（2）常有腹部胀闷或疼痛不适等症状。

（3）常有情志失调、饮食不节、感受寒邪或黄疸、虫毒、久疟、久泻、久痢等病史。

三、相关检查

积聚多属空腔脏器的炎症、痉挛、梗阻等病变，依据病史、症状、体征大致可做出诊断，必要时可配合腹部 X 片、B 超等检查。症积多为肝脾肿大、腹腔肿瘤、增生型肠结核，必须结合 B 超、CT、MRI、X 片、腹腔镜、病理组织活检及有关血液检查，以明确诊断。如积块日趋肿大，坚硬不平，应排除恶性病变。

四、鉴别诊断

（一）痞满

积聚与痞满均可因七情失和、情志抑郁而致气滞痰阻，且均可出现胀满之症。但痞满以自觉脘腹部痞塞胀满，而患处无形证可见，更无包块可及，其病变部位主要在胃；而积聚除胀满外，腹内有结块，其病变部位重在肝脾。

（二）鼓胀

积聚与鼓胀均有七情抑郁、酒食所伤而致气滞血瘀的相同病机，其病变部位可同在肝脾，皆有胀满、疼痛、包块等临床表现。但鼓胀以腹部胀大、脉络暴露为临床特征，其病机变化复有水饮内停，因而腹中有无水液停聚是积聚与鼓胀鉴别之关键所在。

五、辨证论治

（一）辨证要点

1. 明辨积聚之异　积聚虽然合称，然病机、主症皆有不同。聚证病在气分，多属于腑，以气机逆乱为主，腹中结块，聚散无常，痛无定处；积证则病在血分，多属于脏，病机以瘀血内结为主，结块固定不移，痛有定处。

2. 详察积块部位　积块所在部位不同，每标志所病脏腑的差异。积块见于胃脘者，多提示病位于胃；积块见于胁下，多提示病位于肝，或在脾；积块见于小腹、少腹者，多提示病位于肠或妇科病变。然必结合其他临床症状或体征，综合分析。

3. 辨积证初、中、末三期　积证可于临床上分为初、中、末三期，初期正气尚盛，邪气虽实而不甚，表现为积块形小，按之不坚；中期正气已虚，邪气渐甚，表现为积块增大，按之较硬；末期正气大伤，邪盛已极，表现为积块明显，按之坚硬。辨证积证初、中、末三期，以知正邪之盛衰，从而选择攻补之法。

（二）治疗原则

积聚的治疗应遵循《素问·至真要大论》"坚者削之"、"结者散之"、"留者攻之"、"逸者行之"、"衰者补之"法则，以调气理血为基本大法。聚证病在气分，重在调气，疏肝理气，行气消聚为其常法；积证病在血分，重在理血，活血化瘀，散结软坚乃其常规。积证的治疗依据病情发展、病机演变，一般初期重在攻邪，中期宜攻补兼施，末期则重在培补元气。

积聚证的治疗，重在处理好攻补的关系，对攻伐伤正类药物的应用尤宜权衡，时刻铭记《素问·六元正纪大论》"大积大聚，其可犯者，衰其大半而止"之明训，因攻伐之药，每易伤及气血，虽能取效于一时，然终至正虚邪盛，遣药制方时谨记"治实当顾其虚，补虚勿忘其实"之法则。

（三）分证论治

1. 聚证

（1）肝气郁结

1）主症　腹中结块柔软，时聚时散，攻窜胀痛。

2）兼次症　脘胁胀闷不适，嗳气，矢气频多。

3）舌脉　苔薄白；脉弦。

4）分析　肝失疏泄，腹中气结成块，结块柔软；气滞于中，时聚时散，故窜痛胀闷不适，嗳气、矢气频作；脉弦为肝气郁结之象。

5）治法　疏肝解郁，行气消聚。

6）方药　木香顺气丸。本方疏肝行气，温中化湿，适用于寒湿中阻、气机壅滞的聚证。方中木香、青皮、枳壳、川朴、乌药、香附行气散结，橘皮、苍术、砂仁、桂心化湿温中，川芎活血，甘草调和诸药。如气郁化热，口干苔黄者，去桂心、砂仁、苍术，加黄芩、山栀；如腹部胀痛明显，加川楝子、延胡索理气止痛。缓解期间宜服逍遥散以疏肝健脾，防止聚证复作。

（2）食滞痰阻

1）主症　腹胀或痛，腹部时有条索状物聚起，按之胀痛更甚。

2）兼次症　便秘，纳呆。

3）舌脉　苔腻；脉弦滑。

4）分析　饮食不节，饥饱失宜，或甘肥油腻，或粗硬生冷，或污秽不洁，脾胃受损，运化失健、虫积、食滞、痰浊交阻。气聚不散，则腹中结块，时有条索物聚起；运化失司则纳呆，腑气不畅则便秘；苔腻，脉弦滑均为积滞痰浊之象。

5）治法　理气化痰，导滞散结。

6）方药　六磨汤。本方行气化痰，导滞通便，适用于痰食交阻，脘腹胀痛，饱闷气逆，大便秘结之证。大黄、槟榔、枳实导滞通便；沉香、木香、乌药行气化痰，使痰食滞结下行，气机畅通，则瘕聚自消；若因蛔虫结聚，阻于肠道所致者，可加入鹤虱、雷丸、使君子等驱蛔药物；若痰湿较重，兼有食滞，腑气虽通，苔腻不化者，可用平胃散加山楂、六曲等以健脾消导，燥湿化痰。

2. 积证

（1）气滞血阻

1）主症　腹部积块质软不坚，固定不移，胀痛不适。

2）兼次症　脘胁闷胀。

3）舌脉　苔薄白或黄；脉弦。

4）分析　胁痛、黄疸病后，湿浊气血留结；或感染虫毒，肝脾气血瘀滞；或久泻久痢之后，脾虚邪恋，营血涩滞；或饮食、情志所伤，痰浊气血壅结。以上诸因均可导致气滞血阻，脉络不和，积而成块。积证初起，气机阻滞而血结不甚，故积块质软不坚，胀痛不适；气血不畅，肝胃失和，故脘胁闷胀；气滞血阻则苔薄白脉弦，郁而化热可见黄苔。

5）治法　理气活血，通络消积。

6）方药　金铃子散合失笑散。方中川楝子行气疏肝，延胡索行气活血；五灵脂通利血脉，蒲黄活血祛瘀；两方相合，用金铃子散以行气，取失笑散以活血，气畅血通，积块得消，疼痛自止。若见口苦者，加柴胡、黄芩以清肝火，脘痞者加木香、枳实以行胃气；若偏于气滞，加青皮、槟榔以理气行郁，若重在瘀血，加三棱、莪术以活血散结。亦可酌加茯苓、白术，以防脾胃之伤。

（2）瘀血内结

1）主症　腹部积块明显，质地较硬，固定不移，隐痛或刺痛。

2）兼次症　形体消瘦，纳谷减少，面色晦暗黧黑，面颈胸臂或有血痣赤缕，女子可见月事不下。

3）舌脉　舌质紫或有瘀斑瘀点；脉细涩。

4）分析　症积日久不消，瘀结日盛，故见积块增大，质地变硬；病久伤正，故见形体消瘦纳谷减少；瘀阻脉络，故见面色晦暗黧黑，血痣赤缕；瘀阻血涩，冲任失调，故见女子月事不下；舌紫、瘀斑瘀点、脉细涩均属瘀结正虚之象。

5）治法　祛瘀软坚，佐以扶正健脾。

6）方药　膈下逐瘀汤、鳖甲煎丸合六君子汤加减。膈下逐瘀汤重在活血行气，消积止痛，适用于瘀血结块，为本证的主方；鳖甲煎丸化瘀软坚，兼顾正气，适用于积块肿大坚硬而正气受损者；六君子汤旨在调补脾胃，适用于脾虚气弱，运化失健者，可与以上两方合用或间服，达到攻补兼施的目的。药用当归、川芎、桃仁、五灵脂、丹皮、赤芍、延胡索活血化瘀，消积止痛；香附、枳壳、陈皮、半夏行气和中；人参、白术、茯苓、甘草健脾扶正。适量加以山慈菇、蚤休可以加强软坚散结的功效；如痰瘀互结，苔白腻者，可加浙贝母、瓜蒌、苍术等化痰散结药物；食纳不振者，加山楂、神曲、鸡内金助胃消食。

（3）正虚瘀结

1）主症　久病体弱，积块坚硬，隐痛或剧痛。

2）兼次症　饮食大减，肌肉瘦削，神倦乏力，面色萎黄或黧黑，甚则面肢浮肿。

3）舌脉　舌质淡紫，或光剥无苔；脉细数或细弱无力。

4）分析　症积日久，瘀结不消，故积块坚硬，隐痛或剧痛；病久伤正，气血衰少，故见饮食大减，肌肉瘦削，神倦乏力；气血衰少不荣，则面色萎黄，瘀阻血滞，则面色黧黑；气血大亏，水湿不化，则肢体浮肿，舌淡紫或光剥，脉细数或细弱无力均属气血虚少，或阴液大伤，血行滞涩之象。

5）治法　补益气血，活血化瘀。

6）方药　八珍汤合化积丸加减。八珍汤补气益血，适用于气血衰少之证；化积丸活血化瘀，软坚消积，可缓消瘀血内结之积块，不能急于求成。两方中用人参、白术、茯苓、甘草补气；当归、白芍、地黄、川芎益血；三棱、莪术、阿魏、海浮石、瓦楞子、五灵脂活血化瘀消症；香附、苏木、槟榔行气以活血。雄黄解毒杀虫，但雄黄有毒，临床可去之。若积块日久难消，疼痛加剧，可酌情加以石见穿、喜树果以加强破血化瘀之力；若阴伤较甚，头晕目眩，舌光无苔，脉细数者，可加生地、北沙参、枸杞子、石斛；如牙龈出血、鼻衄，酌加山栀、丹皮、白茅根、茜草、三七等凉血化瘀止血；若畏寒肢肿，舌淡白，脉沉细者，加黄芪、附子、肉桂、泽泻等以温阳益气，利水消肿。

六、转归预后

聚证病程较短，一般预后良好。少数聚证日久不愈，可以由气入血转化成积证。症积日久，瘀阻气滞，脾运失健，生化乏源，可导致气虚、血虚，甚或气阴并亏；若正气愈亏，气虚血涩，则症积愈加不易消散，甚则逐渐增大。如病势进一步发展，还可出现一些严重变证。如积久肝脾两伤，藏血与统血失职，或瘀热灼伤血络，而导致出血；若湿热瘀结，肝脾失调，胆汁泛溢，可出现黄疸；若气血瘀阻，水聚腹中而成鼓胀，进而出现肝虚动风而震颤，如此则病笃已极，预后凶险。故积聚的病机演变，与血证、黄疸、鼓胀等病证有密切的联系。

七、临证要点

（1）症积按初、中、末三个阶段，可分为气滞血阻、瘀血内结、正虚瘀结三个证候，但在临床中，各个证候往往兼有郁热、湿热、寒湿、痰浊等病机表现。其中，兼郁热、湿热者尤为多见。至于正气亏虚者，亦有偏重阴虚、血虚、气虚、阳虚的不同。临证应根据邪气兼夹与阴阳气血亏虚的差异，相应地调整治法方药。

（2）积聚治疗上始终要注意顾护正气，攻伐药物不可过用，同时要兼以调理脾胃。《素问·六元正纪大论》说："大积大聚，其可犯也，衰其大半而止。"聚证以实证居多，但如反复发作，脾气易损，此时需用香砂六君子汤加减，以培脾运中。积证系日积月累而成，其消亦缓，切不可急功近利。如过用、久用攻伐之品，易于损正伤胃；过用破血、逐瘀之品，易于损络出血；过用香燥理气之品，则易耗气伤阴积热，加重病情。《医宗必读·积聚》提出的"屡攻屡补，以平为期"的原则深受医家重视。

（3）积聚除按气血虚实辨证外，尚须根据结块部位、脏腑所属综合考虑，结合西医学检查手段明确积聚的性质，对治疗和估计预后有重要意义。如症积系病毒性肝炎所致肝脾肿大者，在辨证论治的基础上，可选加具有抗病毒、护肝降酶、调节免疫、抗纤维化等作用的药物；如恶性肿瘤宜加入扶正固本、调节免疫功能以及实验筛选和临床证实有一定抗肿瘤作用的药物。

··（杨友军）

第四节　鼓　胀

鼓胀是因肝、脾、肾三脏受损，气、血、水瘀积腹内，临床以腹部胀大如鼓、皮色苍黄、腹壁脉络暴露为特征，或有胁下或腹部痞块、四肢枯瘦等表现的一种病证。以腹部膨胀如鼓而命名。本病反复迁延，久治难愈，晚期可见吐血、便血、昏迷、悬饮等症。

本病在古代文献中名称繁多，如水蛊、蛊胀、膨脝、蜘蛛蛊、单腹胀等。鼓胀病名，首见于《内经》，《灵枢·水胀》详细描述了本病："鼓胀何如？岐伯曰：腹胀，身皆大，大与肤胀等也。色苍黄，腹筋起，此其候也。"隋代巢元方《诸病源候论·水蛊候》说："此由水毒气结聚于内，令腹渐大，动摇有声……名水蛊也。"明代李中梓《医宗必读·水肿胀满》说："在病名有鼓胀与蛊胀之殊。鼓胀者，中空无物，腹皮绷急，多属于气也。蛊胀者，中实有物，腹形充大，非虫即血也。"明代戴思恭着《证治要诀·蛊胀》说："盖蛊与鼓同，以言其急实如鼓，非蛊毒之蛊也，俗称之膨脝，又谓之蜘蛛病。"明代张景岳《景岳全书·杂证谟》篇说："单腹胀者，名为鼓胀，以外虽坚满，而中空无物，其象如鼓，故名鼓胀。又或以血气结聚，不可解散，其毒如蛊，亦名蛊胀。且肢体无恙，胀惟在腹，故又名为单腹胀。"以上所述均是对鼓胀病名由来的描述。

对本病的病因病机认识，《素问·阴阳应象大论》认为是浊气在上。《诸病源候论》认为本病与"水毒"有关。金元四大家对鼓胀的病因病机各有所主，刘河间宗《内经》病机十九条"诸病有声，鼓之如鼓，皆属于热"之意，在《素问玄机原病式·腹胀大》中指出："腹胀大，鼓之如鼓，气为阳，阳为热，气甚则如是也，肿胀热甚于内，则气郁而为肿也，阳热气甚，则腹胀也。"而李东垣主脾胃虚弱生寒，在《兰室秘藏·中满腹胀论》中指出："皆由脾胃之气虚弱，不能运化精微而制水谷，聚而不散而成胀满。"他还提出"大抵寒胀多而热胀少"，"胃中寒则胀满，或藏寒生满病，以治寒胀，中满分消汤主之"。朱丹溪则认为是由于湿热相生，清浊相混，隧道壅塞之故，《格致余论·鼓胀论》指出："七情内伤，六淫外侵，饮食不节，房劳致虚，脾土之阴受伤，转输之官失职，胃虽受谷，不能运化，故阳自升，阴自降，而成天地不交之否，于斯时也，清浊相混，隧道壅塞，郁而为热，热留为久，气化成湿，湿热相生，遂成胀满，《经》曰鼓胀是也。"明代医家张景岳认为情志抑郁，饮食不节，或饮酒过度，都是鼓胀的原因，明确指出"少年饮酒无节，多成水臌"。喻嘉言则认为征、积块，日久可转为鼓胀，其病机不外乎气血水瘀积腹内，在其《医门法律·胀病论》中指出："胀病亦不外水裹、气结、血凝……"可见鼓胀的病机，古代医家认识各一。

西医学的肝硬化腹水，包括病毒性肝炎、血吸虫病、乙醇等原因导致的肝硬化腹水。其他疾病出现的腹水，如结核性腹膜炎、腹腔恶性肿瘤、丝虫病乳糜腹水类似鼓胀的证候时，可参考本篇辨证论治。

一、病因病机

鼓胀的发生虽与酒食不节、情志所伤、血吸虫感染等相关，而直接原因当责之于黄疸、胁痛、积聚等病迁延日久，使肝、脾、肾三脏功能，气血水瘀积于腹内，以致腹部日渐胀大，而成鼓胀。

（一）黄疸、胁痛、积聚迁延不愈

黄疸总由湿热或寒湿阻滞中焦，气机升降失调不化，土壅木郁，肝气失条达，致肝脾俱损，迁延日久，伤及于肾，气、血、水互结，终成鼓胀。胁痛病总在肝，肝失疏泄，气机不畅，日久肝气犯脾，脾失健运，湿浊内生，若久治不愈，累及于肾，终至肝、脾、肾俱伤，气、血、水互结而成鼓胀。积聚病在肝脾，肝脾受损，脏腑失和，致气机阻滞、瘀血内停、痰湿凝滞，迁延日久，病及于肾而开合不利，水湿内停，最终气、血、水互结而成鼓胀。

（二）情志不遂

肝为藏血之脏，性喜条达，若忧思恼怒，肝失调达，气机不利，则血液运行不畅，气阻络瘀而致胁痛；肝伤气滞日久，则致血脉瘀阻或津液停聚成痰，日积月累，气血痰凝滞，肝脾俱损，而成积聚。胁痛、积聚迁延日久而成鼓胀。

（三）酒食不节

饮酒太过，或嗜食肥甘厚味，日久使脾胃受损，运化失职，湿浊内生，湿邪阻滞中焦，土壅木郁，影响肝胆疏泄，病由脾及肝，或胆汁被阻而不循常道，浸淫肌肤而发黄疸。此外，湿浊内生，凝结成痰，痰阻气机，气血失和，气、血、痰互相搏结，阻于腹中，结成积聚。黄疸、积聚迁延日久可成鼓胀。

（四）血吸虫感染

在血吸虫流行区接触疫水，遭受血吸虫感染，未能及时治疗，虫阻络道，内伤肝脾，肝脾气血失和，脉络瘀阻，脾伤运化失健而致痰浊内生，日久气滞、血瘀、痰凝互相影响，胶结不化，搏结腹部而成积聚，积聚日久又可发为鼓胀。

情志不遂、酒食不节既是鼓胀的成因，又是鼓胀复发和加重的因素。在鼓胀形成之后，若不注意情志调畅，饮食宜忌，或复感血吸虫，可使鼓胀进一步加重。

鼓胀形成，肝、脾、肾功能失调是关键。肝气郁结、气滞血瘀是形成鼓胀的基本条件；其次是脾脏功能受损，运化失职，遂致水湿停聚；肾脏的气化功能障碍，不能蒸化水液而加重水湿停滞，也是形成鼓胀的重要因素。其中，气滞、血瘀、水停互为因果，是邪实的主要内容。肝脾两伤日久，脾失健运，清阳不升，水谷之精微不能输布以奉养他脏，气虚日久气虚及阳，导致脾阳不足，日久肾阳亏虚，出现脾肾阳虚。肾阳亏虚，阳损及阴，导致肝肾阴虚。因此正虚主要为气血阴阳俱虚，所涉及的脏腑主要是肝、脾、肾，一般病变的性质是本虚标实，或实中夹虚，或虚中有实，或虚实夹杂。

二、诊断

（1）初则脘腹作胀，食后尤甚，继则腹部渐大，可见面色萎黄、乏力、纳呆等症，日久则腹部胀满高于胸部，重者腹壁青筋暴露，脐心突出，四肢消瘦，或伴下肢浮肿。常有小便不利，及牙龈出血、皮肤紫癜等出血倾向。

（2）胁下或腹部积块，腹部有振水音，黄疸，手掌赤痕，面、颈、胸、臂可见蛛纹丝缕。

（3）多有黄疸、胁痛、积聚病史，常与酒食不节、情志内伤、血吸虫感染有关。

三、相关检查

（1）肝炎分型、肝功能等血生化检查，肿瘤标志物，腹水穿刺、肝脏穿刺、腹部B超、腹腔镜、腹部CT和MRI等检查有助于腹水原因的鉴别。

（2）X线上消化道钡餐造影、胃镜检查有助于显示是否存在食管胃底静脉曲张等情况。

四、鉴别诊断

（一）水肿

水肿病因为外感六淫、饮食不节或劳倦太过；病变脏腑在肺、脾、肾；其病机为肺失宣降，脾失健运，气化不行；其临床表现，以颜面、四肢浮肿为主，水肿多在肌肤，初起从眼睑部开始，继则延及头面四肢以至全身，亦有从下肢开始水肿，后及全身，皮色一般不变，后期病势严重，可见腹胀满，不能平卧等症。鼓胀病因为情志不遂、酒食不节、感染血吸虫以及他病转化而来；病变脏腑在肝脾肾；其病机为肝脾肾功能失调，气血水互结于腹内；临床表现以腹部胀大坚满为主，四肢不肿或枯瘦，水停在腹内，为腹部胀大，甚则腹大如鼓；初起腹部胀大但按之柔软，逐渐坚硬，以至脐心突起，四肢消瘦，皮色苍黄，晚期可出现四肢浮肿，甚则吐血、昏迷等危象。

（二）积证

鼓胀以腹部胀大，腹壁脉络暴露为主症，而积证以腹中结块或胀或痛为主症，两者有别。但腹中积块又多为诱发鼓胀的原因之一。

五、辨证论治

（一）辨证要点

鼓胀为本虚标实之证，其标实有气滞、血瘀、水停的侧重；本虚有脾气虚、气阴两虚、脾阳虚、脾肾阳虚、肝肾阴虚的不同。因此，其主症虽然都以腹大如鼓，胀满不适为主，而临床表现尚有差异，临证时应注意辨别标实与本虚的主次。

1. 辨标实　偏于气滞，兼次症常有两胁胀满、善太息、嗳气，或得矢气后腹胀稍缓，口苦脉弦等；偏于血瘀，兼次症常有四肢消瘦，腹壁脉络显露，胁下或腹部痞块，面色黧黑，面颊、胸臂血痣或血缕，肌肤甲错不润，手掌赤痕，唇及爪甲色黯，舌边尖瘀点、瘀斑等；偏于水停，兼次症常有腹胀之形如囊裹水，或腹中有振水音，周身困乏无力，溲少便溏，或有下肢浮肿等。腹部膨隆，脐突皮光，嗳气或矢气则舒，腹部按之空空然，叩之如鼓，为"气鼓"；胀病日久，腹部胀满，青筋暴露，内有癥积，按之胀满疼痛，而颈胸部可见赤丝血缕，为"血鼓"；腹部胀大，状如蛙腹，按之如囊裹水，为"水鼓"。

2. 辨本虚　偏于脾气虚，兼次症常有面色萎黄，神疲乏力，纳少不馨，舌淡，脉缓等；偏于气阴两虚，兼次症除脾气虚症状外，还可见口干不欲饮，知饥而不能纳，形体消瘦，五心烦热，舌红体瘦而少津等；偏于脾阳虚，兼次症常有面色苍黄，畏寒肢冷，大便溏薄，舌淡体胖，脉沉细无力等；偏脾肾阳虚，兼次症除有脾阳虚症外，还可见腰膝冷痛，男子阴囊湿冷，阳痿早泄，女子月经先期，量少色淡等；偏于肝肾阴虚，兼次症常有头晕耳鸣，腰膝酸软，心烦少寐，颧赤烘热，两鼻衄血，舌红少苔，脉弦细而数等。

（二）治疗原则

本病为本虚标实之证，总以攻补兼施为治则。临床应按照气滞、血瘀、水停、正虚的不同侧重，在理气消胀，活血化瘀，利尿逐水，扶正培本诸法中化裁，早期以祛邪为主，中期和晚期，均宜攻补兼施，中期以利水消胀为目的，晚期应重视严重并发症的防治。

（三）分证论治

鼓胀的证治，根据病程和正邪关系，分为初期、中期、晚期。一般发病初期，多肝脾失调，气滞、血瘀、湿阻互结于腹；初期迁延不愈，正气渐伤，转入中期，正虚而邪盛；至晚期，正气渐衰，邪气留恋，并有吐血、便血、昏迷、悬饮等各种并发症相继出现。

1. 鼓胀早期

（1）主症　腹大胀满，鼓之如鼓，持久不减。

（2）兼次症　胁腹胀满或疼痛，纳食少馨，食后脘腹胀满益甚，以嗳气或矢气为快，肢体沉困乏力，小便短少。

（3）舌脉　舌质暗，或有瘀点，苔白腻；脉弦滑。

（4）分析　肝气郁滞，脾运不健，气滞不畅，血脉瘀阻，湿浊停留而壅塞于腹中，故腹大胀满。因气滞血瘀偏重而湿浊尚轻，故腹胀而叩之如鼓。病之根深势笃，故持久不减。肝失条达，经气痹阻，故胁下胀或疼痛。脾胃不健，纳运失司，故纳食少馨，食后脘腹胀满益甚，嗳气或矢气后，气机稍动，故自觉为快。气壅湿阻，水道不利，故肢体沉困乏力，小便短少。舌质暗或有瘀点，苔白腻，脉弦滑，也是气血瘀滞，湿浊蕴积之征。

（5）治法　理气和血，行湿散满。

（6）方药　木香顺气散。方中枳壳、木香、青皮、陈皮、川朴、乌药上中下三焦气机一起疏理，再配合香附、川芎、桂心，气血并调，以期气血调畅而消腹胀；苍术、砂仁理脾行湿以散满；甘草和中。若胁下胀满或疼痛明显时，加柴胡、郁金、延胡索、苏木等疏肝理气止痛；若胁下痞块，痛如针刺，可加赤芍、丹参、三棱、莪术、生牡蛎等活血行瘀，软坚散结；若纳食少馨，食后脘腹胀满，可加保和丸，以消食导滞；若肢体沉困，小便短少，可加车前子、泽泻、猪苓、茯苓等化湿利水；腹胀明显时，也可加黑白丑、大腹皮、莱菔子、薤白等以下气除满消痞；余毒未清者，加入板蓝根、土茯苓、虎杖等清热解毒。

2. 鼓胀中期

（1）水湿困脾

1）主症　腹大坚满，按之如囊裹水。

2）兼次症　颜面微浮，下肢浮肿，脘腹痞胀，得热则舒，神疲怯寒，大便溏，小便短少。

3）舌脉　舌质淡，舌苔白腻；脉缓。

4）分析　脾肾阳虚，水湿内盛，泛溢肌肤，则肢体浮肿，腹大坚满，按之如囊裹水，小便短少；水为阴邪，其性趋下，放身半以下肿甚；水气内阻，气机不畅，则脘腹痞胀；脾肾阳虚，则神疲怯寒；脾阳不足，腐熟无权，则大便溏；舌质淡，舌苔白腻，脉缓，均为阳虚水停之象。

5）治法　温中健脾，行气利水。

6）方药　实脾饮加减。方中附子善于温肾阳，助气化，行阴水之停滞；干姜温脾阳，助运化散寒水之互凝，二药相合，温肾暖脾，扶阳抑阴；白术、茯苓健脾燥湿，淡渗利水；木瓜化湿行水，醒脾和中；厚朴、木香、大腹子、草果行气导滞，气化则湿化，气顺则胀消；甘草益气补脾，调和诸药。若水肿较甚者，可加肉桂、猪苓、泽泻、车前子温阳化气，利水消肿；若脘胁胀痛者，可加香附、延胡索、青皮、郁金、枳壳等理气和络；若神疲、纳呆、便溏，可加黄芪、党参、山药等健脾益气利水。

（2）水热蕴结

1）主症　腹大坚满，脘腹胀急，烦热口苦，渴不欲饮。

2）兼次症　面、目、皮肤发黄，小便赤涩，大便秘结或溏垢。

3）舌脉　舌质红，舌苔黄腻；脉弦数。

4）分析　水热蕴结，浊水内停，则腹大坚满，脘腹胀急；湿热之邪上蒸于口，则烦热口苦，渴不欲饮；湿热熏蒸，胆汁泛溢，则面、目、皮肤发黄；湿热壅滞，气机不利，则小便赤涩；湿热阻于肠胃，则大便秘结或溏垢；舌质红，苔黄腻，脉弦数均为湿热蕴结之象。

5）治法　清热利湿，攻下逐水。

6）方药　中满分消丸合茵陈蒿汤加减。中满分消丸中黄芩、黄连、知母清热除湿；茯苓、猪苓、泽泻淡渗利湿；厚朴、枳壳、半夏、陈皮、砂仁理气燥湿；姜黄活血化瘀；干姜与黄芩、黄连同用，辛开苦降，除中满，祛湿热；少佐人参、白术、甘草健脾益气，补虚护脾，使水去热清而不伤正。茵陈蒿汤中，茵陈清热利湿，栀子清利三焦湿热，大黄泄降肠中瘀热。若热势较重者，可加龙胆草、连翘、半边莲清热解毒；若腹部胀急甚者，大便干结，可用舟车丸行气逐水，但其作用峻烈，应中病即止。

（3）瘀结水留

1）主症　脘腹坚满，青筋显露，胁下症结如针刺。

2）兼次症　面色晦暗黧黑，面、颈、胸、臂出现血痣或蟹爪纹，或见赤丝血镂，口干不欲饮，大便色黑。

3）舌脉　舌质紫黯或有紫斑；脉细涩。

4）分析　血脉瘀阻，故腹大坚满，青筋显露，胁下症积痛如针刺，面、颈、胸、臂出现血痣或蟹爪纹，或见赤丝血缕；病久及肾，肾气衰败，故面色晦暗黧黑；水湿不化，水精不布，故口干不欲饮水；阴络之血外溢，故见大便色黑；舌质紫黯或有紫斑，脉细涩，乃血瘀之征。

5）治法　活血化瘀，行气利水。

6）方药　调营饮加减。方中当归、川芎、赤芍活血化瘀；莪术、延胡索、大黄行气活血；瞿麦、槟榔、葶苈子、赤茯苓、桑白皮行气利水；陈皮、大腹皮、白芷理气消胀；细辛、肉桂温阳利水；炙甘草、生姜、大枣调和诸药。若腹水明显，伴下肢浮肿，苔白腻，可加干姜、桂枝或肉桂、附子，振奋脾阳，也可再加泽泻、赤小豆、防己等增强除湿利尿之力；若症块甚者，可加水蛭、穿山甲等活血化瘀之品；若大便色黑者，可加侧柏叶、茜草、三七、藕节等化瘀止血。

3. 鼓胀晚期

（1）阳虚水盛

1）主症　腹大胀满，形似蛙腹，早宽暮急。

2）兼次症　面色苍黄或㿠白，胸闷纳呆，神倦怯寒，肢冷浮肿，小便短少等。

3）舌脉　舌质胖，苔淡白；脉沉细无力。

4）分析　脾肾阳虚，气机不畅，故腹大胀满，形似蛙腹；病邪久羁，肝脾肾败伤，故面色苍黄或㿠白；脾阳虚弱，不能运化水谷，故脘闷纳呆便溏；阳气不能温养敷布全身，故神倦怯寒肢冷；水湿溢于肌肤，故浮肿；肾阳虚气化不利，故小便短少；舌质胖，苔淡白，脉沉细无力均为脾肾阳虚之象。

5）治法　温补脾肾，化气利水。

6）方药　附子理苓汤或济生肾气丸加减。附子理苓汤中附子、干姜温运中焦，祛散寒邪；党参、白术、甘草健脾益气猪苓、茯苓、泽泻淡渗利湿；桂枝辛温通阳。济生肾气丸中附子、桂枝温补肾阳；熟地、山茱萸、山药、丹皮滋补肾精；茯苓、泽泻、牛膝、车前子利水消肿。若纳呆便溏甚者，可加黄芪、山药、薏苡仁、白扁豆等健脾益气祛湿；若腰膝酸软疼痛，畏寒肢冷者，可加仙茅、淫羊藿、巴戟天等温补肾阳。

（2）阴虚水停

1）主症　腹大胀满，青筋暴露。

2）兼次症　面色晦暗，唇紫，骨瘦如柴，五心烦热，肌肤甲错，头晕耳鸣，少寐盗汗，牙龈、鼻出血，小便短少等。

3）舌脉　舌质红绛少苔；脉弦细数。

4）分析　肝肾阴虚，水液停聚，故腹大胀满，小便短少；血行涩滞，瘀阻脉络，故腹部青筋暴露，面色晦滞，唇紫，肌肤甲错；阴虚内热，则骨瘦如柴，五心烦热，少寐盗汗；热伤脉络，则鼻衄、牙龈出血；舌质红绛少苔，脉弦细数均为肝肾阴虚之征。

5）治法　滋肾柔肝，养阴利水。

6）方药　六味地黄丸合一贯煎加减。六味地黄丸中熟地黄、山茱萸、山药滋养肝肾，茯苓、泽泻、丹皮淡渗利湿。一贯煎中生地、麦冬、沙参、枸杞子滋养肝肾，当归、川楝子疏肝活血。若津伤口干明显者，可加石斛、玄参、天花粉、芦根等养阴生津；若潮热，烦躁，可加银柴胡、鳖甲、地骨皮、白薇以清退虚热；若齿鼻衄血，可加白茅根、藕节、仙鹤草等凉血止血。

4. 鼓胀变证

（1）鼓胀出血

1）主症　腹大胀满伴出血。轻者大便色黑，如柏油样；重者呕吐物中夹有鲜血或血块，汗出肢冷或吐血盈碗盈盆，大便暗红而溏薄。

2）兼次症　口干口苦，胃脘灼热，肠鸣腹胀，或心悸气短。

3）舌脉　舌质红，苔黄，或舌淡；脉弦滑而数，或沉细而数。

4）分析　肝脾不和，中焦气机壅滞，蕴久化热，热迫血妄行，故吐血便血，口干而苦，胃脘灼热，肠鸣腹胀；若气随血耗，气血不足，则心悸气短，汗出肢冷；舌质红，苔黄，弦滑而数，为热盛于中之象；舌质淡，脉沉细而数，为气血耗伤之象。

5）治法　泄热宁络，凉血止血；气血耗伤者予益气固脱为法。

6）方药　泻心汤或大黄、白及、三七粉凉开水调为糊状，慢慢吞服。药用大黄、黄芩、黄连清胃泻火，凉血止血。大黄粉、白及粉、三七粉凉血、止血、散瘀。若吐血，便血来势猛烈，病位在贲门上下者，可先吞服大黄白及三七粉半次量，再用三腔管送入胃中，令胃囊充气，再将食管囊充气，以增强止血功效；若气血耗损，汗出肢冷时，可煎服独参汤，或生脉注射液或参附注射液静脉滴注，以益气固脱，或服黄土汤亦可。

（2）鼓胀神昏

1）主症　腹大胀满伴神昏。先见烦躁不宁，逐渐嗜睡，终至昏迷；或先语无伦次，逐渐嗜睡，终至昏迷。

2）兼次症　脘闷纳呆，恶心呕吐，大便不通。

3）舌脉　舌质红，苔黄腻，或舌淡红，苔白腻；脉弦滑数，或弦滑。

4）分析　阴虚血热，复感邪气易从热化，蒸液成痰，引动肝风，内蒙心窍，故先烦躁不宁，逐渐嗜睡，终至昏迷；舌质红，苔黄腻，脉弦滑数也是痰热之象。或脾肾阳虚，湿浊内生，蒙蔽心窍，则先见语无伦次，逐渐嗜睡，终至昏迷；舌质淡红，苔白腻，脉弦滑也是痰浊之象；中焦气机不利，胃失和降。故脘闷纳呆，恶心呕吐，大便不通。

5）治法　醒神开窍。

6）方药　痰热蒙闭心窍者，用局方至宝丹研化，吞服或鼻饲，以清热凉开透窍。痰湿蒙闭心窍者，用苏合香丸研化，吞服或鼻饲，以芳香温开透窍。或用菖蒲郁金汤鼻饲，以芳香豁痰开窍，也可用醒脑静或清开灵静脉点滴，治疗痰热蒙闭心窍者效佳。鼓胀晚期，出现悬饮，症见腹大胀满日甚，伴见呼吸、转侧则胸胁疼痛加重，喘促不宁，甚则不能平卧，病侧肋间胀满，可用椒目瓜蒌汤加减以泻肺祛饮，降气化痰。药用桑白皮、葶苈子、椒目泻肺利水，炙麻黄、杏仁、桔梗以宣肺利水，苏子、陈皮、半夏、茯苓、枇杷叶、瓜蒌皮降气化痰。

六、转归预后

本病在临床上往往虚实互见，本虚标实，虚实夹杂。如攻伐太过，实胀可转为虚胀，如复感外邪，或过用滋补壅塞之剂，虚胀亦可出现实胀的症状。鼓胀早期及时投疏肝理气、除湿消满之剂，可使病情得到控制。若迁延不愈，正气渐伤，邪气日盛，病情可进一步加重。若病至晚期，腹大如瓮，青筋暴露，脐心突起，大便溏泻，四肢消瘦，或见脾肾阳虚证，或见肝肾阴虚证，则预后不良。若见出血、神昏、痉证则为危象。鼓胀久治不愈可能转化为癌病。

七、临证要点

（1）鼓胀后期伴有黄疸往往难以消除，可考虑从瘀热论治，重用清热凉血之品，如丹皮、赤芍等药。残黄属于阳黄，用青黛、白矾以清肝热化痰湿，阴黄用白矾化痰退黄。鼓胀后期腹水难以消除，可从调理脾胃着手，重用健脾利水之品。常用茯苓、猪苓、泽泻、车前子、抽葫芦等药物，健脾利水重用生白术，活血利水重用泽兰、益母草，宣肺利水用麻黄、杏仁、葶苈子；逐水使用黑白丑、甘遂。同时嘱患者饮食上注意补充蛋白质。

（2）鼓胀后期水湿之邪未除，气阴已伤者，尤为突出，提示患者预后不良，利水易伤阴，益阴易碍水，此时应标本兼顾，从健脾利水，滋阴养液入手进行治疗。临证可选用甘寒淡渗之品，如沙参、麦冬、生地黄、芦根、白茅根、猪苓、茯苓、泽泻、车前草等，以达到滋阴生津而不黏腻助湿的效果。此外在滋阴药中少佐温化之品，如小量桂枝或附子，既有助于通阳化气，又可防止滋腻太过。

（3）鼓胀的治疗尤应注意饮食调节，宜低盐饮食，禁食生冷、油腻、辛辣刺激性食物，以及油炸、粗糙、坚硬类食物。注意饮食营养，食用蔬菜水果等富有维生素的食物。忌饮酒，少吸烟，避免与血吸虫疫水接触，避免接触对肝有害的毒性物质。

··（荆丰德）

第五节　头　痛

头痛是指头部经脉绌急或失养，致清窍不利所引起的以头部疼痛为主要症状的一种病证。

头痛一证首载于《内经》，在《素问·风论》中称之为"首风"、"脑风"，描述了"首风"，与"脑风"风的临床特点，并指出外感与内伤是导致头痛发生的主要病因。如《素问·风论》谓："新沐中风，则为首风风气循风府而上，则为脑风。"《素问·五藏生成》言："头痛巅疾，下虚上实，过在足少阴、巨阳，甚则入肾。"《内经》认为，六经病变皆可导致头痛。张仲景在《伤寒论》中论及太阳、阳明、少阳、厥阴病头痛的见症，并列举了头痛的不同治疗方药，如厥阴头痛，"干呕，吐涎沫，头痛者，吴茱萸汤主之。"李东垣《东垣十书》将头痛分为外感头痛和内伤头痛，根据病因病机和症状的不同而有伤寒头痛、湿热头痛、偏头痛、真头痛、气虚头痛、血虚头痛、气血俱虚头痛、厥逆头痛等，并补充了太阴头痛和少阴头痛。朱丹溪《丹溪心法·头痛》还有痰厥头痛和气滞头痛的记载，并提出头痛"如不愈可加引经药，太阳川芎，阳明白芷，少阳柴胡，太阴苍术，少阴细辛，厥阴吴茱萸"，至今对临床仍有指导意义。部分医著中还记载有"头风"一名，王肯堂《证治准绳·头痛》说："医书多分头痛、头风为二门，然一病也，但有新久去留之分耳。浅而近者名头痛，其痛猝然而至，易于解散速安也。深而远者为头风，其痛作止无常，愈后遇触复发也。"清代医家王清任大力倡导瘀血头痛之说，他在《医林改错·头痛》中论述血府逐瘀汤证时说查患头痛者无表证，无里证，无气虚，痰饮等证，忽犯忽好，百方不效，用此方一剂而愈。"至此，形成了头痛外感、内伤、瘀血三大主因，对头痛的认识日趋丰富。

西医学的感染发热性疾病引起的头痛、高血压性头痛、低血压性头痛、低颅压、偏头痛、紧张性头痛、丛集性头痛等均可参考本篇辨证论治。

一、病因病机

头为"诸阳之会"、"清阳之府"，又为髓海之所在，居于人体之最高位，五脏精华之血，六腑清阳之气皆上注于头，手足三阳经亦上会于头。若六淫之邪上犯清空，阻遏清阳，或痰浊、瘀血痹阻经络，壅遏经气，或肝阴不足，肝阳偏亢，或气虚清阳不升，或血虚头窍失养，或肾精不足，髓海空虚，均可导致头痛的发生。

（一）外感六淫

多由起居不慎，感受风、寒、湿、热之邪，以风邪为主，多夹寒、热、湿邪。风为阳邪，六淫之首，风为"百病之长"，"伤于风者，上先受之，于风巅高之上，惟风可到"，若风邪夹寒邪，凝滞血脉，络道不通，不通则痛；若风邪夹热邪，风热炎上，清空被扰，而发头痛；若风邪夹湿邪，阻遏阳气，蒙蔽清窍而致头痛。

（二）内伤劳损

与肝、脾、肾三脏有关。多由情志失调，先天不足，房事不节，饮食劳倦，久病体虚引起。因于肝者，一是肝阴不足，或肾阴素亏，肝阳失敛而上亢。二是郁怒伤肝，郁而化火，肝阳偏亢，上扰清空而而致头痛；因于脾者，多由饮食所伤，脾失健运，痰湿内生，阻塞气机，清阳不升，浊阴不降，清窍被蒙而致头痛；或病后、产后、失血之后，或生化之源不足，致气血亏虚，脑脉失养而致头痛；因于肾者，多因禀赋不足，肾精亏损，或房劳过度伤肾，肾虚不能生髓，髓海空虚，脑失濡养而头痛。

（三）瘀血阻络

由于跌仆闪挫，头部外伤，气血滞涩，瘀血阻于脑络，不通则痛，或各种头痛迁延不愈，病久入络，又可以转变为瘀血头痛。

总之，头痛之因有外感与内伤两大类。外感头痛的病机为外邪上扰清空，邪壅经脉，络脉不通。内伤者，与肝、脾、肾有关，因于肝者为风阳上扰清空；因于脾者，为痰浊上蒙清窍；或为气血亏虚，脑脉失养；因于肾者，髓海空虚，脑失濡养。跌仆外伤，久病入络，瘀血阻络。病位均在脑。

二、诊断

（1）以头痛为主症，头痛部位可在前额、额颞、巅顶、枕项，可一侧或两侧或全头痛。

（2）头痛的性质可为剧痛、隐痛、胀痛、灼痛、昏痛、跳痛等。

（3）外感头痛者多有起居不慎，感受外邪的病史；内伤头痛多有饮食、劳倦、房事不节、久病体虚等病史；瘀血头痛多有外伤病史血瘀征象。

三、相关检查

（1）血常规、测血压等一般检查。

（2）必要时做脑电图、经颅多普勒、头颅 CT 或 MRI、脑脊液等检查以明确头痛的原因，并注意排除鼻咽部、脑肿瘤等占位性病变。

四、鉴别诊新

（一）眩晕

头痛与头晕可单独出现，也可同时出现。头痛之病因有外感与内伤，眩晕则以内伤为主。临床表现，头痛以疼痛为主，眩晕则以昏眩为主。

（二）真头痛

真头痛呈突发性剧烈头痛，常表现为持续痛而阵发加重，甚至呕吐如喷不已，甚至肢厥、抽搐。

五、辨证论治

（一）辨证要点

头痛的辨证，除详问病史，根据各种症状表现的不同，辨别致病之因以外，尤应注意头痛之久暂，疼痛之性质、特点及部位之不同，辨别外感和内伤，以便辨证论治。

1. 辨外感头痛与内伤头痛　外感头痛，一般发病较急，痛势较剧，多表现掣痛、跳痛、灼痛、胀痛、重痛，痛无休止。每因外邪致病，多属实证。内伤头痛，一般起病缓慢，痛势较缓，多表现为隐痛、空痛、昏痛；痛势悠悠，遇劳则剧，时作时止，多属虚证。但亦有虚中挟实者，如痰浊、瘀血等，当权衡主次，随证治之。

2. 辨头痛性质与病因关系　因于风寒者，头痛剧烈而连项背；因于风热者，头胀痛如裂；因于风湿者，头痛如裹；因于痰湿者，头重坠或胀；因于肝火者，头痛呈跳痛；因于肝阳者，头痛而胀；因于瘀血者，头痛剧烈而部位固定；因于虚者，头隐痛绵绵，或空痛。

3. 辨头痛部位与经络脏腑关系　头为诸阳之会，手足三阳经络皆循头面，厥阴经上会于巅顶，故头痛可根据发病部位之异，参照经络循行路线，加以判断，则有利于审因施治。大抵太阳经头痛，多在头后部，下连于项；阳明经头痛，多在前额部及眉棱等处；少阳经头痛，多在头之两侧，并连及耳部；厥阴经头痛，则在巅顶部位，或连于目系。至于瘀血头痛，则头痛多见于刺痛、钝痛、固定痛，或有头部外伤及久痛不愈史；痰浊头痛，常见恶心呕吐。临床辨证既应注意头痛的不同特点，同时还应结合整体情况，及其有关兼证全面分析，以便处方用药。

（二）治疗原则

外感头痛属实证，以风邪为主，治疗当以疏风祛邪为主，并根据夹寒、夹湿、夹热的不同，兼以散寒、祛湿、清热。内伤头痛多属虚实或虚实夹杂，虚者以滋阴养血，益肾填精为主。实证当平肝、化痰；瘀血者宜活血通络；虚实夹杂者，酌情兼顾治疗。

（三）分证论治

1. 外感头痛

（1）风寒头痛

1）主症　头痛连及项背，痛势较剧烈，常喜裹头。

2）兼次症　恶风寒，遇风尤剧，口不渴。

3）舌脉　苔薄白；脉浮紧。

4）分析　风寒外袭，上犯巅顶，寒阻遏清阳，经气不通，故头痛而剧烈，太阳经脉循项背，故头痛而连项背；寒属阴邪，得温则减，故头痛喜裹；风寒束表，卫阳被遏，不得宣达，故恶风寒，遇风尤剧；无热则口不渴，苔薄白，脉浮紧，为风寒在表之征。

5）治法　疏风散寒。

6）方药　川芎茶调散。方中川芎辛温升散，善行于头目，活血通窍，祛风止痛，为治头痛要药，是方中主药；荆芥、细辛、白芷、防风、羌活辛温散寒，疏风止痛；薄荷清头目；甘草和诸药；茶清苦寒降火，上清头目，可监制风药之辛燥升散，使升中有降。全方共奏疏散风邪，止头痛之功。若寒邪侵犯厥阴经，引起巅顶疼痛，干呕、吐涎沫，甚则四肢厥冷，苔白，脉弦，治当温散厥阴之寒邪，方选吴茱萸汤去人参、大枣，加藁本、川芎、细辛、半夏，以祛风散寒，降逆止痛；若寒邪客于少阴经脉，引起头痛，背寒、足寒、气逆，苔白，脉沉细，治当温经散寒止痛，方选麻黄附子细辛汤加白芷、川芎。

（2）风热头痛

1）主症　头痛而胀，甚则头胀如裂。

2）兼次症　发热恶风，面红目赤，口渴喜饮，大便秘结，小便黄赤。

3）舌脉　舌尖红，苔薄黄；脉浮数。

4）分析　风热之邪外袭，上扰清窍，故头痛而胀，甚则如裂；风热上扰，故面红目赤；风热侵犯肌表，则发热恶风；热盛伤津，故口渴喜饮，便秘尿黄；苔黄，舌质红，脉浮数，为风热袭表之征。

5）治法　疏风清热。

6）方药　芎芷石膏汤加减。方中川芎、白芷、菊花、羌活、生石膏疏风清热止痛；藁本辛温，对热盛者不宜，可改用黄芩、薄荷、金银花等辛凉清解之品；若烦热口渴欲饮者加天花粉、石斛、知母以生津止渴；便秘，口鼻生疮，腑气不通者可用黄连上清丸以泄热通腑。

（3）风湿头痛

1）主症　头痛如裹。

2）兼次症　肢体困重，胸闷纳呆，小便不利，大便溏薄。

3）舌脉　苔白腻；脉濡滑。

4）分析　湿性重浊，风湿外袭，上蒙清窍，清阳不升，故头痛如裹，所谓"因于湿首如裹也"；脾主四肢，脾为湿困，脾阳不达四肢，故肢体困重；湿邪困脾，健运失职，故胸闷纳呆，大便溏薄；湿邪内蕴肠道，不能分清泌浊，故小便不利；苔白腻、脉濡滑为湿邪内停之象。

5）治法　祛风胜湿。

6）方药　羌活胜湿汤。方中羌活、独活、藁本、防风、蔓荆子祛风除湿散寒止痛；川芎辛温通窍，活血止痛。若胸闷脘痞、腹胀便溏可加苍术、厚朴、陈皮、藿香以燥湿宽中，理气消胀；恶心、呕吐者，可加半夏、生姜以降逆止呕；纳呆食少者，加麦芽、神曲健脾助运。

2. 内伤头痛

（1）肝阳头痛

1）主症　头胀痛，或抽掣而痛，两侧为重。

2）兼次症　头晕目眩，心烦易怒，睡眠不宁，面红目赤，口苦胁痛。

3）舌脉　舌质红，苔黄；脉弦数。

4）分析　肝阳亢盛，上扰清窍，故头痛、头胀、抽掣而痛、眩晕；头两侧属少阳，故头痛两侧为重；肝火偏亢，心神被扰，故见心烦易怒，睡眠不宁；肝火上炎则面红目赤，胁为肝之分野，故可见口苦胁；舌质红，苔黄，脉弦数为肝火内炽之征。

5）治法　平肝潜阳。

6）方药　天麻钩藤饮。方中天麻、钩藤、生石决明平肝潜阳息风，为主药；山栀子、黄芩清肝泻火，牛膝引血下行，桑寄生、杜仲滋养肾阴以涵肝木，共为辅药；益母草活血祛瘀，茯神、夜交藤宁心安神，共为佐药。若因肝郁化火，肝火上炎，症见头痛剧烈，目赤口苦，急躁，便秘尿黄者，加夏枯草、龙胆草、大黄；若兼肝肾亏虚，水不涵木，症见头晕目涩，视物不明，遇劳加重，腰膝酸软者，加枸杞子、白芍、山茱萸、女贞子；若症见头痛而目眩甚，肢体麻痹，震颤者，治宜镇肝潜阳息风，可酌加牡蛎、珍珠母、龟甲、鳖甲、地龙等。

（2）气虚头痛

1）主症　头痛隐隐，时发时止，遇劳加重。

2）兼次症　头晕，神疲乏力，气短懒言，自汗，面色㿠白。

3）舌脉　舌质淡红或淡胖，舌边有齿痕，苔薄白；脉细弱或脉大无力。

4）分析　素体虚弱，或久病体虚，或脾虚生化之源不足，致气血亏虚，中气不足，清阳不升，清窍失养，故头痛隐隐，头晕，时发时止，劳则耗气，气愈虚，故遇劳加重；中气不足，气虚不布则神疲乏力，气短懒言，面色㿠白；气虚肌表不固则自汗；舌质淡红或淡胖，舌边有齿痕，苔薄白，脉细弱或脉大无力均为气虚之征。

5）治法　益气升清。

6）方药　顺气和中汤。方中黄芪、人参、白术、甘草健脾益气，旺盛生化之源；白芍养血；陈皮理气和中；升麻、柴胡引清气上升；蔓荆子、川芎、细辛祛风止痛。合而为益气升清，祛风止痛，标本兼顾治气虚头痛之良方。若气血两虚，头痛绵绵不休，心悸怔忡，失眠，宜气血两补，上方加熟地、阿胶、何首乌，或用人参养营汤加减。

（3）血虚头痛

1）主症　头痛隐隐，缠绵不休。

2）兼次症　面色少华，头晕，心悸怔忡，失眠多梦。

3）舌脉　舌质淡，苔薄白；脉细或细弱无力。

4）分析　由于气血生化之源不足，或久病，或失血致血分不足，血虚脑失所养，故头痛隐隐，头晕，缠绵不休；血虚心失所养，则心悸怔忡，失眠多梦；面色少华，舌质淡，苔薄白，脉细或细弱无力为血虚之象。

5）治法　滋阴养血，和络止痛。

6）方药　加味四物汤加减。方中生地黄、当归、白芍、首乌滋阴养血；蔓荆子、川芎、菊花、清利头目；五味子、远志、酸枣仁养心安神。若兼气虚，症见神疲乏力，气短懒言者，加人参、黄芪、白术，或用人参养营汤以益气养血；若肝血不足，症见心烦不寐，多梦者，宜加酸枣仁、珍珠母。

（4）肾虚头痛

1）主症 头痛且空。

2）兼次症 腰膝酸软，眩晕耳鸣，遗精、带下，神疲乏力。

3）舌脉 舌红，少苔；脉细数无力。

4）分析 肾主藏精生髓，脑为髓之海，肾虚则精髓不足，髓海空虚，故头痛且空，眩晕耳鸣；腰为肾府，肾虚不能主骨，精虚不能养神，故腰膝酸软，神疲乏力；男子肾虚精关不固则遗精，女子则带脉失束而带下；舌红、少苔，脉细数无力为阴虚之征。

5）治法 养阴补肾，填精生髓。

6）方药 大补元煎。方中熟地、山药、枸杞子、山茱萸补肾填精；人参、当归、炙甘草益气养血；杜仲益肾壮腰。若偏于肾阳虚，症见头痛畏寒，面色淡白，四肢不温，舌淡，脉细无力，治宜温补肾阳，选用右归丸或金匮肾气丸加减。

（5）痰浊头痛

1）主症 头痛昏蒙。

2）兼次症 胸脘痞闷，纳呆呕恶，倦怠无力。

3）舌脉 舌淡，苔白腻；脉滑或弦滑。

4）分析 脾失健运，痰湿内生，痰湿中阻，清阳不升，浊阴不降，浊阴上蒙，痰浊阻遏清窍，故头痛昏蒙；痰浊阻滞中焦，故胸脘痞闷，纳呆，痰浊上泛则呕恶；脾阳不运，肢体失养则倦怠乏力；舌淡苔白腻，脉滑或弦滑为痰浊内停之征。

5）治法 健脾燥湿，化痰降逆。

6）方药 半夏白术天麻汤。方中半夏、生姜、陈皮和中化痰降逆；茯苓、白术健脾化湿；天麻平肝息风，为治头痛、眩晕之要药。可酌加川芎、蔓荆子祛风止痛。若痰湿郁久化热，症见口苦，便秘，苔黄腻，舌质红，脉滑数者，治宜清热化痰，降逆止痛，可酌加黄连、竹茹、枳实、胆南星等，或选用黄连温胆汤。

（6）瘀血头痛

1）主症 头痛经久不愈，痛处固定不移，痛如锥刺。

2）兼次症 日轻夜重，头部有外伤史。

3）舌脉 舌紫暗，或有瘀斑、瘀点，苔薄白；脉弦细或细涩。

4）分析 头部外伤，或气机不畅，气滞血瘀，瘀血内停，久病入络，内阻脑脉，经脉不通则痛，故头痛经久不愈；瘀血阻塞脉络，故痛处固定不移，痛如锥刺；白昼阳气盛，气血运行较畅，入夜阴气盛，气血运行不畅，故头痛日轻夜重；舌紫暗，有瘀斑、瘀点，脉弦细或细涩为瘀血内阻之征。

5）治法 活血化瘀，通窍止痛。

6）方药 通窍活血汤。方中麝香开窍通闭，活血通络；桃仁、红花、川芎、赤芍活血化瘀；生姜、葱白、黄酒通阳行血；大枣健脾益气。诸药合用有活血化瘀，通窍止痛之功效。若头痛较剧，久痛不已，可酌加虫类搜风通络之品，全蝎、蜈蚣、地龙、䗪虫等。

此外，临床上出现头痛如雷鸣，头面起核，憎寒壮热者称为"雷头风"，多属风邪湿毒上攻头目所致。治宜祛风除湿，清热解毒。方选清震汤合普济消毒饮。

六、转归预后

外感头痛一般起病较急，病程较短，经治疗后，可邪去痛除；内伤头痛一般起病缓慢，病程较长，常反复发作，大多数经治疗后，病情可逐渐好转，乃至痊愈；若头痛呈进行性加重，或伴颈项强直，或伴视力障碍，鼻衄耳鸣，或口舌歪斜，一侧肢体不遂者，病情凶险，预后不良；若头痛伴眩晕，肢体麻痹者，当注意中风先兆，以防发生中风。

七、临证要点

（1）引经药的应用。临床治疗头痛，除根据辨证论治原则外，还可根据头痛的部位，参照经络循行路线，选择引经药，可以提高疗效。如太阳头痛选用羌活、防风、蔓荆子、川芎；阳明头痛选用葛根、白芷、知母；少阳头痛选用柴胡、黄芩、川芎；厥阴头痛选用吴茱萸、藁本等。

（2）虫类药的应用。部分慢性头痛，病程长，易反复，经年难愈，患者可表现为头部刺痛，部位固定，面色暗滞，舌暗脉涩等症，治疗时可在辨证论治的基础上，选配全蝎、蜈蚣、僵蚕、地龙、䗪虫等虫类药，以祛瘀通络，解痉定痛，平肝息风，可获良效。虫类药可入汤剂煎服，亦可研细末冲服，因其多有小毒，故应合理掌握用量，不可过用。以全蝎为例，入汤剂多用3～5克，研末吞服用1～2克，散剂吞服较煎剂为佳，蝎尾功效又较全蝎为胜。亦可将全蝎末少许置于痛侧太阳穴，以胶布固定，可止痛。

（3）偏头痛的特点与治疗。偏头痛，又称偏头风，临床颇为常见。其特点是疼痛暴作，痛势甚剧，半侧头痛，或左或右，或连及眼齿，呈胀痛、刺痛或跳痛，可反复发作，经年不愈，痛止如常人。可因情绪波动，或疲劳过度而引发。偏头痛的病因虽多，但与肝阳偏亢。肝经风火上扰关系最为密切。偏头痛的治疗多以平肝清热，息风通络为法，选用菊花、天麻、黄芩、白芍、川芎、白芷、生石膏、珍珠母、藁本、蔓荆子、钩藤、全蝎、地龙等药。肝火偏盛者，加龙胆草、夏枯草、山栀、丹皮等；若久患者络，症见面色晦滞，唇舌紫暗瘀斑者，可合入血府逐瘀汤，并酌加全蝎、蜈蚣等，以散瘀通络，搜剔息风。

（4）真头痛。真头痛一名，首见于《难经》，在《难经·六十难》中对真头痛有如下描述："入连脑者，名真头痛。"后世王肯堂对此亦有精辟论述："天门真痛，上引泥丸，旦发夕死，夕发旦死。脑为髓海，真气之所聚，卒不受邪，受邪则死不治。"说明真头痛起病急暴，病情危重，预后凶险，若抢救不及时，可迅速死亡。真头痛常见于现代医学中因颅内压升高而导致的以头痛为主要表现的各类危重病症，如高血压危象、蛛网膜下腔出血、硬膜下出血等。临证当辨别病情，明确诊断，多法积极救治。

（5）少量脑出血的患者、脑肿瘤的患者，有些往往无明显的偏瘫及言语障碍等中风症状与体征表现，而仅以头痛为主要症状，应高度重视这类头痛，必要时应及早进行头颅 CT、MRI 检查，以免误诊。

（6）血压增高或降低都是头痛的常见原因，凡头痛患者就诊时务必测量血压。

$$\cdots\cdots\cdots\cdots\cdots\cdots\cdots\cdots\cdots\cdots\cdots\cdots（刘志勇）$$

第六节　眩　晕

眩晕是由于清窍失养，脑髓不充，临床上以头晕、眼花为主症的一类病证。眩即眼花，晕是头晕。两者常同时并见，故统称为"眩晕"。正如李用粹在《证治汇补·眩晕》指出："盖眩者，言视物皆黑。晕者，言视物皆转。二者兼有，方曰眩晕。"其轻者闭目可止，重者如坐车船，旋转不定，不能站立，或伴有恶心、呕吐、汗出、面色苍白等症状，严重者可突然仆倒。

眩晕病证的记载，最早见于《内经》，《素问·至真要大论》认为"诸风掉眩，皆属于肝"，掉，摇也；眩，晕也。肝主风，风性动摇，"无风不作眩"的经典名言即源于此。《灵枢·卫气》认为"上虚则眩"，《灵枢·口问》曰："上气不足，脑为之不满，耳为之苦鸣，头为之苦倾，目为之眩。"《灵枢·海论》曰："髓海不足，则脑转耳鸣，胫酸眩冒，目无所视。"上述引起眩晕者，均属因虚致眩，不仅记载了眩晕的典型表现，而且指出了眩晕的病因、病性和病位。汉代张仲景认为痰饮是眩晕发病的原因之一，为后世"无痰不作眩"的论述提供了理论基础，并且用泽泻汤及小半夏加茯苓汤治疗痰饮眩晕。宋代以后，进一步丰富了对眩晕的认识。严用和于《济生方·眩晕门》中指出："所谓眩晕者。眼花屋转，起则眩倒是也，由此观之，六淫外感，七情内伤，皆能导致。"首次提出了六淫、七情所伤致眩之说，补前人之未备；但外感风、寒、暑、湿致眩晕，实为外感病的一个症状表现，而非主要证候。元代朱丹溪倡导痰火致眩学说，提出"无痰不作眩"及"头眩，痰夹气虚并火，治痰为主，挟补气药及降火药"。明代张景岳在《内经》"上虚则眩"的理论基础上，对下虚致眩作了详尽论述，他在《景岳全书·杂证谟·眩运》中说："头眩虽属上虚，然不能无涉于下。盖上虚者，阳中之阳虚也；下虚者，阴中之阳虚也。阳中之阳虚者，宜治其气，如四君子汤……归脾汤、补中益气汤……阴中之阳虚者，宜补其精，如……左归饮、右归饮、四物汤之类是也。然伐下者必枯其上，滋苗者必灌其根。所以凡治上虚者，犹当以兼补气血为最，如大补元煎、十全大补汤及诸补阴补阳等剂，俱当酌宜用之。"张氏从阴阳互相依存原理及人体是一有机整体的观点，认识与治疗眩晕，并认为眩晕的病因病机"虚者居其八九，而兼火兼痰者，不过十中一二耳"。同时详细论述了劳倦过度、饥饱失宜、呕吐伤上、泄泻伤下、大汗亡阳、被殴被辱气夺等皆伤阳中之阳，吐血、衄血、便血、纵欲、崩淋等皆伤阴中之阳而致眩晕。秦景明在《症因脉治·眩晕总论》中认为阳气虚是本病发病的主要原因。徐春甫《古今医统·眩晕宜审三虚》认为："肥人眩运，气虚有痰；瘦人眩运，血虚有火；伤寒吐下后，必是阳虚。"以及明代虞抟《医宗正传·眩晕》指出"大抵人肥白而作眩者，治宜清痰降火为先，而兼补气之药；人黑瘦而作眩者，治宜滋阴降火为要，而带抑肝之剂"，他们都是从体质方面阐述了对眩晕的辨证治疗，很有独到见解。龚廷贤《寿世保元》中记载眩晕有半夏白术汤证（痰涎致眩）、补中益气汤证（劳役致眩）、清离滋坎汤证（虚火致眩）、十全大补汤证（气血两虚致眩）等，至今临床仍在运用。

眩晕是临床常见症状，可见于西医学的多种疾病，如高血压、低血压、贫血、阵发性心动过速、心动过缓、前庭周围性眩晕、前庭中枢性眩晕、脑外伤、脑动脉硬化、脑供血不足等病，临床表现以眩晕为主要症状者，可参照本篇辨证论治。

一、病因病机

眩晕以虚实致病，虚者以内伤为主，有因气血亏虚、肾精不足、脑髓失养所致；实者以本虚标实为患，有因肝肾阴虚，肝阳偏亢，风阳上扰清窍所致者；有因脾虚不运，痰湿中阻所致者；有因瘀血痹阻脑窍所致者。其常见病因病机可概述如下。

（一）痰浊中阻

脾主运化水谷精微，又为生痰之源。饮食不节，嗜酒肥甘，饥饱劳倦，伤于脾胃，健运失司，以致水谷不化精微，聚湿生痰，痰浊中阻，则清阳不升，浊阴不降，引起眩晕。

（二）瘀血阻窍

跌仆坠损，头颅外伤；或气滞血瘀，或气虚血瘀，或痰瘀交阻，或肝气郁结，气机不畅，导致脑络痹阻，气血不能上荣头目，脑失所养，故眩晕时作。

（三）风阳上扰

肝为风木之脏，内寄相火，体阴而用阳，主升主动，肝主疏泄，赖肾精以充养。素体阳盛，或长期恼怒焦虑，气郁化火，暗耗肝阴，阴不制阳，风阳上扰。或肾阴素亏，水不涵木，肝阴不足，肝失所养，皆可致肝阳化风，肝风内眩，风阳升动，上扰清空，发为眩晕。

（四）气血亏虚

久病不愈，耗伤气血，或失血之后，虚而不复，或脾胃虚弱，不能健运水谷，气血生化乏源，以致气血两虚，气虚则清阳不展，血虚则脑失所养，皆能发生眩晕。

（五）肝肾阴虚

肾为先天之本，藏精生髓，聚髓为脑，脑为髓之海而赖肾精不断充养。若久病伤肾，或禀赋不足，或年老肾亏，或房劳过度，或过服温燥劫阴之品，皆可致肾阴亏虚。肾精不足，脑海失充，上下俱虚，则发眩晕。

本病病位在清窍，由脑髓空虚，清窍失养，或痰火上逆，扰动清窍，与肝、脾、肾三脏关系密切。眩晕的病性以虚者居多，张景岳谓"虚者居其八九"，如肝肾阴虚，虚风内动；气血亏虚，清窍失养；肾精亏虚，脑髓失充。眩晕实证多由痰浊阻遏，升降失常；痰火气逆、风邪外犯，上犯清窍；或瘀血闭窍。眩晕的发病过程中，各种病因病机，可以相互影响，相互转化，形成虚实夹杂；或阴损及阳，阴阳两虚；或肝风痰火上蒙清窍，阻滞经络，而形成中风；或突发气机逆乱，清窍暂闭或失养，而引起晕厥。

二、诊断

（1）头晕目眩，视物旋转，轻者闭目即止，重者如坐车船，甚则仆倒。

（2）可伴有恶心呕吐，眼球震颤，耳鸣耳聋，汗出，面色苍白等。

（3）有急性起病，亦有慢性起病，逐渐加重，可反复发作。

三、相关检查

（1）拍颈椎 X 线片、经颅多普勒检查有助于颈椎病、椎 - 基底动脉供血不足、脑动脉硬化的诊断。有条件者可做头颅、颈部 CTA，头颅 MRI 检查。

（2）测血压、查心电图、超声心动、心脏 B 超、检查眼底、肾功能等，有助于明确高血压病及其危象和低血压的诊断。

（3）电测听、脑干诱发电位有助于梅尼埃病的诊断。

（4）检查血常规及骨髓检查有助于贫血的诊断。

（5）应注意排除颅内肿瘤等。

四、鉴别诊新

（一）中风

以卒然昏仆，不省人事，伴有口眼㖞斜，半身不遂，言语謇涩或失语；或不经昏仆，仅以口眼㖞斜、半身不遂为特征；中风昏仆与眩晕之仆倒相似，但眩晕之昏仆无半身不遂及不省人事、口舌㖞斜及舌强语塞等表现。两者虽有不同，但中年以上风阳上扰之眩晕易演变为中风，应予警惕。

（二）厥证

以突然昏仆，不省人事，或伴有四肢厥冷为特点，发作后一般在短时间内逐渐苏醒，醒后无偏瘫、失语、口眼㖞斜等后遗症，严重者也可一厥不复而死亡。眩晕发作严重者也有欲仆或晕旋仆倒表现，与厥证相似，但患者一般神志清楚，而与厥证不同。

（三）痫病

其鉴别要点为痫病昏仆常有昏迷不省人事，且伴口吐涎沫，两目上视，抽搐，口中发出猪羊叫声等症状，多数历时数分钟苏醒，醒后如常用人，为发作性疾病。重症眩晕虽可仆倒，但无抽搐、两目上视、不省人事、口吐涎沫等症。做脑电图检查痫病多有异常改变，有助于鉴别。

五、辨证论治

（一）辨证要点

1. 辨脏腑　眩晕虽病位在清窍，但与肝、脾、肾三脏功能失常关系密切。肝阴不足，肝郁化火，均可导致肝阳上亢，其眩晕兼见头胀痛，面潮红等症状。脾虚气血生化乏源，眩晕兼有纳呆，乏力，面色白等；脾失健运，痰湿中阻，眩晕兼见纳呆，呕恶，头重，耳鸣等。肾精不足之眩晕，多兼腰酸腿软，耳鸣如蝉等。

2. 辨虚实　眩晕以虚证居多，挟痰挟火亦兼有之；一般新病多实，久病多虚，体壮者多实，体弱者多虚；呕恶、面赤、头胀痛者多实，体倦乏力、耳鸣如蝉者多虚；发作期多实，缓解期多虚；面白而肥为气虚多痰，面黑而瘦为血虚有火。病久常虚中夹实，虚实夹杂。

3. 辨标本　眩晕以肝肾阴虚、气血不足为本，风、火、痰、瘀为标。其中舌质淡，舌胖，舌边有齿痕，脉细或沉细，多为气血亏虚证；舌紫暗或有瘀点、瘀斑，脉涩多为瘀血证；舌红，苔黄，脉弦数多为风阳上扰证；舌红或绛，苔少或无，脉细数多为肝肾阴虚证。

（二）治疗原则

眩晕的治疗原则主要是补虚泻实，调整阴阳。虚者以精气虚居多，精虚者填精生髓，滋补肾阴；气血虚者宜益气养血，调补脾肾。实证以痰火为常见，痰湿中阻者，宜燥湿祛痰；肝火偏盛者，则当清肝泻火；肝阳上亢，化火生风者，则宜清镇潜降。本病发生多以阴虚阳亢者居多，治疗当以清火滋阴潜阳。虚实夹杂者，或由因虚致实，或由邪实致虚，当扶正以祛邪，或祛邪以安正，临床应权衡标本缓急轻重，酌情论治。

（三）分证论治

1. 痰浊中阻

（1）主症　头晕，视物旋转，头重如裹。

（2）兼次症　胸闷作恶，呕吐痰涎，脘腹痞满，纳少神疲。

（3）舌脉　舌体胖大，边有齿痕，苔白腻；脉弦滑。

（4）分析　痰浊中阻，清阳不升，浊阴不降，痰浊上扰，蒙蔽清窍则眩晕发作，视物旋转，头重如裹；痰浊中阻，浊气不降，胸阳不展，故胸闷作恶，呕吐痰涎；痰湿内盛，脾阳不振，则脘腹痞满，纳少神疲；舌体胖大，边有齿痕，苔白腻，脉弦滑为脾虚痰湿征。

（5）治法　燥湿祛痰，健脾和胃。

（6）方药　半夏白术天麻汤。方中半夏辛温，燥湿化痰，天麻甘微温，平息内风，二药合用，为治风痰眩晕头痛的要药，故共为主药；辅以白术苦甘温，健脾燥湿，祛痰，止眩之功益佳；佐以茯苓甘平，健脾渗湿，与白术相合，以治生痰之源，橘红辛苦温，理气燥湿化痰，使气顺则痰消；甘草、生姜、大枣健脾和中，为使药。诸药合用，共奏健脾燥湿，化痰息风之效。若呕吐频繁，加代赭石、竹茹和胃降逆止呕；脘闷、纳呆、腹胀者，加白蔻仁、砂仁等理气化湿健脾；肢体沉重，苔腻者，加藿香、佩兰等醒脾化湿；耳鸣、重听者，加葱白、郁金、石菖蒲等通阳开窍。若痰浊郁而化热，痰火上犯清窍，眩晕，苔黄腻，脉弦滑，用黄连温胆汤清化痰热；若素体阳虚，痰从寒化，痰饮内停，上犯清窍者，用苓桂术甘汤合泽泻汤温化痰饮。

2. 瘀血阻窍

（1）主症　眩晕时作，头痛如刺。

（2）兼次症 面色黧黑，口唇紫暗，肌肤甲错，健忘，失眠，心悸。

（3）舌脉 舌质紫暗或有瘀点、瘀斑；脉弦涩或细涩。

（4）分析 瘀血阻窍，气机受阻，脑络不通，脑失所养，故眩晕时作。脑络不通，气机受阻，不通则痛，且头痛如刺；瘀血内阻，气血不畅，肌肤失养，故面色黧黑，口唇紫暗，肌肤甲错；心血瘀阻，心神失养，故健忘、失眠、心悸；舌质紫暗或有瘀点、瘀斑，弦涩或细涩，为瘀血之征。

（5）治法 祛瘀生新，通窍活络。

（6）方药 通窍活血汤。方中麝香辛温走窜，开通诸窍，活血通络，无所不利，故为主药；老葱辛温通窍，鲜姜辛温发散，助麝香通窍活血，达于巅顶，共为辅药；佐以赤芍、川芎、桃仁、红花，均为活血化瘀之品，大枣之甘，配合鲜姜之辛，则辛甘发散，调和营卫；使以黄酒活血通窍，以助药势。诸药合用，功于通窍活血。若见神疲乏力，少气自汗等气虚证者，加用黄芪，可用到30～60克，以补气固表，益气行血；若兼有畏寒肢冷，感寒加重者，加附子、桂枝温经活血；若天气变化则病情加重，或当风而发，可重用川芎，加防风、白芷、荆芥、天麻等以理气祛风；如因新近跌仆坠损，瘀血阻络所致者，可加用苏木、血竭等活血化瘀疗伤之品。

3. 风阳上扰

（1）主症 眩晕耳鸣，头痛且胀，遇劳或恼怒加重。

（2）兼次症 急躁易怒，失眠多梦，面红目赤，肢麻震颤。

（3）舌脉 舌质红，苔黄；脉弦细数。

（4）分析 本证是由于水不涵木，肝阳偏亢，风阳升动所表现的本虚标实证候。肝阳化风，肝风内动上扰清空，则眩晕耳鸣，头痛且胀；"阳气者，烦劳则张"，故遇劳、恼怒加重；肝主疏泄，肝性失柔，情志失疏，故急躁易怒；肝火扰动心神，神不守舍，则失眠多梦；肝阳亢盛，风火上炎，则见面红目赤；肢麻震颤为肝风内动之征；舌质红，苔黄，脉弦细数均为阴虚阳亢之象。

（5）治法 平肝潜阳，滋养肝肾。

（6）方药 天麻钩藤饮。方中天麻、钩藤、石决明平肝息风，为主药；黄芩、栀子清肝热，泻肝火，牛膝引血下行，桑寄生、杜仲滋养肾阴以涵养肝木，共为辅药；益母草活血通经，茯神、夜交藤宁心安神，共为佐药。全方共奏平肝潜阳，滋补肝肾之功。若见阴虚较甚，舌质红，少苔，脉弦细数较为明显者，可选加生地、麦冬、玄参、何首乌、生白芍等滋补肝肾之阴；便秘者可选加大黄、芒硝或当归龙荟丸以通腑泄热；心悸，失眠多梦较甚者，可重用茯神、夜交藤，加远志、炒酸枣仁、琥珀以清心安神；眩晕欲仆，呕恶，手足麻木或震颤者，有阳动化风之势，加珍珠母、生龙骨、生牡蛎、羚羊角等镇肝息风之品；若眩晕、头痛较甚，耳鸣、耳聋暴作，胸胁胀痛，目赤口苦，舌质红，苔黄燥，脉弦数有力，证属肝火上炎，为实证，可选用龙胆泻肝汤以清肝泻火，清利湿热。

4. 气血亏虚

（1）主症 头晕目眩，动则加剧，遇劳则发。

（2）兼次症　面色淡白，神疲乏力，自汗，唇甲淡白，心悸少寐。

（3）舌脉　舌质淡嫩，苔薄白；脉细弱。

（4）分析　气血不足，脑失所养，故头晕目眩，劳则耗气，故眩晕加剧，遇劳则发；心主血脉，其华在面，气血亏虚致心血不足，气血两虚不能上荣于面，故见面色淡白；气虚则神疲乏力；气虚卫阳不固而自汗；血虚不能充盈脉络，故唇甲淡白；血不养心则心悸少寐，舌质淡嫩，脉细弱均为气血两虚之象。

（5）治法　补养气血，健运脾胃。

（6）方药　归脾汤。方中黄芪、人参甘微温，补脾益气；龙眼肉甘平，补心安神，益脾养血，共为主药。白术苦甘温，助参、芪补脾益气；茯神、枣仁甘平，助龙眼养心安神；当归甘辛苦温，滋养营血，与参、芪配伍，补血之力更强，以上并为辅药。远志苦辛温，交通心肾，宁心安神；木香辛苦温，理气醒脾，使诸益气养血之品补而不壅，共为佐药。炙甘草甘温益气，调和诸药；生姜、大枣调和营卫，共为使药。合而成方，养心与健脾同用，养心不离补血，健脾不离补气，气血充足则心神安而脾运健。若气虚卫阳不固，自汗时出，重用黄芪，加防风、浮小麦益气固表敛汗；气虚湿盛，泄泻或便溏者，加泽泻、炒扁豆；若气虚及阳，兼见畏寒肢冷，腹中隐痛等阳虚症状，加桂枝、干姜；心悸怔忡、不寐者，加柏子仁、酸枣仁、朱砂等；血虚较甚，面色苍白无华，加熟地、阿胶、紫河车粉（冲服）等；若中气不足，清阳不升，表现眩晕兼见气短乏力，纳差神疲，便溏，脉无力者，可用补中益气汤补益中气，升举清阳。

5. 肝肾阴虚

（1）主症　头晕目眩久发不已，视力减退，两目干涩，耳鸣，腰酸膝软。

（2）兼次症　少寐多梦，健忘，心烦，口干。

（3）舌脉　舌质红，苔少，或无苔；脉细数。

（4）分析　肾生髓，脑为髓海，肾虚不能生髓，髓虚不能充脑，脑失所养，故头晕目眩、耳鸣；肝开窍于目，肝阴不足，目失滋养，故视力减退，两目干涩；腰为肾之腑，肾主骨，肾精亏虚，则腰酸膝软；肾阴不足，不能上济心阴，心肾不交，神不守舍，故少寐多梦、健忘、心烦；阴津不足故见口干；舌质红，苔少或无苔，脉细数为阴虚之象。

（5）治法　滋补肝肾，养阴填精。

（6）方药　左归丸。方中熟地、山茱萸、山药滋补肝脾肾之阴；枸杞子、菟丝子补益肝肾，生精补髓；牛膝强肾益精，引药入肾；龟甲胶滋阴降火，补肾壮骨。全方共具滋补肝肾，养阴填精之功效。若阴虚生内热，表现五心烦热，舌红，脉弦细数者，可加炙鳖甲、知母、黄柏、丹皮等滋阴清热；心肾不交，失眠、多梦、健忘者，加夜交藤、阿胶、鸡子黄、酸枣仁、柏子仁等交通心肾，养心安神；若子盗母气，肺肾阴虚，加沙参、麦冬、玉竹等滋养肺肾；若水不涵木，肝阳上亢者，可加清肝、平肝、镇肝之品。

六、转归预后

眩晕病情轻者，治疗调理得当，预后多属良好；病重经久不愈，发作频繁，持续时间较长，病情重，则难以获得根治，尤其是中年以上肝火上炎、风阳上扰眩晕者，不仅影响日常生活和工作，而且由于阴亏阳亢，阳化风动，血随气逆，挟痰挟火，上蒙清窍，横窜经络，可形成中风，轻则致残，重则致命。若眩晕属肝血、肾精耗竭，日久可致失明、耳聋重证。

七、临证要点

（1）眩晕病证，临证应分虚实。实证多为风阳上扰，痰浊中阻，治疗应标本兼顾；瘀血阻窍多为实证，治宜活血化瘀。虚证为气血亏虚，肝肾阴虚，治疗应补益气血，滋补肝肾。无论虚证或实证，均与肝、肾、脾三脏本身虚损关系密切，正如张景岳所说"虚者居其八九"。依据脏腑虚损用药，收效显著。

（2）眩晕一证，发病时多有风动证与胸闷欲吐证，在辨证用药基础上，适当使用息风药如僵蚕、蚕砂、钩藤、全蝎，降逆止呕药半夏、生姜、竹茹，能较快缓解症状。

（3）眩晕一证是临床常见病、多发病，肝阳暴亢之眩晕，阳亢化风，可挟痰挟火，走窜经络，患者可以出现眩晕头胀，面赤头痛，肢麻震颤，甚则昏倒等症状，当警惕有发生中风的可能。正如《医学正传·眩晕》说："眩晕者，中风之渐也。"必须严密监测血压、神志、肢体肌力、感觉等方面的变化，以防病情突变。还应嘱咐患者忌恼怒急躁，忌肥甘醇酒，按时服药，控制血压，定期就诊，监测病情变化。

（4）头晕持续时间较长，经久不愈，走路不稳，共济失调，应做颅脑相应检查。

··（杨友军）

第七节 郁 病

郁病是以气机郁滞，脏腑功能失调而以心情抑郁，情绪不宁，胸闷胁胀，或易怒喜哭，或咽中有异物感等症为主要临床表现的一类病证。脏躁、梅核气等病证也属于本病范畴。郁有广义、狭义之分，广义的郁，包括外邪、情志等因素导致气、血、痰、食、火、湿等病机产物的滞塞和郁结；狭义的郁，单指情志不舒为病因的郁。

《内经》无郁病病名，但早已将"郁"的概念引入了医学，有关郁之论述颇多，如《灵枢·本神》曰："愁忧者，气闭塞而不行。"《素问·本病论》："人或恚怒，气逆上而不下即伤肝也。"指出了情志致郁的病因病机。郁病之病证名首见于明代虞抟《医学正传·郁证》，其谓："或七情之抑遏，或寒热之交侵，故为九气怫郁之候。"《金匮要略·妇人杂病脉证治》记载了属于郁病的脏躁、梅核气这两种病证，指出本病多发生于女性，分别用甘麦大枣汤及半夏厚朴汤治疗。金元时代明确地把郁病作为一种独立病证论述，《丹溪心法·六郁》中述及颇详，提出了"人身诸病，多生于郁"的著名论点，首倡气、血、火、食、湿、痰六郁而以气郁为先之说，并创立六郁汤、越鞠丸等有效方剂，历代医家也多按丹溪六郁分类。张景岳提出"因郁而病"和"因病而郁"以及"郁由于心"等观点。对于治疗，《素问·六元正纪大论》曰："郁之甚者，治之奈何？""木郁达之，火郁发之，土郁夺之，金郁泄之，水郁折之。"明代赵献可重视木郁，"以一法代五法"，用逍遥散一方治其木郁，俾肝脏之气舒展诸症自解，一直为后世习用。明代之后，已逐渐把情志之郁作为郁病的主要内容，如《张氏医通·郁》提出："治法总不离乎逍遥、归脾、左金、降气、乌沉七气等方，但当参究新久虚实选用。"清代叶天士《临证指南医案·郁》中载有大量情志之郁的医案，治法涉及疏肝理气、苦辛通降、平肝息风、清心泻火、健脾和胃、活血通络、化痰涤饮、益气养阴等，用药清新灵活，效果颇佳，并进一步认识了精神治疗的重要作用，认为"郁症全在病者能移情易性"。

西医学中的抑郁症、围绝经期综合征、癔病、焦虑症等，可参考本篇辨证论治。

一、病因病机

郁病多因忧思、郁怒、恐惧等七情，伤及于肝、脾、心，致使气血不畅，进而导致湿、痰、热、食相因或相兼为病；病久正气虚损，也伤及脾肾发为本病。

（一）愤懑恼怒，肝气郁结

忧思郁虑，愤懑恼怒等情志刺激，均可使肝失条达，气机不畅，以致肝气郁结，而成气郁，此为郁病的主要病机。因气为血帅，气行则血行，气滞则血行不畅，故气郁日久可成血郁；若气郁日久，热不疏泄，日久化火，则致肝火上炎而成火郁；气郁则津行不畅，停于脏腑经络，聚而成痰，痰气互结，而成痰郁。故气郁为血郁、火郁、痰郁等诸郁的前提和基础病变；郁火耗伤阴血，则又可致肝阴不足。

（二）忧愁思虑，脾失健运

忧愁思虑，精神紧张，或长期伏案思虑，思虑过极则伤脾，以致脾气郁结；或肝气郁结，木不达土，也使脾失健运，消磨谷食和运化水湿功能受到影响。脾不消磨谷食，必致食积不消，而成食郁；若脾不能运化水湿，水湿内停则成湿郁；若水湿内聚，凝而为痰浊，则成痰郁。久郁伤脾，气血生化乏源，则可致心脾两虚。

（三）情志过极，心失所养

由于所愿不遂，精神紧张，家庭不睦，遭遇不幸，忧愁悲哀等精神因素，长期刺激，可致心之气血不足，或心阴亏虚、心火亢盛，均可损伤心神，出现心失所养或心神惑乱等一系列病变。心的病变又可进一步影响到其他脏腑，《灵枢·口问》曰："悲哀愁忧则心动，心动则五脏六腑皆摇。"

（四）脏气易郁，为郁内因

郁病的发生，除了与精神刺激的强度及持续时间的长短有关外，亦与机体本身的状况有极为密切的关系。如心怀开阔，承受能力强，即使受到一定的精神刺激，也能化解，并不形成郁证；反之则易病矣。古代将这种脏气易郁情况称为"脏气弱"，《杂病源流犀烛·诸郁源流》曰："诸郁，脏气病也。其源本于思虑过深，更兼脏气弱，故六郁之病生。六郁者，气、血、湿、热、食、痰也。"明确提出了郁病的内因。

综上所述，郁病的发生有内外两方面，外因为情志所伤，内因为脏气易郁。其病机主要为气机郁滞，脏腑功能失调。郁病初起以气滞为主，气郁日久，则可引起血瘀、化火、痰结、食滞、湿停等病机变化，病机属实；日久则易由实转虚，随其影响的脏腑及损伤气血阴阳的不同，而形成心、肝、脾、肾亏虚的不同病变。

二、诊断

（1）以抑郁不畅，精神不宁，胸胁胀满，或易怒善哭，或失眠多梦，或咽中如有异物吞之不下、咯之不出等为主症。多发于青中年女性。

（2）有忧愁、多虑、悲伤、郁怒等情志内伤的病史，且郁病病情的反复常与情志因素密切相关。

三、相关检查

（1）采用抑郁、焦虑等量表，有助于郁病的诊断及鉴别诊断；甲状腺功能、脑电图检查以排除甲状腺及癫痫疾病。

（2）表现以咽梗、吞咽异常为主者，需做咽部检查，食管的 X 线或内窥镜检查以排除器质性疾病。

四、鉴别诊新

（一）喉痹

郁病中的梅核气应与喉痹鉴别。梅核气多见于青中年女性，因情志抑郁而起病，自觉咽中异物感，咽之不下，咯之不出，但无咽痛及吞咽困难，其症状轻重与情绪波动有关，当心情抑郁或注意力集中于咽部时，则梗塞感觉加重。虚火喉痹则以中青年男性发病较多，多因感冒、长期吸烟饮酒及嗜食辛辣食物而引发，咽部除有异物感外，尚觉咽干、灼热、咽痒，咽部症状与情绪无明显关系，但过度辛劳或感受外邪则易加剧。

（二）噎膈

郁病中的梅核气一证应与噎膈相鉴别。梅核气有咽部异物感，但进食无阻塞，不影响吞咽；噎膈多见于中老年男性，以吞咽困难为主，吞咽困难的程度日渐加重，且梗塞感觉主要在胸骨后部位而不在咽部，做食管相关检查常有异常发现。

（三）癫病

郁病中的脏躁一证需与癫病鉴别。脏躁多发于中青年女性或绝经期，缓慢起病，在精神因素的刺激下呈间歇性发作，不发作时可如常人，主要表现有情绪不稳定，烦躁不宁，易激惹，易怒善哭，时作欠伸等，但具有自知自控能力。癫病发病无性别差异，主要表现为表情淡漠，沉默痴呆，出言无序或喃喃自语，静而多喜，患者缺乏自知自控能力，病程迁延，心神失常的症状极少自行缓解。

五、辨证论治

（一）辨证要点

1. 辨所郁脏腑 郁病的发生主要为肝失疏泄，但病变影响的脏腑有所侧重，应结合六郁，辨明脏腑。一般而言，气郁、血郁、火郁主要关系于肝；食郁、湿郁、痰郁主要关系于脾；郁病虚证证候与心关系密切，如心神失养、心血不足、心阴亏虚等，其次是脾、肝、肾的亏虚。

2. 辨证候虚实　气郁、血瘀、化火、食滞、湿停、痰结六郁病变均属实证，实证病程较短，表现精神抑郁，胸胁胀痛，咽中梗塞，时欲太息，脉弦或滑等。心、脾、肝、肾等脏腑气血或阴精亏虚所导致的证候均属虚证，虚证病已久延，症见精神不振，心神不宁，心慌，虚烦不寐，悲忧善哭等。但应注意实中夹虚、虚中夹实的复合证候。

（二）治疗原则

理气解郁、怡情易性是治疗郁病的基本原则。实证应理气开郁，并根据是否兼有血瘀、火郁、湿滞、食积、痰结等而分别采用或兼用化瘀、降火、化湿、消食、祛痰等法；虚证则根据辨证情况而补之，或养心安神，或补益心脾，或滋补肝肾；虚实夹杂者，则补虚泻实，兼而治之。

（三）分证论治

1. 肝气郁结

（1）主症　精神抑郁，情绪不宁，胁肋胀痛。

（2）兼次症　胸部满闷，痛无定处，脘闷嗳气，不思饮食，大便不调，女子月事不行。

（3）舌脉　舌质淡红，苔薄腻；脉弦。

（4）分析　肝主疏泄，性喜条达，其经脉布胁肋。肝气郁结，疏泄功能失常，经脉气机不畅，故见精神不畅，情绪不宁，胸部满闷，胁肋胀痛，痛无定处等症；肝气郁结，乘脾犯胃，则见脘闷嗳气，不思饮食，大便失调等症；气滞血行不畅，则女子月事不行；肝脉自弦，肝气郁结故见脉弦。

（5）治法　疏肝解郁，理气畅中。

（6）方药　柴胡疏肝散。本方由四逆散加川芎、香附、陈皮而成。方中柴胡、香附、枳壳、陈皮疏肝解郁，理气畅中；川芎、芍药、甘草活血定痛，柔肝缓急。胁、肋胀痛较甚者，可加郁金、青皮、佛手疏肝理气；若肝气乘脾见腹胀腹泻，则加苍术、茯苓、厚朴、乌药健脾化湿、理气止痛；肝气犯胃，胃失和降而见嗳气频作，脘闷不舒者，可加旋覆花、代赭石、苏梗、法半夏等平肝和胃降逆；兼食滞腹胀者，可加神曲、鸡内金、麦芽消食化滞；肝郁血瘀则加当归、丹参、郁金、桃仁、红花等。五郁为病，先起于肝气郁结，在服汤药的同时，可以常服越鞠丸，以行气解郁。

2. 气郁化火

（1）主症　急躁易怒，胸胁胀痛。

（2）兼次症　口苦口干，头痛、目赤、耳鸣，或见嘈杂吞酸，大便秘结等。

（3）舌脉　舌质红，苔黄；脉弦数。

（4）分析　肝气郁结，疏泄不利，故见胸胁胀满疼痛；肝郁日久化火，故性情急躁易怒，口苦而干；肝火上炎，扰乱清空，则见头痛、目赤、耳鸣；肝火犯胃则见嘈杂吞酸；热势伤阴，则大便秘结；舌质红，苔黄，脉弦数均为气郁化火之象。

（5）治法　疏肝解郁，清肝泻火。

（6）方药　丹栀逍遥散。本方由逍遥散加丹皮、栀子组成。以逍遥散疏肝理脾，加入丹皮、栀子清泻肝火。热势较甚、口苦便秘者，加龙胆草、大黄泻热通腑；肝火上炎而见头痛、目赤者，加菊花、钩藤、白蒺藜清热平肝；若伤阴，而见舌质红，少苔、脉细数者，则去当归、白术、生姜之温燥品，并加生地、麦冬、怀山药等滋养阴液；肝火犯胃而见胁肋疼痛、口苦、嘈杂吞酸、嗳气呕吐者可加黄连、吴茱萸（即左金丸）清肝泻火、降逆止呕。

3. 血行郁滞

（1）主症　精神抑郁，胁肋刺痛。

（2）兼次症　性情急躁，头痛，失眠，健忘，或身体某部有发热或发冷感。

（3）舌脉　舌质紫暗，或有瘀斑，苔薄；脉弦或涩。

（4）分析　情志不疏，气机不畅，故见性情急躁，精神抑郁；气行则血行，气滞则血瘀，瘀阻不通，故见头痛、胁肋刺痛；血行郁滞不畅，心神失于濡养，故失眠、健忘；瘀血阻滞身体某部，局部失于温养，故见发冷，而瘀血阻滞日久化热，又可见局部发热之感；舌质暗，脉涩均为血行郁滞之象。

（5）治法　理气解郁，活血化瘀。

（6）方药　血府逐瘀汤。本方由四逆散合桃红四物汤加味而成，方中四逆散疏肝理气，桃红四物汤活血化瘀，再配伍桔梗、牛膝理气活血，调和升降。全方共奏理气活血之功。

4. 痰气郁结

（1）主症　精神抑郁，咽中如物梗塞。

（2）兼次症　胸部闷塞，胁肋胀痛，咽中之物咽之不下，咯之不出，或见咳嗽有痰，或吐痰而不咳嗽，或兼胸胁刺痛。

（3）舌脉　舌质淡红，苔白腻；脉弦滑。

（4）分析　由于肝郁脾虚，聚湿生痰，气滞痰郁，故胸部闷塞，胁肋胀痛，咽中如物梗塞，吞之不下，吐之不出；阻碍肺气，则咳嗽有痰，或吐痰而不咳嗽；气滞则血瘀，故可见胸胁刺痛；苔腻、脉弦滑为痰气郁结之候。

（5）治法　行气开郁，化痰散结。

（6）方药　半夏厚朴汤。本方用厚朴、紫苏理气宽胸，开郁畅中；法半夏、生姜、茯苓化痰散结，和胃降逆。气郁甚者，可合逍遥丸加香附、佛手、枳壳等增强理气开郁作用；若痰郁化热而见呕恶、口苦、苔黄而腻，可去生姜，加浙贝母、黄芩、瓜蒌仁、海浮石、连翘、桔梗、竹茹等或用温胆汤以清热化痰；兼有瘀血者，可加丹参、片姜黄、茜草等活血化瘀。

5. 心阴亏虚

（1）主症　情绪不宁，心烦而悸，口咽干燥。

（2）兼次症　健忘，失眠多梦，五心烦热，潮热，盗汗或遗精，腰膝酸软。

（3）舌脉　舌质红少津，苔少，甚则无苔；脉细数。

（4）分析　五志过极，或思虑太过，均使心阴耗伤。心失所养，故心悸健忘；神不守舍，故情志不宁；心阴亏虚，阳不入阴，则失眠；神不守舍则多梦；心阴不足，虚火内生，故五心烦热，潮热盗汗；心火亢盛，肾阴亏虚，水火不济，则遗精，腰膝酸软；舌红少津，脉细数，为阴虚有热之象。

（5）治法　滋阴养血，补心安神。

（6）方药　天王补心丹。方中用地黄、天冬、麦冬、玄参滋补心阴；人参、茯苓、当归益气养血；柏子仁、酸枣仁、远志、丹参、五味子养心安神。若心肾不交，遗精较频，可合交泰丸，或加莲须、芡实、金樱子等补肾涩精。

6. 心脾两虚

（1）主症　多思善虑，纳差神疲。

（2）兼次症　头晕健忘，心悸失眠，夜寐多梦，或心悸胆怯；或面色无华，少气懒言，自汗，或食后腹胀。

（3）舌脉　舌质淡，舌苔薄白；脉细弱。

（4）分析　忧愁思虑，久则损伤心脾，并使气血生化不足。心主血脉，其华在面，气血不足，心失所养，则心悸；神明失主，则多思善虑，健忘失眠；气血亏虚，故面色无华；不能上荣于脑，故头晕；脾失健运，故见纳差，食后腹胀等症；舌质淡，脉细，均为心脾两虚，气血不足之象。

（5）治法　健脾养心，补益气血。

（6）方药　归脾汤。本方用党参、白术、甘草、黄芪、当归、龙眼肉益气健脾，补气生血；酸枣仁、远志、茯苓养心安神；木香理气醒脾，使众药补而不滞。若心胸郁闷，情志不舒，加郁金、佛手、合欢花理气开郁；头痛加川芎、白芷、白蒺藜活血祛风止痛。

7. 肝肾阴虚

（1）主症　情绪不宁，目干畏光，腰酸肢软。

（2）兼次症　急躁易怒，视物昏花，头痛且胀，眩晕耳鸣，烘热自汗阵作，或遗精，妇女则月经不调。

（3）舌脉　舌质红，少津；脉弦细，或弦细数。

（4）分析　肝藏志，围绝经期肝阴常亏虚，不能藏志则情绪不宁，急躁易怒。肝阴不足，阴精不能上承于目，故目干畏光、视物昏花；肝阴不足，肝阳上亢，甚至肝火上炎，上扰清空，则头痛且胀；肾阴不足，腰府失养则腰酸；肝肾阴虚，则眩晕耳鸣，烘热自汗阵作；肝肾失养，冲任不调，故月经不调；阴虚火旺，扰动精室，精关不固则遗精；舌质红，少津，脉弦细数为肝肾阴虚有火之象。

（5）治法　滋养阴精，补益肝肾。

（6）方药　滋水清肝饮。本方由六味地黄丸合丹栀逍遥散加减而成。方以六味地黄丸滋阴补肾，壮水制火；以丹栀逍遥散去白术，疏肝解郁，清热泻火。腰酸遗精、乏力者，可加龟甲、知母、杜仲、牡蛎等以益肾固精；月经不调者，可加香附、泽兰、益母草理气开郁、活血调经；若虚火较甚，症见低热，可加银柴胡、白薇、麦冬、地骨皮以清虚热；若兼肢体麻木、筋惕肉目者，加木瓜、桑椹子、草决明、全蝎、白蒺藜等柔润息风；若易汗出，可加党参、太子参、百合、怀小麦以益气清心敛汗；阴阳两虚者，可用二仙汤、菟丝子、锁阳、鹿角等。

8. 心神惑乱

（1）主症　精神恍惚，心神不宁。

（2）兼次症　多疑易惊，悲忧善哭，喜怒无常，或时时欠伸，或手舞足蹈，或骂詈喊叫等。虽临床表现多种多样，但同一患者每次发作多为同样数种症状的重复。

（3）舌脉　舌质淡；脉弦。

（4）分析　五志过极，心气耗伤，营血不足，以致心神失养，故见精神恍惚，心神不宁，多疑易惊，时时欠伸；心神惑乱，不能自主，则见悲忧善哭，喜怒无常，手舞足蹈或骂詈喊叫等脏躁之症。

（5）治法　甘润缓急，养心安神。

（6）方药　甘麦大枣汤加味。方中炙甘草甘润缓急，小麦味甘微寒，补益心气，大枣益脾养血。可加柏子仁、酸枣仁、茯神、合欢花、夜交藤等以加强药力，开郁安神；若兼舌干咽燥，五心烦热，舌红，脉细数等，属心阴不足，心火偏旺，可加朱砂安神丸以清心安神；血虚生风而见手足蠕动者，可加入当归、生地、珍珠母、钩藤等养血息风。

六、转归预后

针对具体情况解除情志致病的原因，郁病愈后通常良好。但由于郁病各证候之间关系较密切，实证可兼见虚证，虚实中又相互转化，如经久不愈，由实转虚可形成五脏亏虚之证。患者若受到精神刺激，常使病情反复或波动；疾病迁延难愈，久可致虚劳；妇女气郁血滞，冲任失养，久则发为闭经、症积；精神刺激不能解除，病情可进行性加重，进而可演化成癫狂。

七、临证要点

（1）郁病所表现的胸胁胀满疼痛，范围比较弥散，不易指明确切部位，一般以胁肋部为主，以满闷发胀为多见，即或有疼痛也较轻，胀满的感觉持续存在，其程度与情绪密切有关。郁病病初多实，以六郁见证为主，其中气郁为病变的基础，精神抑郁、情绪不宁、胸胁胀满疼痛等气郁症状，为郁证各种证候所共有，在气郁的基础上继发其他郁滞，如血郁、火郁、食郁、湿郁、痰郁、脏躁、梅核气等；病久则由实转虚，引起肝、脾、心、肾、气血阴精的亏损，形成虚证类；临床上虚实互见较多见。

（2）用药不宜峻猛，否则欲速不达。在郁病实证治疗中，应注意理气而不耗气，活血而不破血，清热而不败胃，祛痰而不伤正，燥湿而不伤阴，消食而不伤脾。郁病的虚证治疗，应注意补益心脾而不过燥，滋养肝肾而不过腻。《临证指南医案·郁》华岫云按语指出，"不重在攻补，而在乎用苦泄热而不损胃，用辛理气而不破气，用滑润濡燥涩而不滋腻气机，用宣通而不揠苗助长"，如香橼、佛手等理气药，其性平和，无论新恙久病均可选用。

（3）郁病可由不寐、心悸、眩晕等证日久不愈转化而来，郁病若专侍药物，常事倍功半；若能结合病史，解除致病因素，并结合意疗方法，采取支持鼓励、耐心疏导及怡情易性等精神治疗，则会事半功倍。正如《类证治裁·郁症》所言："然以情疗者，当以理谴而命安，若不能怡情放怀，至积郁成劳，草木无能为挽矣。"

（4）修身养性是防治郁病的关键。正确对待各种事物，避免忧思郁虑，防止情志内伤；积极参加集体活动，适当进行体力劳动和锻炼，增强体质。以上是预防郁病发生，防止其复发的重要措施。

（荆丰德）

第八节　瘿　病

瘿病是因情志、饮食及水土失宜，致气滞、痰凝、血瘀壅结颈前，以颈前喉结两旁结块肿大为主要特征的一类疾病。瘿病一名，首见于《诸病源候论·瘿候》，在历代中医文献中，还有瘿、瘿气、瘿瘤、瘿囊、影袋等名称。

有关于瘿病的记载，最早可追溯到战国时期，如《庄子·德充符》中就有"瓮瓷大瘿"的记载。又如《吕氏春秋·尽数篇》曰："轻水所，多秃与瘿人。"记载了瘿的发病与地理环境有关。《三国志·魏书》引《魏略》有"发愤生瘿"及"十人割瘿九人死"的记载，说明当时已经认识到瘿病的发生与情志有关，并已有手术治疗瘿病的探索。至晋隋时期，对瘿病的论述逐渐增多，晋代《肘后备急方》首先用海藻、昆布治疗瘿病。隋代《诸病源候论·瘿候》引《养生方》曰："诸山水黑土中，出泉流者，不可久居，常食令人作瘿病，动气增患"，"瘿病由忧恚气结所生，亦由饮沙水，沙随气入于脉，搏颈下而成之。"在书中首次提出"瘿病"一名，并指出其病因主要与情志内伤及水土因素有关，该书中还将瘿病区分为血瘿、肉瘿及气瘿三种，是瘿病的最早分类。唐宋金元时期，对瘿病的认识更加丰富。唐代对瘿病的治疗有新的发展，在《千金方》、《千金翼方》和《外台秘要》中收集了数十个治疗瘿病的处方，其中常用的药物有海藻、昆布、羊靥、鹿靥等，说明当时已应用含碘药物及动物甲状腺组织来治疗瘿病。《千金方》还将瘿病分为石瘿、气瘿、劳瘿、土瘿、忧瘿等5类。《圣济总论·瘿瘤门》则将瘿病分为石瘿、泥瘿、劳瘿、忧瘿、气瘿等5类，并指出瘿病以山区发病较多，"石与泥则因山水饮食而得之，忧、劳、气则本于七情，宋代《三因极一病证方论·瘿瘤证治》按瘿肿之形、色不同分为气、血、筋、肉、石五种，曰："坚硬不可移者，名曰石瘿；皮色不变，即名肉瘿；筋脉露结者，名筋瘿；赤脉交络者，名血瘿；随忧愁消长者，名气瘿。"这种分类方法更切合临床实际，为历代医家习用；在治疗上认为"五瘿决不可妄决破，决破则脓血崩溃，多致夭枉"，不可轻易施以刀针。到明清时期，对瘿病有了进一步的认识，在治疗方法上也更加详细精当。明代《本草纲目》记载了黄药子有"凉血降火，消瘿解毒"的功效，并载有黄药子酒治疗瘿病的方法。《外科正宗·瘿瘤论》认为："瘿病乃由气痰瘀郁结而成，曰夫人生瘿瘤之症，非阴阳正气结肿，乃五脏瘀血、浊气、痰滞而成。"在治疗上主张散气行血、行痰顺气、补肾气及活血散坚等，并创有海藻玉壶汤、活血消瘿汤、十全流气饮等方剂，至今仍为临床常用。其他如《证治准绳》的藻药散、《医宗金鉴》的四海疏郁丸均为现在临床常用之方剂。清代《杂病源流犀浊·瘿瘤》又称瘿病为瘿瘤、影袋，多由气血凝滞，日久渐积而成。

西医学中单纯性甲状腺肿、甲状腺功能亢进、甲状腺炎、甲状腺癌等以甲状腺肿大为主要临床表现的疾病可与本篇联系互参。

一、病因病机

瘿病的主要病变在肝脾，与心有关，病因主要是情志内伤、饮食及水土失宜，但也与体质因素有密切关系。基本病机是气滞、痰凝、血瘀壅结颈前。

（一）情志因素

愤郁恼怒或忧愁思虑日久，肝失疏泄，气机郁滞，津液输布失常，易于凝结成痰，气滞痰凝，壅结颈前，而成瘿病。正如《诸病源候论》所说"瘿病由忧恚气结所生"，"动气增患"。故瘿病的发生与情志密切有关。

（二）饮食、水土失宜

饮食失调，或久居高山地区，水土失宜，饮食中含碘不足，导致脾失健运，不能运化水湿，聚湿生痰，发为瘿病。正如《诸病源候论·瘿候》所言"诸山水黑土中，出泉流者，不可久居，常食令人作瘿病"，"也由饮沙水，沙随气入于脉，搏颈下而成之"，说明瘿病的发生与水土因素密切有关。

（三）体质因素

先天禀赋不足，天癸虚弱，或经胎产乳期间肝血不足，肾气亏损，冲任失调，复遇有情志不遂，肝郁化火，阴津亏少，气郁痰易结于颈前，故女性易患瘿病。或为素体阴虚者，津液亏少，易于结痰化火，而患瘿病。故瘿病的发生与体质密切有关。

总之，瘿病的病变脏腑主要在肝脾，肝郁则气滞，脾伤则气结，气滞则湿阻，脾虚则生痰，痰气交阻，血行不畅，而成瘿病。久病阴津亏耗，阴虚火旺，病变及心。瘿病初起多实，为气滞、痰凝壅结颈前，日久血脉瘀阻，以气、痰、瘀合而为患；由于痰气郁结，久郁化火，耗伤阴津，阴虚火旺，由实转虚，或虚实夹杂。

二、诊断

（1）以颈前喉结两旁一侧或两侧的结块肿大为主要诊断依据。

（2）多见于女性，常有饮食不节、情志不舒等病因，或发病有一定的地域性。

（3）通过对瘿病肿块的局部扪诊，了解其大小、形状、质地，有助于诊断。

三、相关检查

（1）甲状腺功能测定有助于甲状腺功能亢进和单纯性甲状腺肿的鉴别。

（2）甲状腺 B 超、甲状腺核素扫描检查有助于确定甲状腺的位置、外形、大小及结节性质，抗甲状腺免疫球蛋白抗体等免疫学检查有助于甲状腺疾病的鉴别诊断。

四、鉴别诊断

（一）瘰疬

两者均可在颈部出现肿块，但肿块的部位及性状不同。瘿病肿块在颈部正前方，肿块一般较大；瘰疬病变多在颈部的两侧或颌下，肿块一般较小，呈胡豆大，个数多少不等。

（二）消渴

消渴以多饮、多食、多尿及消瘦为主要临床表现，瘿病中阴虚火旺型虽也可见多食易饥，但无多饮、多尿，且颈前有瘿肿，并伴有急躁易怒、心悸。

五、辨证论治

（一）辨证要点

1. 辨瘿囊、瘿瘤与瘿气首先要辨明瘿肿的情况，区别瘿气、瘿囊与瘿瘤。

（1）瘿气：颈前轻度或中度肿大，肿块对称、光滑、柔软，一般有比较明显的阴虚火旺症状，如急躁易怒、心悸等，多因情志内伤致病，或与体质因素有关，主要病机为痰气壅结，气郁化火，火热伤阴。

（2）瘿囊：一般颈前肿块较大，两侧比较对称，肿块光滑，柔软，边缘不清，大者如囊如袋，由颈部而下垂至胸前，多由水土因素致病。主要病机为气郁痰阻，但日久会导致血脉瘀阻，局部出现结节。

（3）瘿瘤：颈前肿块偏于一侧，或一侧较大，或两侧均大，瘿肿如核桃样大小，质地较硬，病甚者其病机为气郁痰结血瘀。

2. 辨痰结瘀血　初病颈前肿块光滑，柔软，属气郁痰阻；病久肿块质地较硬，甚至坚硬，表面高低不平，属痰结血瘀。

3. 辨实火与虚火　本病多见火的表现，但火有实火与虚火之分。若见烦热汗多、性情急躁易怒、眼球突出、手指震颤、口苦面红、舌红苔黄、脉数者为实火；若见心悸不宁、心烦少寐汗多、手指颤动、头晕目眩、倦怠乏力、舌红、脉细弦数者为虚火。

（二）治疗原则

治疗以理气化痰、消瘿散结为基本治疗原则。痰结血瘀者配合活血化瘀；肝火旺盛者，配合清肝泻火，阴虚火旺者配合滋阴降火。

（三）分证论治

1. 气郁痰阻

（1）主症　颈前正中结块肿大，质软不痛，颈部觉胀，胸闷，喜叹息。

（2）兼次症　胸胁窜痛，病情常随情志波动。

（3）舌脉　质淡红，苔薄白；脉弦。

（4）分析　气机郁滞，痰浊壅阻颈部，故颈前正中结块肿大，质软不痛，颈部觉胀；因情志不舒，肝气郁结，故胸闷，喜叹息，胸胁窜痛，且病情常随情志波动；脉弦为肝郁气滞之象。

（5）治法　理气舒郁，化痰消瘿。

（6）方药　四海舒郁丸。方中海蛤壳、海带、海藻、昆布、海螵蛸化痰软坚，消瘿散结；陈皮、青木香疏肝理气解郁。若肝气不疏明显而见胸闷胁痛者，加柴胡、枳壳、香附、郁金疏肝解郁；若咽部不适，声音嘶哑者，加桔梗、牛蒡子、木蝴蝶、射干利咽消肿。

2. 痰结淤血

（1）主症　颈前喉结两旁出现结块，按之较硬或有结节，肿块经久不消。

（2）兼次症　胸闷，纳呆。

（3）舌脉　舌质暗或紫，苔薄白或白腻；脉弦或涩。

（4）分析　气机郁滞，津凝成痰，痰气交阻，日久血行不畅，血脉瘀滞。气、痰、瘀壅结颈前，故瘿肿较硬，或有结节，经久不消；气郁痰阻，脾失健运，故胸闷纳差；舌质暗、苔白腻，脉弦或涩为内有痰湿及气滞血瘀之象。

（5）治法　理气活血，化痰消瘿。

（6）方药　海藻玉壶汤。方中海藻、昆布、海带化痰软坚，消瘿散结；青皮、陈皮疏肝理气，半夏、胆南星、连翘、甘草化痰消肿散结；当归、川芎、独活活血行气。若肝郁较甚，胸闷不舒加郁金、香附、枳壳理气开郁；若久郁化火，见烦热易怒汗多加夏枯草、连翘、山栀、丹皮清热泻火；若痰结瘀血明显，结块较硬或有结节者，可酌加黄药子、三棱、莪术、露蜂房、僵蚕、穿山甲等活血化痰、软坚散结；若结块坚硬而不可移者，可酌加土贝母、山慈菇、天葵子、半枝莲、麝香、水牛角粉、没药、乳香等以解毒消肿，散瘀通络。

3. 肝火旺盛

（1）主症　颈前瘿肿轻度或中度，一般柔软光滑，烦热汗出，消谷善饥，面部烘热，手指震颤，眼球突出。

（2）兼次症　或口苦咽干，渴欲冷饮，大便秘结；或头晕目眩，或心悸胸闷，或失眠。

（3）舌脉　舌红，苔黄；脉弦数。

（4）分析　痰气壅结颈前，故见瘿肿；郁而化火，肝火炽盛，故见烦躁易怒，恶热汗多，面部烘热、口苦；胃热内盛，热伤津液，故咽干、渴欲冷饮、大便秘结；肝火上扰，而见头目晕眩；肝火上炎、风阳内盛，而见手指震颤、眼球突出；热扰心神，而见胸闷，心悸，失眠。

（5）治法　清肝泻火，消瘿散结。

（6）方药　栀子清肝汤合消瘰丸加减。方中柴胡疏肝解郁，栀子、丹皮清肝泻火，当归、川芎养血活血，白芍柔肝，牛蒡子、生牡蛎、浙贝母、茯苓、甘草化痰消肿，玄参滋阴降火。若肝火亢盛，烦躁易怒、头目晕眩者，可加菊花、龙胆草清肝泻火；胃热内盛，热伤津液，可加石膏、知母清泄胃热，石斛、玉竹、麦冬以助胃液；兼大便秘结者，酌用大黄或增液承气汤通腑泻热；风阳内盛，手指震颤、眼球突出者，宜加石决明、珍珠母、钩藤等平肝息风；热扰心神者，可重用生地养阴，并加酸枣仁、夜交藤、丹参等养血安神。

4. 心肝阴虚

（1）主症　瘿肿质软，或大或小，起病较缓，心悸汗出，心烦少寐，眼干目眩，手指颤动。

（2）兼次症　或头晕乏力，胸胁隐痛；或多食易饥，消瘦；或女子月经愆期，量少，或闭经。

（3）舌脉　舌质红，或舌体颤动，苔少或无苔；脉细弦数。

（4）分析　痰气郁结颈前，故渐起瘿肿；日久火邪伤阴，心阴亏损，则见心悸、心烦少寐；心阴虚，心液不守而汗出；肝阴虚，肝血不足，则见头晕，眼干目眩；肝络不和则见胸胁胀满；阴虚风动则见手指颤动；胃液不足，而见多食易饥；阴精亏耗则见消瘦，月经愆期、量少闭经等；舌质红，或舌体颤动，苔少，脉细弦数为阴虚内热之征。

（5）治法　滋阴降火，宁心柔肝。

（6）方药　天王补心丹。本方滋阴清热，宁心安神，方中用生地、玄参、麦冬、天冬育阴清，人参、茯苓、当归、五味子益气养血，丹参、酸枣仁、柏子仁、远志、朱砂等养心安神。若肝阴虚，肝络不和，胸胁隐痛者可加白芍，合一贯煎、二至丸以加强柔肝养阴之力；见肢动手颤，舌体颤动者，又可加钩藤、白蒺藜等平肝息风之品；阴虚内热，见烦热汗出者，可酌加丹皮、栀子、知母等清热之品；胃阴不足，多食易饥者，可加玉竹、石斛；月经愆期、量少，闭经等阴精亏耗者加熟地、山茱萸、枸杞子、何首乌等滋补肝肾。

六、转归预后

瘿病的预后大多较好。瘿肿小、质软、病程短、治疗及时者，多可治愈。但瘿肿较大者，不容易完全消散。若肿块坚硬、移动性差、增长迅速者，预后不良，易于恶化。肝火旺盛及心肝阴虚的轻、中证患者，疗效较好。重证患者的各种阴虚火旺症状常随病程的延长而加重或增多，若出现烦躁不安、高热、脉疾等症状时，为病情危重的表现。病程长、年老或病情反复发作者，较难治愈。

七、临证要点

（1）瘿病与西医疾病中的甲状腺疾病有关。以甲状腺肿大为主要症状，但临床上部分甲状腺功能亢进的患者，甲状腺肿大不明显，而以肝火旺盛或心肝阴虚症状为主，仍可参照本篇治疗。

（2）在瘿病的发病过程中随着病机的转化，症状特点往往会发生变化，气郁痰阻证可发展为痰结血瘀证，肝火旺盛证日久伤阴则为心肝阴虚证。在治疗上往往要根据不同的病机施以相应的治法及用药。气郁痰阻证和痰结血瘀证，以瘿肿局部症状为主，在治疗时着重于理气化痰，活血软坚，消瘿散结；肝火旺盛证和心肝阴虚证以阴虚火旺症状为主，治疗应侧重滋阴降火；火旺日久耗伤气阴，则宜益气养阴；若见烦躁不安、高热、脉疾等热盛阴脱危证时应及时救治。

（3）消瘿散结中药如海藻、昆布、海带、海螵蛸、海蛤壳等药物的含碘量较高，对于缺碘所致的瘿肿如单纯性甲状腺肿大有较好的疗效。若属甲状腺功能亢进患者，则使用时宜慎重。

（4）中药黄药子有化痰散结、解毒消肿、凉血止血的功效，对于瘿病的治疗具有一定的疗效，但在应用时注意该药有小毒，长期服用对肝脏有损害，故用量不宜过大，用量一般不超过 10 克，时间不宜过长，在临证时要注意监测肝功能。

（5）在预防护理上，应嘱患者保持心情舒畅，注意饮食调摄，注意适当休息，坚持合理的治疗，定期复查，才能减少或防止病情复发。

....（刘志勇）

第七章　其他疾病

第一节　痉　证

痉证是指筋脉失养或热甚动风所致不能自主地以项背强直，四肢抽搐，甚至口噤、角弓反张为主要临床表现的一种病证，严重者可伴有神昏。

《内经》有"柔痓"一病名，"痓"一般认为是痉的俗体字，即指痉。此外，中医古籍里尚有"瘛疭"一证，清代张璐《张氏医通·诸风门》说："瘛者，筋脉拘急也；疭者，筋脉弛纵也，俗谓之抽。"瘛疭是谓抽搐。《内经》对痉证的病因病机认识主要从外邪立论，《素问·至真要大论》云："诸痉项强，皆属于湿"，"诸暴强直，皆属于风。"《灵枢·经筋》也有："经筋之病，寒则反折筋急。"并认为与邪入督脉、肾有关。《素问·骨空论》有："督脉为病，脊强反折。"《素问·气厥论》有："肺移热于肾，传为柔痉。"《金匮要略》在继承《内经》理论的基础上，不仅提出外感表实无汗为刚痉，表虚有汗为柔痉，并认为过汗、误汗、产后血虚等阴血不足也可致痉，从内伤致痉方面拓展了有关本病的认识，还提出了栝蒌桂枝汤、葛根汤、大承气汤等方剂。朱丹溪认为痉证也可由于气血亏虚所致，《医学明理·痉门论》指出："方书皆谓感受风湿而致，多用风药，予细详之，恐仍未备，当作气血内虚，外物干之所致。"并在治疗上指出切不可一味用祛除外风的"风药"。张景岳也有阴虚血少致痉的论述，《景岳全书·杂证谟》云："凡属阴虚血少之辈，不能养营筋脉，以致抽挛僵仆者，皆是此证。"至清代，随着温病学说的产生，对痉证的认识也有了新的发展。叶天士认为痉证的发生除了津液不足外，和肝风内动也有关，《临证指南医案》有"津液受劫，肝风内鼓，是发痉之源"。吴鞠通则进一步将痉证概括为虚、实、寒、热四大纲领，《温病条辨·痉有寒热虚实四大纲论》中说："六淫致病，实证也；产后亡血，病久致痉，风家误下，温病误汗，疮家发汗者，虚痉也。风寒、风湿致痉者，寒证也；风温、风热、风暑、燥火致痉者，热痉也。"清代王清任在《医林改错》中则提出了气虚血瘀也可致痉。至此对痉证认识日趋完善。

西医学中一些中枢神经系统感染性疾病，如流行性脑脊髓膜炎、流行性乙型脑炎，颅内疾病如肿瘤、出血等可参照本篇辨证论治。破伤风也常见本病证的表现。

一、病因病机

痉证的病因病机，归纳起来有外感和内伤两个方面。外感是由于感受风、寒、湿邪，壅阻经络，气血不畅，筋脉失养；或感受热邪，热灼津液，筋脉失养，或邪热炽盛，燔灼肝经，肝风内动而致痉。内伤是阴虚血少，筋脉失养，或久病不愈，痰瘀阻络，筋脉失养所致。

（一）邪壅经络

外感风、寒、湿邪，壅阻经络，气血运行不利，筋脉失养，挛急而致。唐代孙思邈《千金方》谓："太阳中风，重感寒湿，则变痉。"

（二）热盛动风

外感温热之邪或寒邪郁而化热，热灼津液，筋脉失于濡养；或外感温热之邪，内传营血，燔灼肝经，引动肝风，发为痉证。《临证指南医案·痉厥》有云："五液劫尽，阳气与内风鸱张，遂变为痉。"

（三）阴虚血少

素体阴血亏虚，或劳累过度，耗气伤津，或因过于汗、吐、下法，如表证过汗及产后失血等，导致气血不足，津伤液脱，筋脉失养，均可发生痉证。清代尤怡《金匮要略心典·痉湿暍病脉证治》谓："亦有亡血竭气，损伤阴阳，而病变成痉者……阴阳既衰，筋脉失其濡养，而强直不柔矣。"

（四）瘀血内阻

久病失调，疾病迁延不愈，气血耗伤，血行不畅，瘀血内阻，筋脉失于濡养；或肺脾功能失调，津液失于布输，聚而为痰，痰浊胆滞经脉，筋脉失养而致痉。此即元代朱丹溪《医学原理》所谓："是以有气血不能引导，津液无以养筋脉而致者。"

总之，痉证的病位在筋脉，为肝所主。病机性质有虚有实，虚为气血津液不足，筋脉失于濡养；实为邪阻经脉而致筋脉失养或邪热炽盛、风阳内动。需注意的是邪热盛常常耗气伤津，久病失调，除痰瘀阻滞经脉外，也常伴有脏腑功能减弱和气血不足，呈现虚实夹杂的证候。

二、诊断

（1）临床以不能自主地项背强直，四肢抽搐，甚至口噤、角弓反张为主要特征。

（2）发病原因有多种多样，常见的是发病前有外感或内伤等病史。

三、相关检查

（1）血常规、血培养、血电解质等检查明确原因。

（2）脑脊液常规、CT、MRI 等检查有助于颅内疾病的诊断。

四、鉴别诊新

（一）痫病

参见"痫病"篇。

（二）厥证

厥证是以突然昏倒，不省人事，四肢逆冷为主要表现，痉证也多见神昏，不省人事，但前者无项背强直，四肢抽搐的症状。

（三）中风

参见"中风"篇。

五、辨证论治

（一）辨证要点

1. **辨外感与内伤** 痉证的临床辨证，首先要辨明患者是属于外感还是内伤致痉。外感致痉多有恶寒、发热、脉浮等表证，部分热邪直中患者，可无恶寒，但必有发热；内伤发痉则多无恶寒发热症状。

2. **辨虚实** 实证多由感受外邪或痰、瘀血阻络所致，证候特点为项背强直，四肢抽搐频繁有力、幅度较大，常伴有发热或表证；虚证多由体虚、失血、失津过多筋脉失养所致，证候特点则为四肢抽搐蠕动无力，时作时止并伴有神疲乏力，面色少华等症状。

（二）治疗原则

痉证属急危重证，当循"急则治其标"的原则，祛除病因，和络止痉。因于风、寒、湿者治宜祛风、散寒、祛湿；热盛动风者宜清热存阴；痰瘀内阻者宜活血豁痰；阴虚血少者宜养血滋阴。此外，邪实与正虚夹杂者又须标本兼顾。

（三）分证论治

1. **邪壅经络**

（1）主症 项背强直，甚至口噤不能语，四肢抽搐。

（2）兼次症 头痛，恶寒发热，无汗或汗出，肢体酸重。

（3）舌脉 苔薄白或白腻；脉浮紧。

（4）分析 风寒湿邪侵于肌表，壅滞经络，气血运行不利，筋脉失养，挛急而致项背强直，甚至口噤不能语，四肢抽搐；邪侵于肌表，营卫不和则头痛，恶寒发热；寒邪偏甚，腠理紧闭则无汗；风邪偏甚，腠理开泄则汗出；湿邪偏甚，性重浊则见肢体酸重；苔薄白或白腻，脉浮紧，均为风寒湿邪在表之征。

（5）治法 祛风散寒，燥湿和营。

（6）方药 羌活胜湿汤加减。方中羌活、独活、防风、藁本祛风散寒胜湿；川芎、蔓荆子和营通络止痛，邪祛络通则痉得解。若寒邪较甚，项背强急无汗，治宜解肌发汗，方易用葛根汤为主方；若风邪偏甚发热不恶寒，汗出，头痛，方易用栝蒌桂枝汤；若湿热偏盛，筋脉拘急，胸脘痞闷，身热，渴不欲饮，溲短赤，苔黄腻，脉滑数，三仁汤加地龙、丝瓜络、威灵仙，清热化湿，通经和络。

2. **热盛发痉**

（1）主症 项背强急，手足挛急，甚则口噤抽搐，角弓反张。

（2）兼次症 壮热，烦躁，胸闷，腹满便结，口渴咽干喜冷饮，甚而神昏谵语。

（3）舌脉 舌红或红绛，苔黄燥或焦黑；脉洪大而数。

（4）分析 外感温热之邪或寒邪郁而化热，熏蒸阳明气分，热灼津液，筋脉失于濡养；或温热之邪，内传营血，燔灼肝经，引动肝风而见，项背强急，手足挛急，甚则口噤抽搐，角弓反张。热在阳明，腑气不通则壮热，胸闷，腹满便结，热甚伤津故有口渴咽干喜冷饮。热扰神明则可见烦躁，甚而神昏谵语。舌质红或红绛，舌苔黄燥或焦黑，脉洪大而数，为实热壅盛之象。

（5）治法　清热存阴，增液止痉。

（6）方药　白虎汤合增液承气汤加减。前方石膏、知母、甘草、粳米清泄阳明实热为主；后方大黄、芒硝、玄参、麦冬、生地滋阴增液，泄热通腑。若热邪伤津而无腑实之证，可加西洋参、南沙参、北沙参，取白虎加人参汤之意，以加强清热救津之功；若抽搐甚者，加天麻、地龙、全蝎、菊花、钩藤等息风止痉或易用羚角钩藤汤；若热传心营，症见高热烦躁，神昏谵语，舌质红绛，可用清营汤并加服安宫牛黄丸或至宝丹以清热开窍止痉。

3. 痰瘀阻络

（1）主症　项背强急，四肢抽搐。

（2）兼次症　头痛如刺或重，痛有定处，形瘦神疲或胸脘满闷，呕吐痰涎。

（3）舌脉　舌质紫暗，边有瘀斑，苔薄白或白腻；脉细涩或弦滑。

（4）分析　痰瘀阻络，筋脉失养而拘急则见项背强急，四肢抽搐；痰瘀阻于脑脉，不通则痛，故有头痛如刺，痛有定处；痰浊为着则头痛而重，胸脘满闷，呕吐痰涎；本证多为久病所致，一则正气已虚，二则瘀血阻络新血不生，故常见形瘦神疲的兼证；舌质紫暗，边有瘀斑，苔薄白或白腻，脉细涩或弦滑，为痰瘀阻络之征。

（5）治法　活血豁痰，通络止痉。

（6）方药　通窍活血汤合导痰汤。前者桃仁、红花、川芎、赤芍活血通络；麝香、老葱通窍；后者陈皮、半夏、茯苓、制胆星、枳实、甘草豁痰化浊。需加蜈蚣、全蝎、地龙等止痉之品。若兼形瘦神疲之症也可加人参、黄芪、白术、木香、砂仁补脾理气以扶正，并助活血豁痰之力。

4. 阴血亏虚

（1）主症　项背强急，四肢抽搐，蠕动无力，时作时止。

（2）兼次症　唇舌干燥，皮肤干枯，头晕目眩，面色不华，小便短少，大便干结。

（3）舌脉　舌干红，苔薄而少津；脉细数。

（4）分析　素体阴血亏虚，或汗、下太过，及产后失血过多等导致阴血不足，津伤液脱，筋脉失养而见项背强急，四肢抽搐，蠕动无力，时作时止。阴血亏虚，不能上奉头目故见头晕目眩，面色不华；肌肤失于滋养则见唇舌干燥，皮肤干枯；不能化生小便，濡润肠道故有小便短少，大便干结；舌干红，苔薄而少津，脉细数，皆为阴血亏虚之象。

（5）治法　滋阴补血，缓急止痉。

（6）方药　四物汤合大定风珠加减。前方补血养血，充养筋脉；后方炙甘草、生地、生白芍、麦冬、阿胶、麻仁滋阴养血润肠；牡蛎、龟甲、鳖甲滋阴潜阳息风。可酌加石斛、西洋参、鲜芦根加强滋补阴液。痉急势重可加天麻、钩藤、全蝎息风止痉；若伴自汗出可加黄芪、防风、浮小麦益卫固表。

六、转归预后

引起痉证的原因有许多，原因不同转归预后也不同。感受风寒湿邪所致者，正气未虚，预后较好。热邪炽盛者虽然同属外感，但病情变化更快，治疗稍有不当则易出现热毒内陷心包，痉厥并见；热毒耗气伤阴致阴竭阳脱，则可转为厥脱。痰瘀阻络，阴血亏虚者，起病相对较缓，但也易见虚实夹杂的多种变证，治疗较为困难。痉证属急危重证，预后一般较差，临床应细察病机，审慎调治。古代医家经验认为若见有口张目瞬、昏昧无知，或见有戴眼反折、遗尿，或见有汗出如油、如珠等，均属预后不良的征象。

七、临证要点

（1）导致痉证发生的原因有很多，外感、内伤及体内各个脏器病变几乎均可引起。因此，临床辨证须系统、详细，如起病之缓急、病变之范围（局部或全身）、病情之轻重；有无发热、意识障碍等伴随症状。这样才能准确地辨别外感、内伤，虚证、实证，不致误治、失治。

（2）治疗痉证的关键在于祛除病因和原发疾病，如祛风散寒祛湿、清热解毒、活血豁痰、养血滋阴等。此外，邪实与正虚夹杂者又须标本兼顾。药物在辨证用药的基础上常加天麻、钩藤、全蝎、蜈蚣、地龙等。

（3）起病较缓的痉证，发病前多有先兆症状，如双目不瞬，口角、眼睑肌肉抽动；婴幼儿发热 24 小时内体温即达 39℃ 以上等，应积极采取预防措施。病情急而重者宜即刻服用安宫牛黄丸、至宝丹或紫雪，并采取相应的急救措施，如保持呼吸道通畅、清除假牙及呼吸道异物，以防堵塞气管等。

·······························（杨友军）

第二节　水　肿

一、概念

水肿是以头面、眼睑、四肢、腹背，甚至全身浮肿为典型临床表现的一类病证。严重者还可伴有胸水、腹水等多种体腔积液的表现。其形成的基本病机要点多由肺失通调，脾失转输，肾失开合，三焦、膀胱气化不利，从而导致体内水液潴留，泛滥肌肤。

二、病因病机

水肿是全身气化功能障碍的一种表现。其主要病因有外邪侵袭，饮食起居失常和劳倦内伤等。

（一）风邪外袭，肺失通调

风邪外袭，内舍于肺，肺失宣降，水道不通，风水相搏，泛滥肌肤，发为水肿。

（二）湿毒浸淫，内归脾肺

肌肤因痈疡疮毒，未能清解消透，内归脾肺，水液代谢受阻，泛滥肌肤，也成水肿。

（三）水湿浸渍，脾气受阻

久居湿地，或冒雨涉水，水湿之气内侵，或平素饮食不节，过食生冷，使脾为湿阻，失其健运，水湿不得下行，泛于肌肤，而成水肿。

（四）湿热内盛，三焦壅滞

湿热久羁，或湿郁化热，中焦脾胃失其升清降浊之能，三焦壅滞，水道不通，而成水肿。

（五）饮食劳欲，伤及脾肾

饮食不节，脾气受损，运化失司，水湿停聚，泛滥肌肤；劳欲过度，肾精亏耗，肾气内伐，不能化气行水，膀胱气化失常，水液内停，而成水肿。

（六）瘀血阻滞，三焦不利

病程日久，瘀血阻滞，损伤三焦水道，三焦气化不利，水液内停，造成水肿。

总之，水肿发病时以肾为本，以肺为标，以脾为制，瘀血阻滞往往使水肿难愈（图7-1）。

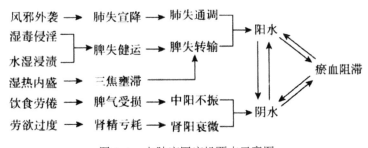

图 7-1　水肿病因病机要点示意图

三、诊断

（1）水肿从眼睑或下肢开始，继而延及四肢和全身，轻者可仅见眼睑或足胫浮肿，重者全身皆肿，或腹大胀满，喘促不能平卧，严重者可出现尿闭，恶心呕吐，口有秽味，鼻衄牙宣，甚则出现头痛，抽搐，神昏谵语等危象。

（2）可有乳蛾、心悸，疮毒，紫癜及久病体虚病史。

血常规、尿常规、肾功能、血浆白蛋白、24小时尿蛋白定量、肾脏B超等检查，有助于本病的诊断。必要时还可进行心脏超声、胸片、血沉、免疫功能、自身抗体或甲状腺功能等实验室检查。

四、鉴别诊断

（一）水肿需与鼓胀鉴别（表 7-1）

表 7-1　水肿与鼓胀鉴别表

	水　肿	鼓　胀
病因	多有心肾病史	多有肝病病史
病机要点	肺脾肾相干为病，水液泛滥肌肤	肝脾肾功能失调，气滞、血瘀，水聚腹中
主症	多周身皆肿，从眼睑或下肢开始，继而周身四肢	单腹胀大如鼓，四肢瘦削，后期可伴见轻度肢体浮肿
兼症	面色多㿠白晦滞	面色多苍黄，腹壁有青筋显露

（二）肾病水肿需与心病水肿鉴别（表 7-2）

表 7-2　肾病水肿与心病水肿鉴别表

	肾病水肿	心病水肿
病因	可有乳蛾、心悸，疮毒，紫癜等病史	可有喘证、心悸、心痛、心水等病史
病程	突然起病，或呈慢性病程	多为逐渐起病，慢性病程
主症	水肿先从眼睑、颜面开始，继而则延及四肢周身	多从下肢足跗开始，而后遍及全身
兼症	腰部酸重，面色苍白	心悸，胸闷气短，面青唇紫，脉结代

五、辨证论治

（一）辨证要点

1. 辨阴水、阳水（表 7-3）

表 7-3　水肿阳水、阴水辨别表

	阳　水	阴　水
病因	风邪外袭，水湿浸渍	饮食劳倦，禀赋不足，劳欲过度
病机要点	肺不宣降，脾失健运	肝肾亏虚，气化不利
主症	起病较急，水肿多由上而下，继及全身，肿处皮肤绷急光亮，按之凹陷即起	起病缓慢，水肿多由下而上，继及全身，肿处皮肤松弛，按之凹陷不易恢复，甚则按之如泥
兼症	烦热口渴，小便赤涩，大便秘结	神疲乏力，无烦渴，小便少但不赤涩，便溏
证型	表、热、实证	里、虚、寒证
病程	较短	较长

2. 辨外感内伤（表 7-4）

表 7-4　水肿外感内伤辨别表

	外　感	内　伤
兼症	恶寒，发热，头痛，身痛，脉浮	恶风，汗出，气短，乏力，脉浮无
虚实	多实	多虚
转化	外感日久不愈，可由实转虚	表卫虚弱，易致外感

（二）治则治法

水肿的治疗，《内经》提出"开鬼门"、"洁净府"、"去菀陈莝"三项原则，对后世影响深远，一直沿用至今。在此基础上有所补充和发展，归纳如下：

1. 上下分治：上半身肿甚，以发汗为主；下半身肿甚，以利小便为主。

2. 阴阳分治：阳水表现为表、热、实证，以祛邪为主，可发汗、利小便或攻逐水饮。阴水表现为里、寒、虚证，以扶正为主，治以健脾、温肾。

3. 如有瘀血征象，或经一般常法治疗无效者，可合用活血化瘀法。

（三）分证论治

1. 阳水

（1）风水泛滥

1）主症：眼睑浮肿，继则四肢及全身皆肿，来势急骤，常伴有外感风热证或风寒证。

2）兼次症及舌脉：多有恶寒，发热，肢节酸重，小便不利等症。偏于风热者，伴咽喉红肿疼痛，舌质红，脉浮滑数，如水肿较甚也可见沉脉。偏于风寒者，兼恶寒，喘促，舌苔薄白，脉浮滑或浮紧。

3）病机要点：风邪外袭，肺失通调。

4）治法：散风清热，宣肺行水。

5）主方：越婢加术汤加减。

6）药物及加减：方中麻黄散风宣肺，兼能利水退肿；生石膏清泄肺热；白术健脾利水，使肺气宣通，水湿下行，则风水自退；甘草、生姜、大枣调和营卫。可加车前子、石韦、白茅根、茯苓、泽泻以增加利尿的力量。如咽喉红肿疼痛，可去生姜、大枣，加板蓝根、蒲公英、连翘以清热解毒；如热重阴伤，症见口干，舌质红，可加生地、玄参以养阴清热；若风寒偏盛，可去石膏，加苏叶、防风以疏风散寒解表；若见有血尿，可加小蓟、荠菜花、白茅根等以清热止血；若见喘咳，可加杏仁、前胡，甚者加桑白皮、葶苈子以泻肺平喘行水；若见汗出恶风，卫阳已虚，则用防己黄芪汤加味，以助卫行水；若表证渐解，身重而水肿不退者，可按水湿浸渍论治。

（2）湿毒浸淫

1）主症：眼睑浮肿，延及周身，小便不利，身发疮痍，甚者溃烂。

2）兼次症及舌脉：恶风发热。舌质红，苔薄黄，脉浮数或滑数。

3）病机要点：湿毒浸淫，肺失通调，脾失健运。

4）治法：宣肺解毒，利湿消肿。

5）主方：麻黄连翘赤小豆汤合五味消毒饮。

6）药物及加减：麻黄连翘赤小豆汤方中麻黄、杏仁、桑白皮等宣肺行水，连翘清热散结，赤小豆利水消肿。五味消毒饮方中以银花、野菊花、蒲公英、紫花地丁、紫背天葵加强清解湿毒之力。若脓毒甚者重用蒲公英、紫花地丁；若湿盛而糜烂者，加苦参、土茯苓；若风盛而瘙痒者，加白鲜皮、地肤子；若血热盛而红肿者，加丹皮、赤芍；若大便不通，加大黄、芒硝。

（3）水湿浸渍

1）主症：全身水肿，按之没指，小便短少，起病缓慢，病程较长。

2）兼次症及舌脉：身体困重，胸闷，纳呆，泛恶。舌苔白腻，脉象沉缓。

3）病机要点：水湿之邪，浸渍肌肤，三焦决渎失司，膀胱气化失常。

4）治法：健脾化湿，通阳利水。

5）主方：五皮饮合胃苓汤。

6）药物及加减：五皮饮方中以桑白皮、陈皮、大腹皮、茯苓皮、生姜皮化湿利水。胃苓汤方中以白术、茯苓健脾化湿，苍术、厚朴燥湿健脾，猪苓、泽泻利尿消肿，肉桂温阳化气行水。若肿甚而喘，可加麻黄、杏仁、葶苈子宣肺泻水而平喘。

（4）湿热壅盛

1）主症：遍体浮肿，皮肤绷急光亮。

2）兼次症及舌脉：胸胁痞闷，烦热口渴，小便短赤，或大便干结。苔黄腻，脉沉数或濡数。

3）病机要点：湿热之邪壅于肌肤经隧之间，三焦气机通降失常。

4）治法：分利湿热。

5）主方：疏凿饮子加减。

6）药物及加减：本方能攻逐水湿，分治表里水气，使蓄积之水从二便排出，水去热清，则肿势可退。方中用商陆通利二便，佐槟榔、大腹皮以行气导水；茯苓皮、泽泻、木通、椒目、赤小豆利水，使在里之水从二便下行；羌活、秦艽疏风透表，使在表之水从汗外泄。若腹满不减，大便不通者，可合己椒苈黄丸，以助攻泻之力，使水从大便而泻；若肿势严重，兼见气粗喘满，倚息不得卧，脉弦有力者，为水在胸中，上迫于肺，肺气不降，宜泻肺行水，可用五苓散、五皮散等方合葶苈大枣泻肺汤，以泻胸中之水；若湿热久羁化燥伤阴，可用猪苓汤；若湿热之邪，下注膀胱，伤及血络，可加大蓟、小蓟、白茅根等药。

2. 阴水

（1）脾阳虚衰

1）主症：身肿，腰以下为甚，按之凹陷不易恢复，小便短少，面色萎黄，纳减便溏。

2）兼次症及舌脉：神倦肢冷，脘腹胀闷。舌质淡，苔白腻或白滑，脉沉缓或沉弱。

3）病机要点：中阳不振，健运失司，气不化水，下焦水邪泛滥。

4）治法：温运脾阳，以利水湿。

5）主方：实脾饮。

6）药物及加减：方中干姜、附子、草果温阳散寒，白术、茯苓、炙甘草、姜枣健脾补气，大腹皮、茯苓、木瓜利水祛湿，木香、厚朴理气，气行则水行。若气短声弱，气虚甚者，可加人参、黄芪；若小便短少者，可加桂枝、泽泻，以助膀胱气化行水；若遍体浮肿，晨起头面较甚，面色萎黄，动则下肢肿胀，能食而疲倦乏力，大便如常或溏，小便反多，舌苔薄腻，脉软弱，此乃脾气虚弱，气失舒展，不能运化所致，治宜益气健脾，行气化湿，不宜分利伤气，用参苓白术散加减或加桂枝、黄芪益气通阳，或加补骨脂、附子温肾助阳，以加强气化。并适当注意营养，可用黄豆、花生佐餐，作为辅助治疗。

（2）肾阳衰微

1）主症：面浮身肿，以腰以下为甚，按之陷下不起，尿量减少或增多，心悸，气促，腰部冷痛酸重。

2）兼次症及舌脉：四肢厥冷，怯寒神疲，面色㿠白或灰滞。舌质淡，体胖，苔白，脉沉细或沉迟无力。

3）病机要点：肾气虚衰，阳不化气，水湿下聚。

4）治法：温肾助阳，化气行水。

5）主方：济生肾气丸合真武汤。

6）药物及加减：肾为水火之脏，根据阴阳互根原理，善补阳者，必阴中求阳，则生化无穷。故用六味地黄丸以滋补肾阴；用桂枝、附子温补肾阳，两相配合则能补水中之火，温肾中之阳气；用白术、茯苓、泽泻、车前子通利小便；生姜温散水寒之气；白芍调和营阴；牛膝引药下行，直趋下焦，强壮腰膝。若小便清长量多，去泽泻、车前子，加菟丝子、补骨脂以温固下元；若心悸，唇绀，脉虚数，或结代，乃水邪上逆，心阳被遏，瘀血内阻，宜重用附子，再加桂枝、炙甘草、丹参以温阳化瘀；若见喘促，汗出，脉虚浮而数者为水邪凌肺，肾不纳气，宜重用人参、蛤蚧、五味子、山茱萸、龙骨、牡蛎，以防喘脱之变；病至后期，症见精神疲惫，腰酸遗精，口渴干燥，五心烦热，舌红，脉细弱者，用左归丸加泽泻、茯苓等；若肾阴久亏，水不涵木，出现肝肾阴虚，肝阳上亢，上盛下虚者，用左归丸加珍珠母、龙骨、牡蛎、鳖甲等；若见神倦欲睡，泛恶，甚至口有尿味，宜用附子、制大黄、黄连、半夏；若水肿日久，瘀血阻滞，可加益母草、泽兰、桃仁、红花等。

六、转归预后

（1）水肿初期，或由于摄养不足引起的浮肿，只要及时治疗，预后一般较好。

（2）病程较长，反复发作，则缠绵难愈。

（3）肿势较甚，症见唇黑，缺盆平，脐突，足下平，或见心悸，喘促不能平卧，甚至尿闭、下血，属病情危重。

（4）病久正气衰竭，浊邪上犯，肝风内动，预后不良。

七、预防护理

（1）水肿初期，应吃无盐饮食，肿势渐退后，改为低盐饮食，最后恢复普通饮食。

（2）忌食辛辣、烟、酒等刺激性物品。

（3）起居有时，预防感冒，节制房事，不宜过度劳累。

八、结语

（1）水肿是指体内水液潴留，泛滥肌肤，以头面、眼睑、四肢、腹背，甚至全身水肿为典型临床表现的一类病证。

（2）病因有风邪外袭、疮毒内犯、水湿浸渍、饮食不节及禀赋不足、久病劳倦等。

（3）本病病机主要为肺失通调，脾失转输，肾失开合，三焦气化不利，其中以肾为本。

（4）临床辨证以阴阳为纲，同时须注意阴阳、寒热、虚实的错杂与转化。

（5）治法：阳水应发汗、利水或攻逐，以祛邪为主，同时配合清热解毒、健脾理气等法；阴水当温肾健脾，以扶正为主，同时配以利水、养阴、活血、祛瘀等法。

（6）水肿消退以后，还要谨守病机以图治本，健脾补肾以资巩固，从而杜绝水肿复发。

九、相关资料链接

（一）历代文献述要

《内经》称本病为"水"，对水肿病已经有明确的认识，指出水肿为外感风邪，病本于肾，与脾相关。《金匮要略》称水肿为"水气"。《诸病源候论·水肿候》始将水肿作为各种水病的总称，并重视脾胃虚弱在发病中的作用。《丹溪心法·水肿》将本病分为阴水、阳水两大类。《医宗必读·水肿胀满》中以虚实为纲，分辨水肿。《医学入门》指出本病外感邪气者多为阳证，内伤正气多为阴证。本病治法，《金匮要略·水肿病脉证并治》指出："诸有水者，腰以下肿，当利小便；腰以上肿，当发汗乃愈。"近年来，根据《血证论》的理论，应用活血化瘀法治疗水肿取得了一定的疗效。

（二）西医相关疾病

西医学的急、慢性肾小球肾炎，肾病综合征，充血性心力衰竭，内分泌失调，以及营养障碍等疾病所出现的水肿，均可参照本篇辨证论治。

（三）名家临证经验

1. 管竞环治疗水肿主张：①理气升提，常选用麻黄、荆芥、防风、苏叶等，脾阳虚者，需温升并用，常用黄芪、葛根、升麻、柴胡、桔梗等。②水凌心射肺，主张在健脾温肾的基础上峻下逐水，但需遵循"衰其大半而止"的原则。③当水肿去其大半时，宜扶正祛邪。④久病多瘀，常用活血化瘀之品。⑤）顾护胃气。

2. 张镜人认为水肿早期，水肿表现突出，病情以表实为主，需辨湿热、水停之偏盛；后期水肿消退后，病变重在脾肾两虚，辨证时需注意气虚和阳虚的不同。以脾肾同治，气阴两顾，湿热两清为治疗大法。

3. 项祺治疗感受风热，肺气失宣而致水肿，用宣肺利水，疏风清热之法。肺脾同病，用防己黄芪汤加白茅根、益母草。心肾阳虚，水湿充斥用真武汤合五皮饮、五苓散。水肿日久，由阳及阴而致肝肾阴虚，重用六味地黄丸加党参、黄芪、牛膝、车前子。出现肝气郁滞，用行气利水法。若见气虚夹瘀，用补中益气汤合桂枝茯苓丸。

（杨友军）

第三节　淋　证

一、概念

淋证是以小便频急，淋沥不尽，尿道涩痛，或伴有小腹拘急，痛引腰腹为主要临床表现的病证。多为肾虚、湿热引起的膀胱气化失司、水道不利所致。具体包括热淋、气淋、血淋、膏淋、石淋、劳淋等。热淋表现为尿频、尿急、小便热涩疼痛，或有发热；气淋表现为小腹胀满较明显，小便艰涩疼痛，尿后余沥不尽；石淋表现为小便排出砂石，或排尿时突然中断，尿道窘迫疼痛，或腰腹绞痛难忍，可伴有血尿；血淋表现为尿血而痛；膏淋表现为排尿涩痛，小便浑浊如米泔水，或滑腻如脂膏；劳淋表现为久淋，小便淋沥不已，遇劳即发。

二、病因病机

淋证的病位在肾与膀胱，或有关肝脾与心等脏腑，有虚有实，虚证多肾虚、脾虚，实证多湿热，也有肝郁化火、心火下移所致者。一般说来，初起多实证，常为湿热蕴结膀胱，日久则由实转虚，或虚实夹杂。

（一）膀胱湿热

过食辛热肥甘之品，或嗜酒太过，酿成湿热，下注膀胱；或下阴不洁，秽浊之邪侵入膀胱，酿成湿热，导致膀胱气化不利，则可为热淋。若湿热蕴积，尿液受其煎熬，日积月累，尿中杂质结为砂石，则为石淋。若湿热蕴结于下，以致气化不利，无以分清泌浊，脂液随小便而出，小便如脂如膏，则为膏淋。湿热下注，热伤络脉，络迫血溢，小便涩痛有血，则为血淋。

（二）脾肾亏虚

素体脾虚，或肾虚，或年老久病，或劳累过度，房室不节，或久淋不愈，湿热耗伤正气，耗气伤阴，甚至阴损及阳，均可导致脾肾亏虚。脾虚则中气下陷，肾虚则下元不固，因而小便淋沥不已。脾肾不足，气阴两虚，或阴阳俱虚，如遇劳即发者，则为劳淋；中气不足，气虚下陷者，则为气淋。肾阴亏虚，阴虚火旺，灼伤血络，也可以导致尿中夹血，则为血淋。肾气亏虚，下元不固，不能制约脂液，脂液下泄，尿液浑浊，则为膏淋。脾气虚，或肾阴虚，容易复感湿热，或致湿热之邪内生，影响膀胱气化功能，可致淋证急性发作；肾阴不足，或加以烦劳过度，心火内炽下移，热灼血络，可致血淋急性发作。

（三）肝郁气滞

性情素喜抑郁，容易导致气郁化热，或郁怒伤肝，气滞不宣，肝经郁热，影响膀胱的气化，则少腹作胀，小便艰涩而痛，余沥不尽，而发为气淋，此属气淋之实证。湿热蕴结于内，也可阻滞气机，以致膀胱气化不行，引起淋证加重。

总之，淋证病位虽在肾与膀胱，其发病却与肝脾心等多脏腑相关。其病机主要是湿热蕴结下焦，导致膀胱气化不利。素体脾虚、肾虚，或病延日久，热邪伤阴，湿邪伤气，也可导致气阴两伤、阴阳两虚，以致脾肾俱虚，膀胱气化无权，则病证可以从实转虚，而见虚实夹杂之证（图7-2）。

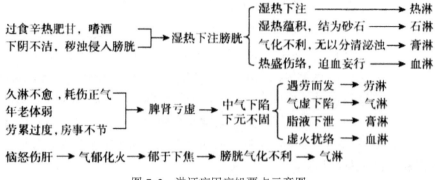

图 7-2 淋证病因病机要点示意图

三、诊断

（1）小便频急、淋沥涩痛、小腹拘急、腰部酸痛为各种淋证的主症，是诊断淋证的主要依据。再根据不同的临床特征，确定淋证的类别。

（2）病久或反复发作者，常伴有低热、腰痛、小腹坠胀、疲乏无力等。

（3）常以劳累、工作紧张、情绪波动为诱因。

尿常规检查、尿细菌培养阳性结合泌尿系统B超、X线腹部摄片、肾盂造影、膀胱镜检查、有助于淋证的判断。

四、鉴别诊断

（一）淋证需与癃闭鉴别（表7-5）

表 7-5 淋证与癃闭鉴别表

	淋 证	癃 闭
病位	肾与膀胱	膀胱
病机要点	多为肾虚，湿热下注，膀胱气化不利	膀胱气化不利，尿液潴留
尿量	排便困难，小便每日总量不少	排便困难，小便量少甚至点滴全无
尿痛	尿频，尿急，伴有排尿热涩疼痛	一般无排尿疼痛

（二）血淋需与尿血鉴别（表7-6）

表 7-6 血淋与尿血鉴别表

	血 淋	尿 血
相同点	小便出血，尿色红赤，甚至溺出纯血的症状	
不同点	常有小便热涩疼痛	多无疼痛，或有轻微的不适或热痛

（三）膏淋需与尿浊鉴别（表7-7）

表7-7　膏淋与尿浊鉴别表

	膏　淋	尿　浊
相同点	小便浑浊，白如泔浆	
不同点	排尿时有疼痛滞涩感	排尿时有疼痛滞涩感

五、辨证论治

（一）辨证要点

1. 辨明淋证类别（表7-8）

表7-8　六种淋证辨别表

	病　因	病机要点	证候特征
热淋	湿热	湿热下注膀胱，膀胱气化不利	小便短数，灼热刺痛，溺色黄赤，少腹拘急胀痛
石淋	湿热	湿热下注膀胱，膀胱气化不利	小便短数，灼热刺痛，溺色黄赤，少腹拘急胀痛
血淋	湿热	湿热下注膀胱，热伤血络	小便热涩刺痛，尿色深红，或夹有血块，疼痛胀满，突然加剧
	肾虚	虚火灼伤血络	尿色淡红，尿痛涩滞不甚
气淋	气郁	气郁化热累及膀胱	小便涩滞，淋沥不宣
	气滞	气滞化热累及膀胱	小便涩滞，淋沥不宣
	脾气不足	气虚下陷	尿有余沥
膏淋	湿热	分清泌浊无权	小便浑浊如米泔水，置之沉淀如絮状，上有浮油如脂，或夹有凝块，或混有血液
	肾虚	脂液下泄	病久不已，反复发作，淋出如脂
劳淋	脾肾亏虚，久淋不愈膀胱气化不行	膀胱气化不行	小便淋沥不已，时作时止，遇劳即发，尿时涩痛较轻

2. 辨证候虚实（表7-9、表7-10）

表7-9　淋证病机虚实辨别表

	实　证	虚　证
病程	初起或急性加重	久病
病机要点	膀胱湿热，砂石结聚，气机阻滞	脾虚，肾虚，气阴两虚，阴阳俱虚

表7-10　气淋、血淋、膏淋虚实辨别表

	实　证	虚　证
气淋	气滞不利	气虚下陷
血淋	湿热下注，热盛伤络	阴虚火旺，扰动阴血
膏淋	湿热蕴结，气化不利，无以分清泌浊	肾气亏虚，下元不固，不能约束脂液

3. 辨标本缓急：标本缓急的判断多以正气为本，邪气为标；病因为本，证候为标；旧病为本，新病为标。

以劳淋转为热淋为例，劳淋正虚是本，热淋邪实为标；热淋的湿热蕴结膀胱为本，而热淋的证候为标。明确淋证证候的标本缓急对疾病的治疗具有重要意义。同样是石淋并发热淋，如尿道无阻塞等紧急病情，仍可先治热淋，再治石淋，反之则解决砂石之阻塞。若石淋不愈，热淋仍有再发之可能，不可不知。

（二）治则治法

实则清利，虚则补益，是治疗淋证的基本原则。

实证以膀胱湿热为主者，治宜清热利湿；以热灼血络为主者，治宜凉血止血；以砂石结聚为主者，治宜通淋排石；以气机阻滞为主者，治宜利气疏导。

虚证以脾虚为主者，治宜健脾益气；以肾虚为主者，治宜补虚益肾；气阴两虚者，益气养阴并举；阴阳俱虚者，滋阴与助阳同用。

所以徐灵胎评《临证指南医案·淋浊》指出："治淋之法，有通有塞，要当分类。有瘀血积塞住溺管者，宜先通，无瘀积而虚滑者，宜峻补。"

但临床应用清利治法应注意护正气；补益治法更应注意祛除余邪。应根据急则治标，缓则治本的原则，热淋急性发作者，当以治热淋为要务，从而确立清热通淋的治法，选用相应的方药，待湿热渐清，则转以扶正为主。

淋证的治法，古有忌汗、忌补之说。

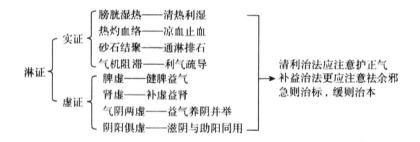

如《金匮要略·消渴小便不利淋病脉证并治》曰："淋家不可发汗。"《丹溪心法·淋》曰："最不可用补气之药，气得补而愈胀，血得补而愈涩，热得补而愈盛。"验之临床，未必尽然。淋证往往有畏寒发热之症，此并非外邪袭表，而是湿热熏蒸，邪正相搏所致，发汗解表，自非所宜。而且淋证多属膀胱有热，阴液常虚，而辛散发表，用之不当，不仅不能退热，反而有劫伤营阴之弊。但淋证若确由外感诱发，或淋家新感外邪，症见恶寒、发热、鼻塞流涕、咳嗽、咽痛者，仍可适当配合运用辛散解表发汗之剂。但因淋证多为膀胱有热，阴液不足，即使感受寒邪，亦容易化热，故应慎用辛温之品。至于淋证忌补之说，是指湿热之证而言，诸如脾虚中气下陷，肾虚下元不固，自当运用健脾益气、补肾固涩等法治之，唯不可过用壅补之剂，常需补益与清利并举。

（三）分证论治

1. 热淋

（1）主症：小便短数，灼热刺痛，溺色黄赤，少腹拘急胀痛。

（2）兼次症及舌脉：腰痛，寒热起伏，口苦，呕恶，大便秘结。舌质红，苔黄腻，脉滑数。

（3）病机要点：湿热下注膀胱，膀胱气化不利。

（4）治法：清热利湿通淋。

（5）主方：八正散。

（6）药物及加减：本方的功效是清热泻火，利水通淋。方中木通、车前子、萹蓄、瞿麦、滑石清利湿热通淋；大黄、栀子、甘草梢清热泻火。但在临床应用时，应注意关木通含马兜铃酸，有肾毒性，不可过用、久用。若为阳明胃热素盛之人，症见大便秘结，腹胀满者，可重用生大黄，并加枳实以通腑泄热。若病人性格素喜抑郁，发病后症见寒热、口苦、呕恶者，可合小柴胡汤加味以和解少阳，清解郁热。若湿热弥漫三焦，恶寒发热，身热不扬，或午后低热，胸脘痞闷，或有咳嗽，呕恶，小腹胀满，舌苔腻者，可用三仁汤加味。若湿热邪毒不解，深入营血，又当急则治标，用黄连解毒汤合五味消毒饮，或用清开灵、醒脑静注射液静脉滴注，以清热、泻火、凉血、解毒。若素体肾阴不足，或湿热伤阴，腰膝酸软，咽干口渴，心烦尿赤者，原方可加生地、知母、白茅根以养阴清热，或用知柏地黄丸、猪苓汤加味。若素体脾虚，或湿热伤脾，腰膝酸困，肢体沉重，大便溏稀或泻下不爽，小便黄赤者，可去大黄，加苍术、白术、薏苡仁以健脾祛湿，或用四妙丸加味。若素体气阴不足，或湿热耗气伤阴，疲乏无力，咽干口苦，五心烦热，小便黄赤，妇女带下色黄，舌尖红苔薄黄者，则可用清心莲子饮加味。

2. 石淋

（1）主症：尿中时夹砂石，小便艰涩，或排尿时突然中断，尿道窘迫疼痛，少腹拘急，或腰腹绞痛难忍，尿中带血。

（2）兼次症及舌脉：实证声高有力，大便不爽；虚证面色少华，精神委顿，少气乏力，或腰酸隐痛，手足心热。实证舌质红，苔薄黄；虚证舌质淡边有齿印；或舌质红，少苔。实证脉弦或带数；虚证脉细弱，或细数。

（3）病机要点：湿热煎熬尿液成石。

（4）治法：清热利湿，通淋排石。

（5）主方：石韦散。

（6）药物及加减：原方由石韦、冬葵子、瞿麦、滑石、车前子组成，有清热利湿，通淋排石的功效。方中大部分是利水通淋药物，其清热作用不及八正散，故只用于石淋，在应用时需加金钱草、海金沙、鸡内金等以加强排石、化石、消坚的作用。若腰腹绞痛者，可加芍药，配甘草、薏苡仁等以缓急止痛。若见尿中带血，可加小蓟、白茅根、生地、藕节以凉血止血。少腹胀满或疼痛者，可加乌药、延胡索、荔枝核、橘核、穿山甲、王不留行以行气活血散结。如新感湿热邪毒，兼有尿道热涩疼痛者，可加蒲公英、土茯苓、白茅根、黄柏等，以清利湿热通淋。石淋日久，证见虚实夹杂，当标本兼顾，气血亏虚者，可加用黄芪、当归、白芍等，或用二神散合八珍汤；阴液耗伤者，宜六味地黄丸合石韦散。

3. 气淋

（1）主症：实证表现为小便涩滞，淋沥不宣；虚证表现为尿有余沥。

（2）兼次症及舌脉：实证少腹满痛；虚证少腹坠胀，颜面色白。舌质淡，苔薄白，实证或可见舌边苔有白沫。实证脉沉弦；虚证脉细而无力。

（3）病机要点：实证为气郁、气滞化热累及膀胱；虚证为气虚下陷。

（4）治法：实证宜利气疏导；虚证宜补中益气。

（5）主方：实证用沉香散；虚证用补中益气汤。

（6）药物及加减：沉香散中沉香、橘皮利气；当归、白芍柔肝；甘草清热；石韦、滑石、冬葵子、王不留行利尿通淋。若为少阳肝郁体质，性喜抑郁，胸闷胁胀，善太息，舌苔边有浊沫者，可加青皮、乌药、香附、小茴香、荔枝核、橘核等以疏通肝气，解郁散结，或用四逆散加味。日久气滞血瘀者，可加红花、赤芍、川牛膝、刘寄奴、马鞭草以活血怯瘀；气淋日久，肝郁脾虚者，可用逍遥丸加味；气淋虚证，脾气虚弱，则可用补中益气汤以补益中气，可加入知母、黄柏、车前子等兼以清利；若兼血虚肾亏者，可用八珍汤加杜仲、枸杞、怀牛膝、车前子、狗脊、金钱草，以益气养血，脾肾双补，兼以通淋。

4. 血淋

（1）主症：实证表现为小便热涩刺痛，尿色深红，或夹有血块，疼痛胀满，突然加剧；虚证表现为尿色淡红，尿痛涩滞不甚。

（2）兼次症及舌脉：实证可见心烦失眠，或口舌生疮，舌尖红，苔黄，脉滑数；虚证多腰酸膝软，咽干烦热，神疲乏力，舌质淡红，苔薄黄或少苔，脉细数。

（3）病机要点：实证为湿热下注膀胱，热伤血络；虚证为虚火灼伤血络。

（4）治法：实证宜清热通淋，凉血止血；虚证宜滋阴清热，补虚止血。

（5）主方：实证用小蓟饮子；虚证用知柏地黄丸。

（6）药物及加减：小蓟饮子方中小蓟、生地、蒲黄、藕节凉血止血，小蓟可重用至30g，生地以鲜者为宜；木通、竹叶降心火、利小便；栀子清泻三焦之火；滑石利水通淋；当归引血归经；生甘草梢泻火而能走达茎中以止痛。可随方加入白茅根、地榆等清利凉血。若血多痛甚者，可另冲服参三七、琥珀粉，以化瘀通淋止血。知柏地黄丸滋阴清热，亦可加旱莲草、女贞子、阿胶、小蓟、白茅根、地榆等以补虚止血。心火下移，尿赤涩痛，心烦，口舌生疮，舌尖红者，可用导赤散合当归贝母苦参丸加味。

5. 膏淋

（1）主症：实证表现为小便浑浊如米泔水，置之沉淀如絮状，上有浮油如脂，或夹有凝块，或混有血液。虚证表现为病久不已，反复发作，淋出如脂。

（2）兼次症及舌脉：实证可见尿道热涩疼痛，舌质红，苔黄腻，脉濡数；虚证涩痛较轻，但形体日渐消瘦，头昏乏力，腰酸膝软，舌质淡，苔腻，脉细弱无力。

（3）病机要点：实证为分清泌浊无权；虚证为下元不固，脂液下泄。

（4）治法：实证宜清热利湿，分清泄浊；虚证宜补虚固摄。

（5）主方：实证用程氏萆薢分清饮加减；虚证用膏淋汤。

（6）药物及加减：程氏萆薢分清饮中萆薢、石菖蒲清利湿浊；黄柏、车前子清热利湿；白术、茯苓健脾除湿；莲子心、丹参清心活血通络，全方使清浊分，湿热祛，络脉通，脂液重归其道。若少腹胀，尿涩不畅者，加乌药、青皮；小便夹血者，加小蓟、藕节、白茅根。膏淋汤中党参、山药补脾；地黄、芡实滋肾；龙骨、牡蛎、白芍固涩脂液。若脾肾两虚，中气下陷，肾失固摄者，可用补中益气汤合七味都气丸益气升陷，滋肾固摄。

6. 劳淋

（1）主症：小便淋沥不已，时作时止，遇劳即发，尿时涩痛较轻。

（2）兼次症及舌脉：腰酸膝软，神疲乏力。舌质淡，脉虚弱。

（3）病机要点：膀胱气化不行。

（4）治法：健脾益肾。

（5）主方：无比山药丸加减。

（6）药物及加减：本方有健脾利湿，益肾固涩之功，其中山药、茯苓、泽泻健脾利湿；熟地、山茱萸、巴戟天、菟丝子、杜仲、牛膝、五味子、肉苁蓉、赤石脂益肾固涩。若脾虚气陷，症见少腹坠胀，小便点滴而出者，可与补中益气汤同用，以益气升陷；若肾阴亏虚，症见面色潮红，五心烦热，舌质红，脉细数者，可与知柏地黄丸同用，以滋阴降火；气阴两虚，咽干，五心烦热，尿赤腰酸，或妇女带下淋漓，属心火或湿热留恋不去者，可用清心莲子饮加味；若肾阳虚衰，症见面色少华，畏寒怯冷，四肢欠温，舌质淡，苔薄白，脉沉细者，可合济生肾气丸以温补肾阳，或用鹿角粉3g，分二次吞服。

六、转归预后

淋证虚实之间可以相互转化，如实证的热淋、气淋、血淋可以转化为虚证的劳淋，反之虚证的劳淋也可转化为实证的热淋、气淋、血淋。而当湿热未尽，正气已伤，处于实证向虚证转化阶段，则可表现为虚实夹杂的证候。而气淋、血淋、膏淋等本身，这种虚实互相转化的情况亦同样存在，如石淋由实转虚时，由于砂石未去，则表现为正虚邪实之证。

其次是淋证之间的转化或并见，前者如热淋可转化为血淋，血淋也可诱发热淋；后者如在石淋的基础上，再发生热淋、血淋；或膏淋再并发热淋、血淋等。

淋证的预后，往往与其类型和病情轻重有关：

（1）一般淋证初起，多较易治愈，但少数热淋、血淋，湿热弥漫三焦，热毒入营入血，可出现高热、神昏、谵语等危重证候。

（2）淋证日久不愈，或反复发作，可以转为劳淋，导致脾肾两虚，甚则肾元虚损，脾肾衰败，湿浊内停，或见肾亏肝旺，肝风上扰，而出现面色无华、头晕肢倦、恶心呕吐、不思纳食、二便不畅、皮肤瘙痒、脚腿抽筋，此为关格，甚至可有动风、动血、神昏、厥脱之变。

（3）至于血淋日久，尿血缠绵不止，病人面色憔悴，形体瘦削，或见少腹有肿块扪及，此乃气滞血瘀，进而导致症积形成，预后不良。

七、预防护理

（1）注意外阴清洁，不憋尿，多饮水，每 2 ～ 3 小时排尿一次，房事后即行排尿，防止秽浊之邪从下阴上犯膀胱。

（2）养成良好的饮食起居习惯，饮食宜清淡，忌肥腻辛辣酒醇之品。

（3）避免纵欲过劳，保持心情舒畅，以提高机体抗病能力。

（4）妇女在月经期、妊娠期、产后更应注意外阴卫生，以免体虚受邪。

（5）尽量避免使用尿路器械，如导尿、膀胱镜、膀胱逆行造影，以防外邪累及膀胱。

（6）积极治疗消渴病、肺痨等，以防进一步合并淋证。

（7）淋证病人应该多喝水，节房欲，注意休息，调畅情志。

八、结语

（1）淋证以小便频急、淋沥不尽、尿道涩痛、小腹拘急、痛引腰腹为主要临床表现。

（2）病因以膀胱湿热为主，病位在肾与膀胱，初起多邪实之证，久病则由实转虚，可呈现虚实夹杂。

（3）其临床症状一类是膀胱气化失司引起的证候，一类是各种淋证的特殊症状。前者是诊断淋证的依据，后者是区别不同淋证特点的指征。

（4）淋证分为热淋、石淋、气淋、血淋、膏淋与劳淋六种。淋证初起湿热蕴结，以致膀胱气化失司者属实，治宜清热利湿通淋，佐以行气，或兼以凉血。病久脾肾两亏，膀胱气化无权者属虚，治宜培补脾肾。虚实夹杂者，宜标本兼治，或参以止血，或配以排石，或佐以泄浊等。

（5）不同淋证之间，甚或同一证型的实证与虚证，都可能相互转化，所以应详加辨识。

九、相关资料链接

（一）历代文献

述要淋之名始见于《内经》，《素问·六元正纪大论》称为"淋閟"。《金匮要略·消渴小便不利淋病脉证并治》曰："淋之为病，小便如粟状，小腹弦急，痛引脐中。"是对淋证临床表现的早期描述。淋证根据病因的不同，对其分类的认识也逐渐形成，如《中藏经》有冷、热、气、劳、膏、砂、虚、实八种。《诸病源候论》分为石、劳、气、血、膏、寒、热七种。《备急千金要方》有"五淋"之称。《外台秘要》在五淋的基础上指出："集验论五淋者，石淋、气淋、膏淋、劳淋、热淋也。"现代临床仍沿用五淋之名，但有以气淋、血淋、膏淋、石淋、劳淋为五淋者，也有以热淋、石淋、血淋、膏淋、劳淋为五淋者。根据临床实际，目前大多分为气淋、血淋、热淋、膏淋、石淋、劳淋六种。淋证的病因，《金匮要略·五脏风寒积聚病脉证并治》认为是"热在下焦"。

《诸病源候论·淋病诸候》进一步提出："诸淋者，由肾虚而膀胱热故也。"《丹溪心法·淋》亦认为："淋有五，皆属乎热。"古人多责之肾虚夹热。《景岳全书·杂证谟·淋浊》曰："淋之初病，则无不由乎热剧，无容辨矣……又有淋久不止，及痛涩皆去，而膏液不已，淋如白浊者，此唯中气下陷及命门不固之证也，故必以脉以证，而察其为寒为热为虚，庶乎治不致误。"则奠定了"凡热者宜清，涩者宜利，下陷者宜升提，虚者宜补，阳气不固者宜温补命门"的论治原则。《诸病源候论·淋病诸候》曰："诸淋者，由肾虚而膀胱热故也……肾虚则小便数，膀胱热则水下涩，数而且涩，则淋沥不宣，故谓之淋。""热淋者，三焦有热，气搏于肾，流入于胞而成淋也。其状小便赤涩。""石淋者，淋而出石也，肾主水，水结则化为石，故肾客砂石。肾虚为热所乘，热则成淋，其病之状，小便则茎里痛，尿不能卒出，痛引少腹，膀胱里急，砂石从小便道出，甚者塞痛令闷绝。""膏淋者，淋而有肥，状如膏，故谓之膏淋，亦曰肉淋。此肾虚不能制于肥液，故与小便俱出也。""血淋者，是热淋之甚者，则尿血，谓之血淋。心主血，血之行身，通遍经络，循环腑脏，其热甚者则散失其常经，溢渗入胞，而成血淋也。""寒淋者，其病状先寒战然后尿是也，由肾气虚弱，下焦受于冷气，人胞与正气交争，寒气胜则战寒而成淋，正气胜战寒解，故得小便也。""劳淋者，谓劳伤肾气，而生热成淋也，肾气通于阴，其状尿留茎内，数起不出，引小腹痛，小便不利，劳倦即发。"《丹溪心法·淋》曰："血淋一证，须看血色冷热，色鲜者，心、小肠实热；色瘀者，肾、膀胱虚冷。""若热极成淋，服药不效者，宜减桂五苓散加木通、滑石、灯心、瞿麦少许，蜜水调下。""痛者为血淋，不痛者为尿血。"《医碥·淋》曰："膏淋，湿热伤气分，水液浑浊，如膏如涕如米泔。"

（二）西医相关疾病

西医学诊断为泌尿系感染（包括尿道炎、膀胱炎、肾盂肾炎以及乳糜尿合并泌尿系感染等）、泌尿系结石、泌尿系结核、泌尿系肿瘤等，临床若以淋证为主要表现者，均可参照本节辨证论治。

（三）名家临证经验

1. 周仲瑛教授　治石淋强调通补兼施、标本并举，认为其基本病机在于湿热下注，化火灼阴，煎熬尿液，结为砂石，瘀积水道。治疗在清利湿热的同时，主张配以化气行水，活血通脉，以消除下焦气机郁滞的胶结状态。日久伤肾，治必标本兼顾。治标以清利湿热为主，可选用八正散、石韦散等。化气用乌药、沉香，以助气化，除水湿，行结石。行水用石韦、滑石，即石苇散，功擅利水，化结石，通肾窍。活血用王不留行、穿山甲，能散瘀止痛。对气滞血瘀证显著者，常用琥珀、沉香等分研末混匀调服，每次2g，日服二次。石淋久延，湿热蕴结，伤阴耗气者宜通补兼施，从补肾入手。阴虚者常用炙鳖甲养阴软坚化石，《肘后方》以此为单方治石淋，杵末酒送服。阳虚者使用鹿角片，温通激发肾气，促使砂石排泄。气虚者配以胡桃肉，温气补肾，张锡纯谓其："消坚开瘀，治心腹疼痛，砂淋、石淋堵塞作疼，肾败不能滤水，小便不利。"民间做单方治石淋也有一定效果。另外，可使用单味鱼脑石，研末吞服，每次服3～6g，效果亦佳。

2. 张琪教授　治疗劳淋证属气阴两虚者喜用清心莲子饮，并强调重用黄芪，指出清心莲子饮出自《太平惠民和剂局方》："治小便白浊，夜幕走泄，遗沥涩痛，便赤如血，男子五淋，气不收敛，阳浮于外，五心烦热。""常服清心养神，秘精补虚。"为临床治疗气阴两虚之良方。劳淋初起多属阳虚，迁延日久则转化为气虚阳虚，由阳虚气虚转而伤阴，"阳损及阴"形成气阴两伤，遇劳及着凉或感冒更易发作。气阴两虚为本，膀胱湿热为标之劳淋临床最为多见，往往占临床劳淋病人半数以上。清心莲子饮为治疗气阴两虚，湿热蕴留，标本合治之良方。从用药量来看，气虚为主者适用之。阴虚为主，五心烦热较甚，小便赤涩痛，血尿，脉数舌红等症状明显时，应酌加生地、玄参、白茅根、栀子等。血尿甚者可加二蓟、藕节、蒲黄等；尿频严重，清热利湿不除者，此属下焦阳虚，可加入益智仁、桑螵蛸、故纸、橘核等以温阳。临床用本方加入银花、蒲公英、败酱草等清热解毒利湿之品，用于气阴两虚型之劳淋，尿检菌尿、白细胞顽固不消者，均有满意疗效。

3. 邓铁涛教授　治疗淋证喜用珍凤汤化裁。指出妇女患慢性肾盂肾炎应属中医淋证中"气淋"、"劳淋"一类，发作期可急或缓，急者应以清热为主；缓者当攻补兼顾。自拟珍凤汤：珍珠草15g，小叶凤尾草15g，太子参15g，茯苓12g，白术9g，百部9g，桑寄生18g，小甘草5g。此方用四君子汤以健脾益胃，调动人体之抗病能力；用珍凤草以祛邪，形成内外夹击之势；百部佐珍凤草以增祛邪之力，有抗菌（包括大肠杆菌）作用；桑寄生既能扶正，又能驱邪，为使药。临证用本方可根据病人情况加减化裁。珍凤草即珍珠草与小叶凤尾草一对草药，对热淋疗效颇佳，鲜品尤胜。用量：鲜者各30g，干品各15g左右。对热淋（急性泌尿系感染）可独用珍凤草，或稍加清热祛湿之茵陈、车前子等。若舌红苔薄津伤者，注意利水损阴，可用珍凤草加导赤散治之。

附：尿浊

尿浊以小便浑浊，白如泔浆为主症，排尿时无疼痛。相当于西医的乳糜尿等。男子大小便时茎端流出白浊之物，而尿液并不混浊者，称为"精浊"，不属尿浊。

尿浊发病多由饮食肥甘醇酒，脾失健运，酿湿生热，或病后湿热余邪未清，蕴结下焦，清浊不分而成。若热盛灼络，络损血溢，则尿浊夹血。病延日久，脾肾两伤，脾虚中气下陷，肾虚固摄无权，则精微脂液下流；若脾不统血，或肾阴亏损，虚火扰络，也可形成尿浊夹血。如再加以过食肥厚，或劳欲过度，又可使尿浊加重，或引起复发。

本病初起以湿热为多，属实，治宜清热利湿，病久则脾肾虚亏，治宜培补脾肾，固摄下元。虚实夹杂者，应予兼顾。兹分述如下：

（一）湿热内蕴

小便浑浊或夹凝块，上有浮油，或带血色，或夹有血丝、血块，或尿道有热涩感，口渴，苔黄腻，脉濡数。治以清热化湿。方用程氏萆薢分清饮。

（二）脾虚气陷

尿浊反复发作，日久不愈，小便浑浊如白浆，小腹坠胀，尿意不畅，面色无华，神疲乏力，劳倦或进食油腻则发作或加重，舌质淡，脉虚数。治以健脾益气，升清固涩。方用补中益气汤合苍术难名丹加减。若尿浊夹血者，酌加小蓟、藕节、阿胶、旱莲草。若脾虚及肾，而见肢冷便溏者，可加肉桂、炮姜。

（三）肾元亏虚

尿浊迁延日久，小便乳白如凝脂或冻胶，精神委顿，消瘦无力，腰酸膝软，头晕耳鸣。偏于阴虚者，有烦热，口干，舌质红，脉细数；偏于阳虚者，面色白，形寒肢冷，舌质淡白，脉沉细。偏肾阴虚者，宜滋阴益肾；偏肾阳虚者，宜温肾固涩。偏肾阴虚者，方用知柏地黄丸合二至丸；偏肾阳虚者，宜用鹿茸补涩丸为主方。

⋯⋯⋯⋯⋯⋯⋯⋯⋯⋯⋯⋯⋯⋯⋯⋯⋯⋯⋯⋯⋯⋯⋯⋯⋯⋯（杨友军）

第四节　肾　风

一、概念

肾风是以水肿、尿浊、尿血、腰痛等为典型表现的一类病证。严重者可出现全身浮肿、无尿、呕恶等症状。其形成的基本病机是由于感受风邪而导致肾体损害，肾用失司。肾虚感邪，风邪夹寒、夹湿、夹热，正邪相争剧烈，则发为急肾风。急肾风调治不当，或虽未急性发作，但由于肾元亏虚，复感风邪，致肾体受伤，迁延不愈，则转为慢肾风，病情逐渐发展可导致关格。

二、病因病机

肾风病位主要在肾，病因是由于感受风邪而导致肾体损害，肾用失司。"风为百病之长"，善行而数变，并常夹他邪而致病。除感受风邪，还有肾元亏虚、肾络症瘕、药毒损肾等病因（图7-3）。

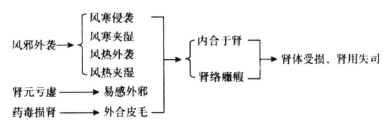

图7-3　肾风病因病机要点示意图

（一）风邪侵袭

风邪伤人合并外邪各有不同，临床宜区分：①风寒侵袭：劳汗当风，感受风寒，乘虚伤肾，损伤肾体。轻者仅见尿浊、腰酸，症状隐匿，渐成慢肾风；若风寒化热，邪正相争剧烈者，则发病急骤，可见到发热、水肿、腰痛、尿血等明显症状。②风寒夹湿：素体脾虚湿重，或因涉水冒雨，衣着湿冷，复感风寒，风湿邪气侵袭肾体，轻者缓发，重者急发，但因湿性黏滞，病久难愈。③风热外袭：素体阴虚，感邪后易从热化生毒，损伤肾络。轻者易治，部分由于素体阴虚肝旺，疾病进展迅速，易引起肝风内动，则预后不良。④风热夹湿：素体湿重，或因涉水冒雨，居处潮湿等，复感风热，风湿热邪，侵袭肾体，乘虚伤肾。轻者易愈，重者由于湿伤脾气，热损肾阴，导致肾阴不足，脾气受伤，则调治困难。

（二）肾元亏虚

禀赋不足，年老体衰，久病体虚，劳累过度，均可致肾元亏虚，易感外邪，内合于肾，使身体受损，肾用失司，导致肾风。

（三）肾洛症瘕

肾藏精、主水，主一身之气化。病邪来犯，久病入络，邪毒留恋，损伤络脉，形成肾络症瘕，气化不利，清浊失司，而成水肿、尿池。腰为肾府，血脉瘀阻，故见腰痛。

（四）药毒损肾

禀赋不耐，药毒内侵。最常见的如西药抗生素、磺胺类、解热镇痛药及某些中草药。药毒外合皮毛，内损于肾，出现发热、皮疹、尿血、水肿等，肾体失用，导致肾风。

三、诊断

（1）以水肿伴见尿浊、尿血、腰痛等为典型表现。轻者可仅见眼睑或足胫浮肿，重者全身皆肿，甚者出现尿少、尿闭，恶心呕吐，口有秽味，鼻衄牙宣，甚则有头痛、抽搐、神昏谵语等危象。

（2）可有外感风热、乳蛾、心悸、疮毒、紫癜及久病体虚病史，或素有耳、鼻、牙、咽喉肿痛及皮疹，或近期服用某些特殊药物等诱因。病程或长或短，起病也可隐匿，无明显诱因。

血常规、尿常规、肾功能、血浆白蛋白、24小时尿蛋白定量、肾脏B超等检查可协助本病诊断，指导治疗，判断预后。

根据情况还可行心脏超声、胸部X线片、血沉、免疫功能、自身抗体、肾脏穿刺病理等实验室检查。

四、鉴别诊断

（一）肾风需与水肿鉴别（表7-11）

表7-11　肾风与水肿鉴别表

	肾　　风	水　　肿
病因	多因外感诱发，兼有肾元亏虚	多有心肾病史
病机	感受外邪而导致肾体损害，肾用失司	肺脾肾相干为病，水液泛滥肌肤
主症	除水肿外，还同时出现发热、尿浊、尿血、腰痛等症状	多周身皆肿，先从眼睑或下肢开始，继及周身四肢
兼症	头晕，咽痛，少尿或无尿	面色多㿠白或晦滞

（二）肾风需与血淋鉴别（表7-12）

表 7-12　肾风与血淋鉴别表

	肾　风	血　淋
病因	可有乳蛾、疮毒、紫癜等病史	可有腰痛、石淋、血证等病史
病机	感受外邪而导致肾体损害，肾用失司	湿热蕴结，膀胱气化不利，或肾虚而阴虚火旺，热伤脉络，迫血妄行，血随尿出
主症	除尿色发红外，还可见发热、水肿、尿浊、腰痛等症状	小便热涩刺痛，尿色深红，或夹有血块
病程	急肾风预后尚可；慢肾风缠绵难愈，以至危重	一般预后尚可，若变生他证，则预后较差

五、辨证论治

（一）辨证要点

1. 辨急肾风、慢肾风（表7-13）

表 7-13　急肾风、慢肾风辨别表

	急肾风	慢肾风
病程	较短	较长
主症	起病急，症状明显，可见眼睑或下肢水肿，尿浊或尿中泡沫，尿血，眩晕，甚则少尿、呕恶	起病缓慢，症状隐匿，仅有尿浊或尿中泡沫，间断水肿或不肿，后期出现尿少、水肿、便秘、纳差等
兼症	多见发热、咽痛、皮疹等症状	多见发热、咽痛、皮疹等症状
病位	主要在肾	以肾为主，损及肝脾
预后	以肾为主，损及肝脾	缠绵难愈，后期转为关格

2. 辨外感邪气（表7-14）

表 7-14　肾风外感邪气辨别表

	风寒化热	风寒夹湿	风热化毒	风热夹湿
病因	素体阳盛，感受风寒，或风寒侵袭，郁而化热	脾虚湿重，感受风寒，或风寒湿邪过盛，湿困脾呆	素体阴虚，感受风热，外邪化毒伤肾	脾虚湿重，感受热，或因风湿热邪乘虚伤肾
病机	风寒伤表，肺气不宣，郁热伤肾，肾用失司	脾肾受损，水液失司，肾关开合不利	风热夹毒，损伤肝肾	肾脾之转输、肾之开合功能失常
主症	外感后一至数周，突发尿少、尿黄浊，眼睑、面部浮肿等	肢体、腰膝重着酸痛，全身浮肿，尿少混浊	素有耳、鼻、牙、咽喉肿痛或皮疹，或近期外感风热、服用某些特殊药物，突发尿少、短赤，或有眩晕	素有或突发腰腿、肢节重着酸痛，面浮，尿浊、短赤，腹胀，痞满，纳呆

续表

	风寒化热	风寒夹湿	风热化毒	风热夹湿
预后	调治得法，多能痊愈	湿性黏滞，不易痊愈	轻者易治，少数进展迅速，预后不良	病情迁延，缠绵难愈

（二）治则治法

急肾风应祛风，散寒，以祛邪为主，同时配合清热解毒，健脾利湿等法；慢肾风应健脾，益肾，养肝，以扶正为主，同时配以利水，养阴，活血，祛瘀等法。

1. 扶正固本，补益肾气：肾元亏虚是肾风病发生的内在基础。因肾多虚证，所以扶正固本，补益肾气当为治疗肾风的首要原则。

2. 祛除邪气：外感邪气及痰、湿、瘀血、热毒等病理产物，是导致肾风发生和发展的重要因素。因此，祛除邪气是治疗中的重要环节。即若邪实症状较为明显，则依照"急则治其标"的原则，以祛除邪气为主。辨清病证的寒、热、虚实，掌握疾病的标本缓急，确定治疗步骤，分而治之，方能取效。

（三）分证论治

1. 急肾风

（1）风寒化热

1）主症：外感后一至数周，突发尿少、尿黄浊，眼睑、面部浮肿，继而发展至全身。

2）兼次症及舌脉：腰酸，肢体酸痛，疲乏无力，时有眩晕。舌质红，苔黄白相兼，脉数。尿检有蛋白、少量红细胞、管型。

3）病机要点：感受风寒，风寒之邪侵袭肾体，乘虚伤肾，入里化热。

4）治法：疏散风寒，清热利水。

5）主方：疏散清肾汤。

6）药物及加减：方中麻黄、蝉蜕疏散解表；银花、连翘、黄芩、赤小豆、猪苓清热利水；山楂酸温能利尿活血灭风。若有腰痛怕冷，为有寒邪凝滞，可加通阳利水之桂枝、生姜。待症状缓解后，改用金匮肾气丸，每服1丸，每日2次；配丹七片，每次3片，每日3次，连服3～6个月。

（2）风寒夹湿

1）主症：肢体、腰膝重着酸痛，全身浮肿，尿少混浊。

2）兼次症及舌脉：疲乏无力，时有眩晕。舌胖苔白，脉滑。尿检有蛋白、管型或有红细胞。

3）病机要点：脾虚湿重，或居处潮湿，涉水冒雨，复感风寒，邪气留滞，侵袭肾体，湿性黏滞，病情缠绵。

4）治法：疏散风寒，通阳利水。

5）主方：疏散通肾汤。

6）药物及加减：方中麻黄、桂枝、蝉蜕疏风散寒；桂枝配茯苓、猪苓、泽泻、防己通阳利水；黄芪补气，加陈皮理气防滞。因寒湿凝滞，血脉瘀阻者，加山楂、川芎、红花；若形寒怕冷，四末不温者加附子。症状基本解除后继续服金匮肾气丸，每服1

丸、每日 2 次；若舌苔白厚腻，纳谷不香，时有腹胀者，服藿香正气丸，每服 1 丸，每日 2 次；若经常容易感冒，自汗恶风者，可服桂枝汤合玉屏风散。

（3）风热化毒

1）主症：素有耳、鼻、牙、皮、咽喉肿痛，或近期曾外感风热、服用过某些特殊药物，突发尿少、短赤，或有眩晕，腰部酸痛，休息后不能减轻。

2）兼次症及舌脉：或有轻度水肿，头痛，并急躁易怒。舌红苔黄，脉弦细数。尿检有蛋白、红细胞、管型。

3）病机要点：素体阴虚，感受外邪，易从热化生毒，损伤肾络。

4）治法：清热解毒，养阴活血散风。

5）主方：清解养肾汤。

6）药物及加减：方中银花、连翘、黄芩配菊花清热解毒散风；玄参、丹皮、蝉衣、地龙养阴活血灭风；陈皮理气防滞；猪苓可渗利肾中留邪。若咽痒咳嗽，多为风邪留恋难除，去玄参、丹皮、芍药，加荆芥、钩藤、沙参；若血尿明显，去菊花、丹皮、芍药，加小蓟、白茅根。待病情基本缓解后，改服羚翘解毒丸配六味地黄丸，每次各 1 丸，每日 2 次；另加丹七片，每次 3 片，每日 3 次。待热象解除，尿赤缓解，仍应服六味地黄丸，每次 1 丸，每日 2 次，并配合丹七片，用 3～6 个月。

（4）风热夹湿

1）主症：素有或突发腰腿肢节重着酸痛，休息后不能减轻，面部浮肿，尿浊短赤，腹胀痞满，纳谷不香。

2）兼次症及舌脉：神疲乏力，时有头晕。舌胖嫩红，苔黄黏腻，脉弦滑数。尿检有蛋白、红细胞、管型。

3）病机要点：脾虚湿重，新感风热，伤脾损肾；或因风湿热邪乘虚伤肾，致脾之转输、肾之开合功能失常。

4）治法：清热化湿，通利二便。

5）主方：清化通肾汤。

6）药物及加减：方中银花、连翘、黄芩、藿香、佩兰清热化湿；厚朴、桑白皮配猪苓、泽泻通利二便；地龙配鸡血藤通经活络，养血灭风。若关节疼痛明显者，可加入桑枝、羌活、独活。病情好转，可改服人参健脾丸、六味地黄丸各 1 丸，每日 2 次。

2. 慢肾风

（1）脾肾气阳虚

1）主症：多有水肿，四肢沉重，腰膝酸软，畏寒怕冷，喜暖喜温，活动后略能减轻。

2）兼次症及舌脉：神疲乏力，甚则眩晕，纳少便溏，尿浊。舌质偏暗，苔薄白，脉两寸弱。尿检有蛋白、管型。

3）病机要点：素体脾虚湿重，感受风寒湿邪，留恋不解，湿邪伤气，寒邪伤阳。

4）治法：益气健脾，补肾利水。

5）主方：益气固肾汤。

6）药物及加减：方中黄芪、炒白术益气健脾，配水陆二仙丹金樱子、芡实及猪苓、石韦补肾利水；山楂、川芎活血行血灭风。若便溏尿少，腹胀明显者，可加泽泻、炒山药、炒车前子、仙茅；若胸脘满闷，纳呆食滞，苔白厚腻，腹胀明显者，先改用胃苓汤合五皮饮；若气虚神疲乏力，腹胀明显者，加用黄芪60g，与母鸡同炖，然后去黄芪吃鸡肉，喝鸡汤；食欲欠佳者，可用鲫鱼或鲤鱼放入米醋蒸食。

（2）肝肾气阴虚

1）主症：眩晕耳鸣，急躁易怒，腰膝酸软，活动后加重，尿浊尿血。

2）兼次症及舌脉：五心烦热，口干咽燥。舌体瘦小，舌质红，有裂纹，苔黄，脉弦细偏数。尿检有蛋白、红细胞、管型。

3）病机要点：素体阴虚，感受风热之邪，邪气留恋，耗损肝肾之阴。

4）治法：滋养肝肾，清热灭风。

5）主方：养阴固肾汤。

6）药物及加减：方中生地、白芍、二至丸滋养肝肾；黄柏、丹皮、石韦、地龙清热灭风；猪苓渗泻肾中留恋之邪。若大便干结成球状者，可加玄参、何首乌；若眩晕腰痛明显者，可加羚羊角、钩藤、杜仲；病情稳定后可服杞菊地黄丸，每日2丸，或枸杞配白糖各半蒸后晒干，每日服30g，连服3个月。

（3）肾阴阳俱虚

1）主症：时有水肿、尿浊和血尿，腰膝酸软，怕冷又怕热。

2）兼次症及舌脉：乏力，眩晕，形寒肢冷，五心烦热。舌暗红，苔黄白相兼，脉细弱。

3）病机要点：素体阳虚，感受风热之邪而伤阴；或素体阴虚，感受风寒之邪而伤阳，致肾之阴阳俱虚。

4）治法：阴阳双补。

5）主方：调补肾元汤。

6）药物及加减：杜仲、川断、生地、枸杞、白芍、淫羊藿调补阴阳；丹参、山楂活血灭风；猪苓渗泻肾中留邪。若大便秘结者，加肉苁蓉、当归、生何首乌、玄参温通润下；便溏者，加炒车前子、泽泻利水泄浊；舌胖暗淡，加生黄芪、党参补中益气。

七、转归预后

（1）急肾风，特别是小儿初发，若治疗及时，调护得当，预后一般较好。

（2）慢肾风，病程较长，反复发作，缠绵难愈。病程后期，可以出现明显水肿，尿少或无尿，饮食不下，大便不通，恶心呕吐等关格表现，属病情危重，预后较差。

（3）病久正气衰竭，浊邪上犯，肝风内动，预后不良。

八、预防护理

（1）急性期应充分休息，增加卧床时间。水肿明显时，应限盐。但如果水肿不明显，或无水肿，则不必过度限盐。

（2）积极预防感染，平时可服用清热解毒之中成药。平时注意慢性病灶的清除，一旦发生急性感染要尽早、合理治疗。

（3）忌食辛辣、烟、酒等刺激性食物。应摄入充足热量，营养配比以高糖、低优质蛋白、低脂肪为宜。

（4）不要服用曾有过敏史的药物或食物。不要随意服用不了解的药物或中药偏方等。避免使用和服用对肾脏有毒的药物和食物。

（5）病情稳定阶段，应进行适当的锻炼，改善体质。活动量以病人自己不感觉疲乏为度。起居有时，注意保暖防潮，预防感冒，避免受凉、受湿和过劳等诱因。

（6）愉悦精神，调畅情志，无论急性发作期，还是缓解期，都要坚持治疗，以巩固疗效。

九、结语

（1）肾风是以水肿、尿浊、尿血、腰痛等为典型表现的一类病证。

（2）肾风病位主要在肾，主要病因是感受风邪，此外还有肾元亏虚、肾络症瘕、药毒损肾等。

（3）本病基本病机是由于感受风邪而导致肾体损害，肾用失司。

（4）临床表现有急肾风、慢肾风之分。正邪相争剧烈，则发为急肾风。急肾风调治不当，或虽未急性发作，但因反复感受风邪，导致肾体受伤，疾病迁延不愈，则转为慢肾风，病情逐渐发展可导致关格。

（5）辨证宜区分急肾风与慢肾风，同时须注意急肾风外感邪气性质的不同，以及病情寒热、虚实的错杂与转化。

（6）治法：扶正固本，补益肾气是治疗肾风的首要原则。若邪实症状较为明显，则依照"急则治其标"的原则，以祛除邪气为主。急肾风应祛风、散寒，以祛邪为主，同时配合清热解毒、健脾利湿等法；慢肾风应健脾、益肾、养肝，以扶正为主，同时配以利水、养阴、活血、怯瘀等法。

（7）肾风病人，饮食、用药、调护等措施是否到位，直接关系病情发展和预后。因此，注重调护至关重要。

十、相关资料链接

（一）历代文献述要

《内经》中提出了"肾风"、"风水"、"肾热"等系列肾脏病名。《素问·奇病论》曰："有病庞然如有水状，切其脉大紧，身无痛者，形不瘦，不能食，食少……病生在肾，名为肾风。"《素问·评热病论》云："有病肾风者，面胕疮然，壅，害于言。"《素问·风论》云："肾风之状，多汗恶风，面庞然浮肿，脊痛不能正立，其色焰，隐曲不利，诊在颐上，其色黑。"认为肾风病位在肾，或生于风，主要症状是周身及颜面浮肿，腰痛、食少等，类似于西医学肾炎的表现，包括慢性肾炎晚期肾衰等。《素问·刺热论》云："肾热病者，先腰痛，骨行酸，苦渴数饮，身热。"类似于急性肾炎的表现。对其病因病机及治疗也多有论述，如《素问·评热病论》记："帝曰：有病肾风者……可刺不？岐伯曰：虚不当刺，不当刺而刺，后五日，其气必至。帝曰：其至何如？岐伯曰：至必少气时热，时热从胸背上至头，汗出手热，口干苦渴，小便黄，目下肿，腹中鸣，身重难以行，月事不来，烦而不能食，不能正偃，正偃则咳，病名曰风水。"肾风出现发热，病情加重时，病名改为风水，则风水是急性病变期的病名，在此很似急性肾炎或慢性肾炎急性发作。

（二）西医相关疾病

西医学的急、慢性肾小球肾炎，急进性肾炎等多种急慢性肾脏病，均可参照本篇辨证论治。

（三）名家临证经验

1. 张镜人　认为急性肾炎，应属"风水"范畴；慢性肾炎，则属"肾劳"。外邪的反复感染，与肾劳的发病，常是积渐的影响。推究其病因病机不外乎两端：一是外邪侵袭，二是脏腑虚损。在临床上分列三个基本证候：①脾失健运，肾气不固，湿邪夹热。宜健脾益肾，化湿清热，用防己黄芪汤合参苓白术散加减。②热伤气阴，脾肾俱虚，水湿逗留。宜益气养阴，行水利湿，用黄芪人参汤合六味地黄丸加减。③气阴亏损，血失濡养，湿浊下注。宜补肾调营，和阴潜阳，用黑地黄丸合五阴煎加减。

2. 岳美中　认为慢性肾炎类疾病，常常迁延数年，症状起伏无常，难以根治。尤其小儿病人，中西药物，间进杂投，常年用药，难以坚持。根据《冷庐医话》所载黄芪粥加味成一方：生黄芪30g，生薏苡仁30g，赤小豆15g，鸡内金9g（为末），金橘饼2枚，糯米30g。以水600ml，先煮黄芪20分钟，捞去渣，次入薏苡仁、赤小豆，煮30分钟，再次入鸡内金、糯米，煮熟成粥。作一天量，分2次服之，食后嚼服金橘饼1枚。每天服1剂。用于慢肾风病程后期病人，症见面白、乏力疲倦、易感、水肿时消时止、尿中泡沫时多时少等，可起到食疗的辅助作用。

（刘志勇）

第五节　癃　闭

一、概念

癃闭是以尿量减少，排尿困难，甚则闭塞不通为典型临床表现的一种病证。其中小便不畅，点滴而短少，病势较缓者称为癃。小便闭塞，点滴不通，病势较急者称为闭。癃和闭均指尿量减少、排尿困难，二者只是程度上存在差别，故合称癃闭。其形成的基本病机要点为肾和膀胱气化失司，小便不利。

二、病因病机

癃闭的病因主要有湿热蕴结、肺热壅盛、脾气不升、肾元亏虚、肝气郁滞、尿道阻塞。癃闭的基本病理变化为膀胱气化失司，其病位主要在膀胱，但与三焦、肺、脾、肾、肝密切相关。其病理因素有湿热、气滞及瘀血等。

（一）湿热蕴结

过食辛辣厚味，酿生湿热，下注膀胱，或湿热素盛，肾热下移膀胱，膀胱湿热阻滞，气化不利，而为癃闭。

（二）肺热气壅

热壅于肺，肺气不能肃降，津液输布失常，水道通调不利，不能下输膀胱；又因热气过盛，下移膀胱，以致上下焦均为热气闭阻，而成癃闭。

（三）脾气不升

劳倦伤脾，饮食不节，或久病体弱，导致清气不升，浊气不降，小便因而不利。

（四）肾元亏虚

年老体弱或久病体虚，肾阳不足，气不化水，而致尿不得出；或因下焦积热，日久不愈，耗损阴液，肾阴亏耗，水府枯竭而致无尿。

（五）肝郁气滞

肝经绕阴器，抵少腹。七情所伤，肝气郁结，影响三焦水液运化及气化功能，致水道通调受阻，形成癃闭。

（六）尿路阻塞

败精槁血，或肿块结石，阻塞尿路，小便难以排出，而形成癃闭。

总之，癃闭的基本病机要点是肾和膀胱气化失司所致。病位主要在膀胱，但与三焦、肺、脾、肾、肝密切相关。肝郁气滞，三焦气化不利；肺不能通调水道，下输膀胱；脾气虚弱不能升清降浊；肾阳亏虚，气不化水，肾阴亏虚，水府枯竭，均可导致癃闭的发生（图7-4）。

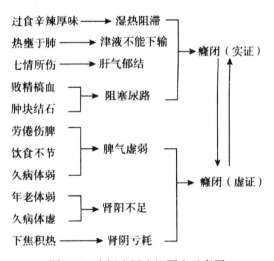

图 7-4　癃闭病因病机要点示意图

三、诊断

（1）起病急骤或逐渐加重，典型临床表现为小便量少，点滴不畅，甚或小便闭塞，点滴全无，伴小腹胀满。

（2）多见于老年男性，或产后妇女及术后病人。

（3）凡小腹胀满，小便欲解不出，叩小腹部膀胱区明显胀满者，是水蓄膀胱证候；若小便量少或不通，无排尿感觉和小腹胀满，叩小腹膀胱区也无明显充盈征象，多属肾元衰竭证候。

结合肛门指诊，肾、膀胱 B 超，腹部 X 线摄片、膀胱镜、肾功能检查，以确定是肾、膀胱、尿道，还是前列腺等疾病引起的癃闭。

四、鉴别诊断

（一）癃闭需与淋证鉴别（表 7-15）

表 7-15　癃闭与淋证鉴别表

	淋　证	癃　闭
病因	膀胱湿热，脾肾亏虚，肝气郁滞	湿热蕴结，肺热气壅，尿道阻塞，脾肾亏虚，肝郁气滞
病机要点	湿热蕴结下焦，膀胱气化不利	肾和膀胱气化失司
主症	尿意频频，排尿次数增多，伴尿道灼热、疼痛，尿量正常	排尿困难，点滴而下或余沥不尽，至点滴全无，蓄于膀胱尿量减少

（二）癃闭需与关格鉴别（表 7-16）

表 7-16　癃闭与关格鉴别表

	癃　闭	关　格
病因	湿热蕴结，肺热气壅，尿道阻塞，脾肾亏虚，肝郁气滞	脾肾阴阳衰败虚入损
病机要点	肾和膀胱气化失司	脾肾阴阳衰败，湿浊邪毒内蕴
主症	排尿困难，有尿意而每日尿量低于正常，甚至点滴全无，蓄于膀胱	小便不通与呕吐并见，无尿意，少尿，甚至膀胱无尿

五、辨证论治

（一）辨证要点

1. 细审主因（表 7-17）

表 7-17　癃闭主因辨别表

	肺热气壅	热积膀胱	命门火衰	中气不足	浊瘀阻滞
证候特征	口渴欲饮，咽干，气促	渴不欲饮，小腹胀满	排尿无力，腰膝酸冷	小便不利，少腹坠胀，肛门下坠	尿线变细或排尿中断，腰腹疼痛，舌紫暗
相同点	尿热赤短涩，舌质红，苔黄，时欲小便而不得出，神疲乏力				

2. 详辨虚实（表 7-18）

表 7-18 癃闭虚实辨别表

	实	虚
病因	湿热蕴结，浊瘀阻滞，肝郁气滞，肺热气壅	脾气不升，命门火衰
主症	起病急，病程短，尿流窘迫，赤热或短涩	起病缓，病程长，尿流无力，精神疲乏
舌脉	舌苔黄腻或薄黄，脉弦涩或数	舌淡，脉沉细弱

（二）治则治法

癃闭的治疗应根据"六腑以通为用"的原则，着眼于通。实证治宜清湿热、散瘀结、利气机；虚证治宜补脾肾、助气化。此外尚可应用开提肺气，开上以通下的治法。若小腹胀急，小便点滴不下，应配合导尿或针灸以急通小便。

（三）分证论治

1. 实证

（1）膀胱湿热

1）主症：小便点滴不通，或量少而短赤灼热，小腹胀满。

2）兼次症及舌脉：口苦口黏，或口渴不欲饮，或大便不畅。舌质红，苔根黄腻，脉濡数。

3）病机要点：湿热互结，膀胱气化不利。

4）治法：清热利湿，通利小便。

5）主方：八正散。

6）药物及加减：方中木通、车前子、萹蓄、瞿麦通闭利小便；栀子清化三焦之湿热；滑石、甘草清利下焦之湿热；大黄通便泻火。若舌苔厚黄腻者，可加苍术、黄柏，以加强其清化湿热的作用；若兼心烦，口舌生疮，可合用导赤散清心火，利湿热；若湿热久恋下焦，又可导致肾阴灼伤而出现口干咽燥，潮热盗汗，手足心热，舌光红，可改用滋肾通关丸加生地、车前子、牛膝等，以滋肾阴，清湿热而助气化；若因湿热蕴结日久，三焦气化不利，小便量极少或无尿，面色晦滞，胸闷烦躁，恶心呕吐，口中尿臭，甚者神昏谵语，舌质暗红，有瘀点、瘀斑等，治宜降浊和胃，清热化湿，方用黄连温胆汤加大黄、丹参、车前子、白茅根、泽兰叶等。

（2）肺热壅盛

1）主症：小便不畅或点滴不通，呼吸急促或咳嗽。

2）兼次症及舌脉：咽干，烦渴欲饮。苔薄黄，脉滑数。

3）病机要点：肺热壅盛，不能通调水道。

4）治法：清肺热，利水道。

5）主方：清肺饮。

6）药物及加减：本方用于热在上焦肺经气分而导致小便闭涩不利。肺为水之上源，源清而流自洁，故方中以黄芩、桑白皮清泻肺热，麦冬滋养肺阴，车前子、木通、栀子、茯苓清热而通利小便。若见心烦，舌尖红或口舌生疮等症，乃心火亢盛之征象，可加黄连、竹叶等清心火；若大便不通者，加杏仁、大黄以宣肺通便；若兼有表证而见头痛、鼻塞、脉浮者，加薄荷、桔梗以解表宣肺。

（3）肝郁气滞

1）主症：小便不通或通而不爽，胸胁脘腹胀满不舒。

2）兼次症及舌脉：多烦善怒。舌质红，苔薄黄，脉弦。

3）病机要点：气机郁滞，肝失疏泄。

4）治法：疏调气机，通利小便。

5）主方：沉香散。

6）药物及加减：方中沉香、橘皮可疏达肝气；配合当归、王不留行行下焦之气血；石韦、冬葵子、滑石能通利水道。但本方理气之力尚嫌不足，可合六磨汤加减。若气郁化火，而见舌质红，苔薄黄者，可加龙胆草、栀子、丹皮。

（4）尿路阻塞

1）主症：小便点滴而下，或尿如细线，甚至阻塞不通。

2）兼次症及舌脉：小腹胀满而疼痛。舌质紫暗，或有瘀点、瘀斑，脉细涩。

3）病机要点：瘀血败精阻塞膀胱尿道。

4）治法：行瘀散结，通利水道。

5）主方：代抵当丸。

6）药物及加减：方中归尾、穿山甲片、桃仁、大黄、芒硝通瘀散结；生地凉血滋阴；肉桂助膀胱气化以通尿闭，用量宜小，以免助热伤阴。若瘀阻现象较重，可加红花、川牛膝；病久气血两虚，面色不华，加黄芪、丹参、当归；若尿路结石，加金钱草、海金沙、冬葵子、瞿麦、萹蓄、石韦；若一时性小便不通，胀闭难忍，可加麝香 0.09～0.15g 装胶囊吞服，以急通小便。此药药力较猛，切不可多用，以免伤人正气。

2. 虚证

（1）中气不足

1）主症：时欲小便而不得出，或尿量少而不爽利，小腹坠胀。

2）兼次症及舌脉：气短，语声低微，精神疲乏，食欲不振。舌质淡，边有齿印，脉细弱。

3）病机要点：清气不升，浊阴不降。

4）治法：升清降浊，化气行水。

5）主方：补中益气汤合春泽汤。

6）药物及加减：方中人参、黄芪益气；白术健脾运湿；桂枝通阳，以助膀胱气化；升麻、柴胡升清气而浊阴；猪苓、泽泻、茯苓利水渗湿，诸药配合，共奏化气利尿之功。若气虚及阴，脾阴不足，清气不升，气阴两虚，症见舌质红者，可改用补阴益气煎；若脾虚及肾，而见肾虚证候者，可加用济生肾气丸，以温补脾肾，化气利尿。

（2）肾阳衰惫

1）主症：小便不通或点滴不爽，排出无力，畏寒怕冷，腰膝冷而酸软无力。

2）兼次症及舌脉：面色㿠白，神气怯弱。舌质淡，苔白，脉沉细尺弱。

3）病机要点：命门火衰，州都气化不及。

4）治法：温补肾阳，化气利尿。

5）主方：济生肾气丸。

6）药物及加减：方中桂枝、附子补下焦之阳，以鼓动肾气；六味地黄丸补肾滋阴；车前子利水，故本方可温补肾阳，化气行水，使小便得以通利。若兼脾虚证候者，可和补中益气汤或春泽汤合用；若老人精血俱虚，病及督脉，而见形神委顿，腰脊酸痛，治宜香茸丸，以补养精血，助阳通窍；若因肾阳衰惫，命火式微，致三焦气化无权，浊阴内蕴，症见小便量少，甚至无尿、呕吐、烦躁、神昏者治宜千金温脾汤合吴茱萸汤，以温补脾肾，和胃降浊。

六、转归预后

（1）初起"闭"若得到积极有效的治疗，后转为"癃"，尿量逐渐增加，是病情好转的标志，可以获得痊愈。

（2）如果治疗不当，或初起病"癃"，后来转"闭"，为病势由轻转重。

（3）如果出现头晕、目眩、胸闷、喘促、恶心、呕吐、水肿、烦躁、神昏、抽搐等症，是由癃闭转为关格，若不及时抢救，可以导致死亡。

七、预防护理

（1）锻炼身体，增强抵抗力，起居生活有规律，避免久坐少动。

（2）保持心情舒畅，消除紧张情绪，切忌忧思恼怒。

（3）消除外邪入侵和湿热内生的有关因素，如过食肥甘、辛辣、醇酒或憋尿、纵欲过劳等。

（4）尽早治疗淋证、水肿、尿路肿块、结石等疾患。

八、结语

（1）癃闭是以排尿困难，点滴而下，甚则小便闭塞不通为主症的一类病证。

（2）基本病理变化为膀胱气化功能失调，且与肺、脾、肾、肝、三焦有密切关系。

（3）病因病机有湿热内蕴、肺热气壅、脾气不升、肾元亏虚、肝郁气滞、尿道阻塞。

（4）临床首先要辨证求因，其次要区分虚实，掌握病情缓急，病势之轻重。

（5）治疗原则应以通利为法。实证当清湿热，利气机，散瘀结，以通水道；虚证宜补脾肾，助气化，气化则水行；对虚实夹杂者，应标本同治，切忌一味利尿。

（6）对水蓄膀胱之急症，内服药缓不济急，应速导尿、针灸等各种外治法急通小便。

九、相关资料链接

（一）历代文献述要

癃闭之名首见于《内经》，称其为"癃闭"或"闭癃"，并提出病因主要为外邪伤肾和饮食不节。巢元方在《诸病源候论》中认为小便不通和小便难缘于肾和膀胱有热，由于热的程度不同，而导致小便不通与小便难。《内经》认为病机是膀胱及三焦气化不利，病位在膀胱。《伤寒论》与《金匮要略》有关淋病和小便不利的记载中包含癃闭的内容。在小便不利的论述中，提出其病因病机主要有膀胱气化不利、水湿互结、瘀血夹热及脾肾两虚等。明代张景岳始将癃闭、淋证分开论治，将癃闭的病因病机归纳为四个方面：热结膀胱，热闭气化，热居肝肾；败精槁血，阻塞水道；真阳下竭，气虚不化；肝强气逆，气实而闭。其对气虚不化及阴虚不能化阳所致癃闭的治法有独到见解。孙思邈在《千金要方》中载有治小便不通方剂十三首，并记载了应用导尿治疗小便不通的方法，是世界上最早关于导尿术的记载。朱丹溪运用探吐法治疗小便不通，并将探吐一法譬之滴水之器，闭其上窍，则下窍不通，开其上窍则下窍必利。王焘在《外台秘要》中载有小便不通方剂十三首，小便不利方剂九首，还有用盐及艾灸等治疗癃闭的论述。

（二）西医相关疾病

西医学诊断为神经性尿闭、膀胱括约肌痉挛、尿道结石、尿路肿瘤、尿路损伤、尿道狭窄、前列腺增生症、脊髓炎等病出现的尿潴留，均可参考本节辨证论治。

（三）名家临证经验

1. 朱良春　治癃闭擅用"宣阳温通汤"生黄芪 30g，刘寄奴、淫羊藿各 20g，麦冬、威灵仙、炒川椒目（捣碎）各 15g，地肤子、炒小茴香各 6g，治疗肾阳虚损，寒结水道或气虚湿阻，气虚血瘀致三焦气化失常，小便不通症；"济阴寒通汤"（熟地、知母、黄柏、地肤子、龟甲各 15g，生白芍、滑石、淫羊藿、刘寄奴各 20g），治疗阴分虚损，阴虚湿热与血虚血热，或下焦实热瘀结导致膀胱水道阻塞，小便滴沥不通症。并创"芒硝半夏液"，用纱布蘸敷关元穴，配合以上内服法，颇能提高疗效。

2. 颜德馨教授　治疗癃闭常用：①温肾化气法：用附子补命门真火，雄壮剽焊，既能温阳又可通阳，力宏效捷。或再配小茴香、泽泻同用，或以沉香、琥珀并施，温中兼通，气行而水行。②升清降浊法：用苍术运脾以振奋生化之权，配合升麻升发清阳，牛膝利水降浊，从而恢复中焦运化转输功能。③和宣畅肺气法：生紫菀开泻肺郁，宣通窒滞，以解癃闭之苦。若肺气壅塞，胸痞尿闭者，则投以葶苈子直泻肺气，以求"泄可去闭"之效。其次，清利湿热、化瘀软坚之祛邪利窍法不可忽视，多用三妙丸、穿山甲、蒲黄等加减应用。另外，标急时重视外治法，每选渗透之药，佐以辛温芳香之品，使气机畅通，窍开尿通。如：豆豉 15g，栀子 9g，加葱一握，盐半匙，生姜 2 片，捣烂贴敷关元穴。

（刘志勇）

第六节　关　格

一、概念

关格是指肾元虚衰，气化失常，关门不利，湿浊邪毒内蕴，损伤脏腑，耗伤气血，

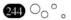

引起气机升降失司，临床以小便不通与恶心呕吐并见，或伴有大便不通为典型表现的病证。临床上常缺少典型症状。多见于水肿、淋证、癃闭等多种肾系疾病的晚期，或继发于消渴病等。

二、病因病机

水肿、淋证、癃闭等病证，反复发作，或迁延日久，损伤肾元，肾元虚衰，不能主一身之气化，关门不利，可导致湿浊毒邪内蕴，损伤脏腑，耗伤气血，引起三焦壅塞，气机升降失司，脾胃升降失常。

（一）肾元虚衰

水肿、淋证、癃闭等病证，失治误治，反复发作，或消渴病等，迁延日久，久病入络，久病伤肾，湿、热邪毒留恋，痰瘀互结，可导致肾体受损，肾用失司，致使肾元受伤。并随着病情发展，由虚而损，由损而劳，由劳而衰，不断加重。由于肾藏精，精生髓，髓生血，精血同源，气血相关，所以关格病人普遍存在气血虚损病机。肾元受伤，或伤元阴，或伤元阳，阴阳互根，所以关格日久，可表现为阴阳俱伤，甚或气血阴阳俱虚。又因五脏相关，肾藏元阴、元阳，"五脏之阴非此不能滋，五脏之阳非此不能发"，所以肾病日久，必然要累及他脏，出现多脏损伤。

（二）浊毒内停

肾主一身之气化，肾元虚衰，气化不行，关门不利，则可导致湿浊毒邪内蕴。湿浊毒邪可进一步损伤肾元，耗伤气血，加重肾元虚损和气血不足病情。更可损伤其他脏腑，引起三焦壅塞、气机升降失司，脾胃升降失常。因湿浊毒邪损伤脾胃，胃气失于和降，可见厌食、纳呆、恶心、呕吐，大便不通；湿浊损脾，运化失司，有时也可见腹满或腹泻；浊毒外溢肌肤，症见皮肤瘙痒，甚或有霜样析出；浊毒上熏，症见口中秽臭，或有尿味，舌苔厚腻；湿浊毒邪上蒙清窍，症见昏睡或神识不清。由于人体禀赋的差异，湿浊毒邪在体内又有寒化和热化的不同，临床可表现为湿热、寒湿或寒热错杂之证。

总之，关格为本虚标实之证，肾元虚衰是其本，湿浊毒邪内聚是其标。本虚以肾虚为本，但可兼及他脏，常是肾与脾胃、肝、心、肺五脏同病。肾元虚衰是基础，或见阴虚，或见阳虚，晚期更可表现为气血阴阳俱虚。标实，湿浊毒邪为主，或为寒湿，或为湿热，也常表现为寒热错杂。而且，临床所见关格病人除了可表现为湿浊为病，还常表现为痰湿证、气滞证、血瘀证、水湿证等标实证。另外，湿浊毒邪留恋不去，浊毒伤血、动血，或湿浊蒙蔽清窍，或湿热邪毒，惹动肝风，或心肾阳衰、水饮上凌心肺，或元气虚衰、阳脱神亡，更可发生动风、动血、停饮、伤神之变（图7-5）。

四、诊断

（1）临床以小便不通与恶心呕吐并见，或伴有大便不通为典型表现。

（2）肾元虚衰，可以累及多脏。肾病及肝，症见手足抽搐，甚则痉厥；肾病及心，症见胸闷气短，心悸怔忡，心胸憋闷，甚至发生喘脱之变。脾胃升降失司，可见厌食、纳呆、恶心、呕吐，大便不通，腹满或腹泻；浊毒外溢肌肤，症见皮肤瘙痒，甚或有霜样析出；浊毒上熏，症见口中秽臭，或有尿味，舌苔厚腻；湿浊毒邪上蒙清窍，症见昏睡或神识不清。

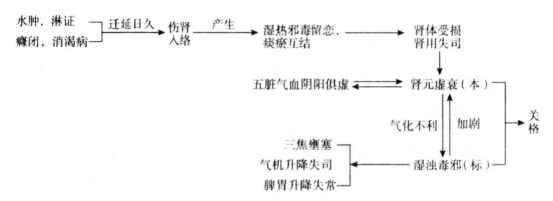

图 7-5 关格病因病机要点示意图

（3）具有水肿、淋证、癃闭等肾系疾病和消渴病等慢性疾病病史。

尿常规、血常规、血生化（肌酐、尿素氮、尿酸、电解质、二氧化碳结合力）、肾小球滤过率以及内生肌酐清除率的测定、肾脏 B 超、CT 等检查项目有助于本病的诊断和鉴别诊断。

五、鉴别诊断

关格需与癃闭鉴别（见表 7-16）。

六、辨证论治

（一）辨证要点

1. 辨标本缓急虚实：首先应该明辨标本虚实，并分清主次缓急。本虚证，肾元虚衰，应进一步分清阴虚、阳虚，还是阴阳俱虚，同时应注意单纯肾虚，还是兼有他脏之虚。标实证，湿浊邪毒内蕴，应进一步分清寒湿、湿热，还是寒热错杂，同时需明确单纯湿浊毒邪蕴结，还是兼有气滞、血瘀、痰湿、水湿，是否存在动风、动血、停饮、伤神等变证。

2. 辨气血阴阳：就本虚而言，肾元虚损是其本，肾气不足、肾精虚损的基础上，常可见气血虚损之证，或表现为阴虚，或表现为阳虚，或为阴阳俱虚之证。标实方面，可表现为气滞、气逆，可表现为血瘀、血热，也可表现为气滞血瘀，气血同病。

3. 辨脏腑定位：关格中心病位在肾，也常可累及脾胃等脏。临床上应该注意分辨是脾肾同病、肝肾同病、心肾同病，还是肺肾同病，甚或五脏同病。

4. 辨病期：肾元虚衰是一个不断进展的过程。关格早中晚不同病期，证候表现与病机重点不同，应该明确。一般说来，早期肾元虚损，本虚证表现突出，晚期肾元虚损渐至劳衰，湿浊邪毒内生，标实证日益明显。更因湿浊邪毒可以耗伤气血，所以中晚期病人普遍存在气血虚损证候。

（二）治则治法

关格的治疗应遵循《证治准绳·关格》提出的"治主当缓，治客当急"的原则。所谓主，是指关格之本，即肾元虚衰，也就是治本应长期调理，缓缓补之。所谓客，是指关格之标，即湿浊邪毒，用药宜急，不可姑息。临床上应根据具体情况，认真处理治本与治标的关系。同时，根据关格的病机演变规律和证候特点，还应强调扶肾培元、和胃调中、益气养血、降浊解毒治法。应根据病人体质状况、虚实寒热证候，具体采取相应的治疗措施：肾阴虚损者，滋肾培元；肾阳虚衰者，温肾培元；阴阳俱虚者，阴阳同补。对于泄浊解毒治法，寒湿者，温化寒湿，湿热者清化湿热，寒温错杂者，辛开苦降，寒温同用。兼气滞者行气化滞，兼血瘀者活血化瘀，兼痰湿者化痰除湿，兼水湿者利水渗湿。存在动风、动血、停饮、伤神变证者，则应该针对性选用息风止痉、凉血止血、通阳化饮、醒神开窍诸法。

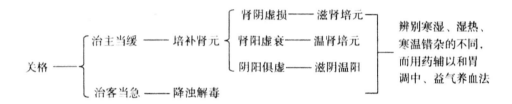

（三）分证论治

1. 本虚证

（1）气阴虚损

1）主症：体倦乏力，腰膝酸软，食欲减退，咽干口燥，五心烦热，尿少色黄，大便干结。

2）兼次症及舌脉：面色苍黄，或面色无华，头晕眼花，夜寐不安，心悸气短。舌质暗偏红，舌苔黄薄腻，脉细或细数。

3）病机要点：肾元虚损，气阴亏虚。

4）治法：滋肾培元，益气养阴。

5）主方：六味地黄丸合生脉散加减。

6）药物及加减：六味地黄丸方中生地、山茱萸、山药补肝脾肾之阴；茯苓、泽泻、丹皮利水、渗湿、清热，为滋阴补肾之祖剂。生脉散药用人参、麦冬、五味子能益气养阴复脉。随方可加用黄芪、党参、太子参、沙参等益气养阴之药。辨证属肝肾气阴虚者，可用杞菊地黄丸；肺肾气阴虚者，可用麦味地黄丸；心肾气阴虚者，可用天王补心丹。病至中晚期，气血虚损，表现为面色无华，爪甲色淡，头晕心悸，舌淡者，可配合当归补血汤补气生血。阴虚阳亢、肝风内动，症见头晕、头痛，眼花，烦躁易怒，脉细弦者，治当滋阴平肝潜阳，方可用镇肝熄风汤加减。阴血不足、血虚生风，症见肢体麻木、酸痛，或腿脚抽筋者，治当养血柔肝息风，方可用芍药甘草汤加龙骨、牡蛎、薏苡仁；血虚，湿热郁于肌肤，皮肤瘙痒者，治当养血清热祛湿，解毒止痒，方可用消风丸化裁，或加用地肤子、苦参等。

（2）阳气虚衰

1）主症：神疲乏力，腰膝冷痛，食欲不振，夜尿频多，或浮肿尿少，大便不爽，或便溏。

2）兼次症及舌脉：面色㿠白，或晦滞无华，颜面虚浮，畏寒肢冷，心悸气短，或腹满冷痛，爪甲色淡。舌质淡暗，舌体胖大有齿痕，舌苔白腻而滑，脉沉细。

3）病机要点：肾元虚衰，阳气虚衰。

4）治法：温肾培元，益气温阳。

5）主方：真武汤合香砂六君子汤加减。

6）药物及加减：真武汤方中附子温肾散寒，白术、茯苓健脾利水，生姜温胃和中，芍药和营缓急；香砂六君子汤方中党参、白术、茯苓、甘草健脾益气，木香、砂仁、陈皮、半夏温中理气，和胃降逆。可随方加用黄芪、山药、淫羊藿、巴戟天、桂枝、干姜等补气温阳之药。病至中晚期，气血虚损，寒湿浊毒内阻，症见气短乏力，头晕心悸，脘腹冷痛，大便不通者，可应用当归补血汤补气生血。血虚生风，阳虚筋脉失于温养，症见肢体畏寒、麻木、冷痛，或腿脚抽筋者，治当养血散寒，柔肝息风，方可用桂枝汤加龙骨、牡蛎、薏苡仁等。脾肾阳气虚衰，症见神疲乏力，恶心呕吐，腹满冷痛，食少便溏者，可改用附子理中汤加味。心肾阳气虚衰，心悸、胸闷、气短，口唇色暗者，可用参附龙牡汤加山茱萸、丹参、红花等。

（3）阴阳俱虚

1）主症：神疲乏力，腰膝酸冷，食欲不振，咽干烦热，畏寒肢冷，夜尿频多，或浮肿尿少，大便时干时稀。

2）兼次症及舌脉：面色惨黄，或苍白无华，颜面虚浮，畏寒肢冷，或手足心热而手足背寒，头晕眼花，心悸气短，或有心烦，夜寐不安，或腹满冷痛，男子阳痿，女子性欲淡漠。舌质暗淡，舌苔厚腻，或黄白相兼，脉沉细无力。

3）病机要点：肾元虚衰，阴阳俱虚。

4）治法：补肾培元，滋阴温阳。

5）主方：金匮肾气丸或参芪地黄汤加减。

6）药物及加减：金匮肾气丸是六味地黄丸加附子、肉桂，滋阴助阳，阴中求阳，虽名"肾气丸"，实阴阳两补之方。参芪地黄汤是六味地黄丸加人参、黄芪，滋阴补肾的同时，兼可益气培元。可随方加用枸杞、党参、冬虫夏草、鹿角胶、紫河车等补肾填精之药。关格中晚期，气血亏虚证普遍存在，可配合当归补血汤补气养血。若肾阳不足，男子阳痿，腰膝酸冷者，可用五子衍宗丸、右归丸加味。女子性欲淡漠，烘热汗出，心中烦热，下肢冷凉者，可用二仙汤加味。心肾阴阳俱虚，虚阳浮越，头晕目眩，面红如妆，神疲或躁烦，汗出，气喘欲脱，脉细微者，可用参附龙牡汤合生脉散加山茱萸等，益气养阴，温阳固脱，镇摄收敛浮越之阳，或用生脉注射液、参附注射液静脉滴注救治。

2. 标实证

（1）湿浊

1）主症：口中黏腻，或有尿臭，食欲减退，或有恶心呕吐，皮肤瘙痒。

2）兼次症及舌脉：面色晦暗，神识淡漠，烦躁不宁，头晕沉重，倦怠乏力，小便短少，大便不爽。舌苔浊腻，脉细滑。

3）病机要点：湿浊邪毒内生，阻滞气机。

4）治法：化湿泄浊。

5）主方：大黄甘草汤加味。

6）药物及加减：大黄甘草汤方中用大黄可以泄浊解毒，甘草护胃和中，两药合用邪正两顾，通调气机。可随方加用藿香、佩兰、陈皮、紫苏、土茯苓、六月雪等芳香化湿，理气和胃，渗湿解毒之药。湿浊化热，湿热内蕴，心胸烦闷，脘腹痞满，大便秘结，或黏滞不爽，舌暗红，舌苔黄腻，脉滑数者，可用升降散方加减，药用蝉蜕、僵蚕、姜黄、大黄，可升清降浊，清泄浊毒；寒湿浊毒内阻，畏寒肢冷，脘腹满闷，心腹冷痛，呕吐清涎，大便不通，舌苔白腻水滑，脉弦滑者，可用吴茱萸汤、大黄附子汤加减，大黄配附子、吴茱萸，制性存用，可以散寒泄浊，和胃降逆；湿浊阻滞，寒热错杂，气机痞塞，心下痞满，呕吐而利，或脘腹冷痛，舌苔腻黄白相间者，可用黄连汤、半夏泻心汤等方加减，辛开苦降，寒温同用。

（2）痰湿

1）主症：口中黏腻，脘腹痞闷，或有咳痰，或有呕吐痰涎。

2）兼次症及舌脉：体形肥胖，或咳喘痰多，或有食少纳呆，肢体沉重。舌苔腻，脉滑。

3）病机要点：痰湿内阻，阻滞气机。

4）治法：化痰除湿。

5）主方：二陈汤加减。

6）药物及加减：二陈汤方中用半夏化痰燥湿，陈皮理气化痰，茯苓健脾渗湿，甘草调和诸药，化痰除湿兼有理气和胃作用。痰湿阻滞中焦病机突出，表现为脘腹痞闷，食少纳呆，恶心呕吐痰涎者，可配合香苏散化痰祛湿，理气和胃。痰饮内聚，气机上逆，表现为心下痞，嗳气不止，或有呕吐清稀痰涎，舌苔白腻水滑，脉兼弦滑者，可用旋覆代赭汤化痰饮、平气逆。痰湿化热，痰热内扰，头晕心悸，心胸烦闷，失眠多梦，或痰黏色黄，恶心呕吐黏痰，舌苔黄腻者，方可用黄连温胆汤化痰祛湿，清热和胃。痰热阻痹，心胸气机不畅，表现为心胸烦闷或痛，脘腹痞闷，按之痛，舌暗红，舌苔黄腻，脉关上滑者，方可用小陷胸汤加味。

（3）水湿

1）主症：眼睑及肢体浮肿，按之陷下不起。

2）兼次症及舌脉：小便不利，尿量减少，或有胸水，胸闷气喘，或有腹水，腹部胀满，食少纳呆。舌苔腻水滑，脉沉，或兼弦滑。

3）病机要点：水湿内停，外溢肌肤。

4）治法：利水渗湿。

5）主方：五苓散合五皮饮加减。

6）药物及加减：五苓散方中用泽泻能升能降，利水渗湿，白术、茯苓健脾利水，桂枝通阳化气，猪苓利水消肿。五皮饮方中用陈皮和胃理气，茯苓皮利水消肿，生姜皮通阳利水，桑白皮泻肺利水，大腹皮理气消胀，共成行气化湿，利水消肿之剂，可用于全身水肿，胸腹胀满，小便不利者。水湿内留，壅塞三焦，水肿、尿少症状突出，或有胸水、腹水，咳喘胸闷，食少纳呆，腹大胀满者，方可用导水茯苓汤加减。

（4）气滞

1）主症：胸胁、脘腹、少腹胀满或痛，嗳气或得矢气则舒，遇情绪波动加重。

2）兼次症及舌脉：心情抑郁，时有嗳气，善太息，妇女月经不调。舌苔边有浊沫，脉弦。

3）病机要点：肝气郁结，气机阻滞。

4）治法：解郁理气。

5）主方：四逆散合六磨汤加减。

6）药物及加减：四逆散方中用柴胡疏肝，芍药柔肝，枳实理气宽中，炙甘草调和诸药，共成疏肝理气调中之方，适合于肝胃气滞者；六磨汤方中用槟榔行气导滞，木香行气消胀，枳壳行气宽中，沉香行气降逆，乌药行气除满，大黄泻下导滞，适合于胃肠气滞者。胸中气滞，心胸憋闷或痛，睡眠不安者，可用瓜蒌薤白半夏汤加味；气郁痰阻，咽喉如有物梗塞，吐之不去，咽之不下者，方可用半夏厚朴汤加减；气郁化热，郁热犯胃，表现为口苦，咽干，目眩，胸胁苦满，心烦喜呕者，可用小柴胡汤加味。

（5）血瘀

1）主症：腰痛，痛有定处，唇舌紫暗。

2）兼次症及舌脉：颜面有瘀斑，肌肤甲错，或有胸痛、胁痛、腹痛、肢体麻痛，或心烦不宁，甚至如狂，失眠健忘，妇女痛经，经血色暗有血块，或经闭。舌质暗，或有瘀斑，脉涩或细弦。

3）病机要点：久病入络，瘀血内结。

4）治法：活血化瘀。

5）主方：下瘀血汤加减。

6）药物及加减：下瘀血汤方中用大黄通泻逐瘀，桃仁活血化瘀，䗪虫可以活血通络。临床可随方选用当归、川芎、丹参、赤芍、红花、水蛭、地龙等活血化瘀通络。气滞血瘀，胸胁胀满疼痛，或刺痛，情绪波动后加重，舌质暗，舌苔边有浊沫者，可用血府逐瘀汤加减。气虚血瘀，表现为乏力体倦，肢体麻木疼痛，或有偏瘫者，可用补阳还五汤加减。

关格的证候特点是本虚标实，肾元虚衰、湿浊邪毒内留是病机关键。临床上关格病人常常表现为一种本虚证兼有一个或数个标实证并见。治疗关键在于处理好本虚证和标实证的关系。一般说来，关格早期，应重视培补肾元，治疗本虚证，兼治标实证；关格中晚期，应重视泻浊解毒，更重视治疗标实证。

另外，关格晚期还经常会出现动风、动血、停饮、伤神等变证，可直接危及病人生命。肝阳化风、肝风内动，症见头晕、头痛、视物模糊、躁扰不宁，甚至神昏谵语、惊厥抽搐者，治当平肝潜阳息风，方可用羚羊钩藤汤加减，必要时甚至可用安宫牛黄丸、紫雪散等，或酌情选用清开灵、醒脑静注射液静脉滴注。浊毒伤血、动血，临床表现为呕血、便血、鼻衄，或皮肤紫斑者，治当凉血止血解毒，方可用大黄黄连泻心汤、犀角地黄汤（犀角可用水牛角或升麻代替）加三七粉（冲服）、仙鹤草等。心肾阳衰，水饮内停，上凌心肺，胸闷喘促，咳逆倚息不得卧，背寒，咳吐清涎，颜面肢体浮肿者，应通阳化饮，泻肺行水，方可用苓桂术甘汤合葶苈大枣泻肺汤加车前子、桑白皮等。湿浊邪毒伤神，蒙蔽清窍，临床表现为神识淡漠、躁扰不宁，或见嗜睡、神昏谵语者，治当化湿泻浊，醒神开窍，方可用菖蒲郁金汤加远志、草果等，或送服至宝丹，或用醒脑静注射液静脉滴注。

七、转归预后

本病的转归预后，与疾病分期、病程长短、肾元虚损的程度，以及是否兼夹外邪、治疗措施是否妥当等有密切的关系。

（1）在水肿、淋证、癃闭等慢性肾病病史的基础上，出现食欲减退、恶心或偶见呕吐，或小便短少，面色少华，爪甲色淡，筋骨酸痛，或腿脚抽筋，皮肤瘙痒等症，舌质暗淡，舌苔腻者，即应考虑关格为病，治疗恰当及时，可望使病情长期保持稳定。

（2）若失治误治，临床出现小便短少，面色惨黄，或苍白无华，唇甲色白，筋骨酸痛，腿脚抽筋，皮肤瘙痒症状加重，并见时时呕吐者，是肾元虚损渐成劳衰，湿浊邪毒蕴结病机突出，提示病情进入关格中期，治疗得当，尚有望使症状减轻，带病延年。若治疗延误，临床见小便短少，甚或无尿，呕吐频作，或见饮邪内停，水饮上凌心肺，或见肝风内动痉厥，或见浊毒伤血、动血，或见浊邪蒙蔽清窍，神识昏蒙者，则属肾元衰惫，浊毒壅盛，病情进入晚期阶段，正衰邪实，病势险恶，预后不良，尤其是心气虚衰或心肾阳衰者，可致脱致死，最为危候。

八、预防护理

（1）积极治疗水肿、淋证、癃闭等病，以及预防感冒、温病的发生是预防关格发生的关键。

（2）在调摄方面，应严格控制蛋白质的摄入量，尽可能选取能为人体充分吸收利用的优质蛋白质，如牛奶、蛋清；适当给予高热量、富含维生素并且易消化的饮食，注意口腔和皮肤清洁，有水肿者应忌盐。

九、结语

（1）关格是以小便不通与恶心呕吐并见，或伴有大便不通为典型表现的病证，多见于水肿、淋证、癃闭等肾系病证的晚期。

（2）关格是由肾元虚衰，湿浊邪毒内蕴所致。临证往往表现为本虚标实，气血阴阳俱受其累，多脏腑受伤，气滞、痰饮、血瘀、水湿并存，晚期还可见动风、动血、停饮、伤神等变证。本虚肾元虚衰，有阳虚、阴虚、阴阳俱虚之别；标实湿浊邪毒内蕴，有湿热和寒湿、寒热错杂之异。

（3）关格的治疗，应当分清标本、缓急、主次、先后，以选方用药。因肾元虚衰是其本，所以当时刻以扶肾培元为要务；因中晚期气血受伤病机普遍存在，所以当重视益气养血治法；因湿浊邪毒内蕴，始终贯穿在整个病程中，而且容易伤脾胃，更损肾元，耗伤气血，损伤五脏，阻滞气机升降，所以当时刻注意和胃降浊、祛邪解毒，即所谓"治客当急"。泄浊毒即所以保肾元，护胃气即所以保肾元。

十、相关资料链接

（一）历代文献述要

关格一词，最早见于《内经》，但其所论述者，一是指脉象，二是指病理，均非关格病。张仲景《伤寒论》正式将关格作为病名提出，认为："关则不得小便，格则吐逆。"并指出："哕而腹满，视其前后，知何部不利，利之则愈。"实际上提出了通利大小便、泄浊和胃治疗呕逆腹满的思路。南宋张锐的《鸡峰普济方》中也曾提出关格病上有吐逆，下有大小便不通。至清代医家对本病的认识日趋成熟，李用粹《证治汇补·癃闭》认为关格病机为浊邪壅塞，三焦气机升降失常，明确指出："既关且格，必小便不通，旦夕之间，陡增呕恶，此因浊邪壅塞三焦，正气不得升降……阴阳闭绝，一日即死，最为危候。"李氏的观点切合实际，对指导本病急症的治疗有重要价值。何廉臣在《重订广温热论》中更提出其病机为"溺毒入血，血毒上脑"，与西医学对本病的认识已很接近。治疗方面，王肯堂《证治准绳·关格》指出："治主当缓，治客当急。"喻嘉言《医门法律·关格》则倡导调治关格当"批郤导窍"，认为治之宜开通疏利，因势利导，俾使邪有出路，可以说与张仲景学术思想一脉相承。

（二）西医相关疾病

关格可见于各种原因引起的急、慢性肾衰竭。其中，多种肾系疾病发展到晚期所致的慢性肾衰竭可参照本节进行辨证论治。

（三）名家临证经验

1. 邹云翔教授　治疗关格，强调维护肾气，调理脾胃，指出呕哕不能食者，由肾气衰败，内毒蕴胃所致，治宜健脾益肾，和胃降逆；内毒蕴肠，气虚下陷，致大便溏泻不已，治当健脾升阳，补肾暖土。常用鼓舞胃气方药：炒秫米 15g，生谷麦芽各 9g，鲜莲子 15g，小红枣 7 个（切开），炒陈皮 3g，佛手片 3g。并强调治肾不泥于肾，当从整体出发辨证论治。若气血阴阳虚损症状明显，阴阳互根，气血相关，脏腑理论则应根据补益气血，调摄阴阳，诸脏并治等法；若面色黧黑灰滞，唇舌瘀紫，或女性经闭，则可活血化瘀，和血通脉；若有出血则当用健脾统血，补气摄血，滋阴清热，温经摄血，补肾固涩等法；出血量多虚脱衰竭者，可用回阳救逆法。常用方药如下：①清除腹水：金匮肾气丸加赤小豆 15g（杵），车前子 15g（包煎）。②清养肺气：南沙参 9g，北沙参 9g，炒潞党参 15g，活磁石 9g（先煎）。③活血化瘀：桂枝尖 2.4g，炒当归 9g，焦白芍 9g，川红花 9g，炒桃仁 9g。

2. 张镜人先生　认为慢性肾衰时浊邪潴留，脏腑受害，互为因果，形成恶性循环，只有浊邪获得泄利，病机才能扭转。因此强调祛湿化痰泻浊，清热解毒治标实，活血化瘀通络脉，通腑导泻求出路，益气和营固根本。认为饮食入胃，如脾胃运化失健，肾司开阖无能，升降出入失常，则饮食不化精微，转为水湿，凝聚为痰，郁滞成浊，故治疗应祛湿化痰泻浊，此为泻浊之常法。常选用半夏、陈皮、茯苓皮、晚蚕沙、皂荚子等。其中，蚕沙、皂荚两药，吴鞠通在《温病条辨》中说："晚蚕沙……虽走浊而清气独全，既能下走少腹之浊部，又能化湿浊使之归清，以己之正，正人之不正也……皂荚……辛能通上下关窍，子更直达下焦，通大便之虚闭，合之前药，俾郁结之湿邪由大便而一齐解散矣。"湿浊不得正常排泄，郁滞体内，久则易从热化，酿成邪毒，湿热与邪毒胶着，难分难解。且久病体虚，易感外邪，邪气入里化热，也急当清解，故清热解毒就成为泻浊的配伍常法。常选用黄连、六月雪、土茯苓、银花、连翘等。久则血病入络，慢性肾衰病人多见面色晦滞，舌质淡而色暗，为有血瘀之征，因此活血化瘀，和络泻浊是治疗本病的手段之一。常选用益母草、当归、赤芍之类，或用丹参注射液静脉滴注。浊邪不得从小便外泄，故通腑导泻不失为浊邪另找出路的较理想的治法。大黄既能清热除湿，活血化瘀，又能下行泻浊，自属首选的药物。但大黄导泻峻猛，诛伐太过，不可滥用，勿犯虚虚之戒。因此，常改变给药途径，以大黄配合他药保留灌肠，峻药缓用，作为辅助治疗，泻浊而不伤正。慢性肾衰至后期，湿热内伤脾肾气阴，太阴转输和少阴开阖失常，清浊相干，邪毒不泄，进而营血亏耗，或阴损及阳，形成气血阴阳俱虚的证候。此时治疗，温补刚燥，则助邪热，重竭气阴；滋腻柔润，则碍脾胃，更长湿浊。故从益气和营着手，一则达到邪正兼顾的目的，二则体内气血调和，阴阳平衡，常选用补而不腻的生晒参、冬虫夏草，与白术、当归、白芍同进。

3. 吕仁和教授　认为本病为肾病及多种慢性疾病后期，因肾元虚损，久而不复，终成劳衰，造成气血亏耗，浊毒内停，浊毒随血运行周身，更伤脏腑气血。如此循环往复，病情不断发展，受累脏腑逐渐增多，终成危及生命的虚实夹杂难于治疗之重证。必须坚持综合调治，扶正祛邪，主张以饮食调理、纠正水电酸碱平衡紊乱、抗感染、降压等为基础进行辨证论治，中西医结合治疗。针对其主症：①气血阴虚，浊毒内停证：治以益气养血，滋阴降浊法，药以六味地黄丸、八珍汤、调胃承气汤加减。②气血阳虚，浊毒内停证：治以益气益血，助阳降浊，药用济生肾气丸、八珍汤、温脾汤加减。③气血阴阳俱虚，浊毒内停证：调补阴阳气血，降浊利水为其治法，方用右归丸、人参养荣汤、调胃承气汤加减。

针对其兼夹证：①肝郁气滞：以疏肝理气为法，方用丹栀逍遥丸、四逆散加减。②血脉瘀阻：以活血通脉为其治法，可用丹参三七片或桂枝茯苓丸加减治疗。③湿热内蕴：治以健脾和胃，清热利湿，药用四妙散或平胃散合茵陈五苓散加减。④痰湿不化：以补中益气，健脾化湿为法，药用补中益气丸、苓桂术甘汤加减治疗。⑤外感热毒：以清热解毒，宣肺解表为主，方用银翘散加减；若因疮疡脓疡不愈引起发热者，可以麻黄连翘赤小豆汤合五味消毒饮加减治疗。⑥胃肠结滞：本证常由湿热不化所致，故治以和解清热，缓泻结滞，方用大柴胡汤加减，肾衰见有大便干结难解者亦可选用本方。⑦浊毒伤血：解毒活血，凉血止血，以水牛角合三七粉加减治疗。⑧水凌心肺：补气养心，泻肺利水，药用生脉散合葶苈大枣泻肺汤加减。⑨肝风内动：平肝息风，清热泻浊，可用天麻钩藤饮加减治疗；抽搐明显者，可加羚羊角粉、大黄等。⑩毒犯心包：清热开窍，化浊解毒，以西洋参煎汤，化服至宝丹。

··（杨友军）

第七节　遗　精

一、概念

遗精是以频繁梦中遗精，或无梦自遗，甚至清醒时精液自行流出为主症的病证。其中，有梦而遗为梦遗；无梦而遗，或清醒时精液自行流出者为滑精。其基本病机主要是由心肾不宁、精关不固所致。成年未婚男子，或婚后久旷者，精满自溢所致的间断性遗精，属于生理性遗精，不在此例。

二、病因病机

遗精总由心肾不宁、精关不固所致，常由情志失调、饮食不节、劳倦内伤所致，尤其多见于心存妄想、恣情纵欲者。

（一）情志失调

七情内伤，五志过极，或心存妄想，烦劳过度，心肝火旺，君相火动，扰动精室，精关不固，则成遗精。忧思伤脾，惊恐伤肾，亦可导致脾肾脏腑功能失调，固摄无权而成遗精。

（二）饮食不节

过食醇酒厚味，伤及脾胃，脾胃失于运化，痰火内生，湿热下注，扰动精室，而见遗精。

（三）劳倦内伤

劳倦过度，尤其是恣情纵欲，房劳太过伤肾，肾气亏虚，失于封藏，精关不固，可见遗精；或肾阴虚耗，相火扰动精室，可发生遗精。或劳倦太过，伤及心脾，中气不足，脾虚失于统摄，也可见遗精。

总之，遗精病位主要在肾，涉及于心、肝、脾。病性分虚实两端，虚者以肾虚不固，失于封藏，或中气亏虚，脾虚失摄；实者多为心肝火旺，或痰火内蕴，湿热下注，扰动精室。病机重点为心肾不宁、精关不固（图7-6）。

三、诊断

（1）以频繁梦中遗精，或无梦自遗，甚至清醒时精液自行流出为主症。其中，有梦而遗为梦遗；无梦而遗，或清醒时精液自行流出者，名为滑精。

（2）可伴见头晕目眩、耳鸣腰酸、失眠等症。

（3）有恣情纵欲、劳倦内伤、情志失调、久嗜醇酒厚味等病史。

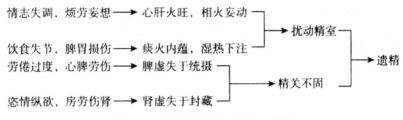

图 7-6　遗精病因病机要点示意图

四、鉴别诊断

遗精需与早泄、精浊鉴别（表 7-19）：

表 7-19　遗精与早泄、精浊鉴别表

	遗　精	早　泄	精　浊
病因	情志失调，饮食失节，劳倦内伤，房劳过度	情志内伤，湿热侵袭，纵欲过度，久病体虚	酒色无度，肾精亏损，湿热流注精室
病机要点	心肾不宁，精关不固	失封藏，精关不固	败精蓄积，积瘀成热
主症	频繁梦中遗精，或无梦自遗，甚至清醒时精液自行流出	性交不能持久，泄精过早，甚至一触即泄	尿道口时时流出米泔样或者糊状浊物，茎中作痒疼痛，痛甚如刀割样，常发生于大便时或排尿终末

五、辨证论治

（一）辨证要点

1. 辨脏腑（表 7-20）

表 7-20　遗精脏腑病位辨别表

	在　心	在　肾
病因	烦劳过度，或心存妄想	房劳过度，劳倦伤肾
发病人群	青壮年或未婚之人	中年以上
主症	梦遗为主	滑精为主
兼症	兼有心中烦热，急躁易怒，舌红，脉数等	口干口苦，兼见头晕目眩，健忘耳鸣，腰膝酸软，五心烦热，自汗盗汗，舌淡或红，脉沉细等

2. 辨虚实（表 7-21）

表 7-21　遗精虚实辨别表

	实　证	虚　证
病程	较短	较长
主要病机	心肝火旺，痰火内蕴，湿热下注	肾气亏虚，心脾不足

续表

	实　证	虚　证
主要症状	口苦口干，心烦不寐，口舌生疮，急躁易怒，小便黄赤浑浊，大便不爽等	心悸怔忡，失眠健忘，腰酸乏力，眩晕耳鸣等

（二）治则治法

遗精的治疗，实证宜清热宁心，虚证宜补肾固摄。具体说，实证心火内炽者，治宜清心安神；肝火内郁者，治宜凉肝泻火；痰火内扰者，治宜化痰清火；湿热下注者，治宜清热除湿。虚证肾虚者，治宜补肾固肾摄精；心脾不足者，治宜补益心脾摄精。而肾阴虚者，治宜滋阴固肾；肾阳虚者，治宜壮阳固肾；气阴两虚者，治宜益气养阴固肾；阴阳俱虚者，治宜滋阴壮阳固肾。

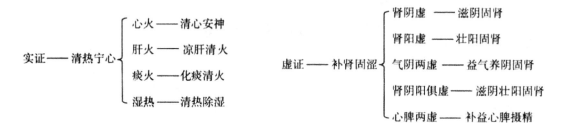

（三）分证论治

1. 心火内炽，心肾不交

（1）主症：失眠多梦，梦则遗精。

（2）兼次症及舌脉：心中烦热，心悸不宁，头晕目眩，咽干，健忘，腰膝酸软，小便黄赤。舌红苔薄黄，或少苔，脉细数。

（3）病机要点：心火内炽，心肾不交。

（4）治法：清心宁神，滋肾养阴。

（5）主方：黄连清心饮合三才封髓丹加减。

药物及加减：方中黄连清心泻火，生地滋阴清热，当归、酸枣仁和血安神，茯神、远志养心安神，人参、甘草益气和中，莲子清心摄精。天冬、熟地、人参为三才汤，黄柏、砂仁、甘草为封髓丹，可滋肾阴，清相火，兼能益气。心火盛，心烦失眠，口舌生疮，舌尖红，脉细数者，可用黄连阿胶汤合朱砂安神丸。遗精日久，肾阴虚突出，相火妄动，腰膝酸软，头晕耳鸣，五心烦热，咽干，善恐健忘，舌红，脉沉细而数者，可以知柏地黄丸或大补阴丸。气阴两虚，心火内盛，心烦失眠，咽干，气短，神疲乏力，腰膝酸软，舌尖红，脉细数无力者，可以清心莲子饮加减。

2. 肝火内郁，心肾不宁

（1）主症：心烦易怒，失眠多梦，梦中遗精。

（2）兼次症及舌脉：头晕胀痛，口苦咽干，耳鸣如雷，腰膝酸软，小便黄赤。舌红，苔黄，脉弦细数。

（3）病机要点：肝火内郁，心肾不宁。

（4）治法：凉肝泻火，宁神固精。

（5）主方：龙胆泻肝汤加减。

（6）药物及加减：方中龙胆草、黄芩、栀子清肝泻火，木通、泽泻、车前子清利湿热，柴胡疏肝解郁，条达肝气，生地、当归滋阴养血，甘草和中。注意关木通有肾毒性，可应用白木通清利。肝郁脾虚，肾阴不足，腹满食少，乏力体倦，腰膝酸软，脉弦细者，方药可用滋水清肝饮加减。

3. 痰火内扰，心肾不安

（1）主症：心烦失眠，多梦，梦中遗精。

（2）兼次症及舌脉：头晕，胸脘满闷，口中黏腻。舌质略红，舌苔腻而黄，脉滑数。

（3）病机要点：痰火内扰，心肾不安。

（4）治法：化痰清热，宁心安神。

（5）主方：黄连温胆汤加减。

（6）药物及加减：方中黄连、竹茹清心降火化痰；栀子清心除烦；半夏和胃降逆，燥湿化痰；橘皮理气和胃，化湿除痰；生姜祛痰和胃；竹茹涤痰开郁；胆南星、全瓜蒌、贝母清热化痰；枳实下气行痰；甘草和中。可随方加入沙参、麦冬、五味子、炒酸枣仁、莲子心等宁心安神。

4. 湿热下注，精关不固

（1）主症：遗精，或尿时有少量精液外流。

（2）兼次症及舌脉：小便热涩，黄赤浑浊，排尿不爽，腰膝酸困，少腹胀满，会阴潮湿，大便不爽，或见脘腹满闷，口中黏腻。舌红，苔腻而黄，脉濡滑，或滑数。

（3）病机要点：湿热下注，精关不固。

（4）治法：清热除湿，固肾摄精。

（5）主方：程氏萆薢分清饮加减。

（6）药物及加减：方中萆薢、黄柏、车前子、茯苓清热利湿，莲子心、丹参、石菖蒲清心安神，白术健脾化湿。诸药合用，热清湿祛，遗精自止。若少腹胀痛，会阴作胀，舌暗，湿热夹瘀者，可加用桃仁、红花、红藤、马鞭草、刘寄奴、白花蛇舌草等，化瘀解毒；腰膝酸困沉重，大便溏稀者，可用四妙丸加味。

5. 肾阴亏虚，肾精不固

（1）主症：头痛，眩晕，耳鸣，频频遗精，甚至滑精。

（2）兼次症及舌脉：腰膝酸软，咽干，五心烦热。舌红少苔，脉细数。

（3）病机要点：肾阴亏虚，肾精不固。

（4）治法：补肾滋阴，固肾摄精。

（5）主方：六味地黄丸或左归丸加减。

（6）药物及加减：前方功能滋补肝肾，熟地、山药、山茱萸滋补肾阴，丹皮清热，茯苓、泽泻健脾利湿。后方功能补肾生精，方用熟地、山药、山茱萸的同时，再加菟丝子、枸杞、鹿角胶、龟甲胶、川牛膝以补肾生精壮腰。可随方加入沙苑子、女贞子、金樱子、五味子等，或用金锁固精丸加减。气阴两虚，乏力体倦，气短懒言，脉细数无力，治当益气养阴，可用参芪地黄汤合局方玄菟丸加减。

6. 肾阳虚损，肾气不固

（1）主症：神倦乏力，遗精久久不愈，或有滑精。

（2）兼次症及舌脉：自觉畏寒，四肢冷凉，腰膝酸冷。舌质淡，苔薄白，脉沉细弱。

（3）病机要点：肾阳虚损，肾气不固。

（4）治法：温肾壮阳，益气摄精。

（5）主方：右归丸加减。

（6）药物及加减：熟地、山药、山茱萸、枸杞、当归补肾阴，养精血，阴中求阳；杜仲、菟丝子、鹿角胶补肾填精；附子、肉桂温补肾阳。随方加金樱子、桑螵蛸、莲须，或五子衍宗丸以补肾固精。阴阳俱虚，腰背酸痛，遗精滑精，性欲减退，小便清长，面色苍白，畏寒肢冷，咽干，易寒易热，舌质淡胖，有齿痕，苔白，或苔黄，脉沉细无力，治当滋阴壮阳，补肾培元，方药可用知柏地黄丸与金匮肾气丸同用，或用二仙汤加沙苑子、芡实、金樱子、菟丝子、五味子、女贞子、枸杞等调补阴阳，固肾摄精。

六、转归预后

（1）遗精初起，实证为多，日久不愈，可逐渐转变为虚证，或表现为虚实夹杂的情况。阴虚者，可兼有火旺，心脾亏虚、肾气不足者，又可兼有湿热、痰火。

（2）遗精病程短者，若能注意精神调养，生活起居有常，经过积极治疗，预后一般较好。

（3）遗精久病，失治误治，肾气日虚，肾阳衰惫，可兼见早泄，或发生阳痿、男子不育。

七、预防护理

（1）劳逸结合，锻炼身体，增加抵抗力，保持心情舒畅。

（2）少进烟酒及辛辣刺激食品。

（3）排除杂念，节制房事，戒除手淫。

（4）夜间进食不宜过饱，睡前温水洗脚，睡眠时可采用侧卧式，应注意被褥不宜过厚，内裤不宜过紧。

八、结语

（1）遗精是以频繁梦中遗精，或无梦自遗，甚至清醒时精液自行流出为主症的病证。

（2）病机主要是心肾不宁，精关不固，常由情志失调、饮食不节、劳倦内伤所致，尤多见于心存妄想、恣情纵欲者。

（3）辨证关键在于辨在心、在肾，虚证、实证。

（4）治疗以清热宁心、补肾固摄为基本大法。

十、相关资料链接

（一）历代文献述要

本病的记载，始见于《内经》，《灵枢·本神》说："怵惕思虑则伤神，神伤则恐惧，流淫而不止……恐惧而不解则伤精，精伤则骨酸痿厥，精时自下。"《灵枢·淫邪发梦》说："厥气……客于阴器，则梦接内。"叙述了遗精的病因。遗精一证在《金匮要略·血痹虚劳病脉证并治》中称"失精"和"梦失精"，"夫失精家，少腹弦急，阴头寒，目眩，发落，脉极虚芤迟，为清谷，亡血，失精，脉得诸芤动微紧，男子失清，女子梦交，桂枝龙骨加牡蛎汤主之。"指出了辨证治疗之方药。《诸病源候论·虚劳病诸候》说："肾气虚弱，故精溢也。见闻感触，则动肾气，肾藏精，今虚弱不能制于精，故因见闻而精溢出也。"指出本病的病机有肾气虚弱和见闻感触等。宋代《普济本事方·膀胱疝气小肠精漏》载有治遗精方四首，该书正式提出了遗精和梦遗的名称。元代《丹溪心法·遗精》认为遗精的病因在肾虚之外，还有湿热，"精滑专主湿热，黄柏、知母降火，牡蛎粉、蛤粉燥湿。"至明代，对遗精的认识渐趋完善。如《医宗必读·遗精》指出五脏之病皆可引起遗精，"苟一脏不得其正，甚则必害心肾之主精者焉。"《明医杂着·梦遗精滑》说："梦遗、精滑，世人多作肾虚治，而用补肾涩精之药不效，殊不知此症多属脾胃，饮酒厚味，痰火湿热之人多有之。盖肾藏精，精之所生，由脾胃饮食化生，而输归于肾。今脾胃伤于浓厚，湿热内郁，中气浊而不清，则其所化生之精，亦得浊气。肾主闭藏，阴静则宁。今所输之精，既有浊气，则邪火动于肾中，而水不得宁静，故遗而滑也。"《景岳全书·遗精》说："遗精之证有九：凡有所注恋而梦者，此精为神动也，其因在心；有欲事不遂而梦者，此精失其位也，其因在肾；有值劳倦即遗者，此筋力有不胜，肝脾之气弱也；有因用心思索过度彻遗者，此中气有不足，心脾之虚陷也；有因湿热下流或相火妄动而遗者，此脾肾之火不清也；有无故滑而不禁者，此下元之虚，肺肾之不固也；有素禀不足而精易滑者，此先天元气之单薄也；有久服冷利等剂，以致元阳失守而滑泄者，此误药之所致也；有壮年气盛，久节房欲而遗者，此满而溢者也。凡此之类是皆遗精之病。""治遗精之法，凡心火甚者，当清心降火；相火盛者，当壮水滋阴；气陷者，当升举；滑泄者，当固涩；湿热相乘者，当分利；虚寒冷利者，当温补下元；元阳不足，精气两虚者，当专培根本。"比较全面地归纳出遗精之证有九种，并分别提出了治法方药。

（二）西医相关疾病

西医学诊断为神经衰弱、前列腺炎等，若以遗精为主要表现者，均可参照本节辨证论治。

（三）名家临证经验

1. 施今墨先生　主张固秘精关，首别阴阳，指出梦遗、滑精，皆精关不固。病不离肝肾，正治法是填精益肾，关键应分清阴阳。肾气固涩无力，多偏补阳；见色欲念即动，则宜补阴。阴阳俱虚者阴阳两补，最宜平补，不可过燥，又不可过寒。若少年情窦初开，多相火妄动，肾气不固，当抑相火固肾精。亦有漏精者，为精关不固，稍受刺激，精即泻出，甚则大便用力，即见滑精。多少年手淫，或婚后纵欲过度伤肾。

治不宜单纯补肾，应固涩为主，如骨碎补、芡实、龙骨、五倍子、沙苑子、石莲肉、金樱子、刺猬皮、桑螵蛸、白莲须、韭菜子、黄鱼鳔之类。药宜大方组合，并拟丸方久图。

2. 秦伯未教授　论梦遗，认为其病在心，是心血虚损，心火妄动，心神不安所致。寐则多梦，梦则人事纷萦，不可究诘，白昼亦时或心悸，此心气不足，神志失宁，宜用茯神汤（茯神、远志、酸枣仁、石菖蒲、党参、茯苓、黄连、生地、当归、炙甘草、莲子）安神定志。年壮精气满溢，无虚损症状，只是常常梦遗，是心火不宁，以清心丸（黄柏 30g，冰片 3g，同研匀，蜜丸，分作 10 丸，浓煎麦冬汤送 2 丸）泻火宁心最妙。思欲不遂，郁滞既久，以致梦遗者，是郁火扰精，宜先予四七汤（半夏、厚朴、茯苓、紫苏、生姜、大枣）兼青州白丸子开其郁，继用导赤散（生地、木通、生甘草梢、竹叶）大剂煎服，泻其郁火。最忌投止涩之方，否则愈涩愈遗。操心过度，形成劳损，以致心气虚怯，不能摄持肾精而梦遗者，用远志丸（远志、茯苓、获神、党参、龙齿、石菖蒲，蜜丸，辰砂为衣）益气安神。

3. 王琦教授　治疗青少年遗精，重视审因辨证。精神紧张，心神游越，心肾不交者当清心、镇固，以安神定志为主，方选三才封髓丹。辛热食物性遗精以痰火内生、湿热下注、扰动精室者，当清胃泻火、滋阴益肾，方选玉女煎。包皮过长致包皮炎产生不良刺激者，宜清热解毒中药外洗。前列腺炎所致者，属热毒内蕴，瘀浊阻滞，治当清热利湿，通瘀导浊。

附：阳痿

阳痿是指青壮年男子性交时多次阴茎不能勃起或举而不坚，不能维持房室完成，严重影响性生活为主症的病证。主要是因肾虚，或心脾两虚，或夹气郁、湿热、血瘀引起宗筋失用所致。

阳痿的病因，包括先天禀弱不足，后天失养，或色欲竭精，肾精不足，或情志抑郁，肝郁气结，或思虑劳神，心脾受伤，或恐惧伤肾，肾气受伤，或过食醇酒厚味，湿热下注等。至于其继发于消渴病者，除与久病肾虚有关外，还与久病入络，络脉血瘀关系密切。总为肾虚宗筋失用所致。阳痿的原因虽然众多，其基本病机为肝、肾、心、脾受损，气血阴阳亏虚，阴络失荣；或肝郁湿阻，经络失畅导致宗筋不用而成。病位在宗筋，病变脏腑主要在于肝、肾、心、脾。病理性质有虚实之分，且多虚实相兼。

阳痿的辨证应治以辨虚实。虚证以肾虚最为多见，也有表现为心脾两虚者；实证包括肝郁气结和湿热下注、络脉瘀结，常与肾虚同见，单纯实证较为少见。阳痿的治疗原则，应根据病情虚实，给予针对性的治疗。阳痿实证属于气郁者，治以疏肝解郁；久病血瘀者，治以活血祛瘀；湿热下注者，治以清热祛湿。阳痿虚证属于肾虚者，治以补肾填精；肾阳不足者，治以补肾壮阳；心脾两虚者，治以补益心脾。由于阳痿以肾虚最为多见，总的说是虚证多而实证少，所以补肾是最为常用的治法。

一、肾虚精亏

1. 主症：阳痿阴冷，精液清冷，性欲淡漠。

2. 兼次症及舌脉：头晕耳鸣，精神疲惫，腰膝酸冷，短气乏力。舌淡暗，体胖大有齿痕，脉沉细尺弱。

3. 病机要点：肾虚精亏。

4. 治法：滋阴壮阳，补肾填精。

5. 主方：左归丸或赞育丹。

6. 药物及加减：左归丸功能补肾生精，方用熟地、山药、山茱萸的同时，再加菟丝子、枸杞、鹿角胶、龟甲胶、川牛膝以补肾生精壮腰。可随方加用鹿茸、海马、海龙等血肉有情之品。命火不足，阳虚畏寒症状突出者，可重用淫羊藿、仙茅、巴戟天、锁阳、阳起石等温肾壮阳；而畏寒症状不突出者，可用五子衍宗丸平补阴阳。

二、心脾两虚

1. 主症：阳痿不举。

2. 兼次症及舌脉：神疲乏力，气短懒言，头晕心悸，失眠健忘，胃纳不佳，面色无华。舌淡苔薄，脉细弱。

3. 病机要点：心脾两虚。

4. 治法：补益心脾，活血强筋。

5. 主方：妙香散、归脾汤等方化裁。

6. 药物及加减：方中人参、黄芪、甘草益气生精，山药、茯苓扶脾，远志、朱砂清心安神，木香理气醒脾，桔梗升清。可随方加用枸杞、菟丝子、鹿角片、雄蚕蛾、露蜂房、蜈蚣补肾填精血肉有情之品。兼肝郁者，可加用柴胡、赤白芍、枳壳、香附、合欢花、夜交藤等疏肝解郁药物。

三、肝郁气滞

1. 主症：阳痿不举。

2. 兼次症及舌脉：情志抑郁，烦躁易怒太息。舌暗，舌苔边有浊沫，脉弦。

3. 病机要点：肝郁气滞。

4. 治法：疏肝理气，活血强筋。

5. 主方：四逆散化裁。

6. 药物及加减：方以柴胡疏肝理气，枳壳升降气机，芍药、甘草柔肝缓急，抑土扶木。因该证多有明显焦虑情绪和神经衰弱倾向，所以治疗在用药的同时，要注意精神疗法和心理行为治疗。用药应重视疏肝解郁，并加入枸杞、菟丝子、淫羊藿等补肾药物，也可随方加用鹿角片、露蜂房、蜈蚣血肉有情之品。兼脾虚者，可加用白术、茯苓、山药、莲子等健脾药物。

四、湿热下注

1. 主症：阳痿不举，阴囊潮湿，会阴部灼热、瘙痒。

兼次症及舌脉：腰膝酸困、沉重，大便不爽，小便黄赤。舌苔黄腻，脉象滑数，或濡数。

2. 病机要点：湿热下注。

3. 治法：清热除湿，活血强筋。

4. 主方：四妙散、龙胆泻肝汤化裁。

5. 药物及加减：苍术、黄柏、薏苡仁清利下焦湿热；川牛膝通利筋脉，引药下行。治疗在清湿热的同时，应注意健脾补肾。病久肝肾阴伤，湿热未净，脉弦细，苔黄腻者，宜知柏地黄丸益肾养肝，清利湿热。外阴湿痒，可配合地肤子、蛇床子、苦参水煎外洗。

五、络脉瘀结

1. 主症：阳痿不举。

2. 兼次症及舌脉：肌肤甲错。舌暗或有瘀斑，脉弦细，或涩。

3. 病机要点：络脉瘀结。

4. 治法：活血化瘀，通络。

5. 主方：血府逐瘀汤加减。

药物及加减：方中桃仁、红花、川芎、赤芍、牛膝活血化瘀；当归、熟地养血活血；柴胡、枳壳疏肝理气；甘草调和诸药。可加露蜂房、刺猬皮、九香虫、蜈蚣、炮山甲等。久病伤肾，久病多瘀，一般尚需与补肾药物同用。

······（荆丰德）

第八节　消　渴

一、概述

消渴病是多种原因所致的以阴虚燥热为主要病机，以多饮、多食、多尿、或尿有甜味，疲乏少力，或消瘦为典型临床表现的病证。古代文献中，有消证、渴证、渴利、消瘅等称谓。消，含义有三：①善消水谷，多食易饥；②消烁，燥热伤阴；③消耗，消耗气血，致人虚损。渴，口渴多饮。渴利，口渴多饮，小便频多。消瘅，消渴类也。瘅，热也。燥热伤阴而成。现代医学中的糖尿病、尿崩症等均可参照本节内容辨证治疗。

二、病因病机

饮食不节、情志失调、房劳伤肾、先天禀赋不足，或过服温燥药物等，是消渴病发生的重要因素。阴津亏损，燥热内生是消渴病发生的基本病理。

（一）饮食不节，积热伤津

长期过食肥甘厚味，辛燥刺激食物，损伤脾胃，不能消化吸收过多的肥甘之品，以致脾胃积热，消谷耗液，津液不足，发为消渴。

（二）情志失调，郁火伤阴

由于长期过度的精神刺激，而致郁怒伤肝，肝气郁结，郁久化火，消灼肺胃之阴，形成肺燥胃热。肺阴伤则失其敷布功能，水谷精微不得散于周身，而直入膀胱，故口渴多尿而甜。火热炽盛，不仅上灼胃津，下耗肾液，肾阴亏虚，则火炎于上，津液泄于下，精微下注膀胱而发为消渴。

（三）先天禀赋不足，五脏虚弱

先天禀赋不足，五脏虚弱，与本病的发生有一定的关系。五脏主藏精，肾又受五脏六腑之精而藏之，若五脏虚羸，则精气不足，气血虚弱，肾亦无精可藏，终至精亏液竭而发为消渴。

（四）劳欲过度，肾精亏损

房事不节，劳逸失调，肾精亏损，肾失固涩，精微下注，虚火内生，则阴亏火旺，上蒸肺胃，终至肾虚肺燥胃热俱现，发为消渴。

（五）过服温燥药物，耗伤阴津

由于长时服用温燥壮阳之剂，或久病误服温燥之品，致使燥热内生，阴津亏损，发为消渴者。

消渴的病理，主要在于阴津亏损，燥热偏胜，而以阴虚为本，燥热为标，两者互为因果，阴愈虚燥热愈盛，燥热愈盛阴愈虚；消渴病变的部位虽与五脏均有关，但主要在肺、脾（胃）、肾三脏，尤以肾为重。即肺燥、胃热、肾虚。

若燥热在肺，肺受燥热所伤，肺不布津则口渴多饮。说明肺与消渴的发病有关。若燥热在脾胃，脾胃受燥热所伤，胃火炽盛，脾阴不足，则口渴多饮，多食善饥；脾气虚，则水谷精微下流而为小便，故小便味甘；水谷精微不能濡养肌肉，故形体日渐消瘦。肾虚精亏，肾阴亏损则虚火内生，上燔心肺则烦渴多饮，中灼脾胃则胃热消谷，封藏失职，则小便频数。

消渴病虽有在肺、脾（胃）、肾的不同，但常常互相影响，终至肺燥、胃热、脾虚、肾亏常可同时存在，多饮、多食、多尿常可相互并见。故《临证指南》说："三消一证，虽有上、中、下之分，其实不越阴虚阳亢，津涸热淫而已"。消渴之病，若迁延日久不愈，常可累及五脏，致精血枯竭，阴阳俱衰，燥热内蕴而并发多种兼症。

三、诊断与鉴别诊断

（一）诊断

以下几点有助于本病证的诊断。

（1）凡以多饮、多食善饥、多尿、消瘦或尿有甜味为临床特征者，即为消渴。

（2）患者临床表现可有差异。或为多饮，或为多食，或为多尿，而大多表现为多饮、多食、多尿，或多饮、多尿并见，同时还可伴见神疲乏力，自汗、心烦、失眠、皮肤干燥、大便干结、小便混浊，或如脂膏，或小便清白等症。舌质多红而少津，苔多薄白或黄燥。脉象多见弦数或细数无力等。

（3）消渴病日久不愈，常可并发多种兼症，如疮疡痈疽，皮肤瘙痒，口舌生疮；或内障；或中风手足偏废；或水肿，泄泻；或呕吐、不思食、腹痛、呼吸深长，有烂苹果样臭味等。

（二）鉴别诊断

消渴病须注意与口渴症和瘿病相鉴别。

1. 口渴症　外感热病常出现口渴饮水，与消渴病的口渴引饮相类似，但这类口渴无多饮、多食、多尿并见的特点，而且有热病的临床表现，故不同于消渴病。

2. 瘿病　本病阴虚火旺型可出现多食善饥，类似消渴的中消，但瘿病以情绪激动，多食善饥，形体日渐消瘦，心悸、眼突、颈部一侧或两侧肿大为特征。其中眼突出，颈前生长肿物则与消渴有显著差别。

四、辨证分析

辨证要点包括辨年龄、标本、病证结合、本证与并发症的不同。三消的临床表现虽有所差异，但其基本病机均为阴虚燥热。本节拟将燥热和燥热伤阴所致的肺胃燥热，肠燥津枯，肝肾阴血等本证病变进行论述。

（一）肺胃燥热

1. 症状　烦渴引饮，消谷善饥，小便频数量多，尿色混黄，身体渐瘦，舌红苔少，脉滑数。

2. 病机分析　饮食不节，积热于胃，胃热熏灼于肺，肺主治节，肺热伤津，耗液伤津，欲饮水自救，故烦渴引饮；饮水虽多，水不化津，津液直趋下泄，故尿多而混黄；水谷精微大量外失，故人体日渐消瘦。舌红苔少，脉滑数，为津液耗损、燥热内盛征象。

（二）肠燥津伤

1. 症状　多食易饥，口渴引饮，大便燥结，或便闭不通，舌红少津、苔黄燥，脉实有力。

2. 病机分析　阳明燥热内盛，胃火炽盛，伤津劫液，致使肠燥津枯，故大便燥结，或便闭不通。舌红少津、苔黄燥，脉实有力，为肠燥津伤之象。

（三）肝肾阴虚

1. 症状　尿频量多，混浊如脂膏，或尿甜，腰膝酸软无力，头昏耳鸣，多梦遗精，皮肤干燥，全身瘙痒，舌红少苔，脉细数。

2. 病机分析　肝肾阴虚，肝之疏泄过度，肾之固摄失常，津液直趋膀胱，故尿频尿多；大量水谷精微下泄，肾失固摄，则尿液混浊如脂膏，或尿有甜味；腰为肾之府，为肾所主，肾虚则腰膝酸软之力；肝肾精血不能濡润清窍，故头昏耳鸣；水谷精微不能营贯于肌肤，故皮肤干燥而瘙痒。舌红少苔，脉细数，为阴虚内热之象。

（四）阴阳两亏

1. 症状　小便频数，混浊如膏，甚则饮一溲一，手足心热，咽干舌燥，面色黧黑，耳轮干枯，腰膝酸软乏力，形寒畏冷，甚则阳痿，舌淡白而干，脉沉细无力。

2. 病机分析　病程日久，阴损及阳，或过用寒凉伤阳，致形成阴阳两亏之证。肾失固藏，肾气独沉，故小便频数，混浊如膏。下元虚惫，约束无权，致饮一溲一。水谷之精微随尿液下注，残留之浊阴未能排出，故面色黧黑。肾主骨，开窍于耳，腰为肾之府，肾虚故耳轮干枯，腰膝酸软。命门火衰，故见形寒畏冷，阳痿不举。故本证既有手足心热，咽干舌燥，面容憔悴，耳轮干枯等阴亏之证，又有四肢欠温，畏寒怕冷，甚则阳痿等阳虚之证。

（五）脾胃气虚

1. 症状 口渴引饮，能食与便溏并见，或饮食减少，精神不振，四肢乏力，舌淡、苔白而干，脉细弱无力。

2. 病机分析 由于治疗失当，过用大苦大寒之品，损伤脾胃，脾失健运，谷气下泄从大便而出，则能食便溏；若脾虚不运，湿浊中阻，则腹胀食少。

（六）湿热中阻

1. 症状 渴而多饮，多食善饥，或仅有饥饿感，脘腹痞闷，舌苔黄腻，脉濡缓。

2. 病机分析 消渴日久，脾胃损伤，脾虚失运生湿化热，或外感湿热之邪，湿热蕴结脾胃，故见湿热中阻之证。

五、治疗

（一）治疗原则

本病的基本病理是阴虚燥热，故清热生津、益气养阴为其基本治则。本病的发病过程，初起为阴虚燥热，逐渐损及元气精血，久则由阴损阳，发展为阴阳两虚或以阳虚为主之证，最后多死于阴竭阳亡。故在治疗上除了运用清热生津、益气养阴的基本治则外，还需合理地选用清热泻火、健脾益气、滋补肾气、补肾涩精、活血化瘀等治法，调整机体之阴阳气血，以期病情好转治愈。

（二）治法方药

1. 肺胃燥热

（1）治法 清热生津止渴。

（2）方药 白虎加入参汤。方中石膏辛甘大寒，清泻肺胃而除烦热；知母苦寒清泄肺胃之热，质润以滋其燥；石膏配知母清肺胃之热尤强；人参、甘草、粳米益胃护津，使大寒之剂而无损脾胃之虑；诸药合用，共奏清热生津之功。

此外，本证候还可选用玉泉丸、玉液汤等。

2. 肠燥津伤

（1）治法 滋阴养液，润肠通腑。

（2）方药 增液承气汤。本方用增液汤，生津止渴，润肠通便，配合芒硝、大黄软坚化燥，为"增水行舟"之法。

3. 肝肾阴虚

（1）治法 滋养肝肾，益精补血，润燥止渴。

（2）方药 六味地黄丸。方中熟地滋肾填精为主，辅以山萸肉固肝肾而益精，山药补脾阴而摄精微，三药合用，以达到三阴并补之功。又配茯苓淡渗脾湿，以助山药之益脾；泽泻清泄肾火，并防熟地之滋腻；丹皮泄热制山萸肉之温，共为佐使。本方补泻结合，但以补为主，使滋补而不留邪，降泄而不伤正，适合消渴患者长期服用。

4. 阴阳两亏

（1）治法　温阳滋阴补肾。

（2）方药　金匮肾气丸。本方以熟地、山萸肉、山药、茯苓、丹皮、泽泻滋阴补肾，并用附子、桂枝温阳暖肾，意在微微生火，以鼓舞肾气，取"少火生气"之意。应用于阴阳两虚或以阳虚为主者。

5. 脾胃气虚

（1）治法　健脾益气，生津止渴。

（2）方药　七味白术散。方中四君子健脾益气；木香、藿香醒脾行气散津；葛根升清以生津止渴，故本方为治消渴常用之方。本方对消渴脾虚之证，能食者，或不能食者，均可应用。本证还可应用参苓白术散治疗。参苓白术散作用与七味白术散大体相同，为健脾方中常用之良药。

6. 湿热中阻

（1）治法　清热化湿。

（2）方药　黄芩滑石汤。本方临床用于中焦湿热，消渴兼见中焦湿热者，湿热邪气逐渐消退，而消渴即可改善。除用本方之外，还可酌用二妙散。

六、小结

中年以后发病，如能控制饮食，适当治疗，预后多良好。青少年患本病者，一般病情较重，应积极治疗。对于本病的预后，考虑恶候表现为："三多"症状严重，并大骨枯槁，大肉陷下，多属危候；或消渴并发神志恍惚、嗜睡、烦躁、痈疽、水肿、泄泻等症状多属恶候；病见反不能食者，多为传变为恶候。

消渴病就其自然发病过程而言，常以阴虚燥热开始，病程日久，可导致阴损及阳，而形成阴阳两虚，或以阳虚为主之重证，并常有各种严重并发证，最后多死于阴竭阳亡。在治疗上，应通过清热、益气、生津、滋补精血，调整阴阳等法控制病情的发展。

（荆丰德）

第九节　虚　劳

一、概述

虚劳是以脏腑元气亏损，精血不足为主要病理过程的一类慢性虚衰性病证的总称。又称为"虚损"。本节涉及现代医学的各个系统，凡以慢性功能性减退或虚性亢奋为主要临床表现的病证，均可参照辨证治疗。

二、病因病机

劳必因于虚，虚极必成劳。而致虚之因，至为复杂，多种原因均可导致虚劳。

（一）先天不足，禀赋薄弱

先天禀赋对形成人的素体特性起决定作用。如父母体虚，精血不旺，胎气不足，或妊娠调摄，或早产，或临产受损等，使脏腑不健，气血日亏，生机不旺，遂成形气薄弱的体质。亦有成年后，由于素体虚弱，易于罹患疾病，病后体虚不复，气血日亏，渐致阴阳俱虚，而终至虚损。

（二）房事不节，耗损真阴

房劳过度是引起虚劳的重要原因。早婚多育，恣情纵欲，耗损真阴，不养真气，积微成极，积损成衰，虚败精液，形成虚劳。

（三）劳倦过度，情志内伤

忧愁、思虑、愤怒、恐惧均可致五脏真气受损。《素问·阴阳应象大论》所谓"怒伤肝"，"喜伤心"，"思伤脾气"，"忧伤肺"，"恐伤肾"，均可造成脏腑亏损，神气过耗而致虚劳。

（四）饮食不节，起居失常

饮食不节，包括暴饮暴食，长期饥饿，以及不良的嗜欲偏食等，损伤脾胃，久则脾胃功能日益衰弱，不能生化精微，气血来源不足，脏腑气血失于濡养，日久由虚而损，遂成虚劳。

（五）大病久病，失于调理

有因大病暴疾，邪气太盛，脏气过伤。如热病日久，耗血伤阴；寒病日久，伤气损阳；瘀血内结，新血不生。病后正气虚羸，精气难复，加之失于调治，可发展成虚劳。

综上所述，不同的病因作用于不同的体质而形成虚损，其病机性质总括为阴虚、阳虚、气虚、血虚四种。而阴阳气血的亏耗，又常由五脏损伤所致。脾胃为后天之本，水谷之海，能运化水谷之精微以化生气血、滋养脏腑，故后天的关键在于脾；肾为先天之本，精血之海，藏真阴而寓元阳，故后天关键在于肾。所以，脾肾的功能是维持生命活动的根本因素，脾肾的虚损是病机演变的主导环节。

三、诊断与鉴别诊断

（一）诊断

虚劳的临床表现十分复杂，一般来说，肺卫素虚之人，常表现为对气候寒暑变化的适应能力很差，易罹外邪为患，由损而至劳；肝肾素虚之人，妇女常以月经不调或停闭，男子常以遗精滑泄、阳痿、性情急躁为最初症状；心脏素虚之人，常以动则心悸且慌、气短，体力减退，逐渐加重而成劳；脾胃素虚之人，常以长期食欲不佳，消化不良，大便不实，倦怠无力为常见症状。病史中多有生活失节，调摄不当等因素，或大病久病，产后术后失血过多等病情。

故虚劳病之诊断可依据两点。

1. 根据上述起病，平素症状和病史。

2. 多个脏腑阴阳气血虚损，并呈慢性演变过程。

（二）鉴别诊断

主要是和肺痨相鉴别：虚劳的病因有多种；而肺痨的病因是痨虫侵袭。虚劳的病位是多个脏腑受累；肺痨的病位在肺。临床上虚劳缺乏固定的脉证；肺痨以阴虚火旺为其病理特点，以咳嗽、咳痰、咯血、潮热、盗汗、消瘦为主要临床症状。虚劳无传染性；肺痨有传染性。虚劳治疗以补虚扶正为治则，重在脾肾；肺痨治疗以养阴清热、补肺杀虫为治则，重在治肺。

四、辨证分析

由于五脏相关，气血同源，阴阳互根，故病理上每互相影响，五脏传变，其临床表现则彼此交错，或阴阳两虚，或气血同病，或五脏交亏，故需辨明脏腑气血阴阳亏虚的不同，兼夹病证的有无，辨病势顺逆，明标本，察主次。

（一）心脏虚损

1. 心气虚与心阳虚

（1）症状　心气虚与心阳虚的共同症状是心悸，气短，自汗，舌淡苔白。心气虚兼有神疲体倦，气短，劳则明显，心悸尤为明显，脉虚弱或虚大无力，或见结代。心阳虚兼有神倦嗜寐，形寒肢冷，心胸憋闷疼痛，面色苍白，脉结代、或涩、或细弱。

（2）病机分析　心气虚，气虚心血运行无力，故可发生心悸、短气、太息、脉结代等症状，且多动则加剧。心气虚弱，行血无力，血行失养，不能滋养全身，故有面白、乏力等症。心气久虚，血行迟缓而郁滞，血行不畅则可形成瘀证。汗为心之液，心气虚不能固护心液，故常自汗出。

2. 心血虚与心阴虚

（1）症状　心血虚与心阴虚的共同症状是心悸，心烦，易惊，健忘，少寐，多梦。心血虚常兼有面色苍白，唇甲色淡，失眠多梦，舌质淡嫩，脉细弱等症；心阴虚每兼有烦躁，潮热盗汗，口舌生疮，舌质偏红，苔薄白，或舌光剥无苔，脉细数等症。

（2）病机分析　心血虚与心阴虚的心悸特点是心烦而悸，惊惕不安。心血虚，心主藏神，心血不足则神失所依，故见悸、烦、惊、忘、少寐、多梦等神志症状。心阴不足，阴虚心失所养，故见心悸失眠。甚则心火易亢。舌为心之苗，故见舌红碎痛，甚或口中生疮。汗为心之液，阴虚火劫，迫津外泄而盗汗、舌红少津，脉细数，为阴虚火旺之候。

（二）肝脏虚损

1. 肝血虚

（1）症状　眩晕，目昏眼花，失眠多梦，肢体麻木，筋脉拘急，或筋肉酸痛，爪甲不荣，肌肤甲错，妇女月经量少或经闭，舌淡苔白，脉细或虚弱。

（2）病机分析　肝开窍于目，肝血虚不能上荣，故眩晕、目昏花；肝不藏血则魂不归舍，故失眠多梦；肝血不荣经脉，故肢体麻木、筋脉拘急、筋肉酸疼、关节不利、爪甲干枯；肝血亏虚，冲任不充，故经少或经闭。瘀血内结，新血不生而经闭，肌肤失养而甲错。

2. 肝阴虚

（1）症状　眩晕头痛耳鸣，急躁易怒，失眠，头面烘热，口燥咽干，目涩畏光，视力减退，雀目，月经不调，舌质红，苔少，脉细弦数。

（2）病机分析　肝阴亏损，肝阳无所制，虚阳上扰，故头面烘热，失眠、眼干、咽燥等。肝阴血不足，目失滋养，则目涩畏光，视力减退。肝阳上亢，引动肝风，可见眩晕，头痛剧烈，颈项强直，肢体麻木颤动或抽搐等症状。

（三）脾脏虚损

1. 脾气虚

（1）症状　面色萎黄，形体消瘦，倦怠乏力，食欲不振，或食后不舒，大便溏薄或排便无力，舌淡嫩或有齿印，苔薄白，脉弱。如甚者可见发热、虚烦、便血、崩漏、衄血、崩漏。

（2）病机分析　脾气虚的主要病机是气虚不摄，运化失司。脾虚运化无力，脾胃为水谷之海，虚则气血乏生化之源，气虚血亏，故面色萎黄、神疲倦怠及形体消瘦。中气不足，则运化无权，故食欲不振，食后不舒，水谷不化，大便溏薄，甚至排便无力。脾虚统血无权，故可见各种出血之证。苔白、舌淡嫩、有齿痕，脉弱，皆为脾气虚弱之候。

2. 脾阳虚

（1）症状　饮食纳少，神疲乏力，怯寒肢冷，面色萎黄，肠鸣泄搏，喜按喜温，完谷不化，或浮肿，妇女白带多而清稀，每因受寒饮冷而诱发。舌嫩苔白，脉沉细或沉弱。

（2）病机分析　气虚为阳虚之渐，阳虚为气虚之甚。脾阳亏损，中气虚寒，不能健运温养形体，故食少形寒，神疲乏力。阳虚者必生寒，阴寒内盛，清阳不展，寒凝气滞则见怯寒肢冷，肠鸣泄泻，完谷不化，白带清稀等症状。舌嫩苔白，脉沉细或沉弱是中阳虚衰之象。

3. 脾阴虚

（1）症状　不思饮食，消瘦，口干唇燥，或口干不欲饮，倦怠大便燥结，舌淡红少津，苔薄白，脉濡或细数。

（2）病机分析　脾胃阴津亏损，脾阴虚失于运化，故不思食，食后胀满；不能上承，失于濡润，故口干唇燥；生化乏力，失于滋养故消瘦；舌干少津或苔薄白，脉濡或细数，均为脾胃阴亏津损所致。

（四）肺脏虚损

1. 肺气虚

（1）症状　面色苍白，身倦懒言，短气自汗，动则呼吸喘息，咳痰无力，声音低弱，舌质淡白，苔薄白，脉虚弱。

（2）病机分析　肺气不足，表卫不固，失于宣肃，故表现为呼吸气短、声低、咳嗽无力等症状。肺气亏虚，不能贯心脉，气血不能充沛于血脉故面白。肺气虚卫阳不足，不能卫外，则时时自汗。

2. 肺阴虚

（1）症状　口干唇燥，干咳，或痰少而黏，有时咳血，大便燥结，潮热盗汗，面色潮红，舌红少津、苔少或无苔，脉细数。

（2）病机分析　肺阴亏虚，清肃不行，失于濡润，故口干唇燥、便秘等。肺阴不足，清肃之令不行，故见干咳少痰。阴虚则内热，肺络损伤，故又可表现为面色潮红、盗汗、潮热、咳血等症。舌红少津、苔少或无苔，脉细数，均为阴虚内热之征。

（五）肾脏虚损

1. 肾阳虚

（1）症状　畏寒肢冷，面色苍白，下利清谷，五更泄泻，精神不振，头晕耳鸣，腰背酸痛，遗精阳痿，多尿或遗尿，舌质淡白或胖嫩，苔多白滑，脉沉迟。

（2）病机分析　肾脏阳气亏虚，火不生土，不能腐熟水谷，关门不固，则为五更泄泻，下利清谷，遗尿不禁或多尿；精关不固，不能秘藏，则为遗精阳痿；肾阳不能温养，故恶寒肢冷，面色脱白，精神不振；腰为肾之府，肾阳不足，无以温煦督脉，故为腰背酸痛；舌质淡白或胖嫩，苔多白滑，脉沉迟，为阳虚阴寒内盛之候。

2. 肾阴虚

（1）症状头晕目昏，耳鸣耳聋，发脱齿摇，两足痿弱，遗精腰酸，口干咽燥，或骨蒸潮热，盗汗虚烦，舌质红苔少，脉细数。

（2）病机分析　肾阴精亏损，精脱髓虚，故耳聋目昏；腰为肾之府，肾阴不足，则腰酸；真阴不足，髓海不足，脑失濡养，则头晕、耳鸣；肾阴不足，虚热内生，虚火上炎引起潮热、颧红、盗汗；肾阴亏虚，相火妄动，扰动精关，则见梦遗。舌质红苔少，脉细数，是真阴不足所致。

五、治疗

（一）治疗原则

《素问·三部九候论》云："虚则补之"。对于虚劳的治疗，以补益为基本原则。根据阴阳气血，脏腑病机，生克制化，病势缓急，分别采取益气、养血、滋阴、温阳不同的补虚方法。

（二）治法方药

1. 心脏虚损

（1）心气虚与心阳虚

1）治法：心气虚应以益气养阴；心阳虚应以益气温阳养心。

2）方药：心气虚用七福饮。方中人参、白术、炙甘草益气养心，熟地、当归滋补阴血，酸枣仁、远志宁心安神，心阳虚用桂枝人参汤。方中桂枝、干姜温通心阳；人参、白术、炙甘草益气以助阳，且人参、甘草又具生津之功。心阳虚脱证，是心之阳气暴脱的危象，用参附汤合生脉散，急煎顿服。方以人参、附子益气回阳以救脱；人参配伍麦冬、五味子益气滋阴使阳有所附。

（2）心血虚与心阴虚

1）治法：心血虚，当补血养心安神；心阴虚，当滋阴养心，佐以降火。

2）方药：心血虚用归脾汤加阿胶、鸡血藤、地黄。方以党参、黄芪、丹参、当归益气养血；麦冬、五味子养阴宁心；远志、柏子仁、龙齿宁心安神；阿胶、地黄、鸡血藤、首乌养血补血。如兼见食少、便溏、腹胀、乏力等症状，酌加山药、薏苡仁、扁豆、陈皮等。

心阴虚用天王补心丹。方中以生地、玄参、麦冬、天冬养阴清热；人参、茯苓、五味子、当归益气养血；丹参、柏子仁、酸枣仁、远志、朱砂养心安神。如心神症状严重者，酌加琥珀、龙齿、夜交藤之类安神定志；血虚症状严重者，酌加何首乌、白芍之类养血生血。

2. 肝脏虚损

（1）肝血虚

1）治法：补养肝血；兼血瘀者，佐以逐瘀；兼脾虚者，佐以健脾。

2）方药：用四物汤加何首乌、阿胶、鸡血藤。方中熟地黄、芍药养血生血；当归、川芎养血行血，相互配合，补而不滞；加首乌、阿胶、鸡血藤养血滋阴，增强其补血之功。如肝目失所养，视物模糊，加枸杞子、决明子养肝明目；如胁痛，加丝瓜络、郁金、香附理气通络。如失眠多梦者，加合欢花、夜交藤、龙齿之类。

（2）肝阴虚

1）治法：滋阴养肝。

2）方药：用补肝汤。阴虚血弱，故方中用四物汤以滋养明血。方中当归、白芍、生地、丹参、麦冬养血滋阴柔肝；木瓜味酸入肝，甘酸化阴舒筋；菊花、夜明砂清肝明目。如肝阴虚目干涩畏光，或视物不明者，酌加枸杞、女贞子、草决明之类。如肝阴虚，急躁易怒，尿赤便秘，舌红脉数者，为肝火亢盛，加龙胆草、黄芩、栀子清肝泻火。

3. 脾脏虚损

（1）脾气虚

1）治法：健脾益气，和胃渗湿。

2）方药：参苓白术散加减。方中四君子汤配山药、扁豆、莲肉以健脾益气；配砂仁、薏苡仁以芳香理气化湿和胃；桔梗则载药上行；炒麦芽和胃助运。若见饮食不消，胃脘胀满，嗳气呕吐者，可酌加陈皮、半夏和胃理气降逆。食积停滞而兼见脘闷腹胀，嗳气酸腐，苔腻者，加神曲、麦芽、山楂、鸡内金消食健胃。

（2）脾阳虚

1）治法：温中健脾。

2）方药：附子理中汤加味。方中附子、干姜温中除寒；党参、白术、黄芪、炙甘草益气健脾；鸡内金、陈皮和胃化滞。如食后腹胀兼呕吐者，是胃寒气逆，加砂仁、半夏、陈皮温中和胃降逆；冷痛甚者，加吴茱萸温经止痛；泄泻者，加薏苡仁、肉豆蔻、补骨脂温补脾肾，涩肠除湿止泻。

（3）脾阴虚

1）治法：养阴和胃。

2）方药：益胃汤加味。方中沙参、麦冬、乌梅以养阴生津；生谷芽、鸡内金和胃助运；鲜竹茹和胃降逆。如口干唇燥甚者，为津亏较甚，酌加石斛、天花粉滋养胃阴；不思饮食甚者，加麦芽、扁豆、山药益胃健脾。

4. 肺脏虚损

（1）肺气虚

1）治法：补肺益气固表。

2）方药：补肺汤。方中人参、黄芪、山药、白术补益肺气；桑白皮、紫菀肃肺止咳；以熟地、五味子益肾敛肺。如自汗较多者，加牡蛎、麻黄根固表敛汗；气阴两虚而兼见潮热、盗汗者，加鳖甲、地骨皮、秦艽养阴清热。

（2）肺阴虚

1）治法：滋阴润肺，清化痰热。

2）方药：百合固金汤。方中生地、熟地、麦冬、百合、玄参滋阴润肺；当归、芍药养血滋阴；桔梗、贝母清肺化痰；甘草和中。肺阴充足，则虚热自解。如咳嗽甚者，加百部、款冬花肃肺止咳；干咳，痰中带血者，去当归、桔梗，加阿胶、杏仁、白茅根；潮热者，加地骨皮、银柴胡、秦艽、鳖甲养阴清热；如肠失滋润，大便干结者，加火麻仁；盗汗者，加牡蛎、浮小麦固表敛汗。

5. 肾脏虚损

（1）肾阳虚

1）治法：温补肾阳，兼养精血。

2）方药：右归饮。方以附子、肉桂温补肾阳；熟地、山药、枸杞培补肾阴，补益精血，滋阴以助阳；杜仲、山茱萸、菟丝子、鹿角胶温补肾气；炙甘草补益中气共奏温补肾阳，鼓舞肾气之效。二者合用，阴中求阳，阳中求阴，使阳生阴长，精血互生。如精关不固，遗精、滑精、早泄者，宜收涩固精，加金锁固精丸。五更泄者，当温肾暖脾，固摇止泻，用四神丸。

（2）肾阴虚

1）治法：滋补肾阴。

2）方药：左归丸。方中熟地、龟板胶、枸杞、山药、菟丝子、牛膝滋补肾阴；山茱萸、鹿角胶温补肾气，助阳生阴。如遗精，加牡蛎、金樱子、芡实、莲须固肾涩精；潮热、口干、咽痛，为阴虚而火旺，去鹿角胶、山茱萸，加知母、黄柏、地骨皮滋阴泻火。

六、小结

虚劳是一种以脏腑阴阳气血亏损为基本病机的慢性虚衰性病证。其转归的关键，在于体质的强弱和脾肾的盛衰。如体质素盛，虚损不重，脾肾未衰，通过调治，易于好转；或体质虽弱，虚损虽重，通过正确治疗和调理，脾肾功能恢复，亦可好转。五脏之间乘侮，虚劳病程中常形成五脏交亏、互相传变的病机变化，但以脾胃为主，治疗上除注意脏腑病位，阴阳气血，标本顺逆，还应重视调理脾肾，根据病情的轻重，病势的缓急，给予不同的补法。

　　虚劳之预后，一般说，体质素盛，元气未衰，脾肾未虚，病属顺证者，则预后良好。反之，体质素薄，元气先衰，脾肾已败，病属逆证者，则预后不良。

　　　　　　　　　　　　　　　　　　　　　　　　　　　　　　　　　　　（荆丰德）

现代中医学

（下）

杨友军等◎主编

吉林科学技术出版社

第八章　中医外科疾病诊治

第八章 中医外科疾病诊治

第一节 丹 毒

丹毒是一种皮肤突然成片红肿，色如丹涂脂染，蔓延极快，伴有恶寒、发热、头痛为特征的急性传染性皮肤病。由于发病部位不同而有不同的命名。发于下肢者称流火；发于头面者称抱头火丹；发于躯干者称内发丹毒。新生儿丹毒多生于臀腿部，且多流走性，称赤游丹。丹毒命名虽多，但其发病多先由皮肤、黏膜破损，外受风、湿、热毒与血热搏结，蕴阻肌肤，不得外泄所致。

丹毒为一种常见病、多发病，不分性别、年龄、季节均可发病。中医治疗丹毒，疗效迅速、确切，有其特色与优势，以中药内服、外敷为主，还可选用针灸、三棱针点刺等治疗方法。但也有少数病例因正虚邪盛，全身及局部症状未能及时控制，而出现"陷证"。同时，反复发作的下肢丹毒可形成大腿风（象皮腿），均应引起重视。总之，对本病亦应早防、早治，并要根治病因，避免复发。

丹毒是以病变部位皮损色泽为特征命名的皮肤病。其临床表现与西医所称丹毒一致，红斑区有时可出现水疱、大疱名之水丹，相当于西医水疱性或大疱性丹毒。水丹严重时可出现皮肉坏死腐烂，西医称之为坏疽性丹毒。

一、病证诊断

（一）诊断标准

1. 中医诊断标准　丹毒的诊断标准，西医目前多参考王坤山等主编的《中西医临床皮肤病学》。中医现行的法定诊断标准为中华人民共和国中医药行业标准中的《中医病证诊断疗效标准》，现仅作部分文字上修改与排序上的调整。现录如下：

（1）病名诊断标准：多数发于下肢，其次为面部，新生儿丹毒，常为游走性。

局部红赤灼热，如涂丹之状，肿胀疼痛，红斑边缘撬起，与正常皮肤有明显分界，红斑有时可出现水疱、紫斑，偶有化脓或皮肤坏死。病变附近有臀核肿痛。

开始即有恶寒、发热、头痛、周身不适等症状。

可有皮肤、黏膜破损或脚癣等病史。

血白细胞总数及中性粒细胞明显增高。

（2）证类诊断标准

风热毒蕴：发于头面部，恶寒发热，皮肤掀红灼热，肿胀疼痛，甚则发生水疱，眼胞肿胀难睁。舌淡红，苔薄黄，脉浮数。

湿热毒蕴：发于下肢，除发热等症状外，局部以红赤肿胀、灼热疼痛为主，亦可发生水疱、紫斑，甚至结毒化脓或皮肤坏死。苔黄腻，脉洪数。反复发作，可形成大腿风（象皮腿）。

胎火蕴毒：发于新生儿，多见于臀部。局部红肿灼热，可呈游走性，并有壮热烦躁。

2. 西医诊断标准

（1）病理诊断：真皮高度水肿；血管淋巴管扩张；真皮中有广泛中性多形核白细胞浸润；可深达皮下组织。

（2）临床诊断：

1）起病突然，发展迅速，可伴有头痛、恶寒、发热等全身症状和附近淋巴结肿大。

2）皮损初起有境界明显水肿性鲜红斑片，中间较淡，边缘清楚。

3）多发于小腿部及颜面，呈局限性。

4）白细胞计数增高。

（二）鉴别诊断

1. 面游风毒　发病亦突然，头面部出现红斑，两眼合缝，红斑界线不清。虽掀热红肿，但无恶寒发烧全身症状，局部不痛，仅有痒感或感作胀。多见于中药毒、红花草疮、泥螺日旋光性皮炎、植物日旋光性皮炎，有服药史或食野菜或其他食物史，可与抱头火丹相鉴别。

2. 漆疮　有油漆接触史，皮损界线不清，以肿胀、水疱、丘疹为主，掀热瘙痒，无疼痛，亦无恶寒发烧全身症状，可资鉴别。

3. 伤水疮（类丹毒）　初起为小范围的紫红斑片，以后向四周缓慢扩散，中心渐退为特征。常发于手部，与职业有关，多见于肉类加工、渔业工人，有被肉骨、鱼刺划伤皮肤，或皮肤破伤后接触猪肉、鱼类史。斑片范围小，来势慢，无全身症状是其鉴别点。

4. 㾴疳　病发于新生儿，锴肿燉烂，红赤无皮，重者掀赤遍体，以七窍为甚。由胎中感受遗毒所致。即胎传梅毒，应与皮损见于臀腿为主的赤游丹相鉴别。

5. 痈　皮色紫红，中央隆起，稍发硬而坚实，红肿显著而边缘炎症较轻，境界不清。而丹毒则边缘翘起，边界清楚，是其初期鉴别要点。

（三）证候诊断

1. 中心证候　由病原菌通过皮肤或黏膜细胞破伤侵入皮肤，或通过血行感染而引发的皮肤损害及全身感染，是丹毒病的证候学特征。其主症为红斑，次症为恶寒发热、头痛、周身不适等。病变附近臖核肿痛。舌红、苔薄黄或黄腻。脉浮数、弦数或弦滑数。

红斑：呈鲜红色，似丹涂脂染，稍突出皮肤表面，状如堆云，与周围皮肤界限清楚。局部胀痛，扪之灼热，轻压之，红色即可消退，放手又复如前，红肿斑块向四周蔓延，呈游走状，常在原红斑附近出现新的红斑，再与之相连。红斑发生于颜面的，可从一侧颊部扩展到另一侧。红斑在蔓延扩展的同时，中央红斑逐渐消退、脱屑，呈棕黄色改变。病情严重者，红斑色深，在红斑中间出现水疱、大疱或血疱，甚或坏死腐烂。红斑发生部位以小腿最多见，其次为头面。新生儿则多见于腹、臀、腿部。红斑的水肿程度视发病部位而不同，如发生在眼眶部，则肿胀尤为明显，可致睁眼困难。皮损消失后，部分患者可遗留色素沉着。在其一处多次反复发生的复发性丹毒，其皮色较淡，局部症状较轻。

恶寒、发热：在恶寒发热前数小时内，患者往往周身不适、头痛，或伴有口渴、恶心、四肢关节酸痛等全身症状，继而但热无寒、持续不退。恶寒发热食与红斑同时出现。少数患者亦有先感恶寒发热，继而出现红斑。发热可因感染程度与患者体质强弱而有所差异。严重时体温可高达 39～41℃。

臖核：多出现在红斑附近的皮下。发于下肢的流火，臖核见于胯腹沟处；发于头面的抱头火丹，荇核多见于颈项两侧、颌下、颏下。伴有局部肿痛，严重的局部灼热疼痛。多数于发病 2～3 天后可逐渐缩小，消失。

舌苔脉象：舌红、苔薄黄，湿热盛则见黄腻苔。脉象初期多浮数或弦数。湿热盛者，脉象多弦滑数。

2. 证候诊断

（1）风热毒蕴　发于头面部，恶寒发热，皮肤掀红灼热，肿胀疼痛，甚则发生水疱，眼胞肿胀难睁。舌淡红，苔薄黄，脉浮数。

（2）肝火毒蕴　发于胸胁，延及胸腹、腰背、胯间，色如红霞，游走如云，痛如火燎，恶寒发热，或潮热往来，常伴有口苦咽干，胸胁胀痛，便秘溲赤，舌红，苔黄腻，脉弦数。

（3）湿热毒蕴　发于下肢，除发热等症状外，局部以红赤肿胀，灼热疼痛为主，亦可发生水疱、紫斑，甚至结毒化脓或皮肤坏死。苔黄腻，脉洪数。反复发作，可形成大腿风（象皮腿）。

（4）胎火蕴毒　发于新生儿，多见于臀部。局部红肿灼热，可呈游走性，并有壮热烦躁。

（5）毒邪内攻　红斑迅速发展蔓延、扩散，壮热神昏，烦躁谵语，呼吸急促，头痛剧烈恶心毒呕吐，舌红绛，苔黄，脉洪数。

二、病因病机

（一）病因

1. 原发病因　丹毒的原发病因为内蕴血热。有心火、肝火、脾经湿热，以及胎火、胎毒之分。心主血，亦主火。心绪烦忧，情志化火，心火内积；肝喜条达，主疏泄。性情急躁，暴怒郁悒，气郁生火，肝经火旺；脾主健运，喜燥恶湿。饮食不节，嗜食辛辣、香燥、炙馎、醇酒、肥腻之物，脾运失常，湿热内蕴，化为湿热；胎火胎毒，多因孕母过食五辛，炙馎之物，或父母不节其欲，淫猖火炽，遗于胎儿。

2. 继发病因　继发病因为复感风热湿邪。丹毒发病部位与所感外邪种类密切相关。风为阳邪，其性上行，多伤人之上部。头为诸阳之会，外感风温风热之邪，与内蕴血热相合，化为火毒，风火相煽，风助火势，火借风威，暴发于头面，形成抱头火丹；外感火毒之气与肝经郁火、脾经湿热相感，气火发于中，暴发于肋下、腰胯之间，形成内发丹毒；水性下趋，外感湿邪与内蕴湿热相合，湿热下注，流走于下肢腿、足，形成流火；外感风热毒邪，客于腠理，与内蕴之胎火、胎毒相合，搏于气血，蒸发于外，见于脐周料腿之间，游走不定，形成赤游丹。

3. 诱发原因　丹毒是皮肤及其网状淋巴管的急性炎症，由 P 溶血性链球菌通过皮肤、黏膜的破损处侵入所致，经血行感染，即所谓染毒而致生本病。发于下肢腿足的流火，多由脚湿气，或外伤感毒诱发；发于头面部的抱头火丹，多由鼻、咽、耳、口齿的病灶，及头面部的病灶而引发，挖鼻、掏耳、头面的外伤，常被认为是造成局部感染病灶的原因；内发丹毒，多因于胁肋腰胯部痒疹，及脐周湿疹，搔抓染毒而发；赤游丹多由新生儿断脐，或养护不当，臀腿等处皮肤破损染毒而引发。酗酒，全身营养状况低下，正气亏虚，卫外乏力，均与本病发生有关。

（二）病机

1. 发病　丹毒的发生由于血热内蕴，郁于肌肤，复感风热湿邪，内外合邪，热毒之气暴发于皮肤之间，不得外泄，蓄热为病。丹毒的发病虽有潜伏期，一般为数小时至 3～5 天，但病起突然。患者继短暂的周身不适后，即出现寒战高热等全身症状。高热的同时或稍后，即出现有灼热感的小红斑，迅速向四周蔓延，形成大片状，稍高出于皮肤表面、境界清楚、色如涂丹的红色斑块。慢性复发性丹毒，其发病相对较缓，变化亦慢。

2. 病位　局部损害在皮腠，红斑发无定处；以下肢腿、足为最多见，次其是颜面部、肋下、腰胯间。初生儿的赤游丹多见于脐腹部及臀部。发病初起即恶寒发热，病在卫分；继而壮热、口渴，病在气分、营分；若出现热毒内陷变证，甚或神昏谵语，为热毒入营血，逆传心包。

3. 病性　为阳热实证。突起恶寒发热，口渴、尿黄、便结，以及局部灼热红斑，是标本俱实，阳热为患。

4. 病势　病起突发，虽初起即恶寒发热、头痛身楚、胃纳不香、尿赤便秘，呈血热内蕴、表里俱实之势。局部红斑亦从初起小片，很快延成大片，此正盛邪实之象。数日之后，红斑不再扩展，而开始消退，身热开始下降，终于皮肤颜色及体温皆恢复正常，皮损处仅残留小量的鳞屑而告愈。预后多良。若火毒炽盛，尤以新生儿或老年体弱者，易致热毒内陷，证见壮热烦躁、神昏谵语、恶心呕吐、预后不良。另外，游走性红斑由头面、四肢游向腹胸者，多逆。

5. 病机转化　丹毒的病机转化决定于引起该病的内蕴血热、外感风热湿邪与人体正气相争及其消长变化。病发初起，内外合邪，热毒之气暴发于皮腠之间，不得外泄，蓄热为病。如果正气不衰，经过辨证论治，风得以散、热得以清、湿得以利、毒得以解，正胜邪退，则热退身凉，红斑渐以消散。新生小儿稚阴稚阳之体，脏腑未实，或平素体弱，气阴不足，或年老体虚，气阴两亏，正不胜邪，倘若火毒炽盛，极易毒邪内攻，进入营血，出现热毒内陷之症。热毒之气暴发于皮腠，皮肤间斑块呈色红光亮，若湿重，热从湿化，湿热毒邪稽留肌肤，水湿外透，则于红斑上出现水疱、大疱；湿热壅盛，蕴蒸于肌腠，则可见血疱，甚至热盛腐肉，皮肉为之坏死腐烂，均为逆证，使治愈难度加重。流火由外感湿热与脾经湿热相合，湿热下注，游走于下肢腿足部，湿多黏腻，每多缠绵不断，故流火多易复发形成慢性丹毒。严重者湿热互结，久滞经络，气滞血瘀，导致下肢粗肿，形成象皮腿。

6. 证候病机

（1）风热毒蕴：风为阳邪，风热合邪夹内蕴血热，形成风热毒蕴证，依风之性上犯，发于头面。病在卫分、气分，正盛邪实，正邪相争，故恶寒发热，常伴周身不适等全身症状。风热阳邪宣浮向外，风邪善行数变，因此，红斑表现为掀红灼热，且扩展迅速。气血为热毒阻滞，故肿胀疼痛。毒邪蕴于肤腠，气机不利，当水湿不得气化，甚则斑块上见水疱。眼胞属脾，其组织疏松，为风热毒邪所感，脾运失常，宣浮之肿导致眼睑难睁。舌质红，苔薄黄，脉浮而数，乃血热在卫气分之征。

（2）肝火毒蕴：火从内发，红斑见于胁肋、胸腹、腰背、脐周肝经循行之处。此肝经郁火所发，或夹有脾经湿热。症见红斑肿胀，灼热疼痛，向四周蔓延，病在少阳，开阖不利，寒热往来，口苦咽干，胁肋胀痛。舌红，苔薄黄，脉弦数。

（3）湿热毒蕴：湿性趋下，故湿热毒蕴证见发于下肢。证属阳热，症见发热。湿热毒蕴结于肌腠，从而局部斑片红赤肿胀，灼热疼痛。湿重，水湿溃滞不得泄，故红斑上见或小或大的水疱，同时红肿处按之如泥凹陷不起。湿热毒壅，气血瘀阻，因而出现紫斑。气滞血瘀，湿从热化，热盛则肉腐，皮肉坏死。湿邪腻滞缠绵难愈，症见反复发作。湿邪留恋难去，阻滞经脉，瘀塞不通，久之形成象皮腿样改变之大脚风。苔黄腻，脉洪数，均属湿热之象。

（4）胎火毒蕴：证由胎火胎毒内蕴，加之断脐及新生儿养护不当，复感风热毒气搏于气血，客于腠理而发。红斑见于臀腿之间。热毒之气极，因而红肿而灼热；血热相搏，风气乘之，红斑因之多呈游走性。小儿为稚阴稚阳之体，抗病力弱，内蕴之胎火、胎毒与外邪交合，热毒若内攻，必耗伤阴液，上扰神明，见壮热、口渴、烦躁、神昏之症。

三、临床治疗

（一）辨证论治

1. 辨证思路

（1）抓住主诉　皮肤突发红色斑块，局部灼热疼痛，伴有恶寒发热等全身症状。

（2）分析病位　丹毒病位在皮肤，发无定处。但发病部位与病因病机密切相关，应作重点考虑的内容。辨证应紧密联系发病部位与风、热、湿、毒致病特性进行分析。

（3）确定病性　丹毒病属阳热实证，其本为内蕴热毒，其标为外感风、热、湿邪，急性期为实（湿）热为主，反复发作的慢性丹毒，以血瘀、湿滞为主，热毒内陷证表现为本虚标实。临床中要注意红斑的发展与体温的变化。红斑多流走不定，一般说来，从心腹向四肢行走为顺证；从四肢走向心腹为逆；红斑虽向四周蔓延扩展，中央红色逐渐消退，体温亦随之下降为病退；红斑迅速扩散，中间出现水疱、大疱，甚至坏死腐烂，体温持续增高，呈壮热、口渴之势为病进。新生儿赤游丹，若红斑迅速向外行走，流行遍体，身发壮热，烦躁神昏，啼哭惊呼，甚见脐腹板硬，舌质红绛、指纹穿关透甲，则为危候。

2. 分证论治

（1）风热毒蕴

症舌脉：发病前或有挖鼻、掏耳、头面部创伤史。起病即有恶寒发热，头痛身酸楚等全身症状。红斑发于头面部，初为鲜红斑片，红肿灼手，继而蔓延扩散，重者游走迅速，甚则头大如斗，目肿如蟠桃，不能睁开，口唇外翻，肿胀疼痛，甚可发生水疱。耳后、颈侧或颌下可见臖核。舌尖红，苔薄黄或黄厚，脉浮数。内热重者，口干，大便秘结，小便短赤，甚则壮热不退，恶心呕吐，咽喉闭塞，牙关紧闭，汤水难入，症属危笃。

病机分析：风为阳邪，头为诸阳之会，风热之邪外感，化火化毒，袭于肌肤，发为抱头火丹。红斑见于头面，风助火势，火助风威，因此，红斑灼手，呈迅速蔓延扩散之势。外感风热，正盛邪实，病邪在表，病发即有恶寒发热，头痛身楚。阳热之病在上，舌尖红，苔薄黄，热盛则黄厚。脉浮主上，数主热，脉见浮数。如患者素有血分热甚，风热外邪与血热相合，热结于腑，则口干，大便秘结，小便短赤。甚则壮热不退，腑气不通，胃气上逆，故恶心呕吐。毒热上壅，气机不利，故咽喉闭塞，牙关紧闭，乃致汤水难入。

转归：本证一般预后良好，常在2～3天后红斑停止扩展，中央红色逐渐消退。若调治得当，风热得清，热退身凉。风热毒盛，则热毒入腑，毒热上壅，出现腑实证，乃至咽喉闭塞。治法：散风清热解毒。内热盛者，当配以清热通腑。若火毒炽盛，又当泻火清营。

方药应用：

1）常用方

①初起恶寒未除，可用通圣消毒散加减。

荆芥、防风、芍药、连翘、川芎、当归、薄荷、黄芩、栀子、桔梗、甘草、牛蒡子。

②恶寒已除，但发热不恶寒者，以普济消毒饮方加减。

黄芩、黄连、甘草、玄参、连翘、板蓝根、马勃、牛蒡子、薄荷、僵蚕、金银花、菊花、桔梗。

临证参考：本证治疗重在散风清热解毒，虽初起恶寒未退者用通圣消毒散方加减，意在取荆、防类辛而微温本品发散在表之寒，但寒去即可，不宜久用，以免助热生风。病在头面，普济消毒饮乃正治之方。内热重，腑实大便秘结者，加大黄、芒硝；小便短赤者，加滑石、木通；口渴引饮者，加天花粉；咽痛喉闭者，加玄参、麦冬、生地、木蝴蝶。

2）常用中成药：三黄片：每次3～5片，每日3次；清开灵口服液，每次10ml，每日3次。

（2）肝火毒蕴

临床表现：红斑发于胁肋，延及胸腹、腰背、脐周、胯间。色红如霞，游走如云，痛如火燎。毒初起即恶寒发热，次后潮热往来。常伴口苦咽干，胁肋胀痛，便秘尿赤。舌红，苔薄黄，脉弦数。

病机分析：此证又名内发丹毒，多因暴怒、郁悒伤肝，气郁生火，肝经火郁或夹脾经湿热，循肝经循行而发于胸胁腰胯，而见少阳开阖不利之症。

转归：本证一般预后良好。如得到及时合理治疗，红斑亦常在 2～3 天后逐渐停止发展，进而消散，热退身凉。老年体弱者若热毒炽盛，当预防热毒内陷。

治法：清肝利湿解毒。

方药应用：

1）常用方：扼子清肝汤或化斑解毒汤加减。

柴胡、山扼子、龙胆草、黄连、黄芩、玄参、连翘、赤芍、车前子、甘草。

加减：若壮热不退，加石资以清解气分之实热，除烦渴引饮；腑实大便秘结，加大黄，芒硝以通而泄之。

2）常用中成药：龙胆泻肝丸，每次 9g，每日 3 次；清热消炎宁胶囊，每次 4 粒，每日 3 次。

（3）湿热毒蕴

临床表现：病发暴急，恶寒战栗，壮热，体温可高达 401 以上。红斑见于下肢胫足，红肿坚硬，掀热灼手，痛如火燎，表面光亮。湿重者按之凹陷。胯间臀核肿痛。舌红，苔黄腻，脉滑数。后期易于复发。

病机分析：脾失健运，湿热内生，复由素有脚湿气或足部外伤染毒引发，湿热下注于腿足部，蕴结而成。由于湿热火识，所以病发暴急，初即恶寒战栗，继而壮热。湿热下注，红斑见于胫足，掀肿灼热光亮。湿热壅于脉络，肌肤为之肿，初为硬肿，继而湿聚不化，按之陷而不起，湿邪腻滞，缠绵难解，故湿热毒蕴证每易反复发作。

转归：本证湿重者由于水湿停溃，可于红斑上出现水疱、大疱，称之为水丹，甚或湿热瘀久化腐成脓，出现肌肤腐烂。本病后期容易复发，开始一年发作一二次，以后逐渐发作频繁，可间隔几个月、几周，乃至数天一发。复发性丹毒一般局部或全身症状较轻，屡次复发日久腿胫肿胀不消，渐见粗大，形如象皮腿，谓之大腿风。

治法：急性发作期治以利湿清热解毒为主，反复发作者，则宜配合健脾化湿之音、丸方从缓图之。

方药应用：

1）常用方：萆苏渗湿汤合五种汤加减。

萆苏、赤茯苓、薏苡仁、泽泻、黄柏、丹皮、金银花、紫花地丁、车前子、牛膝。

加减：若热盛腐肉，肌肤腐烂未脱，加当归尾、甲珠之类托毒祛腐。反复发作者，配以苍术膏或二妙丸长时间服用。

2）常用中成药：二妙丸，每次 9g，每日 3 次；萆薢分清丸，每次 6g，每日 3 次；新癀片，每次 3～4 片，每日 3 次；清血解毒合剂，每次 30ml，每日 3 次。

（4）胎火毒蕴

临床表现：突发于新生儿挤周，腰腹之间。欲发之时，先发身热，啼叫，惊呼不安，手足冰凉，次生红肿斑块，光亮发热，迅速向外行走，重者可延及遍体。舌质红绛，指纹透关穿甲。

病机分析：此证为胎火胎毒内蕴，复因脐腹臀部创伤或养护不当染毒而发。热毒之气客于腠理，搏于血气，故身热啼叫，惊呼不安，手足冰凉；蒸发于外，见红肿斑片发于腰腹之间。小儿气血未定，肌肤柔脆，无力胜其慓悍之毒，因此红斑迅速向外行走，乃至延及遍体，且多变证发生。舌质绛红，指纹透关穿甲，乃热毒搏于血气之征。

转归：如及早治疗，一二日间身轻腹软，热退身凉，乳吮正常者，可望治愈。红斑起于背腹，流散四肢者顺；起于四肢，流入胸腹者逆。热毒甚者，红斑上可出现水疱，甚至发生坏疽。若失治，热毒入里，可出现腹胀坚硬的腹膜炎征，或出现烦躁、神昏、哭闹不止的内陷证，病多难愈。

治法：凉血清热解毒。

方药应用：

1）常用方：犀角地黄汤合黄连解毒汤加减。

水牛角、鲜生地、丹皮、赤芍、黄连、黄柏、扼子、紫花地丁、金银花、生甘草。

加减：食滞者加保和丸以消食导滞。大便秘结者加一捻金，每次服2分，蜜水调服。毒邪内攻者，宜服紫雪丹，每日2g，3次分服。

2）常用中成药：金银花露，每次20～30ml，每日3次；黄连解毒片，每次2～3片，每日3次。

（5）毒邪内攻

临床表现：红斑迅速蔓延，如燎原之势扩散，壮热神昏，烦躁谵语，呼吸急促，头痛剧烈，恶心呕吐，便结溲赤。舌红绛，苔黄，脉洪数。

病机分析：此为丹毒危驾重证，正不胜邪，反陷入里，客于营血，内传脏腑引起的全身症状。多发于老年体弱及新生儿，以抱头火丹及小儿赤游丹多见。老年、体弱者，气阴两亏，新生儿气血未定，皆不胜剽悍之热毒侵犯，故红斑发展势如燎原；热邪上扰神明，故壮热神昏，烦躁谵语（在小儿为啼哭、惊呼不止）。热毒内陷，阳气郁而不伸，故呼吸急促。头为诸阳之会，热毒上攻，故头痛剧烈。热毒内陷，犯胃则恶心呕吐；内结阴耗，则便结而溲赤。热入血分，舌绛苔黄，脉洪数。

转归：毒邪内攻，热毒内入营血，来势迅猛，其症重笃，若能及早救治，急进重剂清热、解毒、凉血之品，以折其火势，"犹可透热转气"，获一线之生机。否则热深毒深，必致厥而不起。

治法：凉血解毒，清营开窍。

方药应用：

1）常用方：清瘟败毒饮或清营汤加减。

水牛角、生地、丹皮、玄参、赤芍、黄连、黄芩、栀子、知母、生石膏、金银花、连翘、丹参、淡竹叶。

临证参考：病来急促，病势重笃，应根据病情加重方中药物用量。病重者可每天2～3剂顿服。若症见神昏谵语，任选安宫牛黄丸、至宝丹、紫雪丹、牛黄清心丸中之一种，配合汤药服用。

2）常用中成药：安宫牛黄丸、至宝丹、牛黄清心丸、紫雪丹、清开灵注射液。

（二）局部辩证外治

1. 头面部丹毒

临床表现：红斑发于头面部，初为鲜红斑片，红肿灼手，继而蔓延扩散，重者游走迅速，甚毒则头面肿大，不能睁开，口唇外翻，也可发生水疱；耳后，颈侧或颏下可见臖核。

治法：凉血解毒。

方药：新癀片。

治疗：新癀片碾成粉末，用丝瓜汁调成糊状外涂患处，1日2次；活蚯蚓剖开洗净，加入白糖适量，半日后取糖浸蚯蚓汁涂搽红斑处；也可选用蒲公英，或紫花地丁，或仙人掌（去刺），或芙蓉花叶，或野菊花叶捣烂外敷。

临证参考：头面部丹毒乃风热之邪入侵所致。风为阳邪，善行而数变，头为诸阳之会，风热外感，化火化毒，袭于肌肤，发为抱头火丹。因此本证起病急，变化快，重症多，治疗可参照风热毒蕴，危急症处理。

2. 内发丹毒

临床表现：红斑发于躯干部，延及胸腹、腰背、脐周、胯间。色红如霞，游走如云，痛如火燎。

治法：凉血解毒。

方药：新癀片。

治疗：新癀片碾成粉末，用丝瓜汁调成糊状外涂患处，1日2次；也可选用蒲公英，或紫花地丁，或仙人掌（去刺），或芙蓉花叶，或野菊花叶捣烂外敷；或如意金黄散蜜调外敷。

临证参考：内发丹毒乃肝经火郁或夹脾经湿热，循肝经循行而发于胸胁腰胯，而见少阳开阖不利之症。临床上老年体弱者当预防热毒内陷。治疗可参照肝火毒蕴证治。

3. 下肢丹毒

临床表现：红斑发于下肢，红肿灼热，边界欠清，表面光亮，甚或起水泡，痛如火燎，湿重者按之凹陷。跨间臖核肿痛。后期易于复发。

治法：清热解毒箍围。

方药：如意金黄散。

治疗：如意金黄散蜜调外敷。

熏洗法：将药物煎取汁倒入木桶中，趁热先熏，后温洗。熏时应以棉被等物覆盖以免热气过快散失。每次20～30分钟，每日1～2次。常用药：（1）大蒜一大把；（2）乌蔹梅叶、鲜樟树叶、松针各60g，生姜30g；（3）紫苏、葱内、鲜凤仙花茎叶各100g，任选一方，加水煎取药汁约5000ml。适用于反复发作的下肢丹毒。

针灸法：取三棱针砭刺，手法宜轻，砭刺宜浅，见血即可。1日1次，或隔日1次。

委中放血疗法：于委中穴处针刺放血，隔日1次。或毫针刺法：取穴阴陵泉、足三里、血海、行间、三阴交。均用泻法。每日或隔日1次。用芒针在患处行沿皮针刺。

隔日 1 次，适用于复发性丹毒。

临证参考：下肢丹毒乃足癣或下肢皮肤破损，毒邪入侵引发，以湿热下注为主要表现。红斑上可出现水疱、大疱，称之为水丹。本病后期容易复发，开始一年发作一二次，以后逐渐发作频繁，可见隔几个月，几周，乃至数天一发。复发性丹毒一般局部或全身症状较轻，反复发作则小腿肿胀难消，渐见粗大，形如象皮腿，谓之大腿风。治疗可参照湿热毒蕴证治。

·····································（王本鹏）

第二节 瘰 疬

瘰疬现指西医的颈部淋巴结结核。临床上以其结核累累，有如串珠之状而得名，俗称"疬子颈"、"老鼠疮"，是发生于颈部淋巴结的慢性感染性疾患。由结核杆菌感染所致的慢性特异性感染性疾病，感染途径多由口腔咽部病灶或来自胸内上腹部结核病变，亦可通过血行感染致病。颈部淋巴结结核最为常见，其特点是初起时结核如豆，皮色不变，不觉疼痛，继而逐渐增大窜生，成脓时皮色转为黯红，融合成团，溃后脓水清稀，每夹败絮状物质，往往此愈彼溃，形成窦道，经久不愈，严重者全身出现虚劳证候。流行病学调查资料表明，肺外结核、颈部淋巴结结核及锁骨上淋巴结结核较常见，常因肿块而引起注意，可发生溃破。成人中肉芽肿性淋巴结炎几乎皆由结核引起，而儿童尤其 5 岁以下者，属结核分枝杆菌则更为常见。结核性体表淋巴结肿大主要累及颈部、腋窝或腹股沟淋巴结，而以颈部多见。日本 1982 年登记的肺外淋巴结结核 2420 例，占登记结核患者的 3.8%，为总人口的 20/10 万，其中颈部淋巴结结核占 90%。辽宁省 1984 年在 34 个国家级结核病流行病学抽样点内，发现肺外结核 44 例，肺外结核患病率 84.7/10 万，其中骨关节结核和体表淋巴结结核占 29.51%。我国 1989 年第一次向 WHO 报告我国 1989 年结核病死亡情况，中国肺外结核死亡率在 1988 ～ 1989 年约 1/10 万，占所有结核病标化死亡率的 5% ～ 10%，比发达国家肺外结核占所有结核死亡的百分比（14% ～ 15%）低得多。

古之瘰疬，称小者为瘰，大者为疬，结核连续者为瘰疬，连及胸胁者为马刀侠瘿。至于瘰疬、鼠瘘、马刀侠瘿，早在《灵枢·寒热》、《灵枢·痈疽》中就有记载。对瘰疬的成因、诊断、针刺疗法，以及预后等均有所描述。新中国成立以来，中医外科工作者在瘰疬的防治研究方面取得了新的进展，在继承古籍基础上，对病因病机、临床分型论治、治法及方药等诸方面，都有了长足的进步，不少名老中医关于本病的治疗经验，相继整理成册，问诸于世。

一、病证诊断

（一）诊断标准

淋巴结疾病包括两大部分：①淋巴结良性病变：包括纤维及脂肪性变、反应性增生、梗阻性改变、细菌性感染及脓肿、丝虫病、弓形体病、淋巴结结核、肉样瘤病、淋巴结医源病变。②淋巴结恶性病变：包括恶性淋巴瘤、Burkitt 病、霍奇金病、滤泡性淋巴瘤。现仅述颈淋巴结结核病。淋巴结结核可发生于人体各个部分，以颈为最多，腋下次之，腹股沟及腹腔内的淋巴结结核较为少见，淋巴结结核可发生于各个年龄阶段，以儿童及青少年为多。李世忠等报道 356 例中淋巴结结核患者中，20～30 岁者占 42.6%，在性别方面，据国内千余例统计，男女发病率大致相当，而在脓肿型及破溃型患者中，女性明显多于男性，女与男之比为 2.5∶1。

关于瘰疬病的诊断标准，西医诊断参考 1998 年人民军医出版社出版的中国人民解放军总后勤部卫生部编写的《临床疾病诊断依据治愈好转标准》，中医诊断标准有国家中医药管理局制定的行业标准《中医病证诊断疗效标准》。现采录如下：

1. 中医诊断标准　颈侧部结节、无痛，多见于儿童及青少年。初起颈部一侧或两侧有单个或多个核状肿块，推之可移，皮色不变，亦不疼痛。病情发展，核块与皮肤粘连，有轻度压痛，活动度差。后期形成寒性肿疡具有波动感，溃后成窦道，皮下潜行，经久不愈。分泌物稀薄，常含有干酪样物质。常有低热、盗汗、纳差、乏力、消瘦等全身症状。可有肺痨病史或肺痨病接触史。结核菌试验强阳性，血沉降率增快，病理活检可助诊断。

2. 西医诊断标准　颈淋巴结结核（结核性淋巴结炎）（中医称"春核"）：①颈侧部淋巴结肿大，结节状，无痛。多见于儿童和青年。②初期为孤立结节，较光滑，可活动，以后结节融合成块，不规则，活动度差。肿块可形成脓肿，有波动感，破溃后可形成窦道，皮下潜行，经久不愈。③分泌物稀薄，常含有干酪样物，创面肉芽不健康。④可有低热、盗汗、乏力、消瘦等全身症状。⑤有些患者可有肺部等结核病史或病变。⑥取病变组织行 PCR 检测，可呈阳性结果。⑦病理活检可明确诊断。

（二）鉴别诊断

1. 失荣（颈部转移性肿瘤）　初起为孤立肿块，无痛，可被推动，以后很快出现多个淋巴结相互融合成块团，坚硬如石，高低不平，并侵入周围组织而固定不移，多见于中老年人，可找到原发病灶。头、面、颈部的恶性肿瘤常转移到颈侧区。锁骨上窝的转移肿瘤多来自胸、腹部，如肺、纵隔、乳房等处的恶性肿瘤。左侧锁骨上窝的转移肿瘤，多数来自消化道恶性肿瘤。

2. 石疽（恶性淋巴瘤）　多见于男性青年，往往多个淋巴结肿大，堆聚而不成串，质中等硬，活动性大。多伴有肝脾肿大，严重贫血，时有不规则发热，颈部以外的淋巴结常同时肿大。必要时可做穿刺或活组织病理检查以确诊。

3. 嗜酸性淋巴肉芽肿（亦可称石疽）　颈部肿大之淋巴结初起与瘰疬相似，有时不易鉴别。需仔细询问病史，局部常微痒，结块皮肤微显褐色，查白细胞嗜酸性粒细胞明显增高，比例失常。嗜酸性粒细胞计数报告在 600 个以上，腋下、腹股沟及肘部淋巴结可肿大。

4. 腮腺混合瘤　多见于青壮年。初发于耳垂下方，随着肿瘤增大而伸向颈部。肿块呈结节状，质较硬，有时由于部分囊样变而间有较软的结节，肿瘤与皮肤以及基底部组织无粘连而可被推动。生长缓慢，可数年无变化。如发生恶变，则增大迅速，且与周围组织粘连固定，晚期可破溃形成癌性溃疡，并可出现面神经麻痹，淋巴转移常在颈侧区。

5. 甲状腺舌管囊肿　多见于 15 岁以下儿童，在颈前区舌骨下出现直径 1～2cm 的圆形肿块，边缘清楚，表面光滑，呈囊样感，无压痛，随吞咽或伸舌、缩舌运行而活动。囊肿破溃可分泌黄色黏液样液体，经久不愈，终成瘘管。

6. 甲状腺腺瘤　部位在颈前，多见于 40 岁以下妇女。常为单发，呈圆形或椭圆形，表面光滑，无压痛，随吞咽运动而上下移动。可因囊内出血，肿块增大肿痛。

7. 甲状腺癌　多见于 40 岁以上妇女。肿块质硬而高低不平，吞咽时上下移动度减低，或固定不动。晚期由于压迫喉管神经、气管、食道，而产生音哑，呼吸困难，吞咽困难等。如压迫颈交感神经，则产生同侧瞳孔缩小、上睑下垂、眼球内陷及同侧头面部无汗等颈交感神经节麻痹综合征。局部转移常在颈部出现硬而固定的淋巴结；远处转移则多见于颅骨、椎骨、盆骨等扁骨及肺部。如以上部位疑有转移癌时，应仔细检查甲状腺。

（三）证候诊断

1. 中心证候　肝气郁结，脾失健运，痰热内生，或肺肾阴亏，痰火凝结等，以致结聚成核是瘰疬病的证候学特征。其主症为颈侧部结节，无痛，多见于儿童及青少年。其次症有形体消瘦，午后低热，盗汗乏力，胃纳较差等全身症状。舌象有舌质淡、红、苔白、薄白微腻、黄、少苔，光亮少津；脉象多弦或弦细，或弦数，或弦滑，其次滑数、濡细。颈部单侧或双侧结核肿块，皮色不变，质中活动，亦不疼痛，随着病情发展，其核与皮肤相黏，轻度压痛，推之活动较差。后期如形成寒性脓疡，按之波动应指，溃后形成窦道，脓液稀薄，含有干酪样物质，经久不愈。

2. 证候诊断

（1）气郁痰凝　多见于瘰疬初期，结核多发于颈两侧，单发或累累如串珠状，肿块坚实，光滑活动，无压痛。伴胸胁胀满不适，口苦，纳食不香。舌苔薄白，脉弦滑。

（2）风热毒结　结核表浅，肿势宣浮，边界欠清，皮色不变，发病较急，或有疼痛。伴有发热或恶寒，烦躁，口苦咽干。舌质红，苔黄或白腻，脉浮滑或滑数。

（3）肝郁化火　肿块增大，疼痛，皮色渐转红或中心变软，融合成团，伴心烦喜呕，面颊灼热，或目赤，头胀痛。舌质红，苔黄或无苔，脉弦数。

（4）肺肾阴虚　结核累累，成团块，移动性差，久则皮色转黯红，成脓溃破，脓稀薄，形成窦道，伴身体羸瘦，咳嗽痰红，潮红盗汗，口干颧红，遗精、经闭。舌质红，光亮少津，脉细数。寒痰凝聚，肿块化脓，稍有疼痛或不痛，皮色不变，伴面色黄白，畏寒，脘闷纳呆。舌质淡苔白，脉弦滑。

（5）气血俱虚　溃后久不愈合，脓水清稀，面色无华，神疲乏力，头晕眼花，舌淡苔白，脉沉细无力等。

（6）肝肾阴虚　疮口久溃不愈，局部皮色紫黯，午后潮热，夜间盗汗，五心烦热，视物模糊，腰膝酸软，舌红苔少，脉细数。

（7）脾胃虚弱　久病不愈，核质变软，次后破溃，脓水淋漓，肉芽不鲜，纳谷不香，大便稀溏，面色萎黄，形体消瘦，体倦乏力。舌质淡，苔薄白微腻，脉濡细。

二、病因病机

（一）病因

1. 原发病因

（1）毒邪内侵　感受风毒、热毒、四时不正杀戾之气。

（2）痰气结聚　外邪侵袭，肝郁气滞，脾气失运，肺肾阴虚，均可化火，灼津为痰。

（3）情志不畅　肝失条达，气郁气滞，郁久化火，灼津为痰。

（4）正气内虚　肺肾阴虚，阴亏火旺，肺津不能输布，炼液为痰。

2. 继发病因

（1）郁　郁怒伤肝，肝气郁结，郁久化火；肝郁伤脾、脾失健运，痰湿内生以致气郁、火郁、痰湿阻于经络，气血凝滞结聚成块形成瘰疬。

（2）痰　肝郁气结，横逆伤脾，脾失健运，痰热内生；肝郁化火，下灼肾阴，阴火燔灼，炼液成痰；素体肺肾阴虚，阴亏火旺，肺津不能输布，灼津为痰。

（3）瘀　各种致病因素的作用，均可导致经络阻塞，气血凝滞，营气不从，逆于肉理，而生本病。

（4）虚　肾虚、风寒湿浊乘隙入侵，肾阴不足，虚火上炎，灼津为痰，痰火凝结而生瘰疬。

总之，瘰疬之生，或由外邪侵袭，或因脏腑失和所致，但不论内因或外因，其根在于脏。风热之毒，四时不正之气外受，与痰气搏结，循少阳之经上升，互阻于颈项，结块作肿，均可致发瘰疬。

3. 诱发因素　饮食不当，过于劳累，情志气郁，性欲过度等均可诱发或加重本病。

（二）病机

1. 发病　瘰疬起病较慢。本病可有肺痨病史或与肺痨患者接触史，常因体质虚弱，过食辛辣、郁怒、劳累、性欲过度而发病或加重病情，多颈侧单发或多发，由于失治、误治往往加重病情，日后溃破，流干酪样坏死组织。部分患者，在未溃之前有低热、颧赤、五心烦热、食欲减退、月经不调等症状。

2. 病位　病位在颈项两侧，并伴有全身脏腑功能紊乱。

3. 病性　为本虚标实，但初期多以标实为主，风热邪毒、痰、郁、瘀等标实症状较为突出。脓肿期多为虚多、实少。

4. 病势　其病初起时仅见颈项侧结核累累，病情尚轻；若病情进一步发展，肿块增大，有疼痛，肤色转黯红，则病情加重，溃后形成窦道，见体弱、多汗、潮热，流脓清稀似米泔水，则疮口难愈，预后较差。

5. 病机　转化瘰疬的发病和发展是个动态过程，病理过程也是不断地发展与变化的。当致病因素促成了局部结核之后，通过治疗，祛除致病因素、扶正、祛换、解郁、祛痰等使气血运行正常，则可痊愈。若拣疬在屈部气血痰郁进一步发展，则郁而化热，热盛肉腐，破溃流脓，治疗得当，局部证候辨证处理，加以扶正，使脓液畅泄，毒从外出，气血畅运，腐肉逐渐脱落，新肉渐生，窦道闭锁，创面愈合。

6. 证类病机

（1）风热结毒：本证发作较急，属瘰疬之表证，实证。热与痰火搏结，故其核浅，肿势宣浮，有压痛，伴发热或恶寒，烦躁，咽红，口干，舌红苔黄或腻，脉浮滑或滑数。

（2）气郁痰凝：肝失疏泄、喜条达，肝的功能正常，能斡旋一身之气血，气血行而津液布，若肝失疏泄，进而犯脾，使脾运失司，聚湿生痰，痰郁结核。

（3）肝郁化火：肝气郁而化火，气火逆于肺，即作阵咳，咽干，面红；金虚不能制木，则舌红苔黄，脉弦数。

（4）肺肾阴虚：金生水，肺虚及肾，阴液不能上承，故音哑喉燥；肺气不清则干咳少痰；阴虚生内热，心火内动，心神不宁，故见五心烦热，夜寐不安，肾开窍于耳，肾水不足，则耳鸣头晕；腰为肾之府，精血不足，故腰膝酸软。舌淡红，脉细数，乃阴亏火旺之征。

（5）脾胃虚弱：饮食衰少，不能化生精微，阴液来源渐竭，或虚火扰动，灼伤脾胃之阴，故见口干唇燥，不思饮食，大便燥结，脉细数等症。虚劳后期且能出现舌干少津，干呕呃逆，乃是阴液枯涸，胃气衰竭之危候。

（6）脾胃阴虚：脾胃司职运化，能升清降浊。如脾胃虚弱，胃气上逆，气不相承，见呕逆，食少困倦；甚则脾阳不振，生化之源不足，见面色不华，手足不温。

（7）寒痰凝结：痰者滋生于脾胃，上责于肺，肺胃虚弱，寒痰则生，故见咳嗽多痰，咯痰色白，胸脘作闷，舌苔白腻，脉象濡滑。

（8）气血两虚：心主血脉，其华在面，脾司运化，生化气血，心脾亏损，气血不足，则面色不泽，唇甲不华，，心悸少寐，体倦懒言，神疲纳减；血虚不能滋养头目，故头目昏眩，神疲短气》舌质淡，脉细弱，均为气血两虚之征象。

三、临床治疗

（一）辩证论治

1. 辨证思路

（1）抓住主症　颈项部结核单发或多发，质中等，推之活动，无压痛。

（2）分析病位　瘰疬多生于颈项部及耳之前后，亦有延及颌下、缺盆、胸腋等处。生于颈项二侧的责之于少阳经；生于颈前的责之于阳明经；生于颈后的责之于太阳经。初起属病浅易治，中期液化，溃后难愈，多属气血不足，脾胃虚弱。

（3）确定病性　瘰疬的病性为本虚标实，但按临床发展快慢分为急性、慢性两类。慢性的多因虚劳气郁而生，即现在所称的瘰疬。急性的，多因外感风热邪毒而发，实为风热痰毒之类。

急性者，初起寒热之作，颈项强痛，结核形如鱼丸，根盘散漫，色白坚肿。治疗后，热退肿消的，其核则易消散；若其间发热不退，肿痛剧增，皮色渐转红色，便欲成脓，破溃后脓泄邪退，易收口而愈。治则一般宜散风、清热、化痰为主。

慢性者，初起结核如豆，一枚或三五枚不等，渐渐窜生，累累如串珠，皮色不变，按之坚硬，推之能动，不作寒热，亦不觉痛，日久则微觉疼痛，其核推之不动。将溃时，皮肤渐发绀色，溃破之后，脓汁清稀，每多夹有败絮物质，很少能在短期内排尽收口，如处理得当，可以预期收口，部分也有经久不愈，或此愈彼溃而成窦道，可延至数载，且有在收口之后，每因体虚又复发。如日久不愈则肝肾亏损，气血不足，可有潮热，自汗，盗汗，精神倦怠，胃口不佳，形体消瘦等等；男子可见颈部青筋暴露，女子可有闭经。如初起即累累数枚坚肿不移，逐渐肿大粘连在一起的，较重；另有结核可延至数年既不破溃也不长大的，较轻。治则初起当疏肝养血，解郁化痰，标本兼施；不论已溃破未溃，精血俱伤者宜先扶正气，次治标病，因肺虚、肾阳不足者，用补肺滋肾健脾之剂。

瘰疬发病与六淫、七情、气血、脏腑、经络以及痰、虚劳等密切相关。六淫致病，主要是"风毒"与"热毒"，其邪乘虚从皮毛或口鼻侵入机体，沿经络扩散与宿邪相结，窜注颈上、锁骨上，而结成核；若郁滞不散，久则溃破，甚则成漏。而内伤七情，主要是忧思郁怒，伤于肝脾；肝郁化火，火盛灼液为痰；忧思伤脾，脾失健运，痰湿内生，致气郁、火郁；痰湿阻于经络，气血凝滞，结于颈项。六淫、七情以外的诸因，如恣食厚味炙煿辛辣，可致湿热火毒内生，壅遏腠理发为瘰疬。至于因起居、劳逸失度，每每导致脾运失权或肾气亏损而滋生瘰疬者，更屡见不鲜。

2. 分证论治

（1）风热结毒证

症舌脉：结核表浅，肿势宣浮，边界欠清，皮色不变，发病较急，或有疼痛。伴有发热或恶寒，烦躁，口苦咽干。舌质红，苔黄或白腻，脉浮滑或滑数。

病机分析：初起结核表浅染毒，致使肿势宣浮，边界欠清有疼痛，其发病较急。邪客肌表，故有发热或恶寒。烦躁、口苦咽干为肺热耗津。舌质红，苔黄或白腻，脉浮滑或滑数为风热在肺在表之象。

治法：辛凉解表，散结消肿。

方药应用：牛蒡解肌汤加减。

牛蒡子、薄荷、荆芥、连翘、金银花、夏枯草、山栀、石斛、玄参、丹皮、天葵子。

（2）寒痰凝聚证

症舌脉：肿块成脓，少有疼痛或不痛，皮色不变。伴面色黄白，畏寒，脘闷，纳呆。舌质淡苔白，脉迟细或沉细。

病机分析：脾虚不能化生水谷精微，聚湿成痰，窜流颈部瘀阻，而成结核。郁久化火，肉腐成脓，少有压痛。中阳不振，运化失职，症见面色黄白，畏寒，脘闷，纳呆。舌质淡苔白，脉迟细或沉细均为虚寒之象。

治法：温经散寒，祛痰补虚。

方药应用：阳和汤加减。

熟地、鹿角胶、白芥子、肉桂、炮姜、麻黄、香附、山慈菇、夏枯草、远志。

（3）气郁痰凝证

症舌脉：多见于瘰疬初期，结核多发于颈两侧，单发或累累如串珠状，肿块坚实光滑活动，无压痛。伴胸胁胀满不适，口苦，纳食不香。舌苔薄白，脉弦滑。

病机分析：气郁化火，火热上炎，灼伤津液，亦为生痰，窜流颈侧为瘰疬；气郁犯胃，症见胸胁胀满不适；郁久化火犯肺，则见口苦；夹痰湿者，症见舌苔薄，脉弦滑。

治法：疏肝解郁，养血健脾，宣化痰湿。

方药应用：逍遥散合二陈汤加减。柴胡、半夏、当归、白芍、盐陈皮、白术、茯菩、夏枯草、百部、猫爪草。

（4）肝郁化火证

症舌脉：肿块增大，且有疼痛，皮色渐转红，或中心变软，融合成团。伴心烦喜呕，面颊灼热，或目赤，头胀痛。舌质红，苔黄或无苔，脉弦数。

病机分析：日久郁火，肿块增大，皮色转红，中心变软，融合成团，此系病情发展加重；肝胆相为表里，疏泄无权，气郁化火，气火上扰，故面颊灼热，或目赤、头胀痛；肝胆火逆致使心烦善呕；舌质红，苔黄或无苔，脉弦数均为肝火旺盛之征。

治法：疏肝泻火，和营解毒，消肿散结。

方药应用：柴胡清肝汤加减。

柴胡、山慈菇、夏枯草、黄芩、山栀、生地、连翘、当归、赤芍、贝母、知母、生甘草、浙贝母。

（5）肺肾阴虚证

症舌脉：结核累累，成团块，移动性差，久则皮色转黯红，成脓溃破，脓稀薄，形成窦道。伴身体羸瘦，咳嗽痰红，潮热盗汗，口干颧赤，遗精或闭经，舌质红，光亮无津，脉细数。

病机分析：结核累累，日久不愈，形成团块，移动性差，久则皮色转黯红，热盛则肉腐成脓破溃。阴虚水谷精微不能营养全身，故身体羸瘦；肾水不足，肺阴虚弱，阴虚生内热，热盛伤津，津液耗伤，故见口干，咳嗽痰红；虚热迫液外泄，故盗汗；阴虚生热，则颧赤潮热；肾阴虚则相火盛，干扰精室，致精藏失职而遗精；或肺肾阴虚，血流不畅，故经闭。舌质红，光亮无津，脉细数为阴虚之象。

治法：滋阴清热，润肺化痰。

方药应用：百合固金汤合知柏地黄汤加减。

百合、麦冬、白芍、当归、贝母、玄参、甘草、桔梗、生熟地、知母、黄柏、丹皮、茯苓、泽泻、石枣、怀山药。

（6）脾胃虚弱证

症舌脉：久病不愈，核质变软，次第溃破，脓水淋漓，肉芽不鲜。纳谷不香，大便溏稀，面色萎黄，形体消瘦，体倦乏力。舌质淡，苔薄白或微腻，脉濡细。

病机分析：脾胃虚弱，中阳不振，水谷不能运化，故病久不愈，脓水淋漓，肉芽不鲜。脾虚则运化失常是以胃纳欠香，大便稀溏。阳虚不能温布，则面色萎黄，形体消瘦，体倦乏力。舌质淡，苔薄白或微腻，脉濡细，乃脾阳不足之候。

治法：健脾益胃，固摄中川。

方药应用：选用参苓白术散加减。

党参、白术、茯苓、甘草、白扁豆、炒薏苡仁、怀山药、石莲子、砂仁、生黄芪。

加减：气滞不畅或咳嗽多痰者，加盐陈皮。

（7）肝肾阴虚证

症舌脉：疮口久溃不愈，局部皮色紫黯，午后潮热，夜间盗汗，五心烦热，视物模糊，腰膝酸软，舌红少苔，脉细数。

病机分析：体弱病久，正气亏损，或房劳过度等伤及肝肾，故疮口久溃不愈，局部皮色紫黯；阴不恋阳，故午后潮热，五心烦热；水亏不能上济，心火扰动，逼津液外泄而盗汗；肾水不足，则腰膝酸软；水不涵木，见视物模糊；肺阴虚，津液不能上承，则舌红少苔，脉细数为阴虚内热之象。

治法：滋补肝肾。

方药应用：六味地黄丸加减。

熟地、山茱肉、山药、泽泻、茯苓、丹皮、枸杞子、炙鳖甲、地骨皮。

（8）气血俱虚证

症舌脉：溃后久不愈合，脓水清稀，面色无华，头晕眼花，舌淡苔白，脉沉细无力。

病机分析：气血两虚，不能普养肌肤，故溃后久不收口，脓水清稀；血少则面色无华；血虚不能上奉于头，故头晕眼花；血少气虚，脾失健运，故神疲乏力；舌淡苔白，脉细无力为气血亏虚之证。

治法：气血双补。

方药应用：香贝养荣汤或四妙汤加减。

川贝、党参、白术、茯苓、白芍、熟地、当归、甘草、生黄芪、夏枯草、地骨皮。

临证参考：瘰疬的施治，因其发病本源于内在脏腑功能的失调，虽有外因侵袭，但均非直接受邪搏结于局部，故从整体进行调治是其关键，而不宜只重局部表现，尤其在发病初期更是如此。证有标本虚实之异，治法亦应有别。初起能否达到消散于无形，有赖于辨证准确，绝非单用软坚化痰散结之药达此目的。从其发病看与肝关系最为密切。

（二）局部辩证外治

1. 结节型　瘰疬初起，肿块呈结节状。

单纯性：颈部淋巴结肿大，单发或多发，呈结节状，无粘连，或大或小能移动。

周围炎性：病变可波及耳下、胸锁乳突肌处、两锁骨上窝，胸部或腋下呈弥漫性，浸润黏成块状，移动性差，局部有压痛。

治法：温经和阳，活血，祛风散寒，化痰通络。

常用方法：消核散，阳和解凝膏或回阳玉龙膏。

用法：局部肿块处可敷阳和解凝音或回阳玉龙膏掺黑退消，5～7日一换。

2. 脓肿型　肿大淋巴结液化成脓。

软化期：部分液化，结核日久，软化成脓，难消、难溃，溃后呈干酪样坏死，液化形成寒性脓疡。

成脓期：完全液化，由继发感染而引起脓肿，局部发红或紫色光亮，触及波动感，有穿溃之势。

治法：疏风消肿，活血祛寒。治疮疡阴阳不和，冷热相凝者。

常用方法：外敷冲和膏。

用法：熟葱泥或陈酒调敷，或外用凡士林调成 20% 油膏。已成脓宜切开排脓，创口宜大，或做十字形切口，以充分引流。

3. 破溃型　脓肿破溃，组织坏死，形成溃疡，或形成窦道，疮口久不愈合。

治法：提膝祛腐，溃后腐肉难脱，脓水不净者。

常用方法：红升丹、八二丹、七三丹、五五丹等具有怯腐作用的药抢插入，以祛腐生肌。

4. 混合型　同时兼有两种以上不同病变者并见，有时不能断然分开。

按具体病情可参照（一）、（二）治法。

临证（型）参考：外治证（型）在临床并不是固定不变的，可相互转化，因本病是消耗性慢性疾病，内治辨证是不可缺，而且是主要的，多拟扶正祛邪为主，在临证中应特别注意。

（王本鹏）

第三节　瘾　疹

瘾疹又称风痞瘤，是一种常见的过敏性皮肤病，是由多种病因引起皮肤、黏膜小血管扩张及渗透性增强而出现的一种局限性水肿反应。

其特征为身体瘙痒，搔之出现红斑隆起，形如豆瓣，堆累成片，发无定处，忽隐忽现，退后不留痕迹。相当于荨麻疹。

本病为常见多发性皮肤病，俗称风疹块，为皮肤和黏膜因血管扩张、血浆外渗而引起的一种暂时性红斑和水肿反应，约有 15% ～ 20% 的人一生中至少发作过一次荨麻疹。本病可发生于任何年龄、任何季节，以青壮年为多，无明显性别差异。

一、诊断概述

（一）中医诊断标准

（1）国家中医药管理局 1994 年颁布的中华人民共和国中医药行业标准《中医病证诊断疗效标准》中有关荨麻疹的诊断标准如下：

（2）突然发作，皮损为大小不等、形状不一的水肿性斑块，境界清楚。

（3）皮疹时起时落，剧烈瘙痒，发无定处，退后不留痕迹。

（4）部分病例可有腹痛腹泻，或有发热、关节痛等症。严重者可有呼吸困难，甚至引起窒息。

（5）皮肤划痕试验阳性。

（6）皮疹经过 3 个月以上不愈或反复间断发作者为慢性瘾疹。

（二）西医诊断标准

1. 急性荨麻疹：起病突然，全身泛发大小不一的风闭样扁平皮疹，稍高于皮面，呈红色和粉红色，搔抓后皮肤迅即潮红水肿或成块，或成片，此起彼消，奇痒。常伴发热、恶寒、腹疼、呕吐、烦躁等全身症状，重则局部浮肿。一般发热在38～39℃以内。

2. 慢性荨麻疹：发病较缓，皮疹初为局限性之粉红色扁平皮疹，时轻时重，十分刺痒，持续一至两个月以上者，为慢性荨麻疹，有的可经年累月不愈，往往白天较轻，夜晚较重，患者可因长期瘙痒而失眠，常伴有神经衰弱、消瘦、易激动、消化不良等症状。

3. 物理性荨麻疹：包括了由各种物理因素引起的荨麻疼，根据各自的特点有很多类型。如皮肤划痕症、迟发性皮肤划痕症、压力性荨麻疹、胆碱能性荨麻疹、寒冷性荨麻疹、日旋光性荨麻疹、接触性荨麻疹等。

4. 荨麻疹性血管炎：临床经过为慢性荨麻疼，病理表现为血管炎，可能是由于免疫复合物沉积在血管壁的结果。许多患者可伴有程度不同的全身症状和体征，如关节痛、发热、腹痛、虹膜炎、肾病以及肺部病变等，严重者伴有血管性水肿、紫癜和多形性红斑样皮疹。

二、鉴别诊断

（1）丘疹性荨麻疹：多见于儿童，为散在丘疹水疱，风团样损害，瘙痒剧烈，2～3天后才消退。

（2）色素性荨麻疹：风团消失后留有黄褐色或棕色的色素斑，经搔抓后可再起。

（3）多形性红斑：损害多在手足背、颜面、耳朵等处，为红斑或水疱，呈环形或虹膜样，一时不易消退。

三、证候分析

（一）中心证候

1. 瘾疹是由于禀赋不耐，或外邪侵袭，邪郁肌肤；或内生邪气，阻于肌表而导致以风邪为主，阻滞于肌表皮肤为主要证候的疾病。主症为皮肤上出现瘙痒性风团，发无定处，骤起骤退，消退后不留任何痕迹。本病的特点是发病迅速，消退亦快，局部皮损的消失，并不等于病愈，其根本在于正气不充，内脏或气血失于调和。

2. 风团是邪郁肌表，营卫失和的表现，邪气不同，皮色不一，宣浮者外风所致；淡红或潮红多为邪热；白色为寒邪引起，紫红或黯红为营血瘀滞而成。

3. 瘾瘙痒是邪郁肌表，气血不和，欲通不通的表现。因邪气性质不同，瘙痒表现不一：风邪所为，其瘙痒剧烈，遇风加剧或复发；寒邪所致，其瘙痒得热则减，遇寒加剧；气郁者，随情志而疹瘙痒变化；血瘀者，每见于妇女冲任失调者；湿热者，脾胃失和则加剧。

（二）证候诊断

1. **风热犯表** 风团鲜红，灼热剧痒。伴发热，恶寒，咽喉肿痛，遇热则皮疹加重。

舌苔薄白或薄黄，脉浮数。

2. 风寒束表　皮疹色白，遇风寒加重，得暖则减，口不渴。舌质淡，舌苔白，脉浮紧。

3. 血虚风燥　反复发作，迁延日久，午后或夜间加剧。伴心烦易怒，口干，手足心热。舌红少津，脉沉细。

4. 风湿犯表　头重如裹，身重乏力，瘙痒剧烈，风团白色，泛恶口黏，渴不欲饮，舌苔白，脉滑。

5. 肠胃湿热　风团瘙痒随饮食不当而发，伴腹痛腹胀、大便不爽、呕恶纳差、乏力倦怠，舌红苔白或黄，脉滑数。

四、病因

瘾疹的发病原因分为内因和外因，内因是发病的基础，外因是发病的条件。

（一）外因

1. 外邪入侵　六淫之邪以风邪为主，夹有寒、热、湿、火等邪气，侵袭肌表，郁闭络脉，留聚肌肤而发病。

1. 饮食不当　鱼腥海味、辛辣炙煿等物多具湿热之性，食之则化热生风，引动伏邪，怫郁于皮毛腠理之间而发病。或饮食不洁，湿热生虫，虫毒内发，邪结肌表而发病。亦有服用某些药物，化生热毒，郁于肌肤而发病的。

2. 情志所伤　精神紧张、焦虑抑郁均可使气机不畅，脏腑功能失调，气血失和，火热内生，壅滞于肌肤络脉而发病。

（二）内因

1. 禀赋不耐　多因先天禀受浊恶热毒之气，使人体五脏六腑失调，气血失和。一旦受致病因素的刺激，即发瘾疹。

2. 素质虚弱　或平素体弱，或久病体虚，均可致气血不足，气不足则卫外失固，邪气易人，血不足则肌肤失养。

五、病机

（一）发病

瘾疹是由于禀赋不耐，气血虚弱，卫气失固，复由虚邪贼风侵袭，或由鱼虾、辛辣、膏粱厚味化热动风，或因七情变化，或因虫积、异味等多种因素诱发。外邪为主时，发病快，来势急骤；正虚明显时，反复发作，缠绵难愈。

（二）病位

瘾疹病位在于皮肤、肌表。根据发病部位所涉及的脏腑、经络各不相同。病机演变亦不尽一致。

（三）病性

瘾疹初起以邪气盛为主，故属于实证；反复发作，缠绵不愈，以正气虚为主，故多是虚证，或虚中夹实。

（四）病势

瘾疹的根本病因在于禀赋不耐，气血不和，五脏六腑不调，外来邪气诱发而成。故反复感受外邪，势必反复发作；邪气侵居，必伤气血，缠绵不去，累及脏腑。病情由邪实为主向正虚突出转化。调和脏腑和气血是制止瘾疹反复发作的关键之处。避免外来邪气亦可减少稳疹的发生。

（五）病机

转化瘾疫病因病机复杂，其病机与患者的体质、感受外邪的不同有关。急性发作时以风热犯表、风寒束表、风湿犯表、肠胃湿热为主；反复发作可伴气虚、血虚、卫外不固，以及寒热错杂、阳气不足等证。

（六）证类病机

1. 风热犯表：风热邪气，搏于营血，充盈于肌肤络脉，往来于腠理之间，营卫失于调和，腠理开泄，邪热伤津。

2. 风寒束表：风寒邪气，损伤卫阳，郁闭肌腠，络脉结聚不通，寒伤阳气，风伤津液，肌表失于和养。

3. 血虚风燥：内邪引发瘾疹以风邪为主，内风所生多由阴血不足，阳气浮动，化生风火，阻滞于肌肤络脉之中，引发瘾疹。

4. 风湿犯表：风湿相加，搏结于肤表络脉之间，气血、营卫失于调和；风盛则伤及营血，瘙痒剧烈；湿盛则郁闭阳气，津液停滞，络脉壅塞。

5. 肠胃湿热：饮食不节，湿热内生。随经络外达于肌表络脉，阻塞络脉，气血失和，引发瘾疹。其病发于肌表，而病源在于肠胃失和，湿热内生。

六、辨证论治

（一）辨证思路

1. 抓住主症　风团和瘙痒是瘾疹的主症，抓住主症的目的是：其一明确诊断，其二辨别病邪，其三了解病性。

2. 确定病位　瘾疹病位在于肌表络脉，但是十二经脉、奇经八脉均循行于体表而有其所属，瘾疹好发部位必然涉及相关经络之失于调和，对于施治用药亦不能忽视。

3. 确定病性　瘾疹之人禀赋不耐，其含义有二：其一说明有先天邪毒蕴结于体内；其二脏腑气血原本失于调和。外来邪气既可引动伏邪，又可加重脏腑气血的失和与损伤。故发病之初即有虚实夹杂之证，发病急骤者，其邪气盛为主，属实证。反复发作，邪正相争日久，正气渐虚，故后期多以虚为主，同时有余邪未尽之征。

（二）分证治疗

1. 风热犯表证

（1）症舌脉：风团鲜红，灼热剧痒。伴发热，恶寒，咽喉肿痛，遇热则皮疹加重。舌苔薄白或薄黄，脉浮数。

（2）病机分析：风热邪气侵犯肌表，搏于营血，充盈于肌肤络脉则风团鲜红、灼热，风热之邪，往来于腠理之间，气血失和则瘙痒剧烈。营卫失和则发热恶寒；风热壅于上焦则咽喉肿痛；疹遇热则脉络郁甚故皮疹加重。舌苔薄白或薄黄，脉浮数为外邪风热搏于营卫之征。

（3）治法：疏风清热凉血。

（4）方药运用：

1）常用方：清热消风散加减。

荆芥、防风、升麻、大青叶、蒲公英、金银花、刺蒺藜、牡丹皮、生地黄、蝉衣。

2）加减：大便秘结者，加大黄；热甚加栀子、黄芩；咽喉肿痛重者加板蓝根、胖大海。

（5）临证参考：本证起病急骤，瘙痒剧烈，临证时可选用蝉蜕或加刺蒺藜研细末泛丸而服之，亦可加服银翘解毒丸。内热盛者易复外受风热，故疏风热之时，可配合泄内热之品，其效更优。本证易在春季复发，可于入春之时，多饮服甘凉之品，以预防之。

2. 风寒束表证

（1）症舌脉：皮疹色白，遇风寒加重，得暖则减，口不渴。舌质淡，舌苔白，脉浮紧。

（2）病机分析：风寒邪气，损伤卫阳，郁闭肌腠，络脉结聚不通则风团色白，遇风寒加重，得暖则减；寒伤阳气，故口不渴；风伤津液，肌表失于和养，故瘙痒而干燥。舌质淡，苔白，脉浮紧为风寒束表之征。

（3）治法：辛温透表，疏风止痒。

（4）方药运用：

1）常用方：羌防止痒汤加减。

防风、羌活、白鲜皮、淡豆豉、紫花地丁、白芷、草薢、蝉衣、丝瓜络、刺蒺藜。

2）加减：寒重加麻黄；湿重加茵陈、海桐皮；脾虚加薏苡仁、扁豆，反复发作加乌梅、五味子。

（5）临证参考：肾阳不足，卫阳亦虚，故寒邪外袭，卫阳多虚，益卫阳当补肾之阳气。特别是反复发作时，应在上方中加一二味补肾阳之品，如山茱萸、肉苁蓉。寒邪盛者，可加炮附子、细辛。

3. 血虚风燥证

（1）症舌脉：反复发作，迁延日久，午后或夜间加剧。伴心烦易怒，口干，手足心热。舌红少津，脉沉细。

（2）病机分析：瘾疹反复发作，邪正相争日久，正气渐伤，风胜则阴血损伤，阴血不足，虚风内生。午后或夜间，阴虚明显，则瘙痒加剧。阴血不足，心神失养，则心烦易怒、口干。阴虚生热则手足心热。舌红少津、脉沉细为阴血不足之征。

（3）治法：养血疏风止痒。

（4）方药运用：

1）常用方：养血祛风汤加减。

当归、夜交藤、桑白皮、白鲜皮、赤芍、生地黄、防风、荆芥、火麻仁、白芍。

2）加减：气虚者，加生黄芪、白术；痒甚者，加紫花地丁、地肤子；血分热者，加紫草、青黛，日久不愈者，加全蝎、乌梢蛇。

4. 风湿犯表证

（1）症舌脉：头重如裹，身重乏力，瘙痒剧烈，风团色白，泛恶口黏，渴不欲饮，舌苔白，脉滑。

（2）病机分析：风湿犯表，阳气郁闭，清气不升，则头重如裹，身重乏力；风湿相搏，营卫不和，则瘙痒剧烈；风湿充盈络脉则风团色白；湿困中焦，脾胃不运，津液内停，则泛恶口黏，渴不欲饮。舌苔白、脉滑乃风湿犯表之象。

（3）治法：祛风除湿止痒。

（4）方药运用：

1）常用方：除湿止痒汤加减。

威灵仙、茵陈、土茯苓、白鲜皮、白芷、防风、透骨草、金银花、赤芍、弹衣。

2）加减：痒甚者，加苦参、蛇床子；热象明显者，加焦黄柏、蒲公英；日久不愈者，加乌梢蛇、当归尾。

5. 肠胃湿热证

（1）症舌脉：风团瘙痒随饮食不当而发，伴腹痛腹胀、大便不爽、呕恶纳差、乏力倦怠，舌红苔白或黄，脉滑数。

（2）病机分析：湿热蕴阻肠胃，传于体表，而发风闭，饮食不当，湿热加剧，风团复发。肠胃湿热阻滞，传导失常，则腹痛腹胀，大便不爽；湿热阻滞，升降失常，运化不行，中气不足，则呕恶纳差，乏力倦怠。舌红苔白或黄、脉滑数乃胃肠湿热之征。

（3）治法：健脾清热除湿。

（4）方药运用：

1）常用方：健脾除湿汤加减。

荆芥、防风、生薏苡仁、蝉蜕、白芷、地肤子、乌药、黄芩、茵陈、扁豆、千里光。

2）加减：大便秘结者，加大黄、槐花；热泻者，加黄连、白芍；寒泻者，加茯苓、白术；腹胀不解者，加神曲、谷芽、山楂、莱菔子等。

七、局部辨证外治

（一）瘾疹以内治为主

若风团发生时瘙痒剧烈，可配合外治。

（二）治法

祛风收敛止痒。

（三）常用方法

1. 外用炉甘石洗剂涂搽皮损处，有收敛止痒的作用。

2. 瘾疹外洗方（经验方） 防风 10g，荆芥 6g，千里光川椒 6g，白芷 10g，羌活 10g，金银花 6g，苦参 10g，紫花地丁 12g，透骨草 15g，蒲公英 12g，红花 6g。煮汤外洗，每天 1～2 次。

3. 百部洗方　取百部适量，煎汤后用毛巾蘸药溻洗，或溻洗后再加热水浸洗。痒甚时洗，以痒止为度，抓破处慎用。

4. 单验方　茵陈、路路通各 60g，煎汤熏洗。

八、其他中医疗法

（一）针灸疗法

1. 体针

（1）邻近取穴：损害以头部为主，针刺丝竹空、迎香、风池等；以腹部为主，针刺中脘；以腰部为主，针刺肺俞、抒俞；以下肢为主，针刺伏兔、风市、足三里、委中。

（2）循经取穴：风邪侵犯阳经，针刺大椎、血海、足三里；湿邪善犯脾经，针刺脾俞、曲泽、足三里；血燥生风，宜刺肝经，针灸三阴交、血海。

（3）病因取穴：风热所致者，取大椎、风池、百会、委中，肠胃不和所致者，取大肠俞、中脘、合谷、足三里。手法：宜用挥法，留针 10 ～ 15 分钟，每日或隔日 1 次。

2. 耳针：选神门、肺区、枕部、荨麻疹区、肾上腺、内分泌等穴，针刺后留针 1 小时，每次选 2 ～ 3 个穴。

（二）放血疗法

在向阳的方向，视耳背静脉，用三棱针刺之放血，或用磁盘消毒后砭刺出血，2 ～ 3 天 1 次。

分别在耳尖、中指尖、足二址尖，先常规消毒，用三棱针刺之，捏出少许血液，3 日 1 次。

九、西医治疗

（一）急性荨麻疹

常用 H_1 受体拮抗剂，常用药物有马来酸氯苯那敏片、赛庚啶、苯海拉明、异丙嗪等，可单独使用，或交替使用，或联合使用；另外降低血管通透性的药如维生素 C、维生素 D、钙剂等，常与抗组胺类药物配合使用，可提高疗效；严重急性荨麻疹者，可短期使用糖皮质激素；出现急性喉头水肿或过敏性休克时，可采用 0.1% 肾上腺素皮下注射 0.5 ～ 1.0 ml；外用药以安抚止痒为主，可用 1% 薄荷醑、炉甘石洗剂等。

（二）慢性荨麻疹

慢性荨麻疹比较顽固，治疗难以奏效，应认真找出病因，采取综合疗法。目前抗组胺药 物仍为主要药物，可加大药物用量或两种以上联合应用、交替应用，如盐酸多虑平、脑益嗪治疗慢性荨麻疹效果较好；另外还使用其他非特异性疗法，如自血疗法、普鲁卡因封闭疗法、胎盘组织液注射等。

十、危急症处理

（一）喉风

1. 由于邪气侵袭，导致喉头肿胀，出现喉间呼吸不畅、痰涎壅盛、语言难出等症时，称为喉风，属于瘾疹的变证之一。

2. 喉风主要由于外感风热之邪，壅塞于喉间所致，表现为喉间呼吸不畅，肿痛不利，语言不清，如蛇缠颈，痰涎壅盛，吞咽困难，伴形寒怕冷，周身不适，舌苔薄黄，脉浮数。

3. 治法：疏风祛邪，解毒消肿。

4. 方药：清咽消肿饮加减。

薄荷、生甘草、玄参、前胡、牛蒡子、栀子、黄连、石膏、连翘、荆芥、防风、桔梗。

5. 加减：邪毒炽盛，神昏不清，可参合清瘟败毒饮加减使用；并配合紫雪丹、安宫牛黄丸冲服。痰涎壅盛，痰声辘辘，声如拽锯者，加竹沥水、天竺黄、瓜蒌仁、葶苈子等。

6. 外治：初起用冰硼散，咽喉红肿明显用冰黛散；痰涎壅盛可用吸痰器或探吐。窒息者气管切开。

7. 针灸：取少商、商阳，浅刺出血，以泄热毒。取合谷、尺泽，毫针浅刺，中强刺激；痰盛加丰隆；牙关紧急加颊车。

（二）厥证

荨麻疹过敏反应严重时，可出现过敏性休克，表现为胸闷不适，面色苍白，心慌，呼吸短痛促，甚至血压下降等厥脱之象。临床中应紧急采取中西医结合的方法抢救。

1. 0.1% 肾上腺 0.3 ~ 0.5ml，即刻皮下或肌内注射。注意有心血管病的老人慎用。

2. 地塞米松 5mg，即刻肌内注射或静脉小壶给药。

3. 同时开放静脉，给予 5% 葡萄糖注射液 500ml 加氢化可的松 100 ~ 200mg 及维生素 C 2.0 ~ 3.0g，即刻静脉滴注。

4. 应予吸氧，密切观察血压等变化。

5. 如经以上处理，喉头水肿无好转，必要时气管切开、气管插管和辅助呼吸。

十一、疗效评定标准

（一）中医证候疗效标准

1. 参照 1994 年国家中医药管理局颁布的中华人民共和国中医药行业标准《中医病证诊断疗效标准》中"白驳风"的疗效评定。

2. 治愈：风团消退，临床体征消失，不再发作者。

3. 好转：风团消退 30% 或消退后复发间隔时间延长，瘙痒等症状减轻者。

4. 未愈：风团及瘙痒无明显改善者，或消退不足 30%。

（二）西医疗效标准

1. 痊愈：疹块消退，瘙痒消失，急性者 1 周以上无发作，慢性者半年以上无反复。

2. 显效：疹块消退，瘙痒基本消失。急性者 1 周以上仍有少量疹块，有轻度瘙痒；慢性者发作次数减少，时间间隔延长，瘙痒明显减轻，半年后仍有小发作。

3. 有效：慢性者经治疗，疹块减少，发作次数略有减少，间隔时间略长，瘙痒减轻。

4. 无效：急性者一周内、慢性者 3 日内诊块与瘙痒无改善。

十二、护理与调摄

（1）禁用或禁食某些对机体过敏的药物或食物，避免接触致敏物品。

（2）防治肠胃疾病，包括肠道寄生虫，调整内分泌障碍，如月经异常等，治疗体内外慢性病灶。保持大便通畅。

（3）忌食鱼腥虾蟹、海味、辛辣、葱、韭、酒等。注意气温变化，自我调摄寒温，加强体育锻炼。

十三、预后与转归

本病多呈慢性经过反复发作，可持续多年。寻找过敏原，避免接触，祛除病因，是防止荨麻疹反复发作的根本方法。但是有些过敏原难以避免，还有一些患者虽然查出了过敏原，也避免食入或吸入了，但病情仍然反复发生。这是因为还有很多未知的过敏原，患者机体的高敏感状态也在起作用。因此需要药物治疗，通过辨证论治，祛除外邪，调理气血及脏腑功能，改善患者机体的超敏状态，从而缓解症状，减少复发。另外，患者自我调护对于减少复发也是非常重要的。

（王本鹏）

第九章　饮食卫生基础知识

第一节　食品污染概述

　　餐饮企业向顾客提供的食品必须具有以下条件：较高的营养价值，能够满足顾客的营养需要；食品的色、香、味、形等感官指标符合客人的要求；所提供的食品必须符合食品安全要求，必须确保顾客的安全和健康。如果食品中含有有害物质，就可能对人体造成危害，甚至威胁人的生命。

　　食品中的有害物质来自3个方面：一是外界进入食品的有害物质，如有害微生物及其毒素、环境污染、添加剂、包装材料、不卫生餐具等造成有害物质进入食品中。二是在加工和储存中产生的有害物质，如在高温长时间油炸过程中可能产生多环芳烃等有害物；储存过程中食物的正常组织成分转化成有害物，如新鲜的蔬菜中亚硝酸盐含量很少，但在储存过程中，蔬菜中的天然成分硝酸盐可还原成亚硝酸盐，而易使人中毒。三是非食物成分的自然毒物，如毒蕈等含有天然毒素。

　　通常情况下，食品中并不含有害物质或含量极少，不会对人体产生危害。但由于食品在种植、养殖、运输、储存、加工、销售、服务的各个环节，环境中的有毒有害物质可能进入食品中。有毒有害物质进入食品，造成食品安全性、营养性、感官性状发生改变的过程称为食品污染，而进入食品的有害物质称为污染物。

一、食品污染分类

　　污染物来源广泛、种类很多。根据污染物的性质可分为以下3类：

（一）生物性污染

　　生物性污染是指微生物、寄生虫和昆虫等生物对食品的污染。在食品储藏、加工、服务过程中的每一个环节，都有可能受到生物性污染。生物性污染在餐饮业最为多见，危害较大。

　　1. 微生物污染　微生物对食品的污染范围广，危害大，主要有细菌及其毒素、霉菌及其毒素以及病毒。细菌包括能引起食物中毒、人畜共患传染疾病等致病菌，以及仅能引起食品腐败变质但可作为食品污染标志的非致病菌。

　　2. 寄生虫及其虫卵污染　自然界中生物之间的关系复杂而多样，寄生关系是一种生物生活在另一种生物体表或体内，使后者受到危害，受到危害的生物称为寄主或宿主，寄生的生物称为寄生物。寄生物从寄主中获得营养、生长繁殖而使宿主受到损害，甚至死亡。动物性寄生物称为寄生虫。

寄生虫及虫卵主要是通过病人、病畜的粪便间接经水体、土壤污染食品或直接污染食品。家畜、水产品、水果蔬菜等食品易受寄生虫及虫卵污染，污染的寄生虫及虫卵主要有绦虫、囊虫、旋毛虫、蛔虫、姜片吸虫病、华支睾吸虫等。进食生鲜或未经彻底加热的食品易感染寄生虫，引起寄生虫病。

3. 昆虫及其虫卵污染　污染食品的昆虫及虫卵主要包括甲虫、蛾类、蚊蝇、蛆等。粮食和其他食品在储存不当时容易滋生各种害虫，使食品的感官性状恶化，营养价值降低，而且许多昆虫还可传播疾病。

（二）化学性污染

食品的化学性污染来源广泛、种类繁多，主要有：

1. 农药、兽药残留　农作物和动物性食物在种植、养殖过程中，违法、违规使用农药、兽药造成对食物的污染，残留在食品中。如常用的农药有杀虫剂、杀菌剂、除草剂、植物生长调节剂等，常用的兽药有抗生素类、抗寄生虫类和激素类等。

2. 工业"三废"污染　工业"三废"（废水、废气、废渣）中含有铅、镉、铬、汞、砷等有毒金属及其他化合物，排放未经处理的工业"三废"会造成对环境的污染，继而污染食品。

3. 食品添加剂污染　食品工业离不开食品添加剂，但滥用食品添加剂就会对食品造成污染，给人体健康带来危害。经常使用的食品添加剂包括食品色素、防腐剂、发色剂、抗氧化剂等，多为化学合成，几乎没有任何营养，均有一定毒性，在食品中滥用添加剂将严重损害人体健康。

4. 食品容器、包装材料的污染　食品容器、包装材料是指包装、盛放食品用的纸、竹、木、金属、搪瓷、陶瓷、塑料、橡胶、天然纤维、化学纤维、玻璃等制品和接触食品的涂料，包括食品在生产经营过程中接触食品的机械、管道、传送带、容器、用具、餐具等工具设备。在食品容器、包装材料直接和食物接触时，某些材料成分可迁移到食品中，造成食品的化学性污染，将给人体带来危害。

塑料、橡胶包装材料中残留的有毒单体、添加剂及裂解物，印刷油墨和颜料中的有毒金属等可迁移进入食品中；纸制包装中的造纸助剂、荧光增白剂、印刷油墨和颜料等对食品造成化学污染；搪瓷、陶瓷、金属等包装容器，所含有害金属溶出后污染食品。另外，利用非食品用包装材料包装食品可造成对食品的污染，饭店及家庭普遍使用的洗涤剂、消毒剂也给食品带来了化学性污染。

5. 食品加工过程中产生的污染　食品加工过程中如烘烤、煎炸、腌制、烟熏等工艺可产生有害物，如 N- 亚硝基化合物、多环芳烃、杂环胺、丙烯酰胺等以及酒中有害的醇类、醛类等。

（三）物理性污染

物理性污染主要包括以下两个方面：

1. 杂物污染　食品在生产、储存、运输、销售服务过程可能受到金属物、玻璃物、草籽、杂草、砂石、泥土、烟头、废纸、布头、线头、动物毛发及粪便、昆虫尸体等杂物的污染。食品的杂物污染另一个来源是人为的掺杂、掺假加入的杂物，如在粮食中掺入砂石，注水肉，奶粉中掺加大量的糖类。

2. 放射性污染　动植物食品中不同程度含有天然放射性核素，一般情况下不构成对人体的危害。食品的放射性污染主要来源于核工业生产和使用放射性核素的科研、医疗及生产单位排放到环境中的放射性废物和核爆炸及意外事故核泄漏会给环境造成放射性污染，并通过食物链的传递而污染食品。如切尔诺贝利核电站的意外事故使周边地区牧草污染，导致奶牛所产牛奶的放射性水平明显增高。食品被半衰期长的放射性核素污染后很难清除，对人体的健康危害较大。

值得注意的是，有些污染物，如农药、工业"三废"和放射性物质不仅可以通过水、土壤、空气直接污染食物，还可以沿着食物链，通过生物富集作用，达到非常高的浓度，对人体健康造成严重危害。生物富集作用是指通过生物体之间的能量传递和物质转换的关系，将环境污染物进行浓集的作用。例如，当湖水受到污染后，水中的浮游生物首先将有毒物质摄入体内，当它们被虾和小鱼等吞吃后，有毒物质被累加，浓度提高了，而虾和小鱼又是大鱼的食物，大鱼体内的毒物又一次被累积。最终，虾和鱼被人食用，所以人类受到危害最大，这就是所谓"食物链的生物富集作用"。如DDT，其富集系数藻类可达500，鱼、贝类可达2000～3000，食鱼的水鸟可达10万以上。震惊世界的水俣病就是因为上述原因造成的。新日本氮肥公司一家工厂把大量含有汞的工业废水排入日本的水俣湾，水中的汞先进入水体中的浮游生物体内，然后，小鱼吃了含汞的浮游生物，大鱼再吃小鱼。日积月累，大鱼的汞含量达到海水汞含量的几万倍，人吃了这种鱼，便因为汞中毒而引发了"水俣病"。其表现为步态不稳、说话不清、神志痴呆，然后发展到精神失常、全身麻木、时而昏睡时而兴奋异常，身体如弯弓，最后死亡。水俣病在我国及世界其他国家都有发生，应引起高度注意，不要采购污染严重地区的原料用于烹饪加工，以保证顾客的身体健康。

二、食品污染对人体健康的影响

食品受到污染后，不但造成营养成分破坏，影响其感官性状，使食品的食用价值、商品价值降低或丧失，更重要的是危害人体健康。食品中有害因素对人体健康的危害是多方面的，危害有的是直接的，有的是间接的，也有的是潜在性的，还可能影响到后代的正常发育和健康成长。通过摄食进入人体的各种致病因子引起的、通常具有感染或中毒性质的一类疾病称之为食源性疾病。按疾病的病因作用可概括分为以下几个方面：

（一）感染性疾病

由微生物和寄生虫等病原体引起的疾病称为感染性疾病。当食物本身含有病原体或受病原体污染时，可使人体受到感染而损害身体健康。经食物引起的感染性疾病包括肠道传染病、人畜共患传染病、寄生虫病等。病原微生物通过食物使人受到感染，如结核病、细菌性痢疾、霍乱等为肠道性传染病。经食物引起人畜共患传染病，如炭疽病、口蹄疫、疯牛病等。通过食物感染的人畜共患寄生虫病，如绦虫病、囊虫病、旋毛虫病、华支睾吸虫病、蛔虫病、弓形虫病等。

（二）中毒性疾病

中毒是指生物体受到毒物作用而引起功能性或器质性改变后出现的疾病状态。中毒可分为急性中毒、亚急性中毒和慢性中毒。急性中毒是指短时间内一次或多次吸收大量毒物而引起的急性疾病。如果食物中的毒性物质浓度比较大，毒性比较强烈，这类毒物随食物进入人体后很快就可以出现急性中毒症状。食物中毒一般是指急性中毒。而长期接触或反复摄入小剂量毒物引起的疾病称为慢性中毒。当外来的少量有毒物质反复进入机体，而且进入的速度或总量超过机体代谢转化与排出的速度或总量时，有毒物质就有可能在体内逐渐增加并潴留，这种现象称为有毒物质的蓄积作用。铅、汞、镉、砷等物质都可在体内蓄积而使人体发生慢性中毒。慢性中毒短时间内不出现明显症状，不易被发现，其危害性更大。介于急性中毒与慢性中毒之间的称为亚急性中毒。

（三）远期的潜在性危害

远期的潜在性危害是指食物中某些浓度很低的有害物质长期反复摄入体内，虽然不发生中毒症状，但可以使机体组织和细胞引起微小变化，经较长时间才对人体的健康产生直接或间接的损害。远期的潜在性危害包括"三致"，即致癌、致畸、致突变。

某些化学、物理、生物性因素能引起动物和人类恶性肿瘤，增加肿瘤发病率和死亡率，这种作用称之为"致癌作用"。例如，污染黄曲霉毒素的食物可诱发肝癌，食物中的亚硝胺和亚硝酰胺具有致癌作用。"致畸作用"是指毒物通过母体作用于胚胎，使婴儿畸形。如果毒物使生物细胞遗传物质（DNA）发生改变则称为"致突变作用"。很多化学性农药、兽药、重金属、放射性物质等可引起致畸或致突变作用。

（四）间接危害

食品中的某些有害因子虽然对机体不发生有因果关系的直接危害，但可引起食欲不振，营养不良，免疫功能降低，继发性发生各种疾病，使人群的患病率增高。对儿童而言，由于食品中的有害因子的间接影响，可造成其生长缓慢，发育不良，甚至可出现生理功能障碍；对成人而言，可出现贫血、乏力、劳动能力下降，有可能引起人群死亡率升高，平均寿命缩短。

（刘海青）

第二节 食品的微生物污染及其预防

食品的微生物污染是指食品在加工、运输、储藏、销售过程中被微生物及其毒素污染。食品受到微生物污染后，不仅降低了食品质量，还可对食用者身体健康造成危害。根据对人体的致病能力可以将污染食品的微生物分为3类：

（1）致病微生物，包括致病性细菌、人畜共患传染病病原菌和病毒、产毒霉菌和霉菌毒素，可直接对人体致病并造成危害。

（2）条件致病微生物，又称相对致病微生物，即通常条件下不致病，在一定条件下才有致病力的微生物。

（3）非致病性微生物，包括非致病菌、不产毒霉菌及常见酵母，它们对人体本身无害，却是引起食品腐败变质、卫生质量下降的主要原因。

微生物广泛地存在于自然界中，食品在生产、加工、运输、储藏、销售、食用过程中，通过原料、土壤、水、空气、人、动物、机械设备及用具等而使食品受到微生物污染。

一、食品的细菌污染

食品细菌是指食品中存活的细菌，包括致病菌、条件致病菌和非致病菌。食品中的细菌，绝大多数是非致病菌，是评价食品卫生质量的重要指标，也是研究食品腐败变质的原因、过程和控制方法的主要对象。

（一）常见的食品细菌

1. 假单胞菌属　为革兰氏阴性无芽孢杆菌，需氧，嗜冷，兼或嗜盐，是典型的食品腐败性细菌，多具有分解蛋白质和脂肪的能力，在蔬菜、肉、家禽和海产品中易生长繁殖，并可引起腐败变质，是导致冷冻食物腐败的重要细菌。

2. 微球菌属和葡萄球菌属　为革兰氏阳性球菌，嗜中温，微球菌属需氧，葡萄球菌属厌氧。它们因营养要求较低而成为食品中常见的菌属，可分解食品中的糖类并产生色素。

3. 芽孢杆菌属和梭状芽孢杆菌属　为革兰氏阳性菌，芽孢杆菌属需氧或兼性厌氧，梭状芽孢杆菌属厌氧。嗜中温菌，兼或嗜热菌，在自然界分布广泛，是肉类食品中常见的腐败菌。

4. 肠杆菌科　为革兰氏阴性无芽孢杆菌，需氧或兼性厌氧，为嗜中温杆菌，多与水产品、肉及蛋的腐败有关。肠杆菌科中除志贺菌属及沙门菌属外，均是常见的食品腐败菌。大肠杆菌是食品中常见的腐败菌，也是食品和饮用水的粪便污染指示菌之一。变形杆菌分解蛋白质能力非常强，是需氧腐败的代表，而沙雷菌可使食物发生表面变红、变黏等改变。

5. 弧菌属和黄杆菌属　为革兰氏阴性杆菌，兼性厌氧，主要来自海水或淡水，可在低温和5%食盐中生长，故在鱼类等水产品中多见。黄杆菌属与冷冻蔬菜的腐败有关，可利用植物中糖类产生黄、红色素。

6. 嗜盐杆菌属和嗜盐球菌属　为革兰氏阴性需氧菌，嗜盐，可在12%食盐溶液或更高浓度中生长，多见于咸鱼，且可产生橙红色素。可在咸肉和盐渍食品上生长，引起食品变质。

7. 乳杆菌属　为革兰氏阳性杆菌，厌氧或微需氧，多见于乳品中，可使其产酸而变质。

（二）食品细菌污染的评价指标

反映食品卫生质量的细菌污染指标包括菌落总数和大肠菌群。

1. 菌落总数　食品检样经过处理，在一定条件下（如培养基、培养温度和培养时间等）培养后，所得每克（ml）检样中形成的细菌菌落总数，以菌落形成单位（cfu）

表示。

菌落总数能反映出食品被细菌污染的程度，以及食品在加工、储存、运输和销售过程中的清洁程度、卫生措施和管理情况。食品菌落总数低，表明食品在加工、储存、运输和销售等环节符合卫生要求；反之，则表明未能采取适当的卫生措施。食品中细菌数量越多，食品腐败变质的速度就越快。菌落总数为食品卫生监督和管理工作提供了判断依据。

2. 大肠菌群　大肠菌群是指在一定培养条件下能发酵乳糖、产酸产气的需氧和兼性厌氧革兰氏阴性无芽孢杆菌。大肠菌群数是以每克（ml）样品中大肠菌群的最可能数（MPN）表示。

如果食品中检出大肠菌群，表示该食品曾受到人或动物粪便的污染。此外，由于经常性检验对食品安全性威胁很大的肠道致病菌如沙门氏菌属和志贺菌属等有一定困难，而大肠菌群在粪便中存在数量较大，容易检出，与肠道致病菌来源又相同，在一般条件下生存时间也相近，故常用大肠菌群来作为肠道致病菌污染食品的指示菌。当食品检出有大肠菌群时，就有肠道致病菌存在的可能，大肠菌群数越高，肠道致病菌存在的可能性就越大。

二、食品的霉菌污染

（一）霉菌概述

霉菌属于真菌，在自然界中分布广，数量多。多数霉菌对人有益，广泛应用于食品工业，如酿酒、制酱和制作其他发酵食品等。但也有一些对人类不利，易导致食品发霉变质。食物被霉菌污染后，不仅影响食物的感官性状和营养价值，而且有少数霉菌能产生对人体有害的霉菌毒素，可引起食物中毒，并具有致癌性。

1. 霉菌生长繁殖和产毒的条件　影响霉菌生长繁殖和产毒的重要因素是食品基质的水分含量和环境的温度、湿度及空气流通等。

（1）湿度及食品含水量。在潮湿的条件下有利于霉菌生长并产生毒素。很多霉菌如曲霉、青霉和镰刀霉等，适宜繁殖的环境相对湿度为80%～90%，在干燥条件下，如相对湿度在70%以下，则生长缓慢甚至停滞。

食品中的水分含量对霉菌的繁殖与产毒影响很大。食品中的水分是以结合水和游离水两种状态存在。微生物能利用的水分只有游离水，用水分活性Aw表示。水分活性Aw是指食品中水分蒸气压（P）与同样条件下纯水蒸气压（PO）之比，即$Aw=P/PO$。食品的Aw值越小，越不利于微生物生长繁殖。当Aw降到0.7以下时，绝大多数霉菌不能生长。例如，如果储藏米的水分控制在13%～14%，以Aw值来表示，即为0.60～0.64时，任何霉菌都不能生长；含水量升高到14%～15%，相当于Aw值为0.64～0.70，只有少数霉菌如灰绿曲霉有生长的可能；水分为15%～16%时，相当于Aw值为0.70～0.73，曲霉属和青霉属中的一些会生长；粮食水分为17%～18%是霉菌繁殖、产毒的最适宜条件。

（2）温度。一般霉菌的最适生长温度为25～30℃。低于10℃或高于30℃时霉菌生长显著减弱，在 0℃ 几乎不生长。但有的霉菌能耐低温或高温。一般霉菌产毒的温度略低于生长最适温度，多数霉菌在 0℃ 以下或 30℃ 以上产生毒素的能力减弱或消失。因此，霉菌毒素中毒，往往有明显的季节性和地区性，霉菌毒素中毒大多数发生在高温潮湿的地区。

（3）基质。霉菌的营养物质主要是碳水化合物和少量氮、矿物质，因此，其极易在粮食类食品上生长。

（4）通风。大多数霉菌在有氧条件下才能生长繁殖和产生毒素。

2. 霉菌污染食品的危害　霉菌污染食品后可使食品发霉变质。霉变的食物感官性状变差、营养价值降低，甚至不能食用。另外，一些霉菌在食品中可产生霉菌毒素，引起急性、慢性中毒，并具有致癌、致畸、致突变等作用。

目前已知的霉菌毒素有 200 种左右，一般都是按其产生毒素的主要霉菌名称来命名。分布较广、危害较大的霉菌毒素主要有黄曲霉毒素、杂色曲霉毒素、镰刀菌毒素、展青霉素、黄绿青霉素等，其中，以黄曲霉毒素污染和危害最大。

（二）黄曲霉毒素

黄曲霉毒素是黄曲霉和寄生曲霉所产生的霉菌毒素，具有极强的毒性和致癌性。

1. 黄曲霉毒素的性质　黄曲霉毒素有 20 余种，主要有黄曲霉毒素 B_1、黄曲霉毒素 B_2、黄曲霉毒素 G_1、黄曲霉毒素 G_2、黄曲霉毒素 M_1 和黄曲霉毒素 M_2，它们在结构上有差异，其毒性大小也不相同。其中，以黄曲霉毒素的毒性最强，且有强烈的致癌作用。黄曲霉毒素能够溶解于多种有机溶剂如氯仿、甲醇及乙醇等，但不溶解于水，所以一般水洗不容易把黄曲霉毒素去掉。黄曲霉毒素耐热，在一般的烹调加工温度下，不能被破坏。在 280℃ 时发生裂解，其毒性被破坏。在氢氧化钠的碱性条件下，黄曲霉毒素的结构发生变化，变得溶于水，故在碱性条件下通过水洗可以去除，但加碱需要足够的数量。

2. 黄曲霉毒素对食品的污染　黄曲霉菌在自然界分布十分广泛，土壤、粮食、油料作物、种子中均可见到。但是，只有适宜的菌种在适宜的食物上才会产生黄曲霉毒素。玉米、花生、大米、小麦、麸皮上的黄曲霉菌都可以产生黄曲霉毒素，尤其以玉米、花生、花生油、大米是最适宜产生黄曲霉毒素、污染最严重的食物。

黄曲霉菌最适繁殖温度为 37℃，产生毒素的适宜温度一般为 25～30℃，相对湿度为 80%～90%。所以，我国华东、中南、西南地区由于气温高、湿度大，是受黄曲霉毒素污染最严重的地区。

3. 黄曲霉毒素的毒性　黄曲霉毒素是剧毒物质，其毒性为氰化钾的 10 倍，为砒霜的 68 倍。对人和动物均有强烈的毒性。黄曲霉毒素属于肝脏毒，除抑制肝细胞 DNA，RNA 的合成外，也抑制肝脏蛋白质合成。一次大量摄入后，可引起肝脏急性病变。中毒症状为发热、腹痛、呕吐、食欲减退，以后出现肝脾肿大、肝区疼痛、出现黄疸、腹水、下肢水肿及肝功能异常等中毒性肝病的表现，最终导致死亡。

4. 黄曲霉毒素的致癌性　动物实验表明，长期少量摄入黄曲霉毒素能诱发肝癌。黄曲霉毒素诱发肝癌的能力比二甲基亚硝胺大 75 倍，是目前公认的最强的化学致癌物质。虽然目前尚无充分证据说明黄曲霉毒素可引起人的肝癌，但流行病学调查资料显示，食物中黄曲霉毒素污染严重的地区，居民肝癌发病也多。例如，非洲撒哈拉沙漠以南的高温高湿地区，黄曲霉毒素污染食品较为严重，当地居民肝癌发病较多。反之，埃及等干燥地区，黄曲霉毒素污染较少，肝癌发病也相对较少。

5. 预防措施

（1）防止食品霉变。防止食品霉变是预防食品被黄曲霉毒素及其他毒素污染的最根本的措施。食品霉变需要一定的温度、相对湿度、食品含水量和氧气。因此，防霉的主要措施是低温储存，控制食物的水分含量到安全水分以下，通风干燥，密闭保藏。另外，粮粒损伤外皮，使得霉菌容易侵入而繁殖，引起霉变。所以，还应防虫、防鼠、减少脱粒和运输时粮粒外皮损伤。

（2）去除黄曲霉毒素。对于已被黄曲霉毒素污染的食品或怀疑含有黄曲霉毒素的发霉食物，可采用物理或化学方法去除黄曲霉毒素。

1）挑选霉粒法。通过挑选法可将霉变粮粒去除，从而起到去毒作用，对于花生米、玉米效果较好。

2）碾磨加工法。被黄曲霉毒素污染的稻谷经精碾后，黄曲霉毒素含量下降。

3）吸附法。花生油等植物油污染了黄曲霉毒素后，用活性炭或白陶土进行吸附处理，可降低含毒量。

4）碱处理法。碱性条件可以使黄曲霉毒素结构发生变化，使不溶于水的黄曲霉毒素变得溶于水。此法可用于植物油中黄曲霉毒素的去除。

5）加水搓洗法。尽管黄曲霉毒素不溶于水，但在淘米时，用手搓洗，反复多次可使毒素明显减少，但此法造成硫胺素损失较多。

6）其他控制措施。有人根据试验提出，利用日光晒或紫外线照射可破坏黄曲霉毒素。把受潮的粮食、花生等放在强烈的日光下暴晒，不仅可以破坏已有的黄曲霉毒素，还可以降低其中的水分，防止黄曲霉菌的繁殖和产生毒素。

（3）加强检验工作。餐饮企业应对存放时间比较长的食物严格检查，尤其是花生、玉米、大米。霉变食物经过处理无法清除毒素时坚决不能食用，以免对就餐者身体健康造成损害。

（4）黄曲霉毒素的允许量标准。我国规定了几种食品的黄曲霉毒素允许量标准。玉米、花生及其制品：$20\mu g/kg$；大米和食用油脂（花生油除外）：$10\mu g/kg$；其他粮食、豆类和发酵食品：$5\mu g/kg$；酱油和醋：$5\mu g/kg$；婴儿代乳品：$0.5\mu g/kg$。

由于黄曲霉毒素很难被破坏，所以危害性极大。虽然通过水洗、加碱、高压、吸附等方法，去毒率可达80%以上，但依旧有部分残留。因此，预防黄曲霉毒素的最好方法就是不食用霉变食品。

三、食品腐败变质

腐败变质泛指食品在以微生物为主的各种因素的作用下，食品成分与感官性状发生变化，从而使食品降低或丧失食用价值和商品价值的一切变化。

（一）食品腐败变质的危害

食品腐败变质后，食品的感官性状发生变化，营养素受到破坏，营养价值降低，从而降低或丧失了食品的食用价值和商品价值，还可能危害人体健康。

1. **感官性状变化，产生厌恶感** 食品腐败变质实质上是食品中的蛋白质、碳水化合物、脂肪等被分解过程，腐败过程中发生一系列变化，使食品的感官性状发生改变，使人对其产生厌恶感，从而失去商品价值。

（1）产生腐败气味。在腐败变质过程中，由于腐败菌分解食物成分而产生不正常的气味。例如，蛋白质被分解产生胺类、硫化氢、硫醇、吲哚、粪臭素等，产生恶臭味；脂肪酸败后，产生酮、醛类等，出现酸败味；碳水化合物被分解后产生糖、有机酸、醇、醛、酮等，出现酸臭味、醇类气味。

（2）色泽变化。由微生物繁殖而引起的食品变质，色泽的改变是一个明显的特征。有些微生物本身具有色素，还有一些微生物在代谢中向体外分泌色素。随着微生物的不断增殖，色素不断积累，造成食品原有色泽的改变。另外，由于微生物代谢产物的作用，也可促使食品发生化学变化而变色。如面包腐败后，在面包的表皮上有各种彩色的菌斑；肉类腐败后颜色变绿，是由于微生物分解蛋白质产生的硫化氢与血红蛋白结合形成硫化氢血红蛋白而使肉呈暗绿色；腊肠由于乳酸菌繁殖产生过氧化氢，促使肉褪色或变绿。

（3）组织状态变化。固体食品变质时，动植物组织细胞被破坏，细胞内容物外溢，出现组织变软、发黏、弹性差、结块、湿润等现象；液态食品变质后，出现浑浊、沉淀、表面出现浮膜、变稠等现象。如鲜奶因微生物作用变质后出现凝块、乳清析出而分层或变稠，还产生气泡。

（4）口味变化。在微生物作用下，食品的口味发生改变。比较容易分辨的是酸味的产生，如粮食制品腐败后产生酸味。除了酸味外，还可产生苦味及其他异味，如牛奶和其他含蛋白质食品被某些微生物作用后产生酸味和苦味。

2. **降低食品的营养价值** 腐败变质的食品，其营养成分被分解破坏，营养价值严重降低。

3. **危害人体健康** 食品在腐败变质过程中，不仅有大量的腐败菌繁殖，同时也增加致病菌、产毒菌存在的机会，易引起食源性疾病。某些腐败变质分解产物有毒，可使人中毒。例如，霉变甘蔗可引起急性中毒；长期食用含有黄曲霉毒素的食物，可造成慢性伤害。

因此，做好食品生产和服务中的食品安全管理工作，防止食品腐败变质，对保障消费者健康、提高经济效益具有重要意义。

（二）食品腐败变质的原因

要防止食品腐败变质，首先要了解造成食品腐败变质的原因，才能有针对性地进行预防。食品腐败变质是以食品本身的组织和性状为基础(内因)，在环境因素如温度、湿度、空气、pH 值等影响下，由微生物的作用而引起的（外因）。是食物本身、环境因素和微生物三者互为条件、互相影响、综合作用的结果。

1. **食品本身的特性** 有些食品受微生物污染后，容易腐败变质，有一些食品不易发生腐败变质，这种引起腐败变质的敏感性称为食品的易腐性。根据食品易腐性高低可将食品分为3类：

第一，易腐食品，如鱼、肉、奶及大部分的水果和蔬菜。

第二，半易腐食品，如马铃薯、坚果、鸡蛋等。

第三，不易腐食品，如食糖、大米、面粉、干豆类等。

食品的易腐性是个相对的概念，在一定条件下，不易腐食品可以转化为易腐食品。例如，面粉通常属不易腐食品，但在潮湿环境中保藏，可转化为易腐食品。冻鱼冻结时属不易腐食品，解冻后则属易腐食品。

在同样条件下，为什么有的食品易腐败，有的食品不易腐败？这主要是与食品本身的特性有关。

（1）食品营养组成。食品经微生物污染后，并非任何微生物都能在食品上生长繁殖，能否生长繁殖主要取决于这些微生物能否利用食品中所含的营养物质。所以，食品中所含营养成分不同，引起腐败的微生物类群也不同。如肉、鱼、禽、蛋等含蛋白质丰富的食品，腐败作用主要是由细菌引起，并以蛋白质腐败为其基本特征；以碳水化合物为主的食品如谷类制品的腐败变质主要由细菌和酵母菌引起，以产酸发酵为其基本特征；以脂肪为主的食品一般不适于微生物繁殖，主要是由理化因素引起酸败。

（2）食品中水分含量。食品中的水分含量是影响微生物生长繁殖及腐败变质的重要因素。微生物在食品上生长繁殖，除需要一定的营养物质外，还必须有足够的水分。一般来说，含水分多的食品，微生物容易生长繁殖，食品就容易腐败变质；反之，含水分少的食品，微生物不易生长繁殖，食品就不易腐败变质。人们对食品进行干燥，降低食品的含水量，或在食品中加入一定量食糖、食盐等进行腌制等都可以降低食品的 Aw 值，有利于食品的防腐。

不同类群的微生物生长需要的 Aw 不一样，当 Aw 接近 0.9 时，绝大多数细菌生长很微弱；当 Aw 低于 0.9 时，细菌几乎不能生长；当 Aw 低于 0.88 时，酵母菌生长受到严重影响；当 Aw 低于 0.80 时，霉菌生长受到严重影响。新鲜的食品原料含水量较多，其 Aw 一般在 0.98～0.99，这样的 Aw 正适合微生物的生长。

对干制品原料来讲，当 Aw=0.80～0.85 时，1～2 周内被霉菌引起变质；当 Aw=0.70 时，可较长时间防止微生物生长；当 Aw=0.65 时，仅是少数微生物有生长的可能，且非常缓慢，甚至可保存两年不变质。如果食品要求保存 3 个月，食品的 Aw 应在 0.72 以下；如果食品要求保存 2～3 年，食品的 Aw 应在 0.65 以下。

（3）食品的 pH 值。食品 pH 值的高低是制约微生物生长并影响其腐败变质的重要因素之一。根据食品 pH 范围，可以将食品分为酸性食品（PH4.5 以下）和非酸性食品（pH4.5 以上）。蔬菜和鱼、肉、乳等动物性食品绝大多数是非酸性食品，水果绝大多数是酸性食品。常见食品的 pH 值见表 4-1。

不同微生物对 pH 适应范围不同。大多数细菌生长最适 pH 值在 7.0 左右，酵母菌和霉菌生长最适 pH 值范围较广，一般在 6.0 以下。所以，在非酸性食品中细菌生长的可能性最大，在酸性食品中细菌生长受到抑制，能够生长的只是酵母菌和霉菌。微生物在食品中生长繁殖，会引起食品 pH 值的变化。微生物分解碳水化合物而产酸，使食品的 pH 值降低，分解蛋白质因产碱而使其 pH 值上升，在含碳水化合物和蛋白质的食品中，食品的 pH 值先降低而后上升。

表 4-1　常见食品 pH 值

种类	pH	种类	pH	种类	pH
牛肉	5.1～6.2	卷心菜	5.4～6.0	苹果	2.9～3.3
羊肉	5.4～6.7	芹菜	5.6	香蕉	4.5～4.7
猪肉	5.3～6.9	茄子	4.5	柿子	4.6
鸡肉	6.2～6.4	莴苣	6.0	葡萄	3.4～3.5
鱼肉	6.6～6.8	洋葱	5.3～5.8	柠檬	1.8～2.0
蟹肉	7.0	西红柿	4.2～4.3	橘子	3.6～4.3
牛奶	6.5～6.7	萝卜	5.2～5.5	西瓜	5.2～5.6

（4）渗透压。在食品中加入食盐或糖，可提高食品的渗透压，使微生物细胞脱水，造成细胞收缩、质壁分离，从而使微生物生长受到抑制甚至死亡。不同微生物耐盐或耐糖的程度不同，在高渗透压的食品中，霉菌和酵母菌的生存能力较细菌强。

（5）原料中的酶。动植物组织本身含有丰富的酶类，在适宜的环境下起催化作用，促使食品成熟，增加食品风味。但如果不加控制，任其继续发展下去，就会使原料品质降低，给微生物生长繁殖提供条件，以致引起腐败。如畜肉在酶的作用下达到后熟，后熟的肉味道鲜美、芳香浓郁、易于消化吸收，如果继续作用会引起肉的自溶，最后导致腐败。水果、蔬菜的呼吸作用，会使其组织分解，从而加速腐败变质。组织结构完整的食品一般不易腐败，如果原料组织溃破和细胞膜破裂，便为微生物进入与作用提供了条件，从而促进原料的腐败变质。如搅碎的肉馅，解冻后的鱼、肉，破碎的粮食及溃破的蔬菜、水果都易发生腐败变质。

2. 微生物的作用　微生物的作用是引起食品腐败变质的一个主要原因。引起食品腐败变质的微生物以细菌为主，霉菌次之，酵母菌再次之。微生物在适宜的条件下，大量繁殖，食品成分受到分解，最终导致腐败变质。

3. 外界环境因素　微生物的生长繁殖和食品组织的变化，还受到温度、湿度、阳光、氧气等外界环境的影响。

适宜的温度可促进微生物的生命活动，不适宜的温度会减弱微生物的生命活动，甚至促进微生物的死亡。不同的微生物有不同的适宜生长温度范围，但在 25～30℃ 时，各种微生物都可生长繁殖，当食品处于这样的温度环境中，很容易发生腐败变质。

微生物喜欢在阴暗潮湿的环境中生长，通风、干燥有利于防止腐败。绝大多数腐败微生物属于好氧性微生物，食品放置在空气中，微生物生长、代谢速度快，容易引起腐败变质。

（三）食品腐败变质的鉴定指标

食品腐败变质的鉴定一般采用感官、物理、化学和微生物 4 项指标。

1. 感官指标　感官指标是以人的感觉器官如眼、鼻、舌、手等对食品的感官性状如色、香、味、形进行鉴定。食品腐败变质后在感官上发生较大变化，如色泽改变、产生异味、组织状态发生变化。感官鉴定是一种简便、灵活、不需要仪器设备的方法，具有相当的可靠性，是餐饮企业判断食品卫生质量的主要手段。所以，必须提高检验人员的职业能力和责任心，以保证食品安全。

2. 物理指标　主要是根据蛋白质脂肪分解时低分子物质增多的现象，可采用食品浸出物量、浸出液电导率、折光率、冰点、黏度等指标。

3. 化学指标　由于微生物的代谢作用，可引起食品化学组成的变化，并产生多种腐败性产物，测定这些腐败性物质，可作为判断食品质量的依据。富含蛋白质的食品腐败变质鉴定的化学指标包括挥发性盐基总氮（TVBN）、三甲胺、K值等，常用于鉴别鱼身、贝类及肉类食品的新鲜度。含碳水化合物多的食品经常测定有机酸含量作为其腐败变质的化学指标，含油脂多的食品一般测定酸值和过氧化值作为其酸败的化学指标。

4. 微生物指标　对食品进行微生物菌数测定，可以反映食品被微生物污染的程度及是否发生变质，同时它是判定食品生产的一般卫生状况以及食品卫生质量的一项重要依据。一般食品中的活菌数达到 10^8cfu/g 时，则可认为处于初期腐败阶段。

（四）食品保藏

食品保藏是指为防止食品腐败变质，延长其可供食用的期限，使食品能长期保存所采取的加工处理措施。食品保藏的基本原理是通过改变食品的温度、水分、氢离子浓度、渗透压以及采用其他抑菌、杀菌措施，将食品中微生物杀灭或减弱其生长繁殖的能力。但实际上各种保藏方法都难以将食品中的微生物全部杀死，而仅是延长微生物每代繁殖所需的时间，从而达到防止腐败变质的目的。这里主要介绍常用的几种保藏食品的方法。

1. 低温保藏　微生物的生长繁殖和食品内固有酶的活动，是导致食品腐败变质的主要原因。食品低温保藏就是利用低温可以控制微生物生长繁殖速度，甚至停止生长或死亡；低温可以使食品中酶的活力和化学反应速度降低，从而达到长期保藏食品的目的。低温保藏可分为冷藏和冷冻两种方法。

（1）冷藏。冷藏是指在不冻结状态下的低温储藏。冷藏温度一般为 0～10℃，而 0～4℃为常用冷藏温度。在此温度范围内，可阻止食物中所有病原菌及一般腐败菌的生长。但冷藏只能抑制酶的活性，延缓微生物生长，因为微生物并没有完全停止生长。所以，冷藏食品储存期较短，且对卫生条件、工艺条件要求高，但冷藏对食品的风味、质地、营养价值影响较小。

冷藏可用于储存果蔬、鱼、肉、禽、蛋、乳类等食品，对有些水果蔬菜如香蕉储藏温度要高一些，一般不宜低于12℃。冷藏对大多数食品而言保藏有效期短，注意储存时间不要过长，"电冰箱不是保险箱"。

（2）冷冻。冷冻温度是指低于0℃以下的温度，通常温度在 -18℃以下。在 -18℃尤以下，几乎可阻止所有微生物的生长，可长期保藏食品，但也不可无限期储存食品。

虽然冷冻保藏期较长，但食品的色泽、香味、营养不如新鲜食品和冷藏食品，且干耗大。

冷冻可分为速冻和缓冻两种。通常采用速冻的方法，即要求在30min内将食品的温度迅速下降到-20℃左右。速冻时形成的冰晶核很小，对食品组织破坏小，可较好地保存营养成分和食品风味。但是在解冻时却宜缓慢进行，这有利于保存营养成分和食品风味。所以，在操作时要遵循"急速冻结，缓慢化冻"的原则。

2. 加热杀菌保藏　加热可以杀灭食品中的微生物并使酶失活，从而防止食品腐败变质，延长保存期。蒸、煮、炸、烤等烹调方法就可以起到加热杀菌的作用。

食品加热杀菌的方法很多，常用的有高温灭菌法、巴氏杀菌法、超高温瞬时灭菌法和微波杀菌法等。

（1）高温灭菌法。所谓高温灭菌是指100℃以上的加压灭菌。在高压杀菌锅中，一般用100～121℃的温度，加热20～30min，杀灭繁殖型和芽孢型细菌，达到长期保存食品的目的。高温灭菌对食品的营养成分破坏较大，对食品的感官性状也有影响。

（2）巴氏杀菌法。由于高温灭菌对食品的营养成分破坏较大，因此对鲜奶、果汁等食品常用低温杀菌法，即巴氏杀菌法。这种方法所用温度较低，只要求杀死食品中繁殖型（生长型）微生物，包括一切致病菌，但不是完全灭菌；所以对灭菌后的封装、存放条件和期限都应有严格的卫生要求和规定。巴氏杀菌法早期曾用63～68℃加热30min的杀菌方法，近年来为了提高生产效率，缩短加热时间，减少对食品品质的影响，多采用高温瞬时巴氏杀菌法，即72～95℃，15～30s的杀菌方式，杀菌效果与传统的巴氏杀菌效果相同。

（3）超高温瞬时灭菌法。为能在短时间内有效地杀灭微生物，而又不影响食品质量，常采用超高温瞬时灭菌法（UHT）。此方法的灭菌温度为135～150℃，灭菌时间数秒钟。超高温灭菌是通过短暂高强度的加热使产品达到商业无菌程度。

在灭菌过程中，灭菌温度低则需时间长，食品中热敏性成分损失率随温度提高和时间延长而增加。随着杀菌温度的提高，灭菌所需要的时间快速减小，食品中热敏性成分的损失率虽然会随杀菌温度的提高而提高，但又会随杀菌时间的减小而降低。由于高温杀菌所需要的时间很短，两者抵减，食品中热敏性成分在杀菌过程中的损失率会随杀菌温度的提高而趋向于减小。例如，灭菌温度为121℃时，杀死芽孢时间为4min，某种成分保留率为70%，然而，随着温度的增加，芽孢致死时间急骤减少；相反，食品成分保留率急剧上升。当灭菌温度为132℃时，该成分保留率为90%；灭菌温度达150℃时，其保留率在98%以上。

（4）微波杀菌法。微波是波长在1～1000mm，频率在300MHz～300GHz的电磁波。目前，915MHz和2450MHz两个频率已广泛地应用于微波加热。微波杀菌是微波热效应和非热效应共同作用的结果。微波的热效应主要起快速升温杀菌的作用，而非热效应则使微生物体内蛋白质和生理活性物质发生变异，而丧失活力或死亡。微波杀菌具有加热时间短、杀菌速度快，节能高效，杀菌均匀、彻底，低温杀菌对食品品质影响小等特点。

此外，还有远红外加热消毒等方式。

3. 腌渍保藏　将食盐或食糖渗入食品组织内，降低食品的水分活度，提高渗透压，可有选择地控制微生物的活动和发酵，抑制腐败菌生长。腌渍保藏是长期以来行之有效的食品保藏方法。

（1）腌制。盐腌的过程叫腌制，如腌菜、腌鱼、腌肉等。

食盐在保藏中的作用：

第一，食盐可提高渗透压，使微生物细胞脱水，细胞收缩、质壁分离，从而使微生物生长受抑制或死亡。

第二，食盐溶解于水后解离成 Na^+ 和 Cl^-，每一离子可结合多个水分子，使微生物得不到自由水，使食品的 Aw 降低，从而抑制微生物生长。

第三，Na^+ 和 Cl^- 在低浓度时，能促进微生物生长，而在高浓度时对微生物产生毒害作用。

第四，食盐可抑制酶的活性，甚至使酶失活。

氧气很难溶解于盐水中，因此好氧性微生物无法生长。不同浓度的盐溶液对微生物的影响不同：1%～3%盐溶液，大多数微生物受到暂时性抑制；10%～15%盐溶液，多数微生物停止生长；20%～25%盐溶液，绝大多数微生物停止生长。

（2）糖渍。加糖腌制过程又称糖渍，如蜜饯、果冻、果泥、果酱等。食糖本身对微生物无毒害作用，但可降低食品的 Aw，提高渗透压，从而起到抑制微生物生长繁殖的作用。糖类的渗透压较低，抑制微生物生长需要较高的浓度。1.0%～10%糖溶液，不仅不能抑制微生物生长，反而可促进微生物生长；50%糖溶液可阻止多数酵母菌生长；65%～85%糖溶液可抑制细菌和霉菌生长。为了保藏食品，糖溶液浓度要达到50%～75%，一般以70%～75%为宜。

某些酵母能耐很高的渗透压，并能在食糖浓度很高的食品中生长繁殖，可使蜂蜜、果酱和一些糖果变质。

需要注意的是，在腌渍保藏中微生物及酶的活性只是受到抑制，如果糖和盐的浓度控制不好，反而会促进微生物生长，加快腐败变质。为了保持肉的颜色，在腌制肉时加入的发色剂硝酸盐，对人体有害，并形成致癌物（亚硝胺）。所以，应严格按要求限量使用硝酸盐或亚硝酸盐。

4. 烟熏保藏　烟熏不仅可使食品具有特殊的风味，还可抑制微生物生长，防止腐败变质，延长食品保存期。其原理是：由于熏烟的温度在45℃以上，可阻止微生物繁殖；烟熏成分渗入肉的组织内部，防止脂肪氧化，提高防腐能力；烟熏可除去食品表面过多水分，从而增加制品保藏性。

熏烟的重要成分为酚、有机酸、醇、醛类等，这些成分具有抗氧化、抑菌防腐、形成独特风味的作用，但熏烟中也含有多环芳烃等致癌物。

5. 干藏　干藏是一种常用的食品保藏方法，如鱼肚、鲍鱼、海参、木耳、黄花菜等常采用干藏。其保藏原理是通过干制将食品中的水分降低到微生物生长繁殖所必需的含量以下，并始终保持低水分，可抑制微生物的生长，达到长期储藏的目的。

在干制过程中，部分营养素破坏和流失，色泽、形状发生改变。蔬菜类含有丰富的碳水化合物，高温长时间脱水干制会导致糖分损耗及产生褐变作用；含脂肪高的原料极易因加热氧化而出现酸败现象。部分水溶性维生素会因氧化而损失掉，抗坏血酸和胡萝卜素易氧化，核黄素对光极敏感，硫胺素对热敏感。日晒使蔬菜中胡萝卜素和抗坏血酸损失很大。在干制过程中，原料中的类胡萝卜素、花青素都要受到不同程度的破坏，蔬菜中的叶绿素也会因加热等失去镁原子而转化成脱镁叶绿素，从而使颜色变成暗绿色。酶促褐变和非酶促褐变是促使干制蔬菜变色的原因。植物组织受损伤后，由于氧化酶的作用，使多酚或其他如鞣质、酪氨酸等一类物质氧化成有色物质，这种酶促褐变给干制品的品质带来了不良影响。因此，蔬菜干制前需进行漂烫等处理，使其酶失活，以防止褐变。焦糖化反应和美拉德反应是脱水干制过程中常见的非酶促褐变反应，不仅消耗糖和蛋白质，还使干制食品颜色加深。

需要指出的是，干制可使部分微生物死亡或长期休眠，但是微生物没有被完全杀死。只是抑制了它们的活动，如遇潮湿环境，又可重新恢复活动，如果干制品污染病源菌，可对人体健康造成危害。所以，干制品要在干燥的条件下储存，防止受潮。

另外，还有真空保藏、充氮保藏等，其原理是降低包装物内氧的分压，抑制好氧微生物的生长和氧化酶的活性，降低原料的呼吸作用，防止食品的氧化和腐败变质。

在储藏食品时，多种方法综合应用可提高保藏效果。例如，食品经过高温灭菌后，采用真空包装，然后在低温下储藏，可大大提高保藏效果，延长食品保藏期。

···（刘海青）

第三节　食品的化学性污染及其预防

食品的化学性污染种类很多，包括有毒金属、非金属以及有机或无机化合物。食品中常见的化学性污染有农药、兽药、有毒金属、食品添加剂、N- 亚硝基化合物、多环芳烃化合物、杂环胺类化合物、丙烯酰胺等。

一、农药残留

人们为了防治农业病虫害、去除杂草，以提高产量和经济效益，而大量使用农药。大量使用农药，对环境和食品造成了严重的污染。由于化学农药用量大、化学性质稳定、生物富集作用强，能在人体内蓄积，对人体健康的潜在性危害较大。农药污染已是一个全球性的"公害"。

摄入残留农药的食品引起的急性和慢性中毒，称为"农药残留毒性"。长期摄入含低剂量农药残留的食物，还可能有致癌、致畸和致突变作用。为保证食品安全，我国制定了《食品中农药最大残留限量》（GB2763-2014），规定了食品中农药最大残留限量标准。

（一）食品中农药残留的来源

农药污染食品的途径，一方面是因对农作物喷施农药而直接污染食品；另一方面，是通过对空气、土壤和水的污染而间接污染食品。

1. 农药对食用作物的直接污染　有些农药直接喷施于食用作物的叶片上，可先被叶片吸收，并转运到食用作物的各部分。其对食物的污染程度受多种因素的影响，与农药性质、浓度、使用次数、距收获间隔时间、剂型、气象条件及农作物种类、生长发育状况等有关。

我国对蔬菜的最大用药量、最后一次施药距收获的天数、最多使用次数、农药最高残留量都有严格的规定。蔬菜施用农药后须经过安全间隔采收期才可采收食用。我国农业部颁布了部分农药在不同蔬菜上使用的安全间隔期（最后一次施药距收获的时间）。对于尚未作出具体规定的农药和蔬菜品种，目前一般的执行方法为：夏季气温高时，因农药毒性消失较快，故施用农药后安全间隔期为 5～7d；春秋季则最少要 7～10d；冬季应当控制在 15d 以上。农药残留量随植物的不同种类和同一种类不同部位而不同。一般叶类蔬菜的农药残留量高于果菜和根菜，食物的外部比内部农药残留量高。

蔬菜生产中应用化控技术造成的残留污染也给食品安全提出了新的课题。为促进蔬菜生长、增加产量，普遍在辣椒、萝卜、黄瓜、西红柿、四季豆、马铃薯、芹菜、菠菜、苋菜、茼蒿等种植中使用植物生长激素，如助壮素和赤霉素（俗称920）等。为培育出矮健的壮苗、促进壮枝生根、增强菜苗的抗旱抗病能力，常喷洒矮壮素等化学试剂。为提高西红柿坐果率，常使用西红柿灵、防落素等化学试剂。甘蓝、菜花在花心开始膨大时，用赤霉素喷液以求花球坚实整齐，提前上市。为改变马铃薯种薯的休眠期，也使用赤霉素。黄瓜、瓢瓜在幼苗期使用乙烯利喷洒叶面或生长点，可有效增加雌花数，提高产量。在西瓜成熟前 7～9d 喷施乙烯利可使西瓜提前成熟 4d。为防止花椰菜、秋白菜在储存期间脱帮落叶，常使用防落素处理。这些生物、化学药品其中有一些是带有激素性质的，而乙烯利之类的催熟剂则会促进机体细胞的衰老。因此，蔬菜生产中应用化控技术造成的污染已不可忽视。

2. 通过土壤、水、空气间接污染食物　农药施用时，只有小部分黏附在农作物上，其余大部分都通过各种途径向环境扩散，大量农药进入土壤、水和空气中。农作物长期从污染的环境中吸收农药，特别是土壤和灌溉水中的农药可通过植物的根系吸收，然后转运到作物内部，甚至整个作物。根系发达的农作物对农药的吸收率较高，如花生、胡萝卜、豌豆等吸收率较高。

3. 通过生物的富集作用污染食物　农药可以通过生物的富集作用污染食物，如果水及牲畜、禽类的饲料被农药污染，这些动植物的体内农药量远较水和饲料高，造成鱼、肉、乳、蛋等食品的污染。

脂溶性大、持久性长的农药，如六六六（BHC）和滴滴涕（DDT）等，很容易经食物链进行生物富集。随着营养级的提高，农药的浓度也逐级升高。人类处在食物链的最顶端，所受农药残留生物富集的危害也最严重。

另外，食物在运输、储藏中也可能受到农药的污染。

（二）餐饮企业降低食品中农药残留的措施

为了控制食品中农药残留，应加强对农药生产和经营的管理，未取得农药登记和农药生产许可证的农药不得生产、销售和使用；安全合理使用农药，严格遵守《农药安全使用标准》《农药合理使用准则》，严格执行用药量、使用次数和安全间隔期的规定，严禁高毒、高残留农药使用；严格执行《食品中农药最大残留限量》标准；发展高效、低毒、低残留农药，增加生物农药的使用；培育抗病虫害的农作物品种，利用生物技术防治病虫害等措施，减少农药对食品的污染。

餐饮企业在原料采购、运输、烹饪过程中也应采取相应措施，消除或减少食品中残留农药对人体健康的影响。

1. 严把进货渠道关　不符合食品安全标准的原料坚决不采购。选择有信誉、符合要求的供应商，要认真了解所购原料在种植、收获和运输过程中农药的使用和管理情况。应了解农药的使用剂量、使用次数和安全间隔期是否符合要求，以保证原料中农药残留不致超过最大允许限量标准。不随意在市场采购不明情况的原料。

2. 建立原料生产基地　在环境无污染或污染少的地区建立企业自己的原料生产基地，或选择生产、运输、管理符合要求的生产单位，作为企业的长期原料供应商。这样既可保证原料的供应，降低生产成本，又可保证原料的食品安全。

3. 选择污染较少的蔬菜种类　有些蔬菜因不易感染虫害而较少施用农药，如苋菜、芹菜、辣椒、萝卜等。食部生长在泥土中的蔬菜，如藕、马铃薯、芋头、洋葱等一般也较少污染。野外生长或人工培育的食用菌和各种芽菜类，在生长和培育过程中无须杀虫，是蔬菜中安全系数较高的种类。

野菜营养丰富，一般没有污染。市场上常见的野菜有蕨菜、荠菜、马兰头、马齿苋、扫帚苗、龙须菜、毛耳朵等。它们生长在野外，无须人工施肥和洒药除虫。扫帚苗、龙须菜、毛耳朵等野菜的蛋白质含量与一般蔬菜相比高约20%。目前，使用农药较多的蔬菜有韭菜、白菜、空心菜等叶类蔬菜以及菜花等。选购时若发现蔬菜农药气味较大，说明是喷洒过农药不久且农药浓度较高的蔬菜，不宜购买。

4. 积极采用绿色食品、有机食品和无公害食品　绿色食品、有机食品和无公害食品是经过国家认证，有安全保障的食品，应积极采用。

5. 合理烹饪加工

（1）洗涤。可除去农作物表面的大部分农药残留，其残留量减少程度与施药后的天数及农药水溶性有关。延长浸泡时间，增加冲洗次数，采用热水洗、碱水洗、洗涤剂洗、烫漂等方法能更有效地降低农药残留量。

（2）去壳、削皮、清理。食物表皮比内部农药残留剂量高，通过去壳、削皮可除去大部分农药残留。剔除蔬菜外层叶片等清理（摘捡）工作，农药残留量亦可大幅度减少。

（3）切割、粉碎、混合、搅拌。由于组织和细胞破坏而释放出酶和酸的作用，可增加农药代谢和降解，但也可产生较大毒性的代谢物。

（4）烹调。一般烹调加热均可降低食品中农药残留。加热时间长、温度高有利于农药的去除。蔬菜中农药残留量在烹调后可减少15% ～ 70%，煮饭、烘烤面包等亦可不同程度地减少农药残留量。

二、兽药残留

兽药残留是指动物产品的任何可食部分所含兽药的母体化合物及（或）其代谢物，以及与兽药有关的杂质。所以，兽药残留既包括原药，也包括药物在动物体内的代谢产物和兽药生产中所伴生的杂质。在动物性食品中较容易引起兽药残留量超标的兽药主要有抗生素类、磺胺类、呋喃类、抗寄生虫类和激素类药物。

（一）食品中兽药残留的来源

在预防和治疗动物疾病的过程中使用的药物残留在动物体内而污染食品；另外，为了治疗动物的某些疾病、促进生长和为了改善动物性食物的品质，常在饲料中添加一些药物和添加剂，这些药物和添加剂通过饲料进入动物体内并残留在体内，从而引起动物性食品的兽药残留污染。

（二）食品中兽药残留对人体的危害

1. 毒性反应　当体内蓄积的药物浓度达到一定量时会对人体产生急、慢性中毒。因食用盐酸克仑特罗（瘦肉精）超标的猪内脏而发生急性中毒的事件时有报道。此外，红霉素等大环内酯类可致急性肝损伤，磺胺类药物能够破坏人体造血机能等。

2. 产生耐药菌株　动物机体长期反复接触某种抗菌药物后，其体内敏感菌株受到选择性地抑制，从而使耐药菌株大量繁殖。抗菌药物残留于动物性食品中，同样使人长期与药物接触，导致人体内耐药菌的增加。耐药性菌的产生使得一些常用药物的疗效下降甚至失去疗效。

3. "三致"作用　研究发现，许多药物具有致癌、致畸、致突变作用。

4. 过敏反应　一些抗菌药物能使部分人群发生过敏反应，严重时可出现过敏性休克，甚至危及生命。

5. 肠道菌群失调　食品中残留的抗菌药物可对人体的正常肠道菌群产生不良的影响，使一些非致病菌被抑制或死亡，造成人体内菌群的平衡失调，从而导致长期的腹泻或引起维生素的缺乏等反应。菌群失调还容易造成病原菌的交替感染，使得具有选择性作用的抗生素及其他化学药物失去疗效。

（三）控制动物性食品兽药残留的措施

加强兽药和饲料添加剂的管理，合理使用，严格执行休药期；不滥用兽药，不使用未经批准的药物；严格执行《动物性食品中兽药最高残留限量》标准；采购原料时应严格验收，把好食品安全质量关，必须索取有效检疫证和合格证；不要买颜色过于鲜红的肉，少吃动物内脏；合理烹饪加工，降低兽药残留量。

三、有毒金属污染

有毒金属对食品的污染也不可忽视，人们较早就对有毒金属对人的危害问题进行了研究。有毒金属在人体内有较强的蓄积性，可通过食物链的生物富集作用而在生物体及人体内达到很高的浓度。有毒金属对人体造成的危害常以慢性中毒和远期效应为主。污染食品的有毒金属主要有汞、镉、铅、砷等。

（一）食品中有毒金属的来源

1. 来自高本底值的自然环境　某些地区的水土中自然存在的有毒金属较高，从而使本地区生产的动植物食物中有毒金属含量较高。

2. 环境污染　随着工农业的发展，工业"三废"、农药的使用越来越多。含有毒金属的工业"三废"和农药排入环境中，可直接或间接污染食品。特别是通过水污染以后再污染到食物最为多见。食物链的生物富集作用使食品中的金属毒物含量显著增高，对人体造成严重的危害。

3. 食品生产加工过程的污染　食品在生产加工、运输过程中，机械设备、管道、容器或包装材料中的有毒金属有可能溶出而污染食品。在生产加工过程中，使用含有金属杂质的食品添加剂，也可造成污染。

（二）几种有毒金属对食品的污染及其危害

1. 汞的污染

（1）食品中汞污染的来源。食品中的汞除来源于农业上使用的含汞农药外，主要来自工业生产和医药卫生行业"三废"的污染。含汞的废水排入江河湖海后，吸附在悬浮的固体微粒上而沉降于水底，转化为甲基汞，甲基汞的毒性比无机汞要高得多。水生动植物对汞有很强的富集能力，尤其以鱼体中甲基汞的蓄积量更高。日本的"水俣病"就是甲基汞中毒的典型案例。用含汞废水灌溉农田，则农作物可从土壤和污水中吸收汞并蓄积在内部，牲畜、禽类食用含汞饲料后，其肉、蛋、乳等食品中也会有汞污染。

（2）食品汞污染对人体的危害。食品中微量的汞进入人体后不致引起危害，可经尿、粪和汗液等途径排出体外。但长期食用被汞污染的食品，可引起慢性汞中毒，出现一系列不可逆的神经系统中毒症状。汞也能在人体的肝、肾等脏器及脑组织蓄积。汞中毒可导致人听力降低、全身麻痹、神经错乱以致疯狂痉挛而死亡。汞还可通过胎盘损害胎儿。

（3）食品中汞的限量指标（MLs）。我国《食品中污染物限量》（GB2762—2005）规定，食品中汞的限量指标（MLs）（mg/kg）：鱼（不包括食肉鱼类）和其他水产品为0.5（甲基汞），食肉鱼类（如鲨鱼、金枪鱼及其他）1.0（甲基汞），粮食为0.02，肉、蛋（去壳）为0.01，薯类、蔬菜、水果为0.01，鲜奶为0.01。

2. 镉的污染

（1）食品中镉污染的来源。食品中的镉主要是电镀、化工、含镉涂料、陶瓷、蓄电池等工业生产排放的废水经水体和土壤污染而来，含镉肥料、农药也会对食品产生污染，有些食品包装材料和容器也含镉，如有些玻璃、陶瓷类容器用含镉颜料上色，有些金属容器表面镀镉，还有些塑料容器和包装材料添加的稳定剂中含镉。当这些容器盛装酸性食品或饮料时，在一定的条件下镉就会溶解出来污染食品。

（2）食品中镉污染对人体的危害。镉进入人体主要是通过食物摄入的。镉的蓄积作用很强，进入人体内的镉一般排出很慢，其生物半衰期可长达 10 ～ 40 年。长期摄入含镉量较高的食品，可发生慢性镉中毒。日本出现的"骨痛病"就是由于环境污染通过食物链污染大米而引起的人体慢性镉中毒。另外，镉还可引起贫血和对肝、肾、肺的损伤，并有致畸、致癌、致突变作用。

（3）食品中镉的限量指标（MLs）。我国《食品中污染物限量》（GB2762—2005）规定食品中镉的限量指标（MLs）（mg/kg）：粮食、豆类为1.0，薯类、蔬菜、水果为0.5，肉类、蛋类为1.0，鱼贝类为2.0，鲜乳为0.3，乳粉为2.0。

3. 砷的污染

（1）食品中砷污染的来源。砷属于类金属，食品中的砷主要来源于含砷农药的污染，工业"三废"的污染及食品加工所用的原辅料、化学添加剂、容器和包装材料的砷污染。水生生物特别是海洋生物对砷有很强的富集作用。

（2）食品砷污染对人体的危害。食品中砷的毒性与其存在的形式有关。元素砷不溶于水，几乎无毒，而其氧化物为剧毒物质，如 As_2O_3（砒霜）是一种古老的毒物。无机砷的毒性大于有机砷。砷可引起人体急性中毒，表现为胃肠炎症状，中枢神经系统麻痹，四肢疼痛，甚至丧失意识乃至死亡。但大多数砷污染引起的中毒是慢性中毒，表现为神经衰竭、多发性神经炎、皮肤色素沉着以及消化系统障碍。砷化合物还具有"三致"作用。

（3）食品中砷的限量指标（MLs）。我国《食品中污染物限量》（GB2762—2005）规定，食品中砷的限量指标（MLs）（mg/kg）：贝类、虾蟹类、其他水产食品、食糖、可可脂、巧克力为0.5，乳粉为0.25，大米为0.15，面粉、豆类、鱼、食用油为0.1，杂粮、果汁果酱为0.2，水果、蔬菜、禽畜肉类、蛋类、鲜奶、酒类各为0.05。

4. 铅的污染

（1）食品中铅污染的来源。铅污染食品的途径很多：

第一，工业"三废"可造成环境的污染，进而污染食品。烟尘和废气含有铅，可污染大气，大气中的铅沉降到地面，再污染农作物；汽油中常加入铅作为防爆剂，汽车等排出的废气含有大量的铅，可造成环境的污染；含铅废水、废渣的排放可污染土壤和水体，污染水体的铅可通过食物链污染水产品。

第二，食品加工用的机械设备和管道含铅，在一定的条件下会污染食品。

第三，食品容器和包装材料，如陶瓷餐具的釉彩、马口铁和焊锡含铅，印刷食品装潢的油墨和颜料通常含铅。用这些容器盛酸性食品，铅易溶出污染食品，用铁桶或锡壶盛酒可将铅溶出。

第四，某些食品添加剂含铅，如生产皮蛋加入的黄丹粉（氧化铅）。

（2）食品铅污染对人体的危害。食用被铅污染的食品后，铅可在人体内蓄积，达到一定数量时可引起慢性中毒，主要引起神经系统、造血系统和消化系统的损伤。表现为食欲不振、面色苍白、头昏、头痛、乏力、失眠、肌无力、肌肉关节疼痛、腹痛、腹泻或便秘、贫血等症状。儿童对铅的吸收率高于成人，所以铅对儿童危害更大。过量铅的摄入可导致儿童生长发育迟缓、智力低下。孕妇接触低浓度的铅，可影响胎儿的生长发育；接触铅的男子可出现精子活力降低、畸形和发育不全等。

（3）食品中铅的限量指标（MLs）。我国《食品中污染物限量》（GB2762—2005）规定，食品中铅的限量指标（MLs）（mg/kg）：谷类、豆类、薯类、禽畜肉类为0.2，可食用禽畜下水、鱼类为0.5，水果、蔬菜（球茎、叶菜、食用菌类除外）为0.1，小水果、浆果、葡萄、鲜蛋、果酒为0.2，球茎蔬菜、叶菜类为0.3，鲜乳、果汁为0.05，婴儿配方乳粉（乳为原料，以冲调后乳汁计）为0.02，茶叶为5。

（三）餐饮企业降低食品中有毒金属的措施

有毒金属污染食品以后，一般烹调加工很难去除。餐饮企业所选购的烹饪原料、餐具容器、包装材料中的有毒金属含量，要符合国家食品安全标准，食品加工用的容器、用具和烹调机械设备的材料要符合食品安全要求，有毒金属指标不得超标，推广使用无毒或低毒餐具容器和包装材料。如果食品表面或局部受到污染，应去除污染部位，原料经反复淘洗、浸泡也可降低食物中的铅、砷、镉含量，但对汞基本无效。污染严重的食品不得用于烹饪加工和销售，可改做他用或销毁。加强食品安全管理，防止环境污染，加强对灭鼠药的管理。

四、N-亚硝基化合物污染

（一）食品中N-亚硝基化合物的危害

N-亚硝基化合物包括亚硝胺类和亚硝酰胺类，除具有一般毒性作用外，还具有较强的致癌作用、致突变作用和致畸作用。研究表明，N-亚硝基化合物可能与鼻咽癌、食管癌、胃癌、肝癌和膀胱癌的发生有关。

（二）食品中N-亚硝基化合物的来源

1. 生成N-亚硝基化合物的条件　N-亚硝基化合物的最大特点是在体内和体外都能生成，只要有其前体物质，如硝酸盐、亚硝酸盐、胺和其他含氮物质，在适宜的条件下就可以生成亚硝胺或亚硝酰胺。

（1）形成N-亚硝基化合物的前体物质的来源。

1）硝酸盐和亚硝酸盐的来源。硝酸盐是蔬菜中含有的天然成分，浓度大小与土壤中硝酸盐含量、氮肥施用等情况有关。亚硝酸盐在新鲜蔬菜中浓度一般较低，我国蔬菜中亚硝酸盐的含量一般在1.0mg/kg左右，但在保藏过程中由于细菌及酶的作用，使硝酸盐还原成亚硝酸盐。腐败变质的蔬菜中亚硝酸盐含量很高。

肉类制品中的硝酸盐和亚硝酸盐主要来源于使用的添加剂。在肉制品加工中，为了增加和保持制品的色泽，防止腐败，增加产品风味，常添加硝酸盐或亚硝酸盐。

2）胺类物质的来源。胺类是由蛋白质的分解产物转变而来。食品中胺类化合物主要集中在肉类和鱼类，谷物中也有一定含量。

（2）影响N-亚硝基化合物生成的因素。食物中只要含有生成N-亚硝基化合物的前体物质，在一定条件下就可生成亚硝胺或亚硝酰胺。影响N-亚硝基化合物生成的因素很多，主要有pH值、反应物浓度、胺的种类及催化剂存在等。一般在PH < 3的酸性条件下，亚硝胺生成反应速度较快。在中性或碱性条件下，如果增加反应物浓度，延长反应时间或有催化剂如卤族离子、甲醛等羰基化合物存在时，也可生成亚硝胺。胺的种类很多，如伯胺、仲胺、叔胺等，仲胺合成亚硝胺的反应速度最快，其次是叔胺。此外，微生物如霉菌、硝酸盐还原菌（如大肠杆菌、变形杆菌等）可促进亚硝胺生成。

2. 食品加工中N-亚硝基化合物的生成　在腌制、煎炸、烟熏、烘烤过程中，由于条件控制不当易生成 N- 亚硝基化合物。

（1）腌制加工中 N- 亚硝基化合物的生成。

1）腌制蔬菜。蔬菜中含有一定量的硝酸盐和亚硝酸盐，在腌制时，由于一些腐败菌的作用，将硝酸盐还原为亚硝酸盐，使蔬菜中的亚硝酸盐含量明显增高。亚硝酸盐的生成量与食盐浓度和温度有关。在一般情况下，5% 食盐浓度在温度较高时亚硝酸盐生成量较多，在 10% 食盐浓度时次之，在 15% 食盐浓度时温度影响不明显，亚硝酸盐生成量明显下降。亚硝酸盐引起人轻度中毒量为 0.5 ～ 1g/kg，严重中毒量为 1 ～ 2g/kg，致死量为 4g/kg。亚硝酸盐与胺类物质在一定条件下可生成 N- 亚硝基化合物。

2）腌制鱼、肉。鱼、肉中含有多种氨基酸，其中，脯胺酸、羟胺酸、精胺酸可被腐败菌转化为仲胺，与食盐中含的硝酸盐和亚硝酸盐及腌制时添加的亚硝酸盐发色剂反应，生成 N- 亚硝基化合物。

（2）煎炸过程中 N- 亚硝基化合物的生成。腌制的鱼、肉中含有亚硝基脯胺酸，为非致癌物质，但在煎炸中可转变成亚硝基吡咯烷，具有致癌性。在煎炸过程中，N- 亚硝基化合物生成受温度影响，温度在 100 ～ 250℃时均可生成亚硝基吡咯烷，但以 185℃时生成量最多，100℃以下生成量少，微波炉加热基本不生成亚硝基吡咯烷。

（3）烟熏过程中 N- 亚硝基化合物的生成。烟熏制品中有致癌物亚硝胺的存在，主要是燃料燃烧中产生的氮氧化物与食物表面的仲胺作用，最后生成 N- 亚硝基化合物。

（4）烘烤过程中 N- 亚硝基化合物的生成。同烟熏工艺一样，在火烤过程中，燃料燃烧产生氮氧化物，或原料经腌制而含有亚硝酸盐；原料中的蛋白质在高温作用下发生分解，形成胺类物质。这些氮氧化物与胺类化合物作用生成 N- 亚硝基化合物。

（三）预防措施

1. 防止食品腐败变质　某些微生物可以使硝酸盐还原成亚硝酸盐，使蛋白质分解成胺类化合物，促进 N- 亚硝基化合物的生成。因此，保持食品新鲜，防止食品腐败变质是重要的预防措施。

2. 阻断亚硝基化反应　维生素 C、维生素 E 和酚类等具有阻断亚硝基化的作用。一般认为，维生素 C 的浓度是亚硝酸盐的两倍时，可完全阻断 N- 亚硝基化合物的生成。提高维生素 C 的摄入量，多吃新鲜水果蔬菜可阻断 N- 亚硝基化合物在体内的生成，有利于防止癌症的发生。

3. 控制食品加工中硝酸盐、亚硝酸盐的使用量　在腌制肉类和鱼类制品时，应严格限制硝酸盐和亚硝酸盐使用量。我国规定肉类制品及肉类罐头中硝酸钠的使用量不得超过 0.5g/kg，亚硝酸钠不得超过 0.15g/kg；残留量以亚硫酸钠计，肉类罐头不得超过 0.05g/kg，肉制品不得超过 0.03g/kg。此外，由于腌肉、鱼制品中的亚硝胺还可能来自食盐或其他香料，腌制时使用的盐和胡椒、辣椒粉等香料应分别包装，使用时再混合。世界各国现已大幅度降低腌肉时亚硝酸盐的用量，有些国家禁止添加亚硝酸盐，而用其他发色剂代替亚硝酸盐，取得了良好效果。

4. 改进加工工艺　在煎炸工艺中，注意控制油温不要过高，缩短煎炸时间，以防止亚硝基吡咯烷的生成。也可以用电炉或微波炉代替煤炉和柴炉烘烤食品。

五、多环芳烃物质污染

多环芳烃是由两个以上的苯环结合在一起的，在六碳环中杂有五碳环的一系列芳烃化合物及其衍生物的总称，因其有致癌作用而受到广泛的关注。目前已发现 200 余种，其中三环以下没有致癌性，四、五、六和七环已证明有致癌性及致突变性，特别是 5 个苯环的苯并 (a) 芘具有强致癌性，是食品中一种重要的污染物。苯并 (a) 芘 [B(a)P] 在碱性条件下化学性质稳定，冷、热水及碱水都不能洗去食品中的苯并 (a) 芘，在酸性条件中不稳定，能被带正电荷的吸附剂如活性炭、木炭或氢氧化铁所吸附。

（一）食品中苯并 (a) 芘的危害

多种动物实验表明，苯并 (a) 芘具有致癌性，可引起胃癌，并经胎盘使子代发生肿瘤。苯并 (a) 芘还具有间接致突变作用。人群流行病学研究表明，食品中苯并 (a) 芘含量与胃癌等多种肿瘤的发生有一定关系。

（二）食品中苯并 (a) 芘的来源

正常情况下，食品中苯并 (a) 芘的含量很少，主要是由于环境污染，尤其是工业废水和烟尘的污染。食品在加工中，由于烟熏、烘烤等加工而使制品中苯并 (a) 芘的含量显著增加。

1. 熏、烤食品污染　经过烟熏的食品具有特殊的风味，并可延长食品的储藏期。但在烟熏时，由于食品与烟直接接触，使食品中的苯并 (a) 芘增加。

烤制食品时，除烟中含有苯并 (a) 芘外，原料由于烘烤温度较高，有机物质受热分解，经环化和聚合生成大量的苯并 (a) 芘。一般烘烤温度不会造成严重污染，但当食物烤焦或炭化时，苯并 (a) 芘含量显著增加。烤制动物性食物时，食物滴下的脂肪中苯并 (a) 芘的含量高于食品本身含量的 10～70 倍。经检测，刚熏制或烤制完毕的食物，表层聚集的苯并 (a) 芘较多，随着放置时间的延长，表层的苯并 (a) 芘逐渐向内层渗透。

2. 环境污染　煤炭、木炭、汽油、柴油、香烟等燃烧不完全时，及工业"三废"、汽车尾气等可产生大量的苯并 (a) 芘。因此，大气、土壤、水中都不同程度地含有苯并 (a) 芘，使农作物和水生生物等直接或间接受到污染。

3. 沥青污染　沥青中含有多环芳烃物质，一些地方的农民将粮食晒在柏油路上，粮食会受到多环芳烃污染。

4. 油墨污染　油墨中的炭黑含有多种致癌性多环芳烃，用有油墨的纸包装食品可使食品受到多环芳烃污染。

5. 石蜡污染　不纯的石蜡常含有多环芳烃，用涂过石蜡的包装纸、包装箱、纸杯等包装或盛装食品，可使食品受到污染。

（三）预防措施

1. 改进加工工艺　为了防止苯并 (a) 芘污染熏、烤食品，应选用优质燃料，改良食品烟熏剂，避免食品直接接触烟火，不使油脂滴入火中。控制生烟温度，一般生烟温度控制在 400～600℃时，生成的苯并 (a) 芘量少。另外，配制熏制液进行熏制可防止苯并 (a) 芘的污染。烤制食物时选用电炉或微波炉代替炭火。使用炭火烤制食物时，食物与燃料应保持一定距离，勿使炭火直接接触食物。烘烤时控制好炉温和烘烤时间，防止食品烤焦和炭化。

2. 综合治理工业"三废" 综合治理工业"三废"，减少来自大气、水、土壤等中的苯并 (a) 芘污染。

3. 减少粮食加工中的污染 粮油作物收割后不要在柏油路上脱粒或翻晒，以免沥青的玷污，烘粮时采用间接加热或远红外加热对防止苯并 (a) 芘的污染都能取得较好的效果。生产食品时，机械转动部分要密封，防止润滑油滴在食品上，并应选用含苯并 (a) 芘少的机械润滑油或食用植物油。

4. 防止来自包装材料上的污染 防止包装材料的蜡中多环芳烃污染物渗入食品，应采用食品用石蜡，禁止用工业石蜡。

5. 去毒 对于已经污染了苯并 (a) 芘的食品，可采用去毒方法进行消除。如刮去烤焦、炭化食品的焦煳部分后再食用。通过去除烟熏食品表面的烟油，可减少食品中 20% 左右的苯并 (a) 芘。用 0.3% ~ 0.5% 的活性炭吸附剂可吸附食用油中 90% 左右的苯并 (a) 芘。日光、紫外线照射或臭氧等氧化剂处理，可以使苯并 (a) 芘失去致癌作用。粮谷类食品经过碾磨加工去除麸皮或糠麸可使苯并 (a) 芘含量减少 40% ~ 60%。

六、杂环胺类化合物污染

（一）食品中杂环胺的危害

杂环胺是食物中的蛋白质、氨基酸在烹调加工中热解产生的一类化合物。杂环胺经口摄入后，很快吸收并通过血液分布于体内的大部分组织，肝脏是其重要的代谢器官，肠、肺、肾等组织也有一定的代谢能力。杂环胺类化合物的主要危害是具有致突变性和致癌性。

（二）食品中杂环胺的来源

食品中的杂环胺类化合物主要产生于高温烹调过程，尤其是蛋白质含量丰富的肉类、鱼类等食品在高温烹调过程中更易产生。影响食品中杂环胺生成的因素主要有以下两个方面：

1. 烹调方式

（1）加热温度。加热温度是杂环胺生成的重要影响因素，当温度从 200℃升至 300℃时，杂环胺的生成量可增加 5 倍。

（2）烹调时间。烹调时间对杂环胺的生成也有一定影响，在 200℃油炸温度时，杂环胺主要在前 5min 生成，在 5 ~ 10min 生成减慢，进一步延长烹调时间则杂环胺的生成量不再明显增加。

（3）水分含量。食品中的水分是杂环胺生成的抑制因素。

（4）烹调方法。加热温度越高、时间越长、水分含量越少，生成的杂环胺越多。故烧、烤、煎、炸等直接与火接触或与灼热的金属表面接触的烹调方法，由于可使水分很快丧失且温度较高，生成杂环胺的数量远远大于炖、焖、煨、煮及微波炉烹调等温度较低、水分较多的烹调方法。

2. 食物成分　在烹调温度、时间和水分相同的情况下，营养成分不同的食物生成的杂环胺种类和数量有很大差异。一般而言，蛋白质含量较高的食物生成杂环胺较多，而蛋白质的氨基酸构成则直接影响所生成杂环胺的种类。

美拉德反应与杂环胺的生成有很大关系，该反应可生成大量杂环物质，其中一些可进一步反应生成杂环胺。由于不同的氨基酸在美拉德反应中生成杂环物的种类和数量不同，因此最终生成的杂环胺也有较大差异。

（三）预防措施

1. 改变不良烹调方式和饮食习惯　杂环胺的生成与不良烹调加工有关，特别是过高温度烹调食物。因此，应注意不要使烹调温度过高，不要烧焦食物，并应避免过多食用烧烤煎炸的食物。

2. 增加蔬菜水果的摄入量　膳食纤维有吸附杂环胺并降低其活性的作用，蔬菜水果中的某些成分有抑制杂环胺的致突变性和致癌性的作用。因此，增加蔬菜水果的摄入量对于防止杂环胺的危害有积极作用。

七、食品添加剂

食品添加剂是指为改善食品的品质和色、香、味，以及为防腐和加工工艺的需要，加入食品中的化学合成物质或天然物质。

（一）食品添加剂的分类

国际上通常把食品添加剂分为 3 大类：一是天然提取物；二是用发酵等方法制取的物质，如柠檬酸等，它们有的虽是化学法合成的，但其结构和天然化合物结构相同；三是纯化学合成物，如苯甲酸钠。目前，天然食品添加剂品种较少，价格较高，普遍使用的是化学合成添加剂。合成食品添加剂的毒性大于天然食品添加剂，且当食用量过大或食用了混入有害物质的不纯添加剂时，易造成对机体的危害。

我国按食品添加剂的主要功能不同将其分成 20 大类，包括酸度调节剂、抗结剂、消泡剂、抗氧剂、漂白剂、膨胀剂、胶姆糖基础剂、着色剂、护色剂、乳化剂、酶制剂、增味剂、面粉处理剂、被膜剂、水分保持剂、营养强化剂、防腐剂、凝固剂、甜味剂、增稠剂等，因香料品种太多另为一类。

（二）食品添加剂的作用

在食品加工中，为了改善和保持食品的品质和性状，经常使用食品添加剂，其主要功能有以下几个方面：

1. 改善食品的感官性状，使加工后的食品色、香、味、形良好　适当使用色素、香料、甜味剂、酸味剂以及乳化剂、增稠剂等可提高食品的感官质量。

2. 增强食品的耐储藏性，防止腐败变质　如防腐剂可控制食品中微生物的繁殖；抗氧化剂可防止脂肪食品氧化变质，延长食品的保存期。

3. 有利于食品生产操作　如使用抗结剂、消泡剂、乳化剂等有利于食品生产操作。

4. 提高食品的营养价值或满足其他特殊需要　在食品中添加营养强化剂等可满足不同人群对营养的特殊需要。

（三）食品添加剂的使用原则

食品添加剂有助于加工和改良食品品质，但多数为化学合成物质，有的具有一定毒性。因此，在使用食品添加剂时要符合我国《食品添加剂使用标准》（GB2760—2011）。《中华人民共和国食品安全法》第四十六条规定食品生产者应当依照食品安全标准关于食品添加剂的品种、使用范围、用量的规定使用食品添加剂；不得在食品生产中使用食品添加剂以外的化学物质和其他可能危害人体健康的物质。"

在使用食品添加剂时应注意以下几个原则：

（1）鉴于有些食品添加剂具有一定的毒性，必须使用时应严格控制使用范围和使用量，在达到预期目的前提下尽可能降低在食品中的使用量。

（2）使用添加剂应该保持和改进食品营养质量，不得降低、破坏食品的营养价值或影响食品质量及风味。

（3）食品添加剂的使用不应对人体产生任何健康危害；不应掩盖食品腐败变质；不应掩盖食品本身或加工过程中的质量缺陷或以掺杂、掺假、伪造为目的而使用食品添加剂。

（4）使用的食品添加剂应当符合相应的质量规格要求，并经国家有关部门正式批准、公布。

（5）加入食品中后应能被分析鉴定出来。

（四）食品添加剂对人体的危害

食品添加剂被认为是食品工业的灵魂，现代食品工业离不开食品添加剂，人们在日常饮食活动中也摄入了多种食品添加剂。但是，如果不按要求和规定滥用食品添加剂，就会对食品造成污染，给人体健康带来危害。

食品添加剂对人体的危害性概括起来有致癌性、致畸性和致突变性。这些危害的共同特点是要经历较长时间才能显露出来，即对人体产生潜在的毒害，这也就是人们关心食品添加剂安全性的原因。

动物试验表明，糖精除了可引起肝癌、尿道结石外，还能引起中毒。另外，动物试验表明大量摄入苯甲酸可导致肝、胃严重病变，甚至死亡，过量摄入亚硝酸盐产生的亚硝基化合物具有致癌作用。

有时食品添加剂自身毒性虽低，但由于抗营养因子作用，以及食品成分或不同添加剂之间的相互作用、相互影响，就可能生成意想不到的有毒物质。食品添加剂具有叠加毒性，即两种以上的化学物质组合之后会有新的毒性。当某些食品添加剂和其他的化学物质，如农药残留、重金属等一起摄入时，使原本无致癌性化学物质转化为致癌性的物质。

某些食品添加剂可造成儿童产生过激行动，易激动，常伴有暴力等异常行为。有人认为，这可能与使用水杨酸、着色料、香料等食品添加剂有关。

（五）烹调加工中常用食品添加剂介绍

食品添加剂的种类很多，作用各不相同。作为餐饮企业，在烹饪加工中经常使用的食品添加剂包括色素、防腐剂、发色剂、抗氧化剂等。它们多为化学合成，无任何营养，均有一定毒性。

1. 防腐剂　防腐剂能抑制微生物的生长繁殖，减少食品在生产、运输、储藏、销售过程中腐败变质而造成损失。我国允许使用的防腐剂有苯甲酸、苯甲酸钠、山梨酸、山梨酸钾及对羟基苯甲酯等。

（1）苯甲酸及其钠盐。在酸性环境中，对酵母、细菌、霉菌都有比较好的抑制作用。《食品添加剂使用标准》（GB2760-2011）规定食品中苯甲酸及其钠最大使用量（以苯甲酸计）见。

（2）山梨酸及其钾盐。山梨酸是近年来普遍使用的一种比较安全的防腐剂。山梨酸及其钾盐对霉菌、酵母和好气性细菌都有抑制作用，在酸性条件中效果较好。《食品添加剂使用标准》（GB2760—2011）规定食品中山梨酸及其钾盐最大使用量（以苯甲酸计）。

2. 着色剂　着色剂又称食用色素，是一类本身有光泽的物质，能使食品着色以改善食品感观性质，增进食欲。着色剂按其来源可分为天然和合成两类。

（1）天然色素。天然色素主要来源于动、植物组织或微生物的代谢产物。天然色素多数比较安全，有的还有一定的营养价值。虽然天然色素由于色泽不够稳定，价格较高，工业生产规模不够，但由于其安全性比合成色素高，因此受到消费者的欢迎。常用的天然色素有以下几种：

1）姜黄素。姜黄素是从多年生草本植物姜黄中提取出来的。碱性环境中呈红褐色，中性或酸性时为黄色。姜黄素常用于糖果、饮料的着色。《食品添加剂使用标准》（GB2760—2011）规定，各种食品中姜黄色素最大使用量除调制乳粉和调制奶油粉为0.4g/kg、腌渍蔬菜为0.01g/kg、即食谷物为0.03g/kg、膨化食品为0.2g/kg外，其他食品可按正常生产需要加入。

2）红花黄色素。此色素是红花色素中的一种黄色色素。在酸性范围内呈黄色，在碱性环境中则带红色。《食品添加剂使用标准》（GB2760—2011）规定各种食品中红花黄色素最大使用量为：冷冻饮料、腌渍蔬菜、熟制坚果与籽粒、方便米面制品、粮食制品馅料、腌腊肉制品类、调味品（盐除外）、膨化食品等不能超过0.5g/kg，水果罐头、蜜饯凉果、装饰性果蔬、蔬菜罐头、糖果、八宝罐头、糕点上彩装、果蔬汁、碳酸饮料、风味饮料、配制酒等不超过0.2g/kg。

3）叶绿素铜钠盐。水溶液呈蓝绿色，多用于配制酒、糖果、罐头、饮料等食品的着色。我国规定的最大使用剂量为0.5g/kg。

4）胡萝卜素。是食品中的营养成分，可用于奶油、冰淇淋、糖果的着色，可按生产需要适量使用。

5）辣椒色素。是从辣椒中提取的一种天然红色色素，也是一种类胡萝卜素，对人无毒性，常用于耀头食品的着色。

6）甜菜红。从红甜菜中提取的一种红色色素，可溶于水，水溶液呈红紫色，耐旋光性强，多用于糖果、饮料食品的着色。

7）红曲素。为红曲霉菌丝产生的色素，耐光耐热性强，对蛋白质着色力强，多用于叉烧肉、红色灌肠和红腐乳以及某些配制酒等食品。我国规定的最大使用量除糕点为 0.9g/kg、焙烤食品馅料及表皮挂浆为 1.0g/kg 外，其他可按生产需要适量添加。

8）酱色即焦糖。是将蔗糖、葡萄糖或麦芽糖浆在 160～180T 加热，使之焦化而成。常用于饮料、点心和酱油等食品，一般可按生产需要适量添加。

（2）化学合成食用色素。化学合成食用色素是通过人工合成方法制得的有机色素。化学合成食用色素由于色泽鲜艳，着色力强，性质稳定，成本较低，被广泛应用。但由于其毒性和致癌性受到人们的广泛关注，许可使用的化学合成食用色素的品种有所减少，产量也明显降低。目前常用的几种合成食用色素为：苋菜红、胭脂红、柠檬黄、日落黄、靛蓝、亮蓝等，使用量按我国《食品添加剂使用标准》（GB2760-2011）规定使用。

3. 发色剂　发色剂也称护色剂，是在食品加工过程中加入的、能与食品中某些成分作用而呈现良好色泽的化学物质。

发色剂通常用于肉类食品，有硝酸盐和亚硝酸盐两类。硝酸钠在食品中经亚硝化菌的作用可还原成亚硝酸钠，亚硝酸钠与肌红蛋白结合形成亚硝基肌红蛋白，从而可保持肉制品的红色。此外，发色剂还有一定的防腐作用，能抑制肉毒杆菌的生长，但发色剂的毒性较强，摄入过量可引起中毒。亚硝酸盐还能与仲胺结合生成具有较强致癌性的亚硝胺，使用时必须严格控制其使用范围和使用量。

我国规定硝酸钠最大使用量为 0.5g/kg，以亚硝酸钠计，残留量 < 30mg/kg，且只能用于肉类罐头和肉类制品中。

4. 香味剂　为了改善或加强食品的香气、香味，常向食品中加入一些香料。食用香料分为天然香料和食用香精两大类。我国常用的天然香料很多，如八角、茴香、花椒、姜、胡椒、薄荷、桂皮、丁香等，天然香料一般对人体安全无害。人工香精成分复杂，由多种香精单体配合而成，因此，应控制人工食用香精的使用。

5. 甜味剂　甜味剂是赋予食品甜味的物质，分为天然甜味剂和人工合成甜味剂。

人工合成甜味剂主要是一些具有甜味的化学物质，甜度一般比蔗糖高数十倍至数百倍，但不具有任何营养价值。目前批准使用的人工甜味剂有糖精钠、甜蜜素、甜味素（阿斯巴甜）。糖精钠是目前产量最大的品种，甜度是蔗糖的 300～500 倍。我国规定糖精钠最大使用量：果酱为 0.2g/kg；新型豆制品、熟制豆制品、脱壳熟制坚果与籽类为 1.0g/kg；带壳熟制坚果与籽类为 1.2g/kg；腌渍蔬菜、冷冻饮品、配制酒、饮料类、复合调味料、糕点、饼干及面包等食品，最大使用量为 0.15g/kg；婴儿代乳食品不得使用。甜蜜素甜度为蔗糖的 30 倍，可在清凉饮料、冰淇淋、面包、糕点、饼干、腌渍蔬菜、腐乳、复合调味料等中使用，最大剂量为 0.65g/kg。甜味素可在除罐头食品以外所用食品中使用，其用量可以根据正常生产需要而定。

甜菊糖苷是一种天然甜味剂，其甜度为蔗糖的 300 倍，是我国继蔗糖、甜菜糖之后第三糖源。具有预防保健作用，可用于各种保健食品，对某些疾病能起到疗效和缓解作用，可预防小儿龋齿，可作为糖尿病、肥胖病、高血压、心脏病和动脉硬化等疾病患者的甜味剂。甜菊糖苷还具有防腐作用。

（六）餐饮企业降低食品添加剂对人体危害的措施

食品添加剂使用一定要符合《食品添加剂使用标准》，尽量使用天然的食品添加剂，不用或少用合成添加剂，使用的食品添加剂必须是《食品添加剂使用标准》所列的品种，必须严格执行食品安全标准中规定的使用范围和使用量，不得超范围、超剂量使用，不得滥用食品添加剂。

近年来，发生了很多滥用食品添加剂的事件，一些不法商贩使用未经国家批准使用或禁用的添加剂品种。例如，为延长海鲜的保质期和使外观膨胀饱满，便用福尔马林浸泡海参、鲜贝、鲍鱼、虾仁等海鲜，长期食用这类海鲜有害人体健康；有毒吊白快（甲醛－酸性亚硫酸钠制剂）被一些生产经营者用于面制品、粉丝等产品中漂白；为了增加食品表面的光泽而使用矿物油。有的超剂量、超范围使用添加剂，例如超量使用护色剂亚硝酸盐加工肉制品，导致食物中毒和死亡的事件时有发生；硫黄作为漂白剂只限于蜜饯、干果、干菜、粉丝、食糖等的熏蒸使用，而有的生产经营者在馒头制作过程中滥用硫黄熏蒸馒头，使馒头中维生素受到破坏，引起二氧化硫严重残留。用色素、护色剂掩盖已变质的冻鱼、肉类制品现象也屡有发生。国家规定，食品加工必须使用食品级规格的食品添加剂，不准使用工业级产品。有些生产经营单位弄虚作假、追求经济利益，任意将工业级化工产品假冒食品级添加剂销售、使用。某烧饼店用工业级碳酸氢钠代替食品级碳酸氢钠加工烧饼，结果造成 120 人吃后发生铅中毒。2005 年肯德基苏丹红事件、2008 年三聚氰胺事件都是滥用食品添加剂的典型案例，给人们的生命财产及企业自身带来很大损失。

所以，在选购原料时，一定要严把质量关，严格检查，对不符合食品安全标准的原料坚决不采购、不加工、不销售，以确保食品安全。

（刘海青）

第十章 营养与营养相关性疾病

第一节 营养与高脂血症

高脂血症（hyperlipidemia）是指血浆中胆固醇（total cholesterol, TC）和（或）甘油三酯（triglyceride, TG）水平升高。过高或高密度脂蛋白胆固醇（high density lipoprotein, HDL-C）过低，现代医学称为血脂异常。由于脂质不溶于水，必须与血浆中的蛋白质结合形成大分子的脂蛋白后，才能在血液中被运输，进入组织进行代谢。TC 和 TG 在血浆中都是以脂蛋白的形式存在，所以严格地说，高脂血症应称为高脂蛋白血症（hyperlipoproteinemia）。另外，血众中高密度脂蛋白（High density lipoprotein, HDL-C）水平降低也是一种血脂代谢紊乱，并多与 TC 和 TG 水平升高同时存在，有人建议称为血脂异常。这一名称能更为全面准确地反映血脂代谢紊乱状态。

一、局脂血症的诊断标准

根据《中国成人血脂异常防治指南（2007 年）》，中国人 TC 的合适范围为＜5.18mmol/L（200mg/dL），5.18 ～ 6.19mmol/L（200 ～ 239mg/dL）为边缘升高，≥ 6.22mmol/L（240mg/dL）为升高；血清 LDL-C 的合适范围为＜ 3.37mmol/L（130mg/dL），3.37 ～ 4.12mmol/L（130 ～ 159mg/dL）为边缘升高，≥ 4.14mmol/L（160mg/dL）为升高；血清 HDL-C 的合适范围为≥ 1.04mmol/L（40mg/dL），≥ 1.55mmol/L（60mg/dL）为升高，＜ 1.04mmol/L（40mg/dL）为减低；TG 的合适范围为＜ 1.70mmol/L（150mg/dL），1.70 ～ 2.25mmol/L（150 ～ 199mg/dL）为边缘升高，≥ 2.26mmol/L（200mg/dL）为升高。

二、高脂血症分型

根据病因，高脂血症可分为原发性和继发性两类。原发性多与先天性和遗传有关，或由于环境因素（饮食、营养、药物）和通过未知的机制而致。继发性多发生于代谢紊乱疾病（糖尿病、甲状腺功能减弱等），或其他因素如药物性高脂血症。

三、高脂血症的危害

高脂血症的危害是隐匿、逐渐、进行性和全身性的。在通常情况下，多数患者并无明显症状和异常体征，不少人是由于其他原因进行血液生化检验时才发现有血浆脂蛋白水平升高。当长期处于高血脂状态时，患者可表现出倦怠、易困，肢体末端麻木，感觉障碍，记忆力减退，反应迟钝等症状。高脂血症最重要的也是直接的损害是加速全身动脉粥样硬化，因为全身的重要器官都要依靠动脉供血、供氧，一旦动脉被粥样斑块堵塞，就会导致严重后果。大量研究资料表明，高脂血症是脑卒中、冠心病、心肌梗死、心脏猝死等的危险因素。

此外，高脂血症也是促进高血压、糖耐量异常、糖尿病的一个重要危险因素。高脂血症还可导致脂肪肝、肝硬化、胆石症、胰腺炎、眼底出血、失明、周围血管疾病、跛行、高尿酸血症。有些原发性和家族性高脂血症患者还可出现腱状、结节状、掌平面及眼眶周围黄色瘤、青年角膜弓等。

四、高脂血症的相关因素

高脂血症是一类较常见的疾病，其发病原因除了人类自身遗传基因缺陷外，主要与饮食因素有关，肥胖、年龄、性别等也是重要因素。

（一）脂类

1. 饱和脂肪酸　高脂膳食易导致血浆胆固醇水平升高。脂肪不仅能促进胆汁分泌，其产物还有利于形成混合微胶粒，并能促进胆固醇在黏膜细胞中进一步参与形成乳糜微粒、转运人血，从而使血浆胆固醇水平升高。

不同长度碳链的 SPF 对血脂的作用不同，碳原子少于 12、大于或等于 18 的 SPF 对血清 TC 无影响，而含 12 ～ 16 个碳原子的 SPF，如月桂酸（C12：0）、肉豆蔻酸（C14：0）、软脂酸（即棕榈酸，C16：0）可明显升高男性和女性的血清 TC、LDL-C 水平，含 18 个碳的硬脂酸（C18：0）不升高血清 TC、LDL-C。

2. 单不饱和脂肪酸　动物实验和人群研究均证实，单不饱和脂肪酸（MUFA）有降低血清 TC 和 LDL-C 水平的作用，而且不降低血清 HDL-C。此外，MUFA 由于不饱和双键较少，对氧化作用的敏感性低于多不饱和脂肪酸，不易引起 LDL 氧化。膳食中 MUFA 主要是油酸，橄榄油中油酸含量达 84%，地中海地区人群血清 TC 水平低，心血管疾病发病率较低，可能与其膳食中橄榄油摄入量高有关。

3. 多不饱和脂肪酸　临床研究表明，低 SFA、高多不饱和脂肪酸（PUFA）（占总能量 16% ～ 20.7%）的膳食可使血浆胆固醇降低 17.6% ～ 20.0%（与基础水平相比），更重要的是胆固醇的降低与心血管疾病发病率降低（降低 16% ～ 34%）有关。n-6 系列 PUFA 能降低血液总胆固醇、LDL 和 HDL 水平。n-3 系列 PUFA 可降低 TC、TG 和 LDL，增加 HDL。

4. 反式脂肪酸　反式脂肪酸对血脂糊旨蛋白影响的研究一致表明，增加反式脂肪酸的摄入量，可使 LDL-C 水平升高，HDL-C 降低，使 TC/HDL-C 比值增高，LDL-C/HDL-C 比值增加，以及脂蛋白 α 升高，明显增加心血管疾病危险性。反式脂肪酸致动脉粥样硬化的作用比饱和脂肪酸更强。

5. 胆固醇　膳食胆固醇可影响血中胆固醇水平，升高 LDL。有研究显示，每增加 100mg 胆固醇的摄入，血浆胆固醇水平增加男性为 0.038mmol/L、女性 0.073mmol/L。

6. 磷脂　磷脂具有乳化作用，使血液中的胆固醇颗粒保持悬浮状态，从而降低胆固醇在血管壁的沉积，并具有降低胆固醇的作用。

（二）碳水化合物

有研究结果提示，进食大量糖类后，引起血糖升高，刺激胰岛素分泌增加，出现高胰岛素血症。后者可促进肝脏合成甘油三酯和 VLDL 增加，引起血浆甘油三酯浓度升高。特别是摄入能量密度高、缺乏纤维素的双糖或单糖类，可促进肝脏多余的碳水化合物合成 TG，引起血浆 VLDL 和 TG 含量升高，且降低 HDL。

膳食纤维有调节血脂的作用，可降低血清 TC、LDL-C 水平。可溶性膳食纤维比不溶性膳食纤维的作用更强。膳食纤维在小肠中能与胆酸形成胶状物质，通过消化道被排出体外。

（三）维生素

目前认为对血脂代谢有影响的维生素主要是维生素 C 和维生素 E。维生素 C 对血脂的影响可能通过以下机制实现：促进胆固醇降解、转变为胆汁酸、增加脂蛋白脂酶活力，加速血清 TG 降解，从而降低血清 TC 水平。维生素 E 能影响参与胆固醇分解代谢的酶的活力，对血脂水平起调节作用。维生素 B_{12}、泛酸、烟酸等 B 族维生素也具有降低血脂水平的作用。

（四）矿物质

镁具有降低胆固醇、降低冠状动脉张力、增加冠状动脉血流量等作用，对心血管系统有保护作用。动物实验发现，缺钙可引起血 TC 和 TG 升高。缺锌可引起血脂代谢异常，血清锌含量与 TC、LDL-C 呈负相关，而与 HDL-C 呈正相关。铬是葡萄糖耐量因子的组成成分，是葡萄糖和脂质代谢的必需微量元素，缺铬可引起糖代谢和脂类代谢紊乱。碘能抑制脂类在动脉壁上沉着，铜参与心肌代谢，利于改善心肌缺血。

（五）生活方式

习惯于静坐的人血浆中甘油三酯的浓度比坚持体育锻炼者要高。无论是长期或短期体育锻炼均可降低血浆甘油三酯水平。锻炼还可增高 LPL 活性，升高 HDL-C 水平，并降低肝脂酶（HL）活力。长期坚持锻炼还可使外源性甘油三酯从血浆中的清除速率增加。

饮酒对血浆甘油三酯的水平也有明显影响。在敏感的个体，即使中等量饮酒也可引起高甘油三酯血症。酒精可增加体内脂质的合成，降低甘油三酯的分解代谢。

吸烟也可增加血浆甘油三酯的水平。流行病学研究证实，与正常人平均值相比，吸烟可使血浆甘油三酯水平升高 9.1%。

（六）其他

有研究表明，体重增加可导致血浆胆固醇升高。一般认为体重增加，大约可使人体血胆固醇升高 0.65mmol/L（25mg/dL）。

除体重因素外，年龄本身也可使血浆胆固醇增加 0.78mmol/L（30mg/dL）左右，这称为年龄效应，即随着年龄的增加，体重也会增加。但是，依年龄增加而伴随的胆固醇升高并非全是体重增加所致。有人发现老年人的 LDL 受体活力减退，LDL 分解代谢率降低，也是年龄效应的原因。

另外，绝经后妇女，在45-50岁前，女性的血胆固醇低于男性，随后则会高于男性。这种绝经后胆固醇水平升高很可能是由于体内雌激素减少所致。

五、高脂血症的营养防治

合理的膳食结构是维持脂质代谢平衡的重要措施。血脂异常，特别是血总胆固醇升高者，必须首先进行饮食调整。即使服用调整血脂的药物，也应以饮食调理为基础，否则药物的疗效也将被无严格节制饮食所降低。长期坚持饮食调理可使血脂下降10%甚至20%，轻度血脂异常者，不一定要服药也可能使血脂降至合适水平。

（一）营养防治的目的

以平衡膳食为基础，维持正常的体重。控制总能量摄入，限制膳食脂肪尤其是饱和脂肪和胆固醇，缓解血脂异常，预防并发症。

（二）营养防治的原则

1. 能量平衡　部分合并肥胖的高脂血症患者，可通过限制热量，同时增加运动，以促进体脂分解，使能量消耗，血脂下降，控制体重在理想体重范围。能量摄入应与消耗平衡，保持三大产热营养素之间的平衡；饥饱不宜过度，不要偏食，切忌暴饮暴食或塞饱式进餐，改变晚餐丰盛和入睡前吃夜宵的习惯。

2. 限制脂肪的摄入　减少脂肪的摄入量是控制热量的基础。膳食中应减少动物性脂肪如猪油、肥猪肉、黄油、肥羊、肥牛、肥鸭、肥鹅等的摄入，以减少SFA的摄入量，饱和脂肪酸提供的热量不超过总热量的10%。适当增加不饱和脂肪酸摄入，如多吃海鱼少吃畜肉，多采用植物油少采用动物油、黄油等，有助于治疗高脂血症。

3. 限制胆固醇的摄入量　胆固醇是人体必不可少的物质，但不宜摄入过多，膳食中的胆固醇每日不超过300mg。

植物固醇存在于稻谷、小麦、玉米、菜籽等植物中，在植物油中呈游离状态，具有降低胆固醇作用，而大豆中豆固醇有明显降血脂的作用。

4. 供给适量蛋白质　蛋白质的来源非常重要，主要来自于牛乳、鸡蛋、瘦肉类、鱼虾类及大豆等食品，特别是大豆蛋白有较好的降血脂作用。此外，大豆异黄酮也有降血脂的作用。

5. 适量碳水化合物　不要过多吃甜食和含糖的饮料，因为蔗糖、果糖等比淀粉更容易转化为TG。主食应以谷类为主，粗细搭配。粗粮中可适量增加玉米、莜面、燕麦等成分，因这些食品中纤维素含量高，具有降血脂的作用。保持碳水化合物供热量占总热量的55%～65%。增加豆类食品的摄入，提高蛋白质利用率。

6. 多吃富含维生素、无机盐的食物　提倡多吃鲜果和蔬菜，它们含维生素C、无机盐和纤维素较多，能够促进胆固醇的排泄，降低TG。有研究认为食用大蒜也会对血脂代谢产生有益的影响。临床及实验研究表明，大蒜提取物具有降低总胆固醇、甘油三酯、低密度脂蛋白等作用，降低程度可达40%，还可升高高密度脂蛋白达35%，与治疗前差异性强。

7. 少饮酒、多喝茶　酒能够抑制脂蛋白酶，促进内源性胆固醇和TG的合成，导致血脂升高。茶叶含有茶多酚等成分，有降低胆固醇在动脉壁的沉积、抑制血小板凝集、促进纤溶酶活力、抗血栓形成的作用，建议多饮茶。

8. 饮食宜清淡、少盐 食盐量不超过 6g/d，伴高血压者，应限制食盐的摄入量。

（三）食物选择

1. 宜选用的食物

（1）低脂或脱脂乳类和乳制品、豆类和豆制品、去皮鸡鸭、瘦肉，适当补充蛋白质。

（2）富含膳食纤维的新鲜蔬菜（如芹菜、韭菜、油菜）、水果、粗粮等。

（3）富含 PUFA 的深海鱼类。若单独补充深海鱼油，应同时加服维生素 E，以防止不饱和脂肪酸过氧化，维生素 E 还能影响参与胆固醇分解代谢的酶的活力，有利于胆固醇的转运和排泄。

（4）食用油宜选用植物油，如豆油、花生油、芝麻油等植物油，以橄榄油、茶籽油最佳。

（5）茶叶，尤其是绿茶，具有明显的降血脂作用，可经常饮用。

（6）平时可以适当多吃些降血脂的食物，如洋葱、大蒜、木耳、香菇、海带、山楂、胡萝卜、豆类、燕麦、大麦等。

2. 忌（少）选用的食物

（1）动物油脂（鱼油除外）、肥肉、黄油、禽类动物皮及皮下脂肪。

（2）胆固醇含量高的动物内脏（尤其是脑）、鱼籽、鱿鱼、墨鱼、沙丁鱼、凤尾鱼、腊肠、蛋黄等。

（3）限制单糖和双糖过多的食品，少吃或不吃甜食，因其可引起血脂增高。如想吃甜味食品，可用木糖醇或甜叶菊等调味。烹调菜肴、牛乳及豆浆均不加糖。

（4）刺激性食物，如浓咖啡、辣椒等。高热量食物如巧克力、冰淇淋等尽量少吃。

（刘海青）

第二节 营养与高血压

一、高血压的概念和分类

高血压（hypertension）是一种以体循环动脉收缩期和（或）舒张期血压持续升高为主要临床表现，伴或不伴有多种心血管危险因素的综合征。根据 1999 年世界卫生组织高血压专家委员会（WHO/ISH）确定的标准和中国高血压防治指南（2010 年）规定，18 岁以上成年人高血压定义为：在未服抗高血压药物情况下，收缩压≥140mmHg 和（或）舒张压≥90rrunHg；收缩压多≥140mmHg 和舒张压＜90mmHg 为单纯收缩期高血压。

临床上将高血压分为两类：第一类是原发性高血压，又称高血压病，是以血压升高为主要症状而病因未明确的独立疾病，占所有高血压患者的 90% 以上。第二类是继发性高血压，是某些确定的疾病和原因引起的血压升高，占高血压不到 10%。

二、高血压的危害

高血压是一种常见病和多发病。此病一般起病缓慢，患者早期常无症状，或仅有头晕、头痛、心悸、耳鸣等症状。疾病发展下去或治疗不当可能就会发展成为较严重的脑卒中、心肌梗死和肾功能衰竭等常见的高血压合并症。

（一）引发脑血管疾病

高血压的主要直接并发症是脑血管病，包括脑出血、脑血栓形成、腔隙性脑梗死、短暂性脑缺血发作。高血压病患者发生脑血管病约占整个人群脑血管病发生人数的70%。脑血管意外又称脑卒中，其病来势凶猛，且致残、致死率极高。

（二）慢性肾功能衰竭

高血压对肾脏的损害是一个严重的并发症，其中高血压合并肾功能衰竭约占10%。高血压与肾脏损害可以相互影响，形成恶性循环。一方面，高血压引起肾脏损伤；另一方面，肾脏损伤会加重高血压。一般到高血压的中、后期，肾小动脉发生硬化，肾血流量减少，肾浓缩小便的能力降低，此时会出现多尿和夜尿增多现象。急骤发展的高血压可引起广泛的肾小动脉弥慢性病变，导致恶性肾小动脉硬化，从而迅速发展成为尿毒症。

（三）冠心病

长期的高血压可促进动脉粥样硬化的形成和发展。冠状动脉粥样硬化会阻塞或使血管腔变狭窄，或者因冠状动脉功能性改变而导致心肌缺血缺氧、坏死而引起冠心病。猝死是临床上最为紧急的状态。它表现为忽然发生呼吸、心跳停滞，意识丧失，并常于1h内死亡。冠心病猝死约占全部心血管病猝死的90%。

（四）高血压危象

因紧张、疲劳、寒冷、嗜铬细胞瘤阵发性高血压发作、突然停服降压药等诱因，小动脉发生强烈痉挛，血压急剧上升，影响重要脏器血流供应而产生危急症状。在高血压早期和晚期均可发生。危象发生时出现头痛、烦躁、眩晕、恶心、呕吐、心悸、气急及视力模糊等严重症状，以及伴有痉挛动脉（椎基底动脉、颈内动脉、视网膜动脉、冠状动脉等）累及的靶器官缺血症状。

三、高血压的相关因素

（一）钠、钾、钙、镁和其他微量元素

在日常膳食中，钠一般是以食盐的形式消费的。钠摄入过多可使体内水分潴留，循环血量增加，使外周血管阻力及心输出量增加，最后导致血压升高。如有研究表明，将高血压患者的钠摄入量限制在每日50mg（相当于2.8g食盐），持续1年后，这些患者的血压都有下降，其效果与药物治疗相似。不少轻度高血压患者只需中度限制食盐摄入，即可使其血压降至正常范围。

与钠升高血压的作用相反，钾却有降低血压的作用，其通过直接的扩血管作用，以及尿钠排出作用而降低血压。低钠高钾膳食的降压作用更为明显。高钠高钾膳食也可使血压有所下降，提示钾盐可缓解高钠的不良影响，有利血压的下降。

膳食中钙摄入不足可使血压升高，而增加钙可引起血压降低。美国全国健康和膳食调查结果显示，每日钙摄入量低于300mg者与摄入量为1200mg者相比，高血压危险性高2～3倍。一般认为膳食中每天钙的摄入少于600mg就有可能导致血压升高。

（二）脂类

研究表明，增加多不饱和脂肪酸的摄入和减少饱和脂肪酸的摄入都有利于降低血压。临床研究发现，每天摄入鱼油4.8g可降低血压3.0～1.5mmHg。还有研究发现，增加单不饱和脂肪酸的摄入量也可使血压下降。

（三）蛋白质

目前认为，膳食蛋白质中的含硫氨基酸如蛋氨酸、半胱氨酸含量较高时，高血压的发病率较低。牛磺酸是含硫氨基酸的代谢产物，已发现它对自发性高血压大鼠和高血压患者均有降压作用。也有研究报道外周或中枢直接给予色氨酸和酪氨酸可引起血压降低。

（四）碳水化合物

动物实验发现，简单碳水化合物，如葡萄糖、蔗糖和果糖，可升高血压。

（五）超重和肥胖

大量研究已证实，肥胖或超重是血压升高的重要危险因素，尤其向心性肥胖则是高血压的重要指标。体重指数与血压水平有着明显的正相关关系，即使在体重指数正常的人群中，随着体重指数的增加，血压水平也相应增加。肥胖儿童高血压的患病率是正常体重儿童的2～3倍。成人肥胖者中也有较高的高血压患病率，超过理想体重20%者患高血压的危险性是低于理想体重20%者的8倍以上。高血压患者60%以上有肥胖或超重，肥胖的高血压患者更易发生心绞痛和猝死。

减轻体重已成为降血压的重要措施，体重减轻9.2kg可以使收缩压降低6.3mmHg、舒张压降低3.1mmHg。肥胖导致高血压的机制可能归于肥胖引起高血脂，脂肪组织增加导致心排出量增加，交感神经活动增加以及胰岛素抵抗。

（六）酒精

经常饮酒超过一定限度可以导致血压升高。有研究显示，平均每天饮酒量相当于纯酒精50g左右，即可引起舒张压和收缩压的升高。此外，在降压治疗中，饮酒可抵抗药的降压作用。

四、高血压的饮食防治

（一）改善膳食结构

1. 适当限制膳食中的钠盐　低盐饮食是高血压十分重要的基础治疗。据研究报告，高血压患者的味觉神经因退行性变，常觉饮食无味，大多喜欢吃咸的食物，因此要加强对患者的健康教育，采用低盐饮食。轻度高血压患者的食盐摄入量每天在5g，中、重度高血压患者应低于3g。严重的高血压或有重要脏器并发症或合并冠心病和糖尿病者，应同时给予药物治疗。除了食盐外，还要考虑其他钠的来源，包括盐腌食品以及食物本身含有的钠盐。

2. 增加钾、镁、钙的摄入　钾具有一定的降低血压和保护心脏的功能，另外，有些利尿药可使钾大量从尿中排出，故应供给含钾丰富的食物或钾制剂。钙有利尿作用，故有降压效果，但对慢性肾功能不全的患者应慎重。增加镁的摄入，能使外周血管扩张，血压下降。尤其在患者使用利尿剂时，尿镁排泄也增多，更应注意补镁。

3. 保持良好的脂肪酸比例　高血压患者脂肪摄入量应控制在总能量的 25% 或更低，应限制饱和脂肪酸提供的能量，其中饱和脂肪酸、单不饱和脂肪酸和多不饱和脂肪酸为 1∶1∶1。膳食中应限制动物脂肪的摄入，胆固醇限制在每日 300mg 以下。

4. 增加优质蛋白质　不同来源的蛋白质对血压的影响不同，鱼类蛋白富含蛋氨酸和牛磺酸，可降低高血压和脑卒中的发病率，大豆蛋白也有预防脑卒中的作用，故高血压患者可多吃鱼类和大豆及其制品，以增加优质蛋白的摄入。

5. 补充维生素 C　大剂量维生素 C 可使胆固醇氧化为胆酸排出体外，从而改善心脏功能和血液循环。橘子、油菜、小白菜、莴笋叶等食物中均含有丰富的维生素 C，多食用此类新鲜蔬菜和水果，有助于高血压的防治。

（二）控制体重，避免肥胖

减轻体重的措施，一是限制能量的摄入，二是增加体力活动。对超重的患者，总能量可根据患者的理想体重，每日每千克体重给予 84 ～ 105kJ，或每日能量摄入比平时减少 2092 ～ 4184kJ，若折合成食物量，则每日减少主食 100 ～ 200g，烹调油 15 ～ 30g。能量减少可采取循序渐进的方式。在限制的能量范围内，应做到营养平衡，合理安排蛋白质、脂肪、碳水化合物的比例。适量的体育活动，既能增加能量的消耗，又能改善葡萄糖耐量，增加胰岛素的敏感性，还能提高 HDL 的水平，对控制高血压有利。运动可选择适合个体的有规律的运动项目，如骑自行车、有氧操等。每周进行 5 次，运动后的心率每分钟在 170 较为合适，如 60 岁的人，运动后的心率达到 110 次 /min，如此掌握适量的运动，可达到安全和保持有氧代谢的目的。

（三）限制饮酒

大多数研究证明，饮酒与高血压之间有一定的相关性。重度饮酒者（相当于每天饮 65mL 酒精）高血压发病率是不饮酒者的 2 倍。长期饮酒者体内的升压物质含量较多，长期饮酒还能影响细胞膜的通透性，使细胞内游离钙浓度增高，引起外周小动脉收缩，导致血压升高。高血压患者多量饮酒，还会增加脑卒中、心力衰竭的危险。故高血压患者每日饮酒量应限制在相当于 25g 酒精以下，最好不要饮酒。而茶叶有一定的利尿和降压作用，可适当饮用。

（刘海青）

第三节　营养与动脉粥样硬化

动脉粥样硬化（atherosclerosis, AS）是动脉硬化血管疾病中最常见、最重要的一种，各种动脉硬化的共同特点是动脉管壁增厚变硬、失去弹性和管腔缩小。由于在动脉内膜积聚的脂质外观呈黄色粥样，因此称为动脉粥样硬化。动脉粥样硬化的基本损害是动脉内膜局部呈斑块状增厚，故又称动脉粥样硬化性斑块或简称斑块，病变主要累及主动脉、冠状动脉、脑动脉、肾动脉、大中型肌弹力型动脉，最终导致它们的管腔狭窄以至完全堵塞，使这些重要器官缺血缺氧、功能障碍以致机体死亡。

动脉粥样硬化发生多见于 40 岁以上男性及绝经期女性。病因不明，可能与年龄增长、高血压、高脂血症、糖尿病、吸烟、肥胖等因素有关。

一、动脉粥样硬化临床分期

本病发展过程可分为 4 期，但临床上各期并非严格按照顺序出现，可交替或同时出现。

（一）无症状隐匿期（或称亚临床期）

过程长短不一，包括从较早的病理变化开始，直到粥样硬化斑块已形成，但尚无明显狭窄，因此无器官或组织受累的临床表现。脂质条纹多于 5 ～ 10 岁的儿童开始，粥样斑块始见于 20 岁。

（二）缺血期

粥样硬化斑块导致血管狭窄、器官缺血，根据累及器官不同临床表现也不同。

（三）坏死期

由于血管内急性血栓形成使管腔闭塞而产生器官组织坏死的表现。

（四）纤维化期

长期缺血导致相应器官组织纤维化萎缩。

二、动脉粥样硬化的危害

人体的动脉是负责将血液中的营养物质和氧气运送到全身各组织器官的管道，这一管道一旦发生血流不畅或闭塞，其相应供血的组织器官就会发生缺血或坏死，所以动脉粥样硬化可引起全身各个器官的病变。引起人体功能的逐步全面退化，并可致使心、脑、肾等重要器官的功能障碍和组织坏死以致极危重后果的发生。

（一）颅脑方面

最常见的是脑功能衰退，轻者头晕、头痛、耳鸣、记忆力下降等，重者发展为认知功能障碍，直至程度不等的痴呆。脑动脉硬化所引起的动脉瘤破裂，则可以引起脑出血。更为常见的是急性脑梗死，引起肢体偏瘫、失语等症状。

（二）心脏方面

冠状动脉粥样硬化所导致的心肌缺血，可以表现为心绞痛、急性心肌梗死、心律失常和心脏扩大、心功能不全、心力衰竭，甚至猝死。

（三）肾脏方面

肾动脉粥样硬化引起的单侧或双侧肾动脉狭窄、血栓形成和肾脏缺血，可以导致继发性顽固性高血压、肾脏萎缩、肾功能损害和肾衰竭。

（四）大动脉方面

大动脉粥样硬化可以引起主动脉瘤、动脉壁夹层、附壁血栓、血肿，甚至破裂致命。

（五）肢体动脉方面

典型症状是缺血下肢的足背动脉、腘动脉搏动减弱或消失，皮肤温度降低、麻木、疼痛和下肢间歇性跛行，甚至下肢远端足趾坏疽，下肢动脉硬化闭塞症。

（六）肠系膜动脉方面

肠系膜动脉粥样硬化可表现为原因不明的恶心、呕吐、便秘或腹泻、餐后腹痛等胃、十二指肠、胰腺、肠道功能失调症状和消瘦，也可因肠系膜动脉血栓栓塞而导致肠坏死、便血等致命性症状。

三、动脉粥样硬化的相关因素

本病病因未完全明确，目前认为是由多种易患因素或危险因素作用于不同环节所引起。

（一）年龄、性别

本病临床上多见于 40 岁以上的中、老年人，49 岁以后进展较快，但在一些青壮年人甚至儿童的动脉也有早期的粥样硬化病变。近年来，临床发病年龄有年轻化趋势。男性与女性相比，男性多见，男女比例为 2∶1，女性在更年期后发病率增加。年龄和性别属于不可改变的危险因素。

（二）血脂异常、高血压

脂质代谢异常是动脉粥样硬化最重要的危险因素。总胆固醇、甘油三酯、低密度脂蛋白或极低密度脂蛋白增高，相应的载脂蛋白 B（ApoB）增高；高密度脂蛋白减低，载脂蛋白 A（ApoA）降低都被认为是危险因素。此外 ApoA 增高也可能是独立的危险因素。高血压患者患本病较血压正常者高 3～4 倍。收缩压和舒张压增高都与本病密切相关。

（三）糖尿病和糖耐量异常

糖尿病患者中不仅本病发病率较非糖尿病者高出数倍，且病变进展迅速。本病患者糖耐量减低者也十分常见。

（四）不良饮食习惯

常进食较高热量的饮食，较多的动物性脂肪、胆固醇、糖和盐者易患本病。西方的饮食方式是致病的一个重要因素。另外，吸烟者与不吸烟者比较，本病的发病率和病死率增高 2～6 倍，且与每日吸烟的支数呈正比。被动吸烟也是危险因素之一。

（五）遗传因素

家族中有在年龄＜50 岁时患本病者，其近亲得病的机会可 5 倍于无这种情况的家族。有认为本病属多基因遗传性心血管病。

四、动脉粥样硬化的饮食防治

动脉粥样硬化的防治，重在预防。首先应积极预防动脉粥样硬化的发生（一级预防），特别注意易患因素，开展易感基因的检查是动脉粥样硬化一级预防中的重要举措。如已发生动脉粥样硬化，应积极治疗，防止病变发展并争取其逆转（二级预防）。

已发生并发症者，及时治疗，防止其恶化，延长患者寿命（三级预防）。

（一）综合防治原则

（1）合理饮食饮食总热量不应过高，防止超重。

（2）坚持适量的体力活动。

（3）合理安排工作及生活，劳逸结合，保证充足睡眠。

（4）禁烟限酒，提倡不吸烟，可饮少量酒。

（5）控制易患因素如患有糖尿病，应及时控制血糖，包括饮食控制；如有高血压则应服降压药，使血压降至适当水平；如有血胆固醇增高，则应控制高胆固醇，适当给予降脂药物。

（二）合理的膳食

1. 适当控制总热量　超重和肥胖者，应控制好每天的进食量，但控制饮食应逐渐进行，并适当增加运动，每月体重减轻 0.5 ～ 1kg 即可。糖和含糖量较高的糖果、糕点、含脂肪量较高的肥肉、油炸食物都应尽量少吃。

2. 适量的蛋白质　蛋白质摄入量应占总能量的 13% ～ 15%，应尽量多选用黄豆及其制品，如豆腐、豆干、豆浆等。动物性食物尤其是畜类肉虽然也含丰富的蛋白质，但同时也含大量的饱和脂肪酸和胆固醇，所以应适当控制，每次不宜食用过多。

3. 控制脂肪摄入　全天脂肪供给量占总能量的 20% ～ 25%，饱和脂肪酸摄入量应少于总能量的 10%，适当增加单不饱和脂肪酸和多不饱和脂肪酸的摄入。鱼类主要含 n-3 系列的多不饱和脂肪酸，对心脑血管有保护作用，可以适当多吃。适当控制畜肉类食物，因为即使是最瘦的肉也含 10% ～ 20% 的动物脂肪，少吃鸡皮、猪蹄等含脂肪高的食物。少吃高胆固醇食物，如动物内脏、鱿鱼、牡蛎、墨鱼、鱼籽、蟹黄等应尽量少吃，每天应限制在 300mg 以下。特别是血浆胆固醇升高者，更应严格控制，每天不应超过 200mg，但要保证足够的蛋白质摄入量。植物油以每天不超过 20 ～ 25g 为宜。提倡科学的烹调方法，菜肴以蒸、煮、炖、熘和凉拌为主，炒菜少放油，尽量不油淋、煎、炸食品，少吃含人造奶油食物。

4. 合适的碳水化合物　宜选择复合碳水化合物，占总能量 65% 左右。肥胖者主食应限制，做到每餐食无求饱，粗细搭配，可吃些富含膳食纤维和维生素而热量较低的粗粮、蔬菜、水果等食物。对单糖和双糖含量高的食品，如甜点心、各种糖果、冰激凌、巧克力、含糖饮料等也应少食。

5. 多食含维生素和膳食纤维丰富的食物　在饮食中可多吃些含维生素和纤维素较丰富的食物，如新鲜水果、豆类、蔬菜、全谷物等。维生素 E 和维生素 C 具有抗氧化作用，维生素 C 还可减少胆固醇在血液和组织中的蓄积。主食不要吃得太精，因为全谷类含有更丰富的维生素和膳食纤维等有益成分。

6. 充足的矿物质　多吃富含钾、碘、铬的食物，有利于保护心血管，动脉硬化患者，食物不宜太咸，每天食盐不超过 6g，可以在炒菜时加一些食醋、西红柿酱或芝麻酱进行调味。

7. 少吃多餐、禁烟酒、常喝茶　进食次数多有利于降低机体的低密度脂蛋白，在保证每天进食总量不变的情况下，可安排一天4～5餐。切忌暴饮暴食，尤其晚餐不宜吃得过饱。此外，由于烟酒会影响心血管系统功能，故动脉硬化患者应戒除烟酒，但适量饮用红葡萄酒能防治动脉硬化。经常喝茶可以预防血管硬化。

（三）食物选择

1. 主食及豆类的选择　各类谷物均可，粗细搭配，建议适当多食膳食纤维丰富的粗粮，如燕麦、糙米、粳米、小米、玉米、高粱、大豆和大豆制品等。

2. 肉、蛋、乳类的选择　肉类尽量选择瘦肉，多食用深海鱼类、贝类，如干贝、海蜇、海蚌、带鱼等。乳类含钙丰富，蛋类营养价值高，均可适当选择。

3. 蔬菜的选择　新鲜蔬菜都可选择，如芹菜、白菜、菠菜、木耳、洋葱、香菇、冬瓜、胡萝卜、黄瓜、油菜等。

4. 水果的选择　宜选用各种水果，如苹果、猕猴桃、橘子、菠萝、草莓、葡萄等。

5. 不宜选择的食物　猪脑、猪肝等动物内脏及肥肉、奶油、油炸食品、腌制食品、过甜的精加工食品。如饮酒，应适量。

···（刘海青）

第四节　营养与糖尿病

一、糖尿病的概念

糖尿病是遗传因素和环境因素长期共同作用所导致的一种以长期高血糖为主要表现的有遗传倾向的慢性、全身性、代谢紊乱性疾病。其病因主要是由于体内胰岛素分泌绝对或相对不足所引起的碳水化合物、脂肪、蛋白质、水及电解质的代谢紊乱而影响正常生理活动。糖尿病，尤其是2型糖尿病，绝大多数是可以预防、可以治疗、可以治愈的，如果能及时治疗，使病情得到控制，则能够进行正常的工作与生活。如果得不到满意的控制，可能并发心血管、肾、眼及神经等慢性并发症以及酮症酸中毒、高渗性昏迷等急性并发症，以致威胁生命。

二、糖尿病的分型

WHO将糖尿病分为4种类型，即1型糖尿病、2型糖尿病、妊娠糖尿病和其他特殊类型糖尿病。

（一）1型糖尿病

1型糖尿病，又称胰岛素依赖型糖尿病、免疫介导性糖尿病，是由于胰腺分泌胰岛素的细胞自身免疫性损伤引起的胰岛素绝对分泌不足。可发生于任何年龄，但通常多见于青少年，在我国糖尿病患者中约占5%。起病较急，多饮、多尿、多食、消瘦等三多一少症状明显，有遗传倾向，易发生酮症酸中毒。

（二）2型糖尿病

2型糖尿病又称非胰岛素依赖型糖尿病，是指相对的胰岛素不足或胰岛素抵抗。不少患者肥胖，肥胖可导致对胰岛素的抵抗。2型糖尿病可发生于任何年龄，但多见于中老年人，占我国糖尿病患者的90%～95%，该病起病缓慢、隐匿，早期症状不明显，随着年龄、肥胖、缺乏体育活动而加剧。遗传因素在本型中较1型更为明显重要。由于高血糖发展缓慢，许多患者早期因无典型症状，未能引起足够重视，多年未就诊、未发现糖尿病，发现糖尿病时多已有大血管和微血管病变发生。

（三）妊娠糖尿病

妊娠糖尿病指妊娠期初次发现的糖尿病（原来已有糖尿病而现在合并妊娠者不包括在内）。一般在妊娠后期发生，占妊娠妇女的2%～3%。发病与妊娠期进食过多以及胎盘分泌的激素抵抗胰岛素的作用有关，大部分患者分娩后可恢复正常，但成为今后发生糖尿病的高危人群。

（四）其他类型糖尿病

其他类型糖尿病指某些内分泌疾病、化学物品、感染及其他少见的遗传、免疫综合征所致的糖尿病，国内非常少见。

三、糖尿病的诊断标准

（一）空腹血浆葡萄糖（FPG）

FPG ＜ 6.0mmol/L（110mg/dL）为正常，6.0 ≤ FPG ＜ 7.0mmol/L（110 ≤ FPG ≤ 126mg/dL）为空腹血糖调节受损（IFG），FPG ≥ 7.0mmol/L（126mg/dL）为糖尿病，需另一天再次证实。

（二）葡萄糖耐量试验（OGTT）

2h 血浆葡萄糖（2hPG）：2hPG ＜ 7.8mmol/L（140mg/dL）为正常，7.8 ≤ 2hPG ＜ 11.1mmol/L（140 ≤ 2hPG ＜ 200mg/dL）为糖耐量减退（IGT），2hPG ≥ 11.1mmol/L（200mg/dL）为糖尿病，需另一天再次证实。

（三）糖尿病的诊断标准

糖尿病症状 + 随机血糖 ≥ 11.1mmol/L（200mg/dL），或 FPG ≥ 7.0mmol/L（126mg/dL），或 OGTT 中 2hPG ≥ 11.1mmol/L（200mg/dL）。症状不典型者，需另一天再次证实，不主张做第三次 OGTT。

四、糖尿病的危害

糖尿病是一种慢性代谢性疾病，若血糖控制不佳，治疗不及时，随病程发展可引发多种危及全身各个器官、组织的并发症，造成组织器官损毁，具有致残致死性，危害严重。糖尿病的并发症可分为急性和慢性两种。

急性并发症可引起低血糖反应、酮症酸中毒、非酮症性高渗综合征及乳酸性酸中毒，其中酮症酸中毒是最常见的急性并发症，延误诊断或治疗可导致死亡。

长期血糖升高可致器官组织损害，引起脏器功能障碍以致功能衰竭。慢性并发症中，视网膜病变可导致视力下降，严重的可致失明；肾脏病变可导致肾功能衰竭；周围神经病变可导致下肢溃疡、坏疽、截肢和关节病变的危险；周围血管及心脑血管合并症明显增加，常合并有高血压、脂代谢异常。

五、糖尿病的相关因素

2型糖尿病主要是由于胰岛素分泌不足和胰岛素抵抗所致。引起胰岛素抵抗的原因除遗传因素外，环境因素也非常重要，尤以不合理的生活方式（摄取高能量、高脂、高糖饮食、精神过度紧张、酗酒等）导致的肥胖最为重要。人们早就认识到肥胖与2型糖尿病之间有密切的关系，横断面和前瞻性的流行病学调查都表明肥胖尤其是向心性（内脏性）肥胖是糖尿病的重要危险因素。肥胖引起机体胰岛素抵抗、糖耐量降低，还会引起高胰岛素血症和餐后高血糖，加重胰岛负担，将胰岛的代偿功能消耗殆尽。

缺乏体力活动是2型糖尿病发生的另一重要危险因素。与缺乏体力活动的人相比，那些坚持中等程度体力活动的人们发生糖尿病的危险性明显降低。缺乏锻炼可能间接促使糖尿病的发生，也可能独立发挥作用。高强度的体力活动与低血浆胰岛素水平有关。体育锻炼也能减轻胰岛素抵抗。

另外，社会环境因素，如生活节奏加快、竞争激烈、压力、应激增多等，都可增加患糖尿病的危险性。

六、糖尿病的饮食防治

由于对糖尿病的病因和发病机制尚未充分了解，目前仍不能根治。临床强调早期治疗、综合长期治疗和治疗措施个体化。主要治疗措施包括：饮食治疗、运动治疗、药物治疗、自我监测、学习教育。其中饮食治疗是糖尿病治疗中最基本的治疗方法，无论采用上述哪一种方法都必须长期坚持饮食治疗。有的轻型患者单纯采用饮食治疗即可。只有将饮食中所含有的碳水化合物、脂肪、蛋白质三大热源营养素调配合理才容易控制好血糖，使药物治疗发挥其应有的作用。

（一）饮食防治的目的

（1）保护胰岛功能，帮助患者达到并保持较好的代谢控制，以改善血糖、尿糖和血脂水平达到或接近正常并消除症状，减少急、慢性并发症发生的危险。

（2）维持或达到成年人的理想体重，使肥胖者减重、消瘦者补充营养；保证儿童和青少年的正常生长发育并能维持较强的体力活动。

（3）供给适合患者的平衡膳食，以维持健康和从事正常活动，提高生活质量。

（二）饮食防治的原则

糖尿病饮食治疗的基本原则：合理控制饮食，摄取适当的热量，以达到或维持理想体重；合理平衡碳水化合物、蛋白质和脂肪的比例，同时注意维生素和矿物质的补充；避免高血糖指数食物的摄入，提倡高纤维饮食，减少酒和钠的摄入；饮食以清淡为主，避免偏食，并且定时定量进餐；对青少年、妊娠、肥胖、消瘦、伴并发症的患者应视具体情况而定；糖尿病饮食治疗需长期坚持，终生治疗。

1. 合理控制总能量　合理控制总能量的摄入量是糖尿病饮食治疗的首要原则。能量的供给根据病情、年龄、性别、身高、体重、活动量大小以及有无并发症随时调整。

能量摄入量以维持或略低于理想体重为宜，肥胖者体内脂肪细胞增多、增大，导致胰岛素的敏感性下降，不利于治疗，故应减少能量摄入，使体重逐渐下降至正常范围内以配合治疗，可以改善血糖，减轻胰岛素抵抗。消瘦者对疾病的抵抗力降低，影响健康，也不利于治疗。儿童、孕妇、乳母、营养不良及消瘦者，能量摄入量可适当增加10%～20%，以适应患者的生理需要和适当增加体重。

成年人理想体重的简便计算方法：标准体重（kg）= 身高（cm）-105。标准体重的 ±10% 即为理想体重；超过标准体重的 20% 为肥胖，低于 20% 为消瘦。根据患者的体型和理想体重，参考表 5-1 估计每日能量供给量。体重是评价能量摄入量是否合适的基本指标，最好定期称体重，根据体重的变化及时调整能量供给量。

表 5-1　不同体力劳动强度的能量需要量

劳动强度	举　　例	消　瘦	正　常	肥　胖
卧床	休息	25～30	20～25	15
轻	职员、教师、售货员、钟表修理工	35	30	20～5
中	学生、司机、电工、医生	40	35	30
重	农民、建筑工、搬运工、舞蹈演员	45～50	40	35

资料来源：于康 . 临床营养治疗学，2008

2. 保证碳水化合物摄入　碳水化合物是能量的主要来源，若供给充足，可以减少体内脂肪和蛋白质的分解，预防酮血症。在合理控制总能量的前提下，适当提高碳水化合物的摄入量有助于提高胰岛素的敏感性、刺激葡萄糖的利用、减少肝脏葡萄糖的产生和改善葡萄糖耐量。但碳水化合物过多会使血糖升高，从而增加胰岛负担。碳水化合物供给量占总能量的 50%～60% 为宜。

要尽量选择 GI 值低的食品，以避免餐后高血糖。可适当增加粗杂粮，如荞麦面、玉米面、燕麦等。少或不用富含精制糖的点心，必要时，为了改善食品的风味，可选用甜叶菊、木糖醇等甜味剂代替蔗糖。食用水果也应适当减少部分主食。

3. 限制脂肪和胆固醇摄入　糖尿病患者因胰岛素分泌不足，体内脂肪分解加速、合成减弱，脂肪代谢紊乱。膳食脂肪摄入不当时，易引发或加重高脂血症，进一步发展会导致血管病变，这是糖尿病常见的并发症。为此，膳食脂肪摄入量应适当限制，尤其是饱和脂肪酸不宜过多。一般膳食脂肪占总能量 20%～30%，其中饱和脂肪酸占总能量应少于 10%。富含饱和脂肪酸的食物主要是动物油脂，如猪油、牛油、奶油，但鱼油除外。烹调方法应该采用蒸、煮、炖、拌、卤、氽等，少用煎、炸等方法。

胆固醇每日摄入量应低于 300mg，对高胆固醇血症的患者，每天胆固醇的摄入量最好控制在 200mg 以下。因此，糖尿病患者应避免进食富含胆固醇的食物，如动物脑和肝、肾、肠等动物内脏、鱼籽、虾籽、蛋黄等食物。

4. 适量的蛋白质　一般情况下成人糖尿病患者蛋白质的供给量为 1.0g/（kg·d），占总能量的 10%～20%。但当病情控制不好时，易出现负氮平衡，此时供给量需适当增加，按 1.2～1.5g/（kg·d）计算。儿童、孕妇、乳母、营养不良的患者，可供给

1.5～2g/（kg·d），蛋白质可达到总能量的 20%。伴有肾功能不全时，应限制蛋白质的摄入量，根据肾功能损害程度而定，一般为 0.5～0.8g/（kg·d）。膳食中应有 1/3 以上的蛋白质为优质蛋白质，如乳类、蛋类、瘦肉、鱼虾及豆制品等。

5. 丰富的维生素　糖尿病患者代谢相对旺盛，尿量较多，致使维生素丢失和消耗增多，而主食和水果摄入量又受限，所以较易发生维生素缺乏，继而引起各种并发症。与糖尿病关系较密切的主要是 B 族维生素、维生素 C 和 β- 胡萝卜素。糖尿病易并发神经系统疾病，可能与维生素 B，不足有关，并发视网膜病变的原因之一可能是患者体内不能将 β- 胡萝卜素转变为维生素 A。因此糖尿病患者膳食中要保证维生素 A 的供应。补充 B 族维生素可改善患者的神经系统并发症，补充维生素 C 可防止微血管病变，供给足够的维生素 A 可以弥补患者难以将胡萝卜素转化为维生素 A 的缺陷。充足的维生素 E、维生素 C 和胡萝卜素能加强患者体内已减弱的抗氧化能力。

6. 合适的矿物质　矿物质对糖尿病的营养治疗效果也有很大影响，特别是铬、锌、钙、磷、镁、钠等。三价铬是葡萄糖耐量因子的组成成分，对碳水化合物代谢有直接作用。锌是体内代谢中多种酶的组成部分和活化剂，参与胰岛素的合成，稳定胰岛素的结构，协调葡萄糖在细胞膜间的转运，并与胰岛素的活性有关。糖尿病患者常因分解代谢亢进，尿锌排出增多，引起锌缺乏。钙和磷是骨骼和牙齿的主要成分，糖尿病患者常伴有钙、磷代谢紊乱，所继发的骨质疏松与钙、磷的大量丢失有密切关系，故钙、磷的补充不可忽视。糖尿病患者出现的糖尿和酮症酸中毒可使镁从尿中大量丢失而引起低镁血症。缺镁可致胰岛素抵抗，降低 2 型糖尿病患者对胰岛素的敏感性。因此，应保证矿物质的供给量满足机体的需要，适当增加镁、钙、铬、锌等元素的供给。但应限制钠盐的摄入，以防止和减轻高血压、高脂血症、动脉粥样硬化和肾功能不全等并发症。

7. 充足的膳食纤维　膳食纤维对糖尿病有良好的防治作用。膳食纤维能推迟糖类的消化，延缓葡萄糖的吸收，避免进餐后血糖急剧上升。膳食纤维还能增加胰岛素的敏感性，提高人体的耐糖程度，有利于糖尿病的治疗和康复，同时还具有降血压、降血脂和防止便秘等作用。研究表明，膳食纤维含量充足的饮食，无论预防还是治疗糖尿病，均有特殊的功效。但膳食纤维过多，也会影响矿物质的吸收和使胃不舒服。建议膳食纤维供给量 25～35g/d。

8. 合理的餐次　合理的餐次能减轻胰岛的负担，使之合理分泌胰岛素。根据糖尿病患者血糖升高时间、用药时间和病情是否稳定等情况，并结合患者的饮食习惯合理分配餐次，一日至少进食 3 餐，而且要定时定量。口服降糖药或注射胰岛素后易出现低血糖以及病情控制不好的患者，可在 3 次正餐之间加餐 2～3 次，即从 3 次正餐中匀出一部分食品留作加餐用。在总能量不变的情况下，适当增加餐次有利于改善糖耐量和预防低血糖的发生。三餐饮食内容要搭配均匀，餐餐有碳水化合物、脂肪和蛋白质，这样可减缓葡萄糖的吸收，增加胰岛素的释放。

9. 其他　酒精为纯能量食物，饮酒使正常饮食的总能量增多，不利于病情的控制，因此糖尿病患者应控制饮酒。此外，适量运动可促进肌肉组织对葡萄糖的摄取和利用，降低血糖水平，有利于改善糖尿病患者的病情。

（三）饮食防治中的注意事项

（1）糖尿病患者的饮食治疗是需要终生坚持的，要做到坚持就必须使食物多样化，不能一味地简单地告诉患者什么食物能吃什么食物不能吃，而应当强调饮食的合理搭配，在总热量限制合理的情况下，让患者享受与常人相同的饮食乐趣。

（2）饮食习惯受知识背景、地域、家庭、经济状况的影响而有所不同，应强调糖尿病患者饮食的个体化，每个人都能根据病情找到适合自己的一套食谱。

（3）饮食治疗应该与运动、药物治疗紧密配合，协调统一，发挥综合治疗的最大优势。

（四）食品交换分的概念和应用

糖尿病饮食是一种需要计算和称重量的饮食。具体操作时比较麻烦，比较繁琐，但是应用食品交换分方法可以快速简便地制定食谱。所谓食品交换分是将食物按照来源、性质分成几大类。同类食物在一定重量内所含的蛋白质、脂肪、碳水化合物和热量相似，不同类食物间多提供的热量也是相同的。例如均提供能量90kcal，蛋白质9g，脂肪6g的动物性食品，需提供瘦猪肉50g，鸡蛋60g，带鱼80g，兔肉100g，见附录二。食品交换分的应用可以丰富糖尿病患者的日常生活，使食谱的设计趋于简单化。

举例：患者王某，男性，50岁，身高170cm，体重85kg，职业，会计。患糖尿病5年，采用单纯饮食治疗，未出现明显并发症。

制定食谱步骤：

第一步：计算标准体重，170-105=65（kg），实际体重85kg，比标准体重超30%，属肥胖，会计属轻体力劳动。

第二步：计算每日所需总热量，按照成人糖尿病热量供给标准表（表5-2），每日应摄入热量标准为20～25kcal/（kg·d）。则全天所需总热量为：

$$65×（20-25）=1300-1625kcal$$

第三步：计算食品交换分分数：（1300～1625）÷90=（15～18）分

七、糖尿病的饮食误区

饮食治疗作为糖尿病的基本治疗，已为众多糖尿病者所接受，但在如何调整饮食方面，许多患者在认识观念和具体操作中依然存在着种种误区，并在很大程度上对病情控制以及生活质量造成了不良影响。

（一）饥饿疗法

合理的饮食治疗有助于降低血糖、控制体重、减轻胰岛B细胞的负担，因此少数轻症糖尿病患者甚至只需控制饮食便能使血糖维持正常，所以，饮食疗法的重要性是不言而喻的。但是，饮食治疗不等于饥饿疗法。如果患者进食量太少（每天主食低于150g），不仅容易出现低血糖及饥饿性酮症，而且还会出现低血糖后反跳性高血糖，导致血糖大幅波动，反而不利于血糖控制。不仅如此，由于热量摄入不足，还会造成体内自身脂肪及蛋白质过量分解，导致身体消瘦、营养不良、免疫力下降。

科学的饮食疗法应该是在保持膳食平衡的基础上，因人而异、适当地限制饮食的总热量，即根据患者年龄、胖瘦、劳动强度等具体情况，在不影响正常生长发育和日常工作与生活的前提下，适当地控制进食量，并注意饮食多样化，而不是一味地忍饥挨饿或偏食。提醒糖尿病患者，控制饮食并不是绝食，而是合理地控制饮食。

（二）控制主食，就等于饮食治疗

不少患者认为，只要控制主食，副食可以不限。因此，长期以来主食吃的很少，甚至连续数年把主食控制在每餐仅吃半两到一两，这会造成两种后果：一是由于主食摄入不足，总热量无法满足机体代谢的需要，导致体内脂肪、蛋白质过量分解，身体消瘦、营养不良，甚至产生饥饿性酮症。二是控制了主食量，但对油脂、零食（坚果类）、肉、蛋类食物不加控制，实际使每日总热量并没有减少甚至远远超标。因此，如果副食吃得太多，同样也会升高血糖，不仅如此，高脂肪、高热量饮食还会导致肥胖，使血脂升高，加速动脉硬化，引起心脑血管并发症。其实，糖尿病饮食疗法的首要原则是控制总热量的摄入，这表明不仅主食的量要控制，副食的量同样也需要控制，不能因为副食含糖少，就随意多吃。

（三）不甜的食品就可随便吃

部分患者错误地认为，糖尿病就该不吃甜的食物，像咸面包、咸饼干以及市场上大量糖尿病专用无糖食品不甜，饥饿时可以用它们充饥，不需控制。其实，各种面包饼干都是粮食做的（只是没有放所谓的蔗糖），与米饭馒头一样，吃下去也会在体内转化成葡萄糖，导致血糖升高。因此，这类食品可以用来改善单调的口味，提高生活乐趣，但必须包括在总热量之内。

（四）只吃粗粮不吃细粮

粗粮含有较多的膳食纤维，有降糖、降脂、通便的功效，对身体有益。但如果吃太多的粗粮，就可能增加胃肠负担，影响营养素的吸收，长此以往会造成矿物质等营养素缺乏。因此，无论吃什么食品，都应当适度。

（五）打上胰岛素就可随便吃

有些患者因口服药控制血糖不佳而改用胰岛素治疗，认为有了胰岛素就"天下太平"，不需再费神控制饮食了。有的患者感到饥饿时常忍不住吃多了，他们觉得，把原来的服药剂量加大就能把多吃的食物抵消。其实，胰岛素治疗的目的是为了血糖控制平稳，胰岛素的使用量也必须在饮食固定的基础上才可以调整，过量使用胰岛素不仅增加了低血糖及药物毒副作用发生的可能，而且非常不利于病情的控制。因此，胰岛素治疗的同时不但需要配合营养治疗，而且非常必要。

（六）水果是糖尿病患者绝对的"禁区"

水果的主要成分是糖，如葡萄糖、果糖和蔗糖等，所以大多都很甜，糖尿病患者若食用不当，可升高血糖，使病情反复。所以长期以来水果被排除在糖尿病食品之外，有些人甚至到了"谈果色变"的程度。糖尿病患者真的一点水果也不能吃吗？答案是可以吃。

新鲜水果对满足人体所需营养、防止动脉硬化、视网膜病变、便秘等有一定益处。

水果中含有较多的果糖和葡萄糖，果糖的代谢不需要胰岛素参与，影响血糖的主要成分是水果中的葡萄糖。所以说，对于糖尿病患者的饮食来说，水果并不是绝对的"禁区"，关键在于怎么吃。

（1）要根据自身的病情科学合理选用水果对于一个糖尿病患者，在吃水果前，至少要了解自己现在的血糖控制情况和要吃的水果中含葡萄糖量的多少。当血糖整体水平较高，控制不好的时候，少吃含糖量较高的水果，这时候用西红柿、黄瓜等来代替水果是可行的（西红柿和黄瓜含糖量低），并可以从中获取维生素 C、胡萝卜素、纤维素、矿物质等，对健康很有益。而对于血糖控制较好的患者，每天吃 1 ～ 2 个水果还是可以的。特别提示：水果中的能量要计算到总能量中。如每日吃 200g 水果，可减少主食半两。

（2）吃水果尽量选择含糖量相对较低即升高血糖速度较慢（GI 值低）的水果。另外，吃水果时最好挑偏"青、生"点的，这样的水果口感也还不错，但含糖量会大大降低。

（3）吃水果的时间，一般在两次正餐中间（如上午 10 点或下午 3 点）或睡前1h 吃，这样可以避免一次性摄入过多的碳水化合物而使胰腺负担过重，既可以防止发生低血糖，又不至于血糖水平骤升。一般不提倡在餐前或餐后立即吃水果。

（刘海青）

第五节　营养与肥胖

肥胖病（obesity）是能量摄入超过能量消耗而导致体内脂肪积聚过多和（或）脂肪组织与其他软组织的比例过高达到危害程度的一种慢性代谢性疾病。一般体重超过了理想体重的 20% 以上，或 BMI ≥ 28，可判断为肥胖。男性腰臀比值超过 0.9、女性超过 0.8 可视为中心性肥胖。

一、肥胖的分类

根据病因和发病机制，肥胖可分为单纯性肥胖（simple obesity）和继发性肥胖两大类。前者是遗传因素和环境因素共同作用的结果，它常与高血压、高血脂、冠心病、2 型糖尿病等集结出现或是这些疾病的重要危险因素。继发性肥胖是某些疾病（如甲状腺功能减退症、性功能减退症、下丘脑 - 垂体炎症、肿瘤、库欣综合征等）的临床表现之一。本节主要讨论单纯性肥胖。

二、肥胖的危害

通常男性肥胖患者脂肪主要分布在腰部以上，集中在腹部，称为男性型或苹果型肥胖，俗称"将军肚"；女性肥胖患者脂肪主要分布在腰部以下，如下腹部、臀、大腿，称为女性型或梨型肥胖。

（一）心血管疾病

肥胖与心血管疾病密切相关，肥胖者易患高血压、胆固醇升高和糖耐量降低等，而这些都是心血管病的危险因素。研究证实，增加相应体重的10%，收缩压要升高约6.5mmHg，血浆胆固醇增加约12mg/dL，空腹血糖增加约2mg/dL。肥胖发病年龄越轻对心血管系统的影响越大。

（二）糖尿病

肥胖也是2型糖尿病的危险因素。肥胖者中糖尿病发病率约为非肥胖者的5倍。肥胖早期，患者可仅有糖耐量异常或高胰岛素血症，随病情发展血糖逐渐升高，导致糖尿病。

（三）血脂升高

肥胖患者脂肪合成过多，分解过少，肝脏摄取游离脂肪酸增多，甘油三酯含量增加。但脂蛋白酯酶活力升高，增加了外周血中极低密度脂蛋白的清除，故血浆中甘油三酯水平可正常或轻度升高。胆固醇水平升高，高密度脂蛋白降低，削弱了其抗动脉粥样硬化的作用，可增加冠心病的发病危险。

（四）高血压

高血压通常与肥胖伴发。与体重正常者相比，肥胖者更易发生高血压。肥胖者周围动脉阻力增加，从而使血压升高。

（五）胆囊疾病

肥胖病是胆石症的一个危险因素，肥胖者发生胆石症的危险是非肥胖者的3～4倍，而腹部脂肪过多者发生胆石症的危险则更大，发生胆石症的相对危险随BMI增加而增加。肥胖者胆汁内胆固醇过饱和、胆囊收缩功能下降是胆石症形成的因素。此外，由于胆石症常合并胆囊炎，所以急慢性胆囊炎也在肥胖者中多见。急性胰腺炎是可能的并发症。

（六）其他

患者肥胖严重时可有呼吸运动受限，肥胖者打鼾是呼吸不畅的表现。肥胖者的骨关节炎、痛风等发病率明显增加。国内外研究发现，同内分泌有关的一些癌症和胃肠道癌症的发病率也与肥胖存在正相关，尤其是绝经后女性肥胖者的乳腺癌、子宫癌和结肠癌患病率增加。

此外，肥胖的儿童能量过剩，常常造成钙和锌的缺乏，不利于儿童的体力和智力的发育。有研究显示，肥胖儿童行为商数明显低于对照组。

三、肥胖的相关因素

（一）遗传因素

动物实验和人类流行病学研究表明，单纯性肥胖可呈一定的家族倾向。父母体重正常者，其子女肥胖的几率约10%，而父母中1人或2人均肥胖者，其子女肥胖几率分别增至50%和80%。

（二）生理因素

男性到中年以后和女性到了绝经期后，由于各种生理功能减退、体力活动减少，而饮食未相应减量，往往容易造成体内脂肪的堆积而发胖。

（三）精神因素

俗话说"心宽体胖"，是指心情好、休息好、无忧无虑的人常常食欲好，吃得香，吃得多，容易发胖；借酒浇愁者不仅喝得多，吃得也多，也可使热量大大增加而导致肥胖。

（四）饮食因素

长期的高能量、高脂肪、高蛋白饮食，以及喜好吃零食、经常大量饮啤酒等，而又缺乏运动者，使能量摄入大于消耗，多余的能量以脂肪的形式储存起来，导致体内脂肪的增加，引起肥胖。另外，有研究结果表明，吃早餐和不吃早餐的儿童肥胖率分别为15.4%和24.4%。分析认为，不吃早餐往往会使其在午饭和晚饭时摄入更多的食物，从而导致肥胖。

运动过少也是肥胖发生的主要因素之一，现代社会由于交通工具的发达、办公现代化以及家务劳动的电气化，体力活动大为减少，使能量供给与消耗失衡而导致肥胖。

四、肥胖的饮食防治

营养治疗的目的是通过长期摄入低能量的平衡膳食，结合增加运动，借以消耗体脂，从而减轻体重，同时又能维持身心健康。只有长期坚持正确、系统的营养治疗，改变不妥的生活方式与生活习惯，做好膳食平衡，在此基础上增加运动，才能真正达到治疗的目的。

（一）限制总能量摄入

在保证营养、均衡膳食的前提下，应限制每日摄入的总能量，使之略低于消耗量，使体重逐步下降。但控制总能量的摄入要因人而异，科学合理，并长期坚持。

脂肪应占总能量的20%～25%，不宜超过30%，尤其要注意控制饱和脂肪酸的摄入量，膳食胆固醇的供给量应低于300mg/d为宜，即使肥胖患者无心血管疾病、无高胆固醇血症。

也不宜超过500mg/d。饮食中宜用植物油，烹调用油量在（10～20g）/d为宜。食物宜以蒸、煮、炖、拌、卤等少油烹调方法制备为主。

碳水化合物供应宜占膳食总能量的45%～60%，过低易产生酮症，应以复合碳水化合物为主。适当增加膳食纤维的摄入，多选用全谷物等，既可增加饱腹感，又能减少脂肪和糖的吸收，最好能保证每天的膳食纤维摄入量为30g左右，尽量少用单糖类食物。

蛋白质占总能量的20%～30%为宜，其中优质蛋白至少占50%。

（二）充足的维生素和矿物质

低能膳食会引起某些维生素和矿物质的缺乏，在进行膳食治疗的过程中，必须注意合理的食物选择和搭配。新鲜蔬菜和水果是无机盐和维生素的重要来源，且富含膳食纤维和水分，属低能量食物，有充饥作用，故应多选用。必要时可适量补充维生素和矿物质制剂以防缺乏。

（三）养成良好的饮食习惯

一日三餐、定时定量，晚餐不应吃得过多、过饱；少吃零食、甜食和含糖饮料；吃饭应细嚼慢咽，可延长用餐时间，这样即使食量少也可达到饱腹感；可先吃些低能量的蔬菜类食物，然后再吃主食。在进行膳食防治时，最好不要饮酒，1mL 乙醇可提供能量 7kcal，且乙醇不利于脂肪和糖代谢。

（四）鼓励参加体育运动

肥胖是摄入能量长期大于消耗能量的结果，因此在限制饮食的情况下，还需增加一定的活动量，提倡有氧运动。运动可以促进能量的消耗，但运动形式和运动量因人而异，选择适合自己的运动方式，逐步增加运动量，并要持之以恒，才能使体重逐渐减轻。运动还可以改善胰岛功能。因此，调节饮食以减少能量摄入量和配合运动增加能量消耗，双管齐下是减轻体重的最佳方法。

五、食物的选择

（一）宜用食物

低血糖指数的谷类食物；各种禽畜类瘦肉、鱼虾类、豆类及其制品、低脂牛乳等均可选择，但应限量；各类蔬菜和水果可多选用。

（二）忌用或少用食物

应严格限制富含饱和脂肪酸的食物，如肥肉、猪油、牛油、动物内脏等，以及油炸、油煎的食物；限制零食、糖果和酒类，特别应限制低分子糖类食品如蔗糖、麦芽糖、蜜饯等。

温馨提示：减肥没有捷径。

俗话讲"一口吃不成胖子"，但胖子却是一口一口吃出来的。有研究表明，如果一个人每天（每餐）仅仅增加不多的食物摄入，一口一口累计起来，一年大约可以增加体重 1kg，10 年、20 年下来，一个体重在正常范围内的健康人就可以变成肥胖患者。一个人从体重增加发展到肥胖往往要经历一个较长的时间，这种变化必然建立在能量摄入大于消耗的基础之上。因此，预防不健康的体重增加要从控制日常的饮食量做起，从少吃"一两口"做起。这样每天减少一点能量摄入，长期坚持才有可能控制住体重上升的趋势。另一方面，人们也应增加各种消耗能量的活动来保持能量的平衡。总之，减肥必须以合理控制饮食，合理运动为基础，注意生活细节，从饮食习惯入手才切实可行，循序渐进、坚持不懈才能成功。

（刘海青）

第六节　营养与其他疾病

一、痛风

痛风（gout）是嘌呤代谢紊乱和（或）尿酸排泄减少、血尿酸增高所致的一组代谢性疾病。其临床特点为高尿酸血症、反复发作的急性关节炎、痛风石形成、尿路结石，严重者导致关节活动功能障碍或畸形、肾实质损害等。痛风好发年龄在 40 岁以上，高峰年龄在 40 ～ 60 岁，50 岁以后发病者占 63%，其中男性占 95%。

根据导致血尿酸升高的原因，痛风可分为原发性和继发性两大类。原发性痛风有明显的家族遗传倾向，15% ～ 25% 的痛风患者有家族痛风史，痛风患者近亲中有 15% ～ 25% 患高尿酸血症，痛风患者亲属合并无症状高尿酸血症的检出率明显高于非痛风患者。环境因素如暴饮暴食、酗酒、食入富含嘌呤食物过多是痛风性关节炎急性发作的常见原因。继发性痛风多见于由于某些疾病引起体内尿酸生成过多或肾脏尿酸排出减少等情况，如白血病、严重外伤引起体内尿酸生成过多；肾功能衰竭、重症高血压、子痫致肾血流量减少，影响尿酸的滤过，肾脏尿酸排出减少。

（一）膳食因素与痛风

饮食与痛风的发生关系很密切，过多摄入高嘌呤食物是诱发高尿酸血症的重要原因，是痛风的罪魁祸首。高尿酸血症和痛风患者在富有者多见，常伴有肥胖和高血压。

1. 蛋白质　食物的嘌呤多与蛋白质共存，高蛋白质饮食不但嘌呤摄入增多，而且可促进内源性嘌呤的合成和核酸的分解。

2. 脂肪　脂肪摄入过多，可引起血酮浓度增加，与尿酸竞争并抑制尿酸在肾排泄，促发急性痛风发作。

3. 碳水化合物　摄入过多的碳水化合物，可增加嘌呤合成的底物，不过糖类也有增加尿酸排泄的倾向，并可减少体内脂肪氧化而产生的过多的酮体，故应是能量的主要来源。但果糖促进腺嘌呤核苷酸分解加速，释放出嘌呤，增加尿酸生成，使血尿酸升高。

（二）饮食防治

营养治疗在痛风综合治疗中应占有重要的位置，营养治疗的目的是减少嘌呤的摄入，提供合理膳食，促进尿酸排出，预防其急性发作，减少并发症。痛风饮食控制原则可归纳为"三低一高"，即：低嘌呤、低热量、低盐和大量饮水。

1. 限制嘌呤的摄入　人体尿酸有两个来源，外源性尿酸从富含嘌呤或核蛋白的食物中转化而来，约占体内尿酸 20%；内源性尿酸由体内氨基酸、核苷酸及其他小分子化合物合成和核酸分解代谢而来，约占体内总尿酸的 80%。尽管高尿酸血症的发生主要为内源性代谢紊乱所致，高嘌呤饮食也非痛风的致病原因，然而高嘌呤饮食可使血尿酸浓度升高，甚至达到痛风患者的水平，促使痛风性关节炎的急性发作。反之，停止摄入富含嘌呤的食物，可使血尿酸浓度降低，正常人可降低 0.6mg/dL，痛风患者可降低（1 ～ 2）mg/dL。因此痛风患者饮食治疗的目的在于控制外源性尿酸的摄入，降低体内尿酸的含量，是预防和治疗高尿酸血症及痛风的手段之一。

根据食物中嘌呤含量的多少，将食物分为低嘌呤食物：每 100g 中嘌呤含量 < 75mg；中嘌呤食物：每 100g 中嘌呤含量 75 ～ 150mg；高嘌呤食物：每 100g 中嘌呤含量 150 ～ 1000mg。食物中嘌呤的含量规律为：内脏 > 肉、鱼 > 干豆、坚果 > 叶菜 > 谷类 > 淀粉类、水果。

痛风患者应根据不同的病情，决定膳食中嘌呤的含量。急性期应严格限制嘌呤在150mg/d之内，以免增加外源性嘌呤的摄入，可选择嘌呤含量低的食物。缓解期要求正常平衡膳食，禁用含嘌呤高的食物，有限制地选用嘌呤中等量的食物，自由摄取嘌呤含量低的食物。

含嘌呤低的食物，包括各类谷类食物及其制品，如大米、玉米面、面条、通心粉、蛋糕、年糕、饼干等；乳制品如牛乳、奶油、冰淇淋等；鸡蛋及其制品；蔬菜可选用青菜、包心菜、菜花、冬瓜等；各类水果及硬果类，如花生、杏仁、核桃等。在症状缓解期，根据病情可适量选用嘌呤含量中等的肉类、禽类、干豆类、干豌豆、鱼类、贝壳类、菠菜、扁豆、芦笋、蘑菇等。

含嘌呤高的食物，如瘦肉类以及动物肝、肾、胰、心、脑及肉馅、肉汁、肉汤等；鱼类有鲭鱼、鲲鱼、鱼籽、小虾等；禽类有鹅、鹧鸪等；含有酿造或烤面包用的酵母。

2. 限制总能量，保持适宜体重　痛风患者半数超过理想体重甚至肥胖，总热量应较理想体重的标准饮食略低10%～15%，以适当减轻体重。根据工作情况一般按理想体重的标准，每日每千克体重20～25kcal计算为宜。减重膳食必须循序渐进，以免体重减轻过快，造成脂肪分解过多导致酮症酸中毒而诱发痛风的急性发作。临床资料显示，肥胖的痛风患者，在缓慢稳定降低体重后，不仅血尿酸水平下降，尿酸清除率和尿酸转换率升高，尿酸池缩小，未引起痛风急性发作。

3. 适量限制蛋白质，低脂肪饮食　在总能量限制的前提下，蛋白质的热比为10%～15%，或每千克理想体重给予0.8～1.0g，蛋白质不宜过多，因为合成嘌呤核苷酸需要氨基酸作为原料，高蛋白食物可过量提供氨基酸，使嘌呤合成增加，尿酸生成也多，高蛋白饮食可能诱发痛风。痛风性肾病时，因尿蛋白丢失体内减少了蛋白质，应给予适当补充。但在出现氮质血症，肾功能不全时应严格限制蛋白质的摄入。鸡蛋、牛乳不含核蛋白，是痛风应该首选补充蛋白质的理想食物。

痛风患者约有3/4伴有高脂血症，宜采用低脂饮食控制高脂血症为妥。此外，高脂饮食同样可使尿酸排泄减少而致血尿酸增高，故也应限制脂肪的摄入。饮食的设计要个体化，但一般每日脂肪摄入量限制在40～50g以内较为理想。

4. 合理供给碳水化合物　碳水化合物可防止脂肪分解产生酮体，能促进尿酸的排出，供给量应占总能量的60%左右。果糖可促进核酸分解，增加尿酸的生成，应减少摄入。

5. 足量的维生素和矿物质　长期忌嘌呤、低嘌呤饮食，限制了肉类、内脏和豆制品摄入，故应适当补充铁剂及多种微量元素，B族维生素及维生素C等。多供给蔬菜和水果等碱性食物，有利于尿酸的溶解和排出。建议每天摄入蔬菜1000g，水果500g。但是痛风患者常伴有高血压及高血脂，应限制食盐摄入，每天控制在2～5g。

6. 供给充足的水分　每日应喝水2000～3000mL，以保证尿量，促进尿酸的排出，防止尿酸结石的生成。睡前或半夜饮水，以防止尿液浓缩，必要时服用碱性药物，肾功能不全时水分应根据病情进行适当调整。

7. 禁用刺激性食物　因乙醇代谢使乳酸浓度增高抑制肾脏对尿酸的排泄，同时乙醇促进嘌呤的分解使尿酸增高，故酗酒常为急性痛风发作的诱因，痛风患者应严格限制饮酒，尤其应限量饮用啤酒；此外，强烈的香料和调味品也不宜食用；可可、咖啡、茶可少量食用。

总之，痛风预防牢记十二字原则："管住嘴、多饮水、勤运动、减体重"，可减少痛风复发。

二、肿瘤

肿瘤（tumor）是机体在内外致瘤因素作用下，细胞失去控制地异常增生而形成的异生物（或称为赘生物）。其生长与周围正常组织不一致，而且表现为结构、功能和代谢异常。恶性肿瘤（malignant tumor），是指分化程度差，生长迅速，具有浸润到周围组织，能够发生转移的肿瘤。通常将起源于上皮细胞的恶性肿瘤称为癌（carcinoma），约占所有恶性肿瘤的 90%；发生在原始间叶细胞的恶性肿瘤称为肉瘤。通常所说的"癌症"（cancer），习惯泛指所有的恶性肿瘤。

（一）营养素与肿瘤

1. **碳水化合物**　已有研究证明，膳食中碳水化合物占总能量大于 85% 或小于 40% 都是不利于健康的。流行病学数据表明，高淀粉膳食可能降低结肠癌、直肠癌的危险性，主要机制可能为淀粉和膳食纤维在结肠内被细菌发酵，产生短链脂肪酸，进而导致粪便的重量增加，结肠内容物稀释以及通过肠道的时间缩短；淀粉发酵时产生大量丁酸，有抑制 DNA 合成及刺激细胞分化的作用。如果只摄入精制的淀粉食物，就会缺少这种保护作用。精制糖特别是蔗糖含量高的膳食可增加结肠癌、直肠癌的危险性。膳食纤维有预防结肠癌、直肠癌的作用，并有明显的剂量-反应关系。

而膳食纤维可能有预防乳腺癌的作用。目前比较一致的观点是膳食纤维有助于降低大肠癌的风险。作用机制：①膳食纤维使肠道致癌物得到稀释；②缩短肠内容物停留时间，减少了致癌物与肠道的接触时间；③影响致癌物（如胆酸）的生成；④影响肠道菌丛的分布，改变了胆酸的成分。

2. **脂类**　在各种营养素与癌症发生关系的研究中，脂肪的相关性最明显，证据也最多。人群流行病学调查发现，脂肪摄入量与妇女乳腺癌和结肠癌死亡率呈明显的正相关。以肉食为主的欧美国家，妇女上两种癌症的死亡率明显高于以素食、谷类为主的亚非国家。前列腺癌和直肠癌的发病率和死亡率也与高脂肪摄入量呈现明显的正相关。动物实验结果表明，高脂肪饲料可增强化学致癌物对小鼠的致癌性。

3. **蛋白质**　在动物实验中，蛋白质摄入量低可见抑癌作用，蛋白质高则有促进不同部位癌的作用。但将动物实验数据用于人时必须慎重。

4. **维生素**　目前研究较多的有类胡萝卜素、维生素 C、叶酸、维生素 B_1、视黄醇和维生素 E。研究结果大都表明，上述维生素具有降低一些肿瘤危险性的功能。

（1）类胡萝卜素和视黄醇　视黄醇与细胞的分化有关，动物实验证实维生素 A 缺乏动物易受化学致癌物的作用而诱发黏膜、皮肤和腺体肿瘤。类胡萝卜素可减少肺癌危险性的证据最充分，其他如食管癌、胃癌、结肠癌、直肠癌、乳腺癌和子宫颈癌的研究也表明 4- 胡萝卜素可能降低其危险性。通过研究视黄酸及其衍生物对致癌物的作用以及对人类食管癌细胞增殖的影响，发现它们有抑制肿瘤生长的作用。

（2）维生素 C 有相当多的研究资料显示，维生素 C 可降低一些癌的危险性，其中以对胃癌影响最明显。胃癌患者血清中维生素 C 的水平低于对照组。慢性萎缩性胃炎的病例 - 对照研究显示，胃癌的危险性降低与维生素 C 的摄入量较高有关。维生素 C 含量高的膳食可降低食管癌、肺癌、子宫颈癌、喉癌、结肠癌、直肠癌、乳腺癌和膀胱癌的危险性。维生素 C 的抗癌机制：①维生素 C 可通过抗氧化作用将致癌物解毒并阻碍其对 DNA 的损伤；②维生素 C 在结缔组织蛋白质的合成中起重要作用，缺乏维生素 C 可能影响细胞间基质的完整性，从而有利于肿瘤细胞的生长；③维生素 C 可加强机体免疫系统对肿瘤的监视作用。

（3）维生素 E 在肺癌和乳腺癌患者的血液中，维生素 E 水平低于对照组。维生素 E 含量高的膳食有可能降低这两种癌症的危险性。维生素 E 的主要功能是机体内的抗氧化作用，通过清除氧自由基和终止自由基的链式反应，从而保护细胞膜和 DNA。

（4）其他维生素 B 族维生素与前致癌物的激活或去活包括酶代谢过程有关。B 族维生素可加强二甲基氨基偶氮苯的代谢作用，从而对其诱发大鼠肝癌有抑制作用。但也有相反的报道，认为维生素 B 可增强其他化合物的致癌作用，因为由前致癌物变为终致癌物的活化需维生素 B_2 的参与。

5. 矿物质 矿物质和微量元素中与肿瘤关系研究较多的有钙（及维生素 D）、晒、碘和铁，其他元素研究尚不多。

（1）碘 缺乏与过多都会增加甲状腺肿瘤的危险性，滤泡性甲状腺癌与碘缺乏有关，而乳头状甲状腺癌与碘摄入过量有关。病例 - 对照研究发现，碘缺乏与甲状腺癌危险性相关，而长时间大量摄入含碘高的食物（如海产品）可阻断甲状腺对碘的摄取，导致甲状腺肿，也可增加甲状腺癌的危险性。

（2）硒 在微量元素与癌症关系的研究中，对硒的研究最多，也最受重视。这些癌中涉及最多的是肺癌、胃癌、食管癌、肝癌、结肠癌和乳腺癌等。硒作为抗氧化物，与癌症的发生呈负相关。硒抗癌的动物实验较多，无论是在饲料中还是在饮水中，加硒都能抑制多种致癌物对实验动物的致癌作用。目前认为硒的抑癌作用可能与硒可催化有机过氧化物分解、抑制肿瘤细胞生长、增加机体免疫功能、使致癌物转变为毒性较低的化合物等有关。

（3）锌 在中国河南省食管癌调查中发现，该地区居民的饮水、食物以及血、尿和头发中锌含量与癌发病率呈负相关。在大鼠实验中，用甲基苄基亚硝胺作为致癌物，结果发现锌缺乏的大鼠肿瘤发病率高，因此认为锌缺乏可能与食管癌发生有关。但也有动物实验报告，锌是肿瘤细胞生长必需的物质，但摄入大量的锌反而抑制免疫功能，并抵消了硒的保护作用，使肿瘤生长加快。其机制有待于进一步研究。

6. 能量 动物实验表明，限制能量摄入可以抑制肿瘤形成、延长肿瘤潜伏期、降低肿瘤发病率。人群流行病学调查，基于癌症的发病率和体重或肥胖的关系，也是间接证据。

（二）膳食结构与肿瘤

1. **膳食结构不平衡及不良生活习惯**　大量研究结果证实，高脂肪、高胆固醇、高能量、高盐、低纤维、低维生素、缺少蔬菜及水果的膳食习惯是多种肿瘤的危险因素。酗酒、腌制食品、熏制和油炸食品是不可低估的食品致癌因素。

2. **经济发达国家膳食模式**　如美国、加拿大、澳大利亚和新西兰等，膳食以动物性食物为主，脂肪提供能量占总能量的 36% ～ 37%，而谷类、蔬菜摄入量较低。患乳腺癌、前列腺癌、结肠癌较高，而胃癌、食管癌较低。

3. **东方膳食模式**　以印度、巴基斯坦及非洲一些国家为代表的膳食，谷类食物摄入较高，动物性食物比例很低，罹患癌症以消化道的胃癌、食管癌发病率较高，乳腺癌、前列腺癌发生率较低。

4. **地中海膳食模式**　如希腊、意大利等国家，膳食中蔬菜、水果、豆类摄入量较多，小麦是热量的主要来源；富含单不饱和脂肪酸的橄榄油食用量较多，其癌症、心血管病的死亡率比西欧、北美国家都低。

（三）食物中的致 / 抗癌因素

致癌物通过饮食、呼吸、皮肤接触等途径侵入人体，其中饮食是最直接、最经常的方式。而膳食中又同时存在着致突变、致癌和抗突变、抗癌两种相反的因素。即饮食中除人体必需的营养成分外，还存在着对癌症的发生和抑制双向作用的物质。

1. **食物中的致癌因素**　食物中的致癌因素研究较多的有 /V- 亚硝基化合物、黄曲霉毒素、多环芳烃类化合物和杂环胺类化合物等。食品中残留的某些农药、重金属、激素、抗生素、二噁英、氯丙醇、丙烯酰胺，食品容器包装材料中残留的某些小分子物质等具有一定的致癌作用。

（1）食品的真菌污染如花生、玉米、谷物等受黄曲霉毒素污染的几率较大，是非洲、东南亚及我国南方肝癌、胃癌高发的主要因素。其次，白地真菌、杂色真菌毒素也易造成食品污染。

（2）食品原料中的残留有毒有害物质如有机磷、有机氯等多种农药及除草剂的过量使用或过早采摘，造成果蔬及粮食污染。某些工业废水及生活污水存在铅、汞、砷、磷、酚类等多种致突变物，污水处理未达标，甚至直接排放或渗入农田及果园，通过动植物吸收及富集作用，使食品原料污染。

（3）食品加工包装及运输过程中的污染如熏制食品过程中产生的多环芳烃类化合物；腌制咸菜、咸鱼产生的亚硝胺类化合物；包装运输材料沾染的铅、汞、砷、丙烯腈、氯乙烯单体等。

（4）食品添加剂如二丁羟基甲苯、苏丹红 1 号、羟茴香醚、某些化学合成的色素、甲醛及过量的消毒剂等。即便是允许使用的品种，过量使用或使用不当也可产生潜在危害。

（5）食品中抗生素及激素的污染畜禽类等动物性食品中存在残留抗生素及激素，如抗动物蠕虫药苯丙咪唑类有致突变作用，促禽类产蛋的雌激素有致癌性。

2. 有潜在致癌作用的食品

（1）油炸食品高温油炸破坏维生素，使蛋白质变性，产生致癌物质如丙烯酰胺、杂环胺等。

（2）腌制食品盐过多导致高血压，对胃肠黏膜影响，易患消化系统疾病。

（3）加工肉制品如肉干、肉松、香肠等，含大量发色剂、防腐剂，长期过量食用有害而无益。

（4）饼干类食品（除低温烘烤饼干、全麦饼干）食用香精和色素过多（对肝肾造成负担）；加工中严重破坏维生素；这类食品热量过多，营养成分低。

（5）汽水可乐类含磷酸、碳酸，会带走体内大量的钙；另外，含糖量过高，喝后有饱胀感，影响正餐。

（6）方便面类盐过高，含防腐剂、香精（损肝）、油炸（热量高，不利于控制体重）。话梅、蜜饯类也是如此。

（7）罐头类加工中破坏维生素，使蛋白质变性。

（8）火腿类含三大致癌物之一：亚硝酸盐（防腐和发色作用）。

（9）冷冻甜品（冰淇淋、棒冰）含糖量过高影响正餐；含奶油引起肥胖。

（10）烧烤类含大量"苯并(a)芘"（三大致癌物质之首），有人说一只烤鸡腿 =60 支烟毒素；还有，加工中可导致蛋白质炭化变质（加重肾脏、肝脏负担）。

3. 食物中的抗癌因素　食物中的抗癌因素研究结果证明，具有抑制癌生成的食物营养素有维生素 A、维生素 C、维生素 E，微量元素硒、锌，多不饱和脂肪酸。膳食纤维，还有存在于植物性食品中的传统营养素以外的一些生物活性成分如植物化学物，都具有抑癌作用。

4. 具有抗癌作用的食物　蔬菜和水果含热量不高，却能提供丰富的膳食纤维、维生素、矿物质和生物活性物质。现有的资料证明，蔬菜与水果能降低肺癌、胃癌、口腔癌的危险性；十字花科蔬菜能使结肠－直肠癌和甲状腺癌的发病率下降；而蒜、葱、胡萝卜、西红柿和柑橘类水果对降低肺癌、胃癌及膀胱癌有好处。天然食品抗癌／抗突变的有效成分可能是营养素或植物化学物质或它们协同作用的结果。

（四）饮食预防癌症的原则

一般公认 35% 的癌症与饮食有关。世界癌症研究基金会邀请 100 名专家综合分析了全球 4500 项研究成果，取得了一致的意见，明确提出，仅通过科学饮食能使癌症的发病率减少 30% ～ 40%，在世界范围内每年就能减少 300 万～ 400 万癌症患者。考虑到全人类各种人群的饮食习惯，并兼顾心脑血管系统疾病、糖尿病、代谢紊乱等慢性病，提出了饮食预防癌症的 14 条建议。

（1）合理安排饮食以植物性饮食为主，每天食物中蔬菜水果、谷类、豆类应占 2/3 以上。

（2）控制体重避免过轻及过重，成年后体重增幅不应超过 5kg，用体重指数（BMI）来衡量。

（3）坚持体育锻炼每天应有 1h 的快走或类似活动。每星期至少要进行 1h 的出汗的剧烈运动。

（4）多吃蔬菜和水果每人每天应吃 400 ～ 800g5 种以上的蔬菜和水果，常年坚持，有持续防癌作用。

（5）每天吃 600 ～ 800g 的多种谷物、豆类、植物根茎类做成的食物加工越少的食物越好，全麦面粉、粗糙米保留了天然成分及各种有益的营养素。

（6）不提倡喝酒即使要饮，也要限制成年男性一天不超过两杯，女性一天不超过一杯（一杯的量相当于 250mL 啤酒或 100mL 果酒或 25mL 白酒）。饮酒会增加患口腔癌、咽喉癌、食管癌、肝癌、肠癌、乳腺癌的危险性。

（7）限制肉类食品每天吃红肉要少于 90g。红肉增加患肠癌、胰腺癌、肾癌、前列腺癌、乳腺癌的危险性。可选择鱼、虾、禽肉代替红肉。

（8）限制高脂肪饮食，特别是动物性脂肪脂肪的消耗量应低于总热量的 25%。少吃油炸食品，每人每天植物油用量应为 25g（每月 750g）。

（9）少吃盐少吃腌制食品。成人盐的每日消耗量应少于 6g（约 1 茶匙）。

（10）食品的贮藏不吃常温下存放时间过长可能受真菌污染的食物。

（11）食物保持新鲜用冷藏的方法可以防止生物污染，并保证一年四季有新鲜蔬菜和水果，有利于降低癌症的发病率。

（12）食品添加剂、污染物及残留物的含量低于国家的限量时就是安全的。

（13）烹调方法不吃烧焦的食物，烧烤的鱼、肉和腌肉、熏肉只能偶尔食之，并同时加吃新鲜蔬菜。

（14）对营养补充剂的认识如果身体有特殊需要，在医生指导下补充；对于能遵循这些建议的人来说一般不必食用营养补充剂。

（五）肿瘤患者常见的营养误区

合理调配饮食，是肿瘤患者和家属都十分关心的问题。但长期以来在肿瘤患者的饮食上众说纷纭，一些人甚至盲目跟从。如许多肿瘤患者在治疗期间胃口本来就不好，还强迫自己多喝一些补汤浓汁，或者有些干脆就不敢摄入肉类，以蔬菜水果代餐，抑或有的患者盲目跟从病友，重复摄入过多的不适合自己的补品，这些都是不科学的。

1. 盲目忌口　民间有"发物"一说，许多患者因担心食用后肿瘤复发而"不敢越雷池一步"，盲目忌口。现代医学研究表明，"发物"致病主要是由于食物中含有的激素、异体蛋白等物质导致旧病复发、皮肤过敏等。目前，现代医学研究在这一领域上没有确切的科学依据证明吃了所谓"发物"一定可致肿瘤复发。而一些所谓"发物"中富含优质蛋白、矿物质等，对维持肿瘤患者良好的营养状态有重要作用。

故此建议，肿瘤患者不要盲目"忌口"。所谓"忌口"，是根据不同种类的疾病和症状合理饮食。比如，肝癌患者不宜吃油腻、油炸、烟熏的食物；食管癌患者要忌粗糙、霉变的食物；腹水的肿瘤患者要限盐和水；化疗后出现腹泻的患者要忌粗纤维比较多的食物等。

2. 过度进补　有的患者经抗肿瘤治疗后，体质虚弱，于是大量进补。希望通过进补改善患者体质，提高其免疫力。但从临床来看，大量进食补品的结果往往是患者胃口越来越差，饮食日减，不但未见体质增强，反而更加虚弱。因为放化疗后的患者本来脾胃功能就很差，处于"虚不受补"的状态，此时再大量食用补品，反而会进一步影响脾胃功能，导致饮食营养难以吸收。

由于肿瘤治疗是个长期的过程，进补不应急于一时，要循序渐进。科学的补养法，应根据患者的体质状况适度进补，从量到性味均有所选择，以患者食用后身体逐渐舒适、胃口逐渐好转为目的。不必依赖保健食品甚至去追求高价位的保健品。至于补品，可以起到辅助作用，但不可充当饮食主角。

3. 减少进食量或选择素食　有一种错误的观点，过去和现在长久盘踞在一些肿瘤患者的心头：吃的越好，肿瘤长得越快，所以希望以减少进食或只吃菜不吃肉类来"饿死"肿瘤。可到目前为止，还没有临床实验证明"饥饿疗法"对肿瘤患者行之有效。但反过来因为全身营养状况差，体力状况低下，不能完成足量抗肿瘤治疗的患者却十分常见。因此，"饿死"肿瘤没有科学道理，不可取。

维持良好的营养状况才是肿瘤治疗的基础，癌症患者也需要一些动物蛋白以维持一定的体重，如果缺乏，患者的抵抗力必然下降，并发症会随之增多。肿瘤患者的饮食，应以均衡营养为基础，适量的谷类、肉类、蔬果类都是必需的，单一摄取某类食物，必然导致营养供给不足。

4. 盲目跟从　许多病友在治疗期间会互相交流饮食经验，盲目跟从。这种做法也是不可取的。因为每个人的体质不同，病情也不同，不能无根据地盲目跟随他人的饮食经验。患者要让自己的体重维持在一个正常的水平，就必须在医生指导下制定一个与自己相匹配的饮食方案。

··（刘海青）

第十一章　食物中毒及其预防

食物中毒是主要的食源性疾病，直接威胁人类的健康和生命。如果由于食品安全控制不到位而发生食物中毒，不仅直接使企业的经济蒙受损失，还会对企业的声誉造成极坏的影响，而这些影响很难在短时间消除，甚至会使企业倒闭。所以，餐饮企业要加强食品安全管理，防止食物中毒事故发生。

第一节　食物中毒概述

一、食物中毒的概念

食物中毒是指摄入了含有生物性、化学性有毒有害物质的食品或者把有毒有害物质当作食品摄入后出现的非传染性（不属于传染病）的急性、亚急性疾病。

食物中毒属于食源性疾病范畴，是食源性疾病中最常见、最典型的疾病。食物中毒既不包括因暴饮暴食而引起的急性胃肠炎、食源性肠道传染病（如伤寒）和寄生虫病（如囊虫病），也不包括以慢性毒性为主要特征（如致癌、致畸、致突变）的疾病。

二、食物产生中毒的原因

正常情况下，一般食物并不具有毒性。食物产生毒性并引起食物中毒主要有以下几种原因：

（1）某些致病性微生物污染食品并急剧繁殖，以致食品中存有大量活菌如沙门氏菌属，或产生大量毒素如金黄色葡萄球菌产生的肠毒素。

（2）有毒化学物质混入食品并达到能引起急性中毒的剂量，如农药的污染。

（3）食品本身含有有毒成分如河豚含有河豚毒素，而加工、烹调方法不当，未能将其除去。

（4）食品在储存过程中，由于储藏条件不当而产生了有毒物质如马铃薯发芽产生龙葵素。

（5）某些外形与食物相似，而实际含有有毒成分的物质，被作为食物误食而引起中毒，如毒蕈等。

三、食物中毒的发病特点

食物中毒的种类很多，发生的原因各不相同。但食物中毒发病有其共同的特点。

（1）发病潜伏期短，来势急剧，呈暴发性。短时间内可能有多数人发病，发病曲线呈突然上升的趋势。

（2）发病与食物有关。患者在相近的时间内都食用过同样的食物，发病范围局限在食用该类有毒食物的人群，停止食用该食物后发病很快停止，发病曲线在突然上升之后呈突然下降趋势。

（3）中毒病人具有相似的临床症状。常出现恶心、呕吐、腹痛、腹泻等消化道症状。

（4）中毒病人对健康人不具有传染性。一般无传染病流行时的余波。

四、食物中毒分类

通常采用按致病原进行分类的方法，将食物中毒分为以下几类：

（一）细菌性食物中毒

细菌性食物中毒是指食用了被细菌及其毒素污染的食物而引起的食物中毒。常发生的有沙门氏菌属食物中毒、变形杆菌食物中毒、葡萄球菌肠毒素食物中毒等。

（二）有毒动物食物中毒

有毒动物食物中毒是指食用了有毒的动物而引起的食物中毒，如有毒的河豚鱼、贝类等。

（三）有毒植物食物中毒

有毒植物食物中毒是指食用了有毒的植物而引起的中毒，如毒蕈、木薯、发芽马铃薯等引起的食物中毒。

（四）化学性食物中毒

化学性食物中毒是指食用了含有有毒化学物质的食品所引起的食物中毒，如农药中毒、亚硝酸盐中毒等。

（五）真菌毒素食物中毒

真菌毒素食物中毒是指食用了被真菌及其毒素污染的食物而引起的中毒，如霉变甘蔗、霉变甘薯中毒等。

五、食物中毒的处理与管理

《中华人民共和国食品安全法》《食物中毒事故处理办法》《餐饮服务食品安全监督管理办法》对食物中毒事故的处理和管理进行了规定，餐饮企业应认真执行。

《中华人民共和国食品安全法》第七章对"食品安全事故处置"作出了规定，要求"食品生产经营企业应当制定食品安全事故处置方案，定期检查本企业各项食品安全防范措施的落实情况，及时消除食品安全事故隐患。"发生食品安全事故后"应当立即予以处置，防止事故扩大，及时向事故发生地县级卫生行政部门报告。""任何单位或者个人不得对食品安全事故隐瞒、谎报、缓报，不得毁灭有关证据。"卫生行政部门应"封存可能导致食品安全事故的食品及其原料，并立即进行检验；对确认属于被污染的食品及其原料，责令食品生产经营者依照本法第五十三条的规定予以召回、停止经营并销毁；封存被污染的食品用工具及用具，并责令进行清洗消毒。"

餐饮企业应对造成食物中毒的原因提出改善意见，落实卫生行政部门要求采取的其他措施。建立健全食品安全管理制度，在食品采购、运输、储藏、烹调加工、销售和服务过程中，严格遵守操作规程和食品安全管理制度。对生产人员和服务人员的健康状况要定期检查，对患有碍食品安全疾病的人员，要调离工作岗位，以确保不再发生食物中毒，保证人民的生命健康。

$$\cdots\cdots\text{（刘海青）}$$

第二节　细菌性食物中毒

在各类食物中毒中，细菌性食物中毒最多见，占食物中毒总数的 1/2 左右。

一、细菌性食物中毒概述

（一）细菌性食物中毒的特点

1. 季节性强　细菌性食物中毒全年皆可发生，但在夏、秋季节发生较多，主要由于气温较高，微生物容易生长繁殖。而且在此时期内人体防御机能往往有所降低，易感性增高，因此易发生食物中毒。

2. 发病率高，病死率低　细菌性食物中毒发病率在各种食物中毒中最高。一般潜伏期短，呈急性暴发，如果能及时抢救，一般病程短，恢复快，预后良好，病死率低。但肉毒梭菌毒素中毒例外。

3. 动物性食物易引起细菌性食物中毒　引起细菌性食物中毒的食物主要为动物性食物，如肉、鱼、奶、蛋等及其制品，植物性食品如剩饭、米糕、豆制品、面类发酵食品也曾引起细菌性食物中毒。

（二）细菌性食物中毒发生的原因

细菌性食物中毒发生的原因有以下 4 个方面：

1. 食物被致病性细菌污染　食物在加工、运输、储藏、销售等过程易受致病性细菌污染。如使用未经清洗消毒的工具、容器造成污染，生食和熟食交叉污染，食物存放时间过长造成的污染，昆虫叮爬污染等。

2. 食物贮存方法不当　食物被致病性细菌污染后，贮存方法不当如较高的温度、充足的水分、适宜的 pH 值及营养条件下，致病菌大量生长繁殖或产生毒素。

3. 食用前加热不充分　食物在食用前不经加热或加热不充分，未能杀灭致病性细菌或破坏其毒素，食用后引起食物中毒。

4. 从业人员带菌者污染　食品从业人员带菌者，在生产或服务过程中使食品污染致病性细菌，引起食物中毒。

二、餐饮业容易发生的细菌性食物中毒

（一）沙门氏菌属食物中毒

1. 病原菌　沙门氏菌食物中毒是细菌性食物中毒中较为常见的一种，以体温升高

和急性胃肠炎为主要症状。沙门氏菌分布广，人和动物均能带菌。该菌在 20 ～ 30℃ 条件下可迅速繁殖，经 2 ～ 3h 即可达到引起中毒的细菌数量。在 pH4.5 以下能抑制其生长，70℃ 水中经 5min 可被杀灭，100℃ 立即死亡。

2. 中毒症状　沙门氏菌属食物中毒潜伏期一般为 6 ～ 36h，多为急性胃肠炎类型。表现为体温升高（38 ～ 40℃）、头痛、恶心、倦怠乏力、全身酸痛、面色苍白，以后出现腹痛、腹泻和呕吐等症状。病程 3 ～ 5d，一般两天后停止腹泻，食欲恢复正常，预后良好，很少出现死亡。

3. 引起食物中毒的食品　引起沙门氏菌属食物中毒的食物多为动物性食品。主要是肉制品，如病死畜肉、肉皮冻、熟内脏、猪头肉、冷荤拼盘、酱卤肉、剔骨肉、家禽肉等，还有鱼类、蛋类及其制品、奶类及其制品。烹调成熟的食品有熟肉、煎蛋、熏鸡等，受到污染而且温度较高时，食用前又不重新加热，其危害性更大。由于沙门氏菌不分解蛋白质，通常食品没有感官性状的变化，易被忽视。

4. 预防措施

（1）严禁食用病死家畜禽，宰前须经兽医检验。

（2）严格执行生熟食品分开制度。

（3）加工要熟透，加热要彻底，杀死病原菌。

（4）剩饭菜要低温储藏，尽量缩短储藏时间，食前要充分加热。

（5）做好环境卫生工作，彻底消灭老鼠、蟑螂和苍蝇。

（二）葡萄球菌肠毒素食物中毒

1. 病原菌　葡萄球菌广泛存在于自然界中，是化脓性球菌之一，健康人的皮肤、鼻、咽腔、手、化脓灶均可带菌，在食物中能产生大量的肠毒素。其中以金黄色葡萄球菌致病力最强，可引起化脓性病灶和败血症，其肠毒素能引起急性胃肠炎。肠毒素耐热性强，破坏食物中存在的肠毒素需在 100℃ 加热 2h，故在一般烹调中不能被破坏。

2. 中毒症状　葡萄球菌中毒潜伏期短，多为 2 ～ 4h。其症状为：恶心、剧烈频繁呕吐、腹痛、腹泻等。病程 1 ～ 2d，预后一般良好，很少死亡。

3. 引起食物中毒的食品　食品被污染后，在较高的温度下长时间储藏，就可能产生大量肠毒素而引起中毒。引起中毒的食品主要有：奶、肉、蛋、鱼类及其制品等各种动物性食品。另外，糯米凉糕、凉粉、剩饭和米酒等也可引起中毒。

4. 预防措施

（1）患有疮疖、化脓性创伤或皮肤病，以及上呼吸道炎症、口腔疾病等患者应禁止从事直接的食品加工和食品供应工作。

（2）有化脓症及乳房炎的奶牛所产牛奶不得食用。

（3）剩饭菜应放在 5℃ 以下低温、阴凉通风处保藏，缩短存放时间，最好不超过 4h，食用前必须充分加热。

（三）肉毒梭菌食物中毒

1. 病原菌　肉毒梭菌食物中毒是由于摄入含有肉毒梭菌产生的外毒素，即肉毒毒素污染的食品而引起的食物中毒。肉毒毒素是一种强烈的神经麻痹毒素，发病急，死亡率高，后果严重。肉毒梭菌的毒素对热和碱极不稳定，各型毒素在 80℃加热 30min 或 100℃加热 10 ～ 20min，可破坏毒素。

2. 中毒症状 潜伏期 6h ～ 10d，一般 1 ～ 4d。早期有全身乏力、头晕、食欲不振，以后逐渐出现视力模糊、眼睑下垂、复视、瞳孔散大等神经麻痹症状，重症患者则出现吞咽、阻嚼、语言、呼吸困难，头下垂，运动失调，心力衰竭等。体温、血压正常，无感觉障碍，意识清楚。病死率较高，多死于发病后 10d 内。经积极治疗后逐渐恢复健康，一般无后遗症。

3. 引起食物中毒的食品 引起肉毒中毒的食品，国外多为水果罐头、腊肠、火腿、各种鱼和鱼制品、蔬菜等。我国多以家庭自制的豆类发酵食品为主，如臭豆腐、豆豉、豆酱、红腐乳等。少数为动物性食品，如肉及肉制品、动物油脂、臭鸡蛋、咸鱼等。

4. 预防措施

（1）肉毒梭菌及其芽孢常存在于土壤和动物的粪便中。原料在加工前应进行彻底清洗，除去污物。

（2）食品制作前应对食品原料进行消毒处理，以杀灭肉毒梭菌及其芽孢。在自制发酵食品时，除对原料进行严格清洗外，还要在 100℃加热 10 ～ 20min，以杀灭肉毒梭菌和破坏其毒素。

（3）加工好的食品应防止再污染，避免在较高的温度下堆放，冷却应彻底。

（4）肉毒梭菌的毒素不耐热，对可疑食品进行彻底加热后食用是破坏毒素、预防肉毒中毒的可靠方法。

（四）致病性大肠杆菌食物中毒

1. 病原菌 大肠杆菌为肠道正常菌丛，一般不致病，但有些致病性的大肠杆菌如 O_{157}：H_7 等可引起食物中毒。例如，1996 年 5-8 月日本发生了迄今为止世界最严重的 O_{157}：H_7 大肠杆菌大流行，近万名小学生感染，11 人死亡。

2. 中毒症状 致病性大肠杆菌食物中毒的症状多为急性胃肠炎和急性细菌型痢疾。急性胃肠炎主要表现为发烧、腹泻、呕吐；急性细菌型痢疾表现为腹泻、腹痛、发烧，呕吐较少。

3. 引起食物中毒的食品 致病性大肠杆菌食物中毒主要发生于夏季，常因经手、蝇和不洁用具污染食品而引起中毒。引起中毒的食品以熟肉和凉拌食品为多见。带菌食品由于加热不彻底或因生熟交叉污染和熟后再污染而引起食物中毒。

4. 预防措施 致病性大肠杆菌食物中毒的预防与沙门氏菌属食物中毒的预防基本相同，应特别强调：防止动物性食物被人、动物、污水、容器、用具污染；防止生熟食品交叉污染和熟后再污染，熟食低温保存。

（五）副溶血性弧菌食物中毒

1. 病原菌 副溶血性弧菌又称嗜盐弧菌，在海水中广泛分布，海产鱼类、贝蛤类中多见。最适生长的 pH 值为 7.5 ～ 8.5，温度 37℃。副溶血性弧菌不耐高温，80℃ 1min 或 56℃ 5min 即可杀灭。对酸敏感，在 2% 醋酸中或 50% 的食醋中 1min 即可死亡。

2. 中毒症状 潜伏期一般为 10h 左右。主要症状为上腹部阵发性绞痛、腹泻、水样便，有时排脓血便，有时有呕吐。体温一般为37.7～39.5℃。重症病人可有脱水、血压下降、意识不清等症状。病程2～4d，一般预后良好，无后遗症，少数病人因休克、昏迷而死亡。

3. 引起食物中毒的食品　海生动植物常会受到该菌污染而带菌。引起中毒的食品除鱼、虾、蟹、贝等海产品外，家庭腌制食品，如咸菜、咸肉、咸蛋也可因受到污染而引起中毒。带有少量该菌的食物，在适宜的温度下，经3～4h细菌可以急剧增加至中毒数量。

4. 预防措施

（1）海产品及各种熟食品应采用低温保藏。

（2）在烹调鱼、虾、蟹、贝类等海产品时应烧熟煮透，防止外熟里生，蒸煮时需加热至100℃，并保持30min。

（3）在加工凉拌菜时，原料在洗净切后用食醋浸泡10min，或在100℃水中烫几分钟，以杀灭副溶血性弧菌。

（六）蜡样芽孢杆菌食物中毒

1. 病原菌　蜡样芽孢杆菌生长最适温度为28-35℃，10℃以下停止繁殖。其繁殖体不耐热，100℃经20min可被杀灭，芽孢具有耐热性。

2. 中毒症状　按临床症状分为呕吐型及腹泻型。呕吐型潜伏期较短，一般为1～3h。以恶心、呕吐、腹痛为主要症状，腹泻、发烧较少见。病程1d左右，预后良好。腹泻型潜伏期一般为8～12h，以腹痛、腹泻为主要症状。病程1d左右，愈后良好。

3. 引起食物中毒的食品　食品在较高的温度（26～37℃）下，放置时间较长，使食品中污染的蜡样芽孢杆菌得以生长繁殖而产生毒素，食用前不加热或加热彻底而引起中毒。

蜡样芽孢杆菌食物中毒涉及的食品种类很多，包括乳、肉、蔬菜、甜点心、调味汁、凉拌菜、米粉、米饭等。我国是以米饭为主食的国家，隔夜米饭是中毒的主要原因食品，其他还有米粉、奶粉、肉、菜等。引起蜡样芽孢食物中毒的食品，大多数腐败变质现象不明显，除米饭稍发黏，人口不爽或稍带异味外，大多数食品的感官性状完全正常。

4. 预防措施

（1）土壤、尘埃、空气常是蜡样芽孢杆菌的污染源，昆虫、苍蝇、鼠类及不洁的烹调用具、容器可传播该菌。为防止污染，在食品加工、储存和销售过程中应做好防蝇、防鼠、防尘等各项卫生工作。

（2）乳类、肉类及米饭等食品应在10℃以下低温短时间储存，食用前应充分加热，一般应在100℃加热20min。

（七）变形杆菌食物中毒

1. 病原菌　变形杆菌食物中毒是我国常见的食物中毒之一。变形杆菌属腐败菌，存在于人畜粪便、土壤、垃圾中，也常存在于人与动物的肠道中。变形杆菌对热抵抗力较弱，加热至100℃，几分钟即可杀灭。

2. 中毒症状 变形杆菌食物中毒潜伏期一般为 10 ～ 12h。主要表现为恶心、呕吐、头晕、头痛、乏力、腹痛、腹泻、发烧等症状。病程短，一般为 1 ～ 2d，预后良好。

3. 引起食物中毒的食品 变形杆菌一般不致病，只有当食品被严重污染时，才有可能引起感染型食物中毒。引起变形杆菌食物中毒的食品主要是动物性食品，尤以熟肉、熟内脏、水产品较多见。此外，凉拌菜、豆制品、剩饭剩菜也可引起食物中毒。变形杆菌污染的食品一般在感官上没有腐败迹象，极易被忽视而引起食物中毒。

环境卫生不良、生产和服务人员带菌者污染、生熟交叉污染、熟食品储存不当、食用前未充分加热等是引起变形杆菌食物中毒的主要原因。

4. 预防措施

（1）防止食品污染、控制细菌繁殖、食用前彻底加热是预防细菌性食物中毒的 3 个主要环节。特别要重视生产和就餐环境的卫生工作，避免生产和服务人员以及生产工具、容器、生熟交叉污染。

（2）食品要低温保存。食用前应彻底加热灭菌。

（刘海青）

第三节 有毒动植物食物中毒

有毒动植物中毒是指一些动植物本身含有某种天然有毒成分，或由于储存条件不当形成某种有毒物质被人食用后引起的中毒。自然界中有毒的动植物种类很多，所含的有毒成分复杂，常见的有毒动植物品种有河豚鱼中毒、含高组胺鱼类中毒、毒蕈中毒、含氰苷植物中毒、发芽马铃薯中毒、四季豆中毒、生豆浆中毒等。

一、有毒动物食物中毒

（一）河豚鱼中毒

河豚鱼在我国的沿海和长江中下游分布很广，该鱼味道鲜美，但因其体内含有剧毒的河豚毒素，误食后可使人中毒。中国、日本以及南海沿岸各国都有人因食河豚鱼而中毒死亡，死亡率高达 50% 以上。

1. 有毒成分 河豚毒素是一种毒性极强的非蛋白神经毒素，对热稳定，需 220℃以上方可分解，煮沸、盐腌、日晒均不能破坏。鱼体中含毒量和毒性大小在不同部位和季节有差异，卵巢和肝脏有剧毒，其次为肾脏、血液、眼睛、鳃和皮肤。鱼死后内脏毒素可渗入肌肉，而使本来无毒的肌肉也含毒。产卵期含毒素多，毒性强，因此春季易发生中毒。

2. 中毒症状 河豚鱼中毒发病急而剧烈，潜伏期很短，一般在食后 10min ～ 3h 即发病。早期有手指、舌、唇刺痛感，然后出现恶心、呕吐、腹痛、腹泻等胃肠症状，并伴有四肢无力、发冷、口唇和肢端麻痹。重症患者瞳孔散大，四肢肌肉麻痹，以致发展到全身麻痹、瘫痪。严重者呼吸困难、血压下降、昏迷，最后死于呼吸衰竭。目前对此尚无特效解毒药，对患者应尽快排出毒物并给予对症处理。

3. 预防措施　河豚鱼虽肉质细嫩，味道鲜美，但其毒素性质稳定，一般烹调方法不能破坏。所以，餐饮企业不得加工烹制河豚鱼，千万不要"拼死吃河豚"。

（二）含高组胺鱼类中毒

含高组胺鱼类中毒是由于食用含有一定数量组胺的某些鱼类而引起的过敏性食物中毒。引起食物中毒的鱼类主要是海产鱼中的青皮红肉鱼。

1. 有毒成分　引起含高组胺鱼类中毒的鱼类主要是海产鱼中的青皮红肉鱼类，常见的有鲐鱼、金枪鱼、沙丁鱼、秋刀鱼等，因为这些鱼含有较多的组氨酸。当鱼体不新鲜或腐败时，污染鱼体的细菌如组胺无色杆菌，产生脱羧酶，使组氨酸脱羧生成组胺。一般情况下，温度在 15 ～ 37℃，盐分含量为 3% ～ 5%，pH 为 6 ～ 6.2 的条件下，最适合于组胺酸分解形成组胺。

2. 中毒症状　组胺中毒的特点是发病快，症状轻，恢复快。潜伏期一般为 0.5 ～ 1h，短者只有 5min，长者 4h。表现为脸红、头晕、头痛、心跳加快、脉快、胸闷、血压下降，个别患者出现哮喘。

3. 预防措施　主要是防止鱼类腐败变质。食用青皮红肉类鱼时，烹调前应去内脏、洗净，切段后用水浸泡几小时，烹调时放适量食醋，可以使组胺含量下降。

（三）麻痹性贝类中毒

某些贝类摄入了有毒的藻类而使其具有了毒性，因为毒素在贝类体内呈结合状态，所以贝体本身并不中毒，也没有生态和外形上的变化。但是，当人们食用这种贝类后，毒素迅速被释放，就会发生麻痹性神经症状，故称麻痹性贝类中毒。

我国浙江、福建、广东等地曾多次发生贝类中毒，导致中毒的贝类有牡蛎、扇贝、贻贝、蛤类、螺类等常食用的贝类。

1. 有毒成分　贝类麻痹性毒素主要是石房蛤毒素。该毒素为白色，易溶于水，耐热、胃肠道易吸收。石房蛤毒素是一种神经毒素，毒性很强，对人经口致死量为 0.54 ～ 0.9mg。

2. 中毒症状　潜伏期一般为 0.5 ～ 3h，主要症状表现为唇、舌麻木、肢端麻痹，头晕恶心、胸闷乏力等，部分病人伴有低烧，重症者则昏迷，呼吸困难，最后因呼吸衰竭窒息而死亡。

3. 预防措施

（1）加强检验。食物中所含毒素超标时，严禁加工制作或销售。目前，美国对冷藏鲜贝肉含石房蛤毒素的限量为 ≤ 80μg/100g，可作借鉴。

（2）贝类毒素主要积聚于贝的内脏，应除去内脏、洗净、水煮，捞肉弃汤，可使毒素降至最低程度。

另外，动物体内的某些腺体、脏器和分泌物中含有有毒成分，如摄入过量或误食，会扰乱人体正常代谢，使人中毒。如动物甲状腺、肾上腺没有摘除或混入畜肉中，误食引起中毒。鱼胆中含有多种有毒成分，食用鱼胆可发生中毒，应引起高度注意。

二、有毒植物食物中毒

（一）毒蕈中毒

蕈又称蘑菇，味道鲜美而营养丰富，但毒蕈会引起食物中毒。毒蕈中毒多发生在高温多雨的夏秋季节，常因误食有毒蘑菇而引起。

1. 有毒成分　毒蕈的有毒成分比较复杂，一种毒蕈可含多种毒素，而一种毒素又可存在于多种毒蕈之中。有毒成分主要有胃肠毒素、神经毒素、血液毒素、原浆毒素等。毒素的形成和含量常受环境影响。中毒程度与毒蕈种类、进食量、加工方法及个体差异有关。

2. 中毒症状　根据毒素成分和中毒的临床表现，中毒类型可分为 4 种：

（1）胃肠炎型。潜伏期 0.5 ～ 6h，表现为恶心、剧烈呕吐、腹痛、腹泻等。病程短，预后良好。

（2）神经精神型。潜伏期一般为 6 ～ 12h。中毒症状除有胃肠炎外，主要有神经兴奋、精神错乱和抑制。也可有多汗、流涎、脉缓、瞳孔缩小等。病程短，无后遗症。

（3）溶血型。潜伏期多为 6 ～ 12h，除急性胃肠炎症状外，可有贫血、黄疸、血尿、肝脾肿大等溶血症状。严重者可致死亡。

（4）肝肾损害型。该型中毒病情凶险，如不及时积极治疗，病死率甚高。肝肾损害型毒蕈中毒病程较长、临床表现复杂。

1）潜伏期：误食后 6 ～ 72h 发病，以 24h 内发病为多见。

2）胃肠炎期：恶心、呕吐、腹痛、腹泻伴头晕、头痛、四肢乏力等，此期持续 1 ～ 2d 后渐缓解。

3）假愈期：胃肠炎症状自行缓解后，出现短暂的无明显症状期，病人误认为好转而不继续治疗。而此期毒素逐渐侵犯人体各脏器。病人和医护人员均应提高警惕，以免误诊造成死亡。

4）内脏损害期：病人中毒后 2d 内出现内脏损害，以肝、肾、心、脑为主，尤以肝损害最为严重。出现黄疸、少尿无尿、血尿等症状。

5）精神症状期：继内脏损害期后出现烦躁不安、表情淡漠、抽搐、惊厥最后昏迷而死亡。

6）恢复期：轻症病人经 2 ～ 3 周治疗后中毒症状逐渐消失，肝功能好转而痊愈。

3. 预防措施　广泛宣传毒蘑菇中毒的危害性，不采摘食用不认识或未吃过的蘑菇，提高鉴别能力，防止误食中毒。

（二）发芽马铃薯中毒

马铃薯又称土豆，储藏不当使马铃薯发芽或部分表皮变成黑绿色时，食用后常发生中毒，以春末夏初季节常见。

1. 有毒成分　马铃薯发芽后可产生有毒生物碱——龙葵素，食后可引起中毒。马铃薯中龙葵素的一般含量为（2 ～ 10）mg/100g，如发芽、皮变绿后可达（35 ～ 40）mg/100g，能引起中毒。龙葵素在幼芽及芽基部的含量最多。当食入 0.2 ～ 0.4g 龙葵素时，就能发生严重中毒。

2. 中毒症状　发芽马铃薯中毒潜伏期为数十分钟至数小时。出现舌、咽麻痒、上腹部烧灼或疼痛，其后出现胃肠炎症状，还有头晕、头痛、血压下降、轻度意识障碍、呼吸困难，重症者可因心脏衰竭、呼吸中枢麻痹而致死。

3. 预防措施

（1）马铃薯应储存在低温、无阳光照射的地方，防止生芽。

（2）不吃生芽过多、黑绿色皮的马铃薯。

（3）生芽较少的马铃薯，应彻底挖去芽或芽眼，并将芽眼周围的皮削掉一部分。烹调方法宜采用加热时间较长的烧、炖、煮等方法。烹调时加些食醋，可加速龙葵素破坏。

（三）含氰苷类植物中毒

苦杏仁、苦桃仁、李子仁、苦扁桃仁、枇杷仁、苹果仁、木薯等含有氰苷物质，食用过量易引起中毒。

1. 有毒成分　氰苷在酶或酸的作用下会释放氰氢酸，氰氢酸为剧毒，最低致死量为 $0.5 \sim 3.5 mg/kg$ 体重。当摄入含氰苷的食物后，氰苷在口腔、食道、胃和肠道经食物本身含的水解酶的作用，释放出氰氢酸。氰氢酸被吸收后，其氰离子与细胞色素氧化酶的铁结合，使其不能传递电子，组织呼吸不能正常进行，机体陷于窒息状态。多因呼吸中枢麻痹而死亡。

2. 中毒症状　苦杏仁中毒的潜伏期短者 30min，长者 12h 时，一般为 $1 \sim 2h$ 内发病。木薯中毒潜伏期一般为 $6 \sim 9h$。

轻度中毒出现消化道症状及面红、头痛、头晕、全身无力、烦躁、口唇及舌麻木、心慌、胸闷等，呼吸有苦杏仁味。重度中毒出现意识不清、呼吸微弱、瞳孔散大、光反应消失、阵发性抽搐、牙关紧闭、休克等，最后因呼吸麻痹或心跳停止而死亡。

3. 预防措施

（1）不要生吃木薯和苦杏仁等各种果仁，尤其是儿童应特别注意。

（2）苦杏仁应用清水充分浸泡，再敞锅盖蒸煮，使氢氰酸挥发除去。

（3）木薯安全食用方法：去皮，反复浸洗薯肉，煮时将锅盖敞开，使氢氰酸挥发；弃去汤汁，用水浸泡，再进行蒸制方可食用。

（四）鲜黄花菜中毒

鲜黄花菜的干制品称金针菜，味道鲜美，营养价值很高。但鲜黄花菜食用不当易引起食物中毒。

1. 有毒成分　黄花菜的有毒成分是秋水仙碱，这些生物碱在新鲜的黄花菜中含量较高，干的黄花菜（金针菜）中含量较少。秋水仙碱本身无毒，但摄入人体后在胃肠吸收时被氧化成二秋水仙碱引起病变。秋水仙碱溶于水，加热易降解。

2. 中毒症状　鲜黄花菜引起中毒的原因主要是烹制方法不当，如鲜黄花菜未经煮烫而急火爆炒，没有炒熟，引起中毒。

一般在进食黄花菜后 $0.5 \sim 4h$ 发病。轻度中毒多表现为恶心、呕吐、无力、腹痛，胃肠道出血及水、电解质平衡失调；严重者脉搏细弱、头晕、头痛、发冷、麻木等。

3. 预防措施

（1）食用干制的金针菜比较安全。

（2）食用鲜黄花菜时，应先用水浸泡，再用沸水烫焯，烹调熟透再食用。

（五）四季豆中毒

四季豆又称菜豆，是人们常食用的蔬菜。主要因烹调不当，四季豆没有炒熟煮透，食用后引发中毒。四季豆中毒多发生于秋季。

1. 有毒成分　四季豆中毒主要与四季豆中含的植物血凝素和皂素有关。植物血凝素是能凝集人和动物血红细胞的一种蛋白质，大量食用后可引起头晕、头痛、恶心、呕吐、腹痛、腹泻等症状。皂素是一种配糖体，对胃肠黏膜有刺激作用，能造成胃肠炎症状，出现恶心、呕吐、腹痛、腹泻、头晕等症状。充分加热可破坏这些毒素。

2. 中毒症状　四季豆中毒发病快，可在进食后数分钟发病，多数为 2～4h。主要表现为急性胃肠炎症状，上腹部不适或胃部烧灼感、腹胀、恶心、呕吐、腹痛、腹泻、多为水样便，重者可呕血。还伴有头晕、头痛、四肢麻木、胸闷、心慌、冷汗，体温多正常或伴有低热。病程短，多在 1～3d 内恢复。

3. 预防措施　烹调时要充分加热，使四季豆颜色全变，里外熟透，没有豆腥味，可避免中毒。

（六）豆浆中毒

豆浆是以大豆为原料制成的流质食品，不仅营养丰富，而且容易消化吸收，是对人体健康非常有益的食品。但是，生食或食用加热不彻底的豆浆可引起中毒。

1. 有毒成分　豆浆中的有毒成分主要是胰蛋白酶抑制剂、皂素、植物血凝素等，充分加热可破坏这些毒素。

2. 中毒症状　饮用生豆浆或在加热豆浆时刚开（假沸）即饮而中毒。特别是煮豆浆时掺水少，而稠豆浆传热能力差，豆浆加热不透，有害物质未被完全破坏，容易发生中毒。

一般生食或食用加热不彻底的豆浆 0.5～1h 发病。主要表现为恶心、呕吐、腹胀、腹泻等症状，有时可出现头晕、无力并有呼吸道麻痹等症状。

3. 预防措施　豆浆中的毒素可通过充分加热破坏，在加热中要注意"假沸"现象。豆浆所含的抗胰蛋白酶因素和皂素，具有受热膨胀的特点，故豆浆在煮到80℃时即出现泡沫上浮，"假沸"溢锅的现象。此时应撇除泡沫，然后变微火慢煮，逐渐加热升温，待豆浆全沸（100℃）之后，豆浆泡沫自然消失，表明有害物质受到破坏，继续煮沸10min 后食用安全。

（刘海青）

第四节　化学性食物中毒

化学性食物中毒是指食用了含有有毒化学物质的食品所引起的食物中毒。化学性中毒食品主要包括被有毒有害的化学物质污染的食品；被误认为是食品及食品添加剂或营养强化剂的有毒有害化学物质；添加非食品级或伪造的或禁止食用的食品添加剂、营养强化剂的食品，以及超量使用食品添加剂的食品；营养素发生化学变化的食品，如油脂酸败。

一、砷化物中毒

砷和砷化物广泛应用于工业、农业、医药卫生业。砷本身毒性不大，而其化合物一般均有剧毒，特别是三氧化二砷的毒性最强，其中毒剂量为 5～50mg，致死量为 60～300mg。三氧化二砷俗称砒霜、白砷、白砒等，为白色粉末。

（一）中毒原因

（1）误食误用。因三氧化二砷的外观与碱面、食盐、淀粉、白糖等相似，易被误食而中毒。

（2）食品制作过程中，使用的原料中含砷量过高。如滥用含砷农药，造成蔬菜水果中砷残留量过高，或使用的添加剂中含砷量过高，如色素、有机酸等。

（3）用砷化物灭鼠、杀虫造成污染。

（二）中毒症状

潜伏期为十几分钟至数小时，中毒后病人口腔和咽喉有烧灼感，口渴及吞咽困难，口中有金属味，常表现为剧烈恶心、呕吐（甚至吐出血液和胆汁）、腹绞痛、腹泻。由于毛细血管扩张及剧烈吐泻而脱水，血压下降，严重者引起休克、昏迷和惊厥，还可造成肝脏、心肌损害，急性肾功能衰竭，若抢救不及时，常因呼吸中枢麻痹于发病 1～2d 内死亡。

（三）预防措施

（1）严格管理制度。严格保管农药，实行专人专管，领用登记，砷化物农药必须染成易识别的颜色。包装上标明"有害"字样，禁止与食物一起存放。

（2）应遵守安全间隔期。蔬菜、水果收获前半个月内停止施用含砷农药，防止蔬菜、水果农药残留量过高。

（3）严禁食用毒死或死因不明的畜禽兽肉。

（4）严禁滥用食品添加剂。食品原料、食品添加剂、包装材料、加工器具含砷量必须符合国家食品安全标准。

二、有机磷农药中毒

有机磷农药是当前使用最广、品种最多的农药之一。其具有杀虫效率高、应用范围广、成本低、在植物内残留时间短、残留量较少的优点。有机磷农药遇碱易分解。但是，有机磷农药具有毒性，在生产和使用过程中如不注意保护，或者由于误食均可引起食物中毒。

（一）中毒原因

中毒原因主要是有机磷农药污染食物引起，如鲜装过农药的空瓶装酱油、酒、食用油等；食物在运输过程中受到有机磷农药污染；刚施有机磷农药的蔬菜水果，没有到安全间隔期就采摘上市，或把有机磷农药和粮食、食品混放于同一仓库保管，造成误食或污染食品。

（二）中毒症状

潜伏期多在 2h 以内，短的 5min，长的 2h，潜伏期越短，病情越重。轻度中毒表现为头疼、头晕、恶心呕吐、出汗、视力模糊、无力等。中度中毒除上述轻度中毒症状加重外，还有肌肉跳动、瞳孔缩小、胸闷或全身肌肉紧束感、出汗、流涎、腹痛、腹泻、轻度呼吸困难、轻度意识障碍。重度中毒除上述中度中毒症状外，还有心跳加快、血压升高、瞳孔缩小如针尖、对光反射消失、呼吸极困难、肺水肿、大小便失禁、抽搐、患者进入昏迷状态。最后可因呼吸中枢衰竭，呼吸肌麻痹或肺水肿而死亡。上述症状中以瞳孔缩小、肌束震颤、血压升高、肺水肿为主要特点。

（三）预防措施

加强农药管理，必须专人、专库、专柜保存。严禁农药与食物一起存放或装运。装运农药的车、船后必须彻底洗刷消毒。

严格遵守农药使用的有关规定，喷洒农药须遵守安全间隔期。严禁采购刚喷过农药的水果、蔬菜等食品。蔬菜在烹调前要认真清洗，水果清洗后削皮食用。

三、亚硝酸盐中毒

亚硝酸盐食物中毒是指食用了含硝酸盐或亚硝酸盐较高的食品或误食亚硝酸盐后引起的一种高铁血红蛋白血症。

（一）中毒原因

（1）摄入含大量亚硝酸盐的蔬菜。新鲜蔬菜，如菠菜、芹菜、大白菜、菜花等几乎不含亚硝酸盐，但含有较多的硝酸盐，在肠道硝酸盐还原菌的作用下转化为亚硝酸盐。腐烂蔬菜及放置过久的烹熟蔬菜中亚硝酸盐的含量明显增高。

（2）刚腌制不久的蔬菜含有大量亚硝酸盐，尤其是加盐量少于 15%，气温高于 20℃的情况下，可使菜中亚硝酸盐含量增加，第 7d 至第 8d 达到高峰，一般于腌后 20d 开始下降。

（3）食品加工中，超量使用作为鱼类、肉类、肉制品发色剂的硝酸盐及亚硝酸盐。

（4）误将亚硝酸盐作为食盐或其他调味品使用。

（二）中毒症状

亚硝酸盐中毒潜伏期一般为 1 ～ 3h，误食纯亚硝酸盐者仅为 10 ～ 15min。中毒表现为头痛、头晕、无力、胸闷、气短、嗜睡、心悸、恶心、呕吐、腹痛、腹泻、口唇、指甲及全身皮肤青紫等。严重者出现昏迷，常因呼吸衰竭而死亡。

（三）预防措施

（1）保持蔬菜新鲜，防止腐败变质，禁止食用腐败变质的食品。不食用刚腌制不久的蔬菜。

（2）剩菜要低温保存，存放不可过久。

（3）用硝酸盐或亚硝酸盐腌制食品时，应严格控制硝酸盐及亚硝酸盐使用量和使用范围。

（4）妥善保管硝酸盐及亚硝酸盐，防止把其当成食盐或碱而误食。

···（刘海青）

第十二章　血液病概述

第一节　血液系统解剖

（1）血液系统由血液和造血器官两部分组成。血液由血浆及悬浮其中的血细胞（红细胞、白细胞和血小板）组成。造血器官主要包括骨髓、脾、胸腺和淋巴结。

（2）各种血细胞与免疫细胞均起源于骨髓造血干细胞（hematopoietic stem cell, HSC），HSC 可以增殖、分化为各种红细胞、粒细胞、淋巴细胞、浆细胞、血小板和单核细胞。骨髓是人体出生后的主要造血器官，HSC 主要存在于骨髓中。骨髓的造血微环境由基质细胞、细胞因子及细胞外基质组成。淋巴系统包括淋巴结、脾、胸腺、扁桃体等淋巴器官及皮肤、肠道等器官所含的淋巴组织。

（3）骨髓是一种海绵状、胶状的脂肪性组织，骨髓内有红细胞造血岛、粒细胞造血岛、巨核细胞、单核细胞和淋巴细胞等，它们按一定的区域分布进行造血活动。5 岁以下的儿童，全身骨髓腔内都充满红骨髓；5～7 岁以后，骨髓逐渐开始脂肪化，由远心端向近心端扩展。18 岁时，红骨髓仅存在于扁骨、短骨及长管骨的近心端，如颅骨、胸骨、脊椎骨、肋骨、髂骨及肱骨和股骨的近心端。

（4）骨髓同时也是中枢淋巴器官，是 B 淋巴细胞发育成熟的场所，成熟的 B 淋巴细胞可随血流迁至周围淋巴器官。胸腺的主要功能是产生淋巴细胞和分泌胸腺素，是 T 淋巴细胞发育成熟的器官。脾的胸腺依赖区，主要是 T 细胞存在。脾小体由大量的 B 细胞构成，主要产生 T、B 淋巴细胞。在淋巴结中，淋巴小结的生发中心主要有 B 细胞定居；副皮质区主要有 T 细胞聚集。髓索主要含 B 细胞和浆细胞，以及吞噬细胞、肥大细胞、嗜酸性粒细胞。出生后淋巴结一般只产生淋巴细胞和浆细胞。

···（赵　伟）

第二节　血液系统生理

一、血液

血液由细胞成分和液体成分组成，细胞成分中包括红细胞、各种白细胞及血小板；液体成分即血浆，包含有各种具有特殊功能的蛋白质及某些其他化学成分（旧称胶体成分与晶体成分）。

二、血细胞

血细胞的发现已有 150～300 年的历史，红细胞是血液中最多的一种血细胞，它具有运输氧和二氧化碳及缓冲血液酸碱度变化的作用。红细胞寿命约为 120 天，衰老时，主要在肝、脾和骨髓等器官被单核巨噬细胞所吞噬破坏。红细胞的生理特性主要有渗透脆性和悬浮稳定性。红细胞表面具有多种血型抗原，据此把红细胞分为不同种类的血型，常用的血型有 ABO 血型系统和 Rh 血型系统。粒细胞是白细胞的主要成分，主要参与机体防御和免疫。

三、淋巴细胞

淋巴细胞分为 T 细胞和 B 细胞 T 细胞主要在胸腺中发育成熟，参与免疫调节和组织识别，并在抗原刺激作用下产生效应细胞，负责细胞免疫；B 细胞则主要在骨髓发育成熟，在抗原刺激下分化为浆细胞，分泌抗体，负责体液免疫。

四、血小板

血小板在止血和凝血过程中起重要作用。血小板的表面糖衣能粘附血浆蛋白和凝血因子Ⅲ，血小板颗粒内含有与凝血有关的物质。当血管受损害或破裂时，血小板受刺激，由静止相变为机能相，迅即发生变形，表面黏度增大，凝聚成团；同时在表面第Ⅲ因子的作用下，使血浆内的凝血酶原激活为凝血酶，后者又激活纤维蛋白原成丝状的纤维蛋白，与血细胞共同形成凝血块止血。血小板颗粒物质的释放，则进一步促进止血和凝血。血小板还有保护血管内皮、参与内皮修复、防止动脉粥样硬化的作用。血小板命约 7～14 天。

五、血液的非细胞成分

血液的非细胞成分指血浆，主要由水、蛋白、无机盐类组成。血浆蛋白可分为白蛋白、球蛋白和纤维蛋白原三类，包括多种凝血因子，参与凝血过程。凝血过程一般被分为内源性凝血途径和外源性凝血途径（其中包括凝血的共同途径）。两条凝血途径的主要区别在于启动方式及参加的凝血因子不同，内源性凝血系统涉及因子Ⅻ、Ⅺ、Ⅸ及Ⅷ，外源性凝血系统有组织因子Ⅲ及因子Ⅶ，因子Ⅴ、Ⅹ是两者的共同通路。血浆蛋白质的功能是维持血浆胶体渗透压。血清与血浆的成分基本相Ⅴ同，血清只是缺少部分凝血因子，如因子Ⅰ（纤维蛋白原）、因子Ⅱ（凝血酶原），凝血因子Ⅴ、Ⅶ等。

（赵 伟）

第三节　造血与调控

造血器官是能够生成并支持造血细胞分化、发育、成熟的组织。造血器官生成各种血细胞的过程称为造血。

一、造血组织

在人体发育的胚胎期和出生后，其主要的造血器官是不相同的。胚胎期主要分为中胚叶造血期、肝造血期和骨髓造血期，在胚胎第 5 个月后，胎肝造血逐渐减少，至出生后停止。胚胎 6 ～ 7 周时，胸腺产生淋巴细胞及少量的红细胞和粒细胞，在胚胎后期，经血流来自胎肝的造血干细胞在胸腺内经诱导和分化为前 T 细胞。脾在胚胎第 3 个月时首先以产生红细胞为主，以后产生粒细胞；第 5 个月后，产生淋巴细胞和单核细胞，出生后成为产生淋巴细胞的器官。在胚胎第 3 个月时，长管骨骨髓已开始造血。胚胎第 8 个月时，骨髓造血高度发育，产生红细胞、粒细胞、巨核细胞，淋巴细胞和单核细胞。在骨髓造血旺盛时，肝、脾等造血功能逐渐减退。

出生后，人体主要的造血器官是骨髓。骨髓是唯一产生粒细胞、红细胞、巨核细胞的造血器官，同时也产生淋巴细胞及单核细胞。此外，胸腺、脾、淋巴结等也参与造血，终身产生淋巴细胞。

在骨髓的造血组织受到破坏时，肝、脾、淋巴结等组织可以重新恢复其造血功能，以代偿骨髓的造血功能，称为髓外造血。髓外造血有很大的局限性，在外周血中可出现幼稚细胞，如：有核红细胞、晚幼粒细胞、中幼粒细胞甚至早幼粒细胞及原粒细胞。

二、造血微环境

造血细胞在骨髓造血微环境中各种因素的调控下增殖、分化、发育及成熟。造血微环境主要有神经、微血管、基质细胞及其分泌的细胞因子和细胞外基质组成。骨髓基质细胞主要包括内皮样细胞、纤维母细胞、脂肪细胞、吞噬细胞、骨细胞、基质干细胞等。基质细胞能分泌许多细胞因子粒 - 单系集落刺激因子（GM-CSF）、干细胞因子（SCF）、白血病抑制因子（LIF）、细胞黏附分子（CAMs）等，这些细胞因子影响着血细胞的生成和发育。基质细胞表面也有许多细胞因子受体，能接受外源信息影响其细胞因子分泌的程度及种类。细胞外基质主要由分泌蛋白和多糖组成，主要包括糖蛋白、蛋白多糖和胶原，与造血细胞的黏附有关。

三、造血干细胞的发育

造血干细胞来源于胚胎干细胞。造血干细胞具有的基本特征是自我更新和自我维持、多向分化性、多态性等基本生物特征。干细胞缺乏形态特征，常依据其表面标志来识别。造血干细胞绝大多数表达 CD34、Thy-1 抗原，低表达 CD38、HLA-DR、Lin 等标志抗原，其中最重要的是 CD34 抗原。CD34 抗原在干细胞为强阳性，到晚期祖细胞直到分化为各系原、幼细胞时，CD34 抗原消失。

造血祖细胞由造血干细胞分化而来，是部分（早期）或全部（晚期）失去了自我更新能力的过渡性、增殖性细胞群。祖细胞阶段也存在着不同的亚群，如淋巴系祖细胞、髓细胞系的粒、单系祖细胞、红细胞早期（或爆式）集落形成单位（BFU-E）和红细胞系祖细胞、巨核细胞系祖细胞等。它们只能定向分化为各系原、幼细胞，直至发育成熟为终末细胞。造血祖细胞表面标志由早期 CD34 逐渐到晚期 CD34、CD38、

CD71、Lin 等。

四、造血调控

造血干、祖细胞的增殖和分化受多种因素影响，如调控基因、微环境中细胞因子、细胞因子受体、细胞黏附分子、细胞外基质及各种细胞信号传递途径等。不同方面的信息相互结合，形成复杂的调控网络。

基因调控主要是原癌基因和抑癌基因的表达产物及信号转导参与对细胞增殖和分化的调控。c-myc 基因、ras 相关基因、c-abl 基因、Bel-2 基因等原癌基因编码细胞因子、细胞因子受体、细胞内蛋白激酶、细胞内信号传递分子等，促进造血干细胞的增殖及分化。原癌基因在化学、物理、生物等因素作用下，通过点突变、染色体重排、基因扩增等途径引起结构改变可转化为癌基因，导致细胞增殖失控和分化停滞。而 P53 基因、WT1 基因、NF1 基因等抑癌基因编码负调节因子，抑制细胞增殖、诱导终末分化、维持基因稳定、调节生长、负性调节生长因子的信号传导、诱导细胞凋亡等。

调控造血的细胞因子是由基因编码的细胞外信号分子，主要功能是在细胞之间传递信息以调节细胞增殖及分化。

（一）造血正向调控的细胞因子

主要包括：①主要作用于早期造血细胞的细胞因子：SCF、FL 及白细胞介素类。②集落刺激因子（CSF）。③白细胞介素（ILs）。④红细胞生成素（EPO）。⑤血小板生成素（TPO）。⑥白血病抑制因子（LIF）。

（二）造血负向调控的细胞因子

包括：①转化生长因子 -β（TGF-β）。②肿瘤坏死因子 -α、β（TGF-α、β）。③白血病抑制因子（LIF），具有双向作用，主要是抑制胎干细胞和造血干细胞的分化。④干扰素 α、β、（IFN-α、β、γ）。⑤趋化因子（CK）。

五、细胞凋亡

细胞凋亡（apoptosis）是细胞死亡的生理形式，是在基因调控下细胞的主动死亡过程，也称为程序性细胞死亡。

细胞凋亡的调控基因分为两类，一类是促进细胞增殖和存活的基因如：c-myc、c-abl，ras、Bcl-2、c-kit 等，另一种是细胞死亡的基因如：p53 基因、RB 基因及 WT1 基因等。Bcl-2 基因是凋亡的重要调节因子，其家族有较多成员，在功能上有抑制凋亡的作用。Bcl-2 抑制细胞周期动力学，促进对损伤染色体 DNA 的修复，抑制其他促凋亡蛋白的活性，阻断多种信号诱导的细胞凋亡。p53 基因是重要的抑癌基因，它能够保护细胞 DNA 的完整性。当 DNA 损伤而不能修复时，p53 基因诱导细胞凋亡。突变型 p53 基因能够抑制野生型 p53 基因的功能使细胞转化，抑制细胞凋亡，并可导致肿瘤发生。

在血液系统中，活跃的细胞凋亡机制能维持造血干细胞的自我更新、分化和血细胞消亡的平衡，保持血细胞数量和功能的恒定。造血细胞凋亡异常往往是许多血液系统疾病和肿瘤的发病机制。

（赵　伟）

第四节　血液病常见症状与体征

血液系统疾病指原发或主要累及血液和造血组织与器官的疾病，习惯上称为血液病（blood disorders）。血液不是一个定形的器官，它以液体状态不停地在体内循环，灌注着每一个器官的微循环。血液与人体的各种组织相互依存、相互影响的特殊解剖和生理关系，确定了在血液或造血器官发生病理变化时，可能出现各个组织器官疾病的症状和体征；同理，各个组织器官的疾病也可产生血液和造血器官的异常表现。

血液病的症状和体征常无特异性，常见血液病的症状体征如贫血、出血、淋巴结和肝脾肿大，也可见于其他许多疾病，要求临床医生熟悉和掌握各种血液病的细微差别、特征及伴随现象等，为实验室检查提供线索或依据。

继发性血液学异常多见，许多全身性疾病都能引起血象的改变，如各种感染、肝、肾、内分泌疾病和肿瘤都可出现贫血、出血等症状，找出原发病的病因，进行针对性的治疗，是治疗成功的关键。

实验室检查对血液病的确诊很重要，很多血液病需要实验室检查予以确诊，疗效的观察也离不开实验室检查的结果。

血液病常见症状和体征如下：

一、贫血

贫血是血液病最常见的症状。引起贫血的原因很多，因具有共同的病理基础即血液携氧能力降低，致使各组织系统发生缺氧改变，所以临床表现相似。一般表现为皮肤黏膜苍白，尤以面色苍白最为常见。临床多以观察指（趾）甲、口唇、黏膜和睑结膜等处较为可靠。贫血的严重程度和发展的速度以及贫血的原因，决定其临床表现的严重性，轻者可无任何感觉；重者可有心血管和呼吸系统功能障碍的表现，如心慌、气短等，并在劳动时加重；严重者甚至发生贫血性心脏病或心功能衰竭。此外患者常有头痛、头晕、眼花、耳鸣、注意力不集中、记忆力下降及四肢乏力、精神倦怠等症状。重者可有低热（因基础代射增高）、食欲减退、恶心、腹胀、便秘、腹泻等表现（与胃酸缺乏、胃黏膜萎缩有关）。

二、出血倾向

血液病出血的特点多为周身性，另一个特点是出血程度和引起出血的创伤极其不成比例，甚至可没有创伤史。自发性皮肤、黏膜紫癜是毛细血管型出血的特征；而外伤后深部组织出血与血肿形成，及非损伤性关节积血或皮肤黏膜持续渗血不止，则是凝血机制异常出血的特征。自发的广泛或局部皮肤、黏膜、关节、肌肉出血，或外伤、手术后出血不止，或兼有家族成员有出血史者，均提示有止血机制异常之可能。

三、发热

发热是造血系统疾病的常见症状。血液病发热多属感染性。临床上常出现发热的血液病有白血病、淋巴瘤、恶性组织细胞病、朗格汉斯细胞增生症、反应性噬血细胞增生症及粒细胞缺乏症。造血系统疾病发热的机制主要是两方面：一是因粒细胞减少、免疫功能减退引起的各种病原体感染，这是感染性发热；其二是造血系本身引起的发热，大多系肿瘤性发热，如淋巴瘤、白血病、恶性组织细胞病等引起的非感染性发热，与肿瘤组织核蛋白代谢亢进、肿瘤细胞坏死、人体白细胞对组织坏死的反应以及肿瘤组织本身释放的内源性致热源等有关。其中淋巴瘤和恶性组织细胞病等可引起较长时期的发热，在确诊之前，经常成为临床上的"发热待查"，不易明确诊断。淋巴瘤尤其是霍奇金病，常可引起特征性周期热，亦称 Pel-Ebstein 热。

四、淋巴结与肝脾肿大

淋巴结与肝脾肿大是造血系统疾病的常见体征，主要见于造血系统肿瘤浸润、因骨髓病变引起的髓外造血，脾肿大尚见于溶血性贫血，因红细胞破坏过多引起脾组织增生所致。可见于淋巴瘤、淋巴细胞白血病（急性和慢性）、粒细胞白血病（急性和慢性）、浆细胞病（包括多发性骨髓瘤、Waldenstrtim 巨球蛋白血症、重链病及淀粉样变）、朗格汉斯细胞增生症和恶性组织细胞病、原发性骨髓纤维化、类脂质沉积症等。溶血性贫血尤其是血管外因素引起的，以及脾功能亢进等都可致脾肿大。

........（赵 伟）

第五节　血液系统疾病的诊断方法

一、基本方法

造血系统疾病诊断的基本方法和内科其他系统疾病一样，主要依靠详细询问病史，全面的体格检查，结合有针对性的实验室检查，进行正确的临床思维，一般都能获得正确的诊断。由于许多其他系统疾病都可以有血液学的表现，如贫血、白细胞增多或减少、血小板减少、高球蛋白血症等；而造血系统疾病的某些临床表现如发热、淋巴结及肝脾肿大，又常见于其他系统疾病，缺乏特异性。因此，对血液科的临床医师来讲，必须具有扎实的内科基础，才能对造血系统疾病进行正确的诊断。

二、血细胞计数和白细胞分类计数

血细胞计数包括红细胞、白细胞和血小板计数以及白细胞分类计数，是造血系统疾病诊断最基础的工作。目前各医院相继采用自动血细胞分析仪，常用的是电阻法血细胞分析仪。

三、骨髓检查

　　临床上骨髓检查习惯上指骨髓细胞形态学检查。而实际上骨髓检查的含义更广，它不仅包括细胞形态学检查，还包括骨髓或组织检查及骨髓病理学检查、骨髓细胞电镜检查、骨髓细胞遗传学检查、骨髓细胞分子生物学检查及骨髓造血祖细胞培养等。尽管分子生物学发展迅猛，但迄今骨髓细胞形态学仍然是造血系统疾病最基本的诊断方法。

四、流式细胞术

　　使用流式细胞亮度计（flow cytophotometer）亦称流式细胞仪（flow cytometer, FCM）进行疾病的诊断，称流式细胞术。流式细胞仪包括液流系统、光学系统、分选系统和数据处理系统。待测样本中的细胞或其他生物学颗粒性物质，经液流系统单个地流过流式细胞仪中激光照射的区域，细胞受激光的激发产生信号，被仪器中信号接受器接受并放大，这些放大了的信号经计算机分析并以图表的形式直观地显示出来。通过分选系统还可以将某些类型的细胞群筛选出来。流式细胞仪产生并分析的信号主要有光散射信号和荧光信号。光散射信号的强弱可以反映细胞的大小、形态及胞浆颗粒化的程度等。依荧光素的不同，用不同波长的激光激发可反映不同的细胞生物学特性。FCM 在造血系统疾病诊断上的应用，是血液病诊断史上的一个重要发展。

五、分子生物学技术

　　分子生物学技术包括聚合酶链反应（PCR）、Southern 印迹杂交、限制性片段长度多态性（RFLP）、等位基因特异性寡核苷酸探针（ASO）、单链构象多态性（SSCP）等在造血系统疾病诊断中的应用，使血液病的诊断有了质的飞跃，对过去认识不清的疾病有了新的认识。目前，分子生物学技术已深入到白血病和淋巴增生性疾病的基因诊断和分型。慢性粒细胞白血病 Ph 染色体 t（9；22），形成 BCR/ABL 融合基因；急性早幼粒细胞白血病 t（15；17），形成 PML/RARa 融合基因；以及免疫球蛋白重链（IgH）和 T 细胞受体（TCR）基因的重排，对这些标志物的检测有助于识别恶性血液病的细胞起源等，都已在临床上广泛应用。应用 RT-PCR（逆转录 PCR）方法测定白血病细胞 WTlmRNA 水平，对白血病的预后估计以及微量残留病的检测都有重要意义。应用定量 PCR（QT-PCR）或逆转录 PCR（RT-PCR）方法检测 mdrl mRNA，已在临床上广泛应用于多药耐药的诊断。基因芯片技术已用来筛选致病基因。分子生物学技术已广泛应用于遗传性血液疾病的诊断和产前诊断。

六、影像学诊断

　　影像学诊断在造血系统疾病诊断中的应用近年来也有很大进展。影像学诊断尤其对淋巴瘤和淋巴瘤的临床分期具有重要价值。影像学诊断对多发性骨髓瘤及朗格汉斯细胞增生症等的诊断也有重要价值。

（赵　伟）

第六节　造血系统疾病的治疗方法

一、补充治疗

采用缺什么补什么，缺多少补多少的原则，治疗造血因子缺乏的血液病，如缺铁性贫血的铁剂治疗，缺乏叶酸或维生素 B_{12} 引起的巨幼细胞性贫血，应补充叶酸或维生素 B_{12}。遗传性或获得性凝血因子缺乏患者主要也采用补充治疗原则。肾性贫血补充红细胞生成素，亦可看成内分泌激素的替代治疗。

二、免疫抑制治疗

免疫机制介导的血液病，如原发性再生障碍性贫血、纯红细胞再生障碍性贫血、自身免疫性溶血性贫血、特发性血小板减少性紫癜等均可选用免疫抑制治疗，包括肾上腺皮质激素、抗胸腺细胞球蛋白（ATG）和抗淋巴细胞球蛋白（ALG）、环孢素、大剂量静脉应用丙种球蛋白等。

三、抗肿瘤化学治疗

目前，对造血系统恶性肿瘤的主要治疗方法是抗肿瘤化学治疗（化疗）。近代肿瘤化疗始于 20 世纪 40 年代，到 60 年代末，大部分目前常用的化疗药物已出现，并开始认识肿瘤细胞动力学及化疗药物药代动力学的重要性。其后，依据肿瘤细胞动力学，设计出联合化疗方案。到了 70 年代，已有不少成熟的联合化疗方案，如治疗急性髓细胞白血病的柔红霉素 + 阿糖胞苷（DA 方案），治疗急性淋巴细胞白血病的长春新碱 + 柔红霉素 + 左旋门冬酰胺酶 + 泼尼松（VDLP 方案）。

四、造血因子的应用

20 世纪 80 年代中期，由于 DNA 重组技术的发展可以生产大量高纯度的造血细胞因子，为临床应用开辟了广阔的前景，也是临床治疗学上划时代的成就。近年来由重组技术生产的干扰素、红细胞生成素和集落刺激因子，已在临床上广泛运用，积累了不少经验。血小板生成素也已投入临床使用。

五、造血干细胞移植

造血干细胞移植包括异基因骨髓移植、同基因骨髓移植、自身骨髓移植和周围血造血干细胞移植及脐血移植。异基因造血干细胞移植又可根据预处理方案，分为骨髓清除和非骨髓清除两种。造血干细胞移植在 20 世纪 80 年代开始迅速发展，其适应病种已从造血系统肿瘤扩展到实体瘤及某些遗传性疾病。异基因骨髓移植已成为根治部分重型再生障碍性贫血及慢性粒细胞白血病的有效方法。

六、基因治疗与分子靶向治疗

造血系统的基因治疗总的来说尚处于临床前实验研究阶段。分子靶向治疗直接作用于靶基因或其表达产物而达到治疗目的，使治疗恶性血液病具有高度选择性。例如，甲磺酸伊马替尼（格列卫）通过取代 BCR/ABL 融合蛋白中的 ATP 而阻断 ABL 酪氨酸激酶的持续磷酸化，从而达到抑制 Ph 染色体阳性白血病细胞的增殖并诱导其凋亡，已在临床应用，并取得显著效果。这是分子 W 向治疗的范例。其他分子靶向治疗方法有反义核酸、核酶、小干扰 RNA（small interfering RNA, SiRNA），尚处于实验阶段。

$\cdots\cdots$（赵 伟）

第七节 中医对血液病的认识

中医认为，六淫及有毒物质等外邪侵袭、急慢性出血、寄生虫病、久病或病后体虚、饮食不节、禀赋不足，或脏腑功能失调所致的痰浊、瘀血等病理产物，皆可使脾胃运化失常，或心失所主，或肝不藏血，或肾失封藏而发生本系统疾病。

一、血液的生成、储藏和调节

（一）血液的生成

中医认为水谷精微是造血的原料。"五谷之精液，和合而为血"，"血者，谷之精也"。而心、肝、脾、肾、胃等脏腑和气（尤其是脾胃之气），均与造血有关；任何一脏有病变，都可影响造血，其中又与肾关系最为密切。

（二）血液的储藏和调节

肝藏血，脾统血，"夫脾健则能摄血，肝平则能藏血"。肝有储藏血液的功能，对全身的血量和分布，起到调节作用。脾能统摄全身的血液，既是储血的脏器，又能管理血液的运行，而不至流于脉外。肝的藏血功能发生障碍，既会影响血量的调节，还会发生出血。脾气虚弱，则气不摄血，血失所统，而妄行于血脉之外。

二、血液病的病因病机

血液病的致病因素很多，有外感六淫、内伤七情、饮食不节、劳倦过度、痰浊瘀血、疫疠毒邪等不同病因。

（一）外感六淫

外感六淫是引起血液病发生的主因，而其中以火邪为主。

（二）七情内伤

内伤七情可直接影响人体气血阴阳的调和，损伤脏腑，使人体血液的化生、运行等发生障碍，从而引起血液病。

（三）饮食不节

饮食不节，损伤脾胃，气血生化乏源，或脾不统血，可见贫血、出血、瘀血、痰浊等证候。

（四）劳倦过度

劳神劳力过度，耗伤人体气血，或房劳过度，耗伤肾精，均可导致多种血液病的发生。

（五）痰浊瘀血

痰浊和瘀血既是血液病变中形成的病理产物，又是血液病中的致病因素，如血液病中的肝脾肿大、造血系统的恶性肿瘤多与此有关。

（六）疫疠毒邪

疫疠毒邪致病起病急，病情重，是血液病的常见因素之一，如急性再障、急性白血病等，大多有疫疠毒邪侵害而发生。

三、血液病的治则

血液病的中医治疗既要体现辨证论治的基本精神，又要遵循相应的原则。

（一）辨明标本，权衡缓急

急则治其标，缓则治其本，标本兼治，以本为首要。

（二）调整阴阳，以平为期

祛其有余，补其不足。对阴阳偏盛的证候，可采用"损其有余"的方法治之；对阴阳偏衰的证候，可选择"补其不足"的方法治之；而阴阳两虚的证候，则应阴阳俱补，以求平衡。

（三）扶正祛邪，以正为本

"实则泻之"，"虚则补之"。以正虚为主者，应以扶正为主，兼顾祛邪；以邪实为主者，则以祛邪为主，兼顾扶正。

（四）防重于治

血液病的发生多是有病因的，防止各种病因对造血系统的侵袭，是避免和减少血液病发生的重要方法。如杜绝化学品的污染，加强对药物使用的检测，避免超标准的电离辐射等，对预防血液病的发生具有实际意义。

....（赵 伟）

第十三章　血液内科常见疾病的中西医结合诊断与治疗

第一节　自身免疫性溶血性贫血

因机体免疫功能紊乱，而产生破坏自身红细胞的抗体，引发的溶血性贫血，称为自身免疫性溶血性贫血（autoimmue hemolytic anemia, AIHA）。临床主要表现是贫血和黄疸，其病情之急缓、轻重，差异很大，其中急性溶血可导致病人死亡。本病为获得性溶血性疾患，各种年龄均可患病，但以成人多见。

本病归属于中医"虚劳"、"积聚"或"黄疸"范畴。

一、病因病理

（一）西医病因病理

1. 病因及发病机制　根据有无病因分为原发性和继发性两种。根据抗体作用于红细胞的最佳温度分为温抗体型和冷抗体型自身免疫性溶血性贫血两类。前者远较后者多见。

（1）温抗体型自身免疫性溶血性贫血　自身抗体在37℃时呈现最大活性，绝大多数为IgG，具有或不具有补体结合能力，极少数是非凝集素IgM。结合抗体的致敏红细胞在单核－巨噬细胞系统（主要在脾）内破坏。原发性者病因不明，继发性者常见病因有结缔组织病如系统性红斑狼疮和类风湿关节炎、淋巴增殖性疾病，如慢性淋巴细胞白血病和淋巴瘤以及感染性疾病和其他免疫性疾病等。

（2）冷抗体型自身免疫性溶血性贫血　此型较温抗体型少见，包括冷凝集素综合征和阵发性冷性血红蛋白尿症。原发性冷凝集素综合征多见于老年人，并以女性常见。继发性冷凝集素综合征常继发于恶性B淋巴细胞增殖性疾病，如原发性巨球蛋白血症、淋巴瘤及多发性骨髓瘤以及某些感染如支原体肺炎和传染性单核细胞增多症等。冷凝集素绝大多数为IgM抗体，可结合补体，在28～31℃即可与红细胞反应，0～5℃表现为最大反应活性。冷凝集素综合征多呈慢性溶血经过，在寒冷季节病情加重，指端发绀、僵硬、疼痛常见。继发者尚有原发病的相应表现，病毒感染所致者病程为自限性。

2. 病理和病理生理　AIHA患者产生抗红细胞自身抗体的机理仍未阐明。目前认为可能的机理为：

（1）自身免疫耐受状态的破坏　在免疫系统的发育和功能发挥过程中，机体通过免疫耐受机制包括中枢耐受和周围耐受使免疫系统不对自身细胞或组织发生免疫反应。一旦这种免疫耐受遭受破坏，则免疫系统可对自身细胞或组织发动体液或细胞免疫介导的攻击，造成自身免疫性疾病。

（2）病毒或化学物（包括药物）　与红细胞膜结合，改变其抗原性，导致免疫系统的识别并产生相应抗体。

（3）免疫系统　监视功能出现异常时，如淋巴增殖性疾病、胸腺瘤等，对自身抗原不能辨别，易于产生自身抗体。

温抗体型AIHA的抗红细胞抗体多为不完全抗体，致敏红细胞在通过单核-巨噬细胞系统（主要是存在肝和脾，又以后者为主）时，被巨噬细胞识别（抗体的Fc和巨噬细胞的Fc受体结合）并吞噬破坏，发生血管外溶血。或整个红细胞被吞噬或部分胞膜被吞噬变成球形红细胞，最终主要在脾索内阻留破坏。

冷抗体型AIHA的抗体主要有两类，即冷凝集素和冷热抗体（即D-L抗体）。冷凝集素绝大多数是IgM抗体，在低温（$0 \sim 5℃$）条件下可引起红细胞的凝集，在$20 \sim 25℃$时与补体结合最为活跃，并能通过经典补体激活途径形成$C_5 \sim C_9$膜攻击复合物，对附着的红细胞膜有损伤作用，造成红细胞的直接破坏，导致血管内溶血。可见冷抗体引起的溶血，与温抗体完全不同，它引起的是血管内溶血。而温抗体引起的是血管外溶血。血管内溶血一般发病急，黄疸明显，常见血红蛋白血症和血红蛋白尿，肝脾肿大不甚显著；而血管外溶血，发病较慢，但也可发生溶血危象，而表现急剧，黄疸在溶血危象时明显，肝脾大多显著肿大，轻度血红蛋白血症，一般无血红蛋白尿。

（二）中医病因病机

1. 脾虚湿停　由于禀赋不足，或后天失养，致使脾湿不运，精微不能生化，久之成贫血，《灵枢·决气》中说："中焦取汁，变化而赤，是谓血。"由于脾虚，气血生化乏源，久则气血亏虚，而现血虚病证。脾失运化，宿食停滞，聚湿生痰，痰食互结，壅塞气机，血行不畅，渐致气滞血瘀，结聚成块，而为积聚症瘕等证。脾虚日久，湿滞壅盛，郁久化热，湿热熏蒸肝胆，胆汁外溢，发为黄疸。

2. 肾脏亏虚　肾为全身元气之根，藏精而生髓，由于精血同源，若肾精充沛，则生血有源。《张氏医通》说："气不耗，归精于肾而为精，精不泄，归精于肝而化清血。"血液的生成与脾和肾关系最为密切，可说血的资生在脾，而根源于肾。正如《医述·虚劳》中所说："肾气虚者，脾气必弱，脾气弱者，肾气必虚。"由于脾肾虚衰，则出现气血亏虚之病证。气血皆亏，必导致气滞血瘀，瘀久而成痞块，结于胁下，或左或右，致成肝脾肿大之候。

二、临床表现

本病病情程度变化颇大。温抗体型AIHA多数患者起病隐袭，表现为乏力、虚弱、头晕、体力活动后气短和其他贫血的伴发症状以及不明原因发热等。心脏储备功能不良的老年患者可发生心绞痛。体格检查可见肤色苍白，约1/3患者有黄疸和肝肿大，半数以上有轻中度脾肿大。继发性患者有原发病的临床表现。冷凝集素综合征的大多数患者在寒冷环境中表现有耳廓、鼻尖、手指和足趾的发绀，甚至发生冻疮，但一经加温即可消失。

病毒感染常致本病病情加重，尤其在儿童患者可诱发危及生命的溶血，呈急性发病，有寒战、高热、呕吐、腹痛和腰背痛，甚至衰竭和休克。

温抗体型 AIHA 如伴发免疫性血小板减少称为 Evans 综合征，国内报道以女性为多。儿童患者常呈急性发病，与感染有关。

三、实验室及其他检查

1. 血象　贫血轻重不一，多呈正常细胞正常色素性，但也可为大细胞性贫血。外周血涂片可见球形红细胞增多和数量不等的有核红细胞，网织红细胞增多（再障危象时除外）。白细胞正常或轻度升高，偶可减少。血小板正常，如降低则提示 Evans 综合征。

2. 骨髓象　红系造血明显活跃，偶见轻度巨幼样变。发生再障危象时骨髓呈增生低下象，外周血全血细胞及网织红细胞减少。

3. 抗人球蛋白试验　又称 Coombs 试验。直接抗人球蛋白试验阳性，见于 90% 以上的患者，间接抗人球蛋白试验可为阳性或阴性。直接抗人球蛋白试验是诊断本病的经典实验室检查。

4. 冷凝集素实验　呈阳性，效价明显升高，是诊断冷凝集素综合征的实验室检查；而冷热溶血实验（D-L 实验）阳性，为诊断阵发性冷性血红蛋白尿的特异性指标。

5. 其他　血清胆红素轻或中度升高，并以间接胆红素为主。尿胆原增多。血清乳酸脱氢酶升高。急性溶血时结合球蛋白降低并可出现血红蛋白血症、血红蛋白尿或含铁血黄素尿。

四、诊断与鉴别诊断

（一）诊断要点

1. 西医诊断

（1）病史　既往有溶血性贫血病史或其他结缔组织病如系统性红斑狼疮和类风湿关节炎、淋巴增殖性疾病病史，或近期内有感染的病史。

（2）症状　多表现为皮肤、巩膜黄染、小便色黄，同时伴有肤色苍白，或同时有皮下出血、鼻出血、牙龈出血等或突发寒战、高热、呕吐、腹痛和腰背痛。或见耳廓、鼻尖、手指和足趾的发绀，甚至发生冻疮，但一经加温即可消失。

（3）体征　皮肤及黏膜黄染及苍白，急性溶血发作伴体温升高，或伴有皮下出血，半数以上有轻中度脾肿大。

（4）检查　直接抗人球蛋白试验阳性，冷凝集素效价在正常范围，近 4 个月内无输血和特殊药物（如奎尼丁、甲基多巴、青霉素等）应用史，可诊断为温抗体型 AIHA。根据冷凝集试验阳性和手足发绀症和溶血（血管内），诊断冷抗体型 AIHA。根据冷热溶血试验阳性和血红蛋白尿诊断为阵发性冷性血红蛋白尿不难。

2. 中医辨病与辨证要点

（1）辨病要点　本病起病隐袭，随着病情的发展，不同阶段临床表现也有明显不同，可根据其主要症状进行辨病。初期患者常表现为发作性急性溶血，出现溶血性黄疸，临床表现以皮肤黏膜黄染、发热、寒战、腰痛等症状，临床上可以诊断为"黄疸"；长期慢性的溶血，常常使病人出现肝脾肿大，腹部可触及质韧的包块，此时可以诊断为"积聚"。反复溶血、脾功能亢进等原因常导致溶血性贫血，临床表现以乏力、虚弱、头晕、体力活动后气短等症状为主，此时可辨为"虚劳"。

（2）辨证要点

1）辨虚实　本病为虚实夹杂证候，本质是虚证，但夹杂有实证，实证如湿热，瘀血等。

2）辨缓急　冷抗体型 AIHA 发病急骤，畏寒高热，恶心呕吐，腰痛腹痛，有的出现休克，昏迷，急性肾功能衰竭，以及出现血红蛋白尿，为急性溶血之表现；而 AIHA 温抗体型在慢性溶血过程中，可突然发生急性骨髓功能衰竭，表现为贫血迅速加重，周围血全血细胞减少，网织红细胞减少或消失，骨髓增生低下，称为溶血危象。引起溶血危象的诱因可能是感染（病毒或细菌）、药物、外伤、外科手术、妊娠、溃疡性结肠炎等。发生上述情况，应紧急予以中西医治疗，治疗失时或不当，可发生死亡。慢性溶血则出现贫血、黄疸和脾肿大，三大症状并非并存。

（二）鉴别诊断

少数抗人球蛋白试验阴性患者需与其他溶血性贫血鉴别，包括先天性溶血性疾病、非免疫性因素所致的溶血性贫血及阵发性睡眠性血红蛋白尿症。因致敏红细胞在通过单核－巨噬细胞系统时部分细胞膜被吞噬，故本病可出现数量不等的球形红细胞，尤其是直接抗人球蛋白试验阴性者需与遗传性球形红细胞增多症相鉴别。

五、治疗

（一）中医治疗

辨证论治：

1. 脾肾两虚

1）主要证候　面色萎黄，头晕乏力，活动时心悸、气短，腰酸腿软，畏寒，食少纳呆，或腹胀，或便溏，尿色黄，或有衄血及皮肤紫斑或出血点，舌淡苔白，脉象沉细或缓而无力。

2）治法　温补脾肾。

3）方药　可选理中丸、龟鹿二仙胶及右归丸化裁。方中人参、干姜、附子、肉桂功能温补脾肾阳气，龟甲胶、鹿角胶为血肉有形之品，温肾补血生血，白术、淮山协助人参、干姜健脾益气，当归、熟地、菟丝子、山萸肉、枸杞子、姜汁炒杜仲则同补肾之阴阳，共奏健脾温肾，养血生血之效。

贫血重者可加鹿茸；黄疸明显者加茵陈；衄血加茜草、侧柏叶、生地黄、水牛角。

2. 温热毒邪

1）主要证候　发热寒战，目睛及皮肤发黄，食欲不振，恶心呕吐，腰背腿腹酸痛，头痛头昏，疲乏无力，腹痛腹泻，或尿呈酱油色，小便短少，甚者无尿，重者可发生休克、昏迷和急性肾功不全。

2）治法　清利湿热。

3）方药　茵陈蒿汤合犀角地黄汤加味。方中犀角、地黄清热凉血，茵陈、大黄、栀子清热利湿退黄，丹皮、芍药凉血活血。

气血虚者加党参、黄芪、当归、阿胶；腰痛加川断。

3. 气虚血瘀

1）主要证候　面黄肌瘦，腹胀腹大，纳呆少食，头昏乏力，或腹泻，或尿黄，肝脾肿大形成腹部包块，或见跗肿，舌质淡，脉浮大或弦。

2）治法　活血消积。

3）方药　化积丸加味。方中阿魏、雄黄活血化积解毒；莪术、三棱、苏木、五灵脂活血破血，祛症消积；香附、槟榔、浮海石、瓦愣子化痰软坚散瘀行气以活血。

黄疸加茵陈、山栀子、田基黄。血虚加黄芪、党参、当归。

4. 寒凝血瘀

1）主要证候　受外寒后，手足发绀，发凉麻木，疼痛不灵，得温而缓，甚者皮肤坏疽，头昏乏力、遇冷转重，多于冬季发作，舌淡苔白，脉紧。

2）治法　祛寒通络，活血化瘀。

3）方药　当归四逆汤加味。方中当归、细辛、桂枝散寒通络；赤芍活血化瘀；大枣、生姜、甘草健脾补气。

贫血重者可加鹿角胶或鹿茸；黄疸明显者加茵陈、白术、附子等。

（二）西医治疗

1. 一般治疗　对冷抗体型注意保暖，保护四肢避免受凉，对温抗体型要避免服用诱发药物。

本病输血应严格掌握适应证，因多数患者治疗收效较快，故输血仅限于再障危象或极度贫血危及生命者。输血速度应缓慢，并对全过程密切监视，以避免输血反应。少数患者因自身抗体所致的自发性红细胞凝集，可能造成血型鉴定及交叉配血试验结果判读困难甚至误判，应予注意。

2. 病因治疗　有病因可寻的继发性患者应治疗原发病。感染所致者常表现为病情急且呈自限性的特点，有效控制感染后溶血即可缓解甚至治愈。继发于恶性肿瘤者应采取有效治疗措施，如实体瘤的手术切除和恶性 B 细胞增殖性疾病的化学治疗。

3. 药物治疗

（1）糖皮质激素　是治疗本病的首选和主要药物。常选用泼尼松，开始剂量 1～1.5mg/kg·d。治疗有效者一周左右血红蛋白上升，每周可升高 20～30g/L。血红蛋白恢复正常后维持原剂量 1 个月，然后逐渐减量。减量速度酌情而定，一般每周 5～10mg，待减至每日 15mg 以下时，需低剂量维持至少 3～6 个月。约 80% 以上的患者糖皮质激素治疗有效。糖皮质激素足剂量治疗 3 周病情无改善者应视为治疗无效。激素治疗无效或维持量每日超过 15mg 者应考虑更换其他疗法。

糖皮质激素作用机制可能为：①减少抗体产生；②降低抗体和红细胞膜上抗原之

间的亲和力；③减少巨噬细胞膜的 Fc 和 C_3 受体数量。

长期应用糖皮质激素副作用包括糖皮质激素面容、感染倾向、高血压、消化性溃疡、糖尿病、体液潴留和骨质疏松等。

（2）免疫抑制剂　主要用于糖皮质激素和切脾无效的难治性患者。细胞毒类药物中以环磷酰胺和硫唑嘌呤最为常用。环磷酰胺 50～150mg/d，硫唑嘌呤 50～200mg/d，开始 3 个月与糖皮质激素合用，然后停用激素，单纯用免疫抑制剂 6 个月，再逐渐减量停药，有效率约 40%～60%。治疗期间需密切观察其副作用，尤其是骨髓抑制。其他非细胞毒免疫抑制剂如环孢素、麦考酚酸酯和利妥昔单抗各有不同的免疫抑制机制，皆有成功治疗本病的报道，但仍需进一步积累经验。

4. 脾切除　本病脾切除的适应证是：①糖皮质激素治疗无效；②激素维持量每日 > 20～30 mg；③不能耐受激素治疗或有激素应用禁忌证。目前尚无术前预测手术效果的可靠方法。脾切除的总有效率为 60%～75%。切脾禁忌者可行脾区放射治疗。

脾切除治疗本病机制包括：①去除破坏致敏红细胞的主要器官；②脾是产生抗体主要器官，切除后可减少抗体生成。

5. 其他治疗　在上述治疗效果不佳时，可选用达那唑、大剂量丙种球蛋白静脉注射、血浆置换、长春碱类药物治疗、血小板输注、胸腺切除等。

六、临床思路

自身免疫性溶血性贫血属于中医"虚劳"、"积聚"、"黄疸"范畴，辨证分脾肾两虚、温热毒邪、气虚血瘀和寒凝血瘀等四型。其中脾肾两虚型和气虚血瘀型多见于温抗体型 AIHA，无溶血危象时；也可见于 Evans 综合征，无急性溶血时期。由于血小板减少，故见衄血及皮肤出血。温热毒邪型多见于冷抗体型 AIHA，在突受寒冷之后，突然发生急性溶血，或温抗体型 AIHA 在诱因下突发溶血危象。该病属于中医"急黄"范畴，发病急，病情凶险，应同时积极予以西医抢救治疗。寒凝血瘀型见于 AIHA 冷抗体型，尤其是冷凝集病患者。由于患者肢端暴露于低温，血中的冷凝集素很容易与红细胞凝集而出现发绀。

七、预后与转归

多数病例病程较长，可有多次发作和缓解，贫血严重者不治疗或无适当治疗，40% 死亡。自采用各种疗法以来，死亡率仍有 10% 左右。死因为严重贫血或并发症。继发 AIHA 的预后决定于原发病的性质，病毒感染引起的，预后一般较好，由结缔组织病和恶性疾病引起的，预后较差。约 3/4 以上患者因这类原发病加上溶血性贫血而死亡。间接抗人球蛋白试验阴性者对治疗的效应往往比阳性者为好；红细胞表面覆盖有补体的，治疗效果和预后较差。补体的激活大多与原发疾病有关。严重贫血，血小板减少、白细胞减少及网织红细胞减少，都是预后不良的征象。最常见的死因为严重贫血而发生的心力衰竭、急性肾功能衰竭，败血症和肺栓塞等。

八、预防与调护

对冷抗体型注意冬季保暖，对温抗体型要预防感染和避免诱发药物内服。

···（赵　伟）

第二节　白细胞减少和粒细胞缺乏症

白细胞减少症（leukopenia）是指由各种病因所致外周血白细胞计数持续低于正常值（成人低于 $4.0×10^9/L$，儿童 10 岁以上低于 $4.5×10^9/L$，10 岁以下低于 $5.0×10^9/L$），可伴有或不伴有中性粒细胞减少。

中性粒细胞减少症（neutropenia）是指成人中性粒细胞少于 $2.0×10^9/L$，儿童 10 岁以上少于 $1.8×10^9/L$，10 岁以下少于 $1.5×10^9/L$。由于多数情况下白细胞减少症是粒细胞减少所致，且通常嗜酸性、嗜碱性粒细胞占粒细胞总数的比例少，故中性粒细胞减少症通常又相当于白细胞减少症。

粒细胞缺乏症（agranulocytosis）是指在各种病因影响下，使粒细胞增生减低，或成熟障碍，或寿命缩短，或分布异常，导致外周血白细胞计数少于 $2.0×10^9/L$，中性粒细胞重度减少，低于 $0.5×10^9/L$，并出现急性发热和黏膜坏死等为临床特征的一种综合征。粒细胞缺乏症是粒细胞减少症或白细胞减少症病情严重的表现，它们的病因和发病机理基本相同。

粒细胞缺乏症的发病率约为 0.054%，近年有增多趋势，可能与滥用药物有关。发病率与种族、国家、地区有关。以女性多见，儿童、少年少见。医务工作者较多见，可能与较常接触化学药物有关。死亡率过去高达 50% ～ 90%，病情凶险，预后较差；由于医疗技术条件的改善，死亡率目前已降至 20% 左右。患者预后很大程度取决于医护条件、保护隔离措施及经济条件等。

本病属中医"虚劳"、"急劳"、"内伤发热"、"温病"等范畴。

一、病因病理

（一）西医病因病理

1. 病因及发病机制　目前认为，化学物品及药物、感染是引起白细胞减少和粒细胞缺乏症的主要因素。

（1）化学物品　包括苯及其衍生物。

（2）药物因素　下列以 1）～ 6）为多见；7）～ 14）引起者较少见。

1）抗肿瘤药　几乎所有抗肿瘤药均可致白细胞减少。

2）解热镇痛药　如氨基比林、保泰松、阿司匹林、安乃近、布洛芬、吲哚美辛、炎痛喜康、对乙酰氨基酚等。

3）抗甲状腺药　他巴唑、甲基硫氧嘧啶、丙基硫氧嘧啶、卡比马唑等。

4）磺胺类　如复方新诺明、柳氮磺胺吡啶、百炎净等。

5）抗生素　如氯霉素、合霉素、头孢菌素类、氨苄青霉素、万古霉素、喹诺酮类等。

6）吩噻嗪类安定药　如氯丙嗪、奋乃静等。

7）抗疟药　氯喹、伯喹等。

8）抗糖尿病药　磺脲类如优降糖等。

9）抗结核药　异烟肼、利福平、乙胺丁醇、对氨基水杨酸等。

10）抗癫痫药　如密苏林、琥珀酰胺类等。

11）抗高血压药　甲基多巴、利血平、卡托普利、普奈洛尔等。

12）H受体阻滞剂　苯海拉明、扑尔敏、西咪替丁、雷尼替丁、法莫替丁等。

13）利尿药　如速尿等。

14）其他　别嘌呤醇、干扰素、铋剂、砷剂、青霉胺、左旋咪唑等。

（3）感染因素

1）细菌感染　如伤寒、副伤寒、布氏杆菌病、志贺菌痢疾、粟粒性肺结核、败血症等。

2）病毒感染　如黄热病、病毒性肝炎、传染性单核细胞增多症、麻疹、水痘、风疹、登革热、流行性出血热、传染性非典型肺炎、人间禽流感等。

3）立克次体感染　流行性斑疹伤寒、恙虫病、复发性斑疹伤寒、立克次体痘。

4）原虫感染　疟疾、弓形体病、黑热病。

5）螺旋体感染　回归热。

6）支原体感染　支原体肺炎等。

（4）物理因素　如X线，γ射线等。

（5）疾病因素　如造血系统疾病，包括白血病、恶性组织细胞病、再生障碍性贫血、骨髓纤维化、阵发性睡眠性血红蛋白尿、巨幼细胞性贫血等；脾功能亢进；恶性肿瘤骨髓转移；结缔组织病等。

（6）遗传因素　如婴儿遗传性粒细胞缺乏症，为常染色体隐性遗传所致等。

白细胞减少症和粒细胞缺乏症的主要发病机制是：①骨髓粒细胞系统DNA合成受限而使粒细胞生成减少；②幼稚粒细胞成熟障碍，或粒细胞凋亡增加而无效生成；③变态反应或自身免疫而使粒细胞破坏增加、寿命缩短，或粒细胞分布异常；④以上几种机制同时存在，而引起本症。其中迅速发生的白细胞减少可能因免疫反应所致；缓慢发生者可能由抑制骨髓粒细胞增生，或使其凋亡过多而成。

2. 病理　白细胞减少症和粒细胞缺乏症的基本病理在于：药物或化学物质、放射线、遗传因素、免疫因素、感染、造血系统疾病等作用于骨髓，引起骨髓损伤或成熟障碍；遗传因素、感染、免疫反应等作用外周血，使中性粒细胞外循环池转换至边缘池或血管内阻留；感染、免疫反应等作用于血管外，使粒细胞破坏增多。

（二）中医病因病机

1. 感受外邪，邪毒伤正　感受风寒暑湿燥热或瘟毒疫疠之邪，邪气传里，郁而化热化火；或放疗或接触放射线，火热之邪直中人体，邪热蕴积成毒，均可耗伤精血，损伤正气而为病。

2. 药毒内攻，损耗精气　服药不当，或误食误触有毒之物，或化疗之后，药毒内留，郁而化火，火毒炽盛，耗伤精血，损伤正气而成本症。

3. 禀赋薄弱，先天失养　父母精血不足，或胎中失养，或产后喂养不当，均可致禀赋薄弱，形气不充，脏腑不荣；若复外感，则更伤正气，而成本症。

4. 饮食失调，损伤脾胃　饥饱失调，或暴饮暴食，或嗜食偏食，或饮酒过度，或误食不洁等，均可损伤脾胃，运化失常，气血生化乏源，渐成虚损。

5. 劳倦过度，五脏受伤　或劳神过多，忧愁思虑，久郁不解，或劳欲过度，损伤心、脾、肝、肾，心虚则血不足，脾虚则化源缺，肝虚则阴血少，肾虚则精气亏，日久渐成虚劳。

6. 久病大病，耗伤正气　久病失治误治，损耗精血，或耗伤阳气；或瘀滞日久，新血不生；或大病暴病，邪气太盛，正伤不敌，精血、阴阳亏损，发为虚劳、急劳。

总之，本病的病机在于脏腑虚弱，阴阳气血亏损。其病因可为因虚致病，亦可为因病致虚。正如《理虚元鉴·虚证有六因》指出："有先天之因，有后天之因，有痘疹病后之因，由外感之因，有境遇之因，有医药之因。"正气既亏，卫外不固，极易复感外邪，或停痰宿饮，或瘀血、邪毒内留，郁而化热化火，本虚标实，或邪毒蕴结，腐肉成脓；或火毒上攻，壅于头面；甚或内传营血，气血两燔；或热极生寒，阳极化阴，阳无所恋，阴无所依而阳气暴脱，阴阳离决，是为危候。本病病位在五脏，病机特点为：

五脏相关，脾肾肺为主　因肾为先天之本，内寄真阴真阳，为脏腑之根；脾胃后天之本，气血生化之源；肺主一身之气，外合皮毛，司卫气，为脏腑之华盖；肝为罢极之本，主藏血。体质、生活、他病诸因导致本病，由于五脏相关，气血同源，精血相生，阴阳互根，故一脏受病，可累及他脏，而又以脾肾肺为主。

正虚受邪，本虚标实　正气既虚，常易复感外邪，或停痰宿饮，或瘀血、邪毒内留，进而加重正虚，终成本虚标实之证，即以脏腑阴阳气血亏虚为本，外邪、痰饮、瘀血、邪毒为标。

二、临床表现

（一）白细胞减少症

1. 一般症状　白细胞减少症的部分病人无明显症状，偶然在血分析检查时发现；临床表现较轻者，可有乏力、疲倦、头晕、反复感染，或低热等；较重者可见心悸、纳差、失眠、四肢酸软，或有原发病表现。

2. 继发感染　白细胞减少常易继发感染，如咽喉炎、支气管炎、口腔炎、肛周炎等，反复发作，迁延难愈。

（二）粒细胞缺乏症

1. 症状　发病迅速，前驱症状不明显，可仅在发病前2～3天略感疲乏。突然出现高热、畏寒、或寒战，头痛、困倦、极度衰弱、恶心、关节及肢体疼痛，或痉挛性腹痛或心悸、气促，甚至虚脱而面色苍白、大汗淋漓、四肢冰冷等。

2. 体征　常有特征性黏膜坏死，以口腔黏膜、咽峡、软腭、牙龈、舌等处多见，皮肤、食管、阴道、直肠、肛周亦常发生脓肿、溃疡等炎症改变；呼吸道常有炎症，X 线表现可较实际病情为轻；可有颌下或颈部淋巴结肿大，或见黄疸；肝脾常不大，肝、脾、肾上腺等脏器可见粟粒状坏死，极易发生败血症。

三、实验室与其他检查

（一）白细胞减少症

1. 外周血象　白细胞计数成人少于 $4.0×10^9/L$，儿童 10 岁以上少于 $4.5×10^9/L$，10 岁以下少于 $5.0×10^9/L$。中性粒细胞绝对值减少（轻者 $1.0～2.0×10^9/L$；重者 $5×10^9/L$）。红细胞及血小板数量多正常。部分病人代偿性单核细胞增多。

2. 骨髓象　增生多活跃或明显活跃，部分可增生减低；多有粒细胞系增生不良或成熟障碍；粒细胞形态异常，胞浆见中毒颗粒、空泡形成，核固缩；红细胞及巨核细胞系统正常。

（二）粒细胞缺乏症

1. 外周血象　白细胞多在 $2.0×10^9/L$ 以下；粒细胞明显减少，中性粒细胞降至 $1\%～2\%$ 以下，直接计数少于 $0.5×10^9/L$，甚至缺如；血片可出现中、晚幼粒细胞，粒细胞核固缩成块，胞浆有空泡且颗粒粗大；淋巴细胞、单核细胞可相对增多；血小板数正常或减少。

2. 骨髓象　增生活跃或减低，红系及巨核细胞系统大致正常。粒细胞系增生多减低或极度减低，成熟障碍，多停留在早幼粒、中幼粒阶段，粒细胞形态异常，见中毒颗粒、细胞残余、核分叶过多等，或见巨型早幼粒细胞，红系及网状细胞、浆细胞等相对增多粒/红比例减少；部分骨髓增生活跃，出现较多原粒、早幼粒细胞，以下阶段少见。恢复期可见淋巴样组织细胞，或组织嗜碱细胞增多。

3. 成熟中性粒细胞碱性磷酸酶　数值升高，阳性率大于如 %，积分大于 80。

4. 其他　血沉增快，$α_2$ 球蛋白增多，部分胆红素增高等。

四、诊断与鉴别诊断

（一）诊断要点

1. 西医诊断

1）白细胞减少症　临床见下列情况时，可诊为白细胞减少症：①成人　外周血白细胞数低于 $4.0×10^9/L$；②儿童　10 岁以上低于 $4.5×10^9/L$，10 岁以下低于 $5.0×10^9/L$。

2）粒细胞缺乏症临床见下列情况时，可诊为粒细胞缺乏症：外周血中性粒细胞重度减少，绝对值低于 $0.5×10^9/L$。

白细胞减少症和粒细胞缺乏症的诊断依据是外周血白细胞减少，具体尚须结合其年龄而定；而且应取手指血，最好抽静脉血作计数，连续查 2 次以上，采血时间固定在某天中的同一时点。只有排除采血误差、不同时间的白细胞生理波动及检验误差，方能确诊。

2. 中医辨病与辨证要点

白细胞减少症和粒细胞缺乏症临床较为常见，其病机不同，证候各异，宜详加辨别。尤须分清虚实寒热，辨识卫气营血。

（1）辨病要点　白细胞减少症和粒细胞缺乏症据其临床表现不同，中医可分别诊为虚劳、急劳、内伤发热、温病等病证。而这些病证又须分别与肺痨、外感发热、伤寒等进行鉴别。

（2）辨证要点

1）辨纲目，别虚候　本病临证宜先辨清纲目，以阴阳气血为纲，五脏虚候为目，互相配合，可辨别五脏之中何脏阴阳气血之虚。

2）辨标本缓急，明何邪何犯　虚劳之人尤易感邪，故本病常属本虚标实，虚实夹杂之证，临证宜权衡标本缓急。标证又有邪毒、六淫、痰饮、瘀血等邪气滞留之异，亦须一一辨明；还应分清邪之在表在里。

3）辨顺逆，察危候　病人神清气爽，不伴高热寒战，口咽不烂，脉细弱，经治白细胞和粒细胞在短期内回升者为顺；神迷气乱，寒战高热，口咽溃烂，脉洪大弦数，久治不愈者为逆。若合并严重感染，出现休克或败血症，症见神昏谵语，面色苍白或面红如妆，寒战频频，高热不退，或大汗淋漓，四肢厥冷，或四肢抽搐，角弓反张，口咽溃烂，或痈疽漫肿，气粗息高或气息微弱难续，倦卧不起，脉微细欲绝或洪大滑数，血压下降，外周血粒细胞少于 $0.5 \times 10^9/L$ 或缺如者，是为危候。

（二）鉴别诊断

1. 低增生性白血病、再生障碍性贫血、骨髓增生异常综合征　三者常伴贫血和血小板减少，出血倾向，骨髓穿刺涂片或骨髓活检最有鉴别诊断意义。如低增生性白血病骨髓三系细胞增生减低，活检可见大量原、幼粒细胞浸润；再生障碍性贫血骨髓三系细胞增生减低或局部增生活跃，但活检见脂肪组织明显增多，造血组织减少；骨髓增生异常综合征骨髓三系细胞至少一系细胞增生减低，原、幼粒细胞比例增多，粒、红系可见巨幼样改变，或派胡畸形，可见小圆巨核细胞，活检可见幼稚细胞异常定位（AUP）等。

2. 本症还应与传染性单核细胞增多症作鉴别　后者可有粒细胞减少，但外周血及骨髓均可见异形淋巴细胞增多，常超过 20%；嗜异凝集试验阳性；VCA-IgA 滴度增高；IgM 增高约 1 倍，IgG 亦可明显增高。

表 13-1　一般虚证、虚劳、急劳、肺痨的鉴别要点

	一般虚证	虚　劳	急　劳	肺　痨
病因	多种原因	多种原因	多种原因	感染痨虫

续表

	一般虚证	虚劳	急劳	肺痨
病位	1~2个脏腑受累	多个脏腑受累	多个脏腑受累	肺，后期可及脾肾
病机	阴阳气血虚损	阴阳气血亏损	阴阳气血骤然亏虚	阴虚肺燥为主
传染性	无传染性	无传染性	无传染性	有传染性
症状特征	各种病证的虚证以原病证主要症状为突出表现，脉证特征不一	脉证特征不一	脉证特征不一，常兼感外邪，正气亏虚而邪毒炽盛表现	咳嗽、咳血、潮热、盗汗、消瘦为特征
治疗	虚则补之，视其何脏何腑而定	虚则补之，重在脾肾	虚则补之，重在脾肾，兼清邪毒	杀虫补虚为主，着重治肺

表13-2　内伤发热、外感发热、温病和伤寒的鉴别要点

	内伤发热	外感发热	温病	伤寒
病因	多种原因	感受外邪	感受温热之邪	感受风寒
受邪之处	无	皮毛、口鼻	口鼻	皮毛、口鼻
病机	阴阳气血虚损为虚，气郁、血瘀、湿郁为实	外邪束表，正邪交争	温邪外袭，循卫气营血由表及里，正邪交争	风寒外袭，循六经由表及里，正邪交争
传染性	无	有，或无	有	有
症状特征	发热而不恶寒，或畏风寒而遇温即解，手足心热而手足背不热，头痛时作时止，口不知味，腹中不和，疲乏懒言，语声先高后低	发热而恶寒，遇温不解，手足背热而手足心不热，头痛不止，传里方罢，鼻塞而息粗，语声高昂，先低后高	发热而突出表现，易伤津劫液，温邪从口鼻而入，经卫气营血或三焦传变，有季节性	发热为主要表现，易伤人阳气，寒邪从皮毛而入，由六经传变
治疗	扶助正气为主	祛邪退热为主	清解热邪为主	温散寒邪为主

五、治疗

（一）中医治疗

本病多属本虚标实证，以阴阳气血亏虚为本，热毒、痰浊、瘀血为标。本病治疗大法当以扶正祛邪为主，临证宜标本兼顾，急则治标，缓则治本。攻邪不忘正虚，衰其大半而止；补虚不忘邪实，"二虚一实，先治其实"。攻邪宜选用疏风清热，清热解毒，清气凉营，祛痰化湿，活血化瘀为主。补虚须视五脏阴阳气血之虚，分别选用补气、养血、滋阴、温阳之法；尚应注意欲补五脏，脾肾为先，并重视补肺固表。一般来说，对于粒细胞重度减少者，在祛邪解毒的同时，扶正多选用补气温阳，养血填精为主。

1. 辨证论治

1）气阴亏虚

①主要证候　面色苍白或萎黄少华，疲乏懒言，潮热气短，五心烦热，自汗盗汗，

头晕眼花，或纳呆便溏，舌质淡嫩，苔少或花剥，脉细弱或细数。

②治法　益气养阴，祛风固表。

③方药　生脉散合玉屏风散。方中党参、黄芪、白术健脾益气固表，麦冬养阴清热生津，五味子敛肺止汗，防风疏散风邪。

中气虚较甚，疲乏声低、动则气短、四肢酸软，纳呆便溏者，可将党参改用吉林参，加枳壳、山药、陈皮、茯苓、升麻；血虚明显，面色少华、唇甲色淡者，可加当归、鸡血藤、黄精、阿胶；气血两虚俱甚者，可改用八珍汤；潮热汗出较显者，可加地骨皮、白薇、胡黄连、银柴胡；并有肾虚，腰酸膝软、耳鸣，遗精或经闭者，可用十全大补汤加补骨脂、熟地黄、山茱萸。

2）邪犯肺卫

①主要证候　恶寒发热，头痛鼻塞，倦怠乏力，气短懒言，咽喉肿痛，咳嗽痰白或黄，口渴，或周身骨痛，有汗或无汗，舌质淡边尖红，苔薄白或黄，脉浮细数。

②治法　益气解表，宣肺利咽。

③方药　人参败毒散合银翘散。前方用羌活、独活、川芎疏散风寒湿邪；柴胡、薄荷宣解表邪；前胡、枳壳、桔梗宽胸理气；茯苓、生姜、甘草化痰健脾和中；党参扶正祛邪。后方以金银花、连翘清热解毒，轻宣透表；荆芥、薄荷、淡豆豉辛散表邪，透热外出；牛蒡子、桔梗、甘草宣肺解毒，利咽祛痰；淡竹叶、芦根甘凉轻清，生津止渴。共济疏散风热，清热解毒之功。

风寒未化热者，可单用人参败毒散；风寒化热，口渴痰黄稠、咽喉肿痛较甚者，去羌活、独活、川芎，加浙贝母、黄芩、升麻、木蝴蝶；腑气不通，大便秘结者，加虎杖、玄参。

3）温毒上攻

①主要证候　恶寒发热，或但热不寒，头面或双颊红肿焮痛，目赤口苦，咽喉肿痛溃烂，疲乏无力，或烦躁不安，口渴欲饮，便秘尿黄，舌红苔黄，脉数或大。

②治法　疏风清热，解毒消肿。

③方药　普济消毒饮。方中重用黄连、黄芩清泄上焦热毒；牛蒡子、连翘、薄荷、僵蚕、升麻、柴胡疏散上焦风热；玄参、马勃、板蓝根、桔梗、甘草清解咽喉、头面热毒；陈皮理气化滞。诸药共能清热解毒，疏风散邪。

热毒炽盛，咽喉肿痛溃烂，水饮难咽者，可加浙贝、猫爪草、木蝴蝶、胖大海；气虚较甚，疲乏倦怠、气短难续者，可加黄芪、党参、太子参；阳明腑实，大便秘结者，加虎杖、枳实、厚朴；兼邪犯少阳，寒热往来、胸胁满闷、口苦咽干者，加柴胡、半夏、党参。

4）邪漫三焦

①主要证候　身热不扬，头痛如裹，肢体酸倦，咽痛或溃烂，胸闷腹胀，纳呆便溏，小便短赤，舌质红苔厚腻或黄，脉滑数或濡数。

②治法　清热利湿，益气生津。

③方药　甘露消毒丹或东垣清暑益气汤。甘露消毒丹方中滑石、茵陈、木通清热

利湿；黄芩、连翘清热解毒；贝母、射干利咽散结；石菖蒲、白豆蔻、藿香、薄荷芳香化浊，行气醒脾。诸药合用，共奏利湿化浊，清热解毒之功。东垣清暑益气汤方用人参、黄芪、当归、白术、炙甘草健脾益气养血；麦冬、葛根、五味子养阴生津；苍术、陈皮、青皮、神曲化湿理气醒胃；黄柏、泽泻清热化湿；升麻升阳解毒。诸药共能益气生津，除湿清热。

前方长于清热化湿，解毒利咽，适用于湿热内困，弥漫三焦，以实证为主者；后方长于补气培元，清暑化湿，适合于元气本虚，复伤暑湿之本虚标实证。湿热困阻，肢体困重者，可加防风、桑枝；纳呆，舌苔厚腻者，可加佩兰、鸡蛋花、木棉花；兼瘀血内停，肢体疼痛、舌质暗红者，可加三七、郁金、丹参。

5）气营两燔

①主要证候　壮热寒战，头痛身疼，心烦口渴，口咽溃烂，甚则神昏谵语，或身黄目黄，或肌舰齿衄，舌红绛，苔少或黄燥，脉洪大或弦数。

②治法　清气凉营，解毒救阴。

③方药　清瘟败毒饮。方中黄连、黄芩、栀子、连翘、生石膏、竹叶、知母以清泻三焦气分之火热邪毒；犀角、生地黄、丹皮、玄参、赤芍以清心凉血，安营止血；桔梗、甘草解毒利咽，甘草并能调和诸药。

方中犀角一般代以水牛角；气分热盛，灼伤津液，口渴、舌苔焦燥少津者，可加太子参、石斛、天花粉；热盛动血，肌衄、齿衄、鼻衄、黑便者，可加栀子炭、大黄炭、紫草、白茅根等；若热邪尽入血分，身热夜甚、躁扰不安或昏狂谵语、斑疹紫黑、吐衄便血、舌质深绛无苔、脉细数者，当选用犀角地黄汤加紫草、栀子炭、蒲黄炭等。

6）正虚毒盛

①主要证候　高热恶寒，痈疮漫肿无头，或溃烂发黑，身体困重，纳呆疲乏，口渴便秘，小便短赤，舌红苔黄腻，脉弦细数或洪大重按无力。

②治法　补益气血，托毒消肿。

③方药　托里消毒散。方用人参、黄芪、白术、茯苓、当归、川芎、赤芍补益气血；金银花、桔梗、白芷、皂角刺以托毒消肿，甘草解毒和中。共济补益气血，托毒消肿之能。

精血亏虚较甚，气短声低，面色苍白无华，腰酸膝软者，可加补骨脂、鸡血藤、升麻；邪毒内结，腑气不行，便秘、腹胀者，可加虎杖、芒硝；热毒炽盛，入营动血，高热不退、神昏谵语、斑疹隐隐者，可加水牛角、生地黄、丹参、赤芍。

7）阳气欲脱

①主要证候　高热不退，面红目赤，突然面色苍白，大汗淋漓，四肢厥冷，神疲倦卧，或躁扰不安，脉微欲绝。

②治法　益气回阳，扶正固脱。

③方药　参附汤。方中人参大补元气，炮附子回阳固脱。

津气外脱，大汗淋漓者，可加生龙骨、生牡蛎、炙黄芪、糯稻根。

2．其他治法

1）针刺

①针刺足三里、三阴交、血海、曲池、脾腧、阴阳两虚型白细胞减少症。

②针刺足三里、三阴交、脾腧、肾腧、天枢、型白细胞减少症。

③针刺曲池、合谷、大椎、内关、列缺、肩井，用泻法，适用于邪犯肺卫型白细胞减少症。

④针刺三焦、合谷、列缺、足三里、三阴交、太溪，用泻法，适用于邪漫三焦型粒细胞缺乏症。

⑤针刺足三里、三阴交、太溪、脾腧、胃腧、血海，用平补平泻法，适用于余毒伤正型粒细胞缺乏症。

2）艾灸　悬灸百会、足三里、脾腧、大椎、关元、气海等穴，适合于无重度血小板减少之阳虚型白细胞减少或粒细胞缺乏症患者。

3）穴位注射　黄芪注射液或当归注射液4ml，足三里、血海穴位注射，每日1次，左右两侧交替，适用手气血两虚型白细胞减少症。

3．常用中成药

（1）十全大补丸　由十全大补汤制成，功效相同，适用于气血两虚型白细胞减少症。口服，每次6g，每天2～3次。

（2）归脾丸　由黄芪、党参、当归、白术、茯神、炙甘草等组成，具有健脾益气养血的作用。适用于气血两虚型白细胞减少症。口服，每次6g，每天2～3次。

（二）西医治疗

1．一般治疗

去除病因，积极治疗原发病；严密观察，做好隔离、消毒工作；积极防治感染；加强支持疗法；使用细胞因子。

2．药物治疗

（1）去除病因　积极去除病因，治疗原发病是治愈本病的根本。如抗感染、脱离接触可能引起本病的化疗物品及药物等。

（2）严格隔离、消毒，积极防治感染本病的致死原因是感染。须严格隔离，谢绝探访，患者必须送入消毒单间，最好住入层流室。室内每日用紫外线消毒3次，地面每日用消毒药水擦拭，地拖及其他用具应予消毒及专用。

口腔及肛周炎症未发生前，可用生理盐水或洗必泰等于餐后漱口、刷牙；便后冲洗肛周。感染发生后即宜选用不引起白细胞减少的高效杀菌类抗生素。在未有致病菌及药敏报告之前，可用青霉素类、氨基甙类、头孢菌素类、喹诺酮类等，宜选用上述2～3种抗生素联合用药，待药敏结果回报后再调整用药；真菌感染者选用抗真菌药，口腔等浅表部位感染者可予口含服给药，深部感染者最好应予静脉给药；病毒感染者可选用抗病毒药包括中药；支原体感染者可选用大环内酯类或四环素类；立克次体感染选用强力霉素、四环素等。

（3）加强支持疗法　成分输血有利于增强免疫功能，可助患者渡过危险期，如输新鲜或冰冻血浆，每次 200ml，隔日 1 次；有条件者静脉滴注丙种球蛋白 2.5g，每日或隔日 1 次，可提高体液免疫；感染严重，使用强力抗生素治疗 48 小时无效者，可考虑输浓缩粒细胞，每次输机采粒细胞 1～2u，每日 1 次，连续 5～7 天或感染控制为止。低蛋白血症者，可输白蛋白或血浆。

（4）使用皮质激素　皮质激素可刺激骨髓造血，促进粒细胞进入血循环，改善中毒症状，抑制免疫反应。可用地塞米松 5mg，或用氢化可的松 200～300mg，每日 1 次，静脉滴注。

（5）使用细胞因子　细胞因子对升粒细胞疗效肯定，但若病因未消除，停药后粒细胞将再次下降。可用 G-CSF 注射液，或 GM-CSF 注射液 150～300μg，皮下注射，每日 1 次，至粒细胞恢复正常为止。缺点是价格昂贵，部分可有过敏反应。

（6）其他药物　可试用碳酸锂 0.25g，每日 3 次，口服；既往曾使用鲨肝醇、利血生、维生素 B_4、三磷酸腺苷、肌苷等口服，现认为疗效不明显，已渐少用。

六、临床思路

（1）白细胞减少症和粒细胞缺乏症属祖国医学虚劳、内伤发热、急劳、温病等范畴，其病机以阴阳气血亏虚为本，热毒、痰瘀、风湿等邪为标。治疗宜标本兼顾。临床常见可分气血亏虚、温毒上攻、正虚毒盛、气营两燔、阳气欲脱等证型，各证型常相互兼夹，并在一定条件下可相互转化。正亏邪盛，攻补两难，临床宜谨守病机，密切观察病情变化，做到攻邪不忘正虚，衰其大半而止；补虚不忘邪实，以免闭门留寇。最宜扶正祛邪并举，内治外治同施，步步为营，千方百计扭转病机，控制病情。本病常用治法包括补益气血，调补阴阳，填精补髓，清热解毒，疏风散邪，清气凉营，托里消肿，回阳固脱，化痰祛瘀等，要在随证施治中灵活变通。因本病病情危急而重，宜中西医结合，积极全力救治，可有生机。

（2）由于本症的病因主要是化学物质（包括苯及其衍生物）、化学药物（解热镇痛药、氯霉素、磺胺、抗肿瘤药等）、感染、放射线等，故凡有上述因素接触史的人员，出现疲乏或高热，均应提高警惕，及时作血分析检查等，做到早诊断。一旦发现粒细胞减少或缺如，即宜对患者进行消毒、隔离，保持口腔、五官、皮肤黏膜、泌尿生殖道、肛周等处清洁卫生，餐后刷牙、漱口，便后冲洗肛周，勤洗澡，严防感染。并发感染征兆出现，即宜开始选用不引起白细胞减少的杀菌类抗生素，早期、足量、联合用药，不可消极观望感染灶显现或病原体培养及药敏结果，做到早治疗。如联合使用一组抗生素 3～5 天热不退，宜改用另外一组，或按药敏结果作出相应调整。

（3）加强支持疗法对急性粒细胞缺乏症病人康复十分关键。可根据情况输注静脉丙种球蛋白、白蛋白、血浆等；增加易消化高蛋白、高维生素食物，保持大便通畅；在尽力消除病因的基础上，使用 G-CSF 或 GM-CSF 等细胞因子，以提高粒细胞，以利于患者渡过难关。另外，若合并重度血小板减少、凝血功能障碍者，禁针灸。

七、预后与转归

本病的预后转归，与禀赋之强弱，脾肾之盛衰，能否消除病因，治疗护理的及时、正确与否等密切相关。一般来说，体质素盛，元气未败，脾肾未衰，形气未脱，饮食能进，能受补益，无大热或虽热而治之能解者，为顺证，预后良好；若禀赋素弱，元气已败，脾肾已衰，饮食难进，不能受补，形神衰意，肉脱骨痿，大热不退又不任攻邪，脉浮大无根或弦急者，为逆证，预后则差。

本症外周血粒细胞少于 0.5×10^9/L 或缺如，出现高热和黏膜坏死，或合并革兰氏阴性杆菌败血症，或深部真菌感染、感染性休克者，则预后凶险。

八、预防与调护

预防和调护对本症的重要性不亚于药物治疗。本症的预防，应注意防外感，适劳逸，慎用药，避毒物。特别应注意避免直接接触苯类等化学毒物、放射线等，注意环境保护，治理空气、水源、居室、办公场所的各种污染，及时、恰当地治疗各种疾病，才能防患于未然。当患者外周血白细胞少于 1.0×10^9/L，但多于 0.5×10^9/L，应转至监护室隔离保护；白细胞少于 0.5×10^9/L 时，应转入层流室隔离治疗。饮食应以富营养，易消化，不伤脾胃为原则。慎食或不食辛辣、滋腻、生冷、不洁之品，戒除烟酒等不良嗜好。切实加强护理，对抢救粒细胞缺乏症患者非常重要。护理重点是口腔、五官、皮肤、泌尿生殖道、肛周等处。进食后，可用哚贝氏液等漱口；排大小便后，泌尿生殖道、肛周应用生理盐水等冲洗。唇周溃疡者，可用 0.3% 过氧化氢溶液或生理盐水洗渌后，再予抗生素眼膏调敷喉风散；口腔溃疡者，可予哚贝氏液含漱，再予喉风散或锡类散、珍珠末交替外搽；口腔、咽喉部真菌感染者，可予抗真菌药，如伊曲康挫 0.2g 或氟康唑 0.1～0.15g 含服，每日 2 次；肛周脓肿或外阴脓肿，未成脓者，可用解毒膏外涂，脓成后可用注射器穿刺抽脓；肛周脓肿溃破，或肛周、外阴溃疡者，可予红汞外搽，或清除坏死组织后，用凡士林纱条引流排脓，呋喃西林湿敷，每次大便后用呋喃西林或生理盐水冲洗肛周，脓液基本排尽后，改用珍珠末调九华膏外涂。尽量避免肌肉注射，宜静脉或口服给药。

$\cdots\cdots$（赵　伟）

第三节　过敏性紫癜

过敏性紫癜是一种血管变态反应性出血性疾病，亦为免疫性血管性疾病，临床上又称为出血性毛细血管中毒症和许兰－亨诺综合征。本病可发生于任何年龄，以儿童及青少年为多见，尤以学龄前及学龄期儿童发病者多，1 岁以内婴儿少见，男性多于女性。本病四季均可发病，而以春秋季发病为多。本病常起病突然，自然转归一般呈良性经过，紫癜在 2 周、4 周及大于 4 周消退者各占 1/3，但病程长者可达数年之久。

根据过敏性紫癜的临床表现，本病可归属于中医学血证中的"紫斑"、"肌衄"、"葡萄疫"等范畴。

一、病因病理

（一）西医病因病理

1. 病因及发病机制　过敏性紫癜的病因尚未完全阐明，其病因可能由多种因素所致。到目前为止，公认的主要病因有：

（1）感染　本病在发病前 2 周左右往往有上呼吸道感染史，常见的细菌感染为 β- 溶血性链球菌，其他有金黄色葡萄球菌，结核杆菌亦可引起本病，病毒感染、寄生虫感染也可导致。

（2）食物　主要是异性蛋白质引起的过敏，如鱼、虾、蟹、蛋、牛乳等。

（3）药物　抗生素、磺胺药、异烟肼、奎宁、水杨酸类、噻嗪类、阿托品、磺脲类、硫氧嘧啶以及激素类（雌激素、睾丸素、胰岛素）和碘化物等。

（4）其他　主要有植物花粉、虫咬伤等。

过敏使具有敏感素质的机体产生变态反应抗体，形成抗原 - 抗体复合物，沉着于全身的小血管壁，引起以血管炎为主的病理改变。造成组织损伤的免疫反应是通过两种方式进行的：一种方式是速发型变态反应，无补体参与，体内产生的抗体与再次进入体内的抗原发生免疫反应，造成组织和器官的无菌性炎症；另一种方式有补体参与，产生自身抗原，形成自身抗原 - 抗体复合物，造成组织和器官损伤。近年来大量的基础及临床研究发现，本病的发病与 IgA 介导的免疫反应有关，由于辅助性 T 淋巴细胞及 B 淋巴细胞活性增强，产生大量 IgA 免疫复合物，沉积在全身小血管壁而致血管炎。

2. 病理和病理生理　上述致敏原进入人体后是否发生变态反应，有明显的个体差异，大多数人对某些致敏原并不发生变态反应。根据变态反应的发生原理和临床经过，发病机制可能有两种，即第 I 型变态反应（速发型变态反应）和第 III 型变态反应（免疫复合反应）。其主要的病理改变为无菌性血管炎，血管周围有中性粒细胞、淋巴细胞和巨噬细胞等浸润，有时可见嗜酸性粒细胞及浆细胞。血管壁有纤维素样坏死及血小板填塞，间质水肿；病变严重者可有坏死性小动脉。

（二）中医病因病机

中医学认为，过敏性紫癜是由于各种原因导致脉络损伤或血液妄行，引起血液溢出脉络而形成血证。究其病因，大致有以下几点：

1. 外感燥热，热盛迫血　热盛之由，多为外感风热燥邪与气血相搏，酿成热毒，邪正相争，血热壅盛，热迫血行，损伤血络，血溢脉道则发紫斑。正如《证治汇补》中所云："热则伤血，血热不散，里实表虚，出于肌肤而为斑。"脾胃主肌肉、四肢，脉为血之府，血行脉中，环周不休，内荣脏腑，外濡皮肉筋骨。若热盛蕴毒，病及血脉与胃腑，胃热炽盛，熏发于四肢肌肉，血脉受火热熏灼，血热妄行，从肌肤腠理溢出脉外，少则成点，多则成片。《外科正宗》描述为葡萄疫，云："葡萄疫，其患多生小儿，感受四时不正之气，郁于皮肤不散，结成大小青紫斑点，色若葡萄，发在遍体。"由此而见，热盛迫血妄行是过敏性紫癜最常见的病机。

2. 饮食不节，昆虫叮咬　饮食失节，过食鱼、虾、辛燥等食物，或不良药物，或被昆虫叮咬使燥热内郁，阳盛蕴生内热，侵及血脉与胃腑。正如《临证指南医案》所云："酒热戕胃之类，皆能助火动血。"虫毒入血，毒气弥散迫血四逆，郁于肌肤则发紫斑。

3. 津亏血瘀，血不归经　素体津液不足，为邪气所扰，灼伤津液，致津亏血耗，津不载血，血液瘀滞。《重订广温热论》称之谓"因伏火郁蒸血液，血被煎熬而成瘀"。津亏血瘀，且脉道不畅而被阻，则血不归经，逆行脉外，瘀于胃肠，可伴见腹痛、便血；或与内蕴之湿热相结，移于下焦而见尿血，浸淫肌肤而兼见水肿，留滞关节而出现关节肿痛。

4. 阴虚火旺，灼伤血络　由于热盛迫血是产生肌衄的主要病机，因此阴虚火旺的产生，多由火热毒邪伤阴，或热迫血行，反复出血，阴血亏耗所致，即由火热毒邪转化而来。此外，由于饮食、劳倦、情志或误用燥药等多种原因，导致脏腑内伤，阴虚内热，虚火炽盛，遂致火热灼伤脉络，迫血妄行，溢于肌肤之间，则发紫斑。正如《不居集》中所云："衄血虽多由火，则惟于阴虚者为尤多。"

5. 气虚不摄，统血无权　由于素体脾虚，或脏腑内伤，脾气亏虚，或年老、久病劳倦等，导致脾虚气弱，血失统摄，外溢肌肤形成紫斑。若反复出血，不仅阴血亏损，还会因气随血耗而出现气血两亏、心脾不足的病理后果，从而加重出血。故《景岳全书》特别告诫后人："虽血之妄行由火者多，然未必尽由于火也。故于火证之外，则有脾胃阳虚不能统血者。"

6. 阳微欲绝，血散不收　失治误治，紫斑日久，肾阳衰微，火不暖土，中阳亦虚，脾气亏损，脾肾阳衰，导致阴寒内生，寒滞血脉，血瘀不行；脾不摄血，血无气统，离散不收，瘀凝于肌肤则紫斑色暗无泽，病势凶险，病情恶化。

总之，热伤血络，迫血妄行，血失统摄，溢于肌肤，是产生紫癜的主要病理。外感六淫、疫疠之气，内伤七情、劳倦、饮食，均可致使热盛迫血妄行，或虚损血失统摄，从而导致过敏性紫癜。

二、临床表现

（一）症状及体征

1. 前驱期症状　发病前 1～3 周常有低热、咽痛、上呼吸道感染及全身不适等症状。

2. 典型症状及体征　临床上由于病变的部位不一而有不同表现。

（1）皮肤症状　皮肤紫癜是本病的主要表现。以下肢大关节附近及臀部分批出现对称分布、大小不等的斑丘疹样紫癜为主，反复发作于四肢、臀部，少数累及颜面和躯干部。皮损初起有皮肤瘙痒，出现小型荨麻疹或粉红色斑丘疹，压之褪色，继而色泽增深，呈紫红色，压之不褪色，即为紫癜。紫癜可融合成片，最后变为棕色而消退，不留痕迹。重者可发生水疱、血疱、溃疡及局部坏死。部分可伴有荨麻疹、血管神经性水肿及多形性红斑。

（2）关节症状　可有单个或多发性、游走性关节肿痛或关节炎，有时局部有压痛，可同时伴有活动受限。多发生在膝、踝、肘、腕等关节，关节腔可有渗液，关节病变常为一过性，多在数日内消失而不留关节畸形。

（3）消化道症状　约三分之二患者可出现，以腹部阵发性绞痛或持续性钝痛为主，同时可伴有呕吐、呕血或便血，严重者为血水样大便。如果腹痛在皮肤症状之前出现，易误为外科急腹症。

（4）肾脏症状　肾脏症状可发生于过敏性紫癜病程的任何时期，但多数于紫癜2～4周左右出现，也可出现于皮肤紫癜消退后或疾病静止期。可为肉眼血尿或镜下血尿、蛋白尿和管型尿。病情轻重不等，重症可发生肾功能减退、高血压。虽然半数以上患者的肾脏损害可以临床自行痊愈，但少数病例血尿、蛋白尿或高血压可持续数月或数年。

3. 其他症状　尚有一些少见的症状如中枢神经系统症状，昏迷、蛛网膜下腔出血、视神经炎及格林巴利综合征等。

（二）分型

病程中可有腹痛或累及关节或肾脏。因此，可分为以下五种类型：

1. 单纯皮肤型　仅有典型的皮肤紫癜及皮损。

2. 关节型　紫癜出现前或后有关节酸痛或肿胀，多见于膝、踝、肘、手指等关节，可呈游走性，可有积液，愈后不呈畸形。

3. 腹型　多见于儿童，在紫癜出现之前或之后有腹痛，呈发作性绞痛，可伴恶心、呕吐、便血，但无腹肌紧张及反跳痛，呈症状与体征分离现象。肠蠕动紊乱能诱发肠套叠。少数患者肠穿孔，有急腹症体征。

4. 肾炎型　多见于儿童，可在紫癜出现之前或之后发生。表现为浮肿、少尿、蛋白尿、血尿、血压正常或稍高，数月后恢复。少数演变为慢性肾功能不全，预后差。

5. 混合型　具有上述两种以上特点。

（三）常见并发症

可有肠套叠、肠梗阻、肠穿孔、出血性坏死、肠炎、颅内出血、多发性神经炎、心肌炎、急性胰腺炎、睾丸炎及肺出血等。

三、实验室及其他相关检查

1. 常规检查　红细胞及血红蛋白正常，若出血时可相应降低。白细胞计数正常或轻度升高，伴感染时可达 10×10^9/L 以上。中性粒细胞百分比增高，合并寄生虫可有嗜酸粒细胞增多。血小板计数正常。尿常规是否正常取决于有无肾脏的改变，若肾脏受累尿液中可见红细胞、白细胞、蛋白或管型。若为腹型大便潜血可呈阳性，有寄生虫感染时可在大便中找到虫卵。

2. 出凝血机制检查　束臂试验约半数以上的患者呈阳性。血小板功能及出凝血时间均正常。甲皱毛细血管镜检查可有毛细血管扩张、扭曲、畸形，偶有血液外漏。凝血因子活性检查中血浆纤维蛋白稳定因子（Ⅷ）活性降低。

3. 其他检查　骨髓象正常；血沉轻度增快，抗"0"可增高；黏蛋白大多正常。免疫学检查中，血清白蛋白、球蛋白可减低；IgG 和 IgA 可增高，其中以 IgA 增高明显。伴有肾炎的患者血清冷球蛋白升高。

四、诊断与鉴别诊断

（一）诊断要点

1. 西医诊断

（1）临床表现

1）发病前 1～3 周常有低热、咽痛、上呼吸道感染及全身不适等症状。

2）以下肢大关节附近及臀部分批出现对称分布、大小不等的斑丘疹样紫癜为主，可伴荨麻疹或水肿、多形性红斑。

3）病程中可有出血性肠炎或关节痛，少数患者腹痛或关节痛可在紫癜出现前 2 周发生，常有紫癜肾炎。

（2）实验室检查　血小板计数正常，血小板功能和凝血时间正常。

（3）组织学检查　受累部位皮肤真皮层的小血管周围中性粒细胞聚集，血管壁可有灶性纤维样坏死，上皮细胞增生和红细胞渗出血管外。免疫荧光检查显示血管炎病灶有 IgA 和 C_3 在真皮层血管壁沉着。

（4）能除外其他疾病引起的血管炎　如冷球蛋白综合征、良性高球蛋白性紫癜、环形毛细血管扩张性紫癜、色素沉着性紫癜性苔藓样皮炎等。

2. 中医辨病与辨证要点

（1）辨病要点

1）与出疹相鉴别　紫斑与出疹均有局部肤色的改变，紫斑呈点状者须与出疹的疹点区别，紫斑隐于皮内，压之不褪色，触之不碍手；疹高出于皮肤，压之褪色，摸之碍手。且二者成因、病位均有不同，临床应注意区别。

2）与温病发斑相鉴别　紫斑与温病发斑在皮肤表现的斑块方面，区别不大。但两者病情病势预后迥然有别。温病发斑发病急骤，常伴有高热烦躁、头痛如劈、昏狂谵语、四肢抽搐、鼻衄、齿衄、便血、尿血、舌质红绛等，病情险恶多变；杂病发斑（紫斑）常有反复发作史，也有突然发生者，虽时有热毒亢盛表现，但一般舌不红绛，不具有温病传变急速之征。

3）与丹毒相鉴别　丹毒属外科皮肤病，以皮肤色红如红丹得名，轻者压之褪色，重者压之色不褪，但其局部皮肤灼热肿痛与紫斑有别。

（2）辨证要点

1）辨病证的不同　由于引起出血的原因以及出血部位的不同，应注意辨清不同的病证。例如：从口中吐出的血液，有吐血与咳血之分；小便出血有尿血与血淋之别；大便下血则有便血、痔疮、痢疾之异。应根据临床表现，病史等加以鉴别。

2）辨证候之寒热虚实　血证由火热熏灼，热迫血行引起者为多。但火热之中，有实火及虚火之分。如火盛迫血妄行之出血原为实证，出血太多，血去气伤，导致阳气虚弱不能摄血，转而成为气虚出血。寒热虚实之不同，直接影响遣方用药的选择。

（二）鉴别诊断

1. 原发性血小板减少性紫癜　原发性血小板减少性紫癜的皮肤紫斑块或斑点是隐于皮肤内，不高出皮肤，无瘙痒，分布不均匀，可有便血，但无腹痛及关节肿胀疼痛，无肾脏改变，血小板计数低于正常值，出凝血时间延长，24 小时血块退缩不良，血小板抗体测定增高，骨髓中巨核细胞有质和量的改变。而本病血小板及原核细胞无异常。

2. 关节型应与风湿热相鉴别　风湿热患者有发热，关节红肿热痛，关节症状产生的前后有环形红斑及皮下结节，血沉增快，抗"0"呈阳性，水杨酸治疗有效。而本病抗"0"呈阴性，以激素治疗有效。

3. 腹型患者应与急性阑尾炎、坏死性小肠炎、肠套叠相鉴别　本病患者的腹痛呈阵发性绞痛，多发生在脐周围、上下腹部或全腹，但无反跳痛及腹肌紧张，白细胞计数一般正常。而急性阑尾炎为麦氏点持续性疼痛，并有压痛及反跳痛，肌紧张明显，疼痛呈进行性加重；白细胞计数及粒细胞百分比增高。坏死性小肠炎开始时为脐周或左中上腹的阵发性疼痛，呈持续性疼痛阵发性加剧，并有压痛及反跳痛；全身中毒症状明显，严重者可出现休克；外周血中白细胞及中性粒细胞分叶增加，明显核左移，部分呈现中毒颗粒，便中有脓细胞及红细胞。

4. 肾型要与急性肾小球肾炎、狼疮性肾炎相鉴别　急性肾小球肾炎在发病前 1～3 周有链球菌感染的病史，临床主要表现为浮肿，高血压，儿童常有发热，有时高达 39℃，伴有畏寒，成人则有腰酸、腰痛，少数有尿频、尿急；可有蛋白尿、血尿、管型尿，且大多数病人有程度不等的肾功能不全，内生肌酐清除率及菊糖清除率均降低。狼疮性肾炎的主要表现有蛋白尿、血尿、高血压、浮肿以及皮损、发热、关节炎；抗核抗体、抗 ds-DNA 抗体或抗 Sm 抗体阳性。而肾型过敏性紫癜发病初期都有皮肤紫斑的表现。故三者通过询问病史及各种实验室检查可以加以区别。

五、治疗

（一）中医治疗

注意病情虚实轻重：新病多实，久病多虚。实宜攻邪，虚宜补益。但见皮肤紫癜为较轻，兼见多脏受累为较重；紫癜紫红为较轻，紫黑为较重，起疱疹者为毒盛。注意根除病因：查清何种原因致病，应立即根除致病因素，远离过敏物质，以及注意用药宜忌。本病的中医药治疗，一般宜清透凉解，用药忌温燥辛热之品。

辨证论治

1. 风热伤络

（1）主要证候　紫癜以下肢和臀部多见，颜色鲜红，形状大小不一，伴瘙痒，发热，微恶风寒，咳嗽，咽痛，或伴关节肿痛，腹痛，便血等症，舌红，苔薄黄，脉浮数。

（2）治法　清热解毒，凉血祛风。

（3）方药　银翘解毒汤。方中金银花、连翘轻宣解表，清热解毒为主药；牛蒡子、荆芥、防风、地肤子疏风清热；紫草凉血退疹；桔梗清热利咽；生地黄、赤芍、牡丹皮凉血止血；蝉蜕祛风；甘草调和诸药。共奏清热解毒，祛风散邪，凉血止血之功。

皮疹，皮肤痒甚者，加白鲜皮、浮萍；关节肿痛加当归、红花、川芎、牛膝；腹痛者，加芍药，配合甘草；尿血者，加大小蓟、白茅根、茜草根。

2. 血热妄行

（1）主要证候　起病急骤，出血较重，皮肤瘀斑成片，色深紫，多伴鼻衄、齿衄、便血、尿血等，壮热烦渴，关节肿痛，或见腹痛，大便干结，小便短赤，舌红绛，苔黄，脉滑数。

（2）治法　清热解毒，凉血止血。

（3）方药　清瘟败毒散。方中水牛角、生石膏清热泻火，凉血解毒为主药；生地黄、玄参清热凉血，助水牛角清解血分热毒，并能养阴；赤芍、牡丹皮清热凉血，活血散瘀，既能增强凉血之力，又可防止瘀血停滞；知母苦寒以清泄肺胃之热，质润以滋其燥；黄连泻心火，黄芩泻上焦之火，连翘清心透热，栀子通泻三焦之火，导火下行；甘草调和诸药。共奏清热泻火解毒，凉血止血救阴之功。

出血症状明显，酌加藕节炭、地榆炭、茜草根、白茅根、仙鹤草等；便秘者加大黄；瘀血明显，加丹参、当归、川芎；邪陷心包，神昏谵语者，加服安宫牛黄丸或紫雪丹。

3. 瘀血阻络

（1）主要证候　病程较长，反复发作，紫癜色紫暗或紫红，多见于关节周围，关节疼痛，或伴腹痛，尿血，舌暗红或有瘀斑，脉涩或弦。

（2）治法　活血化瘀，祛风利湿。

（3）方药　桃红四物汤。方中桃仁、红花活血化瘀为主药；当归活血和血，川芎活血行滞，芍药养血柔阴共为辅药；佐以生地黄、牡丹皮、紫草凉血消斑，土茯苓、苍术、防风、蝉蜕祛风除湿。诸药共奏活血化瘀，凉血消斑，祛风除湿之功。

上肢关节肿痛，加桑枝、羌活；下肢关节肿痛，加川牛膝；湿热痹阻，四肢沉重，关节肿胀灼热，加苍术、黄柏。

4. 胃肠瘀热

（1）主要证候　下肢皮肤满布瘀斑紫斑，腹部阵痛，口臭纳呆腹胀，或齿龈出血，大便溏，色暗或褐紫，或便下蛔虫，舌红，苔黄，脉滑数，常有饮食不当病史。

（2）治法　清肠泻热，破瘀化斑。

（3）方药　大黄牡丹汤。方中大黄泻肠胃瘀热结聚，清热解毒，牡丹皮清热凉血，两药合用，苦辛通降下行，共泻瘀热为主药；桃仁性善破血，协主药活血散瘀滞，并能通便；冬瓜仁清肠中湿热，排脓散结消痈；葛根清热解表，长发脾胃清阳之气；黄芩、黄连性寒清胃肠之热，味苦燥胃肠之湿；防风、蝉蜕祛风散热；甘草和中，协调诸药。诸药共奏清泻胃肠积热，活血破瘀，凉血消斑之功。

血热重者，出血明显，加水牛角；腹痛甚，加炒白芍。

5. 气不摄血

（1）主要证候　病程较长，紫癜反复发作，迁延不愈，瘀点瘀斑隐约散在，色较淡，面色少华，神疲气短，食欲不振，头晕心悸，舌淡，苔薄，脉细无力。

（2）治法　健脾益气，养血活血。

（3）方药　八珍汤。方中以党参、黄芪健脾益气以摄血，为主药；辅以熟地黄，配党参甘温益气养血；茯苓、白术健脾燥湿，当归、芍药养血和营，川芎行气活血，丹参凉血活血，木香健脾理气，使补而不滞；甘草和中，调和诸药。共奏健脾益气，养血活血之功。

出血多时，加云南白药、仙鹤草、蒲黄炭；血尿加茜草根、藕节、白茅根；蛋白尿明显者，加益母草。

6. 肝肾阴虚

（1）主要证候　皮肤瘀斑色暗红，时发时隐，或紫癜已消失，但仍伴腰膝酸软，五心烦热，潮热盗汗，头晕耳鸣，口燥咽干，大便干燥，血尿较长时间不消失，尿检红细胞管型及蛋白尿，舌红少苔，脉细数。

（2）治法　滋阴降火，凉血止血。

（3）方药　大补阴丸合二至丸。方中以龟甲、熟地黄滋阴潜阳以制虚火为主；配以黄柏、知母清泄相火而保真阴；旱莲草、女贞子益肝肾，补阴血；牡丹皮、玄参、茜草根凉血止血。共奏滋补肝肾之阴，凉血止血之功。

阴虚发热明显，加鳖甲、地骨皮、银柴胡；尿中红细胞较多，经久不消失者，加服三七粉或云南白药。

（二）西医治疗

目前尚无特效疗法，主要采取支持和对症治疗。

1. 一般疗法

（1）急性期应卧床休息，要注意入液量、营养及保持电解质平衡。饮食宜用免蛋白、少渣半流饮食。有消化道出血者，如腹痛轻、大便潜血阳性可用流质，腹痛重、有肉眼血便者，应禁食。慎用或禁食可能导致本病的药物及食品。

（2）彻底清除体内感染灶，是治愈本病的重要一环。发病前如有细菌感染，应给予有效抗生素，有寄生虫感染者应服祛虫药。

2. 对症疗法　有荨麻疹或血管神经性水肿时，应用抗组胺类药物和钙剂。此类药物能降低机体对组胺的反应和毛细血管通透性，可减轻症状。常用药物为盐酸苯海拉明、安其敏、扑尔敏、氯雷他定、葡萄糖酸钙、胶性钙等。用 H_2 受体阻滞剂西米替丁 20mg/（kg·d），分 2 次加入葡萄糖注射液中静脉滴注，1～2 周后改为口服，10mg/（kg·d），分 3 次服用，继续应用 1～2 周。有腹痛时应用 654-2 及阿托品等解接挛药物，消化道出血时应禁食。

3. 抗凝治疗　本病可有纤维蛋白原沉积、血小板沉积及血管内凝血的表现，可试用肝素钠 120～150U/kg 加入葡萄糖溶液 100ml 中静脉滴注，每日 1 次，连续 5 天，或肝素钙 10U/kg，皮下注射，每日 2 次，连续 7 天，能降低紫癜性肾炎的发生。

4. 肾上腺皮质激素　一般病例无需用肾上腺皮质激素，对严重血管神经性水肿、关节肿痛、胃肠道出血等可酌情应用。肾上腺皮质激素能抑制抗原－抗体反应，具有抗过敏及改善血管通透性的作用。常用泼尼松每日 30～40mg 口服，严重者可用氢化可的松每日 100～200mg，或地塞米松每日 10～20mg 静脉滴注，症状缓解后逐渐减量停药。对严重肾脏损害者可采用甲基泼尼松龙冲击疗法，每次剂量 15～30mg/kg，连用 3 天或隔日用药 1 次，3 次为 1 疗程。

5. 免疫抑制剂 对紫癜肾采用其他方法无效时可加用免疫抑制剂，与肾上腺糖皮质激素合用常能提高疗效。常用药物：环磷酰胺每日 2 ～ 3mg/kg，连用数周至数月，对肾病综合征疗效较好。硫唑嘌呤每日 2 ～ 3mg/kg。在用药过程中要根据血象变化调整剂量。

6. 其他疗法

（1）丙种球蛋白 对严重病例可用大剂量丙种球蛋白冲击治疗，剂量为 400mg/kg·d，静脉滴注，连用 2 ～ 3 天。对急进性肾炎可进行血浆置换疗法。

（2）维生素 C 及芦丁 C 可增强毛细血管张力，降低毛细血管通透性及脆性，作为一种辅助治疗措施。

（3）普鲁卡因封闭疗法 此疗法具有调节中枢神经系统、抑制过敏反应的作用。用法：皮试阴性者，以普鲁卡因 150 ～ 300mg 加入葡萄糖注射液 500ml 中静脉滴注，每日 1 次，连用 7 ～ 10 天为 1 疗程。

六、临床思路

（1）本病主要见于儿童及青少年，起病前 1 ～ 3 周常有低热、头痛、咽痛、疲乏纳呆、全身不适症状。大多数患者以紫癜为首发症状，但发热、腹痛，便血、血尿、血管神经性水肿、荨麻疹等亦可作为首发症状。若起病未见紫斑或皮疹者，早期诊断较难，对有关节痛，小便改变，腹痛而体征少者，应提高警惕，注意观察随访，以免漏诊。

（2）紫癜性肾炎多为局灶性，合并紫癜者诊断不难，预后多较好；少数为弥漫性肾小球损害，与急性肾小球肾炎、狼疮性肾炎较难鉴别，必要时可作肾穿刺行病理检查，有助鉴别诊断。

（3）本病若单纯用西医治疗，近期疗效较好，但常易反复发作，特别是有紫癜肾炎者，若使用皮质激素，可先用中大剂量控制病情，待症状消失，即予减至小剂量，维持半年至 1 年，少数需维持更长时间再停药。

（4）本病采用中医中药治疗疗效肯定，但一般起效较慢，若能配合西药治疗，则既可发挥中药治本抗病毒、调节免疫失衡之特长，又可减轻西药激素或免疫抑制剂之毒副作用。

（5）必须强调去除病因的重要性，病因不除，将导致病情反复发作。病因之中，又以感染，特别是上呼吸道感染占首位；其次是食物，如牛奶、蛋类、鱼虾、豆类、蟹、香菇等品，若考虑为过敏因素，在彻底治愈本病前，应当禁食。

（6）过敏性紫癜属祖国医学血证、斑疹等范围，其病机主要为：风热袭表，络伤血溢；湿热交蒸，损伤脉络；热毒内盛，迫血妄行；阴虚火旺，灼伤血络；气虚不摄，血溢脉外；瘀血阻络，血不归经。其中风热伤络、湿热内蕴、瘀血阻络者属实证，阴虚火动、气虚不摄者属虚证，临床常有交叉、兼夹，必须分清主次，随证施治。一般来说本病属实属热者占多数，属虚占少数，故清热解毒、凉血祛风为常用治法，对于皮肤型、关节型、腹型患者，可以中医为主辨证治疗；肾型者可考虑中西医结合；合并肾功能不全或中枢神经系统出血等危重症者，宜中西医两法救治。

七、预后与转归

本病有一定自愈的倾向，少数可复发。紫癜在 2 周、4 周及大于 4 周消退者各占 1/3，病程长者可达数年之久。病程长达 1 月至数月以上者，易复发，复发间隔时间数周至数月不等。紫癜消失快慢与下列因素有关：①急性期严重程度；②内脏是否受累，腹型及肾型紫癜消失较慢；③致病因素是否祛除，成年人紫癜消失缓慢。

本病一般预后良好，病死率低于 5%，主要死亡原因为肾功能衰竭、中枢神经系统并发症、肠套叠及肠梗阻等。肠道出血较重者如处理适当，一般尚易控制，发生颅内出血者少见。

本病的预后主要与肾脏病变性质有关，部分病例可迁延数年，但大多数有轻度肾脏损害者都能逐渐恢复，少数重症可伴高血压脑病及慢性肾功能衰竭，后者多发生于出现肾炎后数年。有报道在病初 3 个月内出现肾脏病变或病情反复发作并伴有肾病时常预后不良。

....（赵　伟）

第四节　原发性血小板减少性紫癜

原发性（或特发性）血小板减少性紫癜（idiopathic thrombocytopenic purpura, ITP）是血液系统一种常见的原因不明的获得性出血性疾病。以血小板减少、骨髓巨核细胞数正常或增加，以及缺乏任何原因，包括外源的或继发性因素为特征。目前认为，该病是由于体内产生抗血小板抗体，使血小板破坏过多，血小板寿命缩短，而骨髓中巨核细胞正常或增多，巨核细胞变性、幼稚化，因其发病机制与自身免疫有关，故又称自身免疫性血小板减少性紫癜（autoimmune thrombocytopenic purpura, ATP）。根据其临床表现、发病年龄、血小板减少持续的时间和治疗效果的不同，通常将原发性血小板减少性紫癜分为急性型和慢性型两种。急性型多见于儿童，无性别上的差异，发病前常有病毒感染史，多为自限性疾病；慢性型主要见于成年人，成人男女发病比例约为1 :（1.35 ～ 2.3）。

原发性血小板减少性紫癜属于中医学血证中的"紫斑"、"肌衄"和"葡萄疫"的范畴。"紫斑"一名"紫癜"，是以血液溢出肌肤之间，皮肤出现青紫斑点或斑块为特征，并伴有鼻衄、齿衄，严重者可有呕血、便血、脑衄。"肌衄"与"紫斑"略同。

一、病因病理

（一）西医病因病理

1. 病因　原发性血小板减少性紫癜的病因尚未完全阐明，目前多认为与免疫因素有关。ITP 患者的组织兼容性抗原的研究表明，ITP 尤其好发于伴有 DRW-2 抗原者，

HLA-DR4（LBJ 则与治疗反应密切相关，这些患者对肾上腺皮质激素疗效不佳，而对脾脏切除有较好的疗效。有人认为，ITP 很可能是某些家族性免疫功能异常的一种表现。在系统性红斑狼疮（SLE）患者中，血小板减少相当普遍，约 7%～26% 患者并发 ITP。与之相反，低于 2% 的 ITP 患者最终将发展演变为 SLE。

（1）抗血小板抗体的产生　研究发现，85% 左右的患者有两种形式的抗血小板抗体存在。一种是结合于血小板表面的血小板相关免疫球蛋白（PAIg），阳性率高，与血小板减少相关，可能是真正的抗血小板抗体；另一种是游离于血清中的血小板免疫球蛋白（PBIg），阳性率低，与血小板减少的关系不密切。血小板抗体阳性者，经免疫荧光法观察，95% 属 IgG，包括 IgG 的多种亚型，仅少数系单纯 IgM。脾脏是产生抗血小板抗体的主要场所，体外培养证实，本病患者脾脏能产生大量 IgG。部分患者血小板相关补体（PAC_3、PAC_4）也有增高。

急性型多发生在病毒感染恢复期，患者血清中有较高的抗病毒抗体，故认为是由于病毒抗原引起，可能是由于血小板表面吸附的病毒抗原产生自身抗体所致。慢性型发病常无前驱感染病史，目前认为发病是由于血小板结构抗原变化，引起的自身抗体所致。

（2）血小板破坏增多　患者体内为抗体所被覆的血小板，大多在脾脏内被破坏，小部分在肝脏内被破坏。发病期间，血小板寿命明显缩短，慢性型约 1～3 日，急性型则更短。血小板更新率亦明显加速，骨髓巨核细胞出现代偿性增生。抗血小板抗体可以通过胎盘，大约使半数新生儿发生暂时性血小板减少，产生"新生儿紫癜"。

（3）毛细血管脆性增高　本病患者的毛细血管脆性增高，与血小板减少有关。由于糖皮质激素有降低毛细血管通透性作用，故应用糖皮质激素后，血小板计数不一定增高，但临床出血症状却有较明显的改善。表明毛细血管壁的缺陷与本病的发生有一定的关系。

2. 病理

（1）慢性原发性血小板减少性紫癜的血小板破坏机制　慢性原发性血小板减少性紫癜的血小板破坏是由于血小板抗体与其相关抗原结合后引起的；不论补体有无活性，血小板都会被吞噬。当血小板抗体以其 Fab 片断与血小板相关抗原结合后，抗体分子的 Fc 片断暴露，并与巨噬细胞的 Fc 受体结合，导致血小板被吞噬破坏。当血小板表面结合的抗体量多时，可形成 IgG 双聚体，从而激活补体 C_1q，随之补体系统中各成分相继被激活，C_3 裂解产物 C_3b 附着于血小板表面，并与巨噬细胞的 C_3b 受体结合，也导致血小板被吞噬。严重者可在短期内，发生血小板溶解。血小板的破坏还与巨噬细胞的活性水平有关。当病毒感染时，巨噬细胞上的 Fc 或 C_3b 受体数量增加，亲和力升高，使血小板更易被破坏。这可解释临床上常见的现象，即病毒感染可使原发性血小板减少性紫癜病情加重。

（2）急性原发性血小板减少性紫癜血小板破坏机制　急性型多见于儿童，与病毒感染有关。病毒感染可直接损伤巨核细胞和血小板。通过单核 - 巨噬系统扣押和破坏血小板的机制包括：

1）体内形成免疫复合物　由病毒抗体与血小板吸附病毒结合，也可由抗体与循环中非血小板抗原结合，然后再与血小板膜上的 Fc 受体结合。执行结合并清除循环中的免疫复合物（CIC），本是血小板的功能，但却导致血小板减少。Lu-huma 等已从 CIC 中证实有 HbsAg、EB 病毒和腺病毒。

2）自身抗体　近来有人研究证明，在急性原发性血小板减少性紫癜患者中也存在自身抗体，除有 GP Ⅱ b/ Ⅲ a 与 GP Ⅰ b/ Ⅸ 自身抗体之外，还可能有 GP Ⅴ 自身抗体。

（3）原发性血小板减少性紫癜的出血机制　其出血原因有多种，血小板抗体引起血小板破坏增多，导致血小板减少是出血的主要原因。当抗体固定在与功能相关的抗原上，可引起血小板功能异常；GP Ⅰ b 和 GP Ⅱ b 和（或）Ⅲ a 自身抗体可分别引起血小板黏附和聚集功能异常；抗体还可损伤毛细血管内皮细胞，引起毛细血管通透性增加而出血。

（二）中医病因病机

《内经》对血的生理与病理即有较深入的认识，并对引起出血的原因和部分血证的预后有所论述。《灵枢·百病始生》："阳络伤则血外溢，血外溢则衄血；阴络伤则血内溢，血内溢则后血。"阳络伤，指的是人体上半部的络脉损伤，会出现鼻衄、齿衄等；阴络伤，指人体的下半部经脉受损，故出现便血。在论述病因病机上，《诸病源候论》的《小儿杂病诸候·患斑毒病候》指出，各种原因引起的热毒蕴积于胃，是发斑的主要病机："斑毒之病，是热气入胃，而胃主肌肉，其热挟毒蕴积于胃，毒气熏发于肌肤，状如蚊蚤所啮，赤斑起，周匝遍体。"元代朱丹溪提出了内伤发斑，在《丹溪心法·斑疹》中说："内伤斑者胃气极虚，一身火游行于外所致。"他认为发斑是由热盛所致。而明代《医学入门·杂病风类》将发斑分为外感、内伤、内伤兼外感 3 种类型，指出："内伤发斑，轻如蚊迹疹子者，多在手足，初起无头疼、身疼，乃胃虚火游于外"。而《外科正宗·葡萄疫》则指出："感受四时不正之气，郁于皮肤不散，结成大小青紫斑点，色若葡萄，发在遍体头面，乃为腑证，自无表里。邪毒传胃，牙根出血。"《伤寒斑疮候》说："热毒乘虚，出于皮肤，所以发斑疮疹如锦纹。重者，喉口身体皆成疮也。"

1. 火热毒邪　热盛迫血是紫癜发生的主要病机。热盛之由，多因外感风热燥邪与气血相搏，酿成热毒，病及血脉及胃腑。脾胃主肌肉四肢，若胃热炽盛，蒸发于四肢肌肉，血脉受火热熏灼，遂致血热妄行，从肌肤腠理溢于脉外，少则成点，多则成片，瘀积于肌肤之间而为本病。除外感热毒外，情志、饮食、劳倦等原因导致的内脏损伤，阴阳失衡，阳气内盛而蕴生的内热，亦会导致本病的发生。

2. 气虚不摄　由于素体脾虚，或脏腑内伤，脾气亏虚，血失统摄，外溢肌肤而成本病。

3. 阴虚火旺　阴虚火旺可因火热毒邪伤阴，或热迫血行，反复出血，阴血亏耗，虚火由生，火灼迫血，更加重出血。另一方面，由于情志、饮食、劳倦等原因，导致脏腑内伤，阴精亏耗，也是形成阴虚火旺的原因。阴精既耗，虚火内炽，遂致火热灼络，迫血妄行，外溢于肌肤而发为本病。

4. 瘀血内阻　实火或虚火既可伤津耗液，致津亏不能载血以行而成瘀，也可灼血凝结而瘀塞。而气虚无力行血，亦可致瘀血停留。瘀血既成，则妨碍血液的正常运行，溢出脉外而成本病。

上述四点，气虚不摄、阴虚火旺与瘀血内阻三者最为常见。既是出血的原因，又是出血的结果，且往往兼夹存在。

二、临床表现

（一）急性型

此型儿童多见，男女发病率相近。通常发病前 1～3 周有上呼吸道或其他病毒感染史。起病急骤、发热、畏寒，突然有广泛、严重的皮肤黏膜出血，甚至大片瘀斑或血肿。皮肤瘀点一般先出现于四肢，尤以下肢为多，分布不均匀。黏膜出血多见于鼻、齿龈、口腔及舌。胃肠道与泌尿道出血相对少见。颅内出血少见，但有生命危险。患者如有头痛或呕吐，要警惕颅内出血可能。少数有结膜下出血，偶有因视网膜出血而失明者。急性型往往呈自限性；或经积极治疗，常在数周内逐渐恢复乃至痊愈。少数患者可迁延近半年左右，亦有演变为慢性者。

（二）慢性型

此型较为常见，且以青年女性为多见，起病缓慢，出血症状较轻。多数患者有皮肤瘀点和瘀斑，也可出现鼻出血、齿龈、口腔黏膜出血等。女性患者可能以月经过多为主要表现。持续发作者，血小板往往多年持续减低；反复发作者，每次发作常持续数周或数月。长期反复发作者，可有脾脏轻度肿大，出血量多或持续时间较长者，常引起贫血。该型患者自发缓解者少。

三、实验室与其他检查

（一）血小板计数

无论是急性发作期，或是慢性期，外周血小板计数都会明显减少。未经有效治疗者，一般外周血小板计数多在 $50 \times 10^9/L$ 以下，严重者可低于 $5 \times 10^9/L$。偶有血小板形态异常，如血小板体积增大、颗粒减少、染色过深，异常小的血小板及碎片亦可见到。血小板功能也有异常。贫血程度与出血有关。白细胞计数正常或稍高。此外，出血时间延长，毛细血管脆性试验阳性，血块退缩不良，凝血时间正常。

（二）血小板寿命明显缩短

（三）血小板形态及功能

外周血小板形态改变，如体积增大、形态特殊、颗粒减少、染色过深等。周围血中巨大血小板为一些较幼稚的血小板。它能反映骨髓制造血小板情况，也易在脾脏内阻留。这些血小板对腺苷二磷酸、胶原、凝血酶或肾上腺素的聚集反应增强，能释放腺嘌呤核苷酸和血小板因子Ⅳ，故止血作用强。这可能说明，为何有的患者血小板计数较低，而出血症状较轻。

有的患者血小板功能异常，表现为血小板聚集功能减低。慢性或间歇发作的 ITP 患者，血液中球蛋白还有抑制正常富血小板血浆对腺苷二磷酸及胶原聚集反应的作用。

这种抑制血小板聚集的球蛋白，还具有血小板抗体的特点。此外，血小板因子Ⅲ的活力也减低，血小板的黏附性减低；血小板对腺苷二磷酸的聚集反应减弱，但对胶原的聚集反应正常。临床上有的患者血小板计数并不很低，但出血严重，可能正是这个原因引起。

（四）骨髓检查

除了由于失血引起的幼红细胞增多外，主要为巨核系统有改变。骨髓巨核细胞数增多或正常，较突出的变化是，巨核细胞的核浆成熟不平衡，胞浆中颗粒较少，嗜碱性较强，产生血小板的巨核细胞明显减少或缺乏，胞浆中可出现空泡。急性型 ITP 见幼稚型巨核细胞比例增加，慢性型 ITP 见颗粒型巨核细胞比例增加，但两型均呈现血小板形成型巨核细胞减少。

（五）血小板相关抗体（PAIg）、相关补体（PAC$_3$）增高

绝大多数成人 ITP 患者 PAIgG 和 / 或 PAIgM 升高，有时 IgA 升高。

四、诊断和鉴别诊断

（一）诊断要点

1. 西医诊断

本病应以血小板寿命缩短为主要诊断指标，但由于目前尚缺乏简单易行的检测方法，不易在临床上广泛应用，故临床上仍以本病的出血症状、血小板减少、出血时间延长、体检脾脏不肿大、骨髓巨核细胞增多、成熟障碍、抗血小板抗体增高，并排除继发性血小板减少为本病的主要诊断标准。

（1）症状　急性型多见于 2 ～ 6 岁儿童，起病前 1 ～ 3 周常有病毒感染史，如上呼吸道感染。起病急骤，可伴有畏寒、发热、皮肤黏膜出血广泛而严重，黏膜出血多见于鼻、牙龈、口腔，其次为消化道、泌尿道。颅内出血少见，但后果严重，是致死的主要原因。多数病例经治疗，在 2 周至 2 个月内逐渐缓解或痊愈。慢性型主要见于40 岁以下的青年女性，起病缓慢。反复性鼻出血、牙龈出血，女性常有月经过多，内脏出血亦可发生。

（2）体征　急性型皮肤有大量瘀点、瘀斑，分布不均，先发生在四肢，尤以下肢为多。如有颅内出血，还可出现瘫痪。慢性型可见经常性皮肤瘀点、瘀斑，部分病程超过半年者，可有轻度脾大。

1986 年中华血液学会第五届全国血栓与止血学术会议修订的特发性血小板减少性紫癜的诊断标准为：

1）广泛出血累及皮肤、黏膜及内脏；多次实验室检查血小板计数减少。

2）脾脏不肿大或仅轻度肿大。

3）骨髓检查巨核细胞数增多或正常，有成熟障碍。

4）具备下列五项中任何一项者：①泼尼松治疗有效；②切脾治疗有效；③ PAIg 增多；④ PAC3 增多；⑤血小板寿命测定缩短。

5）排除继发性血小板减少症。

6）ITP 重型标准：①有 3 个以上出血部位；②血小板计数＜ $10×10^9$/L。

急性型与慢性型的鉴别见表 13-3。

表 13-3　急性 ITP 与慢性 ITP 的鉴别

鉴别点	急性型	慢性型
发病年龄	儿童，2 ～ 6 岁多见	成人，20 ～ 40 岁多见
性别差异	无区别	男女之比约为 1：3
诱因	1 ～ 3 周前多有感染史	不明显
起病	急	缓
出血症状	严重	较轻
血小板计数	低于 $20.0×10^9$/L	$30.0 ～ 80.0×10^9$/L
血小板寿命	约 1 ～ 6 小时	约 1 ～ 3 日
嗜酸性粒细胞增多	常见	少见
淋巴细胞增多	常见	少见
骨髓巨核细胞	正常或增多，幼稚型比例增加	正常或明显增多，但产板型巨核细胞减少或缺如
病程	2 ～ 6 周，最长 6 个月	数月或数年
自发缓解	80%	少见，常反复发作

2. 中医辨病与辨证要点

（1）辨病要点

1）紫癜与麻疹和风疹等具有传染性的外感疾病相鉴别　紫癜属于皮下出血，出血呈点状、片状，颜色较深，隐于皮下，压之不褪色，抚之不碍手；而麻疹、风疹等外感且有传染性的疾病，一般皮疹高出皮肤之上，色泽鲜红，压之褪色，随即复现，抚之如粟粒碍手。同时多伴有发热、流泪、面红等症状，有相应的传染病接触史等。正如《临证指南医案·癍痧疹瘰》中说："癍者，有触目之色而无碍手之质"；"疹者疹之通称，有头粒而如粟象"。

2）与温病发斑相鉴别　紫癜与温病发斑（相当于某些中毒感染性疾病引起的播散性血管内凝血）在皮肤表现的斑块方面，区别不大。但两者病情、病势与预后却迥然有别。温病发斑发病急骤，病势凶险，常伴有高热、烦躁、剧烈头痛，甚至昏迷、抽搐，以及鼻衄、齿衄、便血、尿血、舌见瘀斑、瘀点等广泛出血症状和体征，病情险恶多变；而紫癜（属杂病发斑）则多有反复发作史，也有突然发生者，虽时有热毒亢盛表现，但不及温病发斑来势凶猛，且一般舌不红绛，也不具备温病传变急速的其他表现，且本病患者一般神识清楚。

3）与丹毒相鉴别　丹毒属外科皮肤病，因皮肤色红如丹而得名，轻者压之褪色，重者压之色不褪，但其局部皮肤灼热、肿痛，则与紫斑有别。

（2）辨证要点　紫癜的辨证方面，重点在辨清虚实寒热和辨别急性慢性。紫癜一证首先要分清急性和慢性，这对判断预后、选择治疗方法都有重要意义。急者宜治其标，缓则治其本。另外要分清气虚或阴虚。气虚和阴虚这两型临床所见最多，属气虚者，宜补脾益气摄血；属阴虚者，宜滋阴凉血止血。

（二）鉴别诊断

本病尚需与下列疾病鉴别：

1. 过敏性紫癜　为一种毛细血管变态反应性疾病。临床特点除紫癜外，常有过敏性皮疹及血管神经性水肿、关节痛、腹痛及血尿等症状。本病血小板计数、出血时间、凝血时间均正常，毛细血管脆性试验阳性。血象和骨髓象巨核细胞一般正常，可有嗜酸粒细胞增多。

2. 继发性血小板减少性紫癜　由于血小板减少的病因甚多，如再生障碍性贫血、急性白血病、血栓性血小板减少性紫癜、自身免疫溶血性贫血并发血小板减少（Evans 综合征）、脾功能亢进等，均需结合临床表现、实验室检查和骨髓象变化，仔细分析，加以鉴别。

五、治疗

（一）中医治疗

辨证论治

1. 热甚迫血

（1）主要证候　皮肤出现青紫斑点或斑块；伴有发热、口渴、便秘等症状，或伴鼻衄、齿衄、便血、尿血，舌红，苔黄，脉弦数。

（2）治法　清热解毒，凉血止血。

（3）方药　十灰散。方中大、小蓟、茜草、侧柏叶、白茅根、凉血止血；棕榈皮收敛止血；大黄通腑泻热；牡丹皮、栀子、荷叶清热凉血。

热毒炽盛，发热，出血广泛者，加生石膏、龙胆草、紫草，冲服紫雪丹，亦可选用犀角地黄汤加味治疗。

2. 阴虚火旺

（1）主要证候　皮肤出现青紫斑点或斑块，时发时止，常伴鼻衄、齿衄，女性月经过多；颧红、心烦、口渴、大便干、手足心热，或有潮热，盗汗。舌质红，苔少，脉细数。

（2）治法　滋阴降火，宁络止血。

（3）方药　茜根散。方中茜草、黄芩、侧柏叶清热凉血止血；生地黄、阿胶滋阴养血止血；甘草和中。

阴虚较甚者，可加玄参、龟甲、女贞子、旱莲草养阴清热止血；潮热者，加地骨皮、白薇、秦艽清退虚热；肾阴亏虚，用六味地黄丸加凉血止血药。

3. 气不摄血

（1）主要证候　反复发生肌衄，久病不愈，神疲乏力，头晕目眩，面色苍白或萎黄；食欲不振，舌质淡，苔白，脉细弱。

（2）治法　补脾益气摄血。

（3）方药　归脾汤。方中党参、甘草、茯苓、白术补气健脾；当归、黄芪益气生血；

酸枣仁、远志、龙眼肉补心益脾；木香理气醒脾；仙鹤草、棕榈炭、地榆、蒲黄、茜草、紫草止血消斑。

若兼肾气不足者，加山茱萸、菟丝子、续断。

（二）西医治疗

1. 一般治疗　本病治疗的目的是控制出血，减少血小板破坏，提高血小板数量。总的治疗原则是急性型或慢性型急性发作期，适宜中西医结合治疗，慢性型慢性期适于纯中药治疗。原则上初发病患者，外周血小板计数大于 $20 \times 10^9/L$，全身出血表现不严重，仅局限在皮肤黏膜者，可首选中医辨证论治，尽量不用激素和其他西药。初发病患者，外周血小板计数小于 $20 \times 10^9/L$，全身出血表现严重甚至有内脏出血倾向者，主张以中医辨证论治配合静脉滴注大剂量丙种球蛋白，同时应用中等剂量的激素静脉注射。急性期，尤其是血小板计数低于 $10 \times 10^9/L$ 的患者宜卧床休息，谨防颅内出血危及生命。血小板计数低于 $30 \times 10^9/L$ 有明显皮下出血的患者，不宜使用肌肉注射、针灸、推拿等治疗手段，以防加重出血。饮食宜吃容易消化的食物，不宜吃坚硬油炸的食物。还要防止创伤，避免使用可能引起血小板减少的药物。

2. 药物治疗

（1）糖皮质激素　为本病首选药物，对急性型和慢性型发作期，均有显著的临床疗效。糖皮质激素具有降低血管通透性的作用，并能抑制抗原抗体反应，抑制单核巨噬细胞系统，特别是脾脏的巨噬细胞对血小板的吞噬破坏，从而减少血小板被破坏，提升外周血小板计数，改善和控制出血症状。各种糖皮质激素制剂的疗效相近，病情严重的可用氢化可的松每日 $200 \sim 300mg$ 或地塞米松每日 $10 \sim 30mg$，短期静脉滴注。

一般可用泼尼松每日 $30 \sim 60mg$（或 $1mg/kg$ 体重），分次口服。待出血好转，血小板计数接近正常 $3 \sim 4$ 周后逐渐减量。减量期间，每周复查血小板 1 次。原则上每周减少 5mg，直至每日 $5 \sim 10mg$，维持 $4 \sim 6$ 个月。严重出血者可适当增加剂量。急性型 $4 \sim 8$ 周为一疗程，大剂量疗法不宜超过 2 周；慢性型常需小剂量维持 $4 \sim 6$ 个月以上。$60\% \sim 70\%$ 的患者治疗后有不同程度的缓解，但较难根治。该药对复发患者仍然有效。

（2）脾脏切除　脾脏切除是慢性型患者治疗的一种重要方法，其机制在于减少血小板抗体的产生，消除血小板的破坏场所。脾切除的有效率可达 $75\% \sim 90\%$，完全缓解率达 $40\% \sim 60\%$，但其中约 $30\% \sim 50\%$ 病例复发，故一般不作为首选方法。

脾切除的适应证：①经糖皮质激素治疗 6 个月以上无效的成年患者；②对糖皮质激素疗效较差，或减少剂量即易复发；③需用较大剂量激素（泼尼松 30mg/d 以上）才能维持者；④对糖皮质激素有禁忌者；⑤放射性核素标记血小板输入体内后，脾区的放射指数较高者。手术中切除副脾者疗效可能更好。一般认为脾切除后血小板数持续正常达半年以上者为治愈。

（3）输血及血小板悬液　出血（如颅内出血）、脾切除术前或术中血小板计数低于 $20 \times 10^9/L$ 伴出血者，可输注浓缩的血小板悬液。但反复输注易产生同种抗体，使以后输入血小板时失效，故一般不宜用于慢性型。

（4）免疫抑制剂　对糖皮质激素和脾切除无效或疗效很差的患者，可选用免疫抑制剂与小剂量糖皮质激素联合治疗。可试用免疫抑制剂环孢素，10mg/kg·d，分2次口服，共10～21天；环磷酰胺，每日50～100mg，静脉注射或分次口服；硫唑嘌呤每日50～150mg，分次口服；长春新碱每次1mg，每周静脉注射1次；一般选用一种，当血小板接近正常时，逐渐减量。

（5）雄激素　常用雄激素衍生物达那唑，对其他治疗疗效不佳的患者，有半数或少数病例（10%～60%）获得满意效果。剂量为0.1～0.2g，每天2～3次。一般用药2～6周后见效，疗效可维持2～13个月。

六、临床思路

（1）本病急性型多见于儿童，起病前1～2周常有病毒感染史，或出现发热、头痛、咽痛、疲乏、全身不适等感冒症状。慢性型以中、青年女性多见，男女性别比约为1:3。

（2）本病若单纯用西医，尤其是糖皮质激素治疗，近期疗效较好，但常易反复发作，特别是慢性型患者。若使用糖皮质激素，宜早期足量，可先用中到大剂量控制病情，待病情改善血小板回升后，即可开始减至小剂量，维持半年至1年，少数需维持更长时间才能停药。有的患者血小板维持在 50×10^9/L 左右，没有明显的出血症状，可以不需要药物治疗。

（3）本病采用中医中药治疗有一定疗效，但一般起效较慢，若能配合西药治疗，则既可发挥中药治本、调节免疫失衡之特长，又可减轻西药激素或免疫抑制剂之毒副作用。

（4）特发性血小板减少性紫癜属中医学"紫斑"、"肌衄"等范围，其病机主要为：风热毒邪内侵，损伤血脉，或者是热毒内盛，迫血妄行；或阴虚火旺，灼伤血脉；或气虚不能摄血，致血溢脉外；或瘀血阻络，血不归经，可概括为"虚"、"火"、"瘀"三个方面。其中，风热损伤血脉、热毒迫血妄行和瘀血阻络，属实证；而阴虚火旺、气不摄血，属虚证，且临床常各型每多交叉重叠，必须分清轻重缓急，随证治之。本病慢性多见，可以中药为主辨证治疗；急性型和慢性再发，血小板低于 50×10^9/L 者，宜尽早采取中西药联合治疗；合并内脏尤其是中枢神经系统出血等危重症者，宜西药为主紧急救治。

七、预后与转归

本病的预后，古人已有一些论述，如《景岳全书·血证》说："凡失血等证，身热脉大者难治，身凉脉静者易治，若喘咳急而上气逆，脉见弦紧细数，有热不得卧者死。"《伤寒阴阳毒候》指出："若发赤斑，十生一死；若发黑斑，十死一生。"本病有一定自愈的倾向，少数可复发。儿童大多为急性型（65%～90%），通常3周内即可缓解。大部分成年病人为慢性，病程可长达数年甚至终身。病程长达1月至数月以上者，易复发，复发间隔时间数周至数月不等。

总的来说，一般预后良好，病死率低于 5%，主要死亡原因为突然发生的颅内出血。

八、预防与调护

因本病的真正发病原因仍不十分清楚，故一般来讲，注意生活有规律，饮食有节度，劳逸结合，避免情志过极，使机体保持在一个正常状态，就能减少该病的发生。患病后注意休息和精神调养，重者应卧床休息，下床、上厕所要特别小心。严密观察病情的发展和变化，定期复查血分析血小板计数。若突然出现头昏、头痛，视物不清，神志模糊，呼吸急促，脉细数等，应及时救治。饮食宜进食清淡、易于消化、富有营养的食物，如新鲜蔬菜、瘦肉、鸡蛋、鱼等，忌食辛辣香燥、油炸之物。

···（赵　伟）

第五节　血栓性疾病

血栓（thrombus）是血液成分在血液循环中凝聚后所形成的一种半固体，它可以发生在血液循环中的任何部位，包括心房、微循环等位置，往往黏附在心房或血管的表面，且可脱落造成栓塞。血栓形成（thrombosis）是人体组织血管损伤时形成止血性血凝块的过程。根据血栓在体内的解剖部位、血栓的大小及其所含成分的不同，可将其分为静脉血栓形成、动脉血栓形成和混合型血栓形成三种。栓塞（embolism）是血管局部形成的血凝块顺血流嵌顿到其他部位血管，导致相应组织、器官缺血、坏死或者严重生理紊乱的过程。正常情况下，血栓形成是人体重要的保护机制，它能避免生命个体在遭遇意外或人为创伤时，过量的血液从循环系统溢出而危及生命。相应地，人体同时存在抑制血栓形成（抗凝）的因素，防止血栓无限制地扩大和异常的血栓形成。当伴随创伤形成的血栓完成了止血的"使命"之后，体内还存在清除血栓的机制(纤溶)。纤溶激活物与纤溶抑制物调解体内的纤溶活性，使其维持着一种动态的平衡。这种"阴阳平衡"保证个体在正常生理情况下，血液能够在血管内正常流动，既不形成血栓，也不出血；另外保证个体在创伤的局部形成止血血栓，当完成止血任务后，血栓能够被及时地清除。血栓形成所导致的疾病于临床上非常多见。一些危害人类生命最常见的疾病如动脉硬化、冠心病、心肌梗塞、缺血性脑梗塞等都与动脉血栓形成密切相关。

血栓性疾病属于中医学血证中的"瘀血证"、"紫癜"、"中风"、"胸痹"、"心痛"等等。

一、病因病理

（一）西医病因病理

血栓形成的诱发因素和发病机理较为复杂，目前所知仅是其中的一部分。

一般认为，血栓的形成包括多种复合因素，如血管壁、血小板、凝血和纤溶、血流和血液黏稠度等。促血栓形成的因素，目前仍沿用早于 1845 年，德国病理学家魏尔啸（Virchow）所提出的模式，即血栓形成与凝血因子、血流改变和血管内皮三角关系间的失衡有关。因此血管内皮功能异常、血流改变和血液组成异常，独立或复合存在，都能促进血栓形成。血液组成异常通常包括血小板量和功能异常（初期止血异常），凝血（二期止血）异常和纤维蛋白溶解功能的异常。近10年来，随着对血栓发病机理研究的深入，对血栓的多组成、多因素及潜在的发病过程已达共识，高危基因及止血调控机能异常在血栓发病上的作用，已日益受到重视。尽管目前在动、静脉血栓形成的基础病理机制上仍存在不少疑点，但基础和临床两方面的进展，已提供许多新手段，可用于机理探讨、检测血栓病的进展及早期诊断和治疗。

10年前人们对易栓症（thrombophilia）的认识比较局限，认为静脉血栓由一组先天性抗凝蛋白缺乏，如蛋白C、蛋白S、抗凝血酶Ⅲ、肝素辅因子Ⅱ缺乏症及异常纤维蛋白原血症所引起。实际上，这些先天性抗凝蛋白缺乏症在静脉血栓中的发生率仅占15%～20%（约各占2%～5%）。近10年来，对血栓发病机理研究获得重要进展。从静脉血栓着手，提供临床分析及新实验手段对家系进行调查，证实静脉血栓常是一种多因素、多基因缺陷性疾病，一组血液范畴的分子病，分子缺陷的发生率存在有明显的人种差异和地理分布特性。而动脉血栓的发病机理更为复杂，除凝血及纤溶系统失衡外，尚涉及到细胞间的相互反应等方面。对动脉血栓的研究尚未取得突破性进展。

迄今有关血栓形成机制的研究，仍未脱离上述三种基本因素学说，只不过具体内容已有很大的充实和更新。兹就这三方面的原因介绍如下：

1. 血小板的作用　由于血管内皮损伤，内皮下胶原组织暴露，以致血小板在局部发生黏附和聚集；继之释放出内源性二磷酸腺苷（ADP）、5-羟色氨等物质，进一步促进血小板聚集和血管收缩的作用。同时血小板膜的花生四烯酸在酶系统的作用下转变为血栓烷 A_2（thromboxane A_2，TXA_2），（更进一步是血小板聚集和血管收缩。血小板膜磷脂类物质暴露，发挥出血小板第3因子的促凝血作用。血小板内源性 ADP 可使更多的血小板在局部聚集，形成血小板血栓）。血小板血栓经过血流的反复冲刷、破坏和重新形成，血栓不断增大，并使受累的血管腔变窄，乃至发生血管闭塞。

2. 血管壁因素　完整的血管内皮细胞也含有花生四烯酸，经环氧化酶的作用，合成前列腺素内过氧化物（PGG_2、PGH_2），再经前列环素合成酶的作用合成 PGI_2。PGI_2 有增高环磷腺苷（cAMP）的浓度、抑制血小板聚集及舒张血管的作用。血小板膜的花生四烯酸可合成 TXA_2，可使血小板内 cAMP 含量减低，促进血小板的聚集，并使血管收缩。在正常情况下，PGI_2 与 TXA_2 两者相互拮抗，共同维持血小板与血管壁之间的动态平衡。在病理状态下，这种平衡被打破，血小板在损伤部位发生黏附和聚集，逐步在局部发生血栓形成。

正常的血管内皮可以在血小板和凝血因子之间起到平衡和调节作用。因此在血管壁因素方面能够引起血栓形成必须具备几方面条件：①物理性损伤；②血管壁炎症和水肿；③血管内皮断裂和破损，以及内膜和间质的出血；④坏死性动脉硬化斑块的破裂等。

3. 血流和血液黏稠度　血管腔内发生任何变化，如血管腔局部出现狭窄或扩大或血管有分叉、T 字或 Y 字形的分枝等，均可在局部出现血流速度的改变或有涡流形成。在红细胞增多症、高球蛋白血症等情况下，血液黏稠度可增高，引起血流速度减慢，血流量减少。以上情况均有可能使血小板在血管内发生聚集，促使血栓形成。动脉血栓形成的部位往往在血管分枝的出口部或分叉部位。

4. 高凝血状态 血栓形成与凝血因子活性的增高有明显的关系。临床上已知易栓症（先天性抗凝血酶Ⅲ缺陷症）系一少见的抗凝血活性显著缺少的疾病。由于患者体内不能拮抗因子Xa和凝血酶的活性，容易反复发生静脉血栓形成和肺栓塞。其他如遗传性高脂蛋白血症、妊娠中毒症和口服避孕药等，均因凝血因子活性增高，血液呈高凝血状态，而易于发生血栓形成。此外播散性血管内凝血是由其他疾病诱发高凝血状态，也可发生动脉和静脉微血栓形成。

（二）中医病因病机

1. 气滞血瘀 中医理论认为，"气为血之帅，血为气之母。"血的正常运行有赖气的推动和维护，一旦一身之气因为六淫或七情等致病因素的作用，导致气的推动统摄功能失常，就会引起气滞血瘀，从而出现瘀血证。

2. 气虚血瘀 因为气和血的密切关系，若因先天或后天因素，导致气弱无力推动血液的正常运行，就会引起气虚血瘀的发生，进而成为瘀血证。比如素体脾胃虚弱之人，本来脾胃虚弱，不足以化气行血。

3. 寒凝血脉 寒为阴邪，其性收引。血在脉中运行，需要靠气的推动温煦，才能正常运行。若寒邪外侵或阳虚生内寒，就会导致脉络瘀阻，进而发生瘀血之证。

4. 痰瘀互结 痰为津液凝聚而成，故痰既是病理产物，亦为致病因素。若痰液聚集体内，阻塞脉道，就会影响血液的正常运行，日久形成痰瘀互结，渐成瘀血之证。

瘀血的部位可以发生在人体任何部位，凡是有血液流动的地方，就有可能发生血脉瘀阻，形成瘀血之证。比如四肢、脑窍、五脏（尤以心脏为最多，其次为肺、肝、脾、肾）。

二、临床表现

血栓可以发生在生命个体的任何部位，甚至可以发生全身性的弥漫性血管内凝血。生理性血栓形成多发生在血管外，是对创伤的止血反应，是保护性机制；而病理性血栓形成多发生在血管内，造成组织缺血或者瘀血，引起血管事件，甚至血管性死亡。血栓栓塞性疾病主要包括动脉粥样血栓形成、静脉血栓栓塞和外周动脉栓塞。

动脉血检形成（atherothrombosis）主要累及心血管、脑血管和外周动脉血管，这些部位的血栓形成，多数是在动脉粥样硬化斑块破裂的基础上形成的，即血管内壁的损伤导致血栓形成，严重者导致心肌梗死、脑梗死和急性下肢缺血、坏死等。因此，动脉粥样血栓形成就是在动脉粥样硬化基础上斑块破裂和血栓形成，导致血管事件甚至血管性死亡的过程。通常，动脉粥样硬化属于数十年的病变过程，而斑块破裂则是瞬间的事情，血栓形成也只有十几秒钟，导致的却是致死和致残的血管事件。没有血栓就没有血管事件。

动脉粥样血栓形成分为闭塞性和非闭塞性两大类：闭塞性（occlusive）导致心肌梗死、脑梗死以及急性下肢缺血、坏死或坏疽。非闭塞性（nonocclusive）又分为稳定性和不稳定性两类。稳定性（stable）是未破裂固定狭窄斑块导致的发作性缺血性临床表现，包括稳定性心绞痛、慢性缺血性脑病（如血管性痴呆、立位头晕等）和下肢间歇跛行等。不稳定性（unstable）存在斑块破裂和血栓形成，但血管血流未中断，包括非 ST 段提高的急性冠状动脉综合征、短暂脑缺血发作和下肢间歇跛行和休息痛。

深静脉血栓形成（DVT）最危险的并发症是肺栓塞，通常称为静脉血栓栓塞（VTE）。欧美国家静脉血栓栓塞导致的死亡，排在心脑血管疾病和恶性肿瘤之后的第三位。我国发病率也相当高，外科大手术 DVT 发生率在 50% 左右。

中医理论认为，血栓性疾病（瘀血证）的临床表现，依血栓（瘀血）发生的部位不同而出现不同的临床表现。比如发生的部位会有疼痛固定不移（所谓"不通则痛"），或头痛或肢体其他部位的疼痛，严重者可以引起肢体局部的水肿、青紫；瘀血阻于脑转，还会出现头目眩晕、肢体软弱无力乃至偏瘫、言语不清或塞湿，甚至失语、神志不清；瘀血阻于胸部，则出现胸闷、胸痛、心悸，脉结代。另外，一般瘀血证都有舌质紫黯或瘀斑瘀点，脉细涩。

三、实验室与其他检查

目前对于血栓性疾病，尚缺乏有临床意义的特异性检查手段，而对于动脉粥样血栓形成性疾病，则可以进行长期跟踪监测相关指标。这对于判断有无疾病和预后非常重要，如血压、血脂、血糖及其控制情况等。在尚危人群应通过健康体检及早发现相关危险因素，及早有效干预。如颈动脉斑块和内中膜厚度、踝肱指数（下肢和上肢血压的比值）、C 反应蛋白（CRP）升高、脑钠肽（NT-proBNP）升高和蛋白尿等对于血管血栓性疾病的诊断，了解其功能状态，预后判断及治疗决策有一定的价值。如颈动脉斑块和内中膜厚度是血管病变和血管事件的一个标志物。CRP 本身就是炎症物质，也是炎症的标志物，CRP 影响因素众多，许多疾病过程伴 CRP 升高，很难以 CRP 作为治疗决策的依据。即便是表面健康人群，NT-proBNP 升高也具有预后价值。在高危人群，NT-proBNP 是非常重要的预后指标。

血液流变学检查的结果不能协助诊断或者预测心脑血管血栓性疾病。血液流变学不能作为治疗决策或者用药的依据，也不能判断治疗的效果。其他血液学检查指标，如血凝分析也是这样。

深静脉血栓形成（DVT）的诊断主要靠血管超声。超声血管无血流或者不可压迫，高度提示 DVT，血管超声诊断近端 DVT 的敏感性和特异性非常高。

对于静脉血栓栓塞，D-二聚体虽然不能确立诊断，但 D-二聚体阴性可以基本排除急性的血栓形成或者栓塞。

四、诊断和鉴别诊断

（一）诊断要点

1. 西医诊断

（1）病史与辅助检查　血栓栓塞性疾病的诊断主要基于病史，比如既往有高血压病、高脂血症、糖尿病或骨髓增殖性疾病（真性红细胞增多症、原发性血小板增多症）、静脉曲张等病史。

（2）症状与体征 症状方面，主要是血管栓塞所引起的局部疼痛及相应脏器的功能失常，如心悸、胸闷、头晕头痛、神志改变、手足乏力以至偏瘫，下肢动、静脉血栓导致的患肢疼痛、肿胀、发热或发凉、局部肤色改变、点状或斑片状出血灶。

（3）辅助检查 如血液分析、凝血功能、凝血因子、心电图、心脏肌钙蛋白、脑CT检查、血管超声、血管造影等，可见相应异常。

2. 中医辨病与辨证要点 中医诊断主要依据患者的既往病史、临床表现和舌象脉象等。其临床表现，依瘀血发生的部位不同，而出现不同的临床症状。一般发生的部位会有程度不同的疼痛固定不移，或头痛或肢体其他部位的疼痛，严重者可以引起肢体局部的水肿、青紫；瘀血阻于脑窍，还会出现头晕目眩、肢软乏力乃至偏瘫、言语不清或塞涩，甚至失语、神志不清；瘀血阻于胸部，则出现胸闷、胸痛、心悸，脉结代。瘀血证的舌象脉象主要是舌质紫黯或瘀斑瘀点，脉搏细涩。同时，中医诊断与辨证，必须结合实验室与血管的有关检查手段。

（二）鉴别诊断

血栓性疾病因栓子形成部位不同而临床表现差异巨大，不同部位的血栓疾病主要依据临床表现的不同，并结合局部血管造影、血管超声检查及其他影像学检查来鉴别。

脑血栓性疾病，肺梗塞的诊断可依据X线计算机体层扫描（CT）、磁共振（MRI）、核素扫描、动脉造影等检查。深静脉血栓形成的诊断则主要依据彩色多普勒超声显像和静脉造影。

五、治疗

（一）中医治疗

1. 辨证论治

（1）气滞血瘀

1）主要证候 肢体局部疼痛，或头痛头晕、肢软乏力、言语不清、神志模糊；或胸闷、心悸、气促；皮肤出现青紫斑点或斑块；伴有舌质紫黯或瘀斑瘀点，苔薄白或薄黄，脉弦涩。

2）治法 行气活血，化瘀止痛。

3）方药 血府逐瘀汤。方中当归、川弯、桃仁、红花、赤苟，均为活血化瘀的主药，具有通窍活血，化瘀止痛的作用。枳壳、桔梗、柴胡行气。牛膝引血归经。甘草调和诸药。

若瘀血较甚，酌加丹参、莪术、五灵脂、姜黄、蒲黄、泽兰等。

（2）气虚血瘀

1）主要证候 肢体麻木不仁，手足软弱无力，或半身不遂，言语不清，气短懒目，面色苍白或紫黯，皮肤紫黯或见瘀斑瘀点；伴有舌质紫黯或瘀斑瘀点，苔薄白，脉细涩。

2）治法 益气行血，化瘀通络。

3）方药　补阳还五汤。方中黄芪补气，当归尾、川芎、桃仁、红花、赤芍、地龙活血化瘀。

若气虚明显，可加党参或人参；若瘀血明显，酌加丹参、莪术、姜黄、蒲黄、血竭或虫类药土鳖虫、僵蚕、全蝎等。

（3）寒凝血脉

1）主要证候　肢体或其他部位疼痛明显，得温则减，遇冷加剧，疼痛拘急，固定不移。手足发凉，怕冷，小便清长，大便稀溏。舌质紫黯或淡胖，苔白滑，脉沉涩或沉紧。

2）治法　温阳驱寒，活血化瘀。

3）方药　参附汤合桃红四物汤。方中人参、熟附子、生姜、大枣，益气温阳，以驱阴寒；桃仁、红花、当归、赤芍、川芎、生地黄，活血化瘀。

寒邪甚者，酌加肉桂、吴茱萸、淫羊藿、菟丝子；瘀血明显者，可加丹参、莪术、延胡索等。

（4）痰瘀互结

1）主要证候　除局部如肢体、头部或胸胁处疼痛外，病人多肥胖，伴有胸闷、脘痞，面白，手足不温，嗜睡等症状。舌质暗或胖嫩，舌苔白滑或厚腻，脉弦滑。

2）治法　温化痰饮，活血化瘀。

3）方药　二陈汤合桃仁红花煎。方中半夏、陈皮、茯苓、炙甘草，化痰行气；丹参、桃仁、红花、香附、延胡索、青皮、当归、川芎、生地黄行气活血，宁血补虚。

痰湿重者，酌加栝蒌、竹茹；血脉不通者，可加桂枝、薤白、三七、檀香等。

2. 常用中成药

（1）复方丹参滴丸　为一民间验方加工而成，主要由丹参、川芎、桃仁、红花等药物组成，具有活血化瘀，行气止痛的功效，广泛用于治疗和预防各种血栓血管性疾病。具有制作精良，携带服用方便，疗效确实可靠，副作用小的特点。

（2）血府逐瘀丸　是血府逐瘀汤的丸剂，可用于治疗和预防各种血栓血管性疾病和骨髓增殖性疾病。

（二）西医治疗

1. 一般治疗　对于血栓性疾病，更重要的是积极地预防（三级预防），包括养成良好的饮食生活习惯，清淡饮食，适当运动；积极治疗控制血脂、血压、血糖。对有血栓性疾病家族史者，要及时预防和治疗。若一旦发生，更应采取积极的干预措施，并预防和治疗并发症。目前，世界范围内通行的预防措施，主要是针对高危患者，采用肠溶阿司匹林长期的预防治疗，每天50～100mg，可以大大减少血栓性疾病的发生率。还要定期复查血脂、血压、血糖、血分析、凝血功能、心脏、血管彩超等。

血栓的治疗药物在一定剂量下，可用于预防血栓形成。血栓高危患者在特定的高危环境下如手术、外伤、溶栓，为了预防血栓形成或复发，常采用预防性抗血栓治疗。

对静脉系统的血栓形成，应着重避免引起血流减慢的因素，如手术患者尽早离床活动，长时间飞行旅行，要注意定期活动下肢，大手术或者严重创伤患者术后使用抗血栓药物等。对于住院患者，应常规进行危险评估，根据危险分层情况，使用预先准备好的预防方案进行预防处理。

浅表的血栓常可自然消失，不需特殊治疗。对深部或脏器静脉或动脉的血栓，除积极治疗原发病外，应根据病变部位、动脉或静脉血栓所造成器官或肢体功能损害及其进展速度，采用不同的治疗方法：内科抗栓、溶栓治疗或外科血栓切除治疗。

2. 药物治疗　抗血栓治疗：静脉血栓栓塞的预防措施包括药物和器械两类。主要药物是低分子肝素、普通肝素和华法林。器械方法包括间歇充气压力泵（IPC）和梯度压力弹力袜（GCS），两者可联合应用，具体适应证和用法请参见 2004 年美国胸科医师学会（ACCP）的抗栓指南。

深静脉血栓形成（DVT）治疗所追求的目标，是防止血栓延展和发生肺栓塞，防止血栓复发，防止发生血栓后综合征，抗凝治疗是主线。溶栓应仅限于那些巨大的髂股 DVT，有继发于静脉闭塞肢体坏疽风险的患者。腔静脉滤器适用于下肢静脉近端血栓、抗凝治疗禁忌或有并发症者，以及经充分抗凝，反复发作肺栓塞，行肺动脉血栓切除术或肺动脉血栓内膜剥脱术的患者。手术和介入治疗仅限于可能发生静脉性坏疽，为了挽救肢体的情况。

抗凝是静脉血栓栓塞的基本治疗措施，低分子肝素和华法林同时开始应用，国际标准化比值（INR）达到 2.0 ～ 3.0 之间，连续两天后停用低分子肝素，继续使用华法林。对于静脉血栓栓塞的治疗，肝素只能静脉应用，并监测 APTT。

除积极治疗外，在出院后必须定期随访，在监测血液的情况下服用一段时间的华法林，以防止血栓栓塞的复发。二级预防即使用华法林的时间应根据患者的危险分层确定，并根据情况调整。如果静脉血栓栓塞（VTE）的发生具有明确的诱因，如外伤和手术后发生的 DVT，无其他危险因素，华法林抗凝 3 个月即可；如果发生的诱因不太严重或者明确，或存在其他危险因素，如严重疾病未愈、仍在卧床、患糖尿病等，需要抗凝 6 个月。反复发生 VTE、患易栓症或者不明原因的 VTE、恶性肿瘤伴 VTE，应该长期或者终身抗凝。

溶解已经形成的血栓的药物都是静脉用药，迄今为止还没有国际上公认的口服"化栓"药物（溶栓药物）。华法林和肝素（包括低分子肝素）是抗凝药物，其作用在于防止新血栓形成，对于已经存在的血栓，两类药物都没有直接的溶解作用，但机体自身具有很强的溶解和清除自身血栓的能力。越是新鲜或者新形成的血栓，越容易脱落造成栓塞。抑制新的血栓形成，也就能防止深静脉血栓形成或者房颤患者发生肺栓塞或者脑栓塞的可能性。

随着口服直接凝血酶抑制剂 Ximelagatran 和口服的因子 Xa 抑制剂 BAY-59-7939 即将进入临床，抗凝治疗将发生很大的变革，单纯的抗凝门诊（anticoagulation clinic）会逐渐减少以至消失，逐渐以血栓防治门诊或中心取代，监测给药的历史终将一去不复返，华法林终将被取代。

··（赵　伟）

第十四章 老年人常见疾病的护理

第一节 老年性痴呆

老年性痴呆又称为阿尔茨海默病（Alzheimer's disease, AD），是一组慢性进行性疾病，以记忆力、抽象思维、定向力障碍，以及社会功能减退为主要临床表现的中枢神经系统退行性疾病。

一、病情评估

（一）临床表现

阿尔茨海默病根据病情演变，一般分为 3 期：

第一期，遗忘期，早期：首发症状为记忆减退，尤其是近期记忆；语言能力下降，找不出合适的词汇表达思维内容甚至出现孤立性失语；空间定向不良，易于迷路；抽象思维和恰当判断能力受损；情绪不稳，情感可较幼稚，或呈量样欣快，情绪易激惹，出现偏执、急躁、易怒等；人格改变，如主动性减少、活动减少、孤僻、自私、对周围环境兴趣减少、敏感多疑。病程可持续 1～3 年。

第二期，混乱期，中期：完全不能学习和回忆新信息，远事记忆力受损但未完全丧失；注意力不集中；定向力进一步丧失，并出现失语、失用、失认、失写、失计算；日常生活能力下降，如洗漱、梳头、大小便等需别人协助；人格进一步改变，如兴趣更加狭窄，对人冷漠，缺乏羞耻感和伦理感，不修边幅，不知整洁，将他人之物据为己有，争吃抢喝类似孩量，随地大小便；行为紊乱，如精神恍惚，无目的性翻箱倒柜，爱藏废物，视作珍宝，出现攻击行为等，也有动作日渐少、端坐一隅、呆若木鸡者。该期多在起病后的 2～10 年。

第三期，极度痴呆期，晚期：生活完全不能自理，二便失禁；智能趋于丧失；无自主运动，缄默不语，成为植物人状态。常因吸入性肺炎、压疮、泌尿系感染等并发症而死亡。该期多在发病后的 8～12 年。

（二）辅助检查

1. 影像学检查：CT 或 MRI 显示有脑萎缩，且进行性加重。

2. 心理测验：长谷川痴呆量表可用于筛查痴呆；韦氏记忆量表和临床记忆量表可测查记忆；韦氏成人智力量表可进行智力测查。

二、治疗原则

阿尔茨海默病目前尚无特效治疗可逆转脑功能缺损或阻止病情进展，对症治疗。

三、护理

（一）日常生活护理

1. 老年性痴呆患者的日常生活护理及照料指导

（1）饮食：重视患者的营养，结合健康状况，给予易消化、低脂肪、低糖、充足的蛋白质和维生素饮食，以增加患者抵抗力，并多吃蔬菜、水果及粗纤维丰富的食物，以防便秘；食物品种多样，营养搭配合理。对轻度、中度痴呆患者，可鼓励自行进食，进食环境整洁、安静，进食速度要慢，不宜催促，以防噎食；对重度痴呆患者，应根据病情取合适体位，缓慢喂食；对不知饥饿、进食不主动者，要耐心设法劝食，并了解患者的饮食习惯，满足其要求，以增进食欲。

（2）进食：食物要简单、软滑，最好切成小块；定时进食；进食时，将固体和液体食物分开，以免患者不加咀嚼就把食物吞下而可能导致窒息；给患者逐一解释进食的步骤，并作示范，必要时予以喂食；允许患者用手拿取食物，进餐前协助清洁双手；假牙必须安装正确并每天清洗。

（3）穿着：行动不便者，指导其着装应宽松，易穿易脱，衣袖、裤脚不宜过长，鞋子大小合适、平底、防滑，衣服按穿着的先后顺序叠放；避免太多纽扣，以拉链取代纽扣，以弹性裤腰取代皮带；选择不用系带的鞋子。

2. 日常生活自理能力训练：反复训练患者穿衣、行走、洗漱、进食、如厕等，以提高患者生活自理能力。患者完全不能自理时应专人护理，注意翻身和营养的补充，防止感染等并发症的发生。

（二）用药护理

老年性痴呆的治疗常常用到一些药物，并以口服为主，照料老年性痴呆患者服药应注意以下几点：

1. 全程陪伴：护士可采取形象的、多次反复的教育方法帮助患者记忆，尤其是有特殊形状或不同颜色、大小的药物，让患者能够区分；将不同时间服用的药物放入不同颜色的药杯，提醒患者按时服药；外用药在药盒上贴上标签，注明不可口服，对中度痴呆患者，护士应严格执行给药操作规程，将饭前服、饭时服、饭后服、睡前服的药物分别按时送给患者服用，并照顾服下。

2. 重症老人服药：吞咽困难的患者不宜吞服药片，最好研碎后溶于水中服用；昏迷的患者由胃管注入药物。

3. 观察不良反应：痴呆患者反应迟钝，缺乏主诉，病情变化时不易被发现，应注意观察用药后出现的细小变化和症状，及时发现药物的毒副作用，给予相应的处理。

4. 药品管理：对伴有抑郁症、幻觉和自杀倾向的痴呆老人，一定要把药品管理好，放到患者拿不到或找不到的地方。

（三）智能康复训练

1. 记忆和思维训练：记忆力下降是痴呆患者最早出现的症状，随病情的发展逐渐加重，应反复训练患者记住居住的环境、物品的放置、周围的人和事，每日活动安排由简单到复杂，经常和患者聊家常、讲故事，组织患者看电视、玩扑克、下跳棋，或给患者一些数字卡片，训练患者从小到大排列等。

2. 理解和表达能力训练：在讲述一件事情后，提问让老人回答，或让其解释一些词语的含义。

3. 社会适应能力的训练：结合日常生活常识，训练老人自行解决日常生活中的问题。

（四）安全护理

1. 提供较为固定的生活环境：尽可能避免更换病房，当患者要到一个新地方时，最好能有他人陪同，直至患者熟悉了新的环境。

2. 避免意外：尽量避免让患者直接接触电源、火源、热水瓶、化学用品，此类物品应放在安全、不易碰撞的地方，患者的药品代为妥善保管，重度痴呆患者为防止意外的发生，均由专人24h照顾，情绪不稳者用保护带暂时约束，或床栏保护，以防坠床、跌倒等意外发生。

3. 佩戴标志：对于外出者佩戴写有姓名、住址、电话号码、所患疾病的腕带，以便帮助寻找。

（五）心理护理

1. 陪伴关心老人：鼓励家人多陪伴老人，给予老人各方面必要的帮助，多陪老人外出散步，或参加一些学习和力所能及的社会、家庭活动，使之去除孤独、寂寞感，感到家庭的温馨和生活的快乐。

2. 开导老人：掌握沟通技巧，做好心理护理，多关心、鼓励老人，对于不善言辞或语言障碍者可言行并用，语速缓和，态度和蔼，让其感到亲切，打消顾虑。

3. 维护老人的自尊：要用真诚赢得信任，对于唠叨者，要耐心听其诉说，对于固执倔强者给予宽容，避免使用伤害感情的语言。

4. 不嫌弃老人：要有足够的耐心，态度温和，周到体贴，不厌其烦，积极主动地去关心照顾老人，以实际行动温暖老人的心灵。

（六）照顾者的支持指导

教会照顾者和家属自我放松方法，合理休息，寻求社会支持，组织有痴呆患者的家庭进行相互交流，相互联系与支持。

（七）健康指导

1. 及早发现痴呆：大力开展科普宣传，普及有关老年性痴呆的预防知识和痴呆早期症状即轻度认知障碍和记忆障碍知识。鼓励凡有记忆减退主诉的老人应及早就医，便于早期诊断和干预。

2. 早期预防痴呆：①老年性痴呆的预防要从中年开始做起；②积极用脑、劳逸结合；③培养广泛的兴趣爱好和开朗性格；④培养良好的卫生饮食习惯，多吃富含锌、锰、硒、锗类的健脑食物；⑤戒烟限酒；⑥尽量不用铝制炊具；⑦积极防治高血压、脑血管病、糖尿病等慢性病；⑧尽可能避免使用镇静剂，如苯二氮卓类药物、抗胆碱能药物。

（刘海瑛）

第二节　慢性支气管炎

慢性支气管炎为老年人常见的慢性呼吸系统疾病，故称之为老年性慢性支气管炎，简称老慢支。老慢支是严重危害老年人健康的常见疾病之一。

一、老年慢性支气管炎的特点

（1）患病率高。随年龄增长而增加，50 岁以上者可达 15%。

（2）病因复杂。常因感冒、寒冷、吸烟、空气污染、免疫功能减退与感染等因素长期对呼吸道刺激引起。

（3）起病较隐袭，症状不典型，病情进展快。有些老年患者临床表现为低热或无发热，咳嗽不甚剧烈，痰不多，白细胞无明显增加，但病情可骤然加重。

（4）病程长，突出症状为咳、痰、喘、炎等四大主症。反复发作、逐年增重，早期只在冬季咳嗽、咳粘性痰，夏天缓解。每次发作持续数月，病程延续数年或数 10 年。

（5）晚期可出现肺气肿症状。常伴有喘息、胸闷、气短或呼吸困难。

（6）急性发作时，炎性症状明显。常伴有发热、疲乏、食欲减退、精神萎靡和咳、痰、喘症状加重等。

（7）不论是否有急性发作，肺底常可听到细小湿啰音，且可随咳痰、体位变化而改变。另外合并肺气肿、肺心病将会出现典型体征。

（8）X 线检查不同时期不同改变。早期 X 线检查多无异常，病程较长的患者，可有肺纹理增多、增粗，边缘模糊、也可呈轨道状阴影，或有条索、网状阴影。可合并肺气肿征象。

（9）诊断时应排除其它心肺疾病。如与肺结核、尘肺、支气管哮喘、支气管扩张、肺癌、心脏病并心功能不全等加以鉴别。

（10）治疗以抗感染为主，对症为辅，疗程适宜，注意副作用。应积极控制感染，但抗生素不宜长期应用，以免引起副作用及菌群失调或二重感染。对老年体弱无力咳嗽或咳痰较多者，应以祛痰为主，避免应用强烈的镇咳药。

（11）并发症多。常见合并症有肺气肿、肺纤维化、支气管扩张、肺不张和自发性气胸等。

二、护理

（一）环境

（1）病室及居住环境应阳光充足、空气新鲜、室内通风。

（2）病室温度保持在 18 ～ 20℃，相对湿度在 55% ～ 60% 为宜。

（3）室内空气每日消毒 1 次。

（二）休息与运动

1. 慢性支气管炎急性发作期咳喘明显者，可取半坐位休息。

2. 临床疾病缓解期，要鼓励患者坚持体育锻炼来增强体质。体育锻炼的方法按病情和体质情况而定，如做体操、打太极拳、气功、散步、跑步等。

（三）饮食

1. 应选择营养丰富、易消化、清淡的、热量足够的饮食。

2. 多食新鲜蔬菜、水果、果汁等。

3. 多饮淡茶水以湿润呼吸道，利于排痰。

4. 避免辛辣有刺激性的食物。

（四）消除诱发因素

1. 注意防寒保暖。

2. 避免各种刺激因素，如戒烟，不在烟雾坏境工作、生活。

3. 在冬季尽量不去拥挤的公共场所，预防呼吸道感染。

（五）保持呼吸道通畅

促进痰液排出。

（六）控制感染

减轻症状。

（七）氧气疗法

低流景持续吸氧 1 ～ 2L/min。

（八）药物治疗与观察

1. 观察患者咳嗽、咳痰情况，痰量、颜色、气味的变化。

2. 老年人忌多用镇咳药，以免痰液不能及时咳出。

3. 观察药物副作用，抗生素不能长期使用，以免发生菌群失调、二重感染；老年人对抑制呼吸的药物极为敏感，止痛药、镇静药、安眠药都有可能引起呼吸衰竭，应慎重使用。

（九）呼吸训练

如腹式呼吸、噘嘴呼吸可改善通气功能。

（十）耐寒锻炼

如坚持用冷水洗脸。

（十一）帮助患者坚定信心

保持乐观情绪。

（刘海瑛）

第三节　慢性肺源性心脏病

慢性肺源性心脏病是一种继发性心脏病。肺部病变与心脏病之间的联系是肺循环阻力增加所引起的肺动脉高压。

一、老年慢性肺源性心脏病的特点

（1）患病率高。发病年龄多在 40 岁以上，50 岁以上者占 74.77%。

（2）病因多而复杂。引起慢性肺源性心脏病的原发病很多，包括肺及肺内气道疾病、肺血管疾病、胸廓及胸膜疾病、胸外气道阻塞、呼吸中枢驱动异常所致通气不足等。其中，老年慢性阻塞性肺病是最常见的病因。

（3）临床表现为呼吸道原发病加心力衰竭与呼吸衰竭的改变。主要为老年慢性支气管炎和阻塞性肺气肿的症状和体征。慢性阻塞性肺病并发肺心病时，有呼吸衰竭，表现为发绀、头痛、失眠、烦躁，或白天嗜睡、神志恍惚等，疾病进一步发展出现谵妄、燥动、抽搐、昏迷等。发展到肺心病的过程是缓慢潜隐的，随着肺动脉高压，表现为疲乏、活动时气短、心率快；当右心室肥大时，上腹部剑下可触及搏动。肺动脉瓣区第二心音亢进，三尖瓣区收缩期杂音，右心室出现第三心音与第四心音或奔马律。在发生右心衰竭时，颈静脉怒张、肝肿大、下肢或全身浮肿等。老年肺心病患者，病情多较重，心力衰竭、心律紊乱发生率高，神经精神症状也容易出现。

（4）并发症多，意识障碍表现突出。常见并发症为肺性脑病、电解质紊乱、肝肾功能损害、消化道出血等。

（5）X线检查表现为原有胸部疾病的表现以及肺动脉高压、右心室增大等。

（6）心电图可有右房与右室增大的征象。

（7）肺心病需与老年退行性心瓣膜病、冠状动脉粥样硬化性心脏病、风湿性心瓣膜病、原发性充血性心肌病等加以鉴别。

二、护理

（1）缓解期积极预防诱因，防止感冒。

（2）积极治疗原发性肺部疾病

1）控制呼吸道感染。

2）清除痰液，保持呼吸道通畅。

3）吸氧　低流量鼻导管或鼻塞给氧 1～2L/min。

4）给予呼吸中枢兴奋药，有利于患者清醒，便于咳嗽、排痰。

5）慎用利尿剂与洋地黄制剂。

6）肺动脉高压明显者常可用血管扩张剂。

（三）并发症的护理

（1）观察患者的血压、脉搏、呼吸、体温等生命体征的变化。

（2）观察患者心率、节律，有无消化道出血，神志有无变化。如有异常及时通知医师。

（3）对症处理，纠正酸碱平衡失调和电解质紊乱，抗心律失常治疗等。

（刘海瑛）

第四节　心力衰竭

心力衰竭不是一个独立的疾病，而是各种心脏病多年发展的最后结局。正因为如此，从 60 岁开始老年人的心力衰竭便明显增加。

一、老年心力衰竭的特点

（1）病因　心脏疾患，仍以冠心病、高血压性心脏病、肺心病和退行性心脏瓣膜病多见，而且可以存在于同一患者而构成多病因，这方面与青壮年患者明显不同。

（2）诱因　呼吸道感染主要指上呼吸道感染及肺炎最多见，其次情绪激动或过度的体力劳动、心律失常、过量或过速输液及房室瓣腱索断裂、药物使用不当，如洋地黄过量或骤然停用，利尿剂过量等。

（3）临床表现不典型，误诊、漏诊率高。如疲乏无力，可能是老年人心力衰竭最早出现的症状。老化及心衰使脑血流减少而引起神志改变、嗜睡、注意力不集中、表情淡漠或烦躁不安等，往往造成漏诊。老年人常同时合并多系统疾病，心衰时却以其他系统疾病症状为主诉，常引起误诊，如平卧时即咳嗽误诊为肺部疾病。

（4）如发现交替脉、新出现的第三心音、急性心肌梗塞患者 $P_2 > a_2$ 等，均提示有心力衰竭表现。

（5）老年心衰易并发多器官衰竭。半数以上的患者可出现少尿、蛋白尿，血中尿素氮增高，血胆红质、转氨酶、LDH 及 BUN 升高，出现低蛋白血症等。

二、护理

（一）去除诱因

（1）控制呼吸道感染，加强分泌物的引流，保持呼吸道通畅。

（2）调节控制情绪波动。

（3）注意输液速度。

（4）积极治疗原发病等。

（二）休息

老年人心力衰竭必须让患者卧床安静休息，但应适当变换体位，以防止压疮和肺栓塞。

（三）吸氧

（四）保持大小便通畅

（五）观察病情变化

（1）心电监护　观察心率、心律。

（2）体温、脉搏、血压的测量。

（3）有无心律失常、呼吸困难、咳嗽、咳痰等。

（4）皮肤水肿情况，注意皮肤护理，保持清洁干燥。

（5）观察尿量，记录液体出入量。

（6）药物的治疗及副作用　强心剂用量一般宜小，当心率不快者，洋地黄的使用应慎重；利尿剂也应谨慎使用，如棱用不当极易引起电解质紊乱和体位性低血压；应用血管扩张剂时应注意有无循环血容量不足的存在等。

（六）给予低盐、低脂、易消化、高营养的饮食

以增加营养满足机体需要，防止造成低蛋白血症性皮肤水肿。

（七）心理护理

多关心老年患者，与其交流，使老人保持精神愉快，配合治疗，及早康复。

（八）健康教育

如提高疾病知识、加强体育锻炼、制定饮食计划等。

···（刘海瑛）

第五节　高血压病

老年高血压病在临床上根据血压测定值分为 4 类：①临界性高血压：收缩压 18.8 ～ 21.2kPa（141 ～ 159mmHg）及（或）舒张压 12.1 ～ 12.5kPa（91 ～ 94mmHg）；②经典性高血压：收缩压＜ 2×（舒张压 -15）mmHg，舒张压为 12.7kPa（95mmHg）；③不对称性收缩期高血压：收缩压≥ 2×（舒张压 -15）mmHg，舒张压≥ 12.7kPa（95mmHg）；④纯收缩期高血压：收缩压≥ 21.3kPa（160mmHg），舒张压＜ 12.7kPa（95mmHg）（注：1mmHg=0.1333kPa）。收缩期血压增高是引起中风的主要危险因素，舒张期血压增高是引起心肌梗死、心力衰竭等心脏疾病的危险因素。高血压病随年龄增长，成为老年人常见疾病，且对心脑血管病预后有着重要的影响及危险性。

一、老年高血压病的特点

（1）患病率高。据国内调查统计，在 60 岁以上老年人群，高血压患病率为 49% ～ 57%，80 岁以上为 65.6%。

（2）收缩期高血压发生的原因可能与主动脉硬化等多种因素有关。继发性高血压以动脉粥样硬化所致肾动脉狭窄者较多见。

（3）临床表现具有以下特征：

1）大多数属于轻型，病情进展缓慢，早期多无症状。

2）比年轻患者合并其他慢性病要多，尤其是糖尿病。

3）血压波动大，尤其是收缩压，常对治疗效果评价产生影响。

4）体位性低血压多见，尤其在降压治疗中。

5）容易发生心力衰竭与脑卒中。

（4）测血压时要注意排除假性高血压。如果血压读数较高而无靶器官损害，周围动脉波动触诊缺乏弹性及手臂 X 线检查有血管钙化影，要高度怀疑假性高血压。可采用简易的 Osier 试验辅助诊断，即袖带充气使压力高达患者收缩压以上 2.67kPa（20mmHg），如果此时仍明显触摸到僵硬的桡动脉，表示 Osler 阳性，确诊需直接动脉内测压。

二、辅助检查

实验室检查如血常规、尿常规、肾功能、血糖、血脂分析、血尿酸等，以及心电

图（可诊断是否并发左心室肥厚、左心房负荷过重以及心律失常）、X 线检查、超声心动图（更为可靠地诊断左心室肥厚）、眼底检查、24h 动态血压监测，可发现高血压对靶器官损害情况和高血压的严重程度等。

三、诊断要点

主要根据测量的血压值，测量安静休息时上臂肱动脉部位血压，但必须以非药物状态下 2 次或 2 次以上非同日血压测定所得的平均值为依据。同时应排除其他疾病导致的继发性高血压，如嗜铬细胞瘤、肾小球肾炎等。

四、治疗要点

治疗高血压的主要目的是最大限度地降低心血管疾病的发病和死亡危险。早期无并发症者可行非药物治疗，控制血压。病情严重者应将药物治疗与非药物治疗相结合使血压下降、接近或达到正常范围，预防或延缓并发症的发生。目前主张高血压应降到 140/90mmHg 以下。老年收缩期性高血压应使收缩压降至 140 ～ 150mmHg，舒张压 ＜ 90mmHg 但不低于 65 ～ 70mmHg。

（一）非药物治疗

限制钠盐摄入、补充钙和钾盐、减少食物中饱和脂肪酸的含量和脂肪总量、减轻体重、戒烟限酒、适当运动、减少精神压力等改善生活行为。

（二）降压药物治疗

凡高血压 2 级或以上患者；高血压合并糖尿病，或已有心、脑、肾靶器官损害和并发症的患者；血压持续升高 6 个月以上，非药物治疗手段仍不能有效控制血压者，必须使用降压药物治疗，包括利尿药、β 受体阻滞药、钙通道阻滞药、血管紧张素转化酶抑制药、血管紧张素 Ⅱ 受体阻滞药和 α1 受体阻滞药。

五、健康教育指导与护理

（一）休息与活动

保证合理的休息和睡眠，做到劳逸结合。轻度高血压可以参加正常的工作，严重高血压应卧床休息，适量运动。

（二）饮食指导

高血压患者以低盐、低脂、低胆固醇、低热量清淡饮食为宜。

1. 多食含钾、钙高而含钠低的食物　含钙高的食物如牛奶、虾皮、酸奶等，含钾高的食物如西红柿、芹菜、包心菜、黑木耳、橘子、香蕉、西瓜、山楂和猕猴桃等。每日摄盐低于 6g。

2. 低脂、低胆固醇饮食　选择瘦猪肉、禽肉、鱼、虾、豆制品等脂肪含量低的高蛋白食物，烹调时多用植物油，少食肉汤类。忌食肥肉、动物内脏、奶油等，家禽类应去皮食用。多食洋葱、大蒜、山楂、香菇、木耳、大豆制品、苹果、三文鱼等降脂食品。动物内脏、鱼子、软体动物如鱿鱼、八带鱼等以及贝壳类海产品如蛤蜊等食物含胆固醇多，应适量控制。

3. 低热量饮食　尽量控制糖类（米饭、馒头）的摄入，避免油炸、重油和腌制食品。多食新鲜蔬菜和水果，每日蔬菜不少于 400g，水果 200 ～ 400g。多吃粗粮和膳食纤维含量高的食物，如高粱、燕麦片、麦胚、麸皮和芹菜等。

4. 限制浓茶、咖啡，限制饮酒，每日应少于 30ml 乙醇。

（三）用药指导

目前常用降压药物主要有 6 类。

1. 利尿药　抑制钠、水重吸收、减少血容量，使心排血量降低而降压。常用呋塞米（速尿），主要不良反应有电解质紊乱和高尿酸血症。还有氢氯噻嗪、氯噻嗪、螺内酯和氨苯蝶啶。口服利尿药者应进食含钾高的水果。

2. β 受体阻滞药　减慢心率、降低心排血量，抑制肾素释放、降低外周阻力而降压。常用阿替洛尔、美托洛尔、美托洛尔，主要不良反应有心动过缓和支气管收缩，阻塞性支气管疾病患者禁用。

3. 钙通道阻滞药　阻滞钙离子进入心肌细胞而降低心肌收缩力，阻滞钙离子进入血管的平滑肌细胞内，使血管平滑肌松弛（但不影响钙离子进入骨骼）扩张外周血管而达到降压目的。常用硝苯地平、氨氯地平、维拉帕米，主要不良反应有颜面潮红、头痛，长期服用硝苯地平出现胫前水肿。

4. 血管紧张素转化酶抑制药　抑制血管紧张素 II 的生成，松弛血管降低血压。常用卡托普利、依那普利、培哚普利，主要不良反应有干咳、味觉异常、皮疹等。

5. 血管紧张素 II 受体阻滞药　降压作用主要通过阻滞组织的血管紧张素 II 受体，更充分有效地阻断血管紧张素 II 的水钠潴留、血管收缩与组织重构作用。常用缬沙坦、氯沙坦、替米沙坦等。不良反应很少。

6. α1 受体阻滞药　选择性阻滞突触后 α1 受体，使血管扩张，血压下降。常用哌唑嗪，主要不良反应有心悸、头痛、嗜睡。

7. 根据医嘱选用降压作用好，不良反应小、服用方便的制剂；避免不求医，凭感觉自行购药；不迷信贵药、新药和中药。

8. 循序渐进，采用阶梯式治疗方案，以保证血压正常或接近正常，然后用维持量。避免一开始就大剂量用药，降压勿操之过急。

9. 坚持长期联合用药，避免有症状时服用，血压一正常就停药，不盲目效仿别人用药，随意更换药物。

10. 清晨醒后第一时间服药，减少心脑血管意外事件的发生。

（四）日常生活指导

（1）指导病人低盐饮食、减肥（体重减轻的速度以每周 1kg 为宜）、减压、戒烟限酒，消除糖尿病、高血脂，远离高血压。

（2）选择合适的运动方式，最好是有氧运动如散步、慢跑、太极拳、骑自行车、游泳和跳舞、气功等，避免绝对休息，避免运动量、运动强度过大。运动应在饭后 2h 后进行。

（3）避免诱因，如情绪激动、精神紧张、身心过劳。冬天外出时注意保暖，室温不宜过低。保持大便通畅，避免剧烈运动和用力咳嗽等。

（4）避免突然改变体位，不用过热的水洗澡和蒸汽浴，禁止长时间站立。出现头昏、眼花、恶心、眩晕等症状时，立即平卧，抬高下肢。

（5）指导病人性生活不宜在早晨，次数不宜多（每 1 ～ 2 周 1 次为宜），不宜过分激动，时间勿持续太久。

（6）教会患者家属测量血压的正确方法，做到三固定：固定使用同一血压计，采用同一体位，固定同一人测量。测血压前 30min 避免运动、吸烟、饮刺激性饮料如浓茶、咖啡等。

（7）定期门诊复查，如血压控制不理想或有头晕、心律不齐等症状随时就诊。

·· （刘海瑛）

第六节　冠状动脉粥样硬化性心脏病

老年人冠心病可发生在中年，也可以到老年才发病。据调查，城市老年人冠心病患病率为 10.7%，居老年人心脏病患病率之首，病死原因也居前位。老年人冠心病根据临床特征分为隐匿型冠心病、心绞痛、心肌梗死、心肌硬化及心律失常五种类型。在此重点讨论心绞痛及心肌梗死。

一、心绞痛

（一）老年心绞痛的特点

（1）病因以冠状动脉粥样硬化为最常见，其次为主动脉瓣病变、冠状动脉痉挛、心肌内冠状动脉血管床的病变。

（2）诱因多为劳累、情绪激动、饱餐、寒冷等诱发。

（3）非典型心绞痛最多见。多数发作时表现为气急或憋闷，有的以放射部位不典型为主要症状，如咽喉部紧缩感、牙痛、腹痛、肩痛，罕见者以下肢足背发作性痛而就诊；也可完全无痛症状；也可表现为短暂性脑缺血发作。

（4）老年心绞痛患者的体征多无特殊征象。部分患者可以发生一过性的血压升高，心律失常，伴随心绞痛的发作，亦可见窦性心动过速、过缓、窦性停搏及室内或房室间传导阻滞等。心绞痛发作后可出现第四心音，听诊第一心音减弱或心尖部出现收缩期杂音。

（5）心电图检查最为重要，常有缺血型（ST—T 改变）或陈旧性心肌梗死的表现。运动负荷试验应根据老年人平日身体情况，决定是否坚持或进行运动试验，检查时密切监护，并需备有急救药品与设备。对不宜做运动试验的老年人 Holter 监护是十分适宜的。不典型病例可考虑行冠状动脉造影。

（6）因老年心绞痛不典型性非常突出，临床需与多种疾病加以鉴别。

（二）护理

1. 消除危险因素

（1）治疗高胆固醇血症。

（2）控制体重，防止肥胖。

（3）治疗高血压病。

（4）禁止吸烟。

（5）积极控制血糖，防治糖尿病。

（6）加强锻炼，参加一切力所能及的脑力、体力活动，避免突然加大运动量及长期卧床。

（7）保持生活稳定，精神、情绪饱满，防止优虑、紧张、精神刺激等。

2. **药物治疗**　与青壮年无明显不同，但剂量要小，遵守个体化原则。最常用药物是硝酸甘油，老年患者应需从小剂量开始，剂量过大易引起头痛及低血压等副作用。

3. **介入治疗**　近年来在老年心绞痛患者中开展日益增多，疗效肯定。术前应向患者介绍治疗的方法，注意事项，认真做好每一项术前准备；术中应密切观察患者心绞痛发作情况与是否出现心律失常等并发症；术后严密观察伤口出血，以及是否出现感染、栓塞等。

二、急性心肌梗死

（一）老年急性心肌梗死的特点

（1）发病率和死亡率高。北京地区 1980 年老年人急性心肌梗死 500 例中死亡 22%，高于青壮年 3.5 倍，其中 80 岁以上者死亡率高达 48.2%。

（2）冠状动脉粥样硬化程度高，受累的分支多，梗塞范围大。

（3）临床表现不典型。除典型症状外，老年人其他症状也较多，如：

1）先兆：有些老年人表现为牙、下颌、颈部、肩部疼痛等。国外报道老年急性心肌梗死符合典型症状者仅 19.5%。

2）疼痛或无痛：胸痛仍是老年心梗的重要症状，但随着年龄的增长，疼痛的发生率逐渐降低，胸痛程度也逐渐减轻，持续时间也较短，常表现为胸闷、憋气、心前区压迫感、左肩痛，部分患者疼痛可放射至下颌、咽部、颈项部及背部上方。无痛性心肌梗死是老年人的重要特征，发作时可无上述疼痛或不适感。

3）突然出现的呼吸困难，需警惕是急性心肌梗死致心衰的症状。

4）胃肠道症状可为首发症状。老年人过去无消化系统疾病而突然出现上腹痛呕吐者要注意本病。

5）精神症状和脑血管意外亦为老年心肌梗死特有的表现。患者出现情绪激动，烦躁不安，重者表现为急性精神障碍；出现脑血管意外，突然发生偏瘫、失语。

（4）合并症多，且表现不典型。

1）心源性休克，临床缺乏典型表现，病情复杂，进展快，死亡率高。

2）心律失常发生率高达 90% 以上，多见于起病后 2 周内，而 24 小时内最多见。

3）心力衰竭发生率 30%，病死率 36.7%。

4）心脏破裂并非罕见，多发生于起病后 1 周内。

5）梗塞面积易发生延展，也是合并症多的原因之一。

（5）心电图阳性率较低，临床诊断时应结合其他表现，当无法确诊时宁留下严密观察，也不能轻易否定。

（二）护理——采用整体护理

1．在疾病方面

（1）心电监护：给予严密的心率、心律、血压、呼吸的监测。记录 24 小时出入量，密切观察有无并发症，及时通知医师，备好急救药品和物品。

（2）绝对卧床休息严禁翻身及搬动。

（3）吸氧，镇痛，镇静。

（4）给予易消化的食物，少量多餐，低钠、低脂，保持大便通畅。

（5）在病情稳定后，指导患者逐渐开始活动。

2．在心理方面　根据老年患者存在的紧张、焦虑、急燥、忧郁、恐惧、悲观、失望、思念、孤独等心理表现进行针对性的说服与安慰，使患者积极配合治疗。

3．在社会方面　针对患者住院后对个人所处角色的不适应，且存在着对家庭、社会的依赖及社交障碍，采取相应措施如对患者生活上细微不至地照顾，提供一个良好的自然和社会环境。

（三）特殊治疗的护理

目前急性心梗缩小梗塞面积提高生存率最有效的方法是尽快使阻塞的冠状动脉再通，包括溶栓与急诊 PTCA 等治疗。老年患者已不属禁忌，治疗前后的护理尤为重要。因静脉溶栓易于普及，故着重介绍有关护理。

（1）首先做好一般常规护理，建立可靠的静脉通路，尽量避免反复穿刺。

（2）向患者及家属了解是否存在溶栓禁忌。

（3）尽快做好溶栓前的准备工作，争分夺秒地准备好溶栓药品以及需要的仪器设备等。

（4）开始溶栓后 2～4 小时内密切观察溶栓效果，包括：

1）心电图 ST 段回落情况；

2）症状缓解情况；

3）是否出现再灌注心律失常；

4）溶栓后酶峰是否提前，每 2 小时抽血化验 1 次。

（5）注意观察溶栓并发症及有无药物过敏反应，老年人极易出现出血并发症，应严密观察。

（四）恢复期护理

（1）出院前康复指导，同心绞痛。

（2）选择适当的活动，在体育锻炼时应注意

1）活动时应衣着适中，防止受凉。

2）餐后1～2h不宜进行活动。

3）病情不稳定的，不应参加锻炼。

4）高温、潮湿季节减少活动。

5）运动中如出现呼吸困难、头晕、疲乏、心绞痛等，应立即停止活动。

三、健康教育指导

（一）休息与活动

适量的活动能促进冠状动脉侧支循环形成，保证心肌供血，减少发作。缓解期一般不需要卧床休息，适当活动。如活动中有心跳过快，呼吸困难，应立刻停止活动，忌超负荷运动。心绞痛发作时应立即停止活动，就地休息，心情放松，切忌扶患者勉强步行；如有条件，立即吸氧；舌下含服硝酸甘油，可连续多次服用。

（二）饮食指导

饮食宜低盐、低脂、易消化、高纤维素饮食，多食新鲜蔬菜和水果，保持大便通畅，有利于心肌及血管功能的恢复；忌饱餐，宜少食多餐，每顿七八分饱，每日可增至五餐，两餐之间可增加些水果；禁烟限酒，忌浓茶、咖啡等。伴有糖尿病及肥胖者要控制热量，减轻体重，食用低脂、低胆固醇饮食，并控制蔗糖及含糖食物的摄入。具体可从以下几类食物中选择。

1. 可以随意进食的食物　各种粗粮、豆类制品、蔬菜如洋葱、大蒜、绿豆芽、扁豆、金花菜等以及各种瓜类、水果及茶叶和菌藻类如香菇、海带、木耳、紫菜等。

2. 适当进食的食物　瘦肉包括瘦猪肉、牛肉、去皮的家禽肉；鱼类包括多数河鱼和海鱼；植物油包括豆油、玉米油、花生油、香油、橄榄油；奶类包括去脂乳及其制品；鸡蛋，每周可进食两三个。

3. 少食或忌食的食物　动物脂肪如猪油、黄油、羊油、鸡油等；肥肉包括猪、牛、羊等肥肉；脑、内脏、骨髓、鱼子、蛋黄；糖、酒、巧克力等以及软体及贝壳类海产品。

（三）用药指导

1. 硝酸酯类药物　常用的有硝酸甘油、单硝酸异山梨酯等。可扩张冠状动脉增加冠脉血流外，扩张外周血管，减轻心脏负荷，缓解心绞痛。硝酸甘油0.5mg舌下含化，1～3min起效，作用持续10～45min，15min内用药不得超过3片；硝酸异山梨酯5～20mg口服，3/d，30min起效，持续3～5h；缓释制剂可维持12h，2/d。不良反应有头痛、头胀、面红、心悸、体位性低血压等。服药后应安静休息15～20min，过早活动可引起眩晕，体位改变应缓慢，起床时可在床上稍坐片刻，再下床活动。

2. β受体阻滞药　常用的有普萘洛尔、美托洛尔（倍他乐克）等，可减慢心率，降低血压，减低心肌收缩力和耗氧量，从而缓解心绞痛的发作。不良反应有心动过缓、窦性停搏、房室传导阻滞、乏力、胃肠不适及停药综合征等，注意不要突然停药。

3. 钙拮抗药　常用的有硝苯地平、硫氮卓酮等，可抑制心肌收缩，减少心肌耗氧，扩张冠状动脉，解除冠状动脉痉挛，减轻心脏负荷，还能降低血液黏稠度，抗血小板聚集，改善心肌微循环的作用。不良反应有头痛、头晕、恶心、呕吐、便秘、心动过缓等。

4. **抗血小板药物** 常用的有阿司匹林及氯吡格雷。阿司匹林通过抑制血栓素 A_2 的生成，降低血小板聚集而发挥抗血小板作用。常用剂量为 100mg，1/d。氯吡格雷通过抑制血小板聚集的 ADP 途径而发挥抗血小板作用，与阿司匹林合用，有协同抗血小板作用。用法：300mg 冲击 1 次，以后 75mg 1/d。不良反应主要是出血和对胃有刺激，少数人有过敏现象，用药尽量避免空腹，服药过程中如有齿龈出血或近期无故出现皮下瘀斑应引起注意。

5. **调脂药物** 主要是他汀类，降低低密度脂蛋白和升高高密度脂蛋白，稳定血栓斑块，副作用是肝功能损害及肌肉病变，注意复查肝功能，根据医嘱调整用药。

6. **血管紧张素转化酶抑制药（ACEI）** 通过抑制周围和组织的血管紧张素转化酶，使血管紧张素Ⅱ生成减少，血压降低，可改善稳定性心绞痛高血压、左心功能衰竭等患者的预后。不良反应为无痰干咳，发生率为 5% 左右。常用卡通普利 12.5～50mg，2/d，依那普利 10～200mg，1/d。

7. 硝酸甘油应注意避光保存，防止受潮，使用时注意服药方法及有效期，如含服药物后舌下无灼伤感，说明药物失效，不宜再用；应放在易取之处，用后放回原处以备用。

8. 便秘严重者使用缓泻剂，但不能用硫酸镁、大黄、芒硝等作用剧烈的泻药。

9. 指导患者坚持服药，合理、按时、按量，不可随意停减，了解所服药物的作用、副作用，出现不适，立即就医。

（四）日常生活指导

（1）指导患者及家属掌握有关心血管疾病预防和急救知识。外出时要携带保健盒，以备急用。

（2）选择合适的运动方式、强度、频率、及时间，运动应循序渐进，一般以太极拳、慢跑、步行等为主，每周 3～4 次，每次 30min，活动时间以下午为宜；高温、高湿、严寒季节应减少运动量；避免在运动后即用热水或冷水洗澡。

（3）及时控制与心绞痛发作有关的疾病，如高血压、高血脂、糖尿病、贫血、甲亢等，忌生气、发怒，避免情绪激动。

（4）养成定时排便的习惯：晨起适量饮水，防止便秘。

（5）注意口腔和皮肤清洁卫生，清洁口腔时注意使用软毛牙刷，动作宜轻柔。

（6）洗澡时应让家人知道，且不宜在饱餐和饥饿时进行，水温勿过冷或过热，时间不宜过长，门不要上锁，以防发生意外。

（7）性生活会使心率呼吸加速，血压升高。严重高血压、心绞痛，心肌梗死的患者节制性欲非常必要，但这并不意味绝对不能有性生活，只是不可以太剧烈，可在性生活前听轻音乐，或含服硝酸甘油后 10min 再进行。

（8）注意调节室温，忌过冷或过热，保持室内空气清新，1d 最好保持开窗通风 2～3 次，避免上呼吸道感染。

（9）放松精神，愉快生活，缓解生活及工作中的压力，对任何事情要能泰然处之。

（10）指导患者提高服药的依从性，按时服药，不能擅自减量和停药。

（11）如有不适，随时就诊。

$\cdots\cdots\cdots\cdots$（刘海瑛）

第七节　糖尿病

糖尿病为老年人常见的代谢性疾病。临床症状多轻微、隐匿，血糖高而尿糖不明显，久病后常并发心血管疾病、眼、肾、神经等病变，严重病例可发生非酮性高渗性昏迷、酮症酸中毒昏迷、乳酸酸中毒等而危及生命。

一、老年糖尿病的特点

（1）发病率高，国外报道 60 岁以上发病率为 45%，多属于 Ⅱ 型糖尿病。

（2）起病缓慢，症状轻微。

（3）病因　原发性糖尿病病因不明。继发性糖尿病老年性糖耐量异常可由退行性改变、新陈代谢减慢、饮食多、体力活动减少、肥胖、心理和应激等后天因素造成。

（4）大部分患者较胖，无酮症倾向。

（5）由于肾小球滤过率下降，故尿糖的肾阈增高，表现为尿糖正常而血糖高。

（6）常以并发症前来就诊。

（7）各种并发症多，具有以下特点：

1）心脏病病变较多，是主要死亡原因之一。急性心梗多表现为无痛性。

2）眼合并症　老年组约有 35%-40% 并发视网膜病变。老年人失明率高达 20%，常合并白内障，发病早，进展迅速。

3）肾病病变　其病变以肾小球和肾血管动脉硬化为主，发病隐匿，常无自觉症状，病情发展时出现多尿、浮肿。典型病例可表现除蛋白尿之外，还有肾功能低下、浮肿、高血压及视网膜病。本病早期蛋白尿呈间歇性微量出现，随病程进展而出现持续性大量蛋白尿。

4）神经病变　多见于周围神经病变，其次为植物神经异常，临床上发病率最高的是膀胱功能障碍所致排尿障碍、残余尿多、尿潴留。

5）脑血管病变　糖尿病患者脑卒中发病率比非糖尿病者显著升高，其临床特征为偏瘫伴有假性麻痹和痴呆。

6）高渗性非酮症性昏迷可为首发临床表现。

7）皮肤病变　皮肤可有慢性脱水、化脓性感染、霉菌感染、皮肤和外阴瘙痒症均为老年性糖尿病常见并发症。

二、治疗原则

由于糖尿病的病因和发病机制尚未完全阐明，缺乏病因治疗。强调治疗须早期和长期、积极而理性以及治疗措施个体化的原则。治疗目标为纠正代谢紊乱；消除症状、防止或延缓并发症的发生；维持良圩的健康和学习、劳动能力；保障儿童生长发育；延长寿命，降低病死率，而且要提高患者生活质量。国际糖尿病联盟（IDF）提出了糖尿病治疗的 5 个要点分别为：医学营养治疗、运动疗法、血糖监测、药物治疗和糖尿病教育（即五驾马车）。

三、护理

（一）饮食指导

饮食控制是糖尿病所有治疗的基础，应定时、定量进餐并始终坚持。饮食控制原则：合理控制总热量的摄入；平衡膳食，各种营养物质摄入均衡；称重饮食，定时定量进餐；少量多食，每日 3 ～ 6 餐。

$$每日所需总热量 = 标准体重 × 每公斤体重所需的热量$$

$$标准体重 = 身高 -105（cm）$$

根据活动量不同每公斤体重所需热量也不同，成人休息状态下每日每公斤标准体重所需热量 25 ～ 30kcal，轻体力劳动 30 ～ 35kcal，中度体力劳动 35 ～ 40kcal，重体力劳动 40 kcal 以上。儿童，孕妇，乳母，营养不良和消瘦以及有消耗性疾病者应酌情增加，肥胖者酌减，使患者体重维持在标准体重再增或减 5%。

饮食中三大营养物质分配：

脂肪：1 g 脂肪产生 9 千卡的热量，膳食中每日由脂肪提供的热量不龛超过全天总热量的 30%。多选择不饱和脂肪酸和单不饱和脂肪酸的食物，因其可加强对心血管的保护作用。如豆油，芝麻油，禽肉类等。尽量限制胆固醇的摄入量，每日应少于300mg，少吃鱼子，动物内脏。

蛋白质：1 g 蛋白质产生 4 千卡的热量，蛋白质约占全天饮食总热量的 15% ～ 20%，其中优质蛋白占三分之一，如鱼、瘦肉、蛋。若肾功能损害时，蛋白质以优质动物蛋白为主，并严格限制摄入里。

碳水化合物：1 g 碳水化合物可产生 4 千卡的热量，碳水化合物约占全天饮食总热量的 55% ～ 60%，尽量选择富含膳食纤维的食物，如粗粮，蔬菜，水果等。

将总热量按 1/3，1/3，1/3 或 1/5，2/5，2/5 三餐分配。

饮酒：每日限制饮酒量，不超过 1 ～ 2 个标准量，一份标准量为：啤酒 285 ml；清淡啤酒 375 ml；红酒 100 ml；白酒 30 ml；且不应在空腹时饮用，以免发生低血糖。

盐：每日控制在 6 g 以内。

（二）休息与运动指导

运动也是糖尿病的基础治疗之一，运动可增加胰岛素的敏感性，改善血糖，减轻体重，降低心血管疾病的风险。有的 2 型糖尿病病人仅通过运动，配合饮食治疗就可以控制病情。

运动原则：循序渐进、量力而行、持之以恒。我们提倡有氧运动。每周至少运动 5 d，每次最少 30 min，每周至少 150 min。运动适合于所有病情稳定的糖尿病患者，当有急性感染、心功能不全、糖尿病足、糖尿病肾病、糖尿病视网膜病变以及糖尿病酮症酸中毒时禁止运动。

运动前的准备：做全面查体并在医护人员的帮助下制定合适的运动计划，监测运动前的血糖，选择合适的鞋、袜、运动服，选择合适的运动场所。备好甜品及水以备急用。最好结伴而行。

运动方式分为：低强度运动如散步、打太极、做家务；中等强度运动如快走、骑车等；高强度运动如拔河、跳高、快跑等<>运动选择 1 h 左右进行（从第一口饭时开始计时），可尽可能避免低血糖的发生。

运动分三部曲：即第一步 5 ~ 10 min 的热身运动，如压腿、扩胸。第二步 10 ~ 15 min 运动时间，进行您选择的运动项目。第三步 5 ~ 10 min 的调整时间。

运动强度的评价指标：最佳运动量时的脉率（次 / 分）=170- 年龄。也可以根据自身感觉来评判，即微汗、气喘、能对话但不能唱歌。

（三）药物指导

分为口服药物及胰岛素治疗。

1. 常用口服降糖药物　分两大类五种：

促胰岛素分泌剂：主要直接刺激胰岛素分泌，包括磺脲类；格列奈类。

非促胰岛素分泌剂：双胍类；噻唑烷二酮类；α- 糖苷酶抑制剂。①磺脲类用于非肥胖性 2 型糖尿病患者，不良反应为低血糖，长期应用使体重增长。饭前半小时服用。常用药为美吡哒，瑞易宁，亚莫利等。②格列奈类用于餐后血糖较高或老年糖尿病患者，不良反应为低血糖，但较磺脲类发生频率低、程度轻。该药需餐前即刻服用，常用药物为诺和龙，唐力。③双胍类改善胰岛素抵抗，用于超重和肥胖的 2 型糖尿病患者，单用此药基本不发生低血糖，不良反应为胃肠道反应，头痛，有金属味，乳酸酸中毒。因有胃肠道反应故该药饭中或饭后服用。常用药物为二甲双胍。④噻唑烷二酮类改善胰岛素抵抗，用于 2 型糖尿病高血糖患者，并助于防止与延缓糖耐量受损向糖尿病的进展。不良反应为乏力、腹泻、肝毒性增加、体重增加、水肿加重。该药饭前服用。常用药物为文迪亚，艾汀。⑤α- 糖苷酶抑制剂主要是延迟葡萄糖的吸收，用于以碳水化合物为主要食物成份而餐后血糖升高的糖尿病患者，可降低餐后血糖，改善空腹血糖。不良反应为胃肠道反应即腹胀、排气增多。该药与第一口饭同时嚼服。常用药物为拜糖苹。

2. 常用的胰岛素制剂：

胰岛素制剂			起效时间	峰值时间	作用时间
餐时胰岛素	短效胰岛素 RI		15 ~ 60 min	1.5 ~ 2, 5 h	5 ~ 8 h
	超短效胰岛素类似物	门冬胰岛素	10 ~ 15 min	1 ~ 3 h	3 ~ 5 h
		赖脯胰岛素	10 ~ 15 min	1 ~ 1.5 h	4 ~ 5 h
基础胰岛素	中效胰岛素 NPH		1.5 h	4 ~ 12 h	最长 24 h
	长效胰岛素 PZI		3 ~ 4 h	8 ~ 10 h	长达 20 h
	胰岛素类似物		2 ~ 3 h	无明显峰值	长达 30 h

续表

	胰岛素制剂		起效时间	峰值时间	作用时间
预混胰岛素	预混胰岛素 HI30R，50R，HI70/30		30 min	2～8 h	最长24h
	预混胰岛素类似物	预混门冬胰岛素30	10～20 min	1～4 h	最长24h
		预混赖脯胰岛素25	15 min	1.5～3 h	16～24h

胰岛素注射的相关问题：

注射器的选用：注射笔和胰岛素专用注射器。

注射部位的选择：手臂、臀部、大腿前侧和外侧、腹部，其中腹部吸收最平稳。

注射方式：皮下注射（最常用），肌内注射，静脉注射和胰岛素泵注射治疗。

注射针头的种类：5 mm，6 mm，8 mm 针头，数字越大代表针头越长。

胰岛素储存方式：未使用的胰岛素置冰箱冷藏室内 2～8℃ 保存至药物有效期止；正在使用过程中的胰岛素可放在小于28℃室温下保存一个月。

胰岛素注射方法：清洗双手，取出胰岛素放于室温下，根据胰岛素的剂型选择注射部位，如为混悬胰岛素要充分摇匀，排净针头中的气体，选择注射的剂量，用酒精消毒皮肤，酒精挥发完后皮下注射胰岛素。

胰岛素注射应注意：①正确选择注射部位，两次注射应间隔大于2厘米以上，避免在同一部位重复注射，以免影响胰岛素吸收及皮下脂肪硬结的形成。②排尽针头中的气体，保证所注射胰岛素剂量的准确性。③用注射笔时要每次更换一个新针头，重复使用针头违反无菌操作原则，增加感染的可能；并因针头是一次性设计，重复使用不仅增加感染的机会，还可增加胰岛素药液堵塞针头的机会，并可能发生针头断于体内的情况。④确保胰岛素注射在皮下层，注射过深可至肌肉层，因肌肉层血运丰富能加速胰岛素的吸收，易引起低血糖的发生。最好的避免方法是，选择超短型针头注射时可用2～3个手指捏起注射部位的皮肤。⑤注射完毕让针尖留在皮下10秒钟以上，保证所注射胰岛素全部被注射到皮下组织。

（四）日常生活指导

1. 监测的健康教育指导：监测的内容包括血糖、糖化血红蛋白、尿糖、尿蛋白、血压、血脂等的监测。

血糖正常值为3.9～6.1mmol/L，其监测常选用空腹（至少8小时没进饮食）、三餐后2 h（进食第一口碳水化合物开始计算2个小时后的血糖值），睡前及凌晨三点。运动前后，调节治疗方案、饮食改变、不能规律进餐、情绪波动、应激状态时应增加血糖监测的频率。

糖化血红蛋白反映过去三个月血糖的平均水平，也是决定是否需要更换治疗的重要依据。在治疗初期，每三个月监测一次，达到治疗目标后可六个月监测一次，其正常值是4%～6%。

尿糖的监测目标为任何时间的尿糖均应为阴性。

血压的监测：伴有高血压病患者每天应监测血压，使血压控制在低于130/80

mmHg。

血脂监测：每年应至少检查一次血脂，最常见的血脂异常为甘油三酯增高及高密度脂蛋白胆固醇降低。

2 型糖尿病的各种监测数值的控制目标：

指　　标	目标值
空腹血糖（mmol/L）	4.4 ～ 6.1
非空腹血糖（mmol/L）	4.4 ～ 8.0
糖化血红蛋白（%）	＜ 6.5
血压（mmHg）	＜ 130/80
TC 胆固醇（mmol/L）	＜ 4.5
HDL-C 高密度脂蛋白胆固醇（mmol/L）	＞ 1.0
TG 甘油三酯（mmol/L）	＜ 1.5
LDL-C 低密度脂蛋白胆固醇（mmol/L）	＜ 2.5
尿白蛋白 / 肌酐比值（mg/mmol）男性	＜ 2.5（22 mg/g）
女性	＜ 3.5（31 mg/g）
尿白蛋白排泄率	＜ 20 μg/min

2. 低血糖的护理：低血糖是糖尿病治疗过程中可能发生的不良反应，对糖尿病患者只要血糖值在 3.9mmol/L 即诊断为低血糖。常见症状有交感神经兴奋（心悸、出汗、饥饿感），中枢神经症状（神志改变、抽搐和昏迷），老年人多无典型症状。

低血糖常见于服用磺脲类、非磺脲类胰岛素促泌剂及胰岛素治疗的患者，未定时定量进餐，运动量增加以及空腹饮酒时。

低血糖的处理：意识清楚的患者口服 15 ～ 20 g 糖类食品，以葡萄糖为佳，15 min 后复测血糖一次。意识障碍的患者给予 50% 的葡萄糖液 20 ml 静推，15 min 后复测血糖一次，如血糖≤ 3.9mmol/L 时再给予 15 g 葡萄糖口服；如血糖＞ 3.9mmol/L 时，但距下一次就餐时间在 1 h 以上，给予含淀粉或蛋白质的食物。如血糖仍≤ 3.0mmol/L 继续给予 50% 葡萄糖 60ml。低血糖纠正后应及时查找低血糖的原因，调整用药方案，加强自我监测。因一次严重的低血糖反应而引发的不良后果，能抵消一生血糖控制在正常范围之内，所带来的益处。

3. 糖尿病患者足的护理：糖尿病足是糖尿病严重的慢性并发症之一，严重者可导致截肢，严重影响生活质量。其基本发病因素是神经病变、血管病变和感染，三者共同作用可导致组织的坏死、溃疡和坏疽。

控制血糖在正常范围之内；穿着合适的鞋袜；每天检查脚，特别是足耻间隙，保持其干燥及皮肤的完整性；每天洗足，水温要低于 37T，时间在 10 ～ 15 min 左右，并用干燥而柔软的毛巾擦干；任何时间避免赤足走动；趾甲修剪要保持平滑，没有棱角，不可过短；穿鞋前检查鞋内有无异物；袜口要宽松；选择新鞋最好在下午试穿；足部远离热水袋；勿自行修剪胼胝等。如足部有溃疡，应及时找专业医生、护士帮忙处理。

4. 糖尿病肾病的护理：糖尿病肾病是糖尿病最严重的并发症之一，也是全身性微血管病变表现之一。表现为持续性蛋白尿，尿里泡沫多，逐渐出现肾功能损害、高血压、水肿，最后发展为肾功能衰竭，是糖尿病患者死亡的重要原因之一。

首先要控制好血糖，延缓糖尿病肾病的发展；饮食方面，限制蛋白质的摄入量专0.8 g/（kg.d)，多食用瘦肉、鱼等优质动物蛋白；严格控制钠盐的摄入，每天进食钠盐量小于 6 g，如有严重的高血压和水肿应小于 3 g，少食动物内脏，动物油脂；严格控制饮水量；严格控制血压，积极将血压降到 130/80mmHg 以下，尿蛋白＞1 g/d 时，血压应降到 125/75mmHg；纠正贫血，补充铁剂、促红细胞生成素；适当限制钾的摄入量，避免食用蛋黄、动物内脏、坚果类含磷较多的食物，多食用含维生素 B、维生素 C 和锌、钙、铁丰富的食物。

5. 日常外出的指导：糖尿病患者日常外出时应随身携带疾病诊断卡，注明所患疾病、家庭住址、联系电话、家庭成员及联系电话、发生意外的紧急处理方法等，同时包内备有糖块及巧克力等，以备低血糖时急用。

··（刘海瑛）

第八节　老年骨折

骨或软骨失去完整性或连续性，称为骨折。骨折一般多见于老年人。由于老年人肌力严重衰退，下肢无力，走路不稳，反应迟钝，加上骨质疏松，外力直接作用于疏松的骨质上，而极易发生骨折。如老年人晚上起床小便，不能承受自身重量就容易发生骨折。骨折的主要表现为局部肿胀、疼痛、畸形、功能障碍等。

一、病因

（一）外伤性骨折

暴力造成骨质的完整性破坏称为外伤性骨折。此为最常见的骨折原因。按暴力作用的方式不同可分为 3 种。

1. 直接暴力：暴力直接作用于骨折部位。

2. 间接暴力：暴力作用于远离骨折的部位，通过骨、关节、肌肉或韧带等传导，造成一定部位的骨折。

3. 重复暴力：反复的暴力作用于同一部位，可逐渐发生骨折，也称为疲劳骨折。如长途行军或反复运动后发生的第二、三跖骨、胫骨、股骨、腓骨或股骨颈骨折等。

（二）病理性骨折

由于全身或骨本身局部的病损引起的骨折，称为病理性骨折。

二、诊断要点

一旦发生骨折，在骨折部位可产生疼痛、肿胀、瘀斑和功能障碍，检查时还可听到骨断端相互摩擦的声音（即骨擦音），同时可能伴有血管和神经的损伤，使肢体远端产生缺血或感觉麻木、运动障碍的现象，或引起内脏损伤。骨折后因剧烈疼痛，出血过多或并发头、胸、腹部脏器损伤而产生休克。

骨折的诊断除病史和症状外，须结合 X 线摄片检查，以便确诊。

三、预防

（一）练功强身

应积极长期地坚持锻炼，增多在户外活动时间，多呼吸新鲜空气，促进全身血液循环和新陈代谢。可选择散步、慢跑、太极拳、保健操等项目。多活动能使血液中的钙质更多地在骨骼内存留，因而提高骨的硬度，能有效地减少骨折的发生。

（二）多晒太阳

阳光可以促进维生素 D 的合成，而钙的代谢依赖维生素 D 的作用。阳光中的紫外线能促进体内钙的形成和吸收，维持正常的钙磷代谢，使骨骼中钙质增加而提高骨的硬度。

（三）未病先防

老年人不宜到人多和车多的地方活动，下雨、下雪或地上积水、结冰时不要外出，以免跌倒而发生骨折。不要攀登梯子或爬高活动，不宜在陡坡上行走，因老年人下肢无力，反应迟钝而易跌倒。平时出门时，须缓步慢行，若有眼花、耳聋、头晕等症状时尽量减少外出，必须外出时要有帮助搀扶走路或手拄拐杖。夜间上厕所之前，应先在床沿坐上片刻，以使腿部肌肉力量处于兴奋状态，并可防止体位改变时的一时性低血压的发生。洗澡时，要准备好小凳子，坐着穿裤和鞋，防止跌倒。

（四）饮食调摄

多吃蔬菜、蛋白质和富有维生素的饮食，可防止骨质疏松的发生和发展。骨折早期饮食宜清淡，以利于祛瘀消肿，后期应偏味重，选择合适的饮食调补肝肾，有利于骨折的愈合和功能的恢复。

（五）密切观察

当遭受损伤后，如怀疑有骨折应及时去医院诊治。在转送途中，应采取必要的临时固定措施。如上肢骨折，应用木板将手臂固定，木板长度应超过骨折部位的上、下两个关节面，也可将骨折的手臂与胸部缚在一起固定。下肢骨折可用长木板将伤肢缚扎在一起，木板长度上至腋下，下应超过脚跟，或可将患肢与另一健肢缚扎在一起固定。脊柱骨折应由双人平行搬至木板上缚扎固定，颈椎骨折应将头部两侧用沙袋垫好，限制头部活动，然后才能送医院。如有出血，应用清洁布临时包扎伤口，然后用止血带结扎。一般止血带结扎时间每次不超过 1h，每隔 1h 可放松止血带 1～2mim 以看到鲜血流出为止，可防止因结扎时间过长而引起肢体缺血坏死。用石膏等方法作骨折固定后，24h 内须密切观察伤肢末端皮肤色泽的变化和肿胀情况。如发现肿胀加剧，皮肤有瘀紫应立即就诊，放松或拆除石膏，以防因石膏固定太紧而引起肢体缺血、回流不畅而坏死。骨折固定期应遵医嘱定期复查。

（六）功能锻炼

在医师指导下积极锻炼未受伤的关节，每天每小时 100 次，能避免关节僵硬、挛缩和肌肉萎缩。采用轻按摩的方法自我按摩，可促进局部血液循环，有利于骨折的恢复。

四、治疗

（一）骨折急救

骨折的急救是在骨折发生后的即刻处理，包括检查诊断和必要的临时措施。骨折的急救很重要，处理不当能加重损伤，增加患者的痛苦，甚至形成残废影响生命。因而，及时进行合理有效的急救是十分重要的。急救应在现场进行，首先扼要地了解伤情，先查生命体征后查局部伤情，以确定损伤性质、部位和范围。要观察有无呼吸道阻塞、呼吸困难、发绀、异常呼吸等现象；注意患者有无休克；有无伤口出血及内出血；注意患者的精神状态，有无瞳孔、眼、耳、鼻出血，及颅脑损伤体征；有无胸、腹、盆腔内脏损伤；有无脊髓、周围神经损伤及肢体瘫痪；注意肢体有无肿胀、疼痛、畸形及功能丧失表现，确定是否有骨折及脱位。

急救处理应包括：①保持呼吸道通畅。②防止休克。严重或多发骨折及合并有其他创伤患者更易休克，要注意预防，更要早发现，早处理。防止休克包括止痛，固定患肢有止痛、止血、减轻组织损害和休克的作用；止血，内或外出血为损伤性休克主要原因，不加以控制会加重休克，一般伤口局部加压包扎，即可止血。对于四肢大出血不能控制者，可上止血带，但绑扎的部位要正确，松紧要合适，否则会加重出血，上止血带时间最长不能超过2h，应每隔1h左右放松一次，但不可冒再次大出血危险，轻易将止血带放松。在可能条件下，应立即输液、输血和给氧。③骨折肢体临时固定。上肢骨折主要用夹板固定，用三角巾悬吊，并将伤肢用绷带固定在胸壁上；下肢骨折主要用半环托马斯架固定或绑在健腿上，膝以下骨折固定在小夹板上；疑有脊柱及骨盆骨折损伤时，应尽量避免骨折处有移动，以免引起或加重损伤。不论患者是仰卧或俯卧，尽量不变动原来位置将四肢理直，准备好硬板担架后，由两人轻轻将患者滚翻到木板上仰卧，用宽布带捆在担架上。如骨折位于颈部，则一人必须把住下颌和枕部略加牵引，滚翻时脊柱应保持中立位，腰或颈下垫一小布卷则更好。

（二）骨折愈合

骨折（bone fracture）通常可分为外伤性骨折和病理性骨折两大类。骨的再生能力很强，经过良好复位后的外伤性骨折，一般在3～4个月或更长一些时间内，可完全愈合。骨外、内膜中骨母细胞的增生和产生新生骨质是骨折愈合的基础。骨折后经血肿形成、纤维性和骨性骨痂形成以及骨痂改建的过程而完全愈合，使骨在结构和功能上恢复正常。

1. 骨折愈合过程　骨折愈合（fracture healing）过程可分为以下几个阶段。

（1）血肿形成：骨折时除骨组织被破坏外，也一定伴有附近软组织的损伤或撕裂。骨组织和骨髓都富含血管，骨折后常伴有大量出血，填充在骨折的两断端及其周围组织间，形成血肿。一般在数小时内血肿发生血液凝固，和其他组织的创伤一样，此时在骨折局部还可见轻度中性粒细胞浸润。

骨折时由于骨折处营养骨髓、骨皮质及骨膜的血管随之发生断裂，因此在骨折发生的1～2d内，可见到骨髓造血细胞的坏死，骨髓内脂肪的析出，以后被异物巨细胞包绕形成脂肪"囊"（fat "cyst"）。骨皮质亦可发生广泛性缺血性坏死，骨坏死在镜下表现为骨陷窝内的骨细胞消失而变为空穴。如果骨坏死范围不大，可被破骨细胞吸收，有时死骨可脱落、游离而形成死骨片。

（2）纤维性骨痂形成：在骨折后的 2～3d，从骨内膜及骨外膜增生的成纤维细胞及新生毛细血管侵入血肿，血肿开始机化。这些成纤维细胞实质上多数是软骨母细胞及骨母细胞的前身。上述增生的组织逐渐弥合，填充并桥接了骨折的断端，继而发生纤维化，形成纤维性骨痂或称暂时性骨痂（provisionalcallus），肉眼上骨折局部呈梭形肿胀。约经 1 周左右，上述增生的肉芽组织及纤维组织部分可进一步分化，形成透明软骨。透明软骨的形成一般多见于骨外膜的骨痂区，而少见于骨髓内骨痂区，可能与前者血液供应较缺乏有关。此外，也与骨折断端的活动度及承受应力过大有关。但当骨痂内有过多的软骨形成时会延缓骨折的愈合时间。

（3）骨性骨痂形成：骨折愈合过程的进一步发展，是骨母细胞产生新生骨质逐渐取代上述纤维性骨痂。开始形成的骨质为类骨组织，以后发生钙盐沉着，形成编织骨（woven bone），即骨性骨痂。纤维性骨痂内的软骨组织，和骨发育时的软骨化骨一样，发生钙盐沉着而演变为骨组织，参与骨性骨痂的形成。此时所形成的编织骨，由于其结构不够致密，骨小梁排列比较紊乱，故仍达不到正常功能需要。

按照骨痂的细胞来源及骨痂的部位不同，可将骨痂分为外骨痂和内骨痂。①外骨痂或骨外膜骨痂，是由骨外膜的内层即成骨层细胞增生，形成梭形套状，包绕骨折断端。如上所述，以后这些细胞主要分化为骨母细胞形成骨性骨痂，但也可分化为软骨母细胞，形成软骨性骨痂。在长骨骨折时以外骨痂形成为主。②内骨痂由骨内膜细胞及骨髓未分化间叶细胞演变成为骨母细胞，形成编织骨。内骨痂内也可有软骨形成，但数量比外骨痂为少。

（4）骨痂改建或再塑：上述骨痂建成后，骨折的断端仅被幼稚的、排列不规则的编织骨连接起来。为了符合人体生理要求而具有更牢固的结构和功能，编织骨进一步改建成为成熟的板层骨，皮质骨和髓腔的正常关系也重新恢复。改建是在破骨细胞的骨质吸收及骨母细胞新骨质形成的协调作用下进行的，即骨折骨所承受应力最大部位有更多的新骨形成，而机械性功能不需要的骨质则被吸收，这样就使骨折处上下两断端按原来的关系再连接起来，髓腔也再通。

在一般情况下，经过上述步骤，骨折部恢复到与原来骨组织一样的结构，达到完全愈合。

2. 影响骨折愈合的因素

（1）全身性因素：①年龄。儿童骨组织再生能力强，故骨折愈合快；老年人骨再生能力较弱，故骨折愈合时间也较长。②营养。严重蛋白质缺乏和维生素 C 缺乏可影响骨基质的胶原合成；维生素 D 缺乏可影响骨痂钙化，妨碍骨折愈合。

（2）局部因素：①局部血液供应。如果骨折部血液供应好则骨折愈合快，如肱骨的外科颈（上端）骨折；反之，局部血液供应差者，骨折愈合慢，如股骨颈骨折。骨折类型也和血液供应有关，如螺旋形或斜形骨折，由于骨折部分与周围组织接触面大，因而有较大的毛细血管分布区域供应血液，愈合较横形骨折快。②骨折断端的状态。

骨折断端对位不好或断端之间有软组织嵌塞等都会使愈合延缓甚至不能接合。此外，如果骨组织损伤过重（如粉碎性骨折），尤其是骨膜破坏过多时，则骨的再生也较困难。骨折局部如出血过多、血肿巨大，不但影响断面的接触，且血肿机化时间的延长也影响骨折愈合。③骨折断端的固定。断端活动不仅可引起出血及软组织损伤，而且常常只形成纤维性骨痂而难有新骨形成。为了促进骨折愈合，良好的复位及固定是必要的。但长期固定可引起骨及肌肉的失用性萎缩，也会影响骨折愈合。④感染。开放性骨折（即骨折处皮肤及软组织均断裂，骨折处暴露）时常合并化脓性感染，延缓骨折愈合。

骨折愈合障碍者，有时新骨形成过多，形成赘生骨痂，愈合后有明显的骨变形，影响功能的恢复。有时纤维性骨痂不能变成骨性骨痂并出现裂隙，骨折两断端仍能活动，形成假关节，甚至在断端有新生软骨被覆，形成新关节。

五、护理

（一）饮食指导

（1）对老年骨折患者，要注意饮食调剂，争取做到供给充分的蛋白质，可多吃些豆制品、鱼、肉、蛋类；还要供给足够的维生素、钙和铁，这些可从蔬菜、水果中获得。加强营养，有利于骨折的恢复。如上肢骨折影响老年人吃饭，则需家属喂饭、喂水。伤病给老年人带来了精神创伤，强迫其卧床休息，活动量减少，会抑制患者的食欲及消化能力，表现为食后腹胀、饮食量降低、便秘、尿黄等。应嘱患者多饮水，吃稀软食物及新鲜水果、蔬菜。忌食油腻、辛辣及易产气的食物。帮助其按摩腹部，促进肠蠕动，促进消化。伤后数日患者对卧床生活渐趋适应，食欲恢复，消化能力增强，可按病情需要及患者饮食习惯适当给予高蛋白、高维生素、高钙食物。

（2）忌盲目补充钙，质钙是构成骨骼的重要原料，有人以为骨折以后多补充钙质能加速断骨的愈合。但对于长期卧床的骨折患者，如果盲目补钙除了易引起血钙增高的潜在危险外，还有可能同时伴有血磷降低。这是由于患者长期卧床，一方面抑制了机体对钙的吸收利用，一方面肾小管对钙的重吸收增加，所以，对于骨折患者来说，身体中并不缺乏钙质，只要根据病情和按医生嘱咐，加强功能锻炼和尽早活动，即可促进骨对钙的吸收利用，加速断骨的愈合。

（3）忌多吃肉骨头，很多人认为骨折后多吃肉骨头，有利于骨折早期愈合。然而现代医学经过多次实践证明，骨折患者多吃肉骨头，非但不能促进早期愈合，反而会使骨折愈合时间推迟。这是因为受损伤后骨的再生，主要是依靠骨膜、骨髓的作用，而骨膜、骨髓只有在增加骨胶原的条件下，才能更好地发挥作用，而肉骨头的成分主要是磷和钙。若骨折后大量摄入，就会促使骨质内无机质成分增高，导致骨质内有机质的比例失调，从而对骨折的早期愈合产生阻碍作用。但新鲜的肉骨头汤味道鲜美，有刺激食欲作用，少吃无妨。

（4）忌偏食，骨折患者，常伴有局部水肿、充血、出血、肌肉组织损伤等情况，机体本身对这些有抵抗修复能力，而机体修复组织，长骨生肌，骨痂形成，化瘀消肿的原料就是靠各种营养素，由此可知保证骨折顺利愈合的关键就是营养。因而，饮食要营养全面，而不能过于偏食某一类食物。

（5）忌不易消化之物，骨折患者因石膏或夹板的固定而导致活动受到限制，伤处肿痛，精神忧虑，因此食欲往往不振，时有便秘。所以，食物既要营养丰富，又要容易消化及通便，忌食山芋、芋芽、糯米等易胀气或不易消化的食物，宜多吃水果、蔬菜。

（6）忌少喝水，卧床骨折患者，尤其是脊柱、骨盆及下肢骨折患者，因为行动不便，常减少喝水量，以减少小便次数，如此一来，虽然小便次数减少了，但会产生更大的麻烦。如卧床患者本来活动就少，肠蠕动减弱，再加上饮水减少，很容易引起大便秘结。同时小便量少，自解能力下降，也容易诱发尿路结石和泌尿系感染。

（7）忌过食白糖，大量摄取白糖后，将引起葡萄糖的急剧代谢，从而产生代谢的中间物质，如丙酮酸、乳酸等，使机体呈酸性中毒状态。碱性的钙、镁、钠等离子，便会立即被调动参加中和作用，以防止血液出现酸性。如此钙的大量消耗，将不利于骨折患者的康复。过多的白糖亦会使体内维生素 B_1 的含量减少，因维生素 B_1 是糖在体内转化为能量时必需的物质，维生素 B_1 不足，会大大降低神经和肌肉的活动能力，影响机体功能的恢复。

（二）口服药物的指导

骨折后，有的患者因难以忍受患处疼痛，常用大量止疼药来缓解疼痛。事实上，某些止疼药和促进骨骼生长的药物，在此时反不利于骨折愈合。阿司匹林、消炎痛、芬必得、扶他林等非甾体类止疼药，属前列腺素抑制药，它们是通过抑制前列腺素合成来达到止疼目的。但前列腺素减少的同时也会使骨折部位血管扩张，局部血流减少，不利于骨折愈合。另外，多数骨折是由外伤或病理原因引起，并非缺钙所致，所以骨折后别忙着吃钙片。其实，骨折处会释放大量钙质，再加上缺少活动，易造成全身和局部废用性脱钙，如果此时再补充过多钙剂会加重肾脏负担，造成泌尿系结石。人体每天从食物中摄取的钙量，足以满足日常生理需要。骨折后还要避免服用激素类药物，如泼尼松和地塞米松等。它们会影响骨骼生长和骨折愈合，在骨折早期，这类药物还会抑制血肿吸收，诱发感染。肝素、华法林等抗凝药物，则会降低凝血酶活性，使骨折部纤维蛋白合成减少，延缓骨折愈合。

（三）预防骨折的护理

大部分骨折的发生是由于外伤引起的，这需要在日常生活及工作中注意安全，以减少骨折发生。

老年人手脚活动不便，雪雨天及夜晚尽量不外出。外出时要有人搀扶或拄拐杖，夜晚外出要有照明工具。上街最好不骑自行车，不到拥挤的公共场所。

··（刘海瑛）

第九节　老年人类风湿性关节炎

类风湿性关节炎可发生于婴儿以外的任何年龄，它是一种非化脓性、慢性对称性、多发性关节炎为主的全身性疾病，病程可长达数 10 年。本文介绍的老年人类风湿性关节炎，平均发病年龄在 66.9 岁，女性发病率较男性为高，其比例为 2.5∶1。

一、病因

至今有关类风湿性关节炎的确切病因不很明确，目前有几种学说，主要现点有：

（一）感染因素

有的学者曾在类风湿性关节炎患者的关节内和区域淋巴结中分离出溶血性和非溶血性链球菌，认为系链球菌感染所致，且患者常有发热、白细胞增多、血沉加快、局部淋巴结肿大等炎症表现，都与感染引起的炎症现象十分相似。也有报告发现与葡萄球菌、类白喉杆菌、病毒、支原体以及原虫感染有关。但有报告发现大量抗生素并不能减少或控制发病，而且在实验中将类风湿患者的白细胞、淋巴细胞或血浆输入健康志愿者，并未引起类似疾病。从而推断感染只是一种诱因。

（二）自身免疫因素

有关研究发现，有的患者对一种感染物质有遗传敏感性。这与（HLA-DR4）抗原有关，能激发 T 细胞和 B 细胞的免疫反应。类风湿性关节炎的患者在一定诱因下（如感染、外伤）体内可产生 IgG 抗体，该抗体与抗原反应而发生变性，因而机体认为这种变性的 IgG 抗体不再是自身的，患者滑膜内的淋巴细胞或浆细胞受到变性的 IgG（作为一种新的抗原）的刺激而产生针对此类 IgG 的抗体，即类风湿因子（RF），发生免疫反应，形成免疫复合物，分布在滑膜和滑液中，在形成这种复合物的过程中有补体结合，而补体的某些分解产物有白细胞诱导性，使大量的中性粒细胞进入滑膜与滑液中，溶酶体在吞噬上述免疫复合物后形成类风湿性关节炎细胞（RA 细胞）溶酶体中释放出蛋白降解酶，胶原酶等，可导致滑膜与软骨组织分解；产生致炎因素，使关节软骨、骨端、肌腱、韧带，关节囊及滑膜组织出现炎症性损伤。滑膜炎形成血管翳覆盖于软骨上进一步加重破坏。

（三）遗传因素

类风湿关节炎患者有明显的家族特点，其发病率较健康人群家族高 2～10 倍，近亲中 RF 阳性率也较对照组高 4～5 倍。

（四）内分泌因素

本病多见于女性，男女比例为 1∶（2～4），年轻女患者在怀孕期间症状渐缓解，服避孕药物的女性发病率低，外源性皮质类固醇或 ACTH 能有效地抑制类风湿病，说明性激素在 RA 的发病中一定作用。

（五）其他因素

寒冷、潮湿、创伤、内分泌紊乱、精神因素等为发病诱因。

类风湿性关节炎的早期关节病变为滑膜及周围软组织的炎性反应，滑膜呈绒毛样增生。以后肉芽组织自关节软骨边缘的滑膜逐渐向软骨面伸延，最后完全覆盖软骨。由于关节软骨从滑液吸收营养受阻，可形成溃疡。肉芽组织纤维化可使上下关节面互相融合，造成关节纤维性强直，整个关节囊增厚纤维化，关节附近肌肉萎缩，骨骼疏松，初带钙化，关节呈畸形及脱位。

关节外病变有类风湿性皮下小结，见于约 10% ～ 20% 病例，在受压或摩擦部位的皮下或骨膜上出现类风湿性肉芽肿结节。肉芽肿性结节尚可见于肺、胸膜、心瓣膜、心包膜或心肌。类风湿性关节炎时血管也常受侵犯，动脉各层有较广泛炎性细胞浸润。

由于本病的病因不明，目前临床上尚缺乏根治本病的方案以及预防本病的措施。治疗本病的目的是：①减轻或消除患者因关节引起的关节肿痛、压痛、晨僵或关节外的症状；②控制疾病的发展，防止和减少关节骨的破坏，达到较长时间的临床缓解，尽可能的保持受累关节的功能；③促进已破坏的关节骨的修复，并改善其功能。为达到上述目的，早期诊断和尽早的进行治疗是极为重要的。

二、治疗措施

治疗措施包括：一般性治疗、药物治疗、外科手术治疗，其中以药物治疗最为重要。

（一）一般治疗

急性活动期卧床休息，至症状消失 2 周后可渐增加活动，以免因过久卧床导致关节废用，甚至促使关节强直。有扁桃体炎等慢性感染病灶者，在健康情况允许下宜尽早摘除。避免长期工作和居住于潮湿环境，饮食上宜选用高蛋白、高维生素、低脂肪食物。

（二）非甾体类抗炎药

主要是通过抑制前列腺素的合成，从而达到消炎、止痛的目的，是治疗类风湿性关节炎的首选药。

1. 阿司匹林：剂量：每日 2 ～ 4g，分 4 ～ 6 次服，无效时再加大剂量。可在饭后服或与制酸剂同服，可减轻胃肠道刺激。有溃疡病者慎用。

2. 消炎痛：每次 25 ～ 50mg，每日 3 次。副作用有恶心、呕吐、腹泻等。口服不能耐受时可改用栓剂。也有用甲苯酰吡咯乙酸（Tolmetin），其化学性质与消炎痛相同。

3. 丙酸衍生物：包括异丁苯丙酸（布洛芬）（Ibuprofen, motrin），每日总量 1200 ～ 1600mg；苯氧苯丙酸锦（fenoprofen, nalfon），每日总量 2400mg；萘普生（naproxen, naprosyn），每日总量 500 ～ 750mg。疗效与阿司匹林相仿，但副作用较少。

4. 炎痛喜康：每日口服一次，每次 20mg，副作用少。

5. 灭酸类药：国内有抗炎酸和氯灭酸，前者 250mg，每日 3 ～ 4 次；后者 200 ～ 400mg，每日 3 次。作用与阿司匹林相仿，副作用为胃肠道反应，偶有肾功能损害及皮疹。

6. 安尔克注射液：具有强力抗炎、解热、镇痛作用。成人每日 1 次，每次 20mg（2ml）肌注。临床治疗本病 59 例，2 ～ 4 周总有效率 95.1%。

7. 依托度酸：新型非甾体抗炎药，疗效强于阿司匹林。每日 400mg，分 2 次服用。对本品、阿司匹林以及其他非甾体抗炎药过敏的患者禁用；活动性消化性溃疡禁用。

以上药物为本病的一线用药，一般不主张联合用药。

（三）肾上腺皮质激素

适应证：病情严重者，用其他药物无效时，为防止关节畸形可应用；进行性全身性血管炎；多脏器损害；心包炎，胸膜炎等病变。

此药不能做类风湿性关节炎的首选药，与非甾体类抗炎药合用效果较好。长期应用可引起无菌性股骨头坏死。强的松每日 10mg 或氟美松每日 1.5mg，分 2 次服。若不能控制症状，可适当加量，症状控制后渐减至维持量。

（四）缓解性药

能改善临床症状，降低血沉和类风湿因子效价，缓解病情的作用。服药数周、数月后生效。为本病二线用药。

1. 金制剂：硫代苹果酸金钠、硫代葡萄糖金。第 1 周 10mg，肌注，第 2 周 25mg，肌注，若无不良反应，以后每周 50mg，总量达 300 ～ 700mg 时，多数病人开始见效。总量达 6000 ～ 1000mg 时，病情可获得稳定与改善。若仍无效，应停药。维持量每日 50mg，可维持多年至终身。Auronfin：3mg，每日 2 次，口服，可长期服用。其疗效与肌注金近似。

2. 青霉胺：选择性地抑制某些免疫细胞，使 IgGJgM 减少。第 1 个月内每日 250mg，一次口服。第 2 个月 250mg，每日 2 次。如效果不明显可增加至 250mg，每日 3 次，一般每日不宜超过 750mg。显效后缓慢减至维持量，为每日 125 ～ 250mg。服此药一般 2 个月可起作用，3 ～ 4 个月后最为有效。6 个月后效果较稳定。常见的副作用有蛋白尿、血尿、白细胞和血小板下降。出现上述情况应停药。

3. 左旋咪唑：兴奋免疫功能，减轻疼痛，改善关节功能作用。每日 150mg，分 3 次口服，可间歇或持续用药。

4. 氯喹：每日 250mg，3 ～ 6 个月注意眼科跟踪观察。维持量 250mg，每周 5 天。

5. 雷公藤：能减轻临床症状，血沉下降，类风湿因子效价降低或阴转。雷公藤多甙片 10mg，每日 3 次，饭后服。

6. 布拉西明：为新型抗风湿药，可用于慢性类风湿关节炎，对消炎镇痛药治疗未获满意效果者尤佳。100mg，每日 3 次，饭后服。注意其不良反应及禁忌证。

（五）免疫抑制剂

常用环磷酰胺，100mg 每日 1 次，或 200mg 隔日 1 次；硫唑嘌呤 100mg 每日 1 次等。一般用药 6 周后症状开始好转。近年来应用甲氨喋呤较为广泛，由小量增至 15 ～ 20mg，静脉注射每周 1 次。起效早，但应注意对肝的副作用。

（六）矫形外科治疗

滑膜切除术去掉慢性血管翳，有较好疗效，但远期效果不肯定。对晚期病例可行关节成型术或人工关节置换。

（七）物理治疗

红外线辐射、短波、超短波、微波、音频、直流电药物离子导入、磁疗、蜡疗、矿泉水浴洗、沙浴、日光浴、神灯等。

三、疾病特点

（一）临床表现

老年性类风湿关节炎主要的症状也是晨僵。此外，有关节肿胀、疼痛，甚至畸形。

老年人受侵犯的关节，其顺序是掌指关节、膝关节、肩关节、近端指间关节、跖趾关节、踝关节和肘关节等，全身症状如发热、体重下降、淋巴结与肝脾肿大等，则较年轻人为少见。

（二）实验室及其他检查

（1）血液检查红细胞和血红蛋白降低，血沉加快、淋巴细胞增多，且常与病变活动度相应。

（2）血清学检查类风湿因子阳性占80%，与疾病活动有关；血清白蛋白降低，球蛋白增高；免疫蛋白电泳显示 IgA、IgG、及 IgM 增多。

（3）X 线检查显示关节周围软组织肿胀，关节邻近骨质脱钙，关节软骨破坏，关节腔狭窄。

（三）诊断和鉴别诊断

根据病人、老年人临床特点结合实验室等检查，可作诊断。需与风湿性关节炎、骨关节炎、强直性脊柱炎等鉴别。

四、护理

（一）饮食指导

给与高蛋白质、高维生素、低脂饮食，注意补充钙质。急性期禁食海鲜及辛辣刺激性食物。用激素治疗时，给予低盐、低糖饮食，预防水、钠潴留和血糖升高。

（二）休息与活动指导

急性期卧床休息，限制活动。疼痛明显时，用热水袋热敷局部关节。观察疼痛的部位、性质。恢复期可适当进行床上并逐步过渡到下床活动，活动前，可按摩关节及肌肉，缓解肌肉痉挛，增强伸展能力。有晨僵症状的病人应在服镇痛药后出现疲劳或发僵前进行活动。

（三）用药指导

1. 非甾体抗炎药：具有镇痛消肿作用，是改善关节症状的常用药，但不能控制病情，必须与改变病情抗风湿药同服。此类药物服用时会出现胃肠道不良反应，必须加以注意，只有在一种药物足量使用 1～2 周后无效才更改为另一种；应避免两种或两种以上药物同时服用，因其疗效不叠加，而不良反应增多；老年人宜选用半衰期短的药物；为减少胃肠道刺激，可在饭后服用。

2. 改变病情抗风湿药：此类药物较非甾体抗炎药发挥作用慢，临床症状的明显改善需 1～6 个月，有改善和延缓病情进展的作用。临床一般首选甲氨蝶呤，不良反应有肝损害、胃肠道反应、骨髓受抑制和口角糜烂等，停药后多能恢复。应严格按医嘱用药并定期复查血常规、肝肾功等。

3. 糖皮质激素（简称激素）：本药有强大的抗炎作用，在关节炎急性发作时可给予短效激素，其剂量依病情严重程度而调整，可使关节炎症状得到迅速而明显的缓解，改善关节功能。激素虽是一种强劲的抗炎药，但有较多的不良反应，尤其对长期服用者。不良反应有感染、高血压、高糖血症、骨质疏松、撤药反跳、股骨头无菌性坏死、肥胖、精神兴奋、消化性溃疡等，临床必须严格遵医嘱服用，不得随意停药和减量，同时监测其不良反应。

4. 植物药制剂：雷公藤多苷的不良反应是对性腺的毒性，出现月经减少、停经、精子活力及数目减少、皮肤色素沉着、指甲变薄软、肝损害、胃肠道反应等；青藤碱的不良反应有皮肤瘙痒、皮疹等过敏反应，少数患者出现白细胞减少；白芍总苷的不良反应有大便次数增多，轻度腹泻、纳差等。服药期间要注意观察，出现严重不良反应时要及时就诊。

（四）日常生活护理

（1）类风湿性关节炎患者在受到寒冷、潮湿的刺激时，关节局部的肿胀和疼痛可加重。要注意避寒、保暖，注意休息，避免劳累。

（2）指导患者手指避免用力撑床、提重物，以免加重畸形。

（3）病人由于长期风湿性疼痛、关节变形、功能丧失，易产生自卑、悲观情绪，因此要做好病人的心理护理，使其保持良好的心理状态。

（4）观察激素及免疫抑制剂治疗的副作用，定期复查肝功和血常规等。

（刘海瑛）

第十节　抗菌药在老年人中的作用

由于生理功能减退和组织器官萎缩等原因，老年人易于罹患感染性疾病，尤其是严重细菌性感染。在抗菌治疗中不良反应发生率亦高于青年人，因此必须根据老年人特点制订给药方案。

一、老年人抗菌药的药代动力学

老年人的抗菌药的药代动力学特点，总的来说是药代动力学过程降低，绝大多数口服抗菌药吸收不变；药物代谢能力降低；药物排泄减少；药物消除 $t_{1/2}$ 延长、血药浓度增高。

（一）吸收

影响老年人药物吸收的因素如下：①由于胃黏膜萎缩，胃酸的基础和最大分泌量均减少，胃液 PH 增高，可使一些抗菌药的离子化程度和溶解度发生变化，例如胃液酸度的减低可损及某些氨苄西林酯和头孢呋辛酯的吸收；②胃肠道血流量减少（65 岁的老年人胃肠道 血流量减少 40% 左右）；③黏膜表面具有吸收功能的细胞数目减少；④胃排空速度减慢，使药物在胃肠停留时间延长，有利于药物的吸收；⑤十二指肠憩室发生率增加，这可能是老年人药物吸收不良的重要原因。

尽管有上述诸多因素可影响老年人的药物吸收，但由于大多数口服药属被动吸收，其在老年人体内的吸收速率和吸收量，均与青年人无显著差异。这是因为被动吸收的药物在老年人单位面积吸收量虽有所减少，但由于胃肠道蠕动减慢，药物在胃肠中停留时间延长，药物与肠道吸收表面接触时间延长，故总的吸收量仍不减少。因此，被动转运吸收的药物在老年人吸收不减少。老年人由于血循环差、肌肉萎缩、体力活动减少等，皮下及肌内给药时，药物的吸收较差。

（二）分布

影响药物分布的因素很多，其中最主要的是机体组分和血浆蛋白结合率。老年人药物分布的特点是：水溶性药物表观分布容积减少，血药浓度升高；脂溶性药物表现分布容积增大，药物作用时间延长；与血浆蛋白结合率高的药物，其游离药物浓度增加，血药浓度增高。

老年人体内水分、非脂肪组织（又称精瘦组织）占体重的百分比减少；体内脂肪组织占体重的百分比则增加，老年女性更明显。老年人体内组分的改变，可使水溶性抗菌药的分布容积减低，脂溶性抗菌药的增加，其影响主要取决于药物在脂肪和水中的溶解速度。老年人血浆白蛋白浓度降低，抗菌药蛋白结合率降低，游离药物浓度升高，易引起药物不良反应，对蛋白结合率高的抗菌药影响尤为突出。分子小的游离抗菌药较易分布到组织和体液中。老年人血浆白蛋白比青壮年减少19.1%，当营养状况差、虚弱或病情严重时，减少更加明显。另外，老年人往往同时服用2种或2种以上药物，尤其是血浆蛋白结合率高的药物合用时，由于药物竞争与蛋白结合，因此游离药物的作用强度和作用持续时间发生了变化。老年人的心排血量以每年1%的速度递减，局部血流量减少，抗菌药的分布受到影响；抗菌药组织穿透性的改变也是影响老年人药物体内分布的原因之一。

（三）代谢

老年人对药物的代谢能力减退。药物主要在肝脏代谢，而老年人肝脏重量减轻，功能性肝细胞数目减少，肝脏血流量减少，肝微粒体酶活性降低，解毒能力明显减退。上述影响使老年人药物代谢能力下降，代谢减慢，因此药物 $t_{1/2}$ 延长，易造成主要经肝脏代谢的药物蓄积。影响抗菌药代谢最为重要的因素为肝血流量减少和肝微粒体酶活性降低。肝血流量减少对肝清除率高、首过效应明显的药物，影响尤为明显，可提高其血药浓度。例如，70岁老年人稳态血药浓度可为40岁者的4倍。肝药酶活性随年龄增长而降低，可使经酶灭活的药物 $t_{1/2}$ 延长，血药浓度升高。据报道，65岁的老年人肝脏对药物的清除率较25岁青年人减少40%～50%。又有资料显示，药物在老年人肝脏中慢乙酰化类型者居多。肝内药物代谢受到多种因素（如遗传、肝脏疾病、外界环境等）的影响，个体差异较大。

（四）排泄

老年人对药物的排泄能力减退。老年人肾脏排泄能力减退的主要原因为肾动脉硬化、肾基底膜增厚等退行性改变，这使有效肾单位数明显减少。老年人常见的慢性疾病如糖尿病、充血性心力衰竭和高血压等亦可导致或加重肾功能减退。肾脏重量减轻、肾血流量减少（原因为心排血量下降、肾血管阻力增大和肾血管床减少）、肾小球滤过率降低、肾小管主动分泌和重吸收功能均降低等，为老年人肾脏排泄能力减退的次要原因。由于肾脏排泄能力减退，主要经肾脏排泄的抗菌药如氨基糖苷类、青霉素类、

头孢菌素类和其他 β 内酰胺 类的大多数品种在体内消除缓慢，血浆 $t_{1/2}$ 延长，药物容易蓄积，造成不良反应，甚至中毒。正常成人的肾小球滤过率随年龄增长而逐渐降低，20 ～ 50 岁者较 20 岁者降低 50% 以上。研究显示，卡那霉素和庆大霉素在老年人分别由 107±27min 和 93±26min 延长至 330±154min 和 210±60min，但患者的血肌酐值仍为 62 ～ 115μmol/L。因此，老年人肾功能应以肾小球滤过率为准。由于老年人肌肉萎缩、肌肝生成减少，即使肾功能减退，其血肌肝值仍不升高，常造成假象，所以血肌酐值不宜作为衡量老年人肾功能的指标，宜参考内生肌酐清除率值。失水、低血压、心力衰竭或其他病变可加重肾功能损害，影响药物自肾脏清除。

药物自肝胆系统的排泄是另一消除途径，随着年龄的增长此功能亦减退。

老年人的药物总清除率主要与肾清除率有关，同时也受肝胆系统排泄功能的影响。由于肾清除功能随年龄增长而逐渐降低，许多主要通过肾脏排泄，或肝、肾双途径排泄的药物清除减少，血药浓度增高延长，按常用治疗量给予后可引起药物在体内的积聚，导致不良反应发生。

二、药物相互作用

老年人常有多种疾病共存，需要服用多种药物，如抗凝剂、抗心律失常药、抗高血压药、抗抑郁药及抗惊厥药等，使药物相互作用的发生率增加，60 ～ 70 岁者药物相互作用的发生 率比 30 ～ 40 岁者高出 1 倍（表 9-1）。

表 9-1　药物相互作用

抗菌药物	其他药物	相互作用
氨基糖苷类	襻利尿剂	增加耳、肾毒性
部分头孢菌素"	抗凝剂	增强抗凝作用
部分氟喹诺酮类	茶碱类	增加茶碱浓度
大环内酯类	西沙比利	延长 Q-T 间期
	特非那丁	增加心律失常发生
	阿司咪唑	
甲硝唑	华法林	增强抗凝作用
四环素类	地高辛	增加地高辛浓度
甲氧苄定	地高辛	增加地离辛浓度
	保钾利尿剂	高押血症

1. 含甲基四氮唑侧链者如头孢孟多、头孢替坦、头孢美唑、头孢噃酮、头孢匹胺。
2. 环丙沙星、格帕沙星、诺氟沙星。

三、依从性

老年人用药依从性较差，可能与老年人记忆力减退、反映迟钝、对药物不了解或一知半解、忽视按规定服药的重要性等因素有关。

四、不良反应

老年患者药物不良反应发生率较年轻人高。不良反应发生率高的原因有：肾功能减退导致抗菌药体内清除减少，血药浓度增高；老年患者常有各种疾病，需要服用多种药物，使药物相互作用增多；老年人对损害肝脏和肾脏的药物耐受性降低。例如，老年患者有效肾单位及内耳毛细胞数目减少，因此应用氨基糖苷类时易发生耳、肾损害。

五、老年患者应用抗菌药物的特别提示

老年人肾功能减退，故使用经肾脏排泄的药物时给药间期需延长。治疗感染时，疗程宜充分。口服治疗不仅方便，而且可降低费用。应尽量避免应用治疗范围狭窄的药物，如氨基糖苷类、万古霉素和两性霉素 B 等。

（一）避免使用毒性大的抗菌药

确有使用该类药物的指征时，需根据药物种类及患者情况调整给药方案。此类药物一般治疗浓度范围狭窄，即治疗浓度与中毒浓度相差小，且个体差异亦大。氨基糖苷类在体内清除率与肾功能呈平行关系，当肾功能因年龄增长而减退时，该类药物自肾的清除亦相应减少，以致药物在体内积聚，血药浓度升高，耳、肾毒性发生率增高。因此，老年患者应用时应进行血药浓度监测，并据此调整给药方案，或测定内生肌酐清除率，根据结果减量用药，但不宜以血肌肝值作为减童的依据。万古霉素、去甲万古霉素治疗浓度范围狭窄，并具明显耳、肾毒性，主要经肾脏排泄，老年患者应用时亦须进行血药浓度监测，以调整给药剂量或间隔时间。

（二）宜选用毒性低的 β 内酰胺类抗生素

青霉素类、头孢菌素类、碳青霉烯类、头霉素类、单环内酰胺类小内酸胺酶抑制剂复方等抗菌活性强，抗菌谱广，具有良好的药代动力学特性，毒性低微，因此为老年患者适宜的抗感染药物。但上述药物主要经肾脏排泄，故老年患者的药物清除明显减少，血 $t_{1/2}$ 延长。如头孢唑啉在超过 64 岁老年人的血 $t_{1/2}$ 为 189min，而年轻人则为 94min；青霉素在老年人的血 $t_{1/2}$ 较青年人延长 2 倍以上。因此，按常规剂量给老年人用药可使血药浓度增高。大剂量应用后尚可出现中枢神经系统的毒性反应，如应用大剂量青霉素后发生的青霉素脑病就可能与药物肾清除减少，以致血药浓度和脑脊液药物浓度增高有关。使用上述药物时，应根据患者内生肌酐清除率降低的情况减量用药。一般无肾脏疾病的 70 岁以上患者可按轻度肾功能减退来减量。

氟喹诺酮类药物中主要经肾排泄的药物，老年患者亦宜减量。

（三）宜用杀菌剂

由于老年人免疫功能降低和组织器官功能退化，病灶内细菌的清除有赖于抗菌药物的杀菌作用，青霉素类、头孢菌素类、其他 β 内酰胺类、氟喹诺酮类和氨基糖苷类均为可选药物，但仍应按患者肾功能情况调整给药剂量和给药间期。

（刘海瑛）

第十五章　肺炎患儿的诊治

肺炎（pneumonia）是指各种不同病原体及其他因素（如吸入羊水、动物油、植物油及过敏反应等）所引起的肺部炎症。肺炎的病因不同，其病变部位、病理特点及临床表现不相同。临床上以发热、咳嗽、气促、呼吸困难和肺部固定湿啰音为各型肺炎的共同表现。肺炎是婴幼儿时期的常见病，一年四季均可发生，以冬春寒冷季节及气候骤变时多见，多由急性上呼吸道感染或支气管炎向下蔓延所致。本病不仅发病率高，病死率也高，占儿童死因的第一位，是儿童保健重点防治的"四病"之一。

一、分类

肺炎的分类尚无统一分法，目前常用分类法包括：

1. 病理分类　可分为支气管肺炎、大叶性肺炎和间质性肺炎等。小儿以支气管肺炎最常见。

2. 病因分类　感染因素引起的肺炎如病毒性肺炎、细菌性肺炎、支原体肺炎、衣原体肺炎、原虫性肺炎、真菌性肺炎等。非感染因素引起的肺炎如吸入性肺炎、坠积性肺炎等。

3. 病程分类　急性肺炎（病程在 1 个月以内）、迁延性肺炎（病程为 1-3 个月）、慢性肺炎（病程在 3 个月以上）。

4. 病情分类　轻症肺炎（以呼吸系统症状为主）、重症肺炎（除呼吸系统严重受累外，其他系统也受累，全身中毒症状明显）。

本节重点讨论支气管肺炎。

二、支气管肺炎

支气管肺炎（bronchopneumonia）为小儿时期最常见的肺炎。以 3 岁以下婴幼儿最多见。起病急，四季均可发病，我国北方以春、冬季较多，南方以夏季多见。低出生体重儿以及合并营养不良、维生素 D 缺乏性佝偻病、先天性心脏病的患儿病情严重，常迁延不愈，病死率较高。

（一）临床表现

1. 轻症

（1）轻症　仅表现为呼吸系统的症状和相应的肺部体征。主要症状为发热、咳嗽、气促。

（2）发热　热型不一，多数为不规则热，亦可为弛张热或稽留热，早产儿、重度营养不良儿可不发热。

（3）咳嗽 较频，初为刺激性干咳，极期咳嗽略减轻，恢复期咳嗽有痰，新生儿、早产儿仅表现为口吐白沫。

（4）气促 多在发热、咳嗽之后出现。呼吸加速，每分钟可达 40～80 次，重者可有鼻翼扇动、点头呼吸、三凹征、唇周发绀。

（5）体征 典型病例肺部可听到较固定的中、细湿啰音，以背部两肺下方脊柱旁较多，吸气末更为明显。新生儿、小婴儿常不易闻及湿啰音。除上述症状外，患儿常有精神不振、食欲减退、烦躁不安、轻度腹泻或呕吐等全身症状。

2. 重症 重症除全身中毒症状及呼吸系统的症状加重外，尚有循环、神经、消化等系统的功能障碍，出现相应的临床表现。

循环系统常见心肌炎、心力衰竭。前者主要表现为面色苍白、心动过速、心音低钝、心律不齐及心电图 ST 段下移、T 波平坦或倒置；后者主要表现为呼吸困难加重，呼吸加快（>60 次/min），烦躁不安，面色苍白或发绀，心率增快（>180/min），心音低钝，奔马律，肝脏迅速增大等。重症革兰阴性杆菌肺炎还可发生微循环衰竭，出现面色灰白、四肢发凉、脉搏细弱等。

神经系统常表现为精神委靡、烦躁不安或嗜睡；脑水肿时，出现意识障碍、惊厥、前囟膨隆，可有脑膜刺激征，呼吸不规则，瞳孔对光反射迟钝或消失。

消化系统表现为胃纳差、吐泻、腹胀等，发生中毒性肠麻搏时，可表现为严重的腹胀，使膈肌抬高，加重呼吸困难。有消化道出血时，呕吐咖啡渣样物，大便潜血试验阳性或柏油样便。

若延误诊断或病原体致病力强者，可引起脓胸、脓气胸及肺大泡等并发症。

小儿肺炎的预后受多种因素影响。年长儿肺炎并发症较少，预后好，婴幼儿则病死率较高。营养不良、佝偻病、先天性心脏病、结核病、麻疹、百日咳的基础上并发肺炎者，预后较差。病原体方面，肺炎双球菌预后良好；金葡菌肺炎并发症多，病程迁延预后较差。腺病毒肺炎病情较重，病死率也较高。支原体肺炎病情轻重不一，自然病程虽较长，但多能自然痊愈。重症肺炎预后亦较差。

（二）辅助检查

血常规病毒性肺炎白细胞大多正常或降低；细菌性肺炎白细胞总数及嗜中性粒细胞常增高，并有核左移，胞浆中可见中毒颗粒。

病原学检查取鼻咽拭子或气管分泌物作病毒的分离鉴定；取气管分泌物、胸水及血液等作细菌培养或免疫学方法进行细菌抗原检测可以明确致病菌；冷凝集试验、双份血清抗体测定及检测血清中特异性抗体；聚合酶链反应或特异性的基因探针检测病原体的 DNA。

胸部 X 线支气管肺炎早期可见肺纹理增粗，以后出现大小不等的斑片状阴影，可融合成片。以双肺下野、中内带多见。

三、护理措施

环境调整与休息病室定时通风换气（应避免对流），保持室内空气新鲜。室温控制在 18～22℃，湿度以 55%～60% 为宜。嘱患儿卧床休息，减少活动。被褥要轻暖，穿衣不要过多，以免引起不安和出汗；内衣应宽松，以免影响呼吸；勤换尿布，保持皮肤清洁，使患儿感觉舒适，以利于休息。各种处置应集中进行，尽量使患儿安静，以减少机体的耗氧量。

氧疗气促、发绀患儿应及早给氧，以改善低氧血症。一般采用鼻前庭导管给氧，氧流量为 0.5～IL/min，缺氧明显者用面罩给氧，氧流量为 2～4L/min，氧浓度不超过 40%。出现呼吸衰竭时，应使用人工呼吸器。吸氧过程中应经常检查导管是否通畅，患儿缺氧症状是否改善，发现异常及时处理。

保持呼吸道通畅根据病情采取相应的体位，以利于肺的扩张及呼吸道分泌物的排除。指导患儿进行有效的咳嗽，排痰前协助转换体位，帮助清除呼吸道分泌物。病情许可的情况下，可进行体位引流。体位引流的方法是：根据病灶的部位取不同的体位，五指并拢、稍向内合掌呈空心状，由下向上、由外向内的轻拍背部，边拍边鼓励患儿咳嗽，促使肺泡及呼吸道的分泌物借助重力和震动作用排出。必要时，可使用超声雾化吸入使痰液变稀薄利于咯出。用上述方法不能有效咯出痰液者，可用吸痰器吸出痰液。但吸痰不能过频，否则可刺激黏液产生过多。密切监测生命体征和呼吸窘迫程度以帮助了解疾病的发展情况。

发热的护理体温增高者要密切监测体温变化，采取相应的护理措施。

营养及水分的补充鼓励患儿进食高热量、高蛋白、高维生素易消化饮食，供给足够的营养，以利于疾病的恢复。应少量多餐，避免给油炸食品及易产气的食物，以免造成腹胀，妨碍呼吸。哺喂时应耐心，每次喂食必须将头部抬高或抱起，以免呛入气管发生窒息。进食确有困难者，可按医嘱静脉补充营养。鼓励患儿多饮水使呼吸道黏膜湿润，以利于痰液的咳出，并助于黏膜病变的修复及纤毛的运动，同时防止发热导致的脱水。对重症患儿应准确记录 24 小时出入量。要严格控制静脉点滴速度，最好使用输液泵，保持液体均匀滴入，以免发生心力衰竭。

密切观察病情①当患儿出现烦躁不安、面色苍白、呼吸加快＞ 60 次 /min、且心率＞ 160～180 次 /min、心音低钝、奔马律、肝在短时间内急剧增大时，是心力衰竭的表现，应及时报告医师，并减慢输液速度，准备强心剂、利尿剂，做好抢救的准备；若患儿咯粉红色泡沫样痰为肺水肿的表现，可给患儿吸入经 20%～30% 乙醇湿化的氧气，但每次吸入不宜超过 20 分钟。②密切观察意识、瞳孔及肌张力等变化，若有烦躁或嗜睡、惊厥、昏迷、呼吸不规则、肌张力增高等颅内高压表现时，应立即报告医师，并共同抢救。③观察有无腹胀、肠鸣音是否减弱或消失、呕吐的性质、是否有便血等，以便及时发现中毒性肠麻痹及胃肠道出血。

（四）健康教育

指导家长加强患儿的营养，增强体质，多进行户外活动，及时接种各种疫苗。养成良好的卫生习惯。有营养不良、佝偻病、贫血及先天性心脏病的患儿应积极治疗，增强抵抗力，减少呼吸道感染的发生。教会家长处理呼吸道感染的方法，使患儿在疾病早期能得到及时控制。

二、几种不同病原体所致肺炎的特点

（一）呼吸道合胞病毒肺炎

由呼吸道合胞病毒感染所致，多见于 2 岁以内婴幼儿，尤以 2～6 个月的婴儿多见。起病急骤，临床上除发热、咳嗽、呼吸困难外，以喘憋为主要表现，很快出现呼气性呼吸困难及缺氧症状。体征以喘鸣为主，肺底部可听到细湿啰音。X 线表现为两肺可见小点片状、斑片状阴影，部分患儿有不同程度的肺气肿。白细胞总数大多正常。临床上有两种类型：①病情严重，全身中毒症状和呼吸困难明显者称喘憋性肺炎。此型肺部体征出现较早，满肺哮鸣音，肺底部有细湿啰音。②有喘憋表现，但中毒症状不重者，称毛细支气管炎。临床上两种类型的鉴别比较困难。

（二）腺病毒肺炎

为腺病毒感染引起，多见于 6 个月至 2 岁婴幼儿，本病常呈流行性，病死率较高。临床主要特点为起病急，多呈稽留热，体温在 1～2 天之内即可达到 39℃ 以上，轻者持续 7～10 天开始退热，重者持续 2～3 周。咳嗽较剧，频咳或阵咳，呈阵发性喘憋、呼吸困难、发绀等。本病早期出现精神委靡、嗜睡、烦躁、面色苍白等全身中毒症状。肺部体征出现较晚，常在高热 4～5 天后才开始出现少许湿啰音，随后出现病变融合所致的肺实变体征。肺部 X 线改变较肺部体征早，可见大小不等的片状阴影或融合成大病灶，并可见病灶周围性肺气肿。病灶吸收较缓慢，需数周至数月。此型肺炎病情严重，病程迁延，往往留有严重的肺功能损害。

（三）金黄色葡萄球菌肺炎

多见于新生儿及婴幼儿。本病可原发于肺部，也可由其他部位感染灶的金葡菌经血行播散入肺。金葡菌能产生多种毒素与酶，使肺部发生广泛性出血、坏死和多发性小脓肿，并可引起迁徙化脓性病变。临床起病急，病情重，进展快，除了有肺炎的临床表现外，中毒症状明显。多呈弛张热，烦躁不安，面色苍白，时有呕吐、腹胀，皮肤可见猩红热样皮疹或荨麻疹样皮疹，严重者出现惊厥甚至休克。肺部体征出现较早，双肺可闻及中、细湿啰音，容易并发肺脓肿、脓胸、脓气胸、肺大泡等。白细胞数明显增高，中性粒细胞增高，有核左移现象。小婴儿及体弱儿白细胞数可正常或偏低，但中性粒细胞的比例仍高。胸部 X 线表现依病变不同，可出现小片浸润影、小脓肿、肺大泡或胸腔积液等。

（四）支原体肺炎

为肺炎支原体感染所致。各年龄段的小儿均可发病，其中婴幼儿的感染率可达 25%～69%。本病常有发热，热型不定，热程多为 1～3 周。常伴有咽痛和肌肉酸痛。除发热外，刺激性干咳较为突出，有的酷似百日咳样咳嗽，咯出黏稠痰，甚至带血丝。有些患儿有胸痛、食欲不振、恶心、呕吐、腹泻等症状。肺部体征常不明显，少数可听到干、湿啰音。部分患儿可出现多系统的损害，如心肌炎、肝炎、脑膜炎、肾炎等。胸部 X 线改变大体分为 4 种：肺门阴影增浓为突出表现；支气管肺炎改变；间质性肺炎改变；均一的实变影。

································（张维梅）

第十六章　儿科肺炎的中医辨证分型

一、儿童肺炎易感因素

　　肺炎是儿童期的常见病、多发病，究其原因，最基础的便要从儿童自身的生理病理特点谈起，中医学中称小儿生理上是脏腑娇嫩，形气未充，即是说小儿时期机体各器官、系统的形态发育及生理功能都处在不断成熟和完善的过程中，清代医家吴鞠通将这一特点概括为"稚阴稚阳"。肺本为五脏六腑之华盖，又称娇脏，故小儿肺脏尤为娇嫩，常表现为呼吸不匀，息数较促，加之小儿腠理疏松，肌肤薄嫩，卫外不固，外邪侵袭从口鼻皮毛而入首先犯肺，而小儿机体正气不足，御邪能力低下，故易犯病。《幼科释迷·感冒》中有论述"感冒之原，由卫气虚，元府不闭，腠理常疏，虚邪贼风，卫阳受损，惟肺主气，首先犯诸"，其中便论述了体制易感性是疾病发生的基础。

　　西医学中从解剖特点看，儿童肺泡本身的数量少，表面积少，弹力纤维发育差，间质发育旺盛，使肺内的含血量多而含气量少，使肺部易于感染，同时小儿的气管、支气管均比成人的短且狭窄，黏膜柔嫩，血管丰富，软骨柔软，因黏液腺分泌不足易致气道干燥，又因纤毛运动较差而使清楚能力差，可引起呼吸道感染，而一旦感染则易引发充血、水肿而致呼吸道不畅。从免疫特点看，小儿呼吸道的特异性和非特异性免疫功能均较差，肺泡吞噬细胞功能不足，婴幼儿辅助性 T 细胞功能暂时性低下，使分泌型 IgA、IgG 含量低微，另外，溶菌酶、乳铁蛋白、干扰素及补体等的数量和活性不足，故易患呼吸道感染。据国外统计显示：发展中国家儿童肺炎的发生率是每年 100 名儿童 10 人次，其中约 7.7-9.0% 为反复肺炎患儿。

　　患儿的年龄越小，机体的生理功能越不成熟，越不稳定，也就越容易受到外界环境因素的干扰。中医讲求的小儿"纯阳"、"稚阴稚阳"的体质特点理论，是根据阴阳学说为基本理论而总结出，从阴阳消长来说明小儿体质阴阳尚未成熟完善，儿童在生理范畴内的阳相对有余，而阴相对不足，这种状态便决定了小儿对外邪的易感。小儿病情变化迅速，若部分患儿平时素体阴虚，加之热邪久羁，灼热伤阴，最终形成肺阴亏虚，临床表现为肺系阴虚内热诸证，若此证长期存在，便使小儿体质改变，渐形成阴虚内热体质，从而造成生理性内热体质与病理性肺阴亏耗共存；若患儿平素气虚，因小儿有"肺常不足"、"脾常不足"的生理特点，加之热邪易耗气，肺炎后期往往可形成肺脾气虚证型，此证型的长期存在，是小儿气虚质形成的基础，此类患儿常因肺表不固而易患反复感冒，造成病情迁延，难以治愈，病久即有伤阴伤气之症，以气虚痰恋为其基本病理改变。《保婴撮要·卷六·咳嗽》中有："外邪既去，而喘嗽未愈，或更气促，肺气虚也……"若腠理不密，风邪外侵，蕴结于肺，而变咳嗽诸症，乃形气不足，病气有余也，最难调理"。讲的就是虽邪已去，然正气虚，久病不易愈。由上可知，小儿虽脏腑轻灵，生气蓬勃，病情易趋康复，但同时由小儿的易感体质决定其病情可有变化迅速、病程较长、缠绵难愈等病理特点。

（一）中医肺炎喘嗽的研究

1. 病名的沿革　中医"肺炎喘嗽"，是一组临床以发热、咳嗽、气促、呼吸困难等症状为主要表现的呼吸系统疾病。通过对文献记载的追溯，发现早在《内经·素问·通评虚实论》中便有："乳子中风热，喘鸣息肩。"等类似肺炎喘嗽的描述。汉·张仲景《金匮要略·肺痿肺痈咳嗽上气篇》中有："上气，喘而躁者肺胀。"隋·巢元方《诸病源候论·气病诸候》中说："肺主气，邪乘于肺则肺胀，胀则肺管不利，不利则气道涩，故气上喘逆，鸣息不通。"等诸多古文献中皆有对肺脏病变的描述，或其症状，或其病机均与肺炎喘嗽发病类似。而"肺炎喘嗽"以病名首次出现是在清·谢玉琼的《麻科活人全书》中，原文是指在麻疹过程中，出现喘而无涕，兼有鼻煽等症时便称为"肺炎喘嗽"，而后通过对疾病认识的不断加深，肺炎喘嗽便以肺炎的中医病名而流传至今。

2. 病因病机的研究　简单说来，中医学将儿童肺炎喘嗽发生的病因责之于外因和内因两大类。外因是感受风邪，或由其他疾病传变而来；内因则是小儿形气未充，脏腑娇嫩，卫外不固。

外因责之于感受风邪。《素问》中有："风者，百病之始也。"又有："风者，百病之长也。"则风邪便以外邪致病的先导侵入人体。清·夏禹铸的《幼科铁镜·卷三·阐明发惊之由兼详治惊之法》中有："肺主皮毛，皮毛为贼邪入内之门户，彼风、寒、暑、湿、燥、火六邪之来，皮毛受之即入犯乎肺，肺本出热地也，燥火暑邪一入，则热与热依而热盛；风寒湿邪一入，肺窍为之闭塞，则热无所泄而热亦盛。"六淫之邪侵来，有风邪即入肺窍，并使之闭塞，导致热无法外泄，而使体温升高，儿童肺炎喘嗽之热便由此而生，同时肺炎喘嗽也以热为其首要的症状。

内因责之于小儿形气未充，脏腑娇嫩，卫外不固。北宋·钱乙的《小儿药证直诀·变蒸》中有："五脏六腑，成而未全……全而未壮。"讲的就是小儿脏腑功能不完善，此时若有外邪侵袭，则正气不足，卫外不固，而致病变。

肺炎喘嗽的病机为"肺气郁闭"，肺气闭则热无所泄，热灼津液而成"痰"。

在古籍文献中肺炎喘嗽相关的病机以风寒闭肺、风热闭肺、痰热闭肺较为常见，就儿童肺炎喘嗽的病理演变过程而言，最初是由外感风寒、风热等六淫之邪侵袭机体而起，外邪入里化热，热灼津液为痰，痰热互结闭阻肺络，而形成痰热闭肺证，故此证型在儿童肺炎喘嗽中最为多见。

（二）辨证分型及治疗

肺炎喘嗽病初多有表证，但很快入里化热。病初若有恶寒发热，无汗，痰多清稀，咳嗽，舌质不红，苔白者为风寒闭肺；若为发热恶风，咳嗽，痰多而稠或黄，咽红，舌质红，苔薄白或黄者是为风热闭肺；若咳嗽喘促，喉间痰鸣，气急鼻煽，泛吐痰涎者为痰热闭肺；若有高热炽盛，面红唇赤，烦躁口渴，气急喘憋者是为毒热闭肺。

1. 风寒闭肺证　《小儿卫生总微论方·卷七·伤寒论》中有："若肺有寒相。搏。则咳嗽气急。"讲的便是风寒之邪，从皮毛而入，侵犯肺卫，使肺气郁闭，宣降失司，呼吸不利。临床主要表现为恶寒，发热，无汗，咳嗽气急，痰白而稀，口不渴，舌苔薄白指纹浮红，脉浮紧。治疗宜辛温解表、宣肺平喘。药用麻黄，紫苏，杏仁，橘红，桑白皮，茯苓，甘草等加减，但治疗医时应充分应用辛温解表、发散风寒之品，使风寒之邪尽散，则肺气恢复升降之机。

2. **风热闭肺证**　清代吴鞠通等提出温病从口鼻而入，始于上焦。本证感风热之邪从口鼻内犯于肺而引发肺炎喘嗽。风热之邪本为热邪，犯肺之后，邪热闭阻于肺，导致肺失于宣肃，肺津因之熏灼凝聚，痰热互结而形成痰热闭肺。临床表现为发热恶风，咳嗽气急，痰多且粘稠或黄，口渴咽红，舌红，苔薄白或黄，脉浮数。治以清热疏风，宣肺化痰，止咳平喘。药用炙麻黄、杏仁、石膏、金银花、连翘、薄荷、牛蒡子、荆芥、淡豆豉、淡竹叶、桔梗、芦根、甘草。方中麻黄、杏仁一宣一降，宣肺止咳平喘；石膏清热；金银花、连翘清热解毒；薄荷、牛蒡子、荆芥、淡豆豉、淡竹叶疏风解表；桔梗开宣肺气，祛痰；芦根清热生津；甘草润肺止咳，调和诸药。诸药合用而有清热疏风，宣肺化痰，止咳平喘之功。

3. **痰热闭肺证**　痰热闭肺为肺炎喘嗽的中期，小儿传变迅速致病特点表现突出，其在病机演变的过程之中一方面强调痰热是病理产物，另一方面痰热又是加重病情的因素，故而宣肃更加不利，喘急加重，高热烦躁甚者心神闷乱，《幼中医证型与其发病相关因素分析研究科概论·痰火闭症》："小儿或感风寒……皆生痰，痰积则化火……痰火上壅，闭其肺窍，则诸窍皆闭"。无论风寒与风热侵肺，终必化热，炼液成痰，痰热互结闭阻肺道而产生一系列的病理变化。刘小凡教授认为本证痰热俱甚，郁闭于肺，故应泻肺降气，清热涤痰。临床多见发热、咳嗽、痰壅、气急、鼻煽。挫病势于萌芽之时，挽病机于未成之际，先发治病，达到即病防变的目的。本证治可选苏子、杏仁、葶苈子、炙麻绒、黄芩、川射干、半夏、橘红、莱菔子、板蓝根、芦根、前胡、生甘草下药。然肺炎喘嗽临床变化多端，但病理变化离不开热闭痰瘀的特点，若素体虚弱或感邪较重，或病势凶猛，可迅速出现心阳虚衰，邪陷厥阴之变证。

4. **毒热闭肺证**　宋·刘昉《幼幼新书》中有"胎中受毒热"，"热之甚为毒"。在疾病的发生发展过程中，由热致毒，因毒生热，互为因果，贯穿于疾病发展始终。外毒入侵，毒邪入里，热、痰、瘀、毒内蕴，相互胶结，加之小儿正气损伤严重，卫外不固，由此热痰瘀毒顽固难祛，使疾病难以治疗，症难以缓解。临床可见高热持续，咳嗽剧烈，气急鼻煽，面赤唇红，烦躁口渴，舌红而干，苔黄腻，脉滑数。治需清热解毒，泻肺开闭，药用炙麻黄、杏仁、枳壳、黄连、黄芩、栀子、生石膏、知母、生甘草。

5. **阴虚肺热证**　阴虚肺热证临床表现为病程较长，低热盗汗，干咳无痰，面色潮红，舌红少津，苔花剥、苔少或无苔，脉细数。治宜养阴清肺，润肺止咳，以沙参、麦门冬、玉竹、天花粉、桑白皮、炙冬花、扁豆、甘草入药可治。

6. **肺脾气虚证**　明代《婴童类萃·中卷·喘论》中有"病后气虚生痰而喘急者，尤为难治"，文中指出肺脾气虚，卫外能力弱，有痰而气机失常，喘息而急，病情复杂不易治愈。小儿生理特点为肺脾常不足，肺炎喘嗽病位在肺，脾为肺之母，肺炎喘嗽后期邪已退而正气虚，肺气受损的同时，子病及母，子盗母气，则损脾气，可见食欲不振，"脾为生痰之源，肺为贮痰之器"。脾虚水湿停聚生痰，上犯于肺，阻于气道，气机升降失常，脾虚气血生化无源，故见咳嗽、痰鸣，纳呆、便溏，面色淡白无华，倦怠无力，时自汗出，治宜益气健脾，燥湿化痰，以陈皮、半夏、党参、白术、云苓、甘草下药可治。

二、西医肺炎的研究

（一）肺炎的基础研究

首先在肺炎的分类中，传统的肺炎分类有按照病原分为：非感染性肺炎和感染性肺炎两大类，前者包括吸入性肺炎、过敏性肺炎、化学性肺炎、放射性肺炎、风湿性肺炎、尿毒症性肺炎和嗜酸细胞性肺炎等，后者则包括病毒性肺炎、细菌性肺炎、非典型微生物性肺炎、真菌性肺炎、原虫性肺炎、混合性肺炎等；按照病理分则可分为：大叶性肺炎、支气管性肺炎、间质性肺炎、混合性肺炎等；按照病程分可分为：急性肺炎、迁延性肺炎和慢性肺炎；按照病情分为：轻度肺炎、中度肺炎以及重度肺炎。

从病原学和抗生素合理使用的角度来看，有必要将儿童肺炎分为社区获得性肺炎和院内获得性肺炎两大类。社区获得性肺炎是指无明显免疫抑制的患儿在医院外或住院后48h内发生的肺炎，也就是说社区获得性肺炎患儿应该是未使用过抗生素的。而院内获得性肺炎则指住院48h后发生的肺炎，又可称为医院内肺炎。

国内目前将病情轻重分类的标准简化为以是否有呼吸系统以外受累作为依据，有则为重度肺炎，没有则为轻度肺炎，介于两者之间的为中度肺炎。20世纪90年代世界卫生组织病情分类：重度肺炎标准为确诊肺炎患儿出现了胸部吸气性凹陷，如果同时再出现中央性紫绀就要考虑极重度肺炎。

（二）肺炎病原学研究进展

近年来，肺炎支原体感染有逐年增多的趋势，发病年龄有提前趋势，以3-6岁儿童为最高。20世纪90年代对欧洲10个国家的26项前瞻性研究显示，肺炎衣原体、肺炎支原体在社区获得性肺炎患者中的抗体阳性率分别排在第2位和第4位。另有文献报道在流行年肺炎支原体感染引发的肺炎占50%。波兰报道肺炎支原体感染患者在流行高峰年占20%-38%。

日本报道社区获得性肺炎患儿，肺炎支原体感染占15.2%，＜3岁者感染率为3.0%。同时亦有文献报道指出在社区获得性肺炎病原分析中显示肺炎链球菌和腺病毒是最常见的病原。可见现今儿童肺炎的病原日趋复杂多样，为有的放矢的用药，临床大夫应对病原学检测给予足够的重视。

1. 肺炎支原体感染　肺炎支原体感染主要是社区获得性感染，大量病例在初级医疗保健机构中，而有关肺炎支原体感染流行病学的报道又极少基于社区人群，文献中相关的感染发病率差异颇大（9.6%-66.7%）。肺炎支原体肺炎每隔3-8年可在军队或社区中流行一次，有时可造成暴发，然而由于肺炎支原体感染潜伏期较长，起病缓慢，肺部体征轻微，极易误诊和漏诊。

结合实验室及影像检查，可快速准确的对肺炎支原体进行诊断。肺炎支原体的实验室检查：①肺炎支原体的分离培养及鉴定，该方法费时、繁琐，培养阳性结果低，不利于肺炎支原体感染的早期快速诊断；②冷凝集素试验，本试验为肺炎支原体感染的非特异性诊断，因在腺病毒和 EB 病毒感染后也可出现阳性指证；③肺炎支原体特异性 IgM 和 IgG 抗体检测，目前临床上常用的方法有血清补体结合试验，免疫荧光试验，酶联免疫吸附试验和间接血凝试验等，这些实验方法虽有省时、简便和经济的特点，但敏感性和特异性尚不理想；④直接检测标本中肺炎支原体抗原，即是从标本中直接检测肺炎支原体抗原，此方法诊断肺炎支原体感染具有快速、简单、特异的优点。目前临床上有多克隆抗体技术、特异性单克隆抗体技术、直接和间接抗原捕获酶免疫试验；⑤肺炎支原体特异性核酸的检测，随着分

子生物学技术的飞速发展，核酸检测技术也日趋完善。如核酸杂交技术、聚合酶链反应技术等。

肺炎支原体呼吸道感染的影像学改变是根据病原体直接侵犯和免疫性损害所致的组织渗出、细胞浸润、坏死脱落，以及气道阻塞而导致的区域性肺不张。肺炎支原体肺炎的 X 线改变多种多样，过去大多表现为蒙面纱样、云雾状、游走性阴影。但近年来临床观察发现，肺炎支原体肺炎的 X 线可表现为：①间质性肺炎的改变：主要表现为支气管周围的均质、不均质阴影。肺血管阴影的境界变的模糊不清：肺血管阴影、浸润阴影相融合，在肺门阴影中常不能分清，在肺血管阴影的行走线上常见到境界不明显的斑状阴影；②小叶性肺炎的改变：弥漫性阴影遍布于全肺，形状不规则，境界不明显，同时可伴有肺血管周围的浸润阴影；③大叶性肺炎的改变：表现为肺实质阴影。同肺区域分布类型一致，呈均质性、容量减少性阴影，阴影有向周围肺野增浓的趋势；④肺门肿块样改变：主要表现为肺门淋巴结肿大，可以是一侧性，也可以是双侧性，此种类型极易与肺门淋巴结结核相混淆，但其 X 线的动态变化表现不同，肺炎支原体感染的胸片变化是以日或周为单位就可以看出其改变，而肺门淋巴结结核则是以月为单位才会看出其改变；⑤胸腔积液、肺不张等样改变。

2. 细菌性感染　儿童社区获得性肺炎血细菌培养阳性率仅 5%-15%，获得合格的痰标本比较困难，又不能常规进行支气管肺泡灌洗术或肺穿刺术来明确病原学诊断，因此较难估计细菌性的社区获得性肺炎所占的比例。在发展中国家可以借鉴发达国家小儿社区获得性肺炎细菌病原谱，常见细菌病原包括肺炎链球菌、流感嗜血杆菌（包括 B 型和未分型流感嗜血杆菌）、金黄色葡萄球菌、卡他莫拉菌，另外还有表皮葡萄球菌、结核分支杆菌、肠杆菌属细菌等。肺炎链球菌是各年龄段小儿社区获得性肺炎的首位病原菌，其不受年龄的影响；流感嗜血杆菌好发于 3 个月至 5 岁小儿；而肠杆菌属、B 族链球菌、金黄色葡萄球菌多见于 6 个月以内小婴儿。据 2005 年，WHO 估计每年约有 160 万人死于肺炎链球菌感染，其中 70 万 -100 万为 5 岁以下儿童，且大多数生活在发展中国家。细菌感染的 X 线表现为肺纹理增粗、增多及小斑片状模糊密度增高阴影，一般为双侧近心影或心影后亚段性改变，有时累及胸膜而可见胸积液改变、肋膈角变钝、叶间胸膜增厚等。

3. 病毒性感染　病毒是引起儿童肺炎的重要病原，儿童肺炎中，病毒性肺炎占

50%。发达国家儿童肺炎病原以病毒为主，发展中国家以细菌为主。我国常见的肺炎病毒有以下几种：合胞病毒、腺病毒、流感病毒、副流感病毒、巨细胞病毒，近年又发现有肠道病毒和人类偏肺病毒。

病毒的实验室检测方法众多，主要有：①病毒分离法，该方法可靠，重复性好，特异性强，是研究病毒性肺炎的重要手段，为病原诊断的金标准；②血清学诊断法，但此方法需要双份血清，耗时较长，故只作回顾性诊断方法或科研；③ RT-PCR 技术，国外有报道应用 RT-PCR 技术与常规的病毒分离、间接免疫荧光法对比检测患儿鼻咽分泌物中的合胞病毒抗原，结果提示 RT-PCR 的敏感性比另两种常规诊断方法稍高；④ CMVpp65 抗原血症实验；⑤ CMV 的核酸检测法；⑥ CMV 局部感染的诊断等。

病毒感染的治疗除了对症治疗外，尚需抗病毒治疗，多用利巴韦林、阿昔洛韦或更昔洛韦，但目前认为干扰素的抗病毒谱更广，具有毒性低、抗原性弱等特点，可用于腺病毒、流感病毒、疱疹病毒、轮状病毒等多种病毒所致肺炎的治疗中。

···（张维梅）

第十七章　中药灌肠疗法在儿科的应用

中药灌肠法，又叫灌肠疗法，是指在中医基础理论指导下选配中药，并以药液或散剂的形式灌注于肠道内以治疗疾病的一种外治法。中药灌肠法由张仲景所创，在其所著的《伤寒论》中有详细论述，如《伤寒论·辨阳明病脉证并治》篇"大猪胆汁一枚，泻汁，和少许醋，以灌谷道内，如一食顷，当大便出宿食恶物，甚效"等。近年来由于其具有高效、安全、价格便宜、小儿易于接受等特点，在儿科临床应用越来越广泛，现从多方面综述下。

一、霉菌性肠炎

霉菌性肠炎是由真菌（主要是霉菌）侵袭肠道黏膜而引起的一种溃疡性伪膜性肠道炎症，随着抗生素、激素的滥用，小儿霉菌性肠炎发病率不断上升。周健铖将 70 例小儿霉菌性肠炎患儿分为观察组（40 例）和对照组（30 例），观察组给予中药灌肠法治疗（苦参、茯苓、白头翁、苍术、木香、槟榔、乌梅、黄连、甘草），每日 1 次，7 日一个疗程；对照组给予酮康唑片剂口服治疗，10 日一疗程。结果显示：观察组治愈 36 例好转 4 例，治愈率 90%；对照组治愈 16 例好转 12 例，治愈率 53.3%。两组治愈率对比有显著差异（$P < 0.05$），提示中药灌肠治疗小儿霉菌性肠炎疗效显著。黄小菊将 68 例霉菌性肠炎患儿随机分为两组，其中，治疗组 36 例，采用自拟苦参连柏汤加味灌肠治疗；对照组 32 例，采用西医常规治疗（复合乳酸菌、制霉菌素和思密达），7 天一疗程。结果：治疗组和对照组治愈率分别为 91.67%、56.25%，有显著性差异（$P < 0.05$）。

二、发热

发热是小儿常见症状，由于小儿免疫机能尚不完善，如不及时治疗，很易引起惊厥、昏迷等危重症，中药灌肠治疗发热效果明显。韦丽莎将 62 例发热患儿随机分为治疗组 32 例，以中药甘露消毒丹（滑石、青蒿、茵陈、青黛、柴胡、黄芩、藿香、川贝母、连翘）为基础方加减煎液 30-50ml 高位直肠滴注，每 6h1 次，连用 4 次；对照组 30 例，采用一般常规治疗。结果：治疗组痊愈 20 例，显效 11 例；对照组痊愈 10 例，显效 12 例，愈显率分别为 96.87%，73.33%，两组比较有统计学意义（$P < 0.05$）。马建海将发热患儿随机分为治疗组 54 例，对照组 48 例。其中治疗组采用小儿退热合剂（鱼腥草、板蓝根、石膏、金银花、葛根、牛蒡子、黄芩、柴胡、荆芥、栀子、知母、大黄）中药灌肠，每日 2-3 次。对照组均采用抗菌消炎及支持疗法。结果，治疗组体温完全降到正常用 22.82h，对照组则 37.3h，两组比较有显著统计学差异（$P < 0.01$），治疗组

效果更快。

三、痢疾

小儿痢疾是一种以腹痛、里急后重，排黏液或脓血便为主要临床表现的肠道传染病，严重者可出现高烧、昏迷、抽痉、呼吸不畅等中毒性脑病症状，有的甚至会出现面色苍白、发绀、四肢冰冷、脉搏细弱等休克现象，如不及时送医院抢救治疗，会导致生命危险。中药灌肠治疗痢疾立竿见影。唐娟等将 40 例痢疾患儿随机分为治疗组 25 例，对照组 15 例。对照组予以抗炎、纠酸常规治疗，治疗组在此基础上加中药（葛根、苦参、黄芩、败酱草、白头翁）和思密达保留灌肠。结果显示，治疗组 3-5 天显效和有效共 45 例，总有效率 100%；对照组 3-5 天显效和有效共 13 例，总有效率 86.7%，比较有统计学差异（P ＜ 0.05）。钱泽全等将 105 例痢疾患儿随机分为治疗组 55 例和对照组 50 例。两组均施予退热、抗感染等综合治疗，治疗组先加用甘露醇灌肠排便，再予中药（黄芩、黄连、生大黄、黄柏、秦皮、白头翁、仙鹤草、马齿苋、白芍、赤芍）灌肠，每日 1 次。结果显示：治疗组住院时间（5.45±1.44）天，对照组住院时间（8.65±1.54）天，统计有显著差异（P ＜ 0.01）。说明中药灌肠加上常规治疗，疗效明显更好。

四、支气管肺炎

支气管肺炎临床主要表现为咳嗽、发热、喘息、鼻煽等，为儿科常见疾患，好发于冬春季。采用中药灌肠法治疗支气管肺炎，体现了中医"肺与大肠相表里"这一重要思想。林秀珍等将 150 例支气管肺炎患儿随机分为对照组 64 例，给予抗生素、雾化等综合治疗；治疗组 66 例，在此基础上加肺炎液（炙麻黄、菖蒲、郁金、银花、连翘、杏仁、苏子、生石膏、鱼腥草、甘草）灌肠。结果：治疗组治愈 61 例，明显好转 16 例，好转 5 例，无效 4 例；对照组治愈 31 例，明显好转 16 例，好转 8 例，无效 9 例。两组疗效差别有显著意义（P ＜ 0.01）。董红芬等将 160 例支气管肺炎患儿随机分为对照组 80 例，予以抗生素、镇静等常规治疗；治疗组 80 例，在此基础上另加清肺合剂（炙麻黄、小春花、三青叶、钩藤、七叶一枝花、菖蒲、连翘、桔梗、杏仁、生大黄、甘草、瓜蒌子、苏子）保留灌肠。结果：治疗组治愈 69 例，好转 10 例，无效 1 例；对照组治愈 55 例，好转 16 例，无效 9 例，两组疗效差别有显著意义（P ＜ 0.05）。

五、肾功能衰竭

肾功能衰竭简称肾衰，是由于肾单位受到破坏，致使肾脏排泄调节功能和内分泌代谢功能严重受损而造成水与电解质、酸碱平衡紊乱出现一系列症状、体征和并发症。目前西医治疗多以综合治疗、纠酸、补液、对症改善肾功能及动静脉连续透析疗法为主，甚至换肾，费用高、副作用多，而中药灌肠治疗有一定的疗效，已被临床广泛应用。张新苹曾用活血养阴泄浊方灌肠法治疗慢性肾功能不全患者。将 80 例患者随机分为对照组和治疗组各 40 例，2 组均给予基础对症治疗，治疗组加活血养阴泄浊方灌肠，还用 32 例健康人作为正常对照组。一个月后检测治疗前后变化，结果治疗组的总有效

现代中医学

率高于对照组，治疗组的一般情况较明显改善，说明用中药灌肠活血养阴泄浊方能够较明显地改善慢性肾功能不全患者的一般状况，改善肾功能，对慢性肾功能不全患者的肾脏具也有一定的保护作用。林芬娜也用加用复方崩大碗灌肠剂治疗42例治疗组患者，另41例对照组患者仅给以常规对症治疗。8周后检查相关指标后，与治疗前和对照组相比，证候积分、肾功能改善方面、治疗总有效率等方面都有非常显著的差异。孙洁梦等将中早期肾功能衰竭患者随机分为单纯中药灌肠治疗组，单纯口服益肾通络中药治疗组，中药灌肠联合益肾通络中药口服治疗组及静点肾康注射液对照组，共88例，疗程一个月。最终总有效率分别为85%、80%、96%、73.9%，说明中药灌肠联合口服益肾通络中药组最优，单纯中药灌肠治疗次之。中药灌肠法治疗肾功能衰竭疗效满意可靠。

六、小儿肠套叠

肠套叠是指一段肠管套入与其相连的肠腔内，并导致肠内容物通过障碍。肠套叠是婴幼儿常见的一种急腹症。采用中药灌肠保守治疗急腹症是中医治疗的一大尝试。肖声扬将100例肠套叠患儿分为治疗组50例和对照组50例，对照组用传统X线透视下空气灌肠法复位，治疗组在B超下用健脾顺腑汤中药灌肠疗法治疗。结果：治疗组的复位时间、复位压力都大于对照组，治疗组的肠功能恢复时间明显小于对照组。何时鸣等在B超下对98例婴幼儿肠套叠患儿行中药灌肠治疗，其中96例复位成功，成功率达97.9%。

七、脑炎

脑炎是指脑实质受病原体侵袭导致的炎症性病变，临床上以高热、头痛、呕吐、昏迷、惊厥等症状为其特征，大多伴有脑脊液成分的改变。目前临床针对多种病毒引起的脑炎没有特异性的治疗手段和方法，而采用中药灌肠法为中医临床辨治脑炎开辟新的途径。林顺利等68例小儿病毒性脑炎患者随机分为观察组36例、对照组32例。对照组用常规治疗，观察组在对照组基础上用安宫牛黄丸灌肠，最终对照组总有效率为65.6%，观察组总有效率为91.7%，统计差异有显著性（$P < 0.05$）。并且患儿意识恢复，体温下降所需时间，患儿肢体瘫痪恢复，椎体束征消失，抽搐停止所需时间，观察组都明显比对照组短。刘雁等将45例流行性乙型脑炎患儿随机分为两组，对照组25例予综合治疗，治疗组20例在综合治疗基础上加用热毒宁注射液及中药灌肠（金银花10g，连翘10g，黄连5g，生地黄10g，玄参10g，生石膏10g，知母10g，栀子10g，黄芩10g，大青叶15g，板蓝根15g，丹皮10g，紫草10g），治疗7天后，治疗组在退热、抽搐停止、意识障碍恢复时间上较对照组缩短，并发症及后遗症总发生率上治疗组较对照组明显降低，有统计学差异。

八、咳嗽

咳嗽是人体清除呼吸道内的分泌物或异物的保护性呼吸反射动作。小儿由于发育

470

未完善，频繁的咳嗽会引起多种并发症，严重者会导致休克。中药灌肠法对于不愿口服药物的咳嗽患儿是一种很好的用药方式。许娅婵对 112 例咳嗽患儿随机分为对照组 56 例和治疗组 56 例，对照组采用基础治疗，治疗组加用中药保留灌肠。用药一周后，治疗组痊愈 48 例，好转 6 例，总有效率为 96.4%；对照组痊愈 39 例，好转 8 例，总有效率为 83.9%，两组总有效率差异有统计学意义（P < 0.05）。郝阳春等将 500 例咳嗽患儿依据不同症状体征辨证施治给以不同中药、不同年龄用量，早晚便后保留灌肠，7 天 1 个疗程，结果总有效率达 96.2%。9 其他中药灌肠法除可以用于以上所述病症外，还广泛运用在儿科其他各类疾病中。如陈欣欣等将 60 例肝炎婴儿分为治疗组 30 例和对照组 30 例，对照组予以阿拓莫兰针、肝泰乐片、联苯双酯片等治疗护肝降酶；治疗组在此基础上给予中药（茵陈、丹参、生大黄、虎杖、栀子、柴胡、郁金、红花、桃仁、白花蛇舌草、甘草）灌肠，每日 1 剂，每天 2 次，4 周一疗程。结果，治疗组总治愈率 93.3%，对照组为 73.3%，存在统计学差异（P < 0.05）。鲍春将急性疱疹性咽峡炎患儿随机分为治疗组 35 例和对照组 33 例，两组予以相同的综合处理，对照组给予阿昔洛韦静滴，每日 1 次；治疗组在此基础上加中药灌肠（金银花、连翘、薄荷、桔梗、芦根、竹叶、生甘草、淡豆豉、荆芥、藿香、牛蒡子），每日 2 次。治疗 5 天后，治疗组总有效率 97.14%，对照组 81.82%，差异有统计学意义（P < 0.05）。赵晓燕等用自制的肠粘连 1 号治疗 65 例小儿肠粘连，治愈 55 例，好转 4 例，总有效率达 90.77%。李雪梅将 110 例小儿病毒性肠炎病儿随机分为治疗组和对照组，治疗组在对照组治疗基础上加中药灌肠每日 2 次，针灸每日 1 次。结果，治疗组总有效率 96.7%，对照组 68.0%，加中药灌肠疗效明显优于对照组，且不良反应减少。通过总结分析，我们发现，中药灌肠法治疗范围非常广泛，涉及到儿科各类病症，但首要作用对象是小儿消化系统疾病，尤其是结肠病，即大肠病，其次是难以口服中药的患儿。目前，对于中药灌肠法的研究，缺乏大样本、规范的药用机理和临床研究，且在灌肠制剂、配套用具、操作、疗效判定等方面存在不足，严重阻碍了此种疗法的应用和发展。我们应该在该方面作深入研究，进一步发挥中药灌肠疗法治疗儿科疾病的优势，并进行临床推广。

··（张维梅）

第十八章 小儿中药直肠滴注的应用及护理观察

　　口服汤剂是临床常用给药方式，但是，传统中药煎剂口感小儿不易接受，影响中药煎剂在小儿疾病治疗方面的应用效果；并且在儿科急、危重症抢救治疗中，中药煎剂口服难以实现，采用固定剂型药物抢救治疗，用药与患儿病情病证的贴合度有限，不能体现中医辨证论治的思想；同时小儿中药汤剂口服过程中药物浪费较大，投药量不够准确。中药直肠给药最早出现于汉代张仲景所著《伤寒论》第233条中记载："猪胆一枚，泻汁，和醋少许，以灌谷道中。"直肠给药是中医内病外治法之一，是根据传统医学与现代医学理论而发展起来的一项新的临床给药技术。是除口服和注射之外的第三种重要给药途径。近几年研究表明直肠滴注疗法具有给药量大、吸收充分、作用迅速、无创伤等特点，广泛应用于临床各科，且成为近年研究的热点。

　　中药灌肠法始见于张仲景《伤寒论》的导法，其法具有安全、速效、高效、低毒等特点，凡能口服的中药均可应用。是将根据患儿疾病的特点并运用中医辨证论治的方法配置的中药，从肛门灌入或滴入肠腔来治疗疾病的一种治疗方法。此法可以让中药直达病所，通腑泻热，润肠通便，使邪毒排除体外，并同时也起到局部冲洗清洁的作用。中医学认为大肠有传化糟粕，吸收部分水液的功能，大肠在吸收水液的同时，可以将药物吸收入体内，肺与大肠互为表里，因此大肠吸收药物后可经由经脉上达于肺，而肺有"朝百脉"的功能，它通过肺的宣发作用输布全身，从而达到治疗的目的；现代医学研究认为：直肠黏膜血液循环旺盛，吸收能力很强，药物通过直肠吸收后，一是通过直肠中静脉、下静脉和肛管静脉，绕过肝脏直接进入大循环，既防止和减少药物在肝脏中发生变化，又避免了胃和小肠对药物的影响；二是通过直肠上静脉，经门静脉进入肺脏代谢后，再循环至全身；三是通过直肠淋巴系统吸收后，通过乳糜池、胸导管进入血液循环。而中药直肠滴注是上世纪80年代开展起来的一种改进的保留灌肠方法，是对传统外治的一种改革创新，是中医药治疗疾病的一只奇葩，具有浓郁的中医特色。实践证明其具有给药量大、吸收充分、作用迅速、无创伤等特点，更重要的是采取中药直肠滴注可以充分发挥中医学"辨证论治"特色，弥补了中成药的缺陷，特别对于危重症不能口服给药、鼻饲给药、禁食或严重上消化道疾病胃管给药困难的情况，提供了新的给药方法。由于其应用范围广泛，越来越被广大医务工作者所采用，并为广大患者所接受。人们对中药在肠道之吸收、置换、通导作用认识不断深化，尤其对口服较困难的小儿亦不失为一种较好的给药途径。

一、祖国医学理论

（一）直肠解剖的认识

我国古代医学家早就有关于直肠解剖的论述。其中最早见于《内经》、《难经》，如《灵枢·胃肠篇》载"……小肠后附脊，左环回周迭积，其注于回肠者，外附于脐上。回运环十六曲，大二寸半，径八分分之少半，长三丈三尺。回肠当脐左环，回周叶积而下，回运还反十六曲，大四寸，径一寸寸之少半，长二丈一尺。广肠傅脊，以受回肠，左环叶脊，上下辟，大八寸，径二寸寸之大半，长二尺八寸。肠胃所入至所出，长六丈四寸四分，回曲环反，三十二曲也。"《难经·四十二难》："大肠重二斤十二两，长三丈一尺，广四寸，径一寸，当齐右回十六曲，盛谷一斗，水七升半"。同书中还有"肛门重二斤十二两，大八寸，径二寸大半……"。又如《难经·四十四》："大肠小肠会为阑门，下极为魄门"。后世《针灸甲乙经》、《备急千金要方》等也记述了直肠解剖内容，大抵与《内经》的记载相似。至明代《医学入门》中提出肛门与其他脏腑及气血的关系："肛……，总通于肺，而心肾膀胱联络系膈（肛门亦大肠之下截也，总与肺为表里，大小肠之系膈下马脊膂连心肾膀胱，相系脂膜筋络散布包裹，然后各分纹理罗络大小肠与膀胱，其细脉小，乃气血津液走之道），此为大小肠血液供给，血管由肠系膜包裹散布，并有细小分支至肠管，营养物质经此输送大小肠"。由此可见，古人通过对人体的如实解剖，对肠管的形状、大小、长短、容积及其他脏器的关系都有较详尽的量度衡测，其描述基本符合实际。

（二）对直肠生理的认识

1. 主传导变化　《素问·六节脏象论》云："脾胃、大肠、小肠、膀胱者，仓廪之本，营之居也，名曰器，能化糟粕，转味而出入者也"。《素问·灵兰秘典论》云："大肠者，传导之官，变化出焉"。《素问·五脏别论》有："夫胃、大肠、小肠、三焦、膀胱，此五者，天气所生也，其气象天，故泻而不藏，此受五脏浊气，名曰传化之府，此不能久留输泻者也。魄门亦为五脏使，水谷不得久藏"。《灵枢·平人绝谷篇》又有"胃满则肠虚，肠满则胃虚，更虚更满，故气得上下五脏安定，血脉和利，精神乃居"。以上说明，胃、大小肠为传导之官，具有消化吸收水谷精气津液，排出糟粕浊气的功能。

2. 主津液吸收　《灵枢·经脉篇》有："大肠……是津液所生病者"。李东垣的《兰室秘藏》中云："夫大肠庚金也，主津，本性燥清，清肃杀之气。本位主收，其所司行津，以从足阳明旺则生化万物者也……"。津液来源于饮食。津液的生成、输布、吸收、转化、排泄与脾、肺、肾、三焦、膀胱有密切关系，而吸收主要在大肠，通过胃之"泌糟粕，蒸津液"后，则输运给大肠，大肠则吸收津液，使糟粕形成有形之粪便。如大肠吸收津液失常则或为腹泻，或为便秘，所以大肠主津液所生病。

3. 直肠供血特点　直肠部位血管丰富，动脉有：直肠上动脉、痔中动脉、痔下动脉（肛门动脉），还有骶中动脉（不恒定）前三条最重要。静脉较为混乱，形成许多静脉丛，多与动脉排列相似，直肠静脉无瓣膜，吻合极多基本上形成两个静脉丛。主要有：直肠内静脉丛，又称痔内静脉丛和直肠外静脉丛（肛外丛）。而且直肠区域淋巴组织丰富，淋巴回流也很重要。这就给直肠滴注疗法提供了药物吸收的解剖基础。

二、直肠滴注给药特点分析

传统中药煎剂口感差，小儿不易接受，家长难以配合，影响中药煎剂在小儿疾病治疗方面的应用效果；并且在儿科急、危重症抢救治疗中，中药煎剂口服难以实现，采用固定剂型药物抢救治疗，用药与患儿病情病证的贴合度有限，不能体现中医辨证论治的思想；同时小儿中药汤剂口服过程中药物浪费较大，投药量不够准确。近几年研究表明直肠滴注法给药速度慢，对肛门直肠等局部组织的刺激、冲击力相对保留灌肠法小得多，并且减少了因短时间注入药量过大，而导致药液易于溢出肛门的弊端。使药液与肠道粘膜充分接触，更加易于吸收，使人体更易于耐受，同时可避免口服或静脉滴注引起的消化道不良反应。更适用于老人、儿童及体弱的患者。中药直肠滴注利用输液管点滴中药于直肠内，通过直肠粘膜中静脉、下静脉和肛管静脉吸收，绕过肝脏直接进入大循环而起作用。药物不经胃与小肠，避免了口服药物对胃粘膜的刺激及可能产生的胃肠道不良反应，免除了药物被胃酸、消化液及肝脏破坏，使血中药物保持较强的活性，防止或减少了药物对肝脏的毒副作用，既解决了患儿的服药困难的问题，又能充分发挥药效，减少对上消化道的刺激。由此可见：直肠给药方便、快捷，减轻了家长的心理负担，减少孩子的痛苦，医从性良好；直肠给药与静脉输入给药疗效及显效速度无明显差异，且直肠给药的生物利用率是口服给药的 2 倍；直肠给药可以将中西药同时应用，既增强了治疗效果，又避免多种西药同时应用时所产生的副作用。

三、小儿中药直肠滴注的准备、实施

（一）直肠滴注药物的选择

中药免煎颗粒是选用符合炮制规范的地道中药材，经现代高新技术提炼浓缩而成，稳定可控、安全高效、不用煎煮、容易调配、方便携带、一冲即服。而且有以下特点：①与传统饮片本身性质基本一致，保持其性味、功能、主治等特性。②符合中医临床用药要求，遵循中医药理论基础，辨证施治，随症加减。③与传统中药饮片临床疗效无显著差异。④具有体积小、重量轻、携带方便、服用方便等特点，所以选择免煎颗粒可以方便操作，且可以控制给药剂量，达到治疗的效果。

（二）直肠滴注给药设备的选择

滴注设备是选取一次性输液器改造而成，具体方法为分离输液管下段过滤口以下部位（包括过滤部及针头），剪掉过滤部后用酒精灯烤片刻，使管端迅速粘合成钝圆形盲端，再在近盲端处剪出 3-4 个侧孔，每孔直径约 2mm，消毒后即成为一只一次性直肠滴注管。此种滴注管管细、壁薄、质地较软，与传统橡胶管相比，在应用过程中对患儿粘膜刺激性小，易于插入，提高了插管成功率，减少了反复插管给患儿带来的恐惧和痛苦。由于该管管径细，内腔残留药液少，且有输液器的螺旋甲调节控制滴速，与传统橡胶管相比，在滴注过程中，药液不易外漏，且管壁透明，便于观察，保证了药物剂量的准确性。

（三）直肠滴注给药温度、深度、滴速及剂量：

直肠滴注药物的温度宜控制在 36.0-38.0℃之间，过低、过高都会刺激直肠粘膜，迷走神经兴奋，导致排便，不利于药物的吸收，且温度过高会烫伤直肠粘膜，引起粘膜损伤。

正常成人的直肠长度为长约 12-15cm，小儿的直肠长度为 6-15cm。直肠滴入导管插入深度：成年人：10-20CM；儿童：5－10CM。体位：成年人一般取左侧卧位，小儿一般取卧位或俯卧位。

通过临床观察，按年龄段给药切合实际：1 岁以内 50ml/ 次；1-3 岁 100ml/ 次；4-6 岁岁以上 150ml/ 次，滴速控制在 20-30 滴 / 分钟，以患儿舒适为度。

四、护理实施及观察（针对儿童）

（一）操作前评估

1. 环境：安静、整洁、通风良好，适时屏风遮挡；

2. 评估患者：性别、年（月）龄、体重、精神状况、生命体征、现病史（腹泻程度、发热或其他体征）；

3. 用物准备：一次的 250ml 输液瓶一个、输液网一个、一次性改良直肠滴注器、剪刀、稀碘、石蜡油、棉签、卫生纸、弯盘、治疗巾、水温计、橡胶单、毛巾、输液架、便盆。

（二）实施

携用物至床旁，向患儿或其家属解释此操作的目的、意义及注意事项，护理人员尽量用通俗、委婉的解释方法，对于烦躁、不予配合、易激惹的患儿给予安抚，用玩游戏或听儿歌转移注意力，以消除恐惧。排空二便，取侧卧位双膝屈曲，臀部抬高10cm，垫橡胶单、治疗巾于臀下，弯盘置臀边，把准备好的温度在 36.0-38.0℃之间的中药装在输液瓶中，把盛装中药的输液瓶套上网袋，将一次性改良直肠滴注器插入瓶内，挂在输液架上，排净气体，然后左手分开一侧臀部，肛周消毒后，右手将导管轻轻插入直肠约 6-12cm，打开调节器，每分钟 20-30 滴，以患儿感觉下腹温暖、舒适、无便意为宜，滴注完毕，关闭调节器，用卫生纸包裹，将输液管轻轻拔出，擦净肛门，嘱其不要立即排便，左右翻身侧卧，轻柔腹部，让中药液在肠道内尽量多保留一段时间，一般保留半小时以上，使药被肠粘膜充分吸收。

（三）观察

直肠滴注完毕后，嘱咐家属给患儿取侧卧位，尽量多保留。护理人员注意观察患儿面色、神志、生命体征、排便次数及大便性状等。如有异常，及时与医生联系。综上所述，中药直肠滴注不乏为治疗各种小儿疾患或急慢性疾病且在小儿口服药困难、小儿不易接受，家长难以配合口服汤剂的情况下的一个好的治疗方法。无创伤，无打针之痛，免吃药之苦，减轻了家长的心理负担，易于患儿和家长接受。

（张维梅）

第十九章　精神疾病的治疗和康复

第一节　精神分裂症

一、概述

　　精神分裂症简称分裂症，是一组病因未明的精神科常见疾病。其以基本的个性改变、感知、思维、情感、行为等方面的障碍和精神活动的不协调为主要特征。该病起病缓慢，且多为青壮年，女性发病率明显高于男性。多数病人经及时有效的治疗后病情可以得到缓解，但极易复发，且常随病程发展而逐渐演变为慢性化。绝大部分病人会出现程度不等的社会功能缺损，不能适应生活、工作和学习；仅少部分病人可以治愈。特别是病人发病后异常的思维、情感和行为，更给人一种"整个精神陷入分裂状态"的印象，导致世人对精神疾病患者视为"疯子"。予以歧视、偏见或排斥，甚则禁锢起来，使其不见天日，受尽了虐待。20 世纪 50 年代，抗精神病药成功地运用于临床，为精神病人的康复铺就了光明之路。2001 年 4 月 7 日，世界卫生组织在世界卫生日的主题中提出："消除偏见，勇于关爱。"并呼吁全世界"为精神病患者创造一个关爱、宽容、宽松的社会环境"。中国政府也于世界卫生日提出："动员全社会，努力为精神障碍患者重返社会创造适宜的环境。"日本政府在 2002 年 6 月 30 日宣布日本精神神经学会东京会议的决定（29 日），为消除偏见和歧视，减轻患者和家属的精神压力，即日起，在医院接受诊断的分裂症患者统称为精神失调症患者。日本还呼吁全世界都使用这一名称。各国的重视，全社会的关爱，辅以药物的治疗，将会使大部分的精神疾病患者步入新生，使他们逐步康复，重塑家庭、工作、学习和社会生活。

二、分裂症的临床表现

　　分裂症的症状表现极为复杂多变，不同类型、不同阶段的表现会有很大的差异。就其临床特点可将症状分为基本症状（此症状的主要特征是思维、情感、行为相互的不协调，精神活动脱离现实环境）和其他常见症状两大类。基本症状也称特征性症状。

　　（一）基本症状

　　1. 联想障碍　思维联想障碍是分裂症最具特征性的基本症状。正常情况下，人们精神活动的各部分都是完整而又协调一致的，但分裂症患者的思维联想即使是在意识清晰的状态下，也会产生思维联想散漫或破裂、逻辑倒错、病理性象征性思维、语词新作、思维中断、思维涌现或强制性思维。

　　2. 情感障碍　情感迟纯平淡，情感反应与思维内容以及客观刺激的不协调，这也是分裂症患者的基本特征。病人对表扬或批评无动于衷，对亲人的亡故及重大事件的发生也毫不在意，宛若置身事外，一笑了之。但病人有时可为不值得的小事突然发怒，对辛酸的往事却谈笑风生。

3. 意志活动障碍　病人表现出明显的意志缺乏，较往常显著地懒散、行为被动、孤僻、脱离现实，或表现出怪异愚蠢及违拗行为，甚至冲动打人、杀人或自杀。

（二）其他常见症状

此类症状常见有幻觉、妄想和紧张症候群。幻觉主要为言语性听幻觉，评论性、命令性、争辩性幻听或思维鸣响。妄想的内容离奇、逻辑荒谬、非常泛化。常见的有被害、疑病、关系、影响、嫉妒、钟情等类妄想，可分为原发性或继发性妄想。紧张症症候群多表现为紧张性木僵，病人不言不动、不吃不喝，违拗或呈被动性服从，常伴有肌张力增高，可突然发生紧张性兴奋、冲动毁物、伤人或自伤。

三、临床类型

分裂症在发展演变的过程中，要经过三个病程阶段，即疾病早期、疾病发展期和慢性期，当疾病发展到一定的阶段，其症状也有了充分发展，按病程中互相关联的、占主导的症状，可将分裂症分为几种不同的类型。最常见的是偏执型、青春型、紧张型和单纯型，还有一些不能划归此四类的则并为其他型。

（一）偏执型

此型是分裂症临床最常见的一种类型，又称妄想型。起病较为缓慢，开始起病，病人则逐渐地敏感多疑，慢慢地发展成妄想，常见的是关系妄想与被害妄想，其次是疑病、自罪、影响和嫉妒妄想。此类患者中，大部分存有幻觉，且以真性幻觉为主，多见言语性幻听。情感表现多不稳定，病人的妄想具隐蔽的特点，但病人的情感与行为常受妄想支配。早期的病人一如常人地上班、生活，但已存在严重的被害妄想，往往会在被攻击对象完全意想不到的情况下受到攻击与伤害。但这一型患者的精神衰退出现较晚，大多数病人经治疗后可消除症状，预后良好，坚持服维持剂量药物，可正常地工作、学习与生活。

（二）青春型

青春型分裂症多于青春期呈急性或亚急性起病，少数病人于青春后期发病。发病年龄较早的多为缓慢起病，发病急骤的可于短时间内达到高潮症状。临床症状表现为以思维联想障碍为主的整个精神活动的异常，出现不协调的精神运动性兴奋、言语增多，思维情感、意志活动互相之间也不协调，互不配合。喜怒无常、变化莫测的情感，愚蠢幼稚、离奇古怪的行为，内容凌乱、片断不固定且肯于暴露的幻觉和妄想。有的病人会出现食欲或性欲的亢进。此型患者精神衰退的出现较其他型为早，且预后较差。

（三）紧张型

呈急性或亚急性起病，很少缓慢起病。发病年龄多在 18 ～ 25 岁之间，发病前多有一定的精神刺激，病程多呈发作性，典型的此型患者突出的症状为紧张性兴奋和紧张性木僵，两者常交替出现或单独发生。

此类型早期多表现为失眠、委靡无力、发呆发愣、少语少动，还有的突然无端哭泣，或突然作出怪异的行为。随着病情的发展，典型症状则越发明显。

紧张性木僵突出的症状是程度不同的精神运动性抑制。患者常表现出表情淡漠、动作迟钝、言语减少、违拗等。严重时患者会卧床不起，推之不动，面无表情、不言不语、不饮不食，对外界刺激毫无反应，针刺皮肤也不会引起反应。涎液顺口角自行外流，大小便不能自动排出，并出现蜡样屈曲和被动服从。但上述症状表现都是在病人的意识清晰的情况下发生的。紧张性木僵时间短的可维持几个小时，长的可维持数日、数周、数月，甚则数年。

紧张性兴奋状态常是在紧张性木僵状态下突然爆发，患者表现出兴奋、躁动、伤人毁物。此状态一般可自行缓解，或经治疗会有较好的效果，特别是电休克治疗，效果更为明显。

（四）单纯型分裂症

单纯型分裂症也称简单型。发病年龄小，大多为青少年时期发病，且绝大多数起病甚为缓慢，早期症状维持时间长，其症状表现与神经衰弱相似。逐渐缓慢发展表现为孤僻、淡漠、懒散，对任何事物都没兴趣，缺乏上进，思维贫乏却想入非非。因此型患者紧张症状和幻觉、妄想极为少见，所以称之为单纯型。预后较差。

（五）未定型分裂症

上述四种类型是分裂症常见的基本类型，还有些不典型的分裂症，与上述四类的诊断标准不相符合，也具有精神病的明显的阳性症状，且与分裂症的诊断标准相符合。国内外的学者把凡是不能划归四个基本类型且具有分裂症基本核心症状的都归入其他型，并且在此型的国际分裂症的分类中首先列出了"未定型"。

就起病年龄看此型不是发病于青壮年，而是14岁以前的儿童及40岁以后的成人早发和晚发性，症状多为不典型的分裂症。可有思维联想障碍、幻觉、妄想及行为异常。此外，还有残留型、分裂症后抑郁等型。

20世纪80年代，一些学者以分裂症的阴性症状和阳性症状为理论基础，将分裂症划分为Ⅰ型和Ⅱ型，并以CT检查的对照研究为理论支持。国外学者又以阳性／阴性症状是一个单一的连续过程的理论，而将分裂症划分为三种亚型，即阳性症状为主型，阴性症状为主型和混合型。但直至目前，这种分类只用于多方面的研究，并未被ICD、DSM及CCMD所采用。

Ⅰ型主要是阳性症状群的临床表现，病人于发病前的社会功能良好。急骤起病，脑CT检查未见脑结构出现异常，经药物治疗疗效稳定，远期预后良好。阳性症状群主要表现为思维形式障碍（思维散漫、破裂）、情感不稳定，情感与客观环境不协调，个性改变、行为怪异或冲动，伤人毁物，常沉湎于幻觉妄想之中，注意力分散，思想难以集中。

Ⅱ型分裂症主要是阴性症状群的临床表现，病人病前的社会功能就很差。此类型多为潜隐起病，CT检查可见脑室扩大等明显的脑结构异常，应用抗精神病药治疗无明显效果，大多为难治性，社会功能明显衰退，预后差。阴性症状群主要表现为思维贫乏、情感淡漠、意志缺乏、孤僻缄默、反应迟钝。

四、起病形式、病程及预后

分裂症的起病形式一般分为急性、亚急性和慢性，多数病人是慢性或亚急性起病。急性起病者一般在两周内发病，有的甚至可于一觉醒来即可突然兴奋躁动、行为异常，或由于某种精神刺激、躯体感染、中毒等原因急性起病。患者均有意识模糊、兴奋躁动、行为异常等复杂表现。其实病人早就具有神经症症状和性格的改变，只是缺乏分裂症的幻觉、妄想和严重的行为紊乱，因而早期的分裂症和单纯型的分裂症大多没能引起注意。亚急性起病的病人，从出现可疑症状到表现出明显的性格改变和精神异常一般都要经过约两周到三个月的时间。主要表现为抑郁、疑病、忧愁或发生强迫症状等。亚急性起病的早期症状表现有多处与慢性起病相同，但起病的时间更短。

分裂症的病程经过分为持续和间断发作两种类型，病程持续发作者，病情也不断发展，精神症状随病程的迁延而加重，呈进行性衰退。间歇发作者的病程是在急剧出现一段时间的精神症状之后，会有一段精神活动正常、稳定的缓解期，少数病例发作一次缓解后终生不再复发。部分病人随着病程的进展，幻觉、妄想等阳性症状逐步消退，但却出现明显的精神衰退症状，社会功能严重受损，部分病人则以精神衰退为转归。近些年来，应用抗精神病药对分裂症患者实施有效干预之后，其病程也有了改变。首次急性发作经药物干预后，大部分病人得到了及时缓解，大大减少了病程持续进展者的比例，却明显增加了呈复发性病程者的比例。大部分病人的病程可以得到缓解。

由于精神药物的应用和社会环境的明显改善，分裂症预后不良的比例大为减少。但其预后受多种因素的影响，一般来说以阳性症状的突出表现者、急剧起病、起病年龄较晚、发病前有明显的精神诱因，家族中无明显的遗传史，病前为外向型人格及家庭环境良好、人际关系融洽等因素的病人，预后较好。反之则预后较差。

国际分裂症试点研究（IPSS）曾发现，其预后，发展中国家的病人要比发达国家的为好，可能是发展中国家的社会和家庭对病人的容忍度高，而要求较低的缘故。英国学者的研究也发现，分裂症病人的预后与其亲属对病人的情感表达有密切关系。对病人批评指责、厌恶敌视、期望过高或过度保护的高情感表达的家庭，病人通常预后不良。

另有学者研究认为，分裂症患者中约近半数的病人在整个病程中曾有自杀行为，有自杀症状且得到有效控制的病人，一般均预后较好。

五、分裂症的诊断

直至目前，分裂症的病因和发病机理还不清楚，所以对其诊断就不能从病因或病理入手。一般说来，传统的诊断不外乎病史的收集、精神检查，加上具有一定临床知识和技能的医生对病人的接触和观察及交谈所得，辅以必要的体格检查和实验室检查，对典型的病例就会作出明确的诊断，对那些不典型的疑难病例，就需要有经验的临床医生经过多次接触、观察才能作出明确的诊断。因此，对分裂症的诊断正确与否，很大程度上取决于精神科临床医师的临床知识和临床技能。

为使分裂症有个明确的诊断标准，经国内外精神科专家及工作者的共同的不懈努力，并在临床实践和科学研究中反复验证，标准化诊断系统相继问世。目前常用的标准化诊断系统暂避开（至少是目前）分裂症的未明病因，从现象学的角度进行临床诊断，并规定了分裂症诊断必须具备的症状学条件及各项标准（如症状标准严重程度标准、病程标准及排除标准）。该标准由标准化精神状况检查和操作性诊断标准两部分组成。标准化精神状况检查主要依据"诊断量表"并采用计算机程序自动分析，给出诊断。操作性诊断标准可进行重复、比较、规范化的操作，解决了精神病诊断长期以来困扰着精神科医生的混乱状态，使日常的精神病的诊疗工作走上了程序化、标准化的轨道。

中华医学会精神病学分会在对 CCMD-2-R 进行修订的基础上，编制了 CCMD-3，于 2001 年公布实施。本标准遵循为病人服务的原则，首先考虑尊重病人并符合社会需要和中国国情，有中国特色且注意与国际接轨，用词上则尽量减轻服务对象的心理负担，如精神分裂症改为分裂症，以减少对服务对象的恶性刺激。特别推出了 DSMD 计算机诊断系统和多轴（七轴）诊断，且分别与 ICD-10、DSM-Ⅳ、CCMD-2-R 配套使用。这样更有助于消除评定中的前后不一和含糊不清，便于统计分析，使精神疾病的诊断更趋于标准化、科学化。

CCMD-3 关于精神分裂症及其亚型的诊断标准转录如下。

精神分裂症（分裂症）

本症是一组病因未明的精神病，多起病于青壮年，常缓慢起病，具有思维、情感、行为等多方面障碍，及精神活动不协调。通常意识清晰、智能尚好，有的病人在疾病过程中可出现认知功能损害，自然病程多迁延，呈反复加重或恶化，但部分病人可保持痊愈或基本痊愈状态。

1. 症状标准　至少有下列 2 项，并非继发于意识障碍、智能障碍、情感高涨或低落，单纯型分裂症另规定。

（1）反复出现的言语性幻听。

（2）明显的思维松弛、思维破裂、言语不连贯，或思维贫乏或思维内容贫乏。

（3）思想被插入、被撤走、被播散，思维中断，或强制性思维。

（4）被动，被控制，或被洞悉体验。

（5）原发性妄想（包括妄想知觉、妄想心境或其他荒谬的妄想）。

（6）思维逻辑倒错、病理性象征性思维，或语词新作。

（7）情感倒错，或明显的情感淡漠。

（8）紧张综合征、怪异行为，或愚蠢行为。

（9）明显的意志减退或缺乏。

2. 严重标准　自知力障碍，并有社会功能严重受损或无法进行有效交谈。

3. 病程标准

（1）符合症状标准和严重标准至少已持续 1 个月，单纯型另有规定。

（2）若同时符合分裂症和情感性精神障碍的症状标准，当情感症状减轻到不能满足情感性精神障碍症状标准时，分裂症状须继续满足分裂症的症状标准至少2周以上，方可诊断为分裂症。

4. 排除标准　排除器质性精神障碍，及精神活性物质和非成瘾物质所致精神障碍。尚未缓解的分裂症病人，若又罹患本项中前述两类疾病，应并列诊断。

20.1 偏执型分裂症

符合分裂症诊断标准，以妄想为主，常伴有幻觉，以听幻觉较多见。

20.2 青春型（瓦解型）分裂症

符合分裂症诊断标准，常在青年期起病，以思维、情感、行为障碍或紊乱为主。例如明显的思维松弛、思维破裂、情感倒错、行为怪异。

20.3 紧张型分裂症

符合分裂症诊断标准，以紧张综合征为主，其中以紧张性木僵较常见。

20.4 单纯型分裂症

5. 诊断标准

（1）以思维贫乏、情感淡漠或意志减退等阴性症状为主，从无明显的阳性症状。

（2）社会功能严重受损，趋向精神衰退。

（3）起病隐袭，缓慢发展，病程至少2年，常在青少年期起病。

20.5 未定型分裂症

6. 诊断标准

（1）符合分裂症标准，有明显阳性症状。

（2）不符合上述亚型的诊断标准，或为偏执型、青春型或紧张型的混合形式。

说明本型又名混合型或未分化型。

20.6 其他型或待分类的分裂症

符合分裂症诊断标准，不符合上述各型的诊断标准，如20.91儿童分裂症，20.92晚发性分裂症等。

分裂症的第4位编码表示如下。

20.X1 分裂症后抑郁

7. 诊断标准

（1）最近1年内确诊为分裂症，分裂症病情好转而未痊愈时，出现抑郁症状。

（2）此时以持续至少2周的抑郁为主要症状，虽然遗有精神病性症状，但已非主要临床相。

（3）排除抑郁症，分裂情感性精神病。

20.X2 分裂症缓解期

曾确诊为分裂症，现临床症状消失，自知力和社会功能恢复至少已2个月。

20.X3 分裂症残留期

8. 诊断标准

（1）过去符合分裂症诊断标准，且至少2年一直未完全缓解。

（2）病情好转，但至少残留下列一项：（1）个别阳性症状；（2）个别阴性症状，如思维贫乏、情感淡漠、意志减退或社会性退缩；（3）人格改变。

（3）社会功能和自知力缺陷不严重。

（4）最近1年症状相对稳定，无明显好转恶化。

20.X4 慢性

9. 诊断标准

（1）符合分裂症诊断标准；

（2）病程至少持续2年。

20.X5 分裂症衰退期

10. 诊断标准

（1）符合分裂症诊断标准。

（2）最近1年以精神衰退为主，社会功能严重受损，成为精神残疾。

为了与国际接轨，现将ICD-10、DSM-Ⅳ分裂症各亚型的诊断标准列于下，以资参考。

1. 偏执型

（1）ICD-10分裂症偏执型诊断标准　①符合分裂症的一般标准；②幻觉和妄想必须突出，而情感、意志和言语障碍以及紧张性症状相对不明显；③幻觉为威胁病人或发布命令的听幻觉或非语言性听幻觉如哨声、嗡嗡声等，也可出现幻觉及其他体感性幻觉；④妄想几乎是任何类型，但最典型的是被控制、被影响或被动妄想以及各种形式的被害妄想。

（2）DSM-Ⅳ分裂症偏执型诊断标准　①符合分裂症的一般标准；②全神贯注于一种或一种以上的妄想，或者频繁的言语性听幻觉；③其他类型如青春型、紧张型的症状不明显。

2. 青春型

（1）ICD-10分裂症青春型诊断标准　①符合分裂症的一般标准；②首次发作在青春期或成年早期；③符合上述临床特点，并持续存在。

（2）DSM-Ⅳ分裂症青春型诊断标准　①符合分裂症的一般标准；②下列症状明显突出——思维散漫，行为紊乱，情感不协调或淡漠；③不符合紧张型的诊断标准。

3. 紧张型

（1）ICD-10分裂症紧张型诊断标准　①首先符合分裂症的一般标准，其次具有下列一种或多种行为表现—木僵或缄默；②无目的、不受外界刺激的兴奋；③持久的不舒适或古怪的姿势；④违拗；⑤僵住；⑥蜡样屈曲；⑦其他症状如命令性自动症和持续言行。

（2）DSM-Ⅳ紧张型分裂症诊断标准　符合分裂症的一般标准并必须以下列5条中2条为主要临床相：①蜡样屈曲或僵住；②无目的、不受外界刺激的过度兴奋；③缄默或违拗；④自发的怪异的古怪动作或姿势，刻板动作，扮鬼脸或作态；⑤模仿言语或动作。

4. 单纯型

（1）ICD-10分裂症单纯型诊断标准　①缺乏任何幻觉、妄想或其他精神病发作病史；②出现缓慢发展的残留型分裂症的特征性"阴性"症状；③伴显著的个人行为改变（明显的兴趣丧失、懒散和社会退缩）。

（2）DSM-Ⅳ分裂症单纯型诊断标准　①至少1年内下列症状进行性发展——职业和学习功能明显下降；阴性症状如情感淡漠、思维贫乏、意志缺乏逐渐出现并加重；人际关系差、社会隔离或脱离；②没有分裂症标准A项症状；③排除其他原因所致。

除上述常见的四种基本类型之外，分裂症还有其他不能归入这四种基本类型的，称为其他型，其他型包括未分化型、残留型、精神病后抑郁等型。

1. 未分化型

（1）ICD-10分裂症未分化型诊断标准　①符合分裂症的诊断标准；②未满足偏执型、青春型或紧张型的亚型标准；③未满足残留型分裂症或分裂症后抑郁的标准。

（2）DSM-Ⅳ分裂症未分化型诊断标准　精神症状符合分裂症A标准，但不符合偏执型、青春型或紧张型的标准。

2. 残留型

（1）ICD-10分裂症残留型诊断标准　①突出的分裂症"阴性"症状；②既往至少有一次明确符合分裂症诊断标准的精神病性发作；③至少已有一年阳性症状的程度和出现频率减少至最低点或已明显减少，且出现"阴性"症状群；④缺乏足以解释"阴性"症状的痴呆或其他脑部器质性疾病以及慢性抑郁症或长期住院。

（2）DSM-Ⅳ分裂症残留型诊断标准　①缺乏明显的幻觉、妄想、思维散漫、行为紊乱或紧张性行为；②阴性症状持续出现，或两种以上已减弱的分裂症A标准的症状（如奇怪的行为、不寻常的知觉体验）。

3. 精神分裂症后抑郁

（1）ICD-10分裂症后抑郁诊断标准　①过去12个月内病人曾患过符合分裂症一般标准的分裂性疾病；②某些分裂症症状依然存在；③抑郁症状明显并困扰病人，至少符合抑郁发作的标准，并已至少存在2周。

（2）DSM-Ⅳ分裂症后抑郁诊断标准　①符合抑郁发作标准；②抑郁发作附加于残留型分裂症，并在残留期发生；③抑郁发作非药物作用的结果，也不是躯体疾病所致。

分裂症概念的解释，长期以来处于混乱状态。诊断标准的实施，使分裂症的概念在诊断标准的基础上，国内外渐趋一致，从而推动了分裂症发病机理、治疗和预防研究的全球化，特别是把诊断标准系统同诊断量表配套使用，更提高了分裂症诊断的可信标准。常用的诊断量表有：情感性障碍和精神分裂症检查提纲（SADS）、精神现状检查（PSE）、神经精神病学临床评定量表（SCAN）、诊断用检查提纲（DIS）、复合性国际诊断用检查提纲（CIDI）。这些量表，也可说是定式检查表，并不是专门为分裂症而设计，但在对分裂症的研究中用这些量表对照确定病人是否符合分裂症的诊断标准。就我国的实际情况来看，精神科专业人员严重不足，诊断量表只能用于研究工作，临床应用费时费力，因而很少应用。而且精神疾病极为复杂，临床上又有许多不典型的病人，诊断量表的定式检查远不如具有一定专业知识和丰富经验的临床医师诊断得准确迅速。但与标准化诊断系统配套的诊断量表（"全定式"或"半定式"），对分裂症的诊断仍有重要的指导意义。

六、分裂症的治疗

分裂症是一类慢性复发性的严重的精神疾病，迄今为止，其病因和发病机理尚不清楚。但许多研究人员从分裂症的神经生化、神经生理、神经免疫、分子遗传、病理心理等不同角度对其病因病机进行不懈的研究、探索，已经取得了可喜的进展。只要假以时日，不久定会为本病的治疗提出理论依据。

就现实而言，全球约有5000万的分裂症病人正不同程度地遭受疾病的折磨，而且他们的病态行为严重阻碍了其适应社会、适应生活的能力，给家庭和社会造成不可估量的影响，尤其给家庭带来沉重的经济和精神压力。分裂症向人类的临床医学提出严峻的挑战，同时也大大拓宽了精神疾病的研究领域，许多专家学者致力于精神科临床的治疗和康复工作，取得了突破性的进展，然而目前的治疗只能是减轻或缓解病症，还缺乏有效的根治方法。多数病人经治疗后可使病情得到缓解，社会功能缺损也有程度不同的恢复和改善。但分裂症的复发率很高，而且随病程发展，逐渐地趋于慢性化，这就为治疗设置了障碍。

对分裂症的治疗，药物治疗是关键性的治疗措施，但支持性的心理治疗及改善社会心理环境和病人的心境也具有重要的治疗意义。

（一）药物治疗

目前医治分裂症最有效的治疗方法就是应用抗精神病药。抗精神病药物的应用，能有效地缓解病人的精神病症状，可防止复发，改善病人院内和家庭及社区的管理，维持和改善病人的功能水平及生活质量，提高病人的社会适应能力，减缓衰退过程。

20世纪50年代初，第一代抗精神病药氯丙嗪引入临床使用，实践证明其对精神病有独特的治疗作用。之后除以氯丙嗪为代表的酚噻嗪类药得到广泛的研发和使用外，第一代抗精神病药如以泰尔登（氯丙噻吨）为代表的硫杂蒽类、以氟哌啶醇为代表的丁酰苯类也相继研发出来并有效地应用于临床。过去把这类药称为"神经阻滞剂"或"安定剂"。

抗精神病药品种繁多，并且在不断地研发，临床应用的范围也在不断地扩大。随着科学技术的发展和国家间的交流，疗效高、安全性好、适于病人使用的各种剂型的药品不断地应用于临床，有效地改善了患者的社会适应能力，减缓了功能衰退。第一代抗精神病药使用后，大多会产生较高比例的神经系统的不良反应，一般有肌张力障碍，运动不能及静坐不能，多见类震颤麻痹。

临床上常根据抗精神病药的效价将第一代抗精神病药分为三大类：高效价、中效价和低效价。高效价药物以氟哌啶醇和氟奋乃静为代表，中效价以奋乃静及洛噻平为代表，低效价的代表药为氯丙嗪和泰尔登。

分裂症是个反复性很强的疾病，即使治疗后精神病症状得到了控制，也要坚持服用维持剂量的药物达数年，甚或终生。为适应需要，缓慢释放的长效抗精神病药又于20世纪70年代引入临床，保证了患者服药的依从性，特别适合不愿长期维持治疗的患者。

由于第一代抗精神病药不良反应广泛且严重，甚则危及生命，且对分裂症的阴性症状和认知功能障碍无明显治疗效果。因此，近年来又发展了新一代"非经典"抗精神病药，使分裂症的治疗又有了重大进展。特别是新一代抗精神病药（目前称为第二代抗精神病药）较第一代明显减少了神经系统的不良反应，可较好地改善患者的认知功能，对分裂症的阴性症状还有很好的治疗作用，且能明显改善情感症状。

依据化学结构的不同，常用的第一代抗精神病药可分为如下几类。

1. 酚噻嗪类　主要包括氯丙嗪、奋乃静、甲硫达嗪、三氟拉嗪、三氟丙嗪、氟奋乃静、乙酰奋乃静等。

2. 丁酰苯类　主要有氟哌啶醇、五氟利多、哌迷清等。

3. 硫杂蒽类　主要有氯丙噻吨（泰尔登）、氟哌噻吨、氨砜噻吨等。

"非经典"新一代抗精神病药，目前称之为"第二代抗精神病药"的使用品种如下。

1. 氯氮平（Clozapine）　又名氯扎平，为二苯二氮卓类抗精神病药，其对分裂症的疗效优于其他抗精神病药特别对难治性分裂症在其他药物无效的情况下使用本药，具很好的治疗效果。目前公认其为抗精神病药中疗效最佳者，几乎没有锥体外系反应。但可引起体重增加、心律紊乱、体位性低血压等不良反应，极为罕见的粒细胞缺乏症也在威胁着患者的生命。因而，服用本药前必须检测血象，若 WBC 数低于 $3.5 \times 10^9/$L，或曾有过服用氯氮平引起粒细胞缺乏或粒细胞减少的患者则禁用氯氮平治疗。即使无上述问题，在服用氯氮平时也必须密切监视血象，如 WBC 计数低于上述指标应立即停药。氯氮平服用起始量应在 $12.5 \sim 25mg/2 \sim 3$ 次 /d，在严密监测血象及无体位性低血压、心律紊乱、镇静和呼吸抑制等征象时，可逐步从 $25 \sim 50mg/d$（$2 \sim 3$），增加到 $200 \sim 400mg/d$ 的治疗剂量，必要时可增至 600mg/d。

部分病人在使用氯氮平治疗的初期或剂量调整期常会发生严重的不良反应，故应住院在医护人员的监控下进行治疗。

2. 利培酮（Risperidone）　利培酮的商品名叫"维思通"，是与氯氮平的化学结构完全不同的另一种新型抗精神病药。对分裂症的阳性症状、阴性症状、情感症状均有明显的治疗效果，对难治性分裂症也有较好的疗效，并可改善认知功能。

利培酮也可产生较轻的锥体外系反应，且与服药的剂量有关。如嗜睡、失眠、疲乏、性兴趣降低等，还可引起体位性低血压。特别是体重增加的风险明显低于其他新型抗精神病药。

利培酮起始用药量为 $1 \sim 2mg/d$ 为宜，在 $1 \sim 2$ 周时间逐渐增加用药量，治疗剂量为 $3 \sim 6mg/d$，最高不超过20mg/d。治疗剂量可一次服用，年老体弱者可分2次服用。

3. 奥氮平（Olanzapine）　奥氮平的商品名为"再普乐"，是近年来开发的新型抗精神病药，属二苯二氮卓类。其适应证与整体疗效均与氯氮平相似。主要对分裂症病人的社会功能、认知功能的缺损及阴性症状有明显的改善作用。

服用奥氮平很少引起不良反应，最常见的是轻微的镇静作用、体重增加及体位性低血压，仅有轻微的心血管系统的不良反应，不会对粒白细胞构成影响，因而服用本药具较高的安全性。

奥氮平起始量一般为 $5 \sim 10mg/d$，老年患者为5mg/d为宜，逐渐增加药量，可达

10 ～ 20mg/d。这一剂量对急性期分裂症具有肯定的治疗作用。

4. 奎硫平（Quetlapine） 奎硫平也是近年发展的新型抗精神病药，又译为奎太平、奎地平和奎地阿平等，国内商品名为"启维"。该药可明显改善急、慢性分裂症症状，并有预防复发的作用。

常见有嗜睡、便秘、口干、体位性低血压等不良反应，也可导致较轻的体重增加和高血糖症。

奎硫平对分裂症的有效剂量为 150 ～ 800mg/d，分 2 ～ 3 次服，最佳有效剂量以 300mg/d 为好。

5. 佐坦平（Zotepine） 佐坦平又译为佐替平和佐太平，属酚噻平类抗精神病药，主要用于治疗分裂症，可明显改善慢性病例的阴性症状，对双相情感障碍也有较好的治疗作用。而且该药仅出现轻微的与药物剂量有关的不良反应。

该药服用之初应从小剂量开始，逐渐增量，以 50 ～ 450mg/d 为宜。有效治疗剂量为 150 ～ 400mg/d，分 2 ～ 3 次服。

第二代抗精神病药使用后，不良反应轻，对分裂症的阴性症状有治疗和预防复发的作用。除介绍的几种之外，尚有许多种新药对分裂症患者的认知功能、常见的焦虑和抑郁等伴发或继发的情感症状均有改善作用，可有效地应用于临床。目前看，这些药品价格偏高，增加了长期维持治疗的患者的经济和精神负担，不利于疾病的康复。

分裂症的药物治疗要遵循如下原则。

1. 早期治疗 一旦明确了分裂症的前驱症状，就要立即实施抗精神病药物治疗。特别是分裂症的第一次发病十分关键，如在前驱期未能引起重视，那么在第一次发病确定诊断之后，就要立即用药。此时即使小剂量用药也会获得最佳的治疗效果，在确保抗精神病药物有效治疗的情况下，病人会有很大的复原希望，会获得最好的长期预后的机会，很少会出现社会功能继续衰退现象。对初诊者要予以鉴别诊断，特别注意患者有无药物滥用继发或并存的情况，这对采取合适的治疗措施，正确有效地应用适宜的药物是十分必要的。

2. 有效治疗 由于抗精神病药物的迅速发展，临床使用范围的不断扩大，在治疗分裂症时，采用何种药物，怎样使用是有效治疗的关键。

选择理想的抗精神病药物，必须全面考虑用药的安全性和有效性。用药的目的是为了治好病，特别是分裂症，在病因尚未完全明了的情况下，多数只能凭经验用药进行治疗。只要是用药后症状逐渐缓解，社会功能得到改善，就是合理有效的用药，如用药后症状不见缓解，社会功能没有改善，就是不合理用药。即使用药后精神病症状得到明显改善，但若不良反应严重甚至危及生命，这也不能说是有效治疗。理想药物无论对分裂症的阳性或阴性症状、情感症状，还是认知缺陷，均有明显的改善作用，且仅有较轻的锥体外系不良反应。此类药物治疗效果明显的是第一代抗精神病药，也称为经典抗精神病药中的代表氯丙嗪和氟哌啶醇。其对分裂症的阳性症状有肯定疗效，但二者使用中会出现较多的不良反应，且存在着病人对药物的耐受性和依从性问题。就目前看，用于治疗分裂症的药物疗效最好的还是氯氮平，它比第一代经典抗精神病药氯丙嗪和氟哌啶醇的疗效明显要好。不仅能缓解分裂症患者的阳性症状和阴性症状，还可明显改善患者的社会和职业功能，并可改善患者的认知功能。与氯氮平疗效相似的还有第二代抗精神病药的利培酮和奥氮平。虽然氯氮平可有效治疗分裂症，但少见的特异性不良反应——粒细胞缺乏症，一定要引起医患双方的高度重视。

有对照研究证明，氯丙嗪、氟哌啶醇、氯氮平及利培酮等对分裂症的疗效实际上差别并不大，只要能否对病人早期诊断，早期治疗，并依据患者的个体素质，心理生理特性及药物的代谢特点来选择药物、确定剂量、细心观察、及时调整，就可达到有效治疗。一般来说，首次接受抗精神病药治疗的患者所用的药物剂量，要比曾服用过抗精神病药患者及复发者用药剂量要低，疗效也明显，其对药物的不良反应则更为敏感。第二代抗精神病药服药依从性好，有利于患者的长期药物治疗，不良反应轻且少，而且不论分裂症的阳性或阴性症状都可明显改善，有利于康复，减少复发率。

目前，为有效治疗分裂症，力求以最低剂量的药物，使病人获得最佳的疗效和最少的不良反应，依据药物各自的特点和病人存在的个体差异及对药物的敏感性与耐受性，因人而异地选择药物和确定剂量，就要有一套科学的规范的治疗程序。依此程序规范用药，可以尽量避免反复应用无效的精神药物，探讨治疗效果，利于国际交流，便于总结经验。

美国精神医学会（APA）于 1997 年制定的规范性药物应用程序，美国国立精神卫生研究所（NIMH）于 1995 年制定的国际精神药理学规范性应用程序，我国精神分裂症规范性治疗程序（草案），为分裂症的治疗提供了最佳的治疗方案。

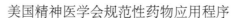

美国精神医学会规范性药物应用程序

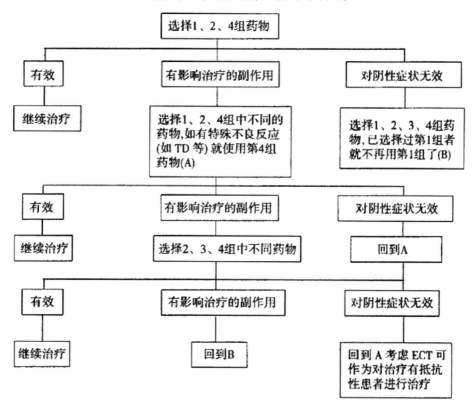

第1组：典型抗精神病药；

第2组：维思通（利培酮）；

第3组：氯氮平；

第4组：新型抗精神病药（如奥氮平、奎太平等）；ECT：电休克治疗。

国际精神药理学规范性应用程序

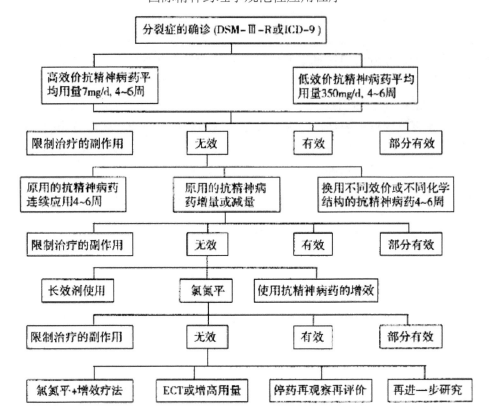

第Ⅰ类药：典型低效抗精神病药（300 ～ 500mg/d）；

第Ⅱ类药：典型高效抗精神病药（6 ～ 18mg/d）；

第Ⅲ类药：维思通（利培酮）；

第Ⅳ类药：氯氮平；

第Ⅴ类药：奥氮平（或其他新的不典型抗精神病药）。

PIO：指药物治疗的层次，每一层次包括评估（提出问题 P）、干预（I）、再评估（结果 O）的连续过程。

PI01：

(a) 在药物增量期，1 ～ 2 周内应增量到最小治疗量，有注射剂型的药物可肌注或静滴。

第1组：经典抗精神病药。

第2组：利培酮。

第3组：氯氮平。

我国精神分裂症规范治疗程序（草案）

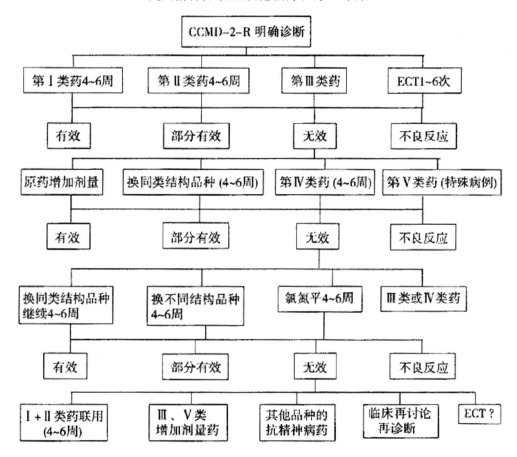

CCMD-3 的阳性症状为主的分裂症药物治疗程序

（PI01）1～2周	首用第1、2、4组药物（A）	
↓（PI01）2～6周	↓	↓
有效	不良反应影响治疗	无效
↓		
治疗量维持（B）	第1、2、4组药减量对症处理	第1、2、4组药调整剂量（C）
↓（PI02）	↓	↓
有效	不良反应影响治疗	无效
↓		
治疗量维持6～8周	第2、3、4组药中的不同药物（D）	第2、3、4组药中的不同药物（D）
↓（PI03）	↓	↓
有效	不良反应影响治疗	无效
↓		
治疗量维持6～8周（D）	返回（D）	返回（D）或 EC,T 或进入难治性分裂症治疗

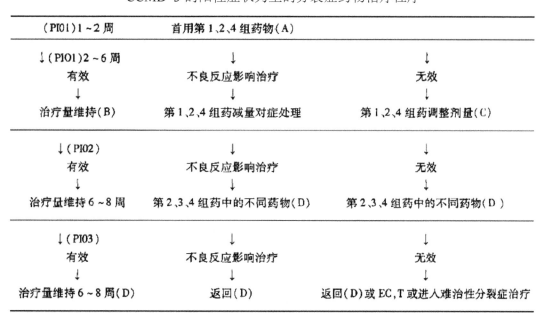

第4组：新型抗精神病药如奥氮平、奎太平、吉布利酮。明显兴奋者，必要时可并用BZ。

(b) 获效的治疗量应至少维持6个月（治疗量维持期），然后只有达到显著进步或痊愈者，才考虑减量，进入维持治疗期。首次发作的维持治疗应持续1年，然后逐步停药。屡次发作者维持治疗时间应持续5年，甚至终身。

(c) 调整剂量或对症处理，如药源性帕金森症调整剂量或并用抗胆碱能药。

PI02：

(d)1. 以安全和可耐受为前提。

第1组：可增量经典抗精神病药，如调整剂量后疗效不理想，建议改用其他组药物，如想续用本组药物时，建议改结构、效价明显不同的药物。

第2组：利培酮可增量。

第3组：氯氮平可增量。

第4组：新型抗精神病药如奥氮平、奎太平、吉布利酮等，如增量后疗效不理想，仍想续用本组药物时，建议改结构、效价不同者。

2. 改换药物时应采用2～4周剂量增减过渡期，如在此期获效，可保持当时并用的药物品种及剂量。有注射剂型的药物可肌注或静滴。

3. 不良反应或合并症状明显者，如焦虑、兴奋、失眠者可并用BZ；药源性帕金森症调整剂量或并用抗胆碱能药；难治性药源性帕金森症可改用氯氮平，以及并用抗胆碱能药。

CCMD-3的阴性症状为主的分裂症药物治疗程序

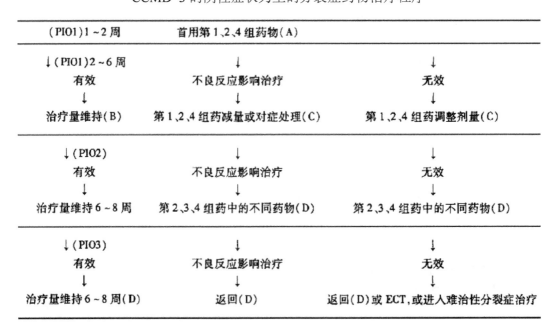

PI01：

(a) 为药物治疗增量期，1～2周内应增量到最小治疗量。

第1组：舒必利。

第2组：利培酮。

第3组：氯氮平。

第4组：新型抗精神病药如奥氮平、奎太平、吉布利酮、利莫必利等。

(b) 获效的治疗量应至少维持6个月（治疗量维持期），然后只有达到显著进步或痊愈者，才考虑减量，进入维持治疗期。首次发作的维持治疗应持续1年，然后逐步停药。屡次发作者维持治疗应持续5年，甚至终身。

(c) 调整剂量或对症处理，如药源性帕金森症调整剂量或并用抗胆碱能药。

PI02：

(d)1. 以安全和可耐受为前提。

第1组：可增量舒必利，如增量后疗效不理想，仍想续用本组药物时，建议改结构、效价明显不同的药物。

第2组：利培酮可增量。

第3组：氯氮平可增量。

第4组：新型抗精神病药如奥氮平、奎太平、吉布利酮、利莫必利等，如增量后疗效不理想，仍想续用本组药物时，建议改结构、效价不同者。

2.改换药物时应采用2～4周剂量增减过渡期，如在此期获效，可保持当时并用的药物品种及剂量。

3.不良反应明显者，如药源性帕金森症调整剂量或并用抗胆碱能药；难治性药源性帕金森症可改用氯氮平，以及并用抗胆碱能药。

1. 难治性分裂症的药物治疗

抗精神病药物应用于临床，是分裂症有效治疗的一大突破。但有少数分裂症患者经药物治疗效果不明显，病人用药后缺乏反应，产生治疗阻力，则将此类分裂症称为难治性分裂症。对其界定，较广泛地认可如下标准：①顽固的阳性精神病性症状；②当前至少有中度以上的病态；③近3年内缺乏良好的社会和职业功能；④在前5年的经典抗精神病药治疗中，至少对2类不同抗精神病药（相当于氯丙嗪每天剂量1000mg，治疗6周）的治疗均无明显症状缓解，也就是说，难治性是指诊断正确的分裂症患者，经不同类型的抗精神病药（应至少2种第一代抗精神病药），以不同的给药途径，足剂量(相当于氯丙嗪400～600mg/d的等效剂量)、足疗程(连续用药4～6周)的治疗却未获满意疗效，症状仍然持续。

对难治性分裂症，曾有专家在长期临床研究的基础上，提出治疗计划：

（1）充分利用抗精神病药物治疗：①利用第一代传统的抗精神病药物，如氯丙嗪300～1000mg/d，治疗6～8周；②试用长效抗精神病药，如氟哌啶醇癸酸醋或哌泊噻嗪棕榈酸酯，进行系统治疗。

（2）如上述两种方案的药物治疗无效，可逐渐更换药物，应用第二代新型抗精神病药治疗：①用利培酮3～8mg/d，连续6～8周；②奥氮平，10～25mg/d，持续用药6～8周；③奎硫平300～800mg/d，连续使用6～8周。

（3）如经上述足剂量、足疗程的药物治疗无效，则换用氯氮平，逐渐增量、观察疗效：①剂量逐渐增至 200～400mg/d，持续 4～6 周；②若无反应，可增至 500～600mg/d，持续用药 6 周；③如果用上述足剂量和足疗程仍无反应，可将药量增加到 700～900mg/d，持续 6 周。

（4）在使用氯氮平，持续逐渐增加剂量达足剂量、足疗程仍然无效时，则要停用氯氮平，总结性地考虑诊断问题或考虑联合用药：①诊断中是否排除药物滥用情况及患者的心理社会因素对疾病的影响，以及是否有情感症状在干扰药物治疗；②重用以前治疗中相对有效的药物，增量必须谨慎，一定要做好血检监测并密切观察 EPS；③联合用药，如锂盐、丙戊酸盐、卡马西平、苯二氮卓类药与抗精神病药联用。卡马西平最好不与氯氮平或丙戊酸盐联用。

（5）如上述措施仍然无效，则应考虑其他疗法：①电休克治疗；②胰岛素休克治疗；③可用利血平 4～6mg/d，连续使用 6～8 周。

CCMD-3 的难治性分裂症的药物治疗程序

（PIO1）1～2 周	（A）首用第三组药氯氮平	
↓（PIO1）2～6 周	↓	↓
有效	不良反应影响治疗	无效
↓	↓	↓
治疗量维持（B）	改用或并用第 2、4 组药（C）	并用第 2、4 组药（C）
↓（PIO2）4～6 周	↓	↓
有效	不良反应影响治疗	无效
↓	↓	↓
治疗量维持（B）	改用或并用第 2、4 组药的不同药物组合（D）	并用第 2、4 组药的不同药物组合（D）或 ECT
↓（PIO3）4～6 周	↓	↓
有效	不良反应影响治疗	无效
↓	↓	↓
治疗量维持（B）	返回（D）可用不同的药物组合或 ECT	返回（D）可用不同的药物组合或 ECT

PI01：

(a)1. 为药物治疗增量期，以安全和可耐受为前提。

第 1 组：难治性分裂症一般不用经典抗精神病药治疗。

第 2 组：利培酮可增量。

第 3 组：氯氮平可增量。

第 4 组：新型抗精神病药如奥氮平、奎太平、齐哌西酮、瑞莫必利等如增量后疗效不理想，仍想续用本组药物时，建议改结构、效价不同者。

2. 换用药物时应采用 2～4 周剂量增减过渡期，如在此期获效，可保持当时并用的药物品种和剂量。

3. 氯氮平和其他药物并用时，最好不同时期用两种药物，如果要两药一起开始应用，应注意开始剂量均应减半，并增加每日分次用药的次数；治疗期间必须始终注意合并用药治疗均须适当减量。

4. 不良反应明显者，如药源性帕金森症调整剂量或并用抗胆碱能药。

(b) 获效的治疗量应至少维持 6 个月（治疗量维持期），然后只有达到显著进步或痊愈者，才考虑减量，进入维持治疗期。首次发作的维持治疗应持续 1 年，然后逐步停药。屡次发作者维持治疗时间应持续 5 年，甚至终身。

(c) 调整剂量或对症处理，如药源性帕金森症调整剂量或并用抗胆碱能药。

PI02：

(d)1. 以安全和可耐受为前提。

第 3 组：氯氮平可增量。

2. 换用药物时应采用 2 ～ 4 周剂量增减过渡期，如在此期获效，可保持当时并用的药物品种和剂量。

3. 不良反应明显者，如：药源性帕金森症调整剂量或并用抗胆碱能药；难治性药源性帕金森症可以氯氮平为主并舒必利或单用氯氮平，以及并用抗胆碱能药。

中西医结合治疗难治性分裂症，目前已经取得了重大进展，笔者长期从事一线临床工作，对难治性分裂症这一世界性难题的临床处理作了大量研究，略有所得，简述如下，供同道们参考。

1. 关于难治性患者界定问题　首先应弄清什么是"难治性"。所谓难治性是指符合难治性诊断标准，在整体论治的原则上，立法处方，采取相应的治疗措施，而未获显著治疗效果；或接受不同类型的抗精神病药，以不同的给药途径，足药量足疗程的治疗却未获满意的疗效。一般来说，难治性分裂症包括：①难治性阳性症状者；②不能耐受抗精神病药最低治疗剂量者；③难治性阴性症状者；④足剂量抗精神病药维持治疗或预防治疗失败者。

2. 导致难治的因素　影响分裂症治疗效果的因素很多，我们将观察到的使患者变得难治的因素综合归纳为五个方面：①缺乏综合有效的治疗方法。②没有建立起真诚的医患关系，医疗机构和家庭支持力度不够。③药物不良反应问题：药物的不良反应限制或妨碍了抗精神病药物的有效应用，相当一部分患者服用后，出现无法耐受的不良反应，如静坐不能、头晕、乏力、迟发性运动障碍等。④治疗依从性差：分裂症难治的一个主要原因是依从性差，研究发现，仅大约 1/3 的分裂症病人完全依从治疗，另 1/3 病人部分依从，其余病人完全不依从。有许多因素导致治疗的依从性降低，从前面提到的药物不良反应到对疾病本身缺乏足够的了解。社会心理支持力度不够及治疗信心不足等。⑤监护措施不利：患者接受长期药物维持治疗，没有明确责任监护人，对病人进行必要的监护，而导致治疗的失败。

3. 难治性分裂症中西医结合辨证论治　就难治性分裂症的阴性和阳性症状来看，相当于中医学的癫症与狂症。张介宾注："癫病发于阴，狂病发于阳。故《二十难》曰：

重阳者狂，重阴者癫。然阳多有余，故狂发无时，其状疾而暴；阴多不足，故癫发有期，其状静而徐。此癫狂之辨。"

临床中癫狂日久可因气机阻滞、内生痰热而转化为狂症。狂症日久，正气大伤，邪从阴化，亦可转化为癫狂，有时癫狂互见，尤宜细辨。①癫狂多因痰气郁结而致气机不畅，或因心脾两虚而致心神失养，治疗总以理气开郁、化痰开窍等为主，选用《局方》逍遥散合《济生方》涤痰汤加减。并用低剂量舒必利 100～300mg/d，对难治性分裂症阴性患者的精神抑郁、木僵、幻觉、妄想、接触被动等症状有较好的治疗效果。②狂症心火亢盛，或痰火上扰或为火盛伤阴，邪盛而正气不衰。治法：清心泻火。自拟清心泻火丸。方药：大黄、黄连、黄芩、栀子、竹叶、木通、朴硝、生地、甘草梢、朱砂粉。本方由泻心汤与导赤散二方合并加减而成，并用低剂量氯氮平 8～100mg/d，对难治性分裂症的阳性冲动、攻击、敌意、自伤等阳性症状具有独到的功效。③癫狂日久，正气已伤，或虚实挟杂，则应动中施治，用动态的观点进行观察处理，有针对性地采取"寒者热之、热者寒之"，"虚则补之、实者泻之"的治疗原则。中西药联用，取长补短，优势互补。中药联用舒必利并氯氮平，尚未见报道。经双盲研究证实，联用组明显优于单用组，联用组治疗 26 周后，75% 的患者症状得到明显改善。中药具有调和阴阳平衡的作用，且无不良反应，氯氮平单用会引起过度镇静、流涎、恶心；舒必利单用也会引起失眠、焦虑、口干。与中药联用后，不良反应明显减少。若延长疗程，患者症状改善的比例更高，不良反应更少。

中西药联用治疗难治性分裂症是一种具有广阔前景的治疗方法，为分裂症病人认知和社会功能的改善带来新的希望。中药治病是标本兼顾，但目前看汤剂较多，服用不便。为中药走出国门，占领国内外市场，中药剂型的改善迫在眉睫。

2. 抗精神病药的联合应用 临床医师在处理效应差的患者时常将抗精神病药联用或合并使用，合并用药的理由是：①单用一种药物效果不明显，合并使用可提高疗效，还可减少每种药物的使用剂量，减轻不良反应；②由于各种抗精神病药的作用机理存在差异，应用于同一种疾病不同机理的药物的治疗效果可能有互补作用，有利于治疗；③药物对不同的"靶症状"各有特殊的亲和力，合并用药可兼顾解除病人的多种精神症状。

药物的合并使用尚有争议，目前一般提倡，在适时应用第一代抗精神病药未获显效时，应更换使用第二代抗精神病药，主流还是主张单用为宜。药物的合并使用虽有可取之处，但可能会弊大于利，因此非必要或没有指征，一般不主张联用和合并使用。就现阶段看，两种或两种以上的药物合并治疗分裂症，增进疗效的证据还不充分，但如临床上先用一种药物，并在该药物增至最高治疗剂量，达到一定时间结果仍然无效时，可考虑更换药物再观察疗效，并注意药物的不良反应；如一种药物有一定的疗效，但这种疗效水平再不能提高，只停滞在原显效水平时，临床上可考虑联合用药，以增进疗效。

3. 抗精神病药的维持治疗 抗精神病药物的维持治疗，可大大地减少分裂症的复发并减轻功能残损的程度。但有人认为分裂症患者第一次发病，经住院治疗，病情得到彻底缓解，自知力恢复良好，在充分的社会支持下，可以停药。事实上，目前的抗精神病药对分裂症只是对症治疗，治愈的可能不大。有随访研究证实，有一些精神症状缓解良好的患者，经 5 年巩固治疗的服药，病情恢复良好且稳定后停止服药，但在他们终止治疗后的 1～2 年内又复发者平均为 75%。分裂症还存在明显的"发作一次，阴性症状严重一点"的趋向。而精神症状缓解良好，具有较好的社会适应能力，可以正常地生活和工作的病人如能继续服药，则可减少复发的风险。维持治疗的时间，一般来说初发分裂症缓解后以 1～2 年为好，复发者至少要维持治疗 5 年以上或更多，及至终身治疗，以杜绝复发。

维持治疗的药物应选择正规治疗时所使用的有肯定疗效的药物。当前临床上用得最多的是氟哌啶醇和氯氮平。氟哌啶醇具有较强的对 D_2 受体的阻滞作用，适用于分裂症的许多阳性症状或急性期，如幻觉、妄想等；氯氮平能选择性地阻滞小脑边缘系统的 D_4 受体，对分裂症的阴性症状有明显的治疗作用，如情感淡漠、运动迟缓，对幻觉、妄想均有一定的效应，该药特别适用于慢性分裂症患者。该药对 D+ 受体影响较少，因而锥外系反应十分轻微，很少发生迟发性运动障碍，故对难治性分裂症也具有很好的疗效。总的来说，氯氮平优于其他类药，但我国华西医科大学对抗精神病药的使用研究发现，维持治疗首选药物为舒必利，依次为氯氮平、氯丙嗪、氟哌啶醇等。选择药物维持治疗还必须遵循因人而异、因药而异的原则。

长效制剂用于分裂症的维持治疗具很大优势，可保证病人用药的依从性，减轻病人和家属的负担。可采用安度利可（氟哌啶醇癸酸酯）长效针剂肌肉注射，每月一次，首次剂量可用 50mg，可增至 75mg。还可采用长效口服剂五氟利多，每周口服一次，每次 20～40mg，视病情可增加剂量到 40～60mg。本药无色无味，可研碎后混入饭菜中给病人服下。

使用长效制剂维持治疗时，可不用其他抗精神病药物，如从常规抗精神病药改服长效制剂，可有一段重叠用药的过程。

（二）电休克治疗

电痉挛治疗（electric convulsive treatment, ECT）又称电休克治疗，是精神科一种较为古老的，简单且安全有效的治疗方法。该方法是通过电极给电，利用短暂适量的电流刺激大脑，使病人发生短暂的意识丧失并出现四肢抽搐，以达到控制精神症状的一种治疗方法。

1. 适应证

（1）严重抑郁，有强烈自杀自伤行为及严重自罪自责者。

（2）躁狂症等处于极度兴奋躁动、冲动伤人，很难控制和护理的病人。

（3）精神药物治疗无效或对药物治疗不能耐受者。

2. 禁忌证　由于 ECT 会引起一过性的心动过速，加重心脏负荷，血压升高，增加了血脑屏障的渗透性，有的分裂症病人兼有某些疾病的，ECT 治疗会产生治疗的危险性，改良电痉挛（MECT）和无抽搐 ECT 并发症相对较少，故治疗的适应证可放宽。

常规 ECT 的禁忌证如下。

（1）中枢神经系统疾病，如脑瘤、脑炎、脑膜炎及脑血管疾病等。

（2）心血管疾病，如心肌炎、冠心病、高血压、主动脉瘤、血栓及栓塞性静脉炎等。

（3）严重的呼吸系统疾病，如严重哮喘、肺气肿、急性支气管炎、严重的活动期肺结核等。

（4）严重的肝肾疾病、内分泌疾病的甲亢和重症糖尿病等。

（5）老年人、不足 12 岁的儿童及妊娠和行经期的妇女。

（6）急性全身感染性疾病及骨关节疾病。

（7）青光眼、视网膜脱落等严重眼病。

（8）应用利血平等抑制循环及呼吸中枢药物正在进行治疗者。

3. 治疗前的评定和准备

（1）依据病史资料及相关检查，在排除禁忌证的情况下确定治疗指征，并确定可能的风险。

（2）请专职麻醉师研究全部病史资料后作出评定，以确定麻醉的性质和风险程度，以作好应变准备。

（3）在治疗前与患者及其监护人进行交流，介绍电痉挛治疗知识，解答疑问，征得同意，书面签字。

（4）治疗前做好准备：①治疗室配备，应在安静、宽敞、明亮的治疗室内，室温保持在 18～26℃，备好调节性能良好的治疗机，准备好各类急救、麻醉药品及各种必需器械。②配备有经验的施术者 1～2 人，专门训练的 2～3 名辅助人员。

（5）患者准备：①术前空腹 3～5h，防止术中发生呕吐；②每次治疗前都要做好"四测"，即体温、脉搏、呼吸和血压。③临治前排空大小便，取下活动假牙，眼镜（包括隐型）、发卡、首饰、解开衣带、领扣，取下贴身硬物。④当患者进入治疗室后，在"四测"的同时，要运用支持性的心理交谈，消除患者的顾虑和恐惧，以使之做好配合治疗。⑤治疗前 30min 注射阿托品 1mg。

4. 治疗技术

（1）通电，交流电疗机一般为 90～120V，通电时间 0.2～0.4s；脉冲电疗机 90～130mA，通电时间 3～4s。通电之后，病人没有立即发生抽搐，而且于 2min 内仍无延迟抽搐发作，病人一般状态保持稳定，可再行通电一次并增加电量 10mA，或者是增加治疗时间 1s。

（2）注意保护病人牙齿及舌唇，防止发生抽搐时咬伤。按操作规程做好保护，放好压舌板。

（3）将涂有导电胶或生理盐水的电极紧贴于病人头部两颞侧或顶颞部即可通电，实施治疗。

（4）痉挛发作初期，将病人轻轻侧翻，头向一侧偏转，使唾液和口腔分泌物自然外流。同时注意保护下颌，直至呼吸完全恢复为止。

5. 疗程　一般隔日治疗 1 次，每周治疗 3 次。急性分裂症病人可每日 1 次，视病情缓解后改为隔日 1 次，6～12 次为一疗程。如经治疗无效，则不宜再使用此疗法，立即停止改换他法。

6. **不良反应及并发症**　应用 ECT 治疗主要会对患者的认知功能产生影响，治疗后可出现短暂的意识模糊并伴顺行性或逆行性的记忆干扰。这种影响大多为短期可逆的，治疗停止后一月内即可恢复正常。常见继发性的焦虑、恐惧，部分患者治疗后会有头晕、头昏、下颌关节酸痛等不良反应，一般不需处理，不久即会自行恢复。传统的 ECT 因操作或保护不当，少数病例可出现骨折或脱臼，多见胸椎骨折和下颌关节脱臼。

改良电休克治疗（modified electroconvulsive therapy, MECT）又称无抽搐电休克治疗。该疗法是对传统的电休克疗法进行改良，为免除病人在通电时所产生的难忍的感觉和恐惧心理，减轻并发症的发生，于治疗前加用静脉麻醉药和肌肉松弛剂，使病人在治疗中抽搐明显减轻，不存在对治疗的恐惧感。以其安全性高、并发症少、适应证广而成为我国精神病治疗的一种标准的方法，我国一般又称为改良电痉挛治疗。

改良电休克的治疗前准备、适应证及通电要求与传统的 ECT 相似。治疗技术如下。

（1）通电前　①前 15min，用 40mL5% 的葡萄糖静脉推注，为之后的药物建立给药通道；②通电前 10min，静注阿托品 1mg，用以减少呼吸道分泌物，降低迷走神经张力，预防心血管系统的并发症；③通电前 5min，静注硫喷妥钠 7.5～10mL 左右，当注入约为全量的 2/3 时，开始氧气吸入；④静注 0.9% 的氯化钠 2mL，用以防止硫喷妥钠与氯化琥珀酰胆碱混合沉淀；⑤通电前即刻取氯化琥珀酰胆碱 2mL 以注射用水稀释至 5mL 静脉快速推注，1min 后可见自脸面口角到胸腹四肢的肌肉抽动，继之则出现全身肌肉松弛，腱反射减弱或消失，自主呼吸停止，此症状的出现即为最佳的通电时间。

（2）通电　①将涂有导电胶的电极紧贴于病人头部两颞侧（双侧电极放置），或单侧电极放置于左或右侧顶颞部。②实施通电，电量调解到能引起痉挛发作阈值以上的中等电量。要依据不同类型的治疗机适当确定参数，如交流电疗机，可确定为 90～110～130mA，通电时间为 3～4s。如通电后病人颜面肌群轻微收缩和抽动，肌体末端出现细小震颤和小幅的抽动，即为治疗有效；如通电后 20～40s 内无上述体征反应，可重复通电一次，并可延时 1s 或增加电流 10mA，每次治疗通电不宜超过 3 次。临通电前要暂停供氧，并注意保护病人的舌、唇、牙齿和下颌。③治疗一般为隔日 1 次，每周 3 次，急性病人可每日 1 次，视症状缓解后改为隔日 1 次。依据病情确定疗程，一般为 6～12 次。

（3）通电结束后　①立即协助病人恢复自主呼吸，可选用人工呼吸、呼吸器或持续给氧 1～3min，一般病人可于 5min 内完全恢复自主呼吸。②治疗后让病人以舒适体位静卧约 30min，且必须有专人观察护理。③若病人经治疗后表现出意识模糊、兴奋躁动，要加强护理，谨防意外。④施术者和麻醉师做好治疗记录，为下次治疗提供有效指征。

（4）对年老体弱患者以及有相对禁忌证和危险性较高的病人用电痉挛技术治疗时，必须在心脑电图的持续监护下进行。采用通电前静脉推注葡萄糖探试给药通道后便作心脑电图的常规记录，除电痉挛通电时间内不作心脑电图的描记外，要一直监护描记到患者自主呼吸恢复，意识清晰，生命体征完全稳定。对电痉挛治疗中出现异常情况或首次实施电痉挛治疗的病例也应采用心电图和脑电图监护的措施进行电痉挛治疗。

（三）胰岛素治疗

胰岛素治疗（Insulintherapy），是给病人注射一定剂量的常规胰岛素，通过机体一系列的低血糖反应而达到治疗精神病目的的一种治疗方法。此疗法在 20 世纪 50 年代之前曾是精神科的主要治疗方法之一，特别适用于分裂症的早期，对症状活跃的幻觉妄想型有显著疗效。但由于本疗法技术要求较为严格且副作用多而严重，故在精神药物应用于临床之后，则较少有人使用。

胰岛素治疗包括胰岛素昏迷治疗（Insulin coma treatment, ICT）和胰岛素低血糖治疗（Insulin hypoglycemic treatment, IHT）两种。这两种治疗方法基本相同，只是 IHT 所用的胰岛素剂量少于 ICT，病人可不必达到深度昏迷程度，只要达到中度昏迷即可。

目前，只个别医疗条件较好的医院，仍在使用胰岛素昏迷或胰岛素低血糖治疗，并与一定剂量的抗精神病药物合用治疗分裂症。

另有研究发现，氟哌啶醇与胰岛素休克和胰岛素低血糖治疗的效果十分接近，且胰岛素治疗操作复杂，技术要求高，因此必须在精神病院施行，对改善分裂症的思维障碍及妄想猜疑的效果不如抗精神病药；若治疗中处理不当，会有严重的并发症发生，故只能用于对药物不能耐受或有耐药性的病人。

（四）心理治疗

心理治疗（Psychotherapy）是应用心理学的原理与方法，通过医患之间建立良好关系和密切沟通，对病人施加影响，治疗其心理、情感、认知与行为等方面的问题。目的就在于通过心理治疗来缓解、矫正或消除病人的焦虑、忧郁、恐惧等精神症状，改善病人的病态或非适应行为。以生物、心理和社会治疗的综合模式，促进病人的人格成熟，使其能运用较为恰当而有效的方式来处理客观事物及心理上的问题，以重返社会，适应生活。

近些年来，人们逐步认识到，导致疾病发生的原因不仅仅是生物学方面的因素，社会的心理的因素也起着决定性的作用。特别是分裂症的发病更与社会、心理因素关系密切。如情感的不稳定、家庭内环境的困扰、社会竞争的加剧等都可诱发疾病。因此，对分裂症的治疗与其他精神疾病一样，只有采取生物（抗精神病药）的、心理的和社会的综合方法来治疗，才会取得较为理想的治疗效果。

心理治疗依据其主要学术理论和实施要点可分为精神分析性心理治疗、认知性心理治疗、支持性心理治疗、行为性心理治疗等。

1. 精神分析性心理治疗　精神分析心理治疗是以弗洛伊德精神分析理论为基础，探讨病人潜意识的动机、欲望和精神动态，帮助病人深入了解自身的深层心理，改善其适应困难的心理机制，建立健康的心理结构，使病情得到康复。

具体的治疗方法和步骤如下。

（1）引导联想　要对病人的个人史尽量做到全面细致的了解，联系其目前的行为。对病人的全面情况做到心中有数之后，引导患者摒除一切杂念，尽力毫无保留地将自己所想到的事物倾吐出来，从病人的倾诉中分析其心理活动与潜意识境界，努力从中找到并消除长期压抑在病人潜意识中的精神创伤，解除症结，以达治疗之目的。

（2）指导解释　在全面较为详细地了解病人的心理动态、疾病发生的原因和病情的发展过程之后，治疗人员依据系统的治疗理论与观点，运用面谈的技巧和心理治疗的方法，对病人进行有一定指向的指导解释，在病人从情感上能够完全接受的情况下，分析其内在的精神结构和感情动机，帮助病人建立疾病康复的信心，增强对未来的憧憬和希望。

（3）移情　是患者把自己早期的人际间感情关系无意识地转移到治疗者的身上，并把压抑的痛苦的情感体验向治疗者尽情吐出，心理上长期的沉重负担得以解除。治疗者切不可真正卷入情感之中，在病人的自知力及自我功能基本恢复之后，就要适时巧妙地退出，以免情感纠缠，给病人造成更大的痛苦，不利于康复。

2. 认知性心理治疗　认知性心理治疗又称为认知治疗（cognitive therapy），是根据认知过程对人的情感和行为都会产生重要影响的观点，矫正患者错误和歪曲的认知，通过病人对己、对人和对事物不合理认知的改变，相应地改善病人的情感和行为。纠正患者的心理障碍和适应不良。

认知性心理治疗的有效实施，只有在建立良好的医患关系的基础上，治疗者才能获得病人的信任，才能取得病人的主动合作与配合，并依据病人的不同病情，指导其怎样对自己的情感活动进行自我监察，如何安排好自己的行为，辨别自己的错误认知，使自己的情感和行为得到改善。

3. 支持性心理治疗　支持性心理治疗也是在良好的医患关系的基础上，依仗治疗者的威望、知识、技术，支持协助病人努力适应面对的现实，关怀、鼓励病人发挥潜能，渡过目前的心理危机，更好地适应现实环境。

支持性心理治疗首先治疗者要耐心倾听病人的诉述，从病人的诉说中了解病情，寻找病因，便于实施治疗，更重要的是让病人感到有人在同情他、支持他，自己并不孤独。同时由于自由倾吐出压抑于潜意识中的心理创伤，使心情轻松愉快；其次是真诚的切合实际的解释，在了解患者病情及其个体素质，建立良好的医患关系的基础上，向病人作出通俗易懂的、切合实际的、真诚的解释和劝慰，这种解释和劝慰需经多次的反复，耐心地给病人以精神支持，增强病人社会和心理防卫机制；再次是切实的保证，就是说当病人对疾病的治疗失去信心时，治疗者向病人保证一定能治好他的病，并以满腔热情积极地实施多种途径的有效治疗，激发起病人战胜疾病的信心和勇气。但此类保证必须有足够的理由，使病人毫不怀疑。如果病人问及疾病的预后，治疗者要尽力避免谈及疾病的严重程度，通过安慰、鼓励、指导等方式使病人了解努力的方向，调动自身的潜能战胜疾病。最后，提出建议。是指治疗者在实施治疗的过程中，为使病人对病情有个清楚的了解帮助病人分析问题，提出建议和劝告，让病人自己找出解决问题的方法。但建议必须要有一定的科学性、可行性和效度，否则病人对建议经尝试无效，就会丧失信心，导致治疗失败。这种建议在治疗者心中的分量，是由治疗者在病人心中的权威地位决定的。治疗者的权威性越高，在患者心中的地位则越高，病人的依赖性就越强，一切问题都要治疗者做主，这时就要注意调整医患关系，鼓励患者树立自信心，遇到问题不要依靠他人，要自己做主，自行处理。

4. 行为性心理治疗　行为性心理治疗又称为行为治疗，它是采用对病人的行为予以适当的奖惩，以此种方式来调控病人的行为，以达到消除或纠正不良行为，建立良好行为，改善精神病症状之目的。

行为疗法的基本理论认为，人对外界环境的变化或精神压力并不只是被动的反应者，而是具有经自我指导而改变本身行为的能力，也就是说外界的刺激可以导致行为反应，这一过程的强化反复会加强或调整人的行为。所谓对病人的行为予以适当的奖惩，就是针对病人行为表现的正（奖）负（惩）性而给予的强化措施，以此来帮助病人消除和建立某种行为方式，以矫正不良行为。行为疗法的重点是针对病人当前的不适应行为，认为只要病人的行为发生"改变"，那么病人的"态度"和"情感"也就必然相应地发生改变。

行为治疗主要方法有：系统脱敏疗法、厌恶疗法、自控疗法、冲击疗法、操作性条件训练等等。其中操作性条件训练适于慢性伴有行为障碍和孤僻症状的分裂症病人。行为疗法主要适用于分裂症阴性症状病人。

心理治疗除了上述的根据主要理论和实施要点分类之外，还有根据参与对象的，分类为：家庭治疗、成双治疗、集体或分组治疗等；还有与躯体生理相关的心理治疗，如：运动治疗、气功治疗、形象化退想、人际关系心理治疗等；还可根据心理治疗时间的长短分为长期、短期、限期等心理治疗。

目前人们对分裂症的治疗是从生物、心理和社会三方面入手，特别是加入 WTO 之后，经济全球化给人们带来极大的精神压力，社会心理因素、应激对人类身心健康的影响也越来越明显。因此，心理治疗无论从治疗理论还是治疗技术都得到了迅速发展，其应用范围也越来越广，现已对不同领域的各种心理障碍、婚姻家庭、人际关系等的精神卫生问题均可实施有效的处理。特别是短程化的分析性心理治疗更适宜于现代人的生活节奏，对早期分裂症病人的解决和应对实际问题的能力都会有较大的改善。在临床上，以药物治疗为基础结合心理治疗和家庭治疗的实践证明，分裂症的复发率明显降低，并合理减少了抗精神病药的维持治疗量，减轻了长期服药所引起的不良反应，增加了病人服药的依从性，利于康复。但心理治疗并用药物治疗时，必须注意扬长避短，及时消除不良反应，注意保持良好的适宜的医患关系，以取得最佳的治疗效果。对分裂症恢复期的病人采用生物（服用抗精神病药、电痉挛、胰岛素等治疗）、心理（心理治疗）和社会（社会治疗）的综合治疗也获得令人满意的疗效。

（五）分裂症的精神康复

过去人们普遍认为分裂症是精神逐渐衰退的过程，一旦患此疾病，就成了"疯子"。病人生活技能的重新恢复和重返社会希望渺茫。自 20 世纪 50 年代抗精神病药物的应用和 60 年代的"非住院化运动"开展以后，分裂症的真正康复才得以实施。近年来对分裂症的研究证明，大部分的病人在维持药物治疗及采用不间断的康复措施后均可以"正常化"的方式生活于社区之中。用抗精神病药物只能缓解大部分病人的精神病症状，却不能重塑病人的工作、家庭和社会生活。只有通过主动性的康复措施，才会使病人的生活质量得到提高，以达重返社会之目的。而精神康复则是通过生物、心理、社会的各种方法，逐渐恢复其因精神残疾所导致的社会功能缺损。特别是慢性分裂症病人其精神病症状常是造成功能残损的重要原因，所以必须通过生物（药物）维持治疗用以控制精神病性症状。病人的功能障碍得到有效控制之后，才会进一步接受心理和社会康复。所以，运用精神药物治疗与心理社会干预相结合的综合的治疗方法，对分裂症的病程发展有较好的控制和改善作用。分裂症病人的心理社会干预包括如下内容：①家庭处置（家庭治疗、家庭心理社会教育、家庭危机干预、开设家庭病床），其目的是创造良好的家庭环境，减少病人的应激、降低复发，改善社会功能，最大可能地减少家庭负担并提高家庭功能；②康复的技能训练（生活技能、社交技能、用药的自我管理、情绪技能及智力技能等），用以处理病人角色功能的特殊缺损，学到各种广泛的社会及独立生活的技能；③环境支持与调整（医院的开放性环境结合开放式管理措施，社区康复的各种服务措施设立日间医院及开展职业康复等）；④心理治疗（支持性心理治疗、个别心理治疗、集体心理治疗、认知疗法、森田疗法等）。

随着生物—心理—社会综合性干预系统的形成人类对分裂症治疗。预防和康复的研究有了可喜的进展。如生物学治疗方面，基因解密的遗传研究，发展生物学标记的诊断，脑内多种神经递质及其复杂交互作用的研究，针对不同分裂症的病例或同一病例的不同症状分别提供不同的安全有效的药物的研究，物理治疗中的磁疗、电疗、离子透入等新方法的使用研究，换血、透血及颅脑非损伤性手术的研究等，对社交技能水平低下或认知缺损的分裂症患者因人而异地实施一些特殊的心理社会干预手段，并将各种治疗手段和康复措施，尽其可能地整合到整个的治疗过程之中。对预防和康复的研究，做好高易患人群的预防工作，发展能预示复发的生物学测量，提高病人应对和处理应激的能力，早期识别儿童期分裂症，并对传统的药物治疗及其他处理方法，予以科学有效的改进等等的诸多领域的研究和实施，为提高患者的生活质量，改善预后，提高病人重返社会的康复水平，展示出较为乐观的前景。

....（郑鸿伟）

第二节 情感性精神障碍

情感性精神障碍又称心境障碍或情感性精神病，是以显著而持久的情绪过度高涨或低落为主要特征的一组精神障碍。情绪高涨时称为躁狂症，低落时称为抑郁症，有时高涨与低落交替进行，故又称之为情感性精神病或躁狂抑郁症。本病一般是急性或亚急性起病，发病的原因目前还不十分清楚。情感性精神障碍常伴有相应的认知、行为的改变，并呈反复发作倾向。但大部分病人的病情会得到彻底缓解，预后较好，仅15%～20%的病人处于慢性、轻性的精神病状态，其中的症状严重者，持续时间长，日常生活、工作、学习及生理功能受到影响的，社会功能就很难恢复到病前水平。目前看其病因可能与遗传、生化和心理社会及神经内分泌等多种因素有关，而且每一个单一的因素都不足以构成对整个疾病的解释。此类精神障碍的首发年龄大多为16～30岁之间。其中躁狂症发病年龄比抑郁症早，女性比男性早；抑郁症的患病率，女性高于男性，但男性的自杀率则明显高于女性。就情感性精神障碍的分类来看，目前世界上普遍接受的是将情感性精神障碍分为单相与双相两大类。我国CCMD-3对心境障碍（情感性精神障碍）分类与诊断标准如下。

一、躁狂发作

躁狂发作以心境高涨为主，与其处境不相称，可以从高兴愉快到欣喜若狂，某些病例仅以易激惹为主。病情轻者社会功能无损害或仅有轻度损害，严重者可出现幻觉、妄想等精神病性症状。

1. 症状标准　以情绪高涨或易激惹为主，并至少有下列3项（若仅为易激惹，至少需4项）：①注意力不集中或随境转移；②语量增多；③思维奔逸（语速增快、言语迫促等）、联想加快或意念飘忽的体验；④自我评价过高或夸大；⑤精力充沛、不感疲乏、活动增多、难以安静，或不断改变计划和活动；⑥鲁莽行为（如挥霍、不负责任或不计后果的行为等）；⑦睡眠需要减少；⑧性欲亢进。

2. 严重标准　严重损害社会功能，或给别人造成危险或不良后果。

3. 病程标准　①符合症状标准和严重标准至少已持续一周；②可存在某些分裂性症状，但不符合分裂症的诊断标准。若同时符合分裂症的症状标准，在分裂症状缓解后，满足躁狂发作标准至少1周。

4. 排除标准　排除器质性精神障碍，或精神活性物质和非成瘾物质所致躁狂。

5. 说明　本躁狂发作标准仅适用于单次发作的诊断。

二、抑郁发作

抑郁发作以心境低落为主，与其处境不相称，可以从闷闷不乐到悲痛欲绝，甚至发生木僵。严重者可出现幻觉、妄想等精神病性症状。某些病例的焦虑与运动性激越很显著。

1. 症状标准　以心境低落为主，并至少有下列4项：①兴趣丧失，无愉快感；②精力减退或疲乏感；③精神运动性迟滞或激越；④自我评价过低，自责或有内疚感；⑤联想困难或自觉思考能力下降；⑥反复出现想死的念头或有自杀、自伤行为；⑦睡眠障碍，如失眠、早醒或睡眠过多；⑧食欲降低或体重明显减轻；⑨性欲减退。

2. 严重标准　社会功能受损，给本人造成痛苦或不良后果。

3. 病程标准　①符合症状标准和严重标准至少已持续2周；②可存在某些分裂性症状，但不符合分裂症的诊断。若同时符合分裂症的症状标准，在分裂症状缓解后，满足抑郁发作标准至少 2 周。

4. 排除标准　排除器质性精神障碍，或精神活性物质和非成瘾物质所致抑郁。

5. 说明　本抑郁发作标准仅适用于单次发作的诊断。

分型诊断标准：

30.1 轻性躁狂症（轻躁狂）

除了社会功能无损害或仅轻度损害外，发作符合 30 躁狂发作标准。

30.2 无精神病性症状的躁狂症

除了在 30 躁狂发作的症状标准中，增加"无幻觉、妄想或紧张综合征等精神病性症状"之外，其余均符合该标准。

30.3 有精神病性症状的躁狂症

除了在 30 躁狂发作的症状标准中，增加"有幻觉、妄想或紧张综合征等精神病性症状"之外，其余均符合该标准。

30.4 复发性躁狂症

诊断标准：①目前发作符合上述某一型躁狂标准，并在间隔至少 2 个月前，有过 1 次发作符合上述某一型躁狂标准；②从未有抑郁障碍符合任何一型抑郁、双相情感障碍，或环性情感障碍标准；③排除器质性精神障碍，或精神活性物质和非成瘾物质所致的躁狂发作。

30.41 复发性躁狂症，目前为轻躁狂

符合 30.4 复发性躁狂的诊断标准，目前发作符合 30.1 轻躁狂标准。

30.42 复发性躁狂症，目前为无精神病性症状的躁狂

符合 30.4 复发性躁狂的诊断标准，自前发作符合 30.2 无精神病性症状的躁狂标准。

30.43 复发式躁狂症，目前为有精神病性症状的躁狂

符合 30.4 复发性躁狂的诊断标准，目前发作符合 30.3 有精神病性症状的躁狂标准。

三、双相障碍

目前发作符合某一型躁狂或抑郁标准，以前有相反的临床相或混合性发作，如在躁狂发作后又有抑郁发作或混合性发作。

31.7 双相障碍，目前为混合性发作

诊断标准　①目前发作以躁狂和抑郁症状混合或迅速交替（即在数小时内）为特征，至少持续 2 周躁狂和抑郁症状均很突出；②以前至少有 1 次发作符合某一型抑郁标准或躁狂标准。

31.9 其他或待分类的双相障碍

31.91 双相障碍，目前为快速循环发作

在过去 12 个月中，至少有 4 次情感障碍发作，每次发作符合 30.1 轻躁狂或 30 躁狂发作，32.1 轻抑郁或 32 抑郁发作，或情感障碍的混合性发作标准。

32.1 轻性抑郁症（轻抑郁）

除了社会功能无损害或仅轻度损害外，发作符合 32 抑郁发作的全部标准。

32.2 无精神病性症状的抑郁症

除了在 32 抑郁发作的症状标准中，增加"无幻觉、妄想或紧张综合征等精神病性症状"之外，其余均符合该标准。

32.3 有精神病性症状的抑郁症

除了在 32 抑郁发作的症状标准中，增加"有幻觉、妄想或紧张综合征等精神病性症状"之外，其余均符合该标准。

32.4 复发性抑郁症

诊断标准：①目前发作符合某一型抑郁标准，并在间隔至少 2 个月前，有过另一次发作符合某一型抑郁标准；②以前从未有躁狂符合任何一型躁狂、双相情感障碍，或环性情感障碍标准；③排除器质性精神障碍，或精神活性物质和非成瘾物质所致的抑郁发作。

32.41 复发性抑郁，目前为轻抑郁

符合 32.4 复发性抑郁的诊断标准，目前发作符合 32.1 轻抑郁标准。

32.42 复发性抑郁症，目前为无精神病性症状的抑郁

符合 32.4 复发性抑郁的诊断标准，目前发作符合 32.2 无精神病性症状的抑郁标准。

32.43 复发性抑郁症，目前为有精神病性症状的抑郁

符合 32.4 复发性抑郁的诊断标准，目前发作符合 32.3 有精神病性症状的抑郁标准。

33 持续性心境障碍

33.1 环性心境障碍

1. 症状标准　反复出现心境高涨或低落，但不符合躁狂或抑郁发作症状标准。

2. 严重标准　社会功能受损较轻。

3. 病程标准　符合症状标准和严重标准至少已 2 年，但这 2 年中，可有数月心境正常间歇期。

4. 排除标准　①心境变化并非躯体病或精神活性物质的直接后果，也非分裂症及其他精神病性障碍的附加症状；②排除躁狂和抑郁发作，一旦符合相应标准即诊断为其他类型情感障碍。

33.2 恶劣心境

1. 症状标准　持续存在心境低落，但不符合任何一型抑郁的症状标准，同时无躁狂症状。

2. 严重标准　社会功能受损较轻，自知力完整或较完整。

3. 病程标准　符合症状标准和严重标准至少已 2 年，在这 2 年中，很少有持续 2 个月的心境正常间歇期。

4. 排除标准　①心境变化并非躯体病（如甲状腺机能亢进症），或精神活性物质导致的直接后果，也非分裂症及其他精神病性障碍的附加症状；②排除各型抑郁（包括慢性抑郁或环性情感障碍），一旦符合相应的其他类型情感障碍标准，则应作出相应的其他类型诊断；③排除抑郁性人格障碍。

39 其他或待分类的心境障碍

心境障碍的第 5 位编码表示：

3X、XX1 意识障碍（如谵妄）

严重躁狂发作可出现意识障碍（如谵妄），可称为谵妄性躁狂等。

3X、XX2 伴躯体症状

5．说明 在抑郁发作中，有显著的躯体症状与自主神经症状，而无相应的躯体疾病可以解释，有时甚至掩盖了抑郁症状，有人称为"隐匿性抑郁症"，这一名称未获国际公认，本分类系统亦不列入。

3X、XX3 慢性

一次抑郁或躁狂发作的病程至少持续 2 年。

3X、XX4 缓解期

曾有一次以上情感性精神障碍发作史，目前已完全缓解至少 2 个月。

CCMD-3 的情感性精神障碍所采用的编号，基本照搬了 ICD-10，仅存在个别差异。在分类过程中，考虑到情感性障碍病人仅发病一次的占较大的比例，故把它同反复发作和双相发作的情感障碍作了区分，并划分了复发性躁狂和抑郁的亚型，便于诊断参考。严重程度一样，根据我国的实际情况，仅划分为轻度和重度两个级别，利于治疗和护理的指导。

双相情感障碍具有反复（至少两次）出现心境和活动水平明显紊乱的发作特点，其紊乱有时会表现出心境高涨、精力和活动的增加（躁狂或轻躁狂），有时又表现出与上述完全相反的状态（抑郁或轻抑郁）。紊乱的发作间期通常会缓解或基本缓解。

鉴别诊断情感性精神障碍与分裂症时，主要考虑情感性精神障碍的程度和时间的长短；如有幻觉和妄想，要注意幻觉妄想与情绪的关系；以往曾有过情感性精神障碍的发作病史，应注意患者间歇期复原的水平及残留症状的有无；分裂症急性起病并表现出兴奋躁动的病人，表面上与情感性精神障碍的躁狂症十分相似，但二者的情感反应及与环境的接触存在明显的差别，分裂症病人的活动虽然增多，但不伴有情绪高涨，情感变化与环境不能配合，且情感平淡、冷漠，动作单调、刻板，妄想的内容也比较荒谬离奇，常伴有违拗和紧张性兴奋。

情感性精神障碍的治疗，主要应在了解生物、心理、社会等各方面的影响因素的基础之上，应用恰当的药物、心理治疗及心理社会康复等手段，降低病人的发病频率、病情的严重性、心理社会性不良后果，并增强发作间歇期的心理社会功能。要将"个别化"原则贯彻于药物治疗的始终，在病人和家属的配合之下，最大限度地改善病人的社会功能，提高其生活质量。

四、情感性精神障碍的药物治疗

情感性精神障碍还是以药物治疗为主，主要作用就是调整情感活动并促进心理功能的正常化。

CCMD-3 的情感性精神障碍的药物治疗程序，为科学地选择和有效地使用药物作出了明确的规定。

CCMD-3 的非精神病性躁狂发作的药物治疗程序

（PIO1）1～2周	（A）首用第1、2组药物	
↓（PIO1）2～4周	↓	↓
有效	不良反应影响治疗	无效
↓	↓	↓
治疗量维持（B）	第1、2组药减量或对症处理（C）	第1、2组药调整剂量（C）
↓（PIO2）4～6周		↓
有效	不良反应影响治疗	无效
↓	↓	↓
治疗量维持4～6周（B）	第1、2组中不同药物（D）	第1、2组中不同药物（D）
↓（PIO3）4～6周	↓	↓
有效	不良反应影响治疗	无效
↓	↓	↓
治疗量维持（B）	返回（C）、（D）或ECT	返回（C）、（D）或ECT或进入难治性躁狂治疗

PIO：指药物治疗的层次，每一层次包括评估（提出问题P）、干预（I）、再评估（结果O）的连续过程。

PI01：

(a)（1）为药物治疗增量期，1～2周内应增量到最小治疗量。

第1组：锂盐治疗量为血锂浓度达到0.8～1.2MEq/L或剂量达到1500mg/d，应严密观察不良反应。

第2组：部分抗癫痫药（在此也称心境稳定剂），如卡马西平、丙戊酸盐或妥泰等。

（2）明显兴奋者，必要时可并用BZ药。

(b) 获效的治疗量应至少维持6个月（治疗量维持期）然后只有达到显著进步或痊愈，才考虑减量，进入维持治疗期。首次发作的维持治疗应持续1年，然后逐步停药。屡次发作者维持治疗时间应持续5年，甚至终身。

(c) 调整剂量或对症处理

PI02：

(d)（1）以安全和可耐受为前提。

第1组：可增量至血锂浓度1.4MEq/L，或2000～2500mg/d。

第2组：可增量，如增量后疗效不理想，仍想续用抗癫痫药时，建议改用结构、效价明显不同的抗癫痫药。

（2）改换药物时应采用1～2周剂量增减过渡期，如在此期获效，可保持当时并用的药物品种及剂量。

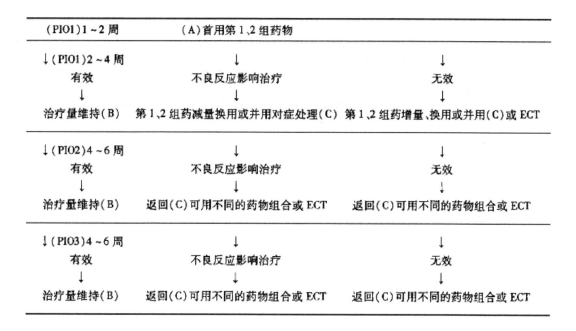

PI01：

(a)（1）以安全和可耐受为前提。

第1组：锂盐，可增量至血锂浓度达到1.4MEq/L或剂量达到2000～2500mg/d，应严密观察不良反应。

第2组：部分抗癫痫药，可增量，如增量后疗效不理想，仍想续用抗癫痫药时，建议改用结构、效价明显不同的抗癫痫药。

（2）改换药物时应采用1～2周剂量增减过渡期。

（3）如锂盐合并心境稳定剂，或心境稳定剂本组内合并用药（各选1种）的剂量调整期，1～2周内应调整到最小治疗量。

（4）上述药物并用时，最好不同时起用两种药物，如果要同时一起开始应用，应注意开始剂量均应减半，并增加每次分次用药的次数。总之，药物并用均须减量。

（5）明显焦虑、兴奋者，必要时可并用BZ药或丁螺环酮。

(b) 获效的治疗量应至少维持6个月（治疗量维持期），然后只有达到显著进步或痊愈者，才考虑减量进入维持治疗期。首次发作的维持治疗应持续一年，然后逐步停药。屡次发作者维持治疗时间应持续5年，甚至终身。

(c) 调整剂量，对症处理，换用药物，或并用药物。

PI01：

(a)（1）为抗躁狂药合并抗精神病药（各选1种）的剂量调整期，1～2周内应调整到最小治疗量。

第1组：锂盐与第3、4组药并用。

第2组：情绪稳定剂与第3、4组药并用。

第3组：经典抗精神病药。

CCMD-3 的精神病性躁狂发作的药物治疗程序

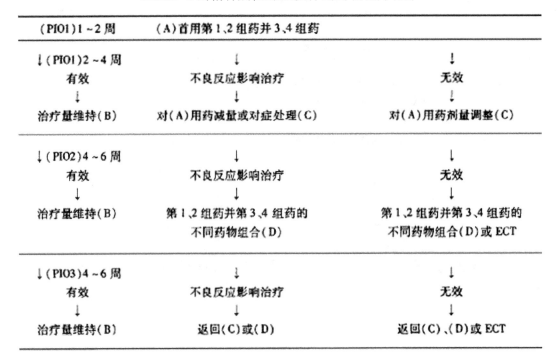

第4组：非经典抗精神病药氯氮平、舒必利、利莫必利、利培酮、奥氮平等。

（2）抗躁狂药和抗精神病药并用时，最好不同时起用两种药物，如果要同时一起开始应用，应注意开始剂量均应减半，并增加每日分次用药的次数。

（3）抗躁狂药与抗精神病药并用均须减量，必要时有注射剂型的可肌注或静滴。

（4）不良反应明显或焦虑、兴奋可并用 BZ 药或丁螺环酮；EPS 明显者可用抗胆碱能药如安坦、氢溴酸东莨菪碱等。

(b) 获效的治疗量应至少维持 6 个月（治疗量维持期），然后只有达到显著进步或痊愈者，才考虑减量，进入维持治疗期。首次发作的维持治疗应持续 1 年，然后逐步停药。屡次发作者维持治疗应持续 5 年，甚至终身。

(c) 调整剂量，对症处理，换用药物或并用药物。

PI02：

(d)（1）以安全和可耐受为前提。

第 1 组：可增量锂盐。

第 2 组：可增量心境稳定剂，如增量后疗效不理想，仍想续用情绪稳定剂时，建议改结构明显不同的同组药物。

第 3 组：可增量经典抗精神病药。

第 4 组：可增量非经典抗精神病药氯氮平、舒必利、利莫必利、利培酮、奥氮平等。

（2）如增量后疗效不理想，仍想续用同组抗精神病药时，建议改结构、效价明显不同的药物，必要时有注射剂型的药物可肌注或静滴。

（3）改换药物时应采用 1～2 周剂量增减过渡期，如在此期获效，可保持当时并用的药物品种及剂量。

CCMD-3 的非精神病性单项抑郁发作的药物治疗程序

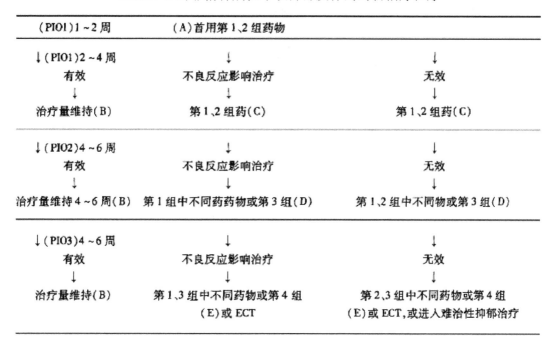

PI01：

(a)（1）为药物治疗增量期，1～2 周内应增量到最小治疗量。

第 1 组：SSRI，如氟西汀、帕罗西汀、舍曲林、氟伏草胺、西酞普兰等。氟西汀，第 1 周 10～20mg/d，第 2～4 周 20mg/d；帕罗西汀，第 1 周 10～20mg/d，第 2～4 周 30mg/d；舍曲林，第 1 周 25～50mg/d，第 2～4 周 50mg/d。

APA 提倡首选，我国可根据经验和病人的经济条件考虑第 1 组药。

第 2 组：TCA，如阿米替林、氯丙咪嗪、丙咪嗪、阿沙平、麦普替林等。阿米替林，第 1 周 25～100mg/d，第 2 周 150～250mg/d；氯丙咪嗪，第 1 周 25～100mg/d，第 2～4 周 150～250mg/d（必要时可肌注或静滴）；麦普替林，第 1 周 25～100mg/d，第 2～4 周 150～250mg/d（必要时可肌注或静滴）。

（2）不良反应明显或焦虑、兴奋者可并用 BZ 药或丁螺环酮。

(b) 获效的治疗量应至少维持 6 个月（治疗量维持期），然后只有达到显著进步或痊愈者，才考虑减量，进入维持治疗期。首次发作的维持治疗应持续 1 年，然后逐步停药。屡次发作者维持治疗时间应持续 5 年，甚至终身。

(c) 调整剂量或对症处理。

PI02：

(d)（1）以安全和可耐受为前提。

第 1 组：SSRI 可增量，如增加氟西汀到 20mg/d，舍曲林 100～150mg/d。

第2组：TCA可增量，如增加阿米替林到250mg/d，氯丙咪嗪250～300mg/d，麦普替林250～300mg/d（后两种药必要时可肌注或静滴）。如增量后疗效不理想，仍想续用TCA时，建议改结构、效价明显不同的TCA。

第3组：其他新型抗抑郁药如万拉法新、米他扎平、氨非他酮、三唑酮、瑞波西汀等。

（2）改换药物时应采用1～2周剂量增减过渡期，如在此期获效，可保持当时并用的药物品种及剂量。

PI03：

(e)（1）第4组：MAOI如玛氯贝氨或抗抑郁药增强剂吲哚洛尔。MAOI使用以前，必须对以前所用抗抑郁药有停药清洗期2周，如以前所用的药物为氟西汀，停药清洗期必须5周，在停药清洗期可做ECT。并用吲哚洛尔时应严密观察不良反应。

（2）改换MAOI以外的药物时，应采用1～2周剂量增减过渡期。

CCMD-3的非精神病性双相抑郁发作的药物治疗程序

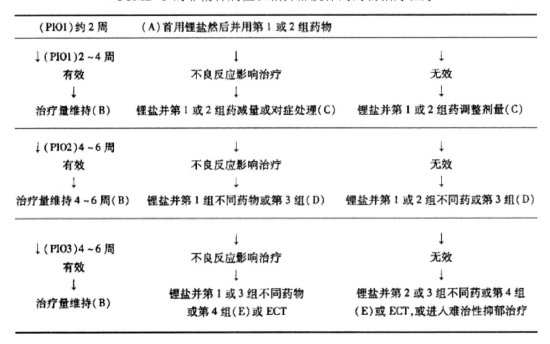

PI01：

(a)（1）首选锂盐约1周增量至血锂浓度0.8～1.2MEq/L或150mg/d以上，随后进入抗抑郁药增量期，约1周应增量到最小治疗量。

第1组：SSRI，如氟西汀、帕罗西汀、舍曲林、氟伏草胺、西酞普兰等。氟西汀，第1周10～20mg/d，第2～4周20mg/d；帕罗西汀，第1周10～20mg/d，第2～4周30mg/d；舍曲林，第1周25～50mg/d，第2～4周50mg/d。

APA提倡首选，我国可根据经验和病人的经济条件考虑第1组药。

第2组：TCA，如阿米替林、氯丙咪嗪、丙咪嗪、阿莫沙平、麦普替林等。阿米替林，第 1 周 25 ～ 100mg/d，第 2 ～ 4 周 150 ～ 250mg/d；氯丙咪嗪，第 1 周 25 ～ 100mg/d，第 2 ～ 4 周 150 ～ 250mg/d（必要时可肌注或静滴）；麦普替林，第 1 周 25 ～ 100mg/d，第 2 ～ 4 周，150 ～ 250mg/d（必要时可肌注或静滴）。

（2）不良反应明显或焦虑、兴奋者，可并用 BZ 药或丁螺环酮。

（b）获效的治疗量应至少维持 6 个月（治疗量维持期）。然后只有达到显著进步或痊愈者，才考虑减量，进入维持治疗期。首次发作的维持治疗应持续 1 年，然后逐步停药。屡次发作者维持治疗时间应持续 5 年，甚至终身。

（c）调整剂量或对症处理。

PI02：

（d）（1）以安全和可耐受为前提。

第 1 组：可增量，如增加氟西汀到 20mg/d，帕罗西汀 20mg/d，舍曲林 100 ～ 150mg/d。

第 2 组：可增量，如增加阿米替林到 250mg/d，氯丙咪嗪 250mg/d，麦普替林 250mg/d（后两药必要时可肌注或静滴）。如增量后疗效不理想，仍想续用 TCA 时，建议改结构、效价明显不同的 TCA。

第 3 组：其他新型抗抑郁药，如万拉法新、米他扎平、氨非他酮、三唑酮、瑞波西汀等。

（2）改换药物时应采用 1 ～ 2 周剂量增减过渡期，如在此期获效，可保持当时并用的药物品种及剂量。

PI03：

（e）（1）第 4 组：MAOI，如玛氯贝胺或抗抑郁药增强剂吲哚洛尔。MAOI 使用以前，必须对以前所用抗抑郁药有停药清洗期 2 周，如以前所用药物为氟西汀，停药清洗期必须 5 周，在停药清洗期可做 ECT。并用吲哚洛尔时应严密观察不良反应。

（2）改换 MAOI 以外的药物时应采用 1 ～ 2 周剂量增减过渡期。

PI01：

（a）（1）如为双相抑郁首选锂盐，随后进入合并抗抑郁药和增强药（各选 1 种）的剂量调整期，1 ～ 2 周内应调整到最小治疗量，单相抑郁可直接进入抗抑郁药合并增强药（各选 1 种）的剂量调整期。

第 1 组：SSRI 与第 4 组药并用须减量。

第 2 组：TCA 类与第 4 组药并用须减量。

第 3 组：其他新型抗抑郁药，如万拉法新、米他扎平、氨非他酮、三唑酮、瑞波西汀等。

第 4 组：增强剂如锂盐、T3（三碘甲腺原氨酸）、T4（甲状腺素）、卡马西平、丙戊酸盐、妥泰、吲哚洛尔或丁螺环酮等。

（2）抗抑郁药和增强剂并用时，最好不同时起用两种药物。如果要一起开始应用，应注意开始剂量均应减半，并增加每日分次用药的次数。

（3）抗抑郁药与增强剂并用均须减量，必要时有注射剂型的可肌注或静滴。

CCMD-3 的难治性非精神病性抑郁发作的药物治疗程序

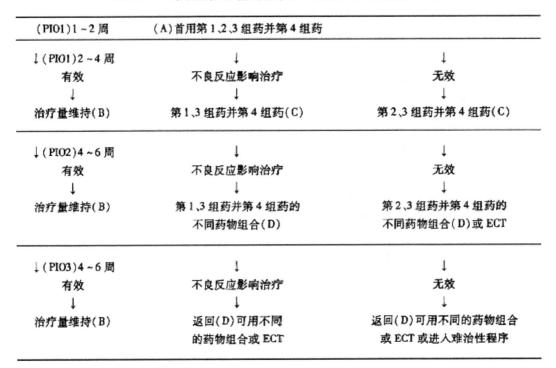

(PIO1)1~2 周	(A)首用第 1、2、3 组药并第 4 组药	
↓(PIO1)2~4 周	↓	↓
有效	不良反应影响治疗	无效
↓	↓	↓
治疗量维持(B)	第 1、3 组药并第 4 组药(C)	第 2、3 组药并第 4 组药(C)
↓(PIO2)4~6 周	↓	↓
有效	不良反应影响治疗	无效
↓	↓	↓
治疗量维持(B)	第 1、3 组药并第 4 组药的不同药物组合(D)	第 2、3 组药并第 4 组药的不同药物组合(D)或 ECT
↓(PIO3)4~6 周	↓	↓
有效	不良反应影响治疗	无效
↓	↓	↓
治疗量维持(B)	返回(D)可用不同的药物组合或 ECT	返回(D)可用不同的药物组合或 ECT 或进入难治性程序

（4）不良反应明显或焦虑、兴奋者可并用 BZ 药或丁螺环酮。

(b) 获效的治疗量应至少维持 6 个月（治疗量维持期），然后只有达到显著进步或痊愈者，才考虑减量，进入维持治疗期。首次发作的维持治疗应持续 1 年，然后逐步停药。屡次发作者维持治疗时间应持续 5 年，甚至终身。

(c) 调整剂量或对症处理。

PI02：

(d)（1）以安全和可耐受为前提。

第 1 组：SSRI 可增量，如增加氟西汀到 20mg/d，帕罗西汀 20mg/d，舍曲林 100～150mg/d。

第 2 组：TCA 可增量，如增加阿米替林到 250mg/d，氯丙咪嗪 250mg/d，麦普替林 250mg/d（必要时有注射剂型的可肌注或静滴）。如增量后疗效不理想，仍想续用 TCA 时，建议改换结构、效价明显不同的 TCA。

第 3 组：其他剂型抗抑郁药，如万拉法新、米他扎平、氨非他酮、三唑酮等。

（2）改换药物时应采用 1～2 周剂量增减过渡期，如在此期获效，可保持当时并用的药物品种及剂量。

PI01：

(a)（1）如为双相抑郁首选锂盐，随后进入合并抗抑郁药和抗精神病药（各选 1 种）的剂量调整期，1～2 周内应调整到最小治疗量，单相精神病性抑郁可直接进入抗抑郁药合并抗精神病药（各选 1 种）的剂量调整期。

CCMD-3 的难治性精神病性抑郁发作的药物治疗程序

(PIO1)1~2 周	(A)首用第 1、2、3 组药并第 4、5 组药	
↓(PIO1)2~4 周	↓	↓
有效	不良反应影响治疗	无效
↓	↓	↓
治疗量维持(B)	对(A)用药减量或对症处理(C)	对(A)用药调整剂量(C)
↓(PIO2)4~6 周	↓	↓
有效	不良反应影响治疗	无效
↓	↓	↓
治疗量维持(B)	第 1、3 组药并第 4、5 组药的 不同药物组合(D)	第 2、3 组药并第 4、5 组药的 不同药物组合(D)或 ECT
↓(PIO3)4~6 周	↓	↓
有效	不良反应影响治疗	无效
↓	↓	↓
治疗量维持(B)	返回(D)	返回(D)或 ECT

第 1 组：SSRI 与第 4、5 组药并用。

第 2 组：TCA 类与第 4、5 组药并用。

第 3 组：其他新型抗抑郁药，如万拉法新、米他扎平、氨非他酮、三唑酮等与第 4、5 组药并用。

第 4 组：经典抗精神病药。

第 5 组：非经典抗精神病药氯氮平、舒必利、利莫必利、利培酮、奥氮平等。

（2）抗抑郁药和抗精神病药并用时，最好不同时起用两种药物，如果要一起开始应用，应注意开始剂量均应减半，并增加每日分次用药的次数。

（3）抗抑郁药与抗精神病药并用均须减量，必要时有注射剂型的可肌注或静滴。

（4）不良反应明显或焦虑、兴奋者，必要时可用 BZ 或丁螺环酮，EPS 明显者可用抗胆碱能如安坦、氢溴酸东莨菪碱等。

(b) 获效的治疗量应至少维持 6 个月（治疗量维持期），然后只有达到显著进步或痊愈者，才考虑减量，进入维持治疗期。首次发作的维持治疗应持续 1 年，然后逐步停药，屡次发作者维持治疗时间应持续 5 年，甚至终身。

(c) 调整剂量或对症处理。

PI02：

(d)（1）以安全和可耐受为前提。

第 1 组：可增量 SSRI。

第 2 组：可增量 TCA（必要时有注射剂型的可肌注或静滴）。如增量后疗效不理想，仍想续用 TCA 时，建议改结构、效价明显不同的 TCA。

第 3 组：可增量其他新型抗抑郁药，如万拉法新、米他扎平、氨非他酮、三唑酮、瑞波西汀等。

第 4 组：可增量经典抗精神病药。

第 5 组：可增量非经典抗精神病药氯氮平、舒必利、利莫必利、利培酮、奥氮平等。

（2）必要时有注射剂型的抗精神病药可肌注或静滴。如增量后疗效不理想，仍想续用同组抗精神病药时，建议改结构、效价明显不同的药物。

（3）改换药物时应采用 1 ～ 2 周剂量增减过渡期，如在此期获效，可保持当时并用的药物品种及剂量。

目前看，传统的三环类抗抑郁药临床上应用较多，无论是哪种三环类抗抑郁药，总的疗效都没有什么显著差别，有时是由病程和药量决定的。对抑郁患者中精神迟滞类的病人，常用具有振奋激活作用的丙咪嗪，去甲丙咪嗪、普罗替林等第一代抗精神病药，此类药经济有效，普通百姓人家也能承受得起。对躁狂症患者还是用锂剂治疗较为有效。虽说第一代抗精神病药物的不良反应比较多且重，但只要掌握好服药的剂量，并注意搞好血象的监测，还可作为首选。

选择性 5-HT 回收抑制剂（SSRI）是新一代抗抑郁剂，以其不良反应少，耐受性好且使用安全有效的特点，成为治疗抑郁的重要药物。常用的有氟西汀等。特别是对棘手的老年抑郁症，SSRI 和 MAOI（单胺氧化酶抑制剂）因其无心脏毒性和抗胆碱能的不良反应，易被老年人接受，且安全有效。

五、情感性精神障碍的电休克治疗

电休克治疗抑郁症已有数十年历史，至今仍是一种快捷有效的治疗方法。改进后的无抽搐电休克治疗（改良电休克治疗）以其不良反应小，有效率高达 70% ～ 90%，可迅速使病情得到缓解等优点，至今仍广泛地应用于临床。该疗法主要适应于使用药物治疗不见疗效或对药物的不良反应不能耐受的病人，或不适宜服用抗抑郁药的躯体疾病明确的病人，有严重自杀企图和行为及难治性病例，都有较好的疗效。传统电休克治疗常见骨折这一较为严重的不良反应，改良电休克疗法则无此弊端。

六、心理治疗

心理治疗是指来访者或就诊者与从事治疗的心理医生双方"建立一种人际关系的过程，共同计划改变或处理引起逆境的情感、环境、态度和行为"。也就是说心理治疗是应用心理学的原则和方法，通过医患之间建立良好的关系以改变人们的思想、情感和行为。情感障碍特别是抑郁症患者给予必要的心理治疗，至少可以改善患者的依从性，减轻症状和预防复发。

情感性精神障碍心理治疗的理论很多，所运用的方式也多种多样。

（一）认知治疗

目的就是纠正病人错误或歪曲的认知，帮助患者认知重建。抑郁症患者的认知治疗着重在减轻或消除病人功能失调性活动，帮助建立和支持适应性功能。

抑郁症患者常存在不恰当的认知方式，如：①消极的自我认知，即把自己看成是有缺陷的、不能适应的或是被抛弃的人，并力图把自己不愉快或痛苦的体验归之于假定的身体、精神或道德缺陷，甚至认为自己根本就不能得到快乐或满足；②消极地解释个人经历或周围的一切，即认为自己的经历磨难重重，周围的世界也只能是可望而不可及，认为无论自己怎么努力也不会实现自己的美好愿望，甚至认为自己与快乐无缘；③悲观地看待自己的前途或未来，认为自己的病根本就医治不好，自己未来的生活只有在黑暗和煎熬中度过。精神医学上称这三种歪曲的认知方式为认知三联症。目前的实验研究表明，药物治疗合并心理治疗是治疗抑郁发作的有效方法之一。

（二）行为治疗

重点是反复的训练患者，使其学会如何改变或矫正自己不恰当的行为，改善病人适应功能的质量和总体水平。行为治疗的方法很多，目前就有数十种用于精神科临床，如厌恶疗法、系统脱敏法、放松训练等。

（三）心理分析治疗

是以精神分析理论为基础，注意发掘病人潜意识里的欲望和精神动态，帮助病人了解自己的深层心理，以改变病人的人格结构和特征，提高其应对悲伤等负性情绪的能力。心理分析治疗要有较长的过程，有的须持续几年。

（四）人际关系治疗

目的就是改善抑郁患者的人际交往功能。情感障碍的发生常与应激事件、社会交往缺乏与缺少社会支持、人际关系紧张以及婚姻或家庭危机等因素密切相关。人际关系治疗就是为了解决个别病人的人际关系问题，病人当前的人际关系问题可能会使抑郁症状加速发展，使病情迁延。治疗时要侧重患者目前的情感症状以及与抑郁有关的人际关系，强化和改善患者的社交和人际沟通。本疗法为短程（一般为12～16周）心理治疗方法，主要针对单相、非精神病性抑郁症的门诊患者予以心理治疗。

（五）家庭治疗和婚姻治疗

家庭治疗的目的在于帮助患者改善心理适应功能，妥善应对各种应激事件引发的负性情绪，降低复发的机会，提高家庭和婚姻生活的质量。因而家庭治疗要针对有家庭问题或婚姻矛盾的抑郁症患者侧重训练解决问题和应对处理各类应激的能力。婚姻治疗和家庭治疗都是对家庭成员特殊关系处理的一类治疗方法，前者是以夫妻为治疗对象，后者则以家庭成员（也包含夫妻关系，但主要侧重于父母、子女）共同参与作为治疗对象，二者都属于处理人际关系方面的心理治疗。婚姻治疗的目的就是帮助夫妻双方充分了解各自的长处，夫妻之间也允许有分歧但在主要问题上要观点一致。对夫妻之间有一方患抑郁症的，则应帮助夫妻共同寻求引发障碍的症结，明确各自对对方的期望或角色要求，通过治疗使夫妻关系得到改善，使患病的一方得以康复，恰当和谐的夫妻关系对患病一方具有十分重要的预防复发的作用。家庭和婚姻的心理治疗没有什么特殊的方法，治疗技术也不复杂，往往用一些简单的咨询指导就会改善抑郁或躁狂病人目前的情感和行为表现。

（郑鸿伟）

第三节　与心理因素相关的生理障碍

与心理因素有关的生理障碍主要表现为生理功能障碍，与心理因素有关但无明显精神活动或行为障碍的一组疾病，主要包括进食障碍、睡眠障碍及性功能障碍等。

一、进食障碍

进食障碍是一组与心理社会因素有关的以进食行为异常为主的精神障碍，主要包括神经性厌食、贪食和呕吐。

神经性厌食是一种多由自己造成的进食行为异常，以故意限制饮食、减轻体重为特征。病人常对肥胖具有病态性的恐惧，为减轻体重形成"标准"体型不惜采用过度的疲劳运动、人工呕吐及导泻等方法，虽已达明显消瘦且呈病态，仍然认为自己太胖而继续坚持"减肥、减肥"。此类病人多见于青少年女性，起病多与心理因素和环境因素有关。由于刻意的节食，常会造成严重的营养不良、脱水，导致代谢和内分泌紊乱，女性闭经，男性性功能减退，青春期前的病人性器官呈幼稚型。部分病人可出现呈间歇发作的暴饮暴食。神经性厌食不是任何精神障碍的继发症状，也不是躯体疾病所致。无食欲及心因性无食欲则不属本症。

主要治疗方法如下。

（一）心理治疗

"心病还需心药医"，心理治疗是神经性厌食症的重要的治疗手段。通过分析、解释、安慰、鼓励，帮助病人了解进食的重要意义及进食障碍对躯体的负面影响，纠正病人的情绪冲突和错误认知，引导病人树立形体美的正确概念，养成正常的规律性进食及运动。

（二）药物治疗

对神经性厌食症的治疗主要手段是心理治疗，药物治疗的目的是用以改善病人的焦虑、抑郁等情感症状。如用小剂量的、不良反应轻的阿普唑仑、氯硝西泮或三环类抗抑郁剂。如胃部不适，可使用胃动力药吗丁啉或胃酶合剂等。如呕吐明显，可用胃复康等止吐剂。特别注意脱水和营养不良等躯体障碍（重者要住院治疗），要及时纠正营养不良及水电解质的紊乱，脱水和营养不良是复杂的多种因素引致，包括躯体、心理及社会诸多因素的影响，故应根据病人的具体情况有针对性地予以综合处理，应适当服用多种维生素。

$$标准体重（kg）=身高厘米数-105$$

二、睡眠障碍

人生的三分之一时间是在睡眠中度过的，心理因素对睡眠有重要影响。有效的睡眠可以使人获得旺盛的学习、工作的精力；睡眠障碍则会使人神情委靡，对事物兴味索然。常见的非器质性睡眠障碍包括失眠症、嗜睡症、睡行症、夜惊及梦魇。

失眠症是一组持续相当长时间的、顽固的对睡眠的质和量不满意的病症。其他症状均继发于失眠，包括难以入睡、睡眠不深、易醒、多梦、早醒、醒后不易再睡、醒后不适感、疲乏，或白天困倦。失眠可引起病人焦虑、抑郁或恐惧心理，并导致精神活动效率下降，妨碍社会功能。

CCMD-3 对失眠症提出的诊断标准如下。

（一）症状标准

（1）几乎以失眠为唯一的症状，包括难以入睡、睡眠不深、多梦、早醒，或醒后不易再睡、醒后不适感、疲乏，或白天困倦等。

（2）具有失眠和极度关注失眠结果的优势观念。

（二）严重标准

对睡眠数量、质量的不满引起明显的苦恼或社会功能受损。

（三）病程标准

至少每周发生 3 次，并至少已 1 个月。

（四）排除标准

排除躯体疾病或精神障碍症状导致的继发性失眠。

（五）说明

如果失眠是某种躯体疾病或精神障碍（如神经衰弱、抑郁症）症状的一个组成部分，不另诊断为失眠症。

注意不要把一般认为正常的睡眠时间作为判断偏离程度的标准，因为有些人的睡眠，只需较短时间本人就达到质和量的满足，并不认为自己是失眠病人；而有些人睡眠质量很差，但睡眠的时间则完全处于正常范围。失眠症的诊断必须考虑个体的差异，如体质、职业、性格、年龄等，并排除躯体疾病因素及多种精神障碍表现的常见的失眠症状。

主要治疗方法如下。

1. 非药物治疗

（1）首先应明确失眠的原因、特点及规律，同一病人可能有多种原因。

（2）心理治疗　失眠症的患者常会出现精神症状，如易怒、白日倦怠、抑郁、焦虑、恐惧、易惊等，由此而引起病人严重的心理负担，更加重失眠而形成恶性循环。因此，对病人加强心理教育，解除其焦虑及长期的精神负担，再结合药物的辅助治疗常会取得良好的治疗效果。

（3）保持有规律的作息　形成有规律的按时睡觉和起床，睡前不做剧烈运动，可做放松和催眠训练，不喝浓茶、咖啡等刺激性食物。如躺下后实难入睡，应起床做轻微运动，等什么时间困倦了再睡。但要避免睡不着后起来看电视或看刺激性节目，可于昏暗的灯光下看看书、练练书法或绘画或放松、调息。无论夜晚睡眠怎样，都应在早上固定的时间内起床，形成睡眠—觉醒节律，切实提高睡眠效率。白天尽量不要睡觉。

2. 药物治疗　目前用于治疗失眠的药物种类繁多，实践证明，对失眠症的治疗应选择半衰期较短、安全有效、白日无残留作用（使用最低有效剂量）、无成瘾和依赖的药物。常用 BZ 类药物，连续使用不超过 4 周以防成瘾，且用药同时杜绝饮酒，以防增加药物成瘾的危险性。BZ 类药物虽广泛用于治疗失眠，但此类药物的不良反应较为严重。因此，目前较多使用新兴的抗抑郁药和 5-HT 回收抑制剂（SSRI），作为催眠药来治疗抑郁伴发的睡眠障碍疗效理想，且不良反应也较少。

中医采用辨证论治、补虚泻实、调整阴阳的治疗法则，以宁心安神药物为主，如复方枣仁胶囊、安神胶囊、养血安神糖浆、灵丹王胶囊等对失眠症的治疗具良好疗效，且无任何不良反应。

三、性功能障碍

性功能障碍为一组与心理社会因素密切相关的性功能疾病。其有多种表现形式，即个体不能参与自己期望的性活动，包括缺乏性交的兴趣或快感，不能产生有效的性行为所必需的生理反应，或不能控制和体验到性乐的高潮等，由此而导致性交过程一个或几个环节发生障碍，致使性交活动不能正常圆满地完成。常见的性功能障碍有性欲减退、阳痿、冷阴、早泄、阴道痉挛、性交疼痛等。

《中国精神疾病分类方案和诊断标准》（第三版），即 CCMD-3 对此组障碍的诊断标准如下。

非器质性性功能障碍指一组与心理社会因素密切相关的性功能障碍。常见为性欲减退、阳痿、早泄、性乐高潮缺乏、阴道痉挛、性交疼痛等。

1. 症状标准 成年人不能进行自己所希望的性活动。

2. 严重标准 对日常生活或社会功能有所影响。

3. 病程标准 符合症状标准至少已 3 个月。

4. 排除标准 不是由于器质性疾病、药物、酒精及衰老所致的性功能障碍，也不是其他精神障碍症状的一部分。

5. 说明 可以同时存在一种以上的性功能障碍。

（一）性欲减退

性欲减退主要表现为对性的欲望、爱好及有关的性幻想或性思考的缺乏，指成年人持续存在性兴趣和性活动的降低，甚至丧失。CCMD-3 对性欲减退定义和诊断标准如下。

成年人持续存在性兴趣和性活动的降低，甚至丧失。

诊断标准：

（1）符合非器质性功能障碍的诊断标准。

（2）性欲减低，甚至丧失，表现为性欲望、性爱好及有关的性思考或性幻想缺乏。

（3）症状至少已持续 3 个月。

性欲是一种含有一定生物（本能）成分的复杂现象，在精神社会因素的影响下，可能是通过激素来进行调节。性欲减退是即使在体内外各种因素的影响和作用下，也不能引起性兴奋或性交的欲望，使性生活能力和行为水平都明显降低，甚至丧失。此类患者无论与配偶间隔多长时间未能合房，也没有性生活的要求，即使予以性刺激也很难或根本无法引起性欲。

性欲减退的治疗主要是查明原因，夫妻中的一方有性欲减退要尽量、单独、解释性地搞好调查，找出病因，并帮助患者认识病情，改善夫妻的性行为关系，纠正不正确的性行为和思想。消除患者紧张的情绪及忧虑。如果是因年龄的关系则另当别论，若是因某类器质性病变或精神障碍引起的性欲减退，则应对症进行心理结合药物治疗。对补肾壮阳类的药物一定要谨慎使用。

（二）阳痿

CCMD-3 对阳痿的定义和诊断标准如下。

阳痿指成年男性有性欲，但难以产生或维持满意的性交所需的阴茎勃起，如性交时阴茎不能勃起或勃起不充分或历时短暂，以致不能插入阴道。但在手淫时、睡梦中、早晨醒来时可以勃起。

诊断标准：

（1）男性符合非器质性性功能障碍的诊断标准。

（2）性交时不能产生阴道性交所需的充分阴茎勃起（阳痿）至少有下列 1 项：①在做爱初期（阴道性交前）可充分勃起，但正要性交时或射精前，勃起消失或减退；②能部分勃起，但不充分，不足以性交；③不产生阴茎的膨胀；④从未有过性交所需的充分勃起；⑤仅在没有考虑性交时，产生过勃起。

阳痿的发病原因可分为器质性和心因性的。原发性阳痿（指成年男子从未有过成功的性交大多为器质性或内分泌疾病所引起。继发性阳痿（指曾有过成功的性交史，其后发生的阳痿）和环境性阳痿（指在某种特定的环境下和改变性对象时发生的阳痿）多为心因性阳痿，心理因素起主要作用。有人曾作过统计，40 岁以下的成年男子中的阳痿患者，84% 为心因性阳痿，其余的则为器质性原因。心因性阳痿主要原因有：人际关系的紧张所造成的影响，情感的不协调及对性生活的不正确认识和行为，或是于生长发育过程中受到的影响等原因。特别是全球化经济的残酷竞争，心理应激的加剧，人民生活水平的迅速提高，"富贵病"（糖尿病、高血脂、肥胖症等）及行为（吸烟、酗酒、吸毒等）和药物滥用等都成为导致勃起功能障碍的重要因素。而且此症的患病率在逐年增高。目前有学者调查统计，40～70 岁的男性有 52% 的人患有此症。因此，对勃起功能障碍的治疗已引起全球医学界的广泛关注。

过去，阳痿（文雅点应称为"勃起功能障碍"）被视为丑恶之疾，患者羞于启齿求医，造成病人沉重的心理负担，生活质量和夫妻关系受到严重影响，并严重威胁着人们的精神健康和社会的稳定。故常有人偷偷摸摸地买药服用，更加重了心理负担。如今性保健药品堂而皇之地摆上柜台，为性功能障碍患者提供了有效的帮助。

对勃起功能障碍（ED）的治疗方法很多，如果确定为心因性 ED，则应在性伙伴的鼓励和支持下进行心理和行为治疗，同时辅以药物以增强病人治愈的信心，消除患者的焦虑情绪并逐渐恢复其性行为的自然性，重建性交能力。

就目前看，治疗 ED 的药物在传媒的鼓噪下品类繁多地呈现于世人面前。如口服药，α_2- 肾上腺素能受体阻滞剂：育亨宾、苯氧苄胺、酚妥拉明、L- 精氨酸；多巴胺受体激动剂：溴隐停、纳洛酮；磷酸二酯酶抑制剂；柠檬酸西地那芬、银杏叶提取剂及补肾壮阳的中药制剂等等，对勃起功能障碍均能起到程度不等的治疗作用。此外还有内分泌治疗的激素替代疗法，海绵体内自我注射治疗，阴茎龟头的局部用药及真空泵治疗等。

（三）早泄

CCMD-3 早泄的定义和诊断标准如下。

早泄指持续的发生性交时射精过早导致性交不满意，或阴茎未插入阴道时就射精，继发于勃起障碍者诊断为早泄。

诊断标准：

（1）符合非器质性性功能障碍的诊断标准。

（2）不能推迟射精以充分享受做爱，并至少有下列 1 项：①射精发生在进入阴道前夕或刚刚进入阴道后；②在阴茎尚未充分勃起进入阴道的情况下射精；③并非因性行为节制，继发阳痿或早泄。

早泄是指不能控制射精，致使性交双方不能享受性乐的满足。早泄的病因一般均与心情紧张有关，主要是射精所需要的性神经感受阈值太低，而致使射精所需要的时间过短。对此可采用动停手淫法反复进行训练以提高阈值，即当建立起阴茎勃起待将射精时立即停止动作，当兴备消退后再重复刺激，反复操作以调控射精时间的延长。也可于性高潮来临之际、有射精意向之前即刻向下牵拉阴茎和睾丸以延缓射精。然后可采用女上位姿势进行性交，反复动作延缓射精，直到满意后再让其射精。对器质性的早泄，要查明病因，对症治疗原发病。

（郑鸿伟）

第四节　神经症

神经症（neurosis）具有较多的称谓，如神经官能症、精神神经症、官能症等。中华医学会于 1984 年则规定我国则以神经症作为该病的正式名称，并于 CCMD-3 中将神经症作出新的定义和诊断标准。定义和标准如下。

神经症是一组主要表现为焦虑、抑郁、恐惧、强迫、疑病症状或神经衰弱症状的精神障碍。本障碍有一定人格基础，起病常受心理社会（环境）因素影响。症状没有可证实的器质性病变作基础，与病人的现实环境不相称，但病人对存在的症状感到痛苦和无能为力，自知力完整或基本完整，病程多迁延。各种神经症性症状或其组合可见于感染、中毒、内脏、内分泌或代谢和脑器质性疾病，称神经症样综合征。

1. 症状标准　至少有下列 1 项：①恐惧；②强迫症状；③惊恐发作；④焦虑；⑤躯体形式症状；⑥躯体化症状；⑦疑病症状；⑧神经衰弱症状。

2. 严重标准　社会功能受损或无法摆脱的精神痛苦，促使其主动求医。

3. 病程标准　符合症状标准至少已 3 个月，惊恐障碍另有规定。

4. 排除标准　排除器质性精神障碍、精神活性物质与非成瘾物质所致精神障碍、各种精神病性障碍，如精神分裂症、偏执性精神病及心境障碍等。

《国际疾病分类标准》第 9 版（ICD-9）则将神经症描述为："神经症是没有任何可查明器质性基础的精神障碍，病人对疾病有相当的自知力，现实检验能力也没有损害，这表现在病人一般不把他的病态主观体验和幻想跟外界现实混淆起来；行为可以受到很大影响，但一般仍为社会所接受，人格也没有破坏；主要表现有过分的焦虑、癔症症状、恐怖和抑郁。"《国际疾病分类标准》第 10 版中则认为"神经症"属一种模糊概念，没有什么重要意义，故在此版标准中则尽量避免使用这一名词。DSM-4 中更干脆不用这一名词。我国的 CCMD-3 则根据我国的国情，不但保留了这一名词，还作了以上的定义，并将神经症分出 5 种亚型：43.1 恐惧症（恐怖症）；43.2 焦虑症；43.3 强迫症；43.4 躯体形式障碍；43.5 神经衰弱。及其他或待分类的神经症。

一、恐惧症（恐怖症）

CCMD-3 将恐惧症定义和诊断标准确定如下。

恐惧症（恐怖症）是一种以过分和不合理地惧怕外界客体或处境为主的神经症。病人明知没有必要，但仍不能防止恐惧发作，恐惧发作时往往伴有显著的焦虑和自主神经症状。病人极力回避所害怕的客体或处境，或是带着畏惧去忍受。

诊断标准：

（1）符合神经症的诊断标准。

（2）以恐惧为主，须符合以下 4 项：①对某些客体或处境有强烈恐惧，恐惧的程度与实际危险不相称；②发作时有焦虑和自主神经症状；③有反复或持续的回避行为；④知道恐惧过分，不合理，或不必要，但无法控制；

（3）对恐惧情景和事物的回避必须是或曾经是突出症状。

（4）排除焦虑症、分裂症、疑病症。

恐怖症，也称为恐怖性神经症或恐惧性神经症，指病人对某些特殊环境、物体或是人际交往过程中所产生的异乎寻常的恐惧与紧张不安的内心体验，发病时常伴有显著的躯体不适，可表现出心慌、气促、脸红、恶心、出汗、头晕、无力甚至昏厥等。病人明知环境、物体或人际交往过程中对自己构不成真正的威胁，所产生的恐惧情绪极不合理，但遇有相同的场合恐惧还会反复出现，且多为不由自主，并极力回避所害怕的或想象中可能存在的物体或处境。

临床上将恐惧症分为三类，即场所恐惧症、社交恐惧症和特定的恐惧症。

（一）场所恐惧症

CCMD-343.11 场所恐惧症 F40.0 的诊断标准如下。

（1）符合恐惧症的诊断标准。

（2）害怕对象主要为某些特定环境，如广场、闭室、黑暗场所、拥挤的场所、交通工具（如拥挤的船舱、火车车厢）等，其关键临床特征之一是过分担心处于上述情境时没有即刻能用的出口。

（3）排除其他恐惧障碍。

这一诊断标准较为简单，只要符合恐惧症所具备的 4 条标准，恐惧的对象是场所恐惧症特有的"某些特定场所"即可，起病的年龄多为 20 ～ 40 岁之间。场所恐惧症对病人的社会功能会产生较为严重的影响，且病情具较大的波动性，若治疗不及时有效，还可转为慢性。此病患者病前的个性多呈胆小、被动、疑心重、依赖性强，多见于女性患者。

（二）社交恐惧症

CCMD-3 将社交恐惧症编码为"43.12 社交恐惧症（社会焦虑恐惧症）F40.1"。

诊断标准：

（1）符合恐惧症的诊断标准。

（2）害怕对象主要为社交场合（如在公共场合进食或说话、聚会、开会，或怕自己做出一些难堪的行为等）和人际接触（如在公共场合与人接触，怕与他人目光对视，或怕在与人群相对时被人审视等）。

（3）常伴有自我评价低和害怕批评。

（4）排除其他恐惧障碍。

社交恐惧症在各类恐惧性神经症中最为多见，约为半数以上，也有称之为见人恐怖症，主要表现是病人怕与他人接触，特别怕与人面对面地单独接触。见人就紧张不安、面红、心慌、昏眩、出汗。甚至会出现恶心呕吐、震颤等自主神经系统症状。患者怕被人注视，回避与人交往和去公共场所，严重影响其社会生活、学习与工作。

社交恐惧症多起病于青春期，部分病人病前性格常表现为胆小怕事、被动内向、自卑感强。对此症如能早期有效治疗，一般预后较好。

（三）特定恐惧症

CCMD-3 编码为 43.13 特定的恐惧症 F40.2 特定的（单项）恐惧障碍。

诊断标准：

（1）符合恐惧症的诊断标准。

（2）害怕对象是场所恐惧和社交恐惧未包括的特定物体或情境，如动物（如昆虫、鼠、蛇等）、高处、黑暗、雷电、鲜血、外伤、打针、手术或尖锐锋利物品等。

（3）排除其他恐惧障碍。

特定恐惧症又称为单纯恐惧症、简单恐惧症或物体恐惧症。恐怖的对象多为特定的物体或情境。物体可以是有生命的动物，如猫、狗、老鼠、蛇、青蛙、毛虫等，也可是无生命的，如雷电、水、火、风、雪、刀、剪等尖锐锋利物品和鲜血等。这种恐惧是不合情理的，如下雨害怕涨大水；打雷则怕自己被击中；见到锋利尖锐物品则怕刺伤自己；害怕接触他人染上"SARS"或其他疾病，而不敢出屋，甚至不敢到公厕大小便，不敢进饭店、餐厅。本症发病较早，一般出现于童年或成年早期，患者病前多呈意志薄弱。

恐惧症的各种类型可以单独出现，也可以合并出现。

恐惧症的治疗，一般采用药物治疗和心理治疗的合并应用，先用药物控制焦虑和惊恐发作，然后再用心理治疗；也可同时使用。

药物治疗：由于恐惧症患者发病后常会出现心烦焦虑、悲观忧郁情绪和多种自主神经系统症状，故治疗上多采用抗焦虑药或抗抑郁药来调节改善病人出现的继发症状，以间接减轻病人的恐惧情绪。目前常用的抗焦虑药为苯二氮卓类药物。

（一）惊恐障碍

CCMD-3 对惊恐障碍的定义和诊断标准如下。

惊恐障碍是一种以反复惊恐发作为主要原发症状的神经症。这种发作并不局限于任何特定的情境，具有不可预测性。惊恐发作作为继发症状，可见于多种不同的精神障碍，如恐惧性神经症、抑郁症等，并应与某些躯体疾病鉴别，如癫痫、心脏病发作、内分泌失调等。

1. 症状标准

（1）符合神经症的诊断标准。

（2）惊恐发作须符合以下 4 项：①发作无明显诱因，无相关的特定情境，发作不可预测；②在发作间歇期，除害怕再发作外，无明显症状；③发作时表现强烈的恐惧、焦虑及明显的自主神经症状，并常有人格解体、现实解体、濒死恐惧或失控感等痛苦体验；④发作突然开始，迅速达到高峰，发作时意识清晰，事后能回忆。

2. 严重标准　病人因难以忍受又无法解脱而感到痛苦。

3. 病程标准　在 1 个月内至少有 3 次惊恐发作，或在首次发作后继发害怕再发作的焦虑持续 1 个月。

4. 排除标准

（1）排除其他精神障碍，如恐惧症、抑郁症或躯体形式障碍等继发的惊恐发作。

（2）排除躯体疾病如癫痫、心脏病发作、嗜铬细胞瘤、甲亢或自发性低血糖等继发的惊恐发作。

惊恐障碍又称惊恐发作或间歇发作性焦虑及急性焦虑症。该病发病前没有任何预兆，特殊的诱因和特定的场合，常突如其来的发作，且症状又异乎寻常的严重。强烈的惊恐发作反复出现，患者有强烈的濒死感和失控感，常伴有严重的自主神经功能失调症状，表现为胸闷、心悸、呼吸困难、喉部堵塞和窒息感，全身发抖或浑身无力，有时还可表现出步态不稳和运动不安等症状。一般发作 5 ～ 20min，个别病例有超过 1h 的，最终自行缓解。但不久可突然再次发作，患者异常痛苦。担心再次发作而忧心如焚，坐立不安，常有呼喊或求助行为。故病人怕无助而采取回避行为，严重地影响了病人的工作、学习和社会生活。

（二）广泛性焦虑

CCMD-3 对广泛性焦虑的编码、定义和诊断标准如下。

广泛性焦虑指一种以缺乏明确对象和具体内容的提心吊胆及紧张不安为主的焦虑症，并有显著的植物神经症状、肌肉紧张及运动性不安。病人因难以忍受又无法解脱而感到痛苦。

1. 症状标准

（1）符合神经症的诊断标准。

（2）以持续的原发性焦虑症状为主，并符合下列 2 项：①经常或持续的无明确对象和固定内容的恐惧或提心吊胆；②伴自主神经症状或运动性不安。

2. 严重标准　社会功能受损，病人因难以忍受又无法解脱而感到痛苦。

3. 病程标准　符合症状标准至少已 6 个月。

4. 排除标准

（1）排除甲状腺机能亢进、高血压、冠心病等躯体疾病的继发性焦虑。

（2）排除兴奋药物过量、催眠镇静药物或抗焦虑药的戒断反应，强迫症、恐惧症、疑病症、神经衰弱、躁狂症、抑郁症或精神分裂症等伴发的焦虑。

广泛性焦虑症又称慢性焦虑状态或慢性焦虑症。其焦虑症状必须是持续存在的、原发的和主要的临床症状，且病程迁延，焦虑症状可长期地时轻时重地波动存在，始终不能彻底缓解。广泛性焦虑症常于无明显诱因的情况下缓慢起病，病程可迁延数年，它与惊恐发作的突然起病完全不同，惊恐发作的间歇期病人精神状态正常。

1. 惊恐障碍的治疗

原则上应首先应用药物治疗，调整控制和缓解惊恐发作及焦虑，然后适当施以心理治疗。

（1）药物治疗

1）苯二氮卓类（BDZ）　某些 BDZ 类药物短期治疗焦虑症就会有明显的效果。常用的品种有：阿普唑仑（佳静安定）、艾司唑仑（舒乐安定）、地西泮（安定）、氯硝西泮（氯硝安定）、氟西泮（氟安定）、劳拉西泮（氯羟安定）、奥沙西泮（去甲羟安定、舒宁）等。此类药物具有明显的抗焦虑作用，不良反应少，依赖性较轻，品种多，可根据患者的突出症状对症选药。

2）抗抑郁药　新型抗抑郁药 5-HT 回收抑制剂（SSRI）对惊恐发作的治疗有肯定疗效，特别适用于焦虑伴抑郁者。该药副反应少而轻，更没有抗胆碱能的副作用。如氟伏草胺、氟西汀、帕罗西汀、舍曲林等。

3）β-肾上腺素受体阻滞剂　该类药物对心脏症状和惊恐障碍均有肯定疗效，如心得安。

4）注射用抗焦虑药　为及时控制病人的惊恐发作，避免意外事件的发生，可用氯硝西泮缓慢静注，或氯丙嗪缓慢静注，以减轻病人焦虑、紧张的情绪，使之安静下来。也可配伍用药。

（2）心理治疗

1）支持性心理治疗　医生要向病人详细说明其所患病症的性质、病程及预后，鼓励病人坚定治愈的信心，减轻或逐渐消除心理负担，积极配合医生治疗。

2）行为治疗　主要采用系统脱敏疗法和逐步松弛疗法。通过有计划的不断训练，最终达到精神和躯体全面放松，以缓解焦虑和紧张。

3）综合治疗　药物治疗和行为治疗联合应用，治疗惊恐障碍效果明显。药物可控制缓解病人急性惊恐发作，在此基础上应用行为疗法逐渐消除回避性恐惧，改变病人的认知结构，适应社会生活。

2. 广泛性焦虑的治疗

（1）药物治疗　目前对广泛性焦虑的治疗普遍采用苯二氮卓类药物，如阿普唑仑和安定类及丁螺环酮，选择性 5-HT 回收抑制剂也有一定疗效。控制病人的躯体症状还可应用 β- 受体阻滞剂。

（2）心理治疗　同上。

三、强迫症

强迫症（OCD）以强迫症状为主要临床相。CCMD-3 编码为：43.3 强迫症 F42 强迫性障碍，指一种以强迫症状为主的神经症，其特点是有意识的自我强迫和反强迫并存，二者强烈冲突使病人感到焦虑和痛苦；病人体验到观念或冲突系来源于自我，但违反自己的意愿，虽极力抵抗，却无法控制；病人也意识到强迫症状的异常性，但无法摆脱。病程迁延者可以仪式动作为主而精神痛苦减轻，但社会功能严重受损。

（一）症状标准

（1）符合神经症的诊断标准，并以强迫症状为主，至少有下列 1 项：①以强迫思想为主，包括强迫观念、回忆或表象、强迫性对立观念、穷思竭虑、害怕丧失自控能力等；②以强迫行为（动作）为主，包括反复洗涤、核对、检查，或询问等；③上述的混合形式。

（2）病人称强迫症状起源于自己内心，不是被别人或外界影响强加的。

（3）强迫症状反复出现，病人认为没有意义，并感到不快，甚至痛苦，因此试图抵抗，但不能奏效。

（二）严重标准

社会功能受损。

（三）病程标准

符合症状标准至少已 3 个月。

（三）排除标准

（1）排除其他精神障碍的继发性强迫症状，如精神分裂症、抑郁症或恐惧症等。

（2）排除脑器质性疾病特别是基底节病变的继发性强迫症状。

强迫症即强迫性神经症，它是以强迫思维和强迫行为等强迫症状为主要表现的一种神经症。其特点是有意识的自我强迫和意识的反强迫同时存在，内心的强烈冲突，使病人焦虑和痛苦，内心冲突的结果大多以患者再度屈从而告终。病程迁延者可以仪式动作为主而精神痛苦减缓，但患者的社会功能却受到严重的损害。本病的起病年龄多在 20 岁左右，此年龄段的病人女性略高于男性，少数病例可于成年早期起病，大多数病例都是在无明显诱因的情况下缓慢起病，且病程迁延。经过治疗，预后一般较好，大多症状都可得到改善。治疗还是以药物治疗与心理治疗联合应用效果较好。

（一）药物治疗

（1）临床实践证明，氯丙咪嗪是治疗强迫症药物中疗效最好的品种之一，对强迫症状和伴随的抑郁症状都有较好的治疗作用，有效率约为 70% 左右。治疗应从小剂量开始，每日晚一次口服 25mg，2～3d 后，待患者适应了药物的不良反应之后可加大用药量，中午 25mg，晚上 50mg，待一周左右可达治疗量，平均每日 150～250mg（片剂），2～3 周后开始显现疗效。如每日口服达最高剂量 300mg，经治疗 3 周后仍无明显效果，则应改用或合用其他药物。治疗剂量不得少于 3～6 个月，过早停药易导致病情复发。

（2）选择性 5-HT 回收抑制剂疗效与氯丙咪嗪相似，且不良反应小，易于被病人接受。如氟西汀（优克、百忧解）和帕罗西汀（赛乐特），对强迫症有较好的治疗效果。开始每日早一次口服 10mg，2～3d 后视病人情况可增至 20mg，一般病人可日服（一次）40～60mg，难治病例每日可达 80mg，分两次服用。该类药服用方便（每日一次），但价格较高。不良反应主要是口干、胃肠道反应及嗜睡等。SSRI 是治疗 OCD 的主导药物。

（3）苯二氮卓类　OCD 伴有严重焦虑不安者合并使用 BDZ 有较好疗效。效果较好的是氯硝安定，其治疗剂量为每日 3～4mg，分 2～3 次口服。

（二）心理治疗

一般采用支持性心理治疗和行为矫正疗法及森田疗法。合并药物治疗效果会更好。

（三）治愈和好转标准

1. 治愈标准　①强迫症状完全消失，伴随的体验及情感症状随之完全消失；②社会功能恢复至病前水平，工作、学习、生活和社交能力完全恢复。

2. 好转标准　强迫症状明显减轻，或虽偶有波动，但强度减轻。

四、躯体形式障碍

躯体形式障碍是一种以持久地担心或相信各种躯体症状的优势观念为特征的神经症。病人因这些症状反复就医，各种医学检查阴性和医生的解释，均不能打消其疑虑。即使有时存在某种躯体障碍，也不能解释所诉症状的性质程度，或其痛苦与优势观念。经常伴有焦虑或抑郁情绪。尽管症状的发生和持续与不愉快的生活事件、困难或冲突密切有关，但病人常否认心理因素的存在。本障碍男女均有，为慢性波动性病程。

躯体形式障碍一般包括躯体化障碍、疑病症、躯体形式的自主（植物）神经功能紊乱及持续的躯体形式的疼痛障碍等。

神经症是一组众多繁复的症状，多种多样的形式的轻性功能性精神障碍。就其众多繁复的神经症的症状，可将其概括为精神和躯体两大类的症状。就精神症状来看，无论哪种类型的神经症，其精神症状都有较为相似的、常见且共有的情绪障碍，如心神不宁、焦虑不安、恐惧抑郁等。神经症的躯体化症状则可包罗万象，涉及人体的各系统和各器官所发生的各种疾病，都可能被神经症患者所感受和诉说，但却找不到该病种理化检查的确切指标。病情常被患者极不恰当地扩大化和严重化，这种做法实质上是神经症患者潜在的心理情绪问题的一种变换表现。

对躯体形式障碍的疑病症，CCMD-3 编码为：43.43 疑病症 F45.2 疑病障碍。

这是一种以担心或相信患严重躯体疾病的持久性优势观念为主的神经症，病人因为这种症状反复就医，各种医学检查阴性和医生的解释，均不能打消其疑虑。即使病人有时存在某种躯体障碍，也不能解释所诉症状的性质、程度，或病人的痛苦与优势观念，常伴有焦虑或抑郁。对身体畸形（虽然根据不足）的疑虑或优势观念也属本症。本障碍男女均有，无明显家庭特点（与躯体化障碍不同），常为慢性波动性病程。

（一）症状标准

（1）符合神经症的诊断标准。

（2）以疑病症状为主，至少有下列 1 项：①对躯体疾病过分担心，其严重程度与实际情况明显不相称；②对健康状况，如通常出现的生理现象和异常感觉作出疑病性解释，但不是妄想；③牢固的疑病观念，缺乏根据，但不是妄想。

（3）反复就医或要求医学检查，但检查结果阴性和医生的合理解释，均不能打消其疑虑。

（二）严重标准

社会功能受损。

（三）病程标准

符合症状标准至少已 3 个月。

（四）排除标准

排除躯体化障碍、其他神经症性障碍（如焦虑、惊恐障碍、或强迫症）、抑郁症、精神分裂症、偏执性精神病。

疼痛是大多数疑病症患者最为常见的症状，但病人对疼痛部位的描述多带有明显的情绪色彩且含糊不清，并常伴有焦虑或抑郁。对疑病症的主要诊断依据是：①病人坚信自己患了一种或是多种严重的躯体疾病，虽经反复检查，并没有与病人的躯体疾病相应的检测证据，阴性结果和医生耐心合理的解释也不能打消其疑虑。病人也明知自己疾病检查证据不充分，还迫切地要求检查和治疗；②不相信或不接受医生和他人的劝告与保证。

对疑病症的诊断首先应排除器质性病变和重性精神疾病。病人主诉大多是真实症状基础上的夸大和部分夸大，所以医师在对疑病症患者诊断之前必须做全面的理化检查，肯定排除了器质性病变之后才能作出疑病症的结论。疑病并不等于疑病症，疑病只是一种精神症状，大多数的精神疾病都存在疑病症状，切不可把重性精神疾病诊断为疑病性神经症。妄想型分裂症常有疑病症状，但其诉述内容荒谬离奇，变化不定且异乎常理。抑郁症也常有疑病倾向，但抑郁症可有显著情绪低落和伴发其他抑郁症的症状。

疑病症患者所疑之病都是一些重病和难以治愈的顽疾，故常表现出焦虑和抑郁情绪，恶劣情绪又加重了躯体不适。治疗可用苯二氮卓类抗焦虑药，以稳定患者情绪，消除焦虑紧张，改善躯体不适感。还可用小剂量三环类和四环类抗抑郁药或新一代抗抑郁药，改善患者的情绪。如果病人的疑病观念十分顽固，可合并使用小剂量的抗精神病药，如氯丙嗪、舒必利、奋乃静及甲硫达嗪等，以改善或弱化病人的病态观念，但如果用药后（小剂量）效果不理想切不可加大药量，以免加重不适反应，更会增强病人的疑病观念。还可针对病人所表现出的某些躯体症状，有针对性地应用相应的内科药物予以治疗。

心理治疗是疑病症的重要治疗方法，特别是支持性心理治疗，对缓解和调整病人的焦虑、紧张及抑郁情绪，增强病人的康复信心，都有着药物所替代不了的作用。医生要用和蔼可亲的态度、通俗易懂的语言、耐心反复地向病人说明疑病症的性质、治疗和预后，指导病人正确对待疾病，增强治愈的信心。

疑病症病人大多存有认知障碍，在前述支持性心理治疗的基础上予以认知治疗，来矫正患者的疑病观念，远期疗效明显。森田疗法对于消除患者的疑病观念也有较好的疗效，可以试用。

五、神经衰弱

神经衰弱是一种轻性功能性精神疾患，多见于脑力劳动者。美国精神病学会出版的《精神疾病诊断与统计手册》第3版（DSM-Ⅲ，1980年）则取消了"神经衰弱"这一诊断名称；世界卫生组织于1992年出版的《国际疾病分类》第10版（ICD-10）则将"神经衰弱"划归其神经症性精神障碍类内；我国的《中国精神疾病分类方案与诊断标准》第3版（CCMD-3）将其归入神经症类，并将其编码为43.5 神经衰弱 F48.0，释为：指一种以脑和躯体功能衰弱为主的神经症，以精神易兴奋却又易疲劳为特征，表现为紧张、烦恼、易激惹等情感症状，及肌肉紧张性疼痛和睡眠障碍等生理功能紊乱症状。这些症状不是继发于躯体或脑的疾病，也不是其他任何精神障碍的一部分。多缓慢起病，就诊时往往已有数月的病程，并可追溯导致长期精神紧张、疲劳的应激因素。偶有突然失眠或头痛起病，却无明显原因者。病程持续或时轻时重。近世纪，神经衰弱的概念经历了一系列变迁，随着医生对神经衰弱认识的变化和各种特殊综合征和亚型的分出，在美国和西欧已不作此诊断，CCMD-3工作组的现场测试证明，在我国神经衰弱的诊断也明显减少。

（一）症状标准

（1）符合神经症的诊断标准。

（2）以脑和躯体功能衰弱症状为主，特征是持续和令人苦恼的脑力易疲劳（如感到没有精神，自感脑子迟钝，注意力不集中或不持久，记忆差，思考效率下降）和体力易疲劳，经过休息或娱乐不能恢复，并至少有下列2项：①情感症状，如烦恼、心情紧张、易激惹等，常与现实生活中的各种矛盾有关，感到困难重重，难以应付。可有焦虑或抑郁，但不占主导地位；②兴奋症状，如感到精神易兴奋（如回忆和联想增多，主要是对指向性思维感到费力，而非指向性思维却很活跃，因难以控制而感到痛苦和不快），但无言语运动增多。有时对声光很敏感；③肌肉紧张性疼痛（如紧张性头痛、肢体肌肉酸痛）或头晕；④睡眠障碍，如入睡困难、多梦，醒后感到不解乏，睡眠感丧失，睡眠觉醒节律紊乱；⑤其他心理生理障碍，如头晕眼花、耳鸣、心慌、胸闷、腹胀、消化不良、尿频、多汗、阳痿、早泄，或月经紊乱等。

（二）严重标准

病人因明显感到脑和躯体功能衰弱，影响其社会功能，为此感到痛苦或主动求治。

（三）病程标准

符合症状标准至少已 3 个月。

（四）排除标准

（1）排除以上任何一种神经症亚型。

（2）排除分裂症、抑郁症。

（五）说明

（1）神经衰弱症状若见于神经症的其他亚型，只诊断其他相应类型的神经症。

（2）神经衰弱症状常见于各种脑器质性疾病和其他躯体疾病，此时应诊断为这些疾病的神经衰弱综合征。

CCMD-3 对神经衰弱作出了详细的诊断标准，虽然神经衰弱不属于严重的精神疾病，往往不引起人们的重视，但就个体而言，神经衰弱会严重影响人的精神、情绪、生理、心理等各个方面，造成工作和学习质量下降，特别是在竞争激烈的年代，更要予以足够的重视，积极的治疗。目前，对神经衰弱的治疗方法很多，较为常见的是药物治疗和心理治疗。

由于神经衰弱病人常表现出易烦恼、易激惹，存在明显的焦虑情绪，故应针对病人焦虑情绪的严重程度选择适宜的抗焦虑药，对稳定病人烦躁激越的情绪，改善其睡眠，缓解躯体不适均有重要作用。可用：①阿普哩仑片（佳静安定），可起到催眠抗焦虑的作用。每次可口服 0.4mg，每日 2～3 次。②氯硝西泮（氯硝安定）片，规格为 0.5mg 的，每次 1 片，每日 2～3 次。以之治疗各种焦虑性精神障碍，有较好的效果。③丁螺环酮（布斯哌隆），抗焦虑作用明显，且无反跳和依赖性。每次口服 5～10mg，每日 3 次。上述药物如无特殊情况，用一种即可。能有效控制神经衰弱病人的焦虑情绪，阻断其情绪不稳、改善睡眠、缓解躯体不适症状。还可适当选用改善睡眠药物及抗抑郁药物以改善病人的生活质量，为心理治疗奠定基础。

心理治疗常用松弛疗法、认知疗法、森田疗法及自我催眠疗法等，调动自身的主观能动性，改变心理状态，使病人能以客观的科学合理的方式去处理、解决调试自身的心理处境，铲除疾病的根源。

....（郑鸿伟）

第五节　人格障碍

人格又称个性，是指人在处理周围的人、物、事件的过程中具有的持续、独特的特征，CCMD-3 的 60 人格障碍 F60 特定的人格障碍作如下阐述：指人格特征明显偏离正常，使病人形成了一贯的反映个人生活风格和人际关系的异常行为模式。这种模式显著偏离特定的文化背景和一般认知方式（尤其在待人接物方面），明显影响其社会功能与职业功能，造成对社会环境的适应不良，病人为此感到痛苦，并已具有临床意义。病人虽然无智能障碍，但适应不良的行为模式难以矫正，仅少数病人在成年后程度上可有改善。通常开始于童年期或青少年期，并长期持续发展至成年或终生。如果人格偏离正常系由躯体疾病（如脑病、脑外伤、慢性酒精中毒等）所致，或继发于各种精神障碍，应称为人格改变。

CCMD-3 对人格障碍的各项诊断标准如下。

（一）症状标准

个人的内心体验与行为特征（不限于精神障碍发作期）在整体上与其文化所期望和所接受的范围明显偏离，这个偏离是广泛、稳定和长期的，并至少有下列一项。

（1）认知（感知及解释人和事物，由此形成对自我及他人的态度和形象的方式）的异常偏离。

（2）情感（范围、强度及适当的情感唤起和反应）的异常偏离。

（3）控制冲动及对满足个人需要的异常偏离。

（4）人际关系的异常偏离。

（二）严重标准

特殊行为模式的异常偏离，使病人和其他人（如家属）感到痛苦或社会适应不良。

（三）病程标准

开始于童年、青少年期，现年 18 岁以上，至少已持续 2 年。

（四）排除标准

人格特征的异常偏离并非躯体疾病或精神障碍的表现或后果。

人格障碍的表现形式在临床上多种多样，CCMD-3 将其分类如下。

60.1 偏执型人格障碍；

60.2 分裂样人格障碍；

60.3 反社会性人格障碍；

60.4 冲动性人格障碍（攻击性人格障碍）；

60.5 表演性（癔症性）人格障碍；

60.6 强迫性人格障碍；

60.7 焦虑性人格障碍；

60.8 依赖性人格障碍；

还有 60.9 其他待分类的人格障碍。

人格障碍是一种持久和牢固的适应不良行为的模式，突出的特征是人格明显偏离正常。对社会环境的适应不良，使之不能很好地融入他所处的环境，与周围的人格格不入，明显影响其社会功能和职业功能，并具有一定的临床意义，精神上也常自感有痛苦体验。适应不良的行为模式虽然不存在思维和智能的异常，但一旦形成就很难矫正。人格障碍大多始于童年或青少年时期，一直持续下来，终至发展至成年或终生，只有少数病人在成年后患病的程度可能有所改善。

人格是在社会诸多因素的影响下形成的，其中生理、心理、社会等综合因素对人格障碍的形成有重要影响。已有研究结果表明，人格障碍的发生与血缘关系成正比，血缘关系越近，人格异常的发生率就越高；生理因素除遗传之外，个体于胎儿和婴幼儿期的外伤、感染、中毒等对脑部造成的损害及各种原因导致的大脑发育不成熟，都可能导致人格异常的发生；心理社会因素对人格异常的形成具有重大影响，幼儿心理发展过程的某一时期、某一层面的种种不良因素及不良的社会环境都可造成人格的形成和发展偏离正常，导致人格异常的发生。一切不良的后天环境都可造成人格异常。

人格障碍的诊断应注意其多为儿童后期和青春期出现，一直持续到成年才逐渐明显表现出行为模式和社会功能的持久和稳定（2年或2年以上）的适应不良，并在主观上感到痛苦。因而16岁或17岁之前一般不应诊断为人格障碍。

治疗还是以心理治疗和药物治疗为主。人的个性结构一旦形成，就很难改变。但如针对病人的症状表现恰当用药，仍然具有较理想的效果，如抗精神病药、碳酸锂、抗癫痫药βP受体阻滞剂、BZ类、5-HT回收抑制剂等药物，用以治疗人格障碍均有一定的疗效。抗精神病药主要对分裂型人格障碍的精神病性症状、焦虑、抑郁、人格解体及社会隔离等症状有改善；对攻击性行为者可予碳酸锂；对冲动型人格障碍伴脑电图改变者可用抗癫痫药。

人格障碍的形成与发展受方方面面诸多因素的影响，心理治疗是最为有效且运用最多的一种治疗方法。人们常说："江山易改，本性难移。"就是说人的个性一旦形成就很难改变。难改不是说不能改，得经过一个漫长而艰苦的过程。治疗前必须密切接触和深入了解病人，与病人建立良好的关系。帮助他们认识自己的个性缺陷及适应不良和异常的行为，在其认同的情况下，努力帮助和指导他们予以纠正和改变，重建健全的行为模式。有条件的家庭可使患者脱离原有的环境，对个性的改变有一定的好处。还可组织病人参加一些健康有益的团体活动，控制和矫正自己的偏离行为。要改善家庭气氛和社会环境，提高家庭和社会对病人的支持功能，使之稳定持久地改善、调整个性的缺陷。

（郑鸿伟）

第六节　癫痫所致精神障碍

癫痫所致的精神障碍，实际上是一组复发性脑异常放电所致的精神障碍，由于累及大脑的部位及生理病理改变的不同，临床症状表现也各自不同。主要分为发作性和持续性精神障碍两类。发作性精神障碍表现为一定时间内的感觉、知觉、记忆、思维等障碍，以及心境恶劣、精神运动性发作或短暂分裂症样发作，发作的特点为突然性、短暂性、反复发作性。持续性精神障碍表现为分裂症样障碍、人格改变，或为智能损害等。持续性精神障碍是在发作性精神障碍多年不愈的基础上逐渐演变而成的，且多为迁延性病程。

癫痫按病因可分为原发性和继发性两种，原发性癫痫的发生原因，据国内外资料证明与遗传因素有关；继发性癫痫又称为症状性癫痫，癫痫的大多数为此种类型。

CCMD-302.6癫痫所致精神障碍F02.8在他处分类的其他特定疾病所致痴呆的诊断

标准如下。

1. 症状标准

（1）符合器质性精神障碍的诊断标准。

（2）有原发性癫痫的证据。

（3）精神障碍的发生及其病程与癫痫相关。

2. 严重标准　社会功能受损。

3. 病程标准　分发作性和持续性两类病程。前者有突然性、短暂性反复发作的特点；后者（如分裂症样障碍、人格改变或智能损害等）为迁延性病程。

4. 排除标准

（1）排除感染或中毒所致精神障碍，须注意它们可产生继发性癫痫。

（2）排除癔症、睡行症、精神分裂症、情感性精神障碍。

癫痫所致精神障碍具有如下特点。

（1）病程为发作性。

（2）突然发生、骤然结束，持续短暂。

（3）它可以出现在痉挛发作或小发作之前或之后，成为发作的一个组成部分；它可单独发作，似如代替了一次痉挛发作。

（4）癫痫的发作间歇期精神障碍多持续较长时间，即使如此，临床上也呈现明显的癫痫特征。

诊断中如系继发性癫痫，应按原发疾病所致精神障碍下诊断；如能确定癫痫发作类型的，则应按癫痫发作的国际分类。

一、分类

（一）从局部开始的部分性发作

1. 伴意识障碍的单纯部分性发作（局灶性癫痫）　①运动性；②感觉性；③植物神经性；④精神性。

2. 有意识障碍的复杂部分性发作（相当于颞叶癫痫发作）　①意识障碍起病；②单纯部分性发作起病进而意识障碍。

3. 部分性发作起病进而全身性发作　①单纯部分性发作起病进而全身性发作；②复杂部分性发作起病进而全身性发作。

（二）并非从部分性发作开始的全身性发作

（1）失神发作（癫痫小发作）。

（2）肌阵挛性发作。

（3）阵挛性发作。

（4）强直性发作。

（5）强直-阵挛性发作（癫痫大发作）。

（6）无张力性发作（癫痫迟缓性发作）。

（三）未分类发作

二、癫痫所致精神障碍的治疗

（一）对症治疗的一般原则和注意事项

要有效地控制各种癫痫发作，如系继发性癫痫，则应针对病因采取相应的治疗措施。

（1）按照癫痫发作的形式，首选单一、高效的药物，逐渐增加剂量，力争准确、迅速有效地控制发作。

（2）首选药物不能有效控制发作或控制不理想，要在血药浓度监测的情况下继续加大用药量，仍不理想可试合用其他类的一种药物。合用药物一定时间仍然无效（合用不宜超过三种药物）则必须更换药物。若用药出现中毒症状及其他严重的不良反应，也必须换用其他药物。

（3）更换药物时不能突然停止原用药物，避免引起癫痫的持续状态。要逐渐加入新药，减少原先用药，在药物达到理想效果后，则应稳定剂量，维持治疗 $2 \sim 3$ 年，然后停药。停药也应缓慢进行。要注意虽然控制了癫痫发作，但脑电图明显异常的则不能停药。

（4）孕妇用药必须谨慎，特别是孕后的前三个月，为防畸胎，药量宜轻。

（5）用药期间要定期查体，化验血象及肝肾功能，如发现不良反应则应及时处理。

（6）对癫痫所致精神障碍的病人，要视其类型合理用药，以控制大、小发作的药物为基础辅以抗精神病药，配合心理治疗和精神卫生教育。

（二）药物的选择

1. 癫痫发作的对症治疗，应根据发作类型选择用药

（1）单纯部分性发作，首选卡马西平，次选苯妥英钠。

（2）复杂性、部分性发作，首选卡马西平，次选苯妥英钠、扑癫酮、氯硝安定、丙戊酸钠。

（3）肌阵挛发作，首选丙戊酸钠，次选苯妥英钠或苯巴比妥、氯硝安定。

（4）失神发作（小发作），首选乙琥胺或丙戊酸钠，次选氯硝安定。

（5）无张力性发作（癫痫迟缓性发作），应首选丙戊酸钠，次选氯硝安定。

（6）原发性癫痫大发作，首选丙戊酸钠，次选苯妥英钠或苯巴比妥。

（7）继发性癫痫大发作，首选卡马西平，次选苯巴比妥、丙戊酸钠。

2. 癫痫持续状态的药物治疗　癫痫持续状态因作急症妥善处理，如处理不当或控制不及时，轻者可造成大脑的不可逆损害，重者可对患者生命构成严重威胁。若控制及时、有效，在 $1 \sim 2h$ 内癫痫发作状态得以缓解，一般预后良好；否则预后不良。

（1）治疗原则：

1）一经发现患者癫痫持续发作，立即报告医生组织抢救，给氧并做好各项防护措施。

2）选用强有力的抗痉挛药物足量给药，以期及时、有效地控制发作。

3）注意保持呼吸道通畅，必要时实施气管切开术，并积极做好感染和各类并发症的预防和处理，高热可予物理降温，及时纠正电解质和血酸碱度紊乱；

4）积极寻找原发病因，针对病因采取相应的治疗措施。

5）发作控制之后，不可立即撤药，应予维持剂量作长期抗癫痫治疗。

（2）治疗药物的选择：

1）癫痫持续状态的药物治疗应首选安定，因其显效快，通常在3min之内就可生效，大多数病例数分钟可终止发作。用安定10～20mg以每分钟不超过2mg的速度缓慢静注。如用药后无效可改用其他药物，有效且复发者可间隔30min后重复用药。无效者还可用安定100～200mg溶于盐水或5%的葡萄糖500mL中，实施12h缓慢静滴。

2）氯硝安定是广谱治疗癫痫持续状态的较好药物。一般用量为2～4mg，于30s内缓慢静注。用此药后，大多数病例几分钟内就可获较理想的效果，且疗效可长达24h以上。必要时还可将4mg氯硝安定兑入100mL生理盐水中静滴，速度以能控制发作即可。但应注意该药的不良反应，如呼吸抑制、肌无力、嗜睡等。

3）阿米妥钠为速效巴比妥类药物，可迅速抑制癫痫发作。以阿米妥钠0.25～0.5g稀释于10～20mL的蒸溜水中，静脉注射，速度以每分钟不超过0.1g为宜。注射此药若速度过快可引起呼吸抑制，故应慎重使用。

4）苯巴比妥吸收缓慢，可用于发作得到控制后的维持长效用药，每隔6～8h肌注一次，每次可用苯巴比妥0.2g，到患者意识清楚后可改为口服用药。

3. 癫痫所致精神障碍的治疗

（1）精神运动性发作应首选卡马西平，也可用苯妥英钠、氯硝安定、苯巴比妥。

（2）癫痫的朦胧状态出现冲动兴奋可选用苯巴比妥钠10～20mg或安定10～20mg肌肉注射；也可用氟哌啶醇肌注，每日1～2次用以抑制兴奋。

（3）对伴发抑郁或焦虑者，可用抗抑郁剂丙咪嗪、阿米替林、卡马西平或抗焦虑药治疗。

（4）癫痫伴精神分裂样症状，可用抗精神病药氯丙嗪、奋乃静和氯氮平等治疗。

（5）少数病人经药物治疗仍不见效，则应查明病因对症治疗，必要时可做外科手术治疗。

（6）做好心理治疗，帮助病人消除心理负担，正确认识疾病，积极配合医生治疗。

··（郑鸿伟）

第二十章　肺结核

　　肺结核是严重危害人类健康的慢性传染病，是目前我国乃至全球关注的公共卫生问题。其传染源为涂阳肺结核病人，及时确诊和彻底治愈肺结核病人是消除传染源、控制其流行的战重要措施。肺结核的临床症状主要表现慢性咳嗽超过 3 周，其他还可有咳痰、咯血、消瘦和午后低热等，体征无特异性，对诊断价值有限。辅助检查对明确诊断、确定疾病传染性、严重程度和评价疗效尤为重要，主要包括免疫学（如结核菌素试验）、细菌学检查（如痰结核菌涂片或培养）、病理学检查及胸部影像学检查等。为更好的指导临床，我国在 1999 年出台了新的结核病分类标准。结合肺结核的临床特点、细菌学结果及既往治疗情况，我国于 2001 年在新的《肺结核诊断和治疗指南》中提出了适合我国国情的标准治疗方案和对耐多药肺结核的处理建议，结合全程督导短程化疗，将更为规范地治疗肺结核病人、提高治愈率、降低传染性和细菌耐药性的产生。

一、概述

　　结核病是由结核分枝杆菌（以下简称结核杆菌）感染引起的慢性传染性疾病，可侵及多个器官，最常见是发生在肺部的结核病，称为肺结核（Pulmonary Tuberculosis）。全球约有 1/3 的人口（约 20 亿）受到结核杆菌的感染，其中每年新发 900 余万活动性结核病例，并有 200 万～ 300 万的病人死亡。近年来，由于贫穷、HIV 感染的流行、器官移植的增加、多重耐药结核杆菌感染（至少耐异烟肼和利福平）的增多及对结核病控制计划的忽视等原因，全球范围内结核病发病率明显上升。世界卫生组织（WHO）于 1993 年 4 月宣布"全球结核病处于紧急状态"，旨在唤起各国政府和国际组织的高度关注，共同遏止这一危机。

（一）病因和发病机制

　　1. 病因　结核病的病原菌为结核杆菌，人类肺结核的致病菌 90% 以上为人型结核杆菌，其他类型少见。根据代谢状态的不同可将结核杆菌分为 A、B、C、D 四群。A 菌群：繁殖迅速，多位于巨噬细胞外和肺空洞干酪液化部分，占绝大部分。由于细菌数量大，易产生耐药变异。B 菌群：处于半静止状态，多位于巨噬细胞内酸性环境和空洞壁坏死组织中。C 菌群：处于半静止状态，可有突然间歇性短暂的生长繁殖，许多生物学特点尚不十分清楚。D 菌群：处于休眠状态，不繁殖，数量很少。在治疗过程中，各菌群之间可相互转化。

　　2. 发病机制　结核杆菌通过传染性飞沫传播，传染源主要为有咳嗽症状的肺结核病人，这类病人通常痰涂片查结核杆菌阳性。人体感染结核杆菌后绝大部分不发生结核病，其感染的唯一证据可能是结核菌素试验阳性。但受感染者可以在任何时候、遭受任何性质的精神或身体打击特别是免疫力下降（如感染 HIV）时发病，发病几率在刚感染时最高，并呈逐渐下降趋势。

结核病按其发生与发展可以分为原发和再发感染。首次吸入结核杆菌，如果结核杆菌能抵抗溶酶体酶类的破坏而存活下来，在肺泡巨噬细胞内外生长繁殖，这部分肺组织即出现炎性病变，即为原发感染，病灶称为原发病灶。原发病灶中的结核杆菌沿着引流淋巴管到达肺门淋巴结，引起淋巴结肿大。原发病灶、引流淋巴管和肿大的淋巴结合称为原发综合征或原发性结核。同时机体通过产生特异性免疫（主要是细胞介导的免疫反应），使结核杆菌停止繁殖，原发病灶吸收或留下少量钙化灶，肺门淋巴结逐渐缩小、纤维化或钙化，播散到全身的结核杆菌大部分被消灭，这是原发感染的常见良性经过。但仍然有少量结核杆菌未被消灭，长期处于休眠期，成为潜在病灶。再发感染是一般是指潜在病灶中的结核杆菌重新活动而发生的结核病，占结核病感染者的 10%，称为内源性复发。也有认为是由于再次感染结核杆菌而发病，称为外源性重染。和原发感染不同，再发感染有明显的症状，易排菌和形成空洞，有传染性。不治疗的肺结核病人，预后极差，5 年内将有约 50% 死亡，另各有 25% 左右自愈和发展为慢性传染性肺结核。所以，对再发感染的控制有重要的临床和流行病学意义，是防治工作的重点。

（二）病理改变

结核病的基本病理变化是渗出、增生和干酪样坏死。其中较为典型的改变为由淋巴细胞、上皮样细胞、朗格汉斯巨细胞及成纤维细胞组成的结核结节，直径约为 0.1mm，数个融合后肉眼可见。结核结节中不易找到结核杆菌，可出现干酪样坏死。结核病的上述三种病理变化多同时存在，以某一种变化为主，可相互转化。这主要取决于感染结核杆菌的量、毒力、机体的免疫力和变态反应状态。

结核病的病理转归在不同的病理类型变化较大。早期渗出性改变可完全吸收或仅留下少许纤维索条。增生性病变或较小干酪样病变可吸收缩小纤维化，或被纤维组织增生包围，形成小硬结灶。干酪样坏死病变常发生液化、形成空洞，经化疗后，可逐渐吸收缩小或钙化。

二、诊断

（一）临床表现

出现以下表现时应考虑肺结核可能，予以进一步检查，明确诊断。

1. 症状　包括呼吸系统和全身症状。呼吸系统症状以超过 3 周的慢性咳嗽最为常见，可伴咳痰、咯血、胸痛和呼吸困难等症状。全身症状以发热最常见，多为午后低热。部分病人还有乏力、盗汗、食欲减退和体重减轻等。育龄女性可出现月经不调。

2. 体征　病变范围较小时，可以没有任何体征；病变广泛时可出现细湿啰音、支气管呼吸音等改变。支气管结核可有局限性哮鸣音。肺结核的体征无特异性，对肺结核的鉴别诊断帮助不大。

应该注意 20% 活动性肺结核病人可无症状或症状轻微。少数青少年女性病人可以有类似风湿热样表现，于四肢大关节附近间歇出现结节性红斑或环形红斑，称为结核性风湿症。

（二）辅助检查

1. 结核杆菌检查 结核杆菌检查是确诊肺结核最特异的方法，包括细菌涂片、培养和分子生物学检测。标本的来源主要为疑诊肺结核病人的痰液（包括诱导痰）、支气管冲洗液、支气管肺泡灌洗液（BALF）、胸腔积液以及肺或支气管活检标本等。痰结核杆菌检查是疑诊肺结核病人最重要的检查，也是制订化疗方案和考核疗效的主要依据。疑诊者应至少留 3 份痰标本，和其他时候采集的痰标本比较，清晨痰的检出率更高。无痰病人可采用痰诱导技术获取标本。

（1）痰涂片检查：是最简单、快速而可靠的方法，但欠敏感，增加检查次数（连续检测 ≥ 3 次）可提高检出率。常用方法为齐 - 尼（Ziehl-Neelsen）染色（抗酸染色）法和荧光染色法。后者快速灵敏，适用于大量标本的筛查，但阳性结果还须经齐 - 尼染色核实。痰涂片阳性只能说明标本含有抗酸杆菌，不能区分是结核杆菌还是非结核性分枝杆菌，但由于我国非结核性分枝杆菌发病少，痰中检出抗酸杆菌有极重要的意义。

涂片上所见的病原菌数量反映了疾病的严重程度和传染性。我国 1999 年重新公布的痰涂片镜检结果标准为：①抗酸杆菌可疑（±）：1 ～ 2 条抗酸杆菌 /300 高倍视野。②抗酸杆菌阳性（1+）：3 ～ 9 条抗酸杆菌 /100 高倍视野。③抗酸杆菌阳性（2+）：1 ～ 9 条抗酸杆菌 /10 高倍视野。④抗酸杆菌阳性（3+）：1 ～条抗酸杆菌 /1 高倍视野。⑤抗酸杆菌阳性（4+）：≥ 10 条抗酸杆菌 /1 高倍视野。

（2）分离培养检查：结核杆菌培养敏感性较涂片镜检高，可直接获得菌落，便于与非结核分枝杆菌鉴别，也可为药物敏感性测定和菌种鉴定提供菌株，是诊断结核的金标准。目前常用的方法为改良罗氏法（Lowenstein-Jensen）和 BACTEC 法。传统的改良罗氏法结核杆菌培养费时 2 ～ 6 周，极不适应临床诊断的需要。近期采用的 BACTEC 法，同样可以进行细菌的初代分离培养、菌种鉴定和药物敏感试验，且 2 周左右可获得结果。虽然 BECTEC 法敏感性高于传统方法，在使用中应考虑其特异性，注意标本污染的可能性；就目前情况看，还不能完全取代传统的培养方法。

药物敏感试验可为临床耐药病例的诊断、制定合理的化疗方案以及流行病学监测提供依据。一般用于以下情况：肺结核痰菌阴转后复阳、化学治疗 3 ～ 6 个月痰菌仍持续阳性、治疗中痰菌减少后又持续增加和复治患者；在原发耐药率较高地区，有条件时初治肺结核也可行药物敏感性检测。

（3）结核杆菌分子生物学检测技术：主要包括聚合酶链反应（PCR）、核酸指纹技术和核酸探针技术等，在细菌耐药相关方面研究较多。目前在诊断上，因结果解释、敏感性和特异性等较多问题，我国已明令暂时禁止在临床诊断上常规使用 PCR 技术。

2. 免疫学检测 目前血清学方法如酶联免疫吸附法（ELISA）等的敏感性和特异性均较差，虽然在临床诊断中应用广泛，其结果对诊断意义不大。

结核菌素试验是一种传统的免疫学诊断手段，目前用于检出结核杆菌感染，而非诊断结核病，结果阳性不能区分是自然感染还是卡介苗接种的免疫反应，因此在卡介苗普遍接种的地区，其作用受到很大限制。但对儿童和青少年结核病的诊断有参考意义。由于不产生非特异反应，世界卫生组织和国际防痨和肺病联合会推荐使用的结核菌素为纯蛋白衍化物（Purified Protein Derivative, PPD）。

结核菌素试验选择左侧前臂屈侧中上部 1/3 处，BCG-PPD0.1ml 皮内注射，注射后产生直径 6～10mm 的皮丘，48～72 小时后观察和记录结果，测量硬结的平均直径。平均直径≤4mm 为阴性，5～9mm 为弱阳性，10～19mm 为阳性，≥20mm 或虽＜20mm 但局部出现水泡和淋巴管炎为强阳性。结核菌素试验愈强，对结核病的诊断，特别是对婴幼儿的结核病诊断愈重要。凡是结果阴性的儿童，一般来说，表明没有受过结核杆菌的感染，可以除外结核病。但在某些情况下，也不能完全排除结核病，因为结核菌素试验可受许多因素影响，结核杆菌感染后需 4～8 周才建立充分变态反应，在此之前，结核菌素试验可呈阴性；此外营养不良、HIV 感染、麻疹、恶性肿瘤、严重感染包括重症结核病如粟粒性结核病和结核性脑膜炎等和卡介苗接种后，结核菌素试验结果则多为 10mm 以内。

3. 影像学诊断　X 线胸片检查是诊断肺结核的重要方法，可以发现早期轻微的病变。肺结核 X 线胸片无特征性改变，但有一定的特点，如病变多发生在上叶尖后段和下叶背段和后基底段，范围可局限也可侵犯多个肺叶，形态差异大，易形钙化、空洞和沿支气管播散，可伴胸腔积液、胸膜增厚与粘连，呈球形病灶时（结核球）直径多在 3cm 以内，周围可有卫星病灶，内侧端可有引流支气管征，病变吸收慢（一个月以内变化较小）。

胸部 CT 扫描的密度分辨率高，能提供断层显像，减少重叠影像，能得到胸片难以发现的大量信息，如能发现隐匿部位的病变、微小病变；也可用于引导穿刺、引流和介入治疗等。现代的 CT 数据重建仿真内镜能发现气管支气管内病变，可部分取代纤维支气管镜检查。胸部磁共振成像（MRI）在肺内结构分辨力较 CT 差，临床使用较少。

超声检查在肺结核诊断中主要用于胸腔积液的判断，也用于超声引导下经皮近胸膜肺内病变和胸膜病变的活检。

4. 其他检查　包括血常规、血沉、肝肾功能等检查有助于了解是否伴发感染，判断疾病的活动性，监测药物的毒副反应等，但对肺结核的诊断作用有限。

（三）结核病分类

1999 年我国制定了结核病新的分类标准，其要点如下：

1. 原发型肺结核　包括原发综合征及胸内淋巴结结核。（图 20-1）

2. 血行播散型肺结核　包括急性血行播散型肺结核（急性粟粒型肺结核）及亚急性、慢性血行播散塑肺结核。（图 20-2）

3. 继发型肺结核　主要包括浸润性肺结核、结核球、纤维空洞性肺结核和干酪性肺炎等。（图 20-3，图 20-4a、21-4b）

4. 结核性胸膜炎　包括结核性干性胸膜炎、结核性渗出性胸膜炎、结核性脓胸。

5. 其他肺外结核　按部位和脏器命名，如骨关节结核、肾结核、肠结核等。

另外，根据病人既往治疗情况可分为初治和复治患者。有下列情况之一者谓初治：

①尚未开始抗结核治疗的患者；②正进行标准化疗方案用药而未满疗程的患者；③不规则化疗未满 1 个月的患者。有下列情况之一者为复治：①初治失败的患者；②规则用药满疗程后痰菌又复阳的患者；③不规律化疗超过 1 个月的患者；④慢性排菌患者。

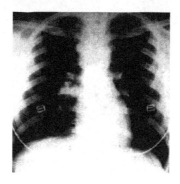

图 20-1　女性，19 岁，体检发现肺门、纵隔淋巴结肿大；PPD 皮试呈强阳性。诊断"原发型结核（胸内淋巴结结核）"

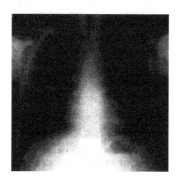

图 20-2　男性，34 岁，同种肾移植术后 3 个月，咳嗽、低热半月。胸片示：双肺纹理完全失去正常走行、分布，双肺野弥漫大小一致、分布均匀的小粟粒样结节。纵隔不宽，肺门彩未见明显增大，心影未见明显增大。双侧膈面光滑，肋膈角锐利清晰。诊断"急性血行播散型肺结核"

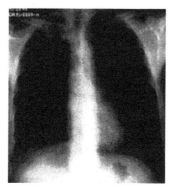

图 20-3　男性，47 岁，因"慢性咳嗽、咳痰伴发热半月"入院。胸片示：右上肺广泛分布点片状、条索状密度增高影，边缘模糊；左下肺沿支气管分布的大小不等的小粟粒样结节彩。痰涂片齐 - 尼染色见抗酸杆菌（+）。诊断"继发型肺结核（右上肺漫润型肺结核，左下肺支气管播散）"

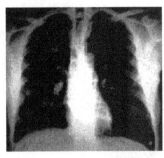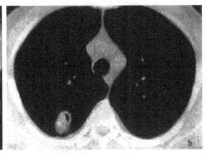

图 20-4　男性，63 岁，因"纳差、体重下降 1 年，发热 1 周"入院。胸片示：双肺纹理明显堆多，右上肺边界不规则的密度较离片状彩，内有空洞形成，右侧肋膈角钝（图 20-4a）；CT 显示更为明显，病灶位于右上叶后段，有空洞（图 20-4b）。入院后查痰涂片齐－尼染色见抗酸杆菌（+），2 型糖尿病。诊断"继发型肺结核，2 型糖尿病"

（四）菌阴肺结核

菌阴指三次痰涂片及一次培养均阴性。我国 2001 年制定的菌阴肺结核诊断标准为：①典型临床症状和胸部 X 线表现。②抗结核治疗有效。③临床可排除其他非结核性肺部疾患。④ PPD（5IU）强阳性，血清抗结核抗体阳性。⑤痰结核菌 PCR+ 探针检测呈阳性。⑥肺外组织病理证实结核病变。⑦ BALF 检出抗酸分支杆菌。⑧支气管或肺部组织病理证实结核病变。具备①～⑥中 3 项或⑦～⑧条中任何 1 项可确诊。

（五）肺结核的记录方式

按结核病分类、病变部位、范围，痰菌情况、化疗史程序书写。痰菌检查记录格式：以涂（+），涂（-），培（+），培（-）表示。当患者无痰或未查痰时，则注明（无痰）或（未查）。如：原发型肺结核右中涂（-），初治。继发型肺结核双上涂（+），复治。血行播散型肺结核可注明（急性）或（慢性）；继发型肺结核可注明（浸润性）、（纤维空洞）等。并发症（如自发性气胸、肺不张等），并存病（如硅肺、糖尿病等），手术（如肺切除术后、胸廓成形术后等）可在化疗史后按并发症、并存病、手术等顺序书写。

（六）鉴别诊断

由于没有绝对典型的临床和胸部 X 线表现，在缺乏病原学依据时，应注意和一些表现类似疾病的鉴别，如肺炎、肺癌尤其是肺泡细胞癌、肺脓肿、结节病、慢性阻塞性肺疾病、支气管扩张、职业性肺疾病、皮样囊肿和畸胎瘤等。明确的职业接触史、部分特异的临床表现、胸部 CT、肺功能和组织细胞学等特殊检查以及治疗的反应有助于这些疾病的鉴别诊断。

三、治疗

肺结核的治疗最主要抗结核化学药物治疗，其他包括对症和并发症治疗等。

（一）抗结核化学药物治疗

抗结核化学药物治疗的目的包括：治愈结核病患者、预防肺结核后遗症的发生及其引起的死亡、预防复发、减少传染他人和耐药菌株产生的机会。

1. 治疗原则　肺结核化疗法的原则是早期、规律、全程、适量、联合。

2. 抗结核化学药物治疗的药物　抗结核化疗的一线药物有：

异烟肼（INH, H）是单一抗结核药物中杀菌力，特别是早期杀菌力最强者。INH 对巨噬细胞内外的结核杆菌均具有杀菌作用。成人每日 300mg，顿服；儿童为每日 5～10mg/kg，最大剂量每日不超过 300mg。结核性脑膜炎和血行播散塑肺结核的用药剂量可加大。偶可发生药物性肝炎和周围神经炎。周围神经炎常表现为足部烧灼感，常见于 HIV 阳性和糖尿病病人，在使用 INH 时可常规加用维生素 B_6 10mg/d 预防。

利福平（RFP, R）对巨噬细胞内外的结核杆菌均有快速杀菌作用，与 INH 联用可显著缩短疗程，降低复发率。成人剂量体重≤50kg 为 450mg，＞50kg 者为 600mg，顿服。儿童每日 10～20mg/kg。间歇用药为 600mg 每周 3 次或 900mg 每周 2 次。用药后如出现一过性转氨酶上升可继续用药，加保肝治疗观察，如出现黄疸应立即停药。流感样症状、皮肤综合征、血小板减少多在间歇疗法出现。妊娠 3 个月以内者忌用，超过 3 个月要慎用。利福喷汀（RFT）为利福平的衍生物，具有长效、低毒的特点，适于间歇疗法。剂量为 450～600mg，每周 2 次。RFT 与 RFP 之间完全交叉耐药。利福平为肝微粒体酶的强诱导剂，治疗时应注意对同时使用的其他药物代谢的影响。

吡嗪酰胺（PZA, Z）主要是杀灭巨噬细胞内酸性环境中的 B 菌群，是 6 个月标准短程化疗中不可或缺的药物。成人用量为 1.5g/d，每周 3 次用药为 1.5～2.0g/d，儿童每日为 30～40mg/kg。常见副反应为高尿酸血症、肝脏损害、食欲不振和关节痛。

链霉素（Streptomycin, SM, S）对巨哩细胞外碱性环境中的结核杆菌有杀菌作用。肌肉注射，每日量为 0.75g，每周 5 次；间歇用药每次为 0.75～1.0g，每周 2～3 次。副作用主要为听力、前庭功能损害和肾毒性等，应严格掌握使用剂量，儿童、老人、孕妇、听力障碍和肾功能不良等要慎用或不用。

乙胺丁醇（Ethambutol, EMB, E）E 是抗结核化疗方案中重要的抑菌药，已取代对氨基水杨酸成为一线药物。口服易吸收，成人剂量为 0.75～1.0g/d，每周 3 次用药为 1.0～1.25g/d。主要副反应为视神经炎。

一线药物对不同菌群的作用各异。通常对 A 群作用强弱依次为 INH＞＞SM＞RFP＞EMB；对 B 菌群依次为 PZA＞＞RFP＞INH；对 C 菌群依次为 RFP＞＞INH。大多数结核药物可以作用于 A 菌群，异烟肼和利福平可在治疗的 48 小时内迅速杀菌，使菌群数童明显减少，传染性减少或消失，痰菌阴转，这对防止获得性耐药非常重要。B 和 C 菌群由于处于半静止状态，有"顽固菌"之称，杀灭 B 和 C 菌群可以防止复发。抗结核药物对 D 菌群无作用。了解结核杆菌的这些生物学特性对临床药物的选择、细菌耐药性的产生意义重大。

二线抗结核药物有：

对氨水杨酸钠（Sodium Para-Aminosalicylate Acid, PAS, P）PAS 为胞外抑菌药。口服 H 肠反应多、吸收不完全，已被 EMB 取代。静点 PAS 和其他敏感药物联合，对耐药结核病有一定疗效。

氨基糖苷类和多肽类抗生素：如卡那霉素（Kanamycin, KM）、阿米卡星（Amikacin, AMK）和卷曲霉素（Capreomycin, CPM）。KM 抗菌活性和 SM 相当，与 SM 单向交叉耐药，主要用于 SM 耐药时。AMK 的抗菌活性较 KM 强，一般联合用药，可提高疗效且较少发生耐药。二者毒副作用和 SM 类似。CPM 作用较 SM 弱，毒副反应和 SM 类似，并可伴有电解质紊乱，如低钾和低钠血症等。

氟喹诺酮类抗生素：如氧氟沙星（Ofloxadn, OFLX）、左氟沙星（Levofloxacin, LVFX）和莫西沙星。与 PZA 联合应用对巨噬细胞内结核菌有协同杀菌作用，长期使用安全性和耐受性均较好。

硫胺类：如丙硫异烟胺（Prothionamide, 1321TH）。可用于对氨硫脲耐药的部分病人。毒副反应多见，一般不用于儿童。

利福布汀（Rifabutin，RBT）RBT 抗菌作用较 RFP 强，部分 RFP 耐药的菌株对 RBT 仍敏感。主要用于细胞内分枝杆菌的肺内机会感染（如 AIDS 病人）。易产生耐药性，不宜滥用。毒副作用和 RFP 相似。

3. 不同诊断的标准化学治疗方案　全面考虑国内外研究成果，兼顾国内实际情况，我国制定了一套标准的肺结核治疗方案。应指出由于临床因素的复杂性（如老年病人、肝肾功能不全和细菌耐药等），临床上选择或制定治疗方案时应注意个体化。公式中括号内为可替代括号前药物；前为强化治疗时间，后为巩固治疗期，药名前面数字表示用药月数，部分字母右下标表示每周服用的次数，1 天 1 次顿服。

（1）初治涂阳肺结核（包括初治涂阴空洞性肺结核）：$2S(e)HRZ/4HR$；$2S(e)HRZ/4H_3R_3$；$2S_3(E_3)H_3R_3Z_3E_3/4H_3R_3$；$2S(e)HRZ/4HRE$。

粟粒性肺结核（无结核性脑膜炎）时，可适当延长疗程，强化期 3 个月 / 巩固期 6 ～ 9 个月，总疗程 9 ～ 12 个月。不采用间歇治疗方案。

（2）初治涂阴肺结核：一般在涂阳治疗方案的强化期中减去 SM 或 EMB，保留 3 种药的治疗方案，如 $2HRZ/4HR$；$2H_3R_3Z_3/4H_4R_3$；$2RIFATER/4RIFINAH$。

在 6 个月的短程化疗方案中，一般推荐强化治疗期每日服药、巩固治疗期每周服药至少 3 次，有资料显示减少用药次数或用利福喷汀代替利福平而减少每周服药次数均可使结核复发的危险增加。

（3）复治肺结核：$2HRZSE/1HRZE/5HRE$；$2HRZSE/1HRZE/5H3R3E3$；$2H3R3Z3S3E3/lH3R3Z3E3/5H3R3E3$。

4. 治疗过程中的监测和处理　抗结核化疗过程中的疗效监测可以通过临床观察、痰涂片、痰培养和胸部 X 线等措施进行。其中对病人进行痰涂片监测最为重要。一般必须在确诊时、强化治疗期末、巩固治疗期中和治疗完成时检测痰涂片。

强化期末大多数病人痰涂片均能转阴，如果仍为阳性，可继续强化期相同药物再治疗 4 周，巩固期减少 1 月，总疗程仍为 6 个月。4 周后复查，一般均能阴转，此时即使仍为阳性也应进入巩固期治疗。巩固期中（第 5 个月）检查痰涂片若为阳性，再观察 1 个月，治疗结束时的痰涂片检查阴性，将巩固期延长两月，总疗程为 8 个月。若治疗结束时（6 个月方案或延长至 8 个月的方案）的痰涂片检查阳性，无论巩固治疗中期的痰涂片结果，意味着治疗失败，转入复制方案治疗。若病人治疗结束前的连续 2 次痰涂片阴性，则属于细菌学治愈。

5. 全程督导化疗 全程督导化疗（Directly Observed Treatment Short-Course, DOTS）是指肺结核患者在治疗过程中，每次用药都必须在医务人员的直接监督下进行，因故未来用药时必须采取补救措施。DOTS 的实质是医务人员承担规律用药的责任，是解决当前由于不能坚持规律用药所导致的低治愈率、高复发率和高耐多药率等严重后果的最佳途径。其重点对象是涂阳肺结核患者。DOTS 可以提高治疗依从性，保证规律用药，因而能够显著提高治愈率，降低复发率和病死率，减少耐药病例的发生，提高成本 - 效益比。

6. 特殊不良反应的处理 主要包括皮肤瘙痒、皮疹或肝炎等。出现皮肤瘙痒可先予抗组胺药对症治疗，部分病人症状可消失，但有一部分发展为皮疹。出现皮疹时应停止抗结核药物治疗，直至皮疹消退。若皮疹严重，还应予以支持治疗或糖皮质激素治疗。重新开始治疗时可采取逐个药物缓慢加量的方法，最好开始使用两个既往未曾使用过的药物。试用的顺序按发生症状可能性由小到大排列为：INH、RFP、PZA、EMB 和 SM，可以将治疗剂量分 3 个阶段，每日增加 1/3，至足量。如果查明由某些药物引起，以后的方案将不包括这些药物。重新开始治疗应作为一个新疗程的开始，而不是以往的继续。

大部分抗结核药可产生肝损害，表现为厌食、黄疸和肝脏肿大，以 INH、RFP 和 PZA 最为常见。出现药物性肝炎应停用抗结核药，直至黄疸消退。为避免耐药性产生和重症病人病情加重，在此过程中可用两种肝毒性较小的药物 SM 和 EMB 维持。痊愈后重新开始化疗，大多数病人重新开始同样的治疗方案后肝炎未复发。

7. 耐多药肺结核及其治疗 耐多药肺结核（MDR-TB）指对至少包括 INH 和 RFP 的两种或两种以上药物产生耐药的肺结核病，MDR-TB 必须要有痰结核杆菌培养及药敏试验结果才能确诊。耐药肺结核绝大多数是由不规律、不合理用药和管理措施缺乏所致。

二线抗结核药物是主要的 MDR-TB 化疗方案用药，主张每日用药，疗程至少延长至 21 个月。WHO 建议除 INH 和 RFP 外，一线药物如 SM、PZA 和 EMB 均可应用于 MDR-TB 的治疗。在未获得药敏试验结果时，WHO 推荐临床考虑 MDR-TB 时可使用的化疗方案为：强化期 AMK（或 CPM）+TH+PZA+OFLX 至少 3 个月，巩固期 TH+OFLX 至少 18 个月，总疗程 21 个月以上。已获得药敏试验结果，可在上述药物的基础上调整，保证同时使用大于 3 种敏感药物。

（二）其他治疗

除抗结核药物化学治疗外，肺结核的治疗还包括：对症治疗、并发症的治疗、外科治疗和免疫治疗。

肺结核的一般症状在有效化疗后很快减轻并消失，无需特殊处理。对于结核毒性症状严重者，可在确保有效抗结核治疗的情况下适当使用糖皮质激素。一般口服泼尼松 20mg/d，顿服，1～2 周，以后每周递减 5mg，疗程不超过 2 个月。肺结核的并发症主要有：咯血、气胸和继发感染等。应在抗结核治疗的基础上选择适当的措施联合治疗，尤应注意大咯血、张力性气胸等急危重症的发生和抢救。而肺结核的手术治疗主要的适应证是经合理化疗无效并局限的多重耐药厚壁空洞、大块干酪灶、结核性脓胸、支气管胸膜瘘和大咯血保守治疗无效者。免疫治疗可能有一定的作用，主要的药物有：胸腺肽、母牛分枝杆菌疫苗、转移因子、IL-2 和 INF-γ 等。

四、结核病控制与管理

肺结核是法定乙类传染病，其病例报告、转诊、登记和归口管理等应依法进行。合理的的预防有助于结核病的控制。

肺结核的预防主要包括卡介苗的接种和化学预防。目前的观察显示卡介苗接种对预防成人肺结核的效果差，但对预防血行播散型肺结核有一定作用，所以 WHO 强调继续给新生儿接种卡介苗。化学预防主要用于易感结核杆菌的高危人群。包括 HIV 感染者、涂阳肺结核病人的密切接触者、硅肺、糖尿病、长期使用糖皮质激素或免疫抑制剂者、吸毒者、营养不良者、35 岁以下结核菌素试验硬结直径 ≥ 15mm 者等。常用异烟肼 300mg/d，顿服 6 ~ 8 个月，儿童为 4 ~ 8mg/kg。

（黄义超）

参 考 文 献

[1] 陈爱明 . 中药保留灌肠治疗小儿疾病体会 [J]. 中医儿科杂志，2006，2(1):43.

[2] 陈五一 . 中药肠道给药的机理及药物与适应症的选 [J]. 黑龙江中医药，1998，(1):48.

[3] 高颖，方祝元，吴伟，中医内科学 [M] 北京：人民卫生出版社，2015.

[4] 哈木拉提·吾甫尔等，中西医结合内科学 [M] 北京：科学出版社，2013.

[5] 李凤林，夏宇，食品营养与卫生学 [M] 北京：中国轻工业出版社，2009.

[6] 马玉红，宿秀英 . 中药灌肠疗法在儿科疾病中的应用 [J]. 现代中西医结合杂志，2004.

[7] 孙远明，余群力 . 食品营养学 [M] 北京：中国农业大学出版社，2006.

[8] 王新月，中医内科学 [M] 北京：中国中医药出版社，2013.

[9] 吴坤 . 营养与食品卫生学 [M] 北京：人民卫生出版社，2008.